诊 断 学
问 诊 与 查 体
（第 7 版）

著者　马克·斯沃茨（Mark H. Swartz）医学博士［美］
　　　　美国内科医师学会院士
　　　　纽约州立大学内科学教授
　　　　纽约医学院内科学客座教授
　　　　纽约足病医学院教授
　　　　纽约临床能力中心主任

主审　张奉春　曾学军　贾明艳　沈　悌

主译　范洪伟　黄晓明　李　航　潘　慧

中国协和医科大学出版社

图书在版编目（CIP）数据

诊断学：问诊与查体（第7版）/（美）马克·斯沃茨（M. H. Swartz）著；范洪伟，黄晓明，李航，潘慧译.
—北京：中国协和医科大学出版社，2015.8

ISBN 978-7-5679-0384-5

Ⅰ. ①诊⋯ Ⅱ. ①马⋯ ②范⋯ ③黄⋯ Ⅲ. ①诊断 Ⅳ. ①R443

中国版本图书馆 CIP 数据核字（2015）第 152737 号

著作权合同登记图字：01-2015-4386 号

诊断学：问诊与查体（第 7 版）

主　　编：[美] 马克·斯沃茨（Mark H. Swartz）
主　　译：范洪伟　黄晓明　李　航　潘　慧
责任编辑：戴申倩

出版发行：**中国协和医科大学出版社**
　　　　　（北京东单三条九号　邮编 100730　电话 65260378）
网　　址：www. pumcp. com
经　　销：新华书店总店北京发行所
印　　刷：北京雅昌艺术印刷有限公司

开　　本：889×1194　　1/16 开
印　　张：46. 75
字　　数：1300 千字
版　　次：2015 年 12 月第 1 版　　2015 年 12 月第 1 次印刷
印　　数：1—3000
定　　价：350. 00 元

ISBN 978-7-5679-0384-5

ELSEVIER

Elsevier（Singapore）Pte Ltd.

3 Killiney Road

#08-01 Winsland House I

Singapore 239519

Tel：（65）6349-0200

Fax：（65）6733-1817

Textbook of Physical Diagnosis：History and Examination，7/E

Copyright © 2014，2010，2006，2002，1998，1994，1989 by Saunders，an imprint of Elsevier Inc.

ISBN-13：9780323221481

This translation of Textbook of Physical Diagnosis：History and Examination，7/E by Mark Swartz was undertaken by Peking Union Medical College Press and is published by arrangement with Elsevier（Singapore）Pte Ltd.

Textbook of Physical Diagnosis：History and Examination，7/E by Mark Swartz 由中国协和医科大学出版社翻译，并根据中国协和医科大学出版社与爱思唯尔（新加坡）私人有限公司的协议约定出版。

诊断学：问诊与查体（第 7 版）（范洪伟　黄晓明　李　航　潘　慧译）

ISBN 978-7-5679-0384-5

Notice
This publication has been carefully reviewed and checked to ensure that the content is as accurate and current as possible at time of publication. We would recommend, however, that the reader verify any procedures, treatments, drug dosages or legal content described in this book. Neither the author, the contributors, nor the publisher assume any liability for injury and/or damage to persons or property arising from any error in or omission from this publication.

Printed in China by Peking Union Medical College Press under special arrangement with Elsevier（Singapore）Pte Ltd. This edition is authorized for sale in the People's Republic of China only, excluding Hong Kong SAR, Macau SAR and Taiwan. Unauthorized export of this edition is a violation of the contract.

翻 译 团 队

(按姓氏首字母排序)

曹欣欣　陈　适　陈露璐　陈茹萱　陈雪琪　丑　赛　戴　薇
窦雪琳　范洪伟　冯　冰　何　牧　何林蓉　黄晓明　黄栩芾
焦　洋　李　航　李　玥　李　塱　李佳宁　李凯迪　刘思茂
卢　琳　卢小溪　罗　玲　罗涵青　潘　慧　彭　攀　秦　韵
唐文娇　田　蕊　王　立　王先泽　王颖轶　翁　利　翁琳倩
徐佳晨　杨　静　杨英麦　张　路　赵　静　郑　可　钟红霞
周　斐　朱慧娟

北京协和医学院　北京协和医院

感谢各专科医师的帮助

戴为信　邓　珊　苟丽娟　刘　暴　卢　强　牛燕燕　渠　涛
肖　河　张　嘉　张顺华　张　颖　周易东　张抒扬

北京协和医院

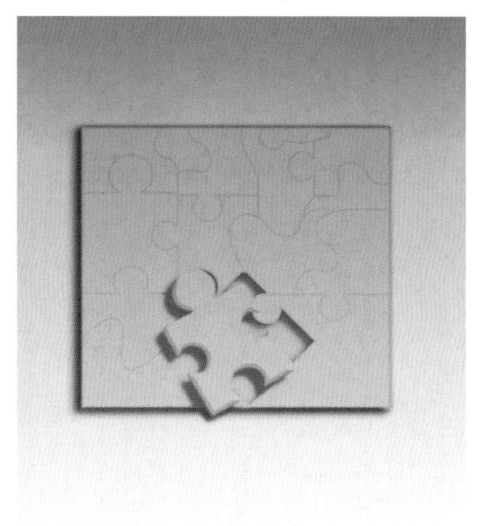

中 文 版 序

  自 19 世纪听诊器发明和叩诊法推广应用以来，诊断学有了很大的进步，这些物理诊断方法沿用至今。物理诊断学是横跨基础医学和临床医学的桥梁课程。病史询问和体格检查是临床医生受用终身的基本技能。虽然现代医学已经有了长足的进步，我们对疾病的认识已经进入分子水平，并且有了诸多清晰的成像技术，但是依然不能取代物理诊断学的地位，大多数疾病凭借详细的病史询问和全面的体格检查即可获得诊断。病史询问和体格检查的过程也是构建医患契约，建立医患信任的过程。以患者为中心的病史询问，全面细致的体格检查能很好促进良好医患关系的建立，不仅能获得详实的第一手资料，还能有效减少医患矛盾。病史采集和体格检查是医学生和临床医生不可或缺的基本能力。

  重视基础理论、基础知识和基本技能是北京协和医学院的教学传统，建校 90 多年以来，这项传统秉承至今。随着现代影像技术的发展和循证医学的兴起，业内已经认识到某些体征已经失去了临床应用价值，同时还认识到有些症状和体征具有很高的临床诊断价值。《诊断学：问诊与查体》一书已经问世 25 年，历经 7 版，作者不断融入新的知识和理念，特别是循证物理诊断的研究结果，对常用的症状和体征的诊断价值给出研究结果，帮助医学生和临床医生正确认识症状和体征的价值。本书横跨内科学、外科学、神经科、妇产科、眼科、耳鼻喉科、皮肤科、儿科和老年科，是一本全面的诊断学教科书。本书不仅有近 1000 幅图片，还可以通过二维码扫描，免费登陆网站，观看体格检查的示范录像，方便医学生和临床医生自学。本书也为各专科的低年资住院医生提供了宝贵的学习资源。

  住院医生规范化培训已经是一项基本国策，住院医师规范化培训制度的建立，是保证临床医师均质化的重要举措，也是推动分级诊疗、破解"看病难"的重要途径。病史询问、体格检查和沟通技能的提升应该是培训的基本内容。大力发展全科医学是医疗改革的破冰之举，是分级诊疗的关键所在。本书为全科医生全面掌握各专科常见疾病的基础知识提供了宝贵的资料。

中国科学院院士

北京协和医院院长

2015 年 12 月

医生应具备的基本素质之一是人文关怀，因为照顾患者的秘诀是关心患者。

Francis Weld Peabody（1881-1927）

献给医学博士 Vivian Hirshaut，

我的妻子、伴侣、最好的朋友，感谢她的爱、耐心、支持和理解；

献给医学博士、哲学博士 Talia H. Swartz，

我可爱聪明的女儿，感谢她的鼓励和一直的奉献；

献给 Ofer Nagar，

我优秀的女婿，因为他我拥有了两个最可爱的外孙女；

献给 Yael Julia 和 Karen Eve，

我的外孙女们，感谢你们给我的生活带来无穷乐趣；
纪念我的父母，Hilda 和 Philip；

献给我的学生们，我一直在向你们学习。

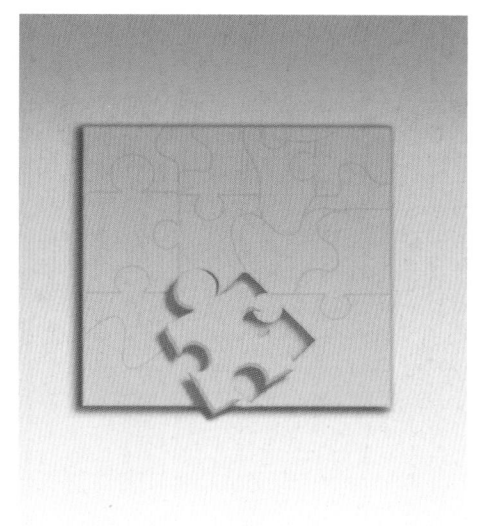

前　　言

　　第七版《诊断学：问诊与查体》，和前几版一样，这是一本写给医学生的教科书，教学生们如何和患者进行有效沟通、如何查体及评估患者的医学问题。虽然自本书第一版问世已经过去25年，但这本教材仍可为大家提供精准、完备而简洁的物理诊断方法，阐述疾病的病理生理机制，强调医疗的人文关怀。我希望通过本书展现医生用"传统"方法诊治患者的重要性。正如本书第一版前言中所述，"本书的初衷是用人文的方式提供临床诊治患者的框架"。时至今日，本书一直坚持关注患者的需求、症结及担忧。问诊和查体不是一个机械的过程，而是一个充满人文关怀、需要专业技巧的过程。在这个诊断模式、诊断过程和诊断手段高速发展的时代，问诊与查体的地位已被最小化。但是，问诊与查体仍被公认为诸多诊断方法中最有价值、最经济的手段。本书重点在教医学生如何通过有技巧的高效问诊和查体来提供最好的医疗服务。第七版的相关章节已重新校订并进行了适当的调整。本书的许多章节都有重大调整，时代在变，物理诊断的标准也应与时俱进。因此，我们对许多以往版本中所提到的诊断试验也进行了修改或删除。

　　此版本的另一个新增独特功能为全书**二维码（QRcode）的使用**。QR code 又称快速反应码（quick response codes），利用智能手机或平板电脑可扫读标签迅速导航至相关条目。使用者只需打开程序扫描本书中 QR code 图像，即可连接至含有相关视频的网页或相关链接。比如，当你阅读某个查体项目时，可通过上述方式扫描二维码，在阅读的同时观看此查体项目的具体操作流程。

　　现今，任何医务人员都必须具备能够将疾病病理生理基础与人文关怀结合起来的能力。即便医学的专业性被重新审视，我们必须强调在照护患者中的同理心，关注疾病中的人文关怀，认识到现代医疗技术是为了提升临床评估的能力而不是替代它。我们必须牢记，患者是一个正在经受疾病折磨的人，而非患病的机器。

　　我希望读者眼中的第七版《诊断学：问诊与查体》是一本易于阅读、全面并值得收藏的著作。

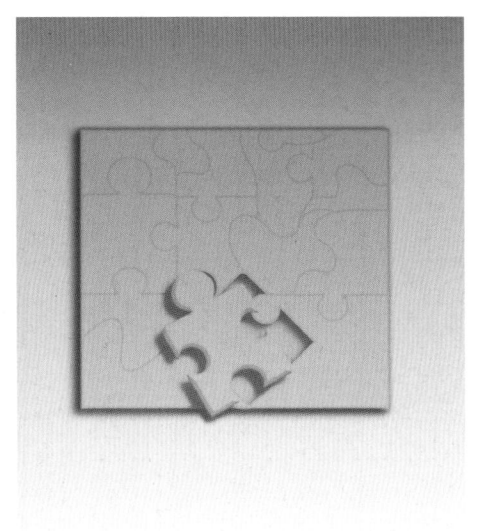

目　　录

第三篇　特殊患者评估

第四篇　整合资料

第一篇

问诊的艺术

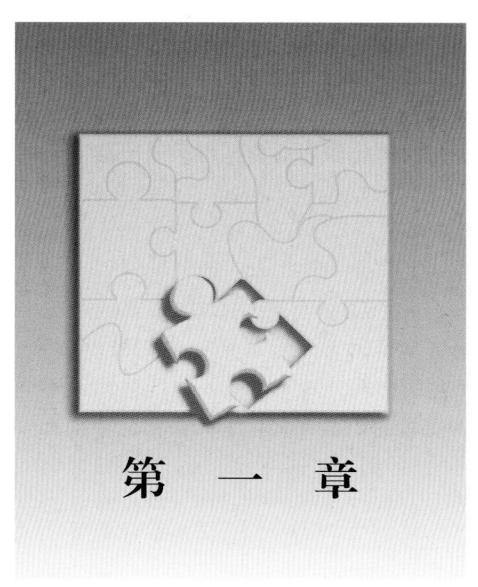

第 一 章

问　诊

"临床场景"并不仅仅是一个患者躺在病床之上，它所描绘的画面应该是这样的：画面中不仅有患者，还有他的家庭、工作、社会关系及朋友，以及围绕患者的各种情绪，如喜悦、悲伤、希望和担忧。

——Francis Weld Peabody（1881—1927）

一、基本原则

良好的沟通技能是优质医疗服务的基础。即使 21 世纪出现了许多高新科技，沟通交流依然在医疗行为中扮演着举足轻重的角色。研究表明，良好的沟通可以减轻患者的症状、缓解患者的抑郁、焦虑情绪，从而改善临床预后。在美国，85% 的医疗纠纷案件都与缺乏交流技巧有关。往往并不是因为医生的专业技术，而是由于医生与患者的沟通不当所致。

医疗科技并不能取代医生的言语和行为交流。医疗质量很大程度上取决于问诊交流的技巧，因为医患关系是人际关系中最为微妙的一种。在分秒之间，两个陌生人——患者和医生开始了关于一个人生命最私密的细节的探讨。一旦建立了信任，患者会轻松面对和医生讨论自己疾病的细节。显而易见，医患之间的纽带和治疗联盟就这样建立了。

问诊的主要目的是收集与患者疾病相关的一切基本信息，以及患者对疾病的适应情况，医生基于此做出对患者病情的评估。通过问诊，一个经验丰富的医生全面考虑患者的叙述，从中发现最值得关注的线索。医生同时也应该关注社会、经济、文化因素对患者病情的影响。问诊交流还包括以下重要方面：对患者进行疾病诊断的宣教，与患者协商治疗计划，劝告患者改变某些行为习惯。

任何一个向临床医生寻求帮助的患者都应该接受最全面的评估。临床医生必须对所有线索保持敏锐的嗅觉，无论这些线索是明显的还是微妙的。尽管肢体语言很重要，语言交流仍是医疗中最核心的诊断工具。因此，语言和**有效倾听**的艺术是医患交流的核心。有效的倾听是一种临床技能，需要不断练习，它包含了对患者话语、肢体语言以及其他非语言线索的关注。对于新手来说，很容易犯的错误是只专注于思考自己要问的下一个问题，而忽略了此篇开始 Peabody 所描述的对于患者疾病整体的思考。一旦收集到了病史中的所有线索，整合线索做出疾病最终诊断就相对容易了。

沟通是开启成功问诊之门的钥匙。医生要学会自由流畅地对患者提问。这些问题一定要简单易懂，与患者病情的复杂程度适应。必要时需使用通俗的语言来解释一些特定情况，这样有助于交流，避免误解。

成功问诊的关键在于以患者为中心而不是以医生为中心。鼓励患者讲述自己的故事，跟随患者的思路，更好地理解患者目前的问题、担心的事情和需求。不要准备"标准问题"清单，那是典型的症状导向医生为中心的问诊。患者不是标准化的，允许他们用自己的语言来讲述自己的故事。Willian Osler（1893）曾说："倾听你的患者，他正在告诉你疾病的诊断……好的医生治疗疾病，伟大的医生治疗有病的患者。"这是至理名言。

当患者讲完自己的病史，医生通常会从开放性问题转变为指向更加明确的问题。问诊就像打鱼，最终的诊断就是"鱼"，先撒下大网，然后慢慢收网，进行诊断和鉴别诊断。先用普遍的问题作为开始，再运用更加确切的问题，从而理清患者的病史和症状。

二、聘请医疗翻译

医疗服务越来越需要跨越语言的障碍来治疗患者。2006 年，近 4960 万美国人的母语是英语之外的语言，2230 万人（8.4%）不能用英语流畅交流。英语交流不流畅会造成很多不良的影响。对于任何一个与医生说不同语言的患者来说，向经过培训的医疗翻译寻求帮助十分重要。除非医生对患者的语言和文化了如指掌，否则都应该聘请医疗翻译。翻译是一座桥梁，可以在患者和医生之间传递思想、风俗、偏见、情感和问题。患者、翻译、医生对患者的问题是否有相同的理解和看法在很大程度上会影响交流的质量，好的翻译应该对患者的文化非常熟悉。但是，翻译的存在为医患之间的关系又增添了一层可变因素，例如，当家庭成员为患者翻译时可能会改变患者原话的意思，患者也会对一些敏感问题回答犹豫，比如性生活史或者药物滥用情况。这时旁观中立者作为翻译就显得很有优势。有时患者也会要求家属作为翻译，在这种情况下，医生应该尊重患者的意愿。患者的朋友虽然在紧急情况下会有帮助，一般不能作为翻译，因为他们的翻译技巧难以估计，同时也是出于患者隐私的考虑。医生也应该掌握几种常用语言的关键词句，从而可以获得患者的信赖和信心。使用医疗翻译时，医生应该谨记以下指南：

1. 选择经过医学用语训练的人员。
2. 选择与患者同性别且年龄相似的人员。
3. 在问诊开始前先与翻译沟通。
4. 当与患者说话时，注视患者，而不是翻译。
5. 不要期望逐词逐句的翻译。
6. 通过翻译询问患者的担忧和预期。
7. 使用清晰、简洁和简单的问题。
8. 使用简单的语言。
9. 确保你的解释简短。
10. 避免使用"如果、可能、也许"等有可能引起歧义的词汇。
11. 避免方言土语。

美国卫生与公共服务部（The U. S. Department of Health and Human Services）对一定文化背景下如何与翻译工作提出一个口诀（INTERPRET）：

I——介绍（introduction）

介绍房间里的每一个人和他们即将扮演的角色信息。

N——明确目标（note goals）

说明问诊的目标：诊断是什么？治疗将包含什么？是否需要随诊？

T——公开透明（transparency）

让患者知道整个问诊过程中说的所有话都会被翻译。

E——伦理（ethics）

雇佣有资质的翻译（而不是家庭成员或孩子），有资质的翻译让患者拥有自主权，对他的诊治做出知情决策。

R——尊重信仰（respect beliefs）

英语不够流利的患者要考虑文化信仰。翻译作为一个文化中介人，需要解释可能存在的文化信仰差异。

P——患者为中心（patient focus）

患者应该始终处于问诊的中心地位。医生直接与患者互动，而非翻译。确保在问诊结束前关注了患者的所有问题，这需要训练有素的翻译，否则患者可能无法在问诊中提问。

R——掌控全局（retain control）

医生在整个过程中掌握全局是至关重要的，不要让患者或翻译掌控整个对话。

E——解释（explain）

用简单易懂的语言与翻译交流。这更容易让翻译在第二语言中找到对应的词语，确保准确传达所有的信息。

T——感谢（thanks）

对翻译和患者的配合表示感谢。在病历中注明患者需要翻译以及翻译的姓名。

即使有了训练有素的翻译，医生对安全有效的医患沟通负有最终责任。近期的一篇文章（Schenker 等，2008）对何时需要请翻译以及没有翻译时的对策给出了结构性框架。

在与患者交流时，医生不仅需要明确最主要的医疗问题，还需要关注患者对疾病的反应。这些非常重要，如疾病对患者有哪些影响？患者对疾病的反应？疾病对患者家庭的影响？对患者的工作及社交生活的影响？

最佳的问诊需要由积极、友善、真诚关心患者的医生实施。这种交谈的方式显然远优于医生质问式的问诊模式，后者医生不断地将问诊清单上的标准问题一个个抛向可怜、毫无抵抗能力的患者，这种轰炸式的问诊是不可取的。

三、重要的问诊概念

问诊开始，患者会先提出最容易讨论的事情。巧妙的询问可以引导患者说出那些更加痛苦的经历。年轻医生需要不断积累经验，掌握询问问题的时机，自然地询问令患者感到痛苦、愉快或悲伤的事情。

问诊中一个至关重要的原则就是让患者用自己的语言表述病史。患者的表述方式往往可以揭示疾病的本质。仔细观察患者的面部表情和肢体语言可以获得很多非常有价值的非语言线索。医生也需要使用一些肢体语言，如微笑、点头、沉默、手势或者用问询的目光鼓励患者继续讲述病史。

仔细聆听，不打断患者非常重要，这需要一定的技巧。如果能够做到，患者往往会自然地将自己的问题和盘托出，医生需要仔细聆听患者所说的话。如果患者在讲述自己感受的过程中出现了停顿，要允许他们继续回答之前的问题。很多时候，问诊之所以不能揭示所有与病情有关的线索，是因为问诊者没有仔细聆听患者的诉说。多项研究表明，医生很少能够完整地聆听患者所说的话。其中一项指出，医生通常在问诊开始的 15 秒内就打断患者的话，医生们往往表现得很粗鲁，对患者的痛苦不感兴趣，急于掌控整个谈话。

正如前所述，成功的问诊是以患者为中心，而不是以医生为中心的。

提高问诊技巧的重要原则是**多倾听，少说话，少打断**。打断患者会影响患者的思路。至少在一定程度上，医生要让患者掌控问诊过程。

医生需要关注者的措辞，要小心患者的毫不犹豫非常正面的语气，比如"都很好"、"我很高兴"、"没问题"等，如果医生对以上的陈述表示怀疑，可以问患者"你觉得真的和以前完全一样吗"。

如果得到的病史比较模糊，医生可以通过更直接的提问（封闭式问题）来获取信息。"何时"、"何地"、"如何"等问题比"为什么"这样带诘问的询问更高效，后者会让患者对医生产生戒备之心。换一种问法，如"是什么原因"比"为什么"口气更缓和。医生尤其需要注意，不要对患者自述的病史的某些环节表示非难提出否认。不同的文化有不同的风俗，医生要抛弃偏见，仔细聆听。

尊重所有的患者，不管他们的年龄、性别、信仰、智力水平、教育背景、法律地位、工作、文化、疾病、体型、情绪状态或经济状态有何不同，不要把自己的伦理道德标准强加到患者身上。了解患者的社会经济背景能让问诊进展更顺利。

医生要富有同情心，关注患者的病史。医生要善于营造一种开放的氛围，让患者感到舒服和放松，能在医生的鼓励下描述自己的问题。这些是有效问诊的基石。

医生的形象也会影响问诊的质量。患者会对医生产生直观的第一印象，干净整洁是必须的，邋遢的外表会给患者留下不成熟或粗心大意的印象，同时医生的能力在一开始就受到质疑。对患者的调查表明，患者更喜欢穿白大褂和皮鞋的医生，而不是穿球鞋的医生。

通常，患者在回答医生问题时总是倾向于一些能够取悦医生的方式，这也许反映了患者的某些担忧和害怕。临床医生应该充分重视这种现象的存在。

医生要有询问敏感问题的能力，这些问题可能会让患者、医生或是双方感到尴尬或压抑。有些问题的答案令患者无比尴尬，甚至哑口无言。为避免这些情况的出现，医生会有意回避询问这些问题。其实医生对这些问题开放、坦率的态度会有利于推进这些问题的讨论。

有时候，患者会毫无顾忌地讨论一些医生认为是反社会的问题，比如药物成瘾、非法行为或是不符合社会道德的性行为等。医生不要对患者的这些行为进行评判，因为如果你表示了批评，患者会拒绝你，不再和你倾诉，而接受则会让患者感到你是一个对别人的看法敏感的人。当然也不要对患者的行为表示赞同，这可能会诱导患者做出更多的有害行为。

遵守问诊"五项原则"，即倾听、评估、询问、观察和理解。**倾听**，仔细倾听患者讲述自己的病史。**评估**，从所获取的信息中识别出与患者病情相关的信息以及这些信息的重要程度。**询问**，深入探寻那些重要的问题以获取更多信息。**观察**，不仅关注患者说了什么，更要关注非言语的交流。**理解**，和患者共情，急患者所急，想患者所想。

（一）表达方式

表达方式是一种**辅助语言要素**，它在问诊中也具有重要作用。通过控制音调、速度、重音，以及说话声音的大小，医患通过交谈可以传达丰富的情感信息。不同的语音、语调会让同一句话表达出完全不同的含义。这往往在不经意间流露，可以给医生提供患者个人特征信息，比如焦虑、抑郁或是其他情感情绪状态。医生使用温暖、轻柔的语调则可以舒缓患者的情绪，使医患之间的交流更加顺畅。

（二）肢体语言

肢体语言越来越多地得到了人们的重视。肢体语言，也就是举手投足，是现代交流和人际关系中一个重要的方面。这种非言语的交流与语言交流相结合，可以将患者的行为描绘得更加丰富、具体。医生和患者的肢体语言可以向对方传达自己内心的感受和想表达的意思。这种肢体语言的传达和接受在不经意间无时无刻不在发生。

从患者讲述故事的方式，医生能获取比故事更多的信息。患者在椅子里不停晃动，看上去局促不安是因为他感觉不自在；皱眉表示恼怒或是不赞同；眉头紧锁则是表明不理解。肢体语言专家普遍认为，除了面部，手比身体其他任何部位能传达更多的信息。说话时紧握拳头放在桌上是在强调自己正在说的内容；将婚戒不停地戴上又脱下表明对自己的婚姻状况感到矛盾；将手掌置于胸前表示真诚可信；很多人在拒绝接受某些事情的时候会揉眼睛或是双眼紧闭。当患者对医生的陈述不赞同却又不想反驳时，他们可能会做出掸去衣服上灰尘这样的动作。

有六种面部表情已被全世界大众所认识。这些表情的使用和识别是与生俱来的本能。虽然在不同的个体中存在一些细微的差别，但这几种基本人类表情可作为人类的遗传特质被广泛识别和应用：

- 开心
- 伤心
- 害怕
- 厌恶
- 惊讶
- 生气

有趣的是，早在 1872 年达尔文（Charles Darwin）就在他的著作《人类和动物的情感表达》一书中发表了以上观点。

微笑是肢体语言的重要部分。真诚的微笑表情对称，眼睛和嘴周围会自然产生皱褶，而虚伪的笑容通常只有嘴的动作。

手臂交叉于胸前往往是防卫的表现，手臂自然放下，尤其是手掌张开则表示安全和开放。手臂是情绪和感情非常可靠的预测指标，尤其是在伴有其他肢体语言的时候。例如：

- 双臂交叉预示防御。
- 双臂和双腿交叉也是防御的表现。
- 双臂和双腿交叉，皱眉，紧握拳头几乎毫无例外地表示防御，甚至表示敌意。

人际距离是对肢体语言个人空间方面的专业术语。它是指人与人之间相处感到舒适的距离。人际距离的远近很大程度上取决于个人、文化、生活背景，以及所处的环境和人们之间的关系。

全方位诠释肢体语言需要结合患者的文化及宗教背景，因为不同文化对非言语行为有不同的标准。中东和亚洲患者说话时习惯眼睛向下看，而这样的表情对于美国患者来说则是意味着抑郁或是注意力不集中。医生可以通过面部表情来辅助问诊进程。专注的表情表示医生对患者正在讲述的事情充满兴趣，也可以通过轻微向患者方向前倾来表示自己的关注。

在不同的环境下，肢体语言的意义也不尽相同。有时候，肢体语言表达的含义并不是它看起来的那样。比如：

- 有的人揉眼睛可能是因为眼睛受到刺激，而不是表达不相信或沮丧。
- 有的人双臂交叉可能只是想取暖，而不是表示防卫。
- 有的人挠鼻子可能是因为有点痒，而不是掩饰自己在说谎。

单一的肢体语言不如多个信号可靠。就像其他证据形式一样，一组肢体语言比一两个单独动作能提供更加可靠的信息。**要避免仅从单一信号判断分析，寻找能够支持一个完整结论的多个信号组合，尤其是对那些可能有不同含义的信号动作而言。**必须要明白的一点是，肢体语言并不是一门精确的科学。

（三）触摸

触摸也是一种有用的沟通方式，可以传递温暖、感情、关心和理解。很多因素都会影响人们对触摸的反应，如性别、文化背景、接触的部位等。以文化背景为例，拉丁地区和地中海人喜欢用接触表达情感，而英国人和亚洲人则不太喜欢肢体的接触，斯堪的纳维亚人和盎格鲁萨克逊人介入两者之间。尤其需要注意的是，在一些宗教信仰中触摸异性是被禁止的。一般来说，患者年纪越大，接触的重要性就越大。将手适时地放在患者的肩上表示的是一种鼓励，**千万不要将手放在患者的大腿上，因为这是一种威胁性的接触**。一个举止得体的医生走到患者床边，可以赢得患者更多的尊重和信任。保持眼神的交流则可以向患者传达医生对患者的关心。

（四）医患关系的去人性化

在如今生物医学飞速进步的时代，一个新的问题开始受到人们的关注：医患关系的去人性化。医生会直接给患者开出 CT 或是超声检查而不花时间向患者做必要的解释。医患双方都越来越感到自己受到忽视、排斥或是歧视。住院患者感到在医院自己像机器一样任人摆布。很多人描述自己赤身裸体地躺在一个陌生的环境中，周围穿着衣服的人在房间里进进出出，触摸他们，命令他们。他们惴惴不安，因为在门诊医生告诉他们病情很严重，必须住院治疗，他们的未来充满了不确定性。登记入院时患者被脱去衣服，摘除义齿、眼镜、助听器以及其他私人物品，手腕上被带上一个姓名标签，他成为"9W-310 的病人"，更加士气低落。同时，医生则面临着时间紧张、超负荷工作，他们有时难以应对每天的工作压力，会表现得易激惹，对患者的关注也会减少，最终只依赖于检查结果和报告。这种交流的失败更加削弱了医患关系。

缺乏经验的医生不仅要了解患者的问题，还需要关注患者**自身**的感受、态度和弱点。这种细致入微的观察会提升医生的自我形象，让患者看到医生是一个细心而富有同情心的人，是自己在遇到危急情况时可以依赖的人。

良好的问诊环节也决定了患者对自身健康问题的理解。要了解**患者**自己认为到底是哪里出了问题？不要仅仅听取诊断结果，还要有针对性地询问患者他认为发生了什么？疾病对他的工作、家庭或是经济情况带来了什么影响？他有没有感到一切都失去了控制？他是否对自己的疾病感到羞耻？他是否认为自己大限将至？通过询问这些问题，医生对患者会有更多的了解，患者也会感到医生是将他当作一个整体的人来看待，而不仅仅是医院众多患者中的一个数据。

（五）医疗事故和交流技巧

数据显示，医疗事故诉讼的发生正在以一个危险的速度快速增加。良好的医患关系也许是避免医疗事故发生的最重要的因素。如前所述，绝大多数医疗纠纷都是因为医患关系恶化、沟通不当、患者不满意引发的，而非真正的医疗失当。一个会提出诉讼的患者，往往对医生不满意，已经失去了对医生的信任和尊重。站在患者的立场，医患沟通最大的阻碍是医生没有时间、漠视患者的问题、玩失踪、态度傲慢冷漠，没有及时向患者交代病情。对患者来说，医生无法用简单易懂的词句与患者讨论病情和治疗是一种被人拒绝的感觉。此外，医生办公室工作人员的团结和能力对避免医疗事故诉讼的发生也大有助益。从未被起诉过的医生的经验是：让患者提前了解就诊流程，提供便利的帮助，询问患者的意见，主动学习，懂得幽默和欢笑，延长就诊时间。建立在诚实和理解基础上的医患关系不仅对于提高医疗质量至关重要，而且能提高患者的幸福感。

对于初学者来说，很困难的一点是，要记住疾病的诊断并不需要用到问诊中获得的所有信息。你需要接受所有的线索，之后再好好研究得出诊断。在问诊过程中如果你无法回答患者的问题，就不要草率回答。你是患者的代理人，只需聆听患者的问题，然后寻找合适的人给出答案。

（六）医患联盟

医患交流的一个重要目的是达成医患联盟。与患者建立密切关系的一个有效途径是表达自己对患者生活的好奇。比如用这样的开场白，"我们开始之前，先介绍一下你自己吧"。当患者随诊时，你提及一些从上次就诊过程中获取的患者个人信息，比如"你去西雅图看你儿子了吧？旅程怎么样？"达成医患联盟的另一个方面是推测患者的预期，比如开始询问"你对今天的就诊有什么预期目标？"结束时询问"你还想了解什么？"如果患者问题很多，可以回答"希望我们今天已经完整评估了你的主要问题，其他问题我们需要另外再约时间来讨论。"

（七）隐私标准

2003 年 4 月 14 日，用于保护医疗文件和患者健康信息安全的第一份联邦隐私标准发布。从 1996 开始，美国国会要求卫生与公共服务部将隐私保护列入健康保险流通与责任法案（HIPAA）。这份法案包含了专门为电子交易以及健康信息安全保密设计的条例，最终的规定涵盖了健康计划、医疗核算以及实施电子化财务和行政管理的医疗服务人员。简而言之，这些法规限制了任何医疗服务机构、医疗计划、药厂、医院、诊所及其他机构利用患者个人医疗信息，确保医疗记录和其他私人健康信息得到保护，无论这些信息是书面、电子化或是口头交流的形式。

二维码 1-1　关于隐私标准的信息

总之，医疗问诊是问诊者认知和技巧，以及患者和问诊者感受和性格的综合体现。问诊应该是自然而有弹性的，它不应该是一种质问。使用得当的话语，它将会成为一个有力的诊断工具。

四、症状和体征

临床医生需要引导患者识别和描述出一系列的症状和体征。**症状**指患者的感受。患者通过对症状的描述来说明疾病的特点，比如气短、胸痛、恶心、腹泻、复视都属于症状，这些帮助患者描述他正在经历的不适或痛苦。症状也不是绝对的，会受到文化、智力水平，以及社会经济背景的影响。以疼痛为例，不同的患者有不同的疼痛阈值。

全身症状是身体任何系统异常都常会伴随出现的症状，如发热、畏寒、体重下降或大汗。

体征是查体时医生的发现，它可以被观察到或是被量化。有一些体征同时也属于症状，例如，患者会描述喘息这是症状，医生查体时会听到患者的哮鸣音，这同时又是一种体征。

医生最主要的任务是甄别出与患者疾病有关的症状和体征。经验丰富的医生与新手相比最大优势是他们对疾病状态的病理生理过程有着更深入的理解。年轻医生经验有限，很难掌握与疾病相关的所有症状和体征，通过经验的积累和不断学习，他们也将能识别特定疾病相关的症状、体征的组合。对于任何一种疾病，某些特定的症状和体征是会相伴出现的，当只存在一种单独的症状时，医生要小心谨慎地进行鉴别诊断。

五、开始问诊

（一）准备开始和介绍

疾病诊断的过程从医患见面就已经开始了。医生应该衣着得体，穿白大褂并佩戴名牌，表明你是这个医疗团队的一员。这是患者对医生职业装扮的基本要求。太随意的穿着会显得不够尊重患者。

先进行自我介绍，用患者的姓氏称呼对方，适当的眼神交流，热情握手并面带微笑。你可以这样说：

"早上好，史密斯先生，我是玛丽·琼斯，我是一名医学院的学生。在接下来的一个小时里将由我来为你问诊和查体。"

或者你也可以这样说：

"早上好，我是玛丽·琼斯，你是史密斯先生吗？【稍加停顿，等对方回答】我是医学院的学生。在接下来的一小时里将由我为你问诊和查体。"

或者

"早上好，我是玛丽琼斯，请问你的名字应该怎么念？【停顿，等对方回答】我是医学院的学生。在接下来的一小时里将由我为你问诊和查体。"

还可以说：

"我是玛丽琼斯，你是史密斯先生？我的发音准确吗？【停顿，等对方回答】我是医学院的学生。在接下来的一小时里将由我为你问诊和查体。"

最好不要使用**见习医生**这样的词汇因为患者可能听不懂而只听到了**医生**一词。开场白还应该包含本次谈话的目的，见面的握手可以帮助舒缓患者的情绪。

除非患者是青少年或儿童，否则尽量使用正确的身份称谓来称呼患者——"先生"，"夫人"，"小姐"，"教授"，"女士"等，正式的称谓能使问诊显得专业。对于一个女性，比较保险的称呼是"女士"，除非你知道她希望被称作"小姐"或"夫人"。尽量避免使用一些亲昵的替代称谓，如"亲爱的"，"宝贝"或"爷爷"。也不要使用一些已经废弃的称谓，如"太太"（Ma'am），这种称谓只在美国南部或西南地区还有人用。可以用患者的名字来称呼对方，如果你对正确的发音不确定，可以询问患者如何正确拼读他的名字。

患者可能会称呼问诊的医生琼斯小姐，也有的患者直呼医生的名字，但医生不要直呼患者的名字，会显得首次问诊不够正式。

如果患者正在吃饭，应该征求患者意见是否等他/她吃完饭再开始。如果患者正在使用尿壶或便盆，要尊重患者的隐私，不要在这样的环境下开始问诊。如果患者有访客，你可以询问**患者**是否愿意让访客在场。不要理所应当地认为访客是患者的家人，让患者将访客介绍给你。

问诊的环境会对问诊有正面或负面的影响。如果可能的话，问诊应该在安静、光线好的地方进行。很可惜的是，大多数医院没有条件提供这样舒适的问诊环境。教学医院四个患者一间病房的环境是不利于问诊的，尽量让现有条件更适合问诊，比如将患者病床周围的床帘放下营造一个相对私密的环境；可以要求隔壁床的患者关掉收音机或电视的声音；调节灯光和窗户以免光线太过晃眼或昏暗；适当调节患者的床头灯，不要让患者感到正在接受问讯。

医生要尽可能让患者感到舒适。如果患者没戴眼镜、助听器或义齿（假牙），可以询问患者是否需要使用。医生的听诊器可以作为听力障碍患者的辅助设备，将听诊器的耳塞置于患者的耳中，听诊器的膜件就可以充当麦克风。患者可能是坐着或是躺着，让患者自己选择一个舒服的体位，这会让患者觉得医生很关心他，也让他感觉在整个问诊过程中有一定的主导权。如果患者卧床，在谈话开始之前，医生可以问问他是否需要调整枕头的位置让他更加舒适。

（二）站着还是坐下？

一般来说，患者和医生应该就座于同一高度。有时候甚至可以让患者坐得更高一些，让他获得视觉上的优势，这样的就座方式能让患者更加轻松地回答医生的问题。医生应该与患者面对面就座，这样可以进行充分的眼神交流。坐在患者床上显得太过随意，不太合适。医生最好能坐在距离患者 3~4 英尺（1.0~1.2 米）的地方，超过 5 英尺（1.5 米）显得太疏远，而距离不足 3 英尺（1 米）又会侵占到患者的"私人空间"。医生应该以放松的姿态就座，但不要双臂交叉置于胸前。交叉双臂的姿势是不礼貌的，因为这种肢体语言传递的是一种傲慢的信息，会干扰到问诊的进行。

如果患者卧床，可以摇高床头，或者请患者坐起来，好让医生与患者的视线在同一水平。尽量避免站着俯视患者。可以将床栏放低，以免它成为交谈的阻碍，但一定要记得在问诊结束的时候将它归位。

无论患者是坐着还是躺着，注意让患者穿好长袍或者盖好床单。

（三）开场白

互相介绍完毕后，医生可以用一个普通的开放性问题作为问诊的开始，如"你是因为什么入院的?"或者"我知道你因为……入院，能给我具体讲讲问题吗?"这样的开放性问题能鼓励患者说话。医生也能推断出患者的**主诉**，即困扰患者最主要的问题。有患者会说"你没有看过我的病历吗?"遇到这种问题，正确的回答是"没有，我们要求问诊前不看你的任何记录。"或者你也可以说"我想听听你用自己的话描述你的病史。"

患者会很快判断出你是否是友好或是否关注他。你可以在正式问诊开始之前询问患者一些关于他们自身的问题，这样可以建立一种和谐的关系。花几分钟时间来了解你的患者，比如，如果患者病情不是很重，你可以说"在我问你头痛的情况之前，先说说你自己吧。"这样的交流技巧可以让患者感到放松，更愿意和你交流。患者通常会先说一些生活中的开心事，而不是他所遇到的医疗问题。这种做法传递出你对患者的关注是基于患者整体的，而不是仅仅将患者作为一个疾病的载体。

（四）叙述

年轻医生总是很担心记不全患者的病史，其实将问诊中收集到的所有信息详细记录在纸上并不是一种好办法。医生应该更关注患者正在诉说的内容，而不是忙着记笔记。不停地记录还会错过观察患者的面部表情和肢体语言，而这些对患者的病史来说又是极其重要的。正确的做法是在问诊过程中，仅在纸上记录一些重要的数据或是名字。

开场白后，医生开始询问一些与患者主诉相关的问题。这些问题也可以自然融入其他重要病史的询问中，如现病史、既往史、个人和家族史以及系统回顾。要允许患者用自己的方式叙述病史，医生要挑选出某些需要细节的方面引导患者进行更详细的描述。要避免过度引导，因为这样反而会阻碍问诊的进程，导致一些重要问题不能得到很好的解释。

寒暄是促进谈话的一种有效手段。寒暄并不是漫无目的的聊天，研究表明，它在交流中是很有用的。在交谈中，幽默的人往往能够掌握对话的主导。例如，如果医生能在问诊中做出幽默的评论并且引得患者发笑，那么医生在这个交谈中就占了主导地位；如果患者没有笑，那么很可能患者已经获得了主动权。

如果患者询问"我想问一个假设性的问题"或"我有一个朋友，他……，你认为……"，这些问题应该引起医生的高度警觉，因为这往往是患者自己想问并关注的问题。

患者会发出一些无意义的语气词如"嗯"、"啊"、"那个"这样的声音来逃避一些令他不愉快的话题。有些患者谈到一些不愉快的情景或状况时会习惯性地不说话。所以，言语之间的停顿或是无意义的语气词是患者逃避讨论这些痛苦事情的手段。

如果患者使用了一些模棱两可的词语，如"有时候"、"不太"、"有一点"、"还可以"、"基本可以"、"偶尔"、"很少"、"平均"等，医生需要进一步明确，比如询问"什么叫**有时候**?"、"**偶尔**是指多频繁?"甚至有些词汇如"眩晕"、"虚弱"、"腹泻"、"疲乏"等都需要患者的进一步解释。对于意思上有模棱两可有很大不确定性的词汇，要追求准确。

医生要善于察觉一些不起眼的线索，引导问诊走得更加深入。有许多技巧可以鼓励或是限制患者的讲述，包括语言和非语言手段，比如反馈、对抗、解释以及直接提问，这些技巧在本章的后续部分会具体讲述。

（五）结束语

医生需要掌握好问诊的节奏，以便有充足的时间让患者提问并且完成查体。在问诊结束前大约5分钟时，医生应该对之前讨论到的重要问题做一个总结。

通过总结，医生需要理清患者本次就医的原因、现病史、既往史，以及患者的社会经济情况等。然后可以对患者说："你所说都非常重要，我会再整理出病历"。如果有任何病史需要核实，这是最佳时机。医生希望把患者病史中最重要的部分梳理出来，从而找到诊断的关键点。

如果患者咨询关于疾病诊治的建议，对于新手来说最明智的回答是："我只是一个医学生，我认为你最好向你的主管医生询问这些问题"。这虽然没有给出患者想要的答案，但你至少没有因为给出错误或不一致的答案而破坏医患关系。

总结时，你需要鼓励患者提出问题："还有什么你想告诉我的或者我没问到的事吗？"其实所有的问题都充分讨论过了，但是这样的结束语能让患者获得"最终话语权"。

一个好的结束语应该包含以下四个方面：

- 总结。
- 给患者提问的机会。患者是否还有其他疑问没有回答。
- 只给出合适的承诺，不要给出错误的承诺。
- 安排接下来怎么办，如引导患者穿好衣服、等待护士抽血、等待技术员做心电图，或是其他事项。

六、基础问诊技巧

成功的问诊是平顺和自然的。医生要能洞察患者的潜台词并且善于抓住这些线索。成功的问诊者可以掌控问诊全局。下面我们来讨论一些小技巧，看看如何鼓励别人继续说话。其实每一种技巧都有局限性，并不是在任何一个问诊中都适用。

（一）提问

高效问诊的秘诀在于提问的艺术。问诊的语气远比问题的用词重要。总之，能够引发患者自由畅谈的问题就是好问题。

1. 开放性问题

开放性问题通常用于获取一般信息。这种问题最常用于问诊的开始阶段或是切换话题时。一个开放性问题能给患者"发散"的机会，让他自由地讲述他的故事，而不局限于一个特定的答案。开放性问题是不能用"是"或"否"来回答的。下列问题就属于开放性问题：

"今天我能做些什么来帮助你呢？"

"你目前的（医疗）问题是什么？"

"你最近身体怎么样？"

"你胃痛吗？和我说说胃痛的情况吧。"

"给我讲讲你的头痛吧。"

"你得心脏病之前身体怎么样？"

"你能描述一下你痛的时候的感受吗？"

"我对……很好奇。"

过于发散的谈话是需要医生用感性而又坚定的手段来收回问题。这种自由的谈话方式显然不能用于过于健谈的患者，比较适用于安静内敛的患者。

2. 封闭性问题

开放性问题问完之后，医生要将关注点放到一些重要问题上，**封闭性问题**就用于完善这些细节。这种类型的问题几乎不给患者解释和评价的机会，通常用一个词或一个简短的句子来回答。例如：

"你觉得痛吗？"

"你从什么时候开始觉得有烧灼感的？"

"你觉得这种疼痛和溃疡的疼痛比起来怎么样？"

封闭性问题要注意提问的方式，以免诱导患者给出有偏颇的答案。

症状的问诊可有一些基本框架，如**部位、发生时间、诱发缓解因素、性质、放射、严重程度、时间特点**以及**伴随症状**。这些元素用来描述疾病的症状特点。下面是一些症状问诊的常用问题：

（1）部位

"你觉得背部哪里痛？"

"能告诉我你觉得哪里痛吗？"

"你还觉得其他地方有这种感觉吗？"

（2）发病（包含时间）

"第一次发作是什么时候？"

"持续了多久？"

"那次之后还有过类似的疼痛吗？"

"之后发生了什么？"

"你是否注意到经期症状会加重？"

（3）诱发因素

"什么情况下会加重？"

"你觉得疼痛可能是什么引起的？"

"症状是否在每天的特定时候出现？"

"除了运动，还有什么会加重你的症状？"

"活动会加重你的气短吗？"

"心理压力会加剧疼痛吗？"

（4）缓解因素

"什么方法可以让你觉得舒服一些？"

"在床上静卧能有帮助吗？"

"阿司匹林可以缓解你的头痛吗？"

"吃点东西能缓解症状吗？"

（5）性质

"是什么样的感觉？"

"你能描述一下这种疼痛吗？"

"你所说的'针扎样的痛'是怎么样的？"

"是锐痛（停顿）、钝痛（停顿），还是一般的疼痛？"

"你疼痛的时候，这种感觉是持续不变的还是有变化的？"

（6）放射

"你胸痛发作的同时有没有觉得其他部位也痛？"

"你肚子痛的时候，有没有感到身上其他地方也痛？"

（7）严重程度

"从1分到10分，如果10分代表完全不能忍受的疼痛，你给你现在的疼痛打几分？"

"疼痛影响到你的生活了吗？"[1]

"'非常……'具体有多……？"

"你需要用多少张卫生纸？"

"你呕吐了多少次？"

---

[1] 这个问题比前一个好，因为它去除了文化因素对疼痛描述的影响。

"疼痛对你的工作有什么样的影响?"

"这次的疼痛和你上次骨折比起来怎么样?"

"你痛的时候能睡着吗?"

(8) 时间

"休息的时候会发作吗?"

"当你情绪低落的时候疼痛会发作吗?"

"发作的时候你在哪?"

"经期疼痛会发作吗?"

"会把你疼醒吗?"

"疼痛和进食有没有关系?是餐前痛、餐中痛,还是餐后痛?"

(9) 伴随症状

"你还有其他症状吗?"

"你疼的时候会觉得恶心吗?"

"当你开始出汗的时候你还注意到有其他变化吗?"

"头痛出现以前,有没有觉得闻到或尝到什么奇怪的味道?"

口诀 O-P-Q-R-S-T 是症状要素的首字母,分别代表发病时间(onset)、诱发缓解因素(precipitating)、性质(quality)、严重程度(severity)以及时间(temporal),这有助于初学者记住症状问诊的要点。**环境因素**(setting)也很重要,注意询问症状的出现是否与暴露于环境中的某种特殊物质、进行某项特殊的活动、在某种特殊情绪下或某种特殊环境有关?

3. 需要避免的提问方式

以下问题在问诊时要尽量避免。首先是**提示性**问题,问题能看出答案。例如:

"你胸痛的时候觉得左臂痛吗?"

相比较好的询问方式是:

"当你胸痛的时候,注意到身上还有其他地方痛吗?"

"怎么"这样的语气词用来提问带有一种指责的味道。这样的问题往往会让患者对自己的行为自责,容易让患者处于戒备状态,例如:

"你怎么自己停药呢?"

"你怎么过了这么久才打电话给我?"

这类问题的答案往往非常重要。如前所述,换成**"什么原因……"**会更合适。"怎么"之类的问题在日常生活中和家人朋友交流是很常见的,但是他们和你的关系与患者和你的关系是完全不同的,所以不要对患者使用这样的提问方式。

包含多个需要回答内容的**连续提问**也要尽量避免。一连串的问题很快就会让患者晕头转向,无法正确回答。患者可能只听清了最后一个问题。如:

"你有夜间盗汗、发热、寒战吗?"

"你有几个兄弟姐妹?他们中有人有哮喘、心脏病、肺炎或者结核吗?"

连续提问的另一个弊端是,患者只对其中的部分问题进行了回答,而你以为答案是针对所有问题的。例如前面的第一个问题,患者回答了"没有"可能仅表示"没有发热",如果你将这些症状分开来问,则可能会发现患者有夜间盗汗的病史。

问题应该是确切并且简单易懂的,问题中应该尽量不用**医学术语**。新手会喜欢用刚学会的医学词汇给患者留下深刻印象。他们有时也会使用专业术语回答患者的问题,让患者觉得很困惑。使用医学术语会拉远医生和患者之间的距离。这种喜欢使用专业术语的人常被称为**书呆子**。例如:

"你可能是同侧偏盲。"

"你以前得过心肌梗死吗?"

"我们通过巴氏涂片来筛查宫颈原位癌。"

"我准备给你约一个全血细胞分类检查。"

"MUGA 扫描表明你有充血性心衰。"

与患者的谈话应避免使用医学术语。陌生的医学术语会让患者觉得很恐惧。医学生和护理学生都知道什么是"心衰",但是患者可能会把"心衰"理解为"心脏衰竭不能跳动"即心脏骤停或死亡。医生只能向患者提供他们能理解和接受的信息,同时也应该提供充分的解释。解释不充分更会让患者感到困惑和恐惧。相反,患者自己有时候也会使用医学术语。不要全盘接受患者使用的术语,要向患者询问这些术语具体指什么。例如,患者可能会用"心脏病发作"来描述心绞痛、用"卒中"来描述一过性脑缺血发作、用"中邪"来形容眩晕、用"利尿药"或"心脏病药"来指代所服的药物。

诱导性问题带有提问者所倾向的答案。例如"你没用过娱乐性毒品,对吧?"从语气中可以看出提问者是不赞成吸毒的。如果患者用过这些药物,在这种提问方式下他可能会不承认自己的行为。可以直接问患者"你用过娱乐性毒品吗?"用坚定的语气传递一种中立的态度,鼓励患者实话实说,不必担心自己的行为会受到指责。

同样,"**你没有**糖尿病,对吗?"或是"**你没有**觉得喘憋,对吧?"这样的提问方式同样不妥。医生应该用正面肯定的语气来询问"你有糖尿病吗?"或是"你觉得喘憋吗?"诱导性提问也会引导患者给出某些特定的答案,例如,"你有没有觉得疼痛是在呕吐之后出现的?"

除了要避免某些提问形式,医生还应该避免一些特定的情景。比如,患者可能会给出一些意想不到的答案,导致医生出现意外的一时语塞。这种"尴尬的沉默"会被患者理解成很多不同的意思,造成不必要的麻烦。在这种情况下,医生需要迅速做出反应,即使有时可能需要转移话题。

如果患者提出不做某个检查,往往出于对检查的恐惧,这时候医生千万不要这样回答:"我是医生,你得听我的。"医生应该从患者的角度看问题,了解患者的担忧,可以这么询问患者:"你对这个检查有什么担心?"

如果患者看上去体型超重,在询问患者有没有尝试减轻体重之前,先问问患者的体重有没有变化。也许他已经减了十几公斤了,永远不要把体重超重的患者都当成肥胖。

最后,不要试图猜测患者对自己疾病的了解程度、他们的性取向和经历、教育水平、家庭或是他们的健康常识。不同背景的人文化信仰、宗教和经历也不尽相同。也不要推断患者的疾病已经对症下药,患者能够正确服用药物或是患者确实服药了。甚至不要猜测患者对他或朋友、家人生活中发生的某件事是高兴还是悲伤。更加保险的方法是这样询问患者:

"你觉得怎么样?"

"你知道……吗?"

"你多久吃一次这个药?"

"你能记得每次吃药吗?"

"这让你感觉如何?"

(二) 沉默

面对安静沉默的患者,最好的方式就是保持沉默。但千万不要用沉默应对话痨患者,这只会让他们更加喋喋不休,让问诊超出你的控制范围。沉默这种不同寻常的交流方式,如果应用恰当会有很多获益。患者的沉默可能意味着敌意、害羞或者尴尬,当患者沉默时医生也应该保持沉默,同时保持专注,并与患者眼神交流,可以身体前倾甚至微微点头,这种双方的沉默持续不要超过 2 分钟,然后医生可以说:

"你觉得……怎么样?"

"你刚才说……?"

"这些事情的确很难言表。"

"你刚才是想说……?"

如果患者还是保持沉默,那么医生就需要想一些其他办法让谈话能够继续下去。

当患者情绪失控时,医生也应该保持沉默。这样可以让患者发泄一些由叙述病史所引发的压力,暗示患者哭泣是可以接受的。给患者递上一盒纸巾也是一种表示支持的肢体语言。医生对患者说"别哭"或者"请你控制一下自己的情绪"这样的话是不合适的,这显然是暗示患者,他的行为是在浪费医生的时间,表达情感是丢脸的。

正确应用沉默是非常重要的。医生保持沉默、焦躁不安、只看笔记,或是做出一副教训人的表情,这些都会影响医患沟通。患者一般认为常常沉默的医生是高傲的,或是因学识不够而无话可说。

（三）鼓励

鼓励是用语言或非言语交流鼓励患者继续叙说，但又不会有意将患者引导向某一话题。常见的鼓励语言为"嗯"，其他还包含"继续"、"再跟我多说一些与……相关的事情"、"然后呢"、"好的"等。

非言语方式鼓励有点头或是做出表示"继续"的手势，或转向患者表明关注等。注意也不要过度点头，以免在一些不该表示赞同的情况下错误表达。

困惑的表情也是一种非言语方式，意味着"我不明白。"

（四）直言

医生通过观察患者，直接指出关于患者的某些行为或之前陈述中令人关注的问题，称为直言。这种交流技巧会引导患者关注一些他可能注意到或是忽略了的事情。直言可以是陈述语句，也可以是问句，比如：

"你看起来很沮丧。"

"你和我说话的时候目光游离，有什么原因吗？"

"你很生气。"

"你好像对此不爽。"

"你为什么不回答我的问题？"

"你看起来快要哭了。"

当线索不多，要鼓励患者继续讲述时，直言就会非常有用。通过这种毫不绕弯的直接求证，医生可以鼓励患者将问题解释得更深入。直言也能澄清患者病史中出现的歧义。

但这种交流技巧要小心使用，过度使用会显得无理和强势，如果正确使用则会成为一个强有力的交流工具。比如患者在叙述胸痛，通过观察患者，你发现患者的眼睛里泪光闪闪，这时你可以充满同情地说："你看起来很痛苦。"这能鼓励患者敞开心扉，表达自己的真实情感。

（五）解读

解读是要通过医生的推断而非简单的观察才能得到。医生解读患者的行为，鼓励患者思考自己在现存问题中可能发挥的作用。医生充分理解患者给出的线索后才能解读患者的言外之意。医生要善于寻找各种症状背后隐含的害怕、焦虑情绪，诸如反复发作的疼痛、眩晕、头痛、无力等。一旦医生发现了这些担忧和害怕，在未来的医患沟通中就能引导患者如何面对。解读往往可以开启之前未发现的沟通渠道。以下是一些例子：

"你好像对此很开心。"

"听起来你好像很害怕。"

"你是害怕自己做错了什么吗？"

"我怀疑你和你妻子吵架与你的头痛之间有一些关系。"

正确运用解读可以表达你对患者的支持和理解。

（六）重复

重复是复述患者刚说完的话。这种方式可以鼓励患者讲述更多的细节。重复时的语音、语调很重要，不同的音调可以表达完全不同的意思。例如：

患者："从2012年10月起我就觉得不太舒服，停止了工作。"

医生："从2012年就不工作了？"

在这个例子中，强调的重点应该是"2012年"，这样能引导患者具体描述什么让他停止了工作。如果强调点错误地放在了"工作"上，像是在暗示患者"你都做了些什么？"这会让患者处于防御状态。虽然重复是一种很有效的问诊技巧，但是一旦错误使用，反而会阻碍问诊的进展。

（七）支持

支持表达了对患者的关心和理解。表示支持的语言会促进医患关系产生相互信赖的安全感，如"我明白"。患者表达了强烈的情感之后是医生表示支持的最佳时机，比如患者突然哭泣时，医生表达的支持和鼓励将会稳固强化医患关系。支持有两个重要的亚型：**肯定和共情**。

1. 肯定

肯定传达的信息是医生理解了患者所说的内容。它也可以暗示医生对患者所想或所做的事情表示赞许。这是一种有效的交流技巧，但是错误地使用也可能造成灾难性的后果。以下是使用肯定得当的例子：

"太好了！我很高兴你已经开始在医院进行康复训练了。"

"你正在稳定进步中。"

"你能戒烟真是太棒了。"

"我理解为什么你在那次事故之后那么沮丧。"

"你今天能来真是太好了，我们会尽一切努力来帮助你。"

当患者显得沮丧或害怕时，医生恰当使用肯定就会非常有帮助。肯定要以事实为基础，对患者的肯定能让患者知道他的担心是真实的、被人理解的。

虚假的肯定会重建患者的信心，但没有考虑现实的严酷。如不考虑手术相关的死亡率和病死率盲目告诉患者"你的手术会非常成功"。患者往往希望听到这样的保证或肯定，但这种肯定可能是不真实的。

永远不要和患者说请放松。患者通常都很紧张，他们有权沮丧或焦虑。医生需要建立患者的信心，而不是只告诉患者不要紧张，这样的建议反而会起到相反的作用。只告诉患者冷静会让患者认为你对他们的问题感到不安或是你根本不理解问题的严重性。

2. 共情

共情是认同患者的感受，且不对此做评论。这并不是简单的同情，而是一种理解，设身处地从患者的角度出发。"你说的我都听到了"，这样的回答仅仅能表达你的同情。以下是共情的例子，同情能加强医患关系，让问诊进展得更顺利。

"你女儿的问题一定让你倍感煎熬。"

"与你很亲密的人去世是很难让人接受。"

"我猜这可能是你生活中说不出的一种恐惧。"

"你一定非常难过。"

"你真的很不容易，我很高兴看到你努力吃饭。"

"你把烟戒了！简直太棒了！"

最后两个例子说明很重要的一点：要肯定患者，鼓励他们作出的努力和取得的进步，这非常重要。

然而，真正想做到设身处地为患者着想并不容易，因为医生与患者在年龄、性别、生活经历、教育、文化、信仰等诸多方面都不相同。极度共情的表达往往看似违背常理，"我并不可能完全理解你的感受，那我如何能帮你？我们如何能一起共渡难关？"

同情也可以是非语言的，如饱含理解的点头。在某些情况下把手放在沮丧的患者的肩头表达的就是一种支持，医生不需要过于表露情绪就能传递对患者的理解和体谅。

（八）过渡

过渡语言可引导患者更好地理解医生问题的逻辑性，让问诊顺利地从一个话题转入另一个话题。举个例子，医生在了解完现病史后说："现在我要问你一些关于你以前的健康状况的问题。"当病史问完后则说："我现在要问你一些关于你家人的情况"或"我们来聊一聊你的生活习惯和每天的活动吧"，这些都是过渡语言。

一般情况下，患者都很清楚医生问诊的主线，因此过渡语并不是必须的。但是，当问题转入性生活史时往往需要过渡语来衔接。例如，"我现在要常规问你一些关于你性生活的问题。"这样的过渡语能很自然地将话题引入，同时不至于让医生和患者感到尴尬。另一种过渡语可以是"为了明确你患不同疾病的风险，我现在要问你一些关于你性健康的问题（或性活动，性偏好）。"避免使用"个人喜好"或者"个人史"这样的词语，因为这样的用词会传递出医生过于随意，患者可能会非常开放地讨论这些方面的话题而并不认为这是"隐私"。"性偏好"、"性活动"或是"性健康"比"性生活"更合适。要尽量避免使用的"想"、"想要"、"需要"或"不得不"等词汇（例如，"我现在想问你一些关于你性偏好的问题"或"我现在不得不问你一些关于你性偏好的问题"）。在之后的章节我们还会讨论到要使用确切的语言，如提及生殖器官的时候要使用确切的专有名词，如阴道、阴茎、子宫等，不要用"私处"来笼统指代。

七、病史的结构

医生采集到的信息需要组织成关于患者健康状况的一个完整全面的结构。传统的病史是**以疾病为导向**来采集的，这种方法强调让患者就医的疾病的发展过程。例如，对于主诉"气短"的患者，问诊的主线就是探明气短的病理原因。

另一种获取病史的办法是**以患者为导向**的。这种方法对患者及其问题的评估更为整体化。通过这种方法，医生能询问出更加完整的病史，关注其他症状（例如，关节疼痛、无力、抑郁、焦虑）可能也会对患者的气短症状产生影响。例如，一个不能走路的关节炎患者的气短症状比能走路的情况下感受要轻。因此，应该把患者作为一个整体来考虑。

结合传统病史和以患者为导向模式的调整，病史由以下部分组成：

- 来源和可靠程度
- 主诉
- 现病史和主要症状
- 既往史
- 健康维持状况
- 职业和环境暴露史
- 个人基本信息
- 家族史
- 心理社会和精神生活史
- 性生活史和月经生育史
- 系统回顾

（一）来源和可靠程度

来源和可靠程度包含确认信息、病史的采集来源等，如果可能的话，还包括转诊的来源。确认信息包含患者的年龄和性别。病史采集来源通常就是患者本人。如果患者需要通过翻译，来源就是患者和翻译。如果在问诊过程中有家庭成员的帮助，应在病历中至少有一句话记录他们的名字。医疗文件也可以作为病史来源。

问诊的可靠程度需要考量。患者本人是否有能力提供病史？一般在问诊开始时会先对患者的认知功能进行评估，检查患者的人物、时间、地点定向力（第十八章"**神经系统**"会进一步阐述）。如果存在定向力障碍，在病历中需记录"76岁的老年白人男性患者，有中度认知功能受损，表现为人物、时间、地点定向力障碍……"这表明患者提供的其他病史可能不准确，记录这次问诊的日期和具体时间也十分重要。

（二）主诉

主诉是患者寻求医疗帮助的最简洁的原因。**尽量引用患者的原话**。主诉是以下问题的答案"你为什么来医院？"或者"我可以怎么帮你呢？"患者的主诉举例：

"胸痛5个小时。"

"严重恶心、呕吐2天。"

"最近几天感到头痛欲裂。"

"为参加学校常规体检来医院。"

"我感觉不舒服。"

有时患者也会使用医疗术语，医生应该询问患者口中的医疗术语的具体含义，以明确患者所想表达的意思。

（三） 现病史和主要症状

现病史是指患者此次就诊的健康状况变化情况，是主诉相关信息的具体描述，包括**什么、何时、怎么样、哪里、哪一个、谁**以及**为什么**等一系列问题。现病史可以对患者此次前来就诊的原因进行清晰有序的解释。

时间顺序是最有效的组织病史内容框架的方法。医生可以用这种方法获取疾病背后的病理发展情况。在这个部分，医生可以获得所有必要的信息，从现病史的第一个症状开始一直追踪疾病的发展直至当前。为了确定现有疾病的开端，最重要的一点是和患者确定最初症状，出现症状之前一切完好。通常患者很难记住症状开始出现的时间，医生可以将症状与某项重要的事件联系在一起，如"暑假的时候开始出现疼痛了吗？"在问诊的这一部分，最多使用的是开放性问题，因为这样的问题给了患者描述病史的最大空间。

在以患者为中心的问诊方式中，医生还需了解是否同时存在其他症状以及这些症状对患者的影响，如疼痛、便秘、虚弱、恶心、气短、抑郁以及焦虑等。

对于任何一种症状，询问以下七个要素非常重要：

- 部位
- 性质
- 严重程度
- 时间，包括起始时间、持续时间以及频率
- 发生时的场景
- 加剧或缓解因素
- 伴随症状

医生还需要评估这些症状对患者生活的影响，可以直接询问患者"这些症状对你的日常生活有什么影响吗？"

1. 疼痛

疼痛是最为常见的症状，而过去人们往往对它认识不足。不能缓解的疼痛非常常见，也是最令人恐惧的症状之一。调查显示20%~30%的美国人经历过急性或慢性疼痛，并且它是住院患者最常经历的症状。超过80%的癌症患者以及超过三分之二的非癌症原因死亡的患者都经历过中到重度的疼痛。每年有大约7500万例急性疼痛病例是由于创伤或是外科手术造成的，这种急性疼痛一般持续时间较短，并会随着伤口的恢复而减轻。超过伤口恢复的时间或大于3个月的疼痛为慢性疼痛。

了解疼痛对生活质量的影响非常有必要。未经治疗或是治疗不充分的疼痛会影响患者的身心健康、功能状态以及生活质量。疼痛会造成不必要的痛苦；会阻碍躯体活动、睡眠和饮食，这些又会让患者变得更加虚弱；会加剧患者的恐惧和焦虑，甚至认为生命即将走到尽头；会使患者拒绝进一步治疗；会减低工作效率；会造成注意力涣散；会影响性功能；会改变患者的容貌；会让娱乐和社交生活变得索然无味。不仅如此，疼痛还与不断增加的并发症、医疗资源使用的增加、患者满意度下降以及承受不必要痛苦等都有密切关系。在美国，未充分治疗的疼痛造成的直接和间接经济损失每年高达800亿美元。

由于医务工作者对镇痛药物的认识不够，医生对疼痛控制的态度较为消极，对药物成瘾性也缺乏正确的认识，再加上药品控制和有效疼痛管理的经济花费，种种原因造成患者常饱受疼痛控制不佳之苦。一项关于住院患者麻醉镇痛药物使用的研究发现，32%的患者使用了镇痛治疗后仍持续感到"严重"的痛苦，41%的患者感到"中度"的痛苦。Breibart及其研究小组（1996年）也发现在获得性免疫缺陷综合征（AIDS）门诊患者中，疼痛治疗是极其缺乏的。在经历严重疼痛的患者中，只有7.3%得到了推荐剂量的阿片类镇痛药物治疗，75%的患者完全没有得到阿片类药物的治疗。一项旨在了解预后和优先权的研究（1995年）表明，在医院里死亡的意识清晰的患者中，50%的患者在生命的最后一周都经历了"中至重度"的疼痛。

Cleeland及其研究小组发现，少数民族团体更有可能接受不恰当的镇痛治疗。研究表明，少数民族患者比普通人群接受不充分的镇痛治疗的可能性高3倍。65%的少数民族患者没有接受到指南推荐的镇痛治疗。拉丁裔患

者比非洲裔美国患者获得疼痛缓解的比例少。Morrison 等调查了纽约市药店中最常用阿片类镇痛药的供应情况，发现 50% 随机抽取的药店中，治疗患者严重疼痛的药物储备不足，非白人聚集区储备阿片类镇痛药的药店比白人聚集区的少得多。

无论疼痛的原因是什么，医务工作者都必须反复询问疼痛是否存在以及是否得到了有效的控制。

"你现在感觉痛吗？"

"在过去的一周中你感觉痛吗？"

"告诉我你哪里痛？"

"疼痛对你的生活有什么影响？"

"你对目前的疼痛控制满意吗？"

"再谈谈关于你的疼痛状况吧。"

对于老年患者，告诉他们"很多人都会经历疼痛。你还有什么要告诉我的吗？"这对于获取病史非常有用。对于认知障碍患者，医生也需要评估当前疼痛的情况："现在而不是三天前是否疼痛"？

患者需要学会用简单的评分方式对疼痛进行评价，并且记录开始用药或调整用药剂量后对疼痛的缓解效果。不仅如此，教育患者和家属如何在家进行有效的疼痛管理也是非常有必要的。医生可以尝试使用一些疼痛评分量表让患者对疼痛进行量化描述。以下是四种非常常用的评分系统（图 1-1）：

- 简明疼痛程度表
- 0~10 分疼痛严重程度表
- 视觉模拟评分
- 表情评分

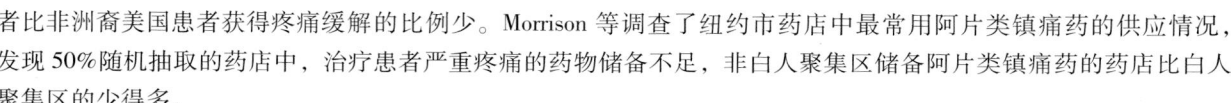

简明疼痛程度表[1]

A 不疼　　轻度疼痛　　中度疼痛　　重度疼痛　　非常严重的疼痛　　最严重程度的疼痛

0~10分疼痛严重程度表[1]

B　0　1　2　3　4　5　6　7　8　9　10

不疼　　　　　　中度疼痛　　　　　　最严重程度的疼痛

视觉模拟评分（VAS）[2]

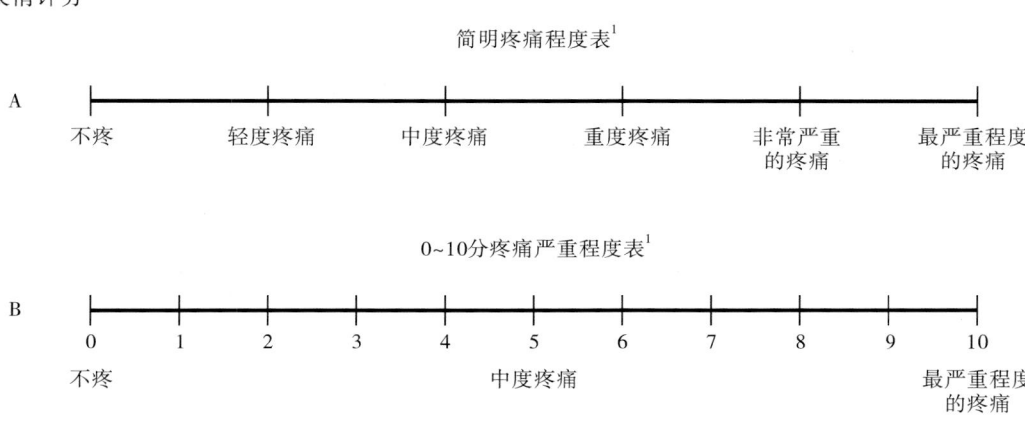

C 不疼　　　　　　　　　　　　　　最严重程度的疼痛

表情评分

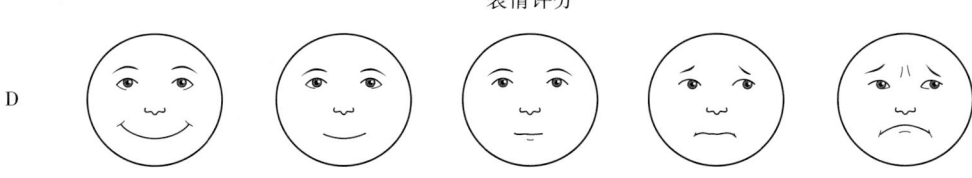

D

图 1-1　疼痛评分系统举例

A：简明疼痛程度表；B：0~10 分疼痛严重程度表；C：视觉模拟评分；D：表情评分

1　如果使用图像评分，推荐使用一个 10cm 的基线作为参考。

2　VAS 评分系统推荐使用 10cm 基线参考。

（四）既往史

既往史是患者此次患病之前健康状况的一个整体评估。它包含以下内容：

- 基本健康状况
- 既往疾病
- 外伤
- 住院情况
- 手术史
- 过敏史
- 预防接种
- 物质滥用
- 饮食
- 睡眠状况
- 药物使用
- 补充和替代治疗

1. 基本健康状况

医生一般询问"你过去身体情况怎么样？"作为既往史的引入，如果患者仅仅回答"非常好"或是"还行"，而没有详细提及特定疾病，医生需要继续询问"对你来说'非常好'是什么意思呢？"这时最好使用封闭式提问，可以直接锁定需要进一步解释的相关问题。

2. 既往疾病

既往疾病包括幼年和成年后的健康问题。对儿科患者或是年轻患者，幼年时期的疾病情况就非常重要。对所有患者至少要询问麻疹、腮腺炎、百日咳、风湿热、天花、脊髓灰质炎以及猩红热的病史。年龄稍大的患者可能会回答"我不记得了。"需要提醒的是，不要把患者告诉医生的诊断看成是绝对正确的，即使患者是在可信赖的医疗机构由有经验的医生诊断，也有可能因为理解上的差异得到错误的信息。

3. 外伤和意外

患者所有既往**外伤**和意外事故都需要仔细询问，"你以前发生过严重的事故吗？"受伤的时间和类型需要详细记录。

4. 住院情况

现病史中没有描述的既往所有**住院情况**都应该记录，包括所有内外科及心理疾病的住院情况。医生在询问心理精神疾病时不应感到尴尬，因为这也是医学问题。医生的尴尬不可避免地会引起患者的尴尬情绪，并且会加重患者因心理疾病而产生的"羞愧"感。医学生需要学会用关切的口气进行封闭式提问，比如"你以前接受过心理治疗或心理咨询吗？"、"你有什么心理情感问题吗？"还有一种询问因精神心理疾病住院情况的提问方式是"你有没有因为非内外科疾病的原因而住过院？"

5. 手术

所有的**手术过程**都应该具体化。手术指征、手术方式、日期、医院以及医生姓名都应该尽可能记录在案。

6. 过敏史

要详细描述患者所有的**过敏史**，包括环境因素（包括昆虫）、食物以及药物相关的过敏情况。医生要分析患者变态反应的特点，并对这些变态反应做出评价。"你怎么知道是过敏呢？""当你……的时候会有什么样的反应？"过敏的特殊症状（如皮疹、恶心、痒、变态反应等）都需要仔细描述和记录。

7. 预防接种

患者的**预防接种史**也非常重要。只有不足 25% 的成年人有破伤风和白喉免疫，每年只有不足 25% 的目标人群接种过流感疫苗。破伤风和白喉都是可以预防的，目前推荐接种联合类毒素疫苗进行免疫。没有接种过这种类毒素疫苗的患者需要接种首剂以及之后 1、6、12 个月的后续疫苗，之后每十年还应加强免疫接种一次。

患有慢性心血管、肺、代谢、肾脏或血液疾病以及免疫抑制状态的患者都应该每年接种流感疫苗。超过 65 岁的患者也应每年接种流感疫苗。

接种肺炎球菌多糖疫苗的适应证和流感疫苗是相似的。除此之外，患有多发性骨髓瘤、淋巴瘤、嗜酒、肝硬化以及功能性或解剖学无脾的患者也应接种此类疫苗。这种疫苗接种后通常可以维持终生免疫状态。只有无脾患者需要每 6 年再接种一次，因为这些患者是肺炎球菌感染的高危人群。

甲型肝炎（甲肝）是最常见的可以通过疫苗接种来预防的传染病之一。甲肝是一种由甲肝病毒引起的肝脏疾病。它可以感染任何人，传播途径为粪口传播。在美国，有甲肝的散发病例，也有广泛流行的报道。良好的个人卫生习惯和合格的卫生环境有助于甲肝的预防。12 个月以上的人群可以通过接种甲肝疫苗获得长期的保护。如果要去甲肝高度或中度流行的地区，应该尽快接受首剂甲肝疫苗接种。接种首剂单价甲肝疫苗一个月后，94% ~ 100% 的成人和儿童可以获得有保护作用浓度的抗体。甲肝系列疫苗的末剂对于获得长期保护很有必要。免疫球蛋白则对所有年龄层的人群都可以起到短期预防甲肝病毒感染的作用。

乙型肝炎（乙肝）疫苗的适应人群包括医务工作者、残疾患者服务机构的职员、静脉吸毒者、有多个性伴侣者、血液透析患者、乙肝携带者的性伴侣、血友病患者等。三剂疫苗才能提供完全的免疫保护：首剂以及 1 个月、6 ~ 12 个月后的两剂后续疫苗。不需要加强免疫。为了获得最好的保护，存在暴露的高危人群（尤其是医学生、口腔和护理学生）应在暴露之前接种疫苗。

二维码 1-2 成人免疫接种计划推荐日程，更新于 2013 年 1 月 29 日

B 型流感嗜血杆菌疫苗是目前常规用于儿童预防侵袭性流感嗜血杆菌感染的疫苗。据估计，2005 年流感嗜血杆菌造成了三百万例严重的疾病，尤其是肺炎和脑膜炎，造成 450000 例儿童死亡。流感嗜血杆菌引发的脑膜炎和其他严重感染会造成大脑损伤甚至脑死亡。目前可用通过给 5 岁以下的儿童注射疫苗来预防流感嗜血杆菌感染。流感嗜血杆菌疫苗有不同的种类。目前普遍推荐的是给 2 个月婴儿注射首剂疫苗，然后根据所选择疫苗的使用方法接种后续疫苗。不同品牌的疫苗情况不同，需要注射 3、4 剂疫苗。小于 6 周的婴儿不可以接种流感嗜血杆菌疫苗，因为这会削弱他们对后续疫苗的反应。

1991—1992 年间，麻疹、腮腺炎和风疹的发病例数下降了 75%，这主要归功于麻腮风三联疫苗的使用。这种疫苗目前常规用于儿童，但没有患过这三种疾病的医务人员也需要接种这种疫苗。这类疫苗包含活的病毒，不能用于孕妇、恶性肿瘤、接受糖皮质激素治疗、活动性肺结核或是接受抗代谢治疗的患者。

免疫接种指导委员会（The Advisory Committee on Immunization Practices）每年会审核成人免疫接种计划，保证计划符合当前建议，推荐医务人员定期查阅这些指南文件。

8. 物质滥用

既往史中还应包含患者既往任何**物质滥用**的情况。物质滥用包括吸烟、嗜酒以及吸毒。2007 年美国约有 4600 万烟民，23% 的男性和 19% 的女性吸烟。每年约 30% 与冠心病相关的死亡都与吸烟有关，死亡的风险与吸烟量密切相关。吸烟可使缺血性脑卒中的发生危险翻倍。吸烟与其他危险因素之间有协同作用，尤其是对于冠心病。吸烟者还是周围血管病、癌症、慢性肺疾病以及其他许多慢性病的高危人群。吸烟同时还是美国早产和死亡的独立危险因素之首，每年造成 430000 例死亡。

医生需要询问患者是否吸烟以及烟龄："你有没有以任何形式摄入过尼古丁，比如香烟、雪茄、烟斗或是咀嚼烟草？"**包年**是评价吸烟多少的单位，等于患者吸烟的年限乘以每天吸烟的包数，如吸烟 25 年，每天吸烟 2 包的患者烟龄就是 50 包年。如果患者回答现在不吸烟，医生需要询问患者过去有没有吸烟。如果患者已经戒烟，则需要询问戒烟多久了。

据估计，美国危险剂量酒精（乙醇）摄入的发生率在女性中达到 4% ~ 5%，男性中达到 14% ~ 18%。在基本医疗机构，危险量酒精摄入的发生率为 9% ~ 34%。虽然研究表明适当饮酒（每天一两杯）能带来一些益处，但在饮酒量增加时这些益处就不存在了。大量饮酒与很多健康问题有关（如高血压、心功能降低、心律失常、出血性脑卒中、缺血性脑卒中、肝病、增高乳腺癌危险等），还与许多行为和心理问题有密切关系。美国精神病学会和美国国家酒精滥用与酒精中毒研究所规定，"适当饮酒"对男性而言指每天饮酒少于 2 杯，对女性和大于 65 岁的人而言，是每天少于 1 杯。

当医生询问个人史时，问完吸烟这类对生命威胁稍小的事项后，应该立刻询问饮酒史和酒精依赖情况。如果不询问指向性明确的封闭式问题，很容易会漏掉酒精依赖的问题。可以以相对开放的问题开始，如"谈谈你饮酒的情况吧。"这时医生关注的是饮酒带来的不良作用而不是饮酒量的多少。当询问饮酒量时，"你一般喝多少酒？"这样的问题会让患者处于防御状态，造成患者和医生之间的一种不必要的压迫感。换一种询问方法"你酒量有多少？"这个问法让患者和医生处于同一联盟。大多数大量饮酒的患者常常会低估他们的饮酒量。通过询问患者的感受和人际关系有时能更好地了解患者的饮酒量。医生需要关注患者是否有过醉驾、酒后健忘、忽略或是虐待家人、因饮酒而误工。

Ewing 和 Rouse（1970 年）发明了 CAGE 问卷，这个问卷已成为基本医疗机构筛查嗜酒问题的一项常规方法。缩略词 CAGE 能帮助医生记住关于嗜酒的四个临床问诊问题，这些问题关注的是酒精对患者造成的社会行为表现，对患者生活方式的影响。一旦确定患者饮酒，需要询问以下问题：

"你曾经有没有想过要减少你的饮酒量？"（Cut down）

"别人批评你饮酒有没有曾经让你感到恼怒？"（Annoyed）

"你有没有对饮酒感到过糟糕或是愧疚？"（Guilty）

"你以前有没有把饮酒当做早晨为稳定情绪或获取清醒做的第一件事？"（Eye-opener）

CAGE 问卷已成为检测嗜酒最快速而有效的筛查工具。在基本医疗机构，CAGE2 分（两个肯定回答）对诊断酒精滥用的敏感性达到 77%～94%，特异性达到 79%～97%。一项 CAGE 肯定回答的敏感性达 21%～71%，特异性达 84%～95%。进一步的饮酒史和酒精依赖情况询问可以用缩略词为 HALT、BUMP 和 FATAL DT 的一系列问题评估。

HALT 问题包含：

"你是不是常通过喝酒来让自己高兴？"（High）

"你一个人的时候喝酒吗？"（Alone）

"你有没有觉得自己很想喝酒？"（Looking forward）

"你有没有注意到自己似乎开始变得对酒精耐受了？"（Tolerant）

BUMP 问题包含：

"你有没有喝酒喝断片过？"（Blackout）

"你有没有在计划外饮酒的经历？"（Unplanned[2]）

"你有没有因为医疗的原因而喝酒的经历？"（Medical[3]）

"你有没有有意识地确保自己有充足酒供应？"（Protecting[4]）

FATAL DT 提醒医生要注意其他与嗜酒相关的事项，问题包含：

"你有酒精问题的家族史吗？"（Family）

"你有没有参加过匿名戒酒互助社？"（Alcoholics Anonymous）

"你觉得自己嗜酒吗？"（Think）

"你有没有试图或是有过自杀的想法？"（Attempted）

"你曾经因为饮酒而触犯过法律吗？"（Legal）

"你有过醉驾经历吗？"（Drive）

"你有没有使用过镇定剂来使自己镇定？"（Tranquilizers）

这些问题为医生深入了解有饮酒问题的患者提供了一个实用、全面且有条理的问诊策略。

在嗜酒的后期，患者可能会出现震颤性谵妄。震颤性谵妄与嗜酒早期出现的幻觉是截然不同的。产生幻觉的时候，患者可能会看到或听到"一些东西"。震颤性谵妄是在戒酒后 24～96 小时出现的，患者偶尔会产生幻觉或惊厥，但所有患者都会出现战栗。震颤性谵妄是戒酒后最严重的戒断症状，致死率达四分之一。

---

[2]　超过你计划的饮酒量或是当你觉得已经喝够了的时候又多喝了一些。

[3]　作为焦虑、抑郁或"颤抖"的治疗。

[4]　买很多酒以防有"朋友"来访。

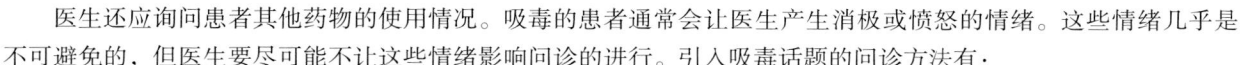

医生还应询问患者其他药物的使用情况。吸毒的患者通常会让医生产生消极或愤怒的情绪。这些情绪几乎是不可避免的，但医生要尽可能不让这些情绪影响问诊的进行。引入吸毒话题的问诊方法有：

"你有没有因为医疗之外的原因使用药品？"

"你有没有使用过医生处方之外的药品？"

"你有没有滥用过处方药？"

以上问题中任何之一得到了肯定的回答，医生需要进一步询问所用的药物种类、用药方法、用药频率。与酒精滥用者不同的是，药物滥用者更倾向于夸大他们的用药情况。医生对所有有药物滥用史的患者都应该仔细询问以下问题：

"你使用的是哪种药物？"

"你从几岁开始用药的？"

"你最近是怎么用药的？"

"你现在需要使用更大的剂量以获得相同的效果吗？"

"你用药的时候有什么感觉？"

"你有没有尝试过停药？发生了什么事？"

"你服药之后有没有出现过抽搐？"

"你有没有同时使用多种药物？"

"你是连续用药的吗？"

"你有没有因为用药而在工作中遇到麻烦？"

"你用药后有没有出现过戒断症状？"

询问消遣性毒品相关的问题时应使用简单的词句。此时使用俚语可能比使用一些正式词汇更加恰当。例如，"你有没有打过或吸过鸦片？"比"你有没有静脉注射或经鼻吸食过可卡因？"更简单易懂。经验渐增后，医生会懂得更多的与消遣性毒品相关的知识。了解这些毒品的俗名和了解毒品的药物作用一样重要，这能让交流更加顺畅。需要注意的是，毒品的俗名在不同地方、不同时期是不一样的。

还需要了解的是，任何一种药物都可能被滥用。普萘洛尔（心得安）和美托洛尔（用于治疗高血压的 β 受体阻滞剂）一般不被视为消遣性毒品，但是它们经常被表演团体滥用以缓解焦虑或怯场的情绪。

9. 饮食

在了解患者的**饮食情况**时，可以让他描述昨天吃过的食物，包含三餐和零食。他每周吃几次鱼？红肉在他的饮食中占多大比重？鱼肉和家禽呢？饮食中包含多少饱和脂肪酸？他做饭时放盐吗？还是在餐桌上才放盐？他的饮食最近改变过吗？他喜欢或不喜欢吃什么食物，为什么？有什么不能耐受的食物吗？他吃富含高纤维的食物，如全麦面包、燕麦、谷物、新鲜水果和蔬菜吗？吃高纤维零食吗（包括芝麻面包棒、果仁面包、燕麦饼干、无花果棒、谷物棒和玉米片）？钠摄入的情况如何？腌渍食品、熏肉、零食以及例汤都含有很高的钠盐。含咖啡因食品，如咖啡、茶、苏打水以及巧克力，摄入情况也应该询问清楚，因为咖啡因摄入可能会造成一系列的症状，包括心悸、疲乏、头晕、头痛、易激惹以及很多胃肠道症状。医生还应该关注患者每天的运动量。

10. 睡眠状况

了解患者的**睡眠状况**非常重要，因为它可以提供患者心理精神问题的有关信息。睡眠相关的问题，如失眠以及白天嗜睡，影响了 20%～50% 的美国人的正常生活。阻塞性睡眠呼吸暂停是一种常见而重要的健康问题，将在第九章"口腔及咽"中进一步阐述。

超过 60% 有心理精神问题的患者都饱受睡眠节律紊乱的困扰。80% 抑郁症的患者都主诉有过睡眠障碍。创伤后应激障碍的患者最常见的主诉就是睡眠异常，超过 50% 有慢性疼痛的患者也经历过睡眠问题。

据估计，每年约有200000起交通事故是由于司机嗜睡引起的。20% 的司机曾在开车时睡着过。以下是关于睡眠状况的问题：

"你几点睡觉？"

"你入睡有困难吗？"

"你有没有整晚都睡不着或者半夜醒来后就无法入睡的情况？"

"你只有困的时候才睡觉吗?"

"你是不是每天都按时醒来?"

"你打鼾吗?"

"有没有人告诉过你,你晚上睡觉的时候会有一段时间呼吸暂停?"

11. 药物使用

目前所有的用药情况都要详细询问,具体问题如下:

"你现在在吃什么处方药吗?"

"你在服用什么非处方药吗?"

"你有没有吃什么草药或者维生素?"

"你在使用什么消遣性毒品吗?"

药名(通用名或商品名)、剂量、使用途径以及用药频率都要详细记录。如果可能的话,患者应该向医生展示药瓶并且演示服药的方式。医生要注意患者是否按照药品说明书的指导服药。患者常常认为非处方药,如维生素、泻药、抑酸药或抗感冒药没什么要注意的,医生需要仔细依次询问这几种药品的使用情况。医生还应该了解患者的避孕方式,女性患者是否使用了避孕药。

12. 补充和替代治疗

补充和**替代治疗**非常普遍。注意询问方式,避免使用**非传统疗法**或**非传统药物**这样的词语,这些标签可能会被患者理解为贬义而阻碍问诊的顺利进行。你可以通过这样的方式开始这个话题"很多患者在遇到你描述的问题的时候会使用其他的治疗方法比如按摩、中药、脊椎按摩、针灸、维生素等,你有没有考虑过?"

(五) 健康维持状况

医生在医疗、社会以及精神问题的识别和管理中起着关键作用。问诊技巧中应包括与患者及其家人建立一种积极的治疗关系,患者的家人在疾病确诊和拟定治疗计划中会很有帮助。健康状况的维持包括以下三个主要方面:疾病检测、疾病预防和健康促进。

询问患者是否有定期看医生以及规律的体检。患者最近一次口腔科检查是在什么时候?患者有没有定期进行眼的检查?他们是否知道自己胆固醇水平的变化?他们有没有进行体育锻炼?女性患者是否定期看妇科医生?是否进行乳腺的自查?最近一次乳腺X线检查和宫颈涂片是什么时候做的?男性患者是否进行规律的睾丸自查?

吸烟可能是影响疾病发病率和死亡率最主要的可控因素。仅在美国,吸烟相关的癌症、心脏病、脑卒中和慢性阻塞性肺疾病每年就造成超过450000例死亡。即便如此,烟草仍然被人们广泛使用。疾病控制和预防中心估计25%的美国人仍在吸烟,每天有超过3000名儿童和青少年变成长期烟民。估计美国每年在治疗烟草相关疾病方面的花费超过500亿美元,劳动力丧失和因残疾而失去收入每年造成的损失也高达500亿美元。除了这些令人生畏的数据,医生通常无法有效地控制吸烟。医生可以从一特殊的角度接触吸烟患者,但是研究显示,只有不足一半的吸烟患者曾被医生要求戒烟。

医生应该对所有患者的烟草使用情况做详细的记录。如果患者使用烟草,每次就医时要提供戒烟治疗。研究表明对于戒烟即便每次只有3分钟的谈话都是很有效的。更有效的手段并辅以药物治疗、社会支持以及其他专业技巧能获得长期的效果。目前的药物治疗,除了尼古丁贴、尼古丁口香糖、尼古丁含片、尼古丁鼻喷剂及尼古丁吸入剂等尼古丁替代产品外,新药瓦伦尼克林也开始用于戒烟。瓦伦尼克林是一种非尼古丁制剂,于2006年通过美国食品药品监督管理局审批,不含尼古丁,但和尼古丁作用于同一受体,从受体层面阻断尼古丁的作用。这是目前唯一一种戒烟的处方药。研究表明,经瓦伦尼克林治疗12周,44%的患者都能够成功戒烟,它还可以帮助患者降低烟瘾。

研究还表明,当戒烟话题被提出时,有时患者不能接受甚至强烈反对。根据"行为改变阶段"模型,只有医生充分了解患者当前所处的阶段,才可能让戒烟成功。第一阶段是接受前期,此阶段患者否认吸烟的危害并且拒绝戒烟;第二阶段是接受阶段,此阶段患者已有戒烟的打算,但是还没决定何时实施;第三阶段是行动阶段,在此阶段患者做好了改变的准备,制订了戒烟的计划,努力改变自己的行为;第四阶段是维持阶段,医生需要对患

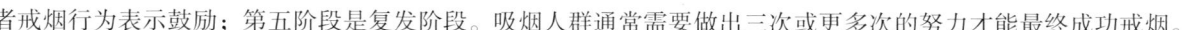

者戒烟行为表示鼓励；第五阶段是复发阶段。吸烟人群通常需要做出三次或更多次的努力才能最终成功戒烟。

应该清楚而坚定地告诉患者，戒烟的最大获益者就是患者本人。可以说"我认为戒烟对你来说是非常重要的，我也会尽力帮助你。你要明白戒烟是保护你现在和将来健康最重要的事情。"

戒烟咨询是非常重要的，但是医生必须记住，患者首先要有改变行为的愿望。如果患者目前不想改变，医生应该告诉患者，当他准备好改变的自己时候，医生都会提供帮助。

同时别忘了询问前面关于酒精摄入的问题。

最后，别忘了问患者是否系安全带？骑自行车和摩托的时候是否戴头盔？

（六）职业和环境暴露史

职业和环境暴露史主要关注患者对潜在致病物质和环境的暴露情况。职业暴露每年在美国造成 5 万~7 万例死亡，有超过 35 万例新发病例。职业病可以累及任何器官，和其他疾病的表现非常相似，因此可能会被误诊为其他疾病。误诊的最重要原因是这类疾病从暴露到症状出现有很长的潜伏期。

很多职业病近年来都得到了很充分的认识，如恶性间皮瘤常见于暴露于石棉的工人，膀胱癌多见于苯胺染料暴露的工人，鼻腔恶性肿瘤多见于木工，尘肺见于煤炭工人，硅沉着病见于沙土工人和采石工人，白血病见于有苯暴露史的人，肝血管肉瘤见于有氯乙烯暴露史的工人，棉织品工人好发棉屑沉着病，水手等长期暴露于日光的人易患皮肤癌，养鸟人易患鹦鹉热，塑料工业工人和使用有机溶剂的人易中毒性肝炎，暴露于工业粉尘的人好发慢性支气管炎等。还有研究指出，男性和女性不育症与某些杀虫剂的暴露有关，特殊有机溶剂的暴露与痴呆的发生有关。

环境与高发病率和死亡率之间也有显著关系。铅、氡、杀虫剂和空气污染等会造成疾病发生和死亡，例如切尔诺贝利广泛的高剂量辐射、日本汞中毒引起的水俣病、弗吉尼亚霍普维尔的有毒十氯酮杀虫剂、印度博帕尔工厂泄漏事件，导致成千上万人暴露于毒性异氰酸甲酯中，在印度，千万人在毒气暴露后不久死亡，超过 20 万人忍受着毒气带来的疾病。这些物质的长期效应还有待研究。

认真询问职业和环境暴露史是诊断职业和环境性疾病最有效的方法。要仔细询问所有的职业以及每段职业的持续时间。职业史所包含的内容远远大于一串职业的名称，需要仔细确认具体活动的持续时间、使用的保护性设施和清洁操作、在周边地区的工作经历等，并详细记录。职位名称（比如电工或机器操作员）也很重要，但是实际的有害物质暴露史可能无法从这些职位名称中得到反映。工业性工作环境很复杂，需要询问工作的具体地点及其与其他使用有害材料的地区的毗邻关系。众所周知，居住在毗邻工业毒物的地区也是与多年后疾病的发生发展相关的。因此要仔细询问患者是否居住在或曾经居住在邻近矿井、农田、工厂或船坞的地方。以下是关于职业和环境暴露的问题举例：

"你是做什么工作的？"

"你做这一行多久了？"

"描述一下你的工作吧。"

"你有没有接触过有毒有害物质？你有没有使用过保护装备？"

"你在当前工作之前是做什么的？"

"你参加过战争吗？战时的工作是什么？"

"你住在哪里，住多久了？"

"你有没有住过离工厂、船坞或者其他可能存在有害设施的地方？"

"和你住在一起的人中有没有谁的工作会接触有害物质，并且可能将其带回家的？"

"你现在或过去有没有环境或职业暴露？比如石棉、铅、燃料、化学品、粉尘、噪声或者其他有害因素？"

应该关注工作环境毒物暴露与疾病发生的短暂临时的关系。症状是不是在患者开始新工作后出现？症状在假期时是否好转而继续工作后又反复？这些症状是否与新化学药品或流水线的应用有关？其他工作人员或邻居是否有相似的疾病？

（七）个人基本信息

个人基本信息包括出生日期和地点、性别、种族以及宗教背景。

（八）家族史

家族史提供了健在或死亡的所有家族成员的健康信息。需特别关注对患者疾病有提示意义的遗传和环境因素。患者是否了解遗传疾病家族史？有没有癌症，尤其是结肠、乳腺、卵巢或前列腺癌家族史？是否有先天性心血管疾病家族史？是否有肥胖、甲状腺、肝、肺、血液、肾脏或是风湿免疫疾病史？

评估家族所有成员的年龄和健康情况。如果有病亡的家族成员，需记录患病年龄和死因。这些信息可以用系谱图或家系表来反映，包含父母、祖父母、兄弟姐妹、子女和孙辈。了解疾病对患者精神心理状况的影响也很重要。

询问患者父母的出生地也非常有意义。患者的祖父母在哪里出生？患者是在城市还是农村长大的？患者的父母在哪个国家长大？如果患者的出生地在国外，那他是几岁来美国的？患者和其他亲属还有联系吗？患者的姓氏改过吗？患者结婚了吗？和爱人的宗教背景相同吗？患者的母语是什么？

这些问题的答案可为遗传评估提供有用的信息。

（九）心理社会和精神生活史

心理社会史包含患者教育经历、生活经历和人际关系的信息。此部分还涵盖患者的生活方式、和谁一起生活、教育、兵役情况、宗教信仰（与患者健康和治疗有关信息）、婚姻状况和其他特殊的关系情况。问题举例：

"和我谈谈你自己吧，比如你的背景、教育状况、工作和家庭等。"

"在你生活中哪些人对你很重要？"

"你有哪些娱乐活动？"

"你对你自己目前的生活状况感觉如何？"

了解患者对症状和疾病的认知程度很重要。疾病是否影响了患者的工作时间？患者对目前的症状有什么考虑？是否考虑过未来？对未来的展望是什么？一个能够获取大量信息的绝佳问题是"你的一天一般是怎么度过的？"

精神生活史能让医生了解患者生活的意义所在。精神生活帮助患者适应严重的疾病、残疾和死亡。这部分病史是患者精神需求和信仰的重要信息。冥想和祷告可以作为医疗的补充。精神生活可以给慢性疾病患者带来希望，甚至给他们所受的苦难赋予新的含义。多个研究表明精神依靠对于减轻压力、疾病恢复、疼痛缓解、术后快速恢复等都大有裨益。Puchalski 和 Rimer（2000 年）提出可以用以下问题开始这部分病史的询问：

"你有精神信仰或宗教信仰吗？"

"信仰对你而言有多重要？它会影响到你照顾自己吗？"

（十）性生活史和月经生育史

性生活史以前是作为心理社会史或系统回顾的一部分。但是，由于性生活、生育以及妇科病史对于患者的完整评估非常关键，这部分病史现在已经作为问诊的一个独立部分。

记录性生活史出于很多原因。性冲动是评价患者整体状况的一个敏感指标。焦虑、抑郁和愤怒与性功能障碍可能相关，相反很多躯体症状也可以导致性功能问题。不仅如此，识别危险行为也非常重要。一个记录完整的性生活史能帮助检查者构建患者性活动的基线。公开和患者谈论相关问题能让医生有机会对患者进行有关人类免疫缺陷病毒相关疾病、性传播疾病以及妊娠准备的宣教。这是为患者提供实用信息的绝佳机会。

询问性活动情况不仅在成人中非常重要，在儿童中也是如此。虐待儿童是非常普遍的，医生要尽可能早地识别出这个问题。医生千万不要主观认为年轻的患者没有性生活。性生活是正常生活的一部分，很多老年人也很享受性接触。

仔细斟酌你的问题和用词以适用于不同的问诊。方言在问诊中是否适用？医生和患者会对使用方言有顾虑，因为这些词语常包含一些情绪含义。有时候，患者由于对使用这些词语感到尴尬，会替代使用不准确的医疗术语描述他们的症状。通常来说通俗语言可以带来更加轻松有效的讨论，尤其是对于年轻患者来说。

医生询问患者性生活和性关系时应持中立客观的态度。应该使用封闭性问题了解关于口交、肛交、性接触以及性困扰的信息。和年轻医生相比，患者讨论性行为通常会更开放一些。如果患者的性取向不明，建议使用**性伴侣**而不是性别指向明确的词汇。询问性取向很困难，但是这个信息又非常重要。需要询问患者是否与患获得性免疫缺陷综合征或者获得性免疫缺陷综合征相关疾病的人有过任何形式的接触。**同性恋**这个词（比如，男同性恋）应该尽量避免。

有一些常规问题可以帮助医生引入这个话题。比如最佳的问法是"我现在要询问你一些关于你的性健康和性经历的情况。"类似"你的性活动丰富吗？"这样的问题太模棱两可，最好询问"你是否和其他人有过非常亲密的身体接触？"如果回答是"有"，接下来就应该问"这些接触包括性交吗？"接下来医生还应该询问"你的伴侣是男性、女性，还是两者都有？"

不要询问患者有没有"性生活"或"性活跃"，因为这些词汇在不同患者眼里意义可能千差万别。在一项研究中，询问一所大型中西部大学的 599 名在校大学生"你认为以下哪些作为与他人最亲密的行为是'性生活'？（请用'是'或'否'标记每一项行为）"列表包含了 11 项内容，包括"深吻"、"乳房/乳头的口部接触"、"抚摸他人的生殖器"、"与他人口交"以及"经阴茎和阴道的性交"。虽然有 99.7% 的人认同经阴茎和阴道的性交是"性生活"，但 19% 的人不同意经阴茎和肛门的性交属于"性生活"。只有 40% 的人认为口和生殖器的接触也是"性生活"。这项研究表明，每个人对于"性生活"的概念有着非常大的分歧。因此，最好询问患者"你与他人最亲密的身体接触是什么？"

以下关于具体性行为和性满足的问题可能帮助医生获取患者的性生活史。

"你有任何关于性的问题吗？"

"你对自己的性表现满意吗？""你对你的性伴侣表现满意吗？"如果不满意，"你对你自己或性伴侣有什么不满意的？"

"你获得高潮有困难吗？"

"你的伴侣想要性交而你不想，这样的情况发生得多吗？"

"你想讨论关于你的性行为的问题吗？"

"大多数人都经历过对自己性功能的失望。你能告诉我你有什么不满和失望吗？"

"很多人经历过别人看起来不寻常的性想法，或是希望实施他人觉得不正常的性行为。我们经常被这些想法困扰着。你有什么经历吗？"

"你性交时采取保护措施吗？"

"你患过性传播疾病吗？"

"你做过 HIV 测试吗？"如果有，"结果是什么？"

询问患者"你有多少个性伴侣？"这是非常冒失的问题，对问诊没有任何帮助。比较好的方法是询问患者是否常规正确地使用避孕套作为保护。当然研究也表明，一个女性的性伴侣越多，她患宫颈癌的概率就越大。

"你的性生活包含哪些活动，采取哪些姿势？"这样的问题不太合适，相比而言，有针对性地询问患者是否进行口-生殖器、阴茎-阴道或是阴茎-肛门接触等活动比较妥当。

医生应该摒弃自己的性取向为患者提供最高标准的照顾。医生应该克服自己对同性恋的恐惧和偏见。1978 年，只有三分之一的美国人相信他们认识男同性恋或女同性恋者，到了 1996 年，这一比例增加到大约三分之二。尽管如此，社会上还是存在一种严重的**同性恋恐惧症**。根据定义，**同性恋恐惧症**是指对同性恋行为或同性恋者不合理的恐惧、憎恶或偏见。同性恋恐惧症的医学和心理作用会对男女同性恋患者带来严重的健康威胁，并且不利于建立良好的医患关系。如果同性恋患者感觉到了这种歧视，他会疏远医疗机构并且不参加标准筛查检测，从而导致疾病相关的患病和死亡的风险增加。一项研究表明，98% 的同性恋患者认为告知医生自己的性取向是非常重要的，但是 64% 的同性恋患者认为这样做会使得到的医疗服务质量下降。这项研究还指出，88% 的患者表示医生曾对同性恋患者做出过轻蔑的评论。同性恋恐惧症在当今社会非常普遍，同性恋患者需要坦然面对医生。在本书出版的时候，**男同性恋**一词已经被"与男性有性行为的男性"所代替。

1. 暴力和虐待

家庭暴力、强奸、虐待儿童、兄弟姐妹间的暴力以及**虐待老人**等问题非常严峻，已经达到了令人震惊的比例。家庭暴力的受害者，90%～95% 是女性，施暴者往往是男性。每年，约 480 万例女性经历来自伴侣的身体攻击和强奸。这种暴力往往集身体、性以及心理虐待为一体，症状和体征轻重不一。因此，询问每一位患者是否经历过感情、身体或是性虐待非常有必要。

许多针对女性的暴力事件都是由与她们关系亲密甚至被认为应该保护她们的人施加的，比如父亲。美国联邦司法部的研究发现，相比起陌生人，女性更可能遭遇男性伴侣或是前伴侣的强奸、攻击、谋杀。遭受过虐待的女性中，高达 45% 在妊娠期遭遇过暴打。男性受害者中，4% 是被配偶或女性伴侣杀害的。急诊患者每七个女性中就有一个有被虐待的相关症状。一项全国调查发现，每年有超过 200 万女性遭受过男性伴侣的严重伤害。其实这样的暴力事件是被大大低估的，实际的案件数可能是报道数的 2 倍。医生往往只治疗表面的外伤，而没有甄别出这些虐待事件。44% 被强奸的受害者年龄不足 18 岁，80% 年龄在 30 岁以下。据估计，在美国每 2 分钟就有一个人遭受性侵害，每年大约有 207754 名性侵害的受害者，而只有 46% 的受害人向警察报案。大约三分之二的施暴者是受害人认识的人。

虽然很多遭受虐待的女性受害者不愿意提供任何信息，但是当医生在一个私密的环境中用不带偏见的封闭性问题进行简单询问时，她们也会愿意讨论这些遭遇。对于多次性功能障碍、多次未经解释的擦伤、慢性盆腔痛、乏力、胸痛、胃肠功能紊乱、头痛、抑郁、焦虑、惊恐发作、进食障碍、物质滥用、企图自杀以及腹痛来就医的女性患者，要关注她们是否有遭受家庭暴力的可能。

由于施暴者往往会陪同患者来就医，当医生与患者交谈的时候，应该让其他人全部回避。用封闭性问题开始谈话，"由于家庭暴力很普遍，我要问你一些常规的问题。在任何时候，你的伴侣有没有打、踢或是以其他方式伤害或威胁你？"如果患者的回答是肯定的，鼓励她进一步说明。或者，也可以问"你觉得你所处的人际关系是安全的吗？"倾听时应该保持中立，鼓励患者继续讲述发生的事情。表示鼓励是非常重要的，"你不是一个人"或者"你会得到帮助的"这样的话可以表达你的共情。非常重要的一点，在患者离开医疗机构之前，需要尽快评估患者的潜在危险。如果判断患者即将处于危险中，确认她能否与朋友或家人待在一起，或者为被虐待的女性寻找一个庇护所。最后，要为患者提供当地家庭暴力热线电话的号码。

如果患者对引入的问题回答"没有"，但你仍怀疑某些形式的家庭暴力存在，注意以下临床发现可会提示虐待的存在：

- 头部、颈部、胸部、腹部或生殖器的损伤
- 与患者病史不相符的多处损伤
- 拖延了寻求治疗的时间
- 对伤情的解释不合理
- 妊娠期受伤
- 反复阴道感染
- 恐惧盆腔检查
- 阴道擦伤和撕裂伤
- 慢性疼痛综合征
- 抑郁
- 陪伴者看起来过度保护患者或是不愿离开诊室。

以上任何伤害都必须要有一个合理的解释。如果没有，就需要在陪同者离开的情况下进一步询问患者："你看起来受到了伤害，你可以告诉我发生了什么事情吗？"另一种询问方式是"有时候当有人遭受了虐待后会和你有相同的感受。你能告诉我到底发生了什么吗？"假如患者受到了虐待但她没有在当时承认，要允许患者以后找机会说明情况。受害人企图离开施虐的伴侣时往往会发生严重的伤害甚至刺杀。给患者离开的权利，医生需要表明你的支持。

全球儿童性虐待发生率在女性中达到 19.7%，男性中达 7.9%，数据来自 2009 年发表在 Clinical Psychology Review 杂志的一篇研究，该研究综合了来自 22 个国家的 65 项研究。国家儿童虐待与忽视数据系统的最新数据表明，2005 年公共社会服务机构接收了约 330 万例与儿童虐待和忽视有关的事件，这些事件中，899000 个儿童被确认为虐待或忽视的受害者（美国卫生部，2007）。这意味着 2005 年，美国每 1000 名 18 岁及以下的儿童中就有 12 名是被虐待的受害者。

童年时期的性虐待史与长期的身体和心理后遗症几乎总是相伴的。很多躯体症状可能与经历虐待有关，比如湿疹、睡眠障碍、哮喘以及各种各样的恐惧症。医务人员有道德和法律的责任，上报所有可疑的儿童虐待案件，

保护孩子免受更多的虐待。任何无法合理解释的伤害都应该关注是否是非意外伤害或忽视的伤害，90%受到虐待的儿童都有皮肤损伤（图21-30），存在处于不同愈合阶段的多发损伤几乎都和反复暴打有关。

　　男性被强暴事件也在不断增多。根据哥伦比亚特区强奸危机中心的报告，美国每七个男孩中就有一个在18岁前遭到强暴。每年，男性遭遇袭击的案件达290万例。大多数男性受害者都是被其他男性强暴的，比如强迫肛交、为强奸者手淫或是其他性行为。关于男性遭到强暴的信息非常少，因为男性受害者不同于女性受害者，他们会因为羞耻和丢脸而不愿说出自己的遭遇。很多男性都认为，如果他们被别的男性强暴，说明受害者有同性恋倾向。

2. 生育和妇科史

　　生育和妇科史包含女性来月经的年龄、月经周期、月经经期持续时间等相关信息。除此之外还包括妊娠次数、生产次数、流产次数（自然流产或人工流产）以及妊娠并发症。非常有必要了解患者母亲在妊娠期间是否使用过己烯雌酚，尤其是1975年之前出生的女性。其他重要的问题将在第十六章"女性生殖系统"中进行讨论。

　　对于男性生育史，关注的重点在性欲、性功能、性满意度以及其他的性问题。男性患者是否不能生育？如果是，他知道无法生育的原因吗？其他关于男性的问题将在第十五章"男性生殖系统和疝"中讨论。

（十一）系统回顾

　　系统**回顾**根据身体的系统，总结了所有可能在现病史或其他病史中被忽略的症状。通过系统询问所有可能的症状，医生可以仔细检查每个系统，并且发现与现在疾病"不相关"的其他症状。系统回顾最好是按照从头到脚的顺序进行，可以在体格检查查到相应部位时询问相关的症状。告诉患者，他将要被问到是否出现过某些症状，请他回答"是"或"否"。如果患者回答是，需要进行进一步询问。医生不需要重复已经问过的问题，除非需要对所获得的信息进行进一步核实。

　　表1-1是系统回顾需要询问的所有问题。问题要让患者易于理解，比如关于阵发性夜间呼吸困难的问题可以这样询问：

　　"你有没有在半夜因为突然气短或是突然无法呼吸而醒来？"

　　以后按照器官和系统的章节会更多地讨论症状的细节，也会涉及如何提问和症状的病理生理特点等。

　　有时候患者会对医生提出的所有问题都作出肯定的回答。当发现这种情况时医生可以询问一个不可能发生的情况。比如，"你的粪便是柏油样吗？"如果患者回答"是"，医生就需要继续进行系统回顾。医生需要在书面或口头病历中记录"患者系统回顾均回答阳性"。

　　询问病史的目标是尽可能多地获取与每一个疾病相关的信息以及与特定患者相关的具体问题。观察图1-2中的患者，注意他的宽大下颌和鼻。如果你遇到这样一位患者，你应该探求这种面部变化是什么时候发生的。比如在这个病例中，你可以询问患者有没有注意到他的帽子或棒球帽型号的变化，他是什么时候注意到这个问题的。

　　观察图1-3，这是图1-2同一个患者的右手与正常人的右手进行比较。因此询问该患者手套型号的变化以及鞋子尺码的改变都是十分有用的病史。

　　患者的老照片可以帮助医生了解可疑改变发生的时间。比较图1-2和图1-4（同一个患者20年前的照片），注意近期照片中膨大的额头和突起的下颌。患者患有肢端肥大症，这是一种由于垂体瘤过度分泌生长激素导致的疾病，这些变化是隐匿的、缓慢的，照片在了解骨骼和软组织结构变化上起了很大作用。

表 1-1 系统回顾

一般情况	鼻	乳房	女性生殖系统
平时健康状况	鼻出血	肿块	外生殖器损伤
发热	感染	分泌物	瘙痒
畏寒	分泌物	疼痛	分泌物
平时体重	感冒频率	压痛	近期宫颈涂片时间和结果
体重改变情况	鼻塞	自查	性交痛
虚弱	外伤史		性交频率
乏力	鼻窦炎	胃肠道	节育方式
出汗	花粉症（枯草热）	食欲	享受性生活的能力
怕冷或怕热		易饿	生育问题
贫血病史	口和喉	易渴	疝
出血倾向	牙齿情况	恶心	性病史及治疗
输血和输血反应	最近一次口腔科检查	吞咽	己烯雌酚暴露史
辐射暴露	牙龈情况	便秘	月经初潮年龄
	牙龈出血	腹泻	月经周期
皮肤	频繁咽痛	胃灼热（烧心）	月经时长
皮疹	舌部烧灼感	呕吐	失血量
瘙痒	声嘶	腹痛	末次月经时间
荨麻疹	声音改变	粪便颜色改变	非月经期出血
易擦伤	鼻后滴漏	粪便直径改变	妊娠次数
湿疹病史		粪便性状改变	流产
干燥	颈	排便次数	足月分娩
皮肤颜色改变	颈部肿块	呕血	妊娠并发症
毛发质地改变	肿大	直肠出血	生产描述
指甲质地改变	活动疼痛	黑便，柏油便	存活子女数
指甲外观改变	压痛	导泻剂或抗酸剂使用	痛经
既往皮肤异常病史	"腺体肿胀" 史	频繁呃逆	绝经年龄
肿块	甲状腺问题	食物不耐受	更年期综合征
染发剂使用		腹围改变	绝经后出血
	胸部	痔疮	
头	咳嗽	感染	肌肉骨骼
头痛	疼痛	黄疸	无力
痛	气短	直肠疼痛	瘫痪
晕厥	痰（量，性状）	既往腹平片	肌肉僵直
头部外伤史	结核	肝炎	活动受限
卒中	哮喘	肝病	关节痛
	支气管炎	胆囊疾病	关节僵直
眼	咯血		关节炎
使用眼镜	喘息	泌尿道	痛风
目前视力	近期 X 线片	尿频	背部问题
复视	近期结核测试	尿急	肌肉痉挛
眼泪过多	卡介苗接种史	排尿困难	畸形
疼痛		排尿不畅	
近期眼科检查	心脏	多尿	神经系统
畏光	胸痛	尿痛	眩晕
异常感觉	高血压	烧灼感	"头晕"
红眼	心悸	血尿	"黑矇"
流泪	活动后气短	感染	瘫痪
感染	平卧位气短	结石	卒中
青光眼病史	夜间呼吸困难	尿床	"麻木"
白内障	心脏事件史	夜尿	刺痛
外伤	风湿热	尿潴留病史	烧灼感
	心脏杂音	尿色	震颤
耳朵	近期心电图	尿的气味	记忆丧失
听力受损	其他心功能测试		精神失常
使用助听器		男性生殖系统	情绪改变
分泌物	血管	阴茎损伤	紧张
"眩晕"	行走时小腿、股或臀部疼痛	排泄物	语言障碍
疼痛	小腿肿胀	勃起功能障碍	步态不稳
耳鸣	血栓性静脉炎	疼痛	行为改变
感染	肢端发冷	阴囊肿物	意识丧失
	小腿毛发脱落	疝	幻觉
	肢端变色	性交频率	定向力障碍
	溃疡	享受性生活的能力	
		生育问题	
		前列腺问题	
		性病史和治疗	

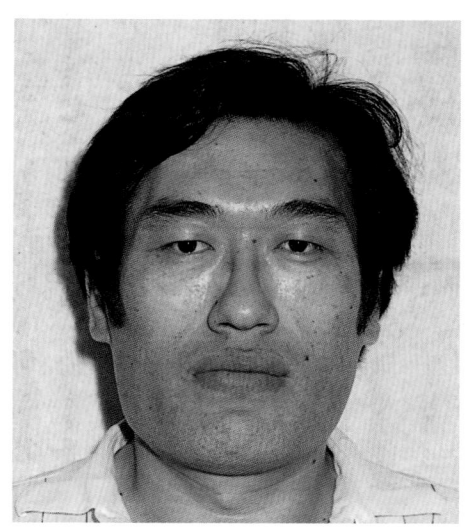

图 1-2 肢端肥大症：面部特征

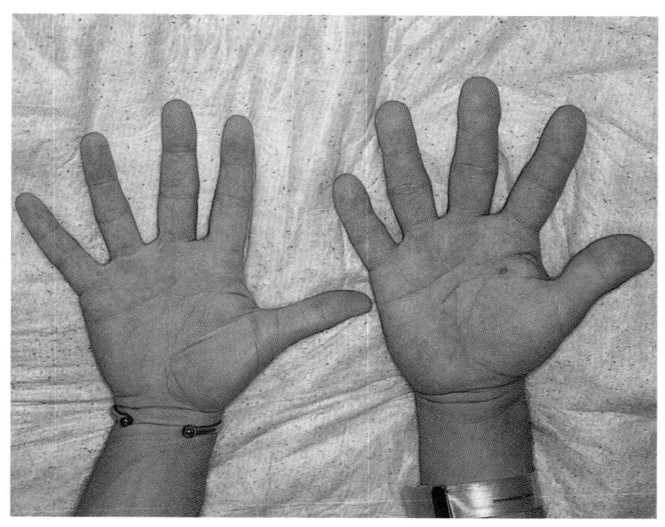

图 1-3 肢端肥大症：手部特征
注意右侧患者短粗的手指，左边为正常人的手和手指

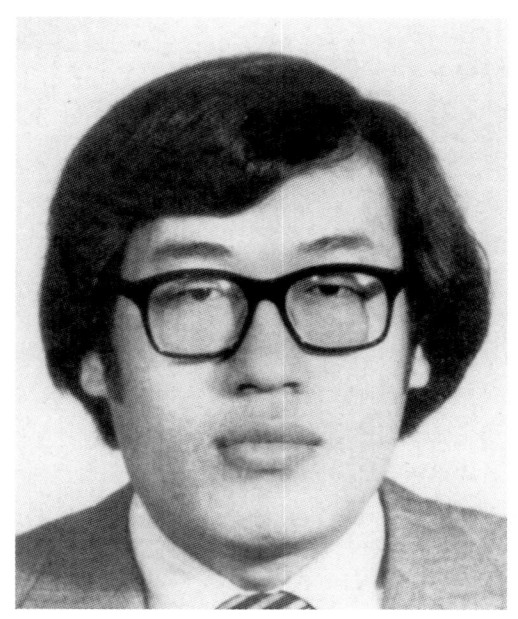

图 1-4 20 年前所拍的图 1-2 中患者的照片。比
较两张照片中患者的面部特征（比如鼻和下颌）

八、做笔记

作为一个新手，你可能会因为害怕遗漏某些重要信息而迫使自己将患者的病史悉数记录。最好的做法是简要记录短语和特定时间，之后再书写详细的病历。应该把注意力更多地放在患者的叙述以及肢体语言上，而不是埋头记笔记。如果你使用的是电子病历，注意在电脑上写病历时要尽可能面对患者以保持眼神交流。

总结对于确保病史的准确性非常有用。通过总结，让患者知道你非常认真地聆听了他的故事，并且将细节都准确地记录了下来。如果患者更正也没有关系，总结让你可以理清病史的方方面面。你可以在问诊的不同阶段进行总结，如在问完病史进行体格检查之前，或是在病史和体格检查都完成后。总结还能在你脑子里一片空白时帮你理清思路。

九、结束语

病史不是不变的，每个人的病史都各不相同。虽然我们对所有患者都会询问标准的问题，但是每个患者都需要个体化评估。询问的问题是没有限制的。

病历是关于患者健康的永久有法律效力的文件，所有记录的信息都应该准确客观。医生要把所有从问诊中获取的信息整理为一份可读的文档。病历中的任何部分在法庭上都生效，所以只记录客观信息，尽量避免关于既往医疗和治疗的意见和评论。

按照惯例，书写系统回顾时，患者经历过的阳性症状放在前面，从未出现过的阴性症状放在后面。**相关的阳性症状**是指和患者目前疾病可能有关系的症状，**相关的阴性症状**是指与患者目前疾病相关但此患者未出现过的症状。

如果系统回顾中的信息在之前的病史中已经涉及，如现病史中，在系统回顾中该症状相关的部分可写"见现病史。"

随着问诊的进行，医生可能会觉得问诊并不顺利。患者是否觉得舒服？是否存在语言障碍？你有没有说什么或是做什么影响问诊进行的事情？患者是否受到威胁？患者是否十分顾及隐私？患者当着家庭成员的面是否不敢直言？患者能否表达自己的感受？以上情况仅仅反映了问诊进行不畅的几个最常见原因。医生应尽快解决能解决的问题。当发现患者突然变得少言少语时，医生可以问"是不是我说了或问了什么让你感觉不舒服？"这种情况下也许另择他日问诊会获得更好的效果。

让患者放松

问诊成功的关键在于让患者放松。为了实现这个目标，医生自己必须先放松。有什么方法能让医生和患者都感到放松呢？可以利用颜色的视觉效果。例如医生可以说"闭上你的双眼，想象一片蓝色，"让患者融入画面，做几次深呼吸，患者会感受到身体和大脑的反应，再次闭上双眼，幻想看到一片红色，他会注意到对不同颜色的反应是截然不同的，红色、蓝色、绿色、黄色等颜色为大脑创造出的状态截然不同。

颜色的心理学问题与我们讨论的话题无关。重要的是如何应用，利用人们对颜色的反应，医生可以通过暗示让某种颜色带来的氛围影响患者和自己的精神状态，这种氛围可以是镇静、温暖、欢愉、冷静等，取决于情景的需要。颜色可以帮助患者放松，它对血压、心理状态以及其他身体功能都有好处。

同样，愉悦、美丽及平静的环境也能起到相似的效果。让患者用几分钟时间闭上双眼，想象自己在一个花园或是一片树林中，可以有效缓解患者的紧张和压力。放松和健康的关系已被越来越多的人理解和接受。根据行为医学的研究，冥想对于治疗高血压、心脏病、抑郁和焦虑等疾病大有裨益。

很多视觉化的技巧其实都非常古老，形成于 12～14 世纪间的藏医就提到人的精神和健康之间有着直接的联系。

在接下来的章节中，我们将研究患者对问题的反应，以及这些反应是如何受背景和年龄影响的。

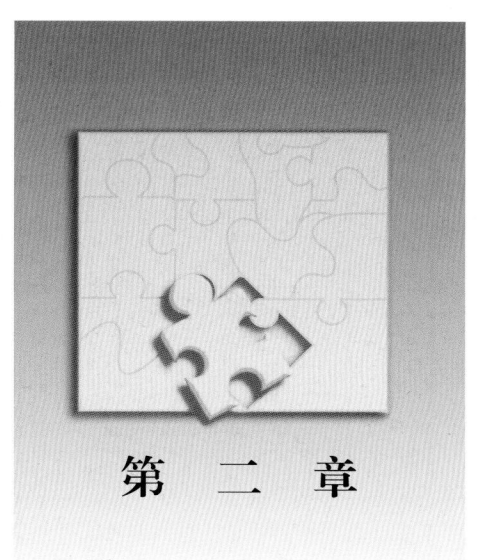

患者的应答

第 二 章

　　我们需要铭记在心，医学不仅是一门科学，更是一门艺术，一门医生与患者灵魂相接的
艺术。

——Albert Schweitzer（1875-1965）

一、对疾病的反应

　　健康是指身心健康、热爱生活、积极追寻生活目标。疾病则是感觉不适、无助和对未来的兴趣减弱。一旦意识到自己得了病并有死亡的可能，患者会出现一系列的情感反应，包括焦虑、恐惧、抑郁、否认、映射、衰退、愤怒、受挫、回避和对症状的夸大。这些心理反应非常普遍，并不是某种身体疾病所特有的。患者在学会处理疾病症状的同时，还应学会适应疾病所带来的生活变化。

（一）冲突

　　冲突是医学和心理学中的重要概念，患者是矛盾冲突的个体。冲突是什么？当患者又想让医生评估他的症状，又不想接受"坏"的结果，这种心理状态就是冲突。

　　冲突在医疗实践中广泛存在。患者一直等到问诊快结束时才说"哦，医生，我还想告诉你件事！"而这往往是患者就诊最重要的原因，这种现象在临床很普遍。患者为看病请假，还支付了医疗费用，所以不搞清楚症状的原因绝不想回家。患者希望医生来讨论这个话题，因为由他自己讨论非常痛苦。举个例子，急性心肌梗死的患者在发作前几周有胸痛症状，他们不想接受冠心病的诊断而拒绝就诊，说服自己这是消化不良或肌肉骨骼疼痛，这就是冲突。再举个例子，一位没有乳腺癌家族史的女性在定期自检时发现乳腺肿块，她害怕被诊断为癌症，好几个月都不就诊。其实她想要弄明白肿块的性质，但又不想被告知肿块是癌症，尽管她也明白，从统计学来说良性的可能性大。冲突通常是抵触的先兆，因此医务人员需要能够发现患者的冲突心理，帮助患者接受医疗。

（二）焦虑

　　焦虑是种不安状态，处于这一状态的患者通常会有迫在眉睫的危机感，这是对于各类压力（如隔离、伤害、社会不认同、降低自尊）的基本反应。面对疾病的压力，患者多会感到焦虑和恐惧。焦虑和恐惧这两个术语经常交替使用，但其实这两个词还是有区别的。首先，恐惧是由特定事件或事物诱发，是有针对性的情绪体验；与之相反，焦虑通常没有一个明确的诱因，是泛化的情绪体验。其次，恐惧多是急性且突然出现的；而焦虑则是逐步发展起来的，同样需要很长时间才能缓解。失控、内疚和受挫的感觉促成了患者的情绪反应。疾病使患者感到无助，认识到即将面对死亡会给患者带来强烈的焦虑感。除了情绪反应，恐惧也可以表现为躯体症状，比如坐立不安、肠胃不适或头痛。焦虑常见的躯体症状包括难以入睡、梦魇、尿频、心悸、疲劳、钝痛、感觉异常、多汗、发抖、恶心、窒息感、寒战、潮热、眩晕和气短等，少部分患者会有"崩溃感"。

焦虑症可以有多种表现形式：

- **广义的焦虑症**——缺乏特定的创伤事件或者担心的焦点
- **惊恐发作**——反复突然发作的恐惧或者不适，通常是突然暴发且在 10 分钟内达到顶峰
- **广场恐惧症**——处在一个难以逃离的地点或位置，为此感到焦虑
- **恐惧症**——无法控制的对于某种事物的存在或预感的恐惧
- **强迫症**——与显著悲痛或焦虑相关的强迫意念或强迫行为
- **急性应激障碍**——在事件发生的 4 周内出现症状，并持续 2 周到 1 个月
- **创伤后应激障碍**——持续经历"超出普通人生经历的"事件，并持续数月至数年

被心脏病发作折磨的年轻小伙会感到无助，躺在重症监护病房的床上，他开始意识到死亡，他想要依靠一切可依靠的人或事物：护士、医生、静脉通路甚至监护仪。无助滋生了焦虑，这是对疾病的正常应答。他一直以来相信自己坚不可摧，可突如其来的疾病和死亡的威胁打破了这种信仰。

一位鳏居多年的 72 岁老人，因经尿道前列腺切除术入院。他为可能要依赖孩子生活而产生焦虑。这种对从属于他人的恐惧比疾病本身更让他感到威胁。

带去放射科做常规胸部 X 线片的住院患者等人送她回病房，在等待两个小时后患者感到焦虑。她对于被扔在那儿感到愤怒，因为她可能错过了探视时间，但她并没说什么。她的焦虑情绪产生于不敢对护士或其他工作人员表达愤怒。她认为如果她表达了愤怒，可能会影响她的医疗服务。

某些住院患者无法接受家人或朋友表达的关爱，这种关爱接受无能常常是焦虑的起因。这类患者往往很独立，担心感情的表露威胁自己的独立性人格。

所有住院患者或多或少都有焦虑感，因为他们要把最重要的生命交到一群陌生人手里，而这群人并不能给他们承诺。

对于医生来说，最重要的是能识别患者恐惧或焦虑情绪的根源，承认情绪存在的合理性，不加以评论。医生要尽可能地提供信息以缓解患者的恐惧或焦虑。

（三）抑郁

抑郁一词被用来描述长期处于低落情绪的状态。部分患者有抑郁倾向，其实抑郁是种很正常的状态，20% 以上的重病患者处于这种状态，癌症和心血管疾病患者中尤为突出。9% 以上的美国人，也就是 2100 万人处于长期抑郁的状态，其中 1500 万人，约占 7% 的美国人口同时合并焦虑症和药物滥用。处于抑郁状态的女性人数是男性的两倍。

抑郁是失去某些东西后的普遍心理反应，如爱人、一段感情、健康、自主权、自尊心、资产、工作或是某种激素（比如甲状腺素）。每种慢性病都或多或少会带来某种程度上的抑郁。抑郁有很多类型，被动、神经过敏、狂躁、忧郁、焦虑不安等只是其中很少的一部分。总的来说，处于抑郁状态的患者说话带有悲观的语调，面部表情也较为消沉。他们会表达类似于没用或自责的情感，会简短回答问题，他们语速慢、音量低、音调毫无顿挫。抑郁患者总是觉得自己不合时宜、一文不值、屡战屡败，他们同时还有深刻的愧疚感。你可以用"你看起来挺难过的"之类的言论鼓励患者谈论他们的抑郁情绪。许多抑郁患者不会哭泣，但其实大声哭泣可以暂时减轻严重的抑郁感受，也因此使得患者能够继续讲述自己的故事。大多数患者不仅在担心自身的疾病时会哭泣，而且当他们想到所爱的人患病或死亡或是考虑到生病给自己带来的潜在损失时也常常哭泣。他们常常怀有极大的敌意和忿恨，也经受着被抛弃和寂寞的痛苦。重度抑郁患者可能会有精神分裂和自贬的错觉，一旦这种情况出现，铺天盖地的卑微感会让患者觉得自杀是唯一出路。

抑郁是对疾病最普通的反应，也往往是最容易被忽视的。对于诊断抑郁最有意义的症状有：

- 几乎对所有活动的兴趣和愉悦感都显著减弱（快感缺乏）

- 失眠
- 食欲或体重改变
- 疲劳或缺乏能量
- 自暴自弃
- 烦乱
- 负疚感或卑微感
- 思考能力下降或无法集中精力
- 死亡或自杀的想法

举个重度抑郁的例子，一名23岁的法律系学生，被确诊为获得性免疫缺陷综合征。当时他满怀焦虑，亲朋好友得知他的病情后都排斥他，他有强烈的罪恶感且自暴自弃，随后在家里的阁楼里上吊自尽。

自杀是一个重要的公共卫生焦点。美国每年有近3万人死于自杀，甚至比死于他杀的人还要多。自杀常常是出于绝望，而绝望往往归因于诸如抑郁、双相障碍、精神分裂症、酗酒或是毒品滥用引发的心理失常。在25~35岁的死亡人群中，自杀是第二大死因，而在15~24岁的人群中则居于第三位。男性的自杀率是女性的四倍。2010年，13%以上的美国高中生在前一年有过自杀的念头。每年有一两千万非致死性自杀未遂的案例。

当新出现以下某些行为且愈来愈严重时，自杀的风险将大大提升，而这种行为又是与令人不快的事件、失败或者变化相关。出现下列征兆往往意味着某人有自杀风险：

- 和人提及想死或自杀的想法
- 寻找自杀的方式，比如在网上查询或是买枪
- 言语间透露感到绝望或是没有活下去的理由
- 提起自己对于别人是个累赘
- 酒精或药物使用增多
- 表现出焦虑不安，肆意行为
- 睡眠类型改变
- 与他人孤立开来
- 情绪激动或是言语间透露寻求报复的想法
- 显示出极度的情绪波动

自杀是令人悲痛的，但通常也是可以预防的。清楚自杀的危险因素，明白哪些人处于危险中，可以帮助降低自杀率。**医生不可以忽略自杀相关的任何言论**。如果患者产生的自杀的念头，医生应立即向有经验的人寻求帮助。

（四）否认

否认是在行为上和思想上拒绝承认某些事实的真实性，它是一种应对机制。它给人们时间去适应困苦的境地，但持续处于这种状态会影响治疗、削弱患者应对挑战的能力。否认是最常见的心理防御机制，在患者和医务人员中都普遍存在。否认常常是应对内心压力的情绪反应，用以防止产生痛苦的心理冲突和明显的焦虑。这其实是一种自欺欺人的方式。这种情绪反应在终末期疾病和慢性无法治愈的患者比较常见。总而言之，越是急性的疾病，患者的接受度越高；而病程越是隐匿，否认的情绪越明显。

当患者处于否认情绪时，他不愿意面对现实，哪怕是显而易见的事实。生命慢慢走向终点的癌症患者能观察到自己体重的减轻、药物的副作用，频繁去医院接受化疗和放疗，更是昭示了疾病的严重程度，尽管如此，患者依旧可能否认疾病的存在。他会规划未来，大肆谈论病愈后要做什么。否认是患者能够坚持下去的心理机制。尽管这种情绪显得很荒谬，医生也不应该与之对峙。让患者"面对现实"很残忍。打破这类患者的否认情绪，仅仅起到增加患者痛苦的作用。但是无论如何，患者家人需要理解并接受患者的不良预后。

当患者处于否认情绪中，他/她会：

- 拒绝承认一个紧张的问题或形势
- 躲避面对现实
- 极度轻视现况的后果

从严格意义上来说，否认是种潜意识过程。否认有时会妨碍正确的医疗护理。一侧乳房有橘子大小肿块的妇女去乳腺科就诊，肿块已经开始形成溃疡，成为散发臭味的感染灶。但当被问及她发现这一肿块多久时，她说是"昨天"刚发现的。当患者处于否认情绪中时，医生最好再询问其他可靠的知情者。

患者可能受任何事情诱发而处于否认情绪，只要他们觉得这件事让自己易受伤害或是威胁到他们的掌控感，例如：

- 慢性或晚期疾病
- 抑郁或其他心理健康状况
- 成瘾
- 经济困境
- 工作中的难处
- 人际冲突
- 创伤性事件

患者会对发生在自身或别人身上的事情持否认态度。

图 2-1 是一个否认情绪带来惨痛教训的实例。此人患有面部基底细胞癌。如第五章"皮肤"中所述，基底细胞癌生长很慢且很少转移，是局部侵袭性的。若是在皮损刚出现时（并且病灶非常小）患者就去就诊，他将被彻底治愈。一个人的否认情绪可以如此强烈，甚至阻止他探寻真相和求医。因此医务工作者应该对这种强大的心理机制高度警惕。图 13-8 也是一个炎性乳腺癌患者的否认情绪的例子。

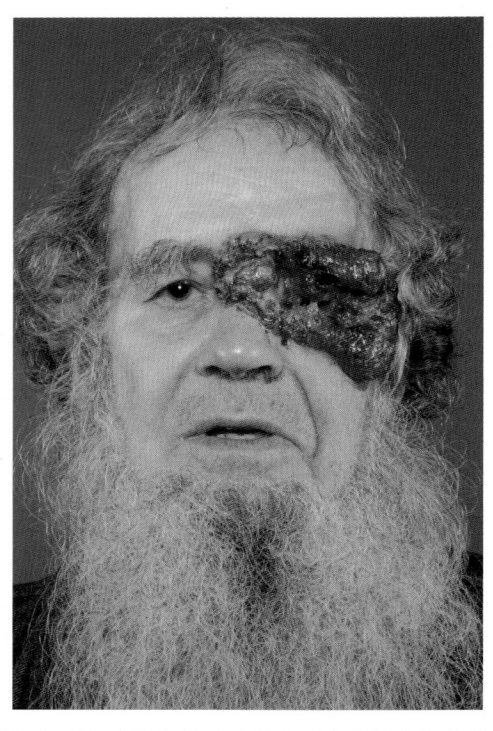

图 2-1　一例带有否认情绪患者（这例患者患有局灶侵袭性基底细胞癌）

（五）映射

映射是另一种常见的防御机制，患者无意识地排斥自身无法接受的情感特点，并将之映射到别人身上。这是产生发展偏执情感的主要机制。比如怀有敌意的患者会对医生说"你为什么对我这么有敌意？"而事实上，是患者将他们的敌意映射到了医生身上。

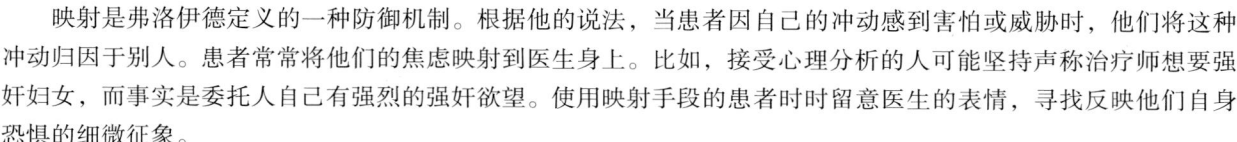

　　映射是弗洛伊德定义的一种防御机制。根据他的说法，当患者因自己的冲动感到害怕或威胁时，他们将这种冲动归因于别人。患者常常将他们的焦虑映射到医生身上。比如，接受心理分析的人可能坚持声称治疗师想要强奸妇女，而事实是委托人自己有强烈的强奸欲望。使用映射手段的患者时时留意医生的表情，寻找反映他们自身恐惧的细微征象。

　　再举个例子，一位 42 岁的女性，她有明确的乳腺癌家族史，因此对于这种疾病有强烈的恐惧感。在体格检查的视诊部分，患者会留意医生的面部表情来获取信息。如果医生皱眉或做出某种消极姿态，患者会解读为"医生发现哪里出问题了！"而其实医生做出这样的表情可能仅仅是因为想到当天还有好多工作没完成，或者应该给另一个患者开什么药。患者将她的焦虑映射到了医生身上。医生需要了解这种无声的对话背后的含义。

　　在某些情况下，映射会有建设性的意义，因为它可以防止患者被病魔击溃。

（六）退行

　　退行也是一种常见的防御机制，极度焦虑的患者无意识地试图回到最初的、更令人满意的发展阶段。在这些时期，患者有满满的喜悦感而毫无焦虑感。退行的患者变得依赖他人，将自己从会带来焦虑的复杂问题中解放出来。

　　退行机制相关的行为多种多样，取决于患者所迷恋的阶段是什么。
- 迷恋口欲期的患者可能会开始暴饮暴食和过度吸烟，或者可能变得言语尖利。
- 迷恋肛欲期的患者可能过度洁癖或邋里邋遢。

　　比如，一个中年已婚男子近期被告知患有肺癌，且因为骨转移而不宜手术。他被忧愁的强烈焦虑情绪所折磨。他还有好多未予答复的问题。他能活多久？他会在持续疼痛的折磨中度过生命最后几个月吗？他的妻子如何独自抚养幼儿？没了他的收入她怎么维持生计？通过退行行为，患者变得孩子气和依赖他人来逃避焦虑。患者变得沉默寡言、害羞和叛逆，他现在需要更多的爱。

　　另一个例子是一个青少年，他得知自己近 6 个月的乏力和牙龈出血是因为患了急性白血病，而他仅剩的时间都将在医院里接受化疗。他可能会做出退行行为来逃避焦虑。他现在需要父母时时守在床边，需要父母的爱和亲吻。再次尿床（遗尿）也是他对于自身疾病心理反应的一部分。

　　最后一个例子是个患有炎性肠病的 25 岁青年女性，她因为病情的恶化多次入院。她对未来充满恐惧，担心自己的疾病可能已经发展成了癌症。她几乎要被恐惧击垮。她担心有一天自己会需要结肠造瘘，会失去最重要的功能而无法控制排便。她开始有不当行为，如乱发脾气、优柔寡断。她对于父母的依赖就是退行的表现。

二、对医生的回应

　　大多医疗实践中的乐趣源于和患者的交谈。每个患者对于医生来说都是挑战。正如没有两个完全相同的医生，不同的医生不可能以相同的方式对同一患者进行问诊。本节描述了几种不同"类型"的难缠患者，并有针对性地提出了一些应对策略。

　　下面这些患者都会唤起医生的共鸣，产生强烈的负面情绪，所以这些患者被统称为"可恶的患者"。医生需要意识到自己的情绪反应并立刻做出应对，这样才不会影响医患关系。在与患者的互动过程中，医生需要尽早识别出这些患者类型的一般特征，这样才能促成问诊的顺利进行。

　　不幸的是，这些类型的患者被贴上了各种贬义的标签。对于医生来说，也许这些标签只是一种幽默，来减轻医生的压力，但是这类幽默对于患者来说是带侮辱性的，会妨碍他们接受应得的医疗护理。

（一）沉默型患者

　　有些患者天生很腼腆。其中一些是因为缺乏自信，他们非常关注自我形象，就怕自己说错或做错，他们很容易感到尴尬。还有一部分人因为担心病情进展而表现出不友好或沉默寡言。许多沉默的患者情绪非常抑郁，这可能是对于疾病的原发反应或继发反应。他们也会有许多其他抑郁的表现，不论是心态、面部表情还是动作姿势上都会有所表现。对他们使用开放性问题常常收效甚微，谨慎地使用有针对性的问题可能得到答案。比如你可以问："你不回答我的问题是有什么原因吗?"

年轻的医生问诊这类患者会有难度,医生觉得自己需要不停地讲话,但其实医生要给患者沉默的时间,让他们来思考和记住细节。要专注倾听,尊重患者,同时留心非语言线索。就像前面提到的,抑郁的患者或对自己健康和生命过分担忧的患者会比较沉默。如果医生怀疑患者抑郁,要尝试将话题聚焦到抑郁和自杀相关的问题上。

(二)话痨型患者

对于新手来说,话痨型患者也充满挑战。这些患者主导了问诊,医生几乎插不进话。每个问题都引来患者大段大段的回复,即使是"是与否"的问题也能讲个没完。此类患者的谈话常常表现出咄咄逼人的特点,每个回答都太过详细。医生千万不要表现出不耐烦,可以用另一个封闭式问题来委婉打断,把他带回问诊主题。在问诊过程中要避免开放式提问、鼓励或是沉默,这些都会让患者说个不停。你可以说:"我很想继续听你说下去……不过我们的时间有限,我想问你几个具体问题,你能简要回答我吗?"如果试了所有的方法都无效,医生要放轻松,学会接受。

(三)性感型患者

对于新手来说,性感型患者是问诊和查体最有难度的。从很多方面这类患者都比充满敌意的患者更难应对。这类患者中的绝大多数都有某种人格障碍(比如表演型人格障碍或自恋型人格障碍),甚至怀有与医生发展男女关系的幻想。他们通常很引人注目,在穿着、行走和交谈方面也很光鲜。他们会通过恭维医生来引起医生的注意。他们常常情绪多变,在问诊过程中就主动暴露身体的患者不占少数。医生会选择拿衣物遮盖住患者的身体,但一般效果不好,因为患者会再次主动暴露自己。如果医生受这类患者吸引,将不好处理自己的情感。受吸引是很自然的,医生要学会坦然接受。无论如何,医生一定要一直持有非常专业的态度,把同理心和安慰控制到最低限度,因为这些支持性质的方式会进一步激发患者的幻想。医生一定要始终保持专业距离。可以说"谢谢你的赞美,但我必须从职业角度对你这样我才能更好地帮助你。希望你能明白我的用意。"必要的时候,医生可以向信任的人寻求建议。

(四)愤怒型患者

愤怒、可憎或是满怀敌意的患者很常见。有些人会说出侮辱性话语、语带讽刺、待人苛刻、好斗,甚至是公然敌对。还有一些人在问诊过程中几乎一直沉默。平时,他们会居高临下地对待低年资甚至高年资医生。遇到这样的患者,医生会感觉忿恨、生气、权威受到挑战、不耐烦或是沮丧。但**一定要避免相互敌对**,这样可能会发展出纠纷。仅仅接受患者的情绪,不要做出反应。

医生要清楚地认识到这些反应并不是针对自己的,而是患者对疾病的反应,可能在过去就根深蒂固。每个医生都应该知道,患者和医生都会有同样的情感,比如暴怒、嫉妒或恐惧。患者可能向医生发泄情感,医生应该表现得淡然而专业,切勿感觉被冒犯或是采取防御态度。

医学生一直被教导要关爱患者,遇到这样的患者有可能会产生矛盾情绪。医务人员在临床要尊重患者,但并不需要从情感上喜欢他们。受疾病的影响,患者会情感失控、挑战权威或是满怀恐惧,而愤怒往往是他们处理自己恐惧情绪的方式。一旦医生洞悉了患者内心的真实情感,就能更好地面对他们。医生要能接受并控制自己的负面情绪,不让情绪影响专业判断。医生对自身情绪和情感的清醒认识有助于问诊的高效完成,可以有意识地坦率表达自身的情绪。我们的目标是能够随时调整和控制自身情绪。

在问诊这类型患者时,直接面对是个有效的方法。比如"你看起来很生气,"这样的话,可让患者发泄出一部分恐惧感。或者说"你看起来很生气,给我讲讲你觉得哪里出了问题了吧。"医生要保持平静,避免采取防御态度。若是在问诊一开始患者就处于愤怒情绪中,试着让患者冷静下来,放慢问诊速度,避免解释,仅仅询问和病史相关的问题。

（五）偏执型患者

偏执型患者会不断地问"你为什么一直问我那个问题？我有……吗？"若医生在系统回顾部分问得比较多，患者会回答"谁告诉你的？"偏执型患者总是认为有阴谋，别人在不停地议论自己。我们常说"这些常规问题每个患者都要问"，但对于此类患者来说这种说法是威胁，会引起患者更大的疑心。这类患者的妄想是毫无道理的，因此医生应该尽快完成问诊，而不要试图纠正患者的错误观念。对于医生来说，控制愤怒情绪是最重要的。

（六）贪得无厌型患者

你永远无法让一个贪得无厌的患者感到满意。他们有无数个问题，医生解释得再详尽也觉得自己的问题没有得到解答。他们大多敏感而焦虑，最好用坚定强硬的态度应对他们。比如用"我们今天就到这，以后再聊"这样确切的最终陈述语句会很有效，也可以说"我们今天就到这，我会转告××医生你的担忧。"

（七）谄媚型患者

谄媚型患者总是试图讨好医生，他们坚信自己需要提供"正确"的答案让医生满意。他们认为如果自己回答问题的方式引发医生的不满，医生会对他们置之不理。这类患者表现出担心被抛弃的强烈情感。医生应该明白这类患者的行为是由焦虑引发的，尽量不要回应他们的行为。医生需要清楚识别出患者讨好人的倾向，并对患者强调准确描述病情的重要性。

（八）好斗型患者

好斗型患者多有人格障碍。这类患者容易被激怒，在承受日常生活常见的心理压力时也会勃然大怒。他们盛气凌人，试图控制医生。但一旦跟随他们的步调走，他们就会很开心。通常来说，好斗型患者有强烈的依赖需求，而他们自己对此毫无察觉。为了逃避关键问题，患者变得咄咄逼人且满怀敌意来掩饰自己的焦虑、不满足和自卑感。问诊这类患者很有难度。在问诊的前半段，医生应避免提及会诱发患者焦虑的问题，一旦与患者建立了融洽的关系，医生可以尝试更深入地探讨。但总的来说，好斗型患者抗拒任何形式的心理治疗。

（九）拒绝帮助型患者

拒绝帮助型患者大多并没有敌意。他们会告诉医生自己已经找很多专家看过，没人能弄清楚哪里出问题了。他们会一遍遍地跑回医生办公室，表明医生的建议"毫无效果"。一般都是一个症状刚开始缓解，另一个症状又出现了。这类患者用自身的症状来加强与医生的联系。他们常常情绪抑郁，不过他们不会承认。他们坚信自己作出了很大的牺牲，收获的却是无尽的失望，而这些都是因为他们的"疾病"。应对这类患者最好的方法是强烈的情感支持和简单的推理。虽然确实需要，但他们也常常拒绝精神治疗方面的帮助。

（十）苛刻型患者

苛刻型患者对每个人都提出要求：医生、护士、医学生、助手等。这类患者认为自己受到了忽视和虐待，利用威胁或负疚感来迫使别人照料他们。他们会对医生暴发怒火，因为医生会比较担心自己的声誉，这可能会导致纠纷。医生要告诉患者他们来这里就诊是正确的选择，会尽全力帮助他。

（十一）强迫症型患者

强迫症型患者对生活中的每个细节都投以极大关注。他们为自己处理问题的能力感到自豪，但病情一旦恶化，他们就失去了冷静，因为他们无法应对未来的不确定性。他们否认自己愤怒或焦虑的情绪，对待疾病的态度往往是拒绝接受。在应对这类患者时，医生要用最直接的方式提供非常具体详实的信息，要赋予患者尽可能多的控制权，还要和患者讨论并清楚解释所有的可能性。

（十二）情感依赖型患者

情感依赖型患者认为失去别人的帮助，生活将举步维艰。他人为自己提供了情感和物质上的必须支持，一旦失去了这种支持，患者会感到不快，觉得自己被遗弃了，因而需求更大的帮助。当情感依赖型的人患了病，他们会想象自己因为生病而失去了支援团，因此我们需要给予他们最密切的关怀。有时候他们会利用医务人员的同情心，要求花费大量的时间陪他们。不要对他们的要求置之不理，要直截了当地告诉他们合理的限制条件，比如医生可以说"我会好好考虑一下你的情况。但现在我确实得走了，请不要认为我在拒绝你，我过些时候再来和你讨论其他问题。"

（十三）自虐型患者

自虐型患者，或者说是自讨苦吃型患者，在生活中经受了很多困苦。尽管他们在精神上有持续受折磨的需求，他们不会追求身体上的伤害和疼痛。自虐型患者致力于自我奉献的生活。与其他类型患者相反，这类患者对疾病适应良好，反而可能因为疾病痊愈而感到危险，因此医生常常被这类患者弄得很沮丧。这类患者的治疗目标是即使不能解决问题也希望能恢复功能。医生不要给这类患者治愈疾病的承诺，因为这有可能给患者和其他医务人员带来更多问题。

（十四）临界型患者

临界型患者往往存在人格障碍，比如人际关系不稳定、行为冲动、情绪不稳等。强烈的情绪波动是临界型患者的典型特征。由于不断受到人和环境的威胁，他们需要情感支持。但由于他们快速变化的情感，与这类患者发展良好的医患关系很困难。临界型患者其实常常感到害怕，却用暴发的怒火来掩饰恐惧。应对这类患者最好说一些宽心话。

三、不同背景和年龄的患者对医生的回应

尽管病痛普遍存在，患者对于疾病的反应却各不相同。面对同一个问题，不同的人回答是截然不同的，这与患者的种族背景、情感、风俗、年龄、病史、个人史和家族史相关。这些因素决定了患者理解和回答问题的方式。本节说明了理解患者背景的重要性，这对医生问诊有很大帮助。

（一）患病儿童

儿童总是很警惕，生病的儿童尤其脆弱而机警。第一，他们被带离了"和睦的"家庭环境。第二，医生、护士和医学生会时常带着各种各样的表情盯着他们看。许多大些的孩子相信医生有某种"魔眼"，能看穿他们的一切。这些都给他们带来更大的恐惧。那些让人不舒服的检查总是"穿白衣服的人"来操作的，医务人员成了危险和疼痛的象征。

医生、护士或技师带患儿去做检查，他正经历最深的恐惧——与父母分开。分离造成了强烈的恐惧和焦虑，具体表现为哭泣、易怒和攻击性行为。患儿所担心的是再也见不到父母，这是种潜意识里的恐惧。如果患儿能够理解你的话，医务人员应该告诉他自己知道他为什么哭，并向他保证很快就能见到父母。除此之外，还应鼓励家长跟患儿好好聊聊，告诉他们医生是来帮他们的。需要注意的是，家长不要告诉患儿医生不会伤害他们，因为一旦患儿做检查时感到疼痛，他们与父母的关系就会因此受到破坏。应该鼓励家长尽可能长时间地在医院里陪着孩子，如果允许的话可以住在病房。研究表明如果允许家长陪护，患儿会康复得更快，受到的精神创伤也更小。照顾患儿最重要的部分是与家长沟通交流，获取家长的理解，他们是医生和患儿关系的润滑剂。

和残疾成人一样，残疾儿童对于医院的氛围尤其恐惧，这会使他们想起之前的经历。医生在和患儿家长或陪护人员问诊时，一定要抽出时间陪患儿玩耍。用诸如"你真可爱"或是"你穿的外套好漂亮啊"之类的句子赞美孩子会传递你良好的意愿，这些孩子往往渴望赞美、喜爱和关注。要向家长保证，医务人员都是值得信任且充满爱心的，这会让家长放心。如果患儿希望保留自己喜爱的玩具或是毯子，医生要无条件答应他们。对于孩子尤其是残疾儿童来说，在熟悉的环境中能更自如，离开家和家人无疑是一次可怕的经历。

（二）老年患者

老年患者更需要关注。抑郁在老年人中普遍存在。老年患者常常会面对爱人和其他亲友的逝世，他们还会因为自我形象和别人看待他们的方式的改变而感到紧张，身体功能的恶化也是老年人抑郁的重要原因。

严重的抑郁会产生自杀念头，来摆脱疾病缠身的躯体或丧偶后的孤独。在丧失亲人的人群中，丧偶4年内的死亡大多是由自杀造成的。

医生不要认为老年患者的各种主诉是因为他们的年龄。人不会老死，都是因为疾病而去世。大部分老年患者神志清楚并能独立生活。生活不能自理的患者常常有家庭成员或是护工陪伴，医生问诊可以从这些途径挖掘出尽量多的信息。医生应避免以恩人自居或轻视患者，亲切有礼的相处方式会让患者感到安心。老年患者应该被告知所有他们将要接受的治疗，这可以确保他们不会在治疗过程中受到惊吓。因为年事已高，一些患者会害怕死亡，对于这些人，医生要向他们保证会尽最大努力让他们好起来。许多人之所以能战胜病魔，是因为他们有强烈的求生欲望并为活下去而斗争。当然过度热心的保证并不适用于所有老年患者，许多人认为死亡是自然合理的结局。

（三）丧偶患者

丧偶的患者多是独自去医院看病，因为他们认为自己的爱人去世了，再也没有人会关心他们。他们很容易因为孤独患上抑郁。问诊时医生需要委婉地询问他们是否有能联系得上或是能来探望的子女、亲戚或朋友。有些患者是因为与子女不和，不想让子女知道他们住了院；还有些患者是因为家人离得很远，不希望家人担心，因此没有告诉他们。遇到这些情况，医生最好向社会工作者求助。看望患者的志愿者或是神职人员能给患者带来巨大宽慰，热情的握手和安慰也能有效放松他们的心情。当然还有许多丧偶的患者很活泼，医生不可以武断地认为丧偶的人都很孤僻。

（四）创伤后应激障碍患者

从古希腊时期开始，自然灾害及其余波的影响已被广泛认识，1980年创伤后应激障碍（PTSD）被收录至美国精神病学协会编写的**精神病诊断与统计手册**中。PTSD由希腊历史学家希罗多德首次提出，公元前490年，他描述了一名马拉松之战的雅典士兵，这名士兵并未在战争中受伤，在直面了战友的死亡后却永久性失明了。从此医生开始认识到创伤能给个人的心理和身体产生巨大负面影响。PTSD还可能通过对父母或监护人行为能力的作用影响到下一代。

多年以来，人们一直认为PTSD仅由战争引起。在第一次世界大战中，PTSD被称为"炮弹休克"，而在二战中则称为"战斗疲劳症"。越南战争之后，PTSD还被误称为"越战后综合征"。约有15%的越战老兵（即50万人的15%）深受PTSD之苦。这些患者有各种各样的症状，如梦魇、睡眠障碍、回避反应、罪恶感、强迫性重现创伤体验、分离体验等。此外，高至9%~10%的美国人口患有某种形式的PTSD。一千万名受过身体攻击的妇女中约有18%患有PTSD。研究表明，受到各类事故影响的人中有2%患有PTSD，而经历过社会灾难的人群中这一比例是30%，意外丧亲的人群中为25%，非性伤害的人群中为65%，收容所中受虐妇女中为85%，被强暴的人群中则高达50%~90%。纵观所有精神疾患，PTSD是给医务人员带来最大挑战的疾病之一，因为它的症状复杂而多样。

1987年，DSM-Ⅲ修订版中将PTSD定义为由"正常人生经历之外的、明显给几乎所有人带来痛苦的"创伤性事件引起。PTSD是超出正常范围的压力带来的正常反应。尽管创伤通常被认为是对身体的伤害，但其实精神上的创伤更具毁灭性，情感、精神、生存意志、尊严和安全感都可能带来创伤。有的创伤性事件可以持续数月至数年，而有的创伤性事件仅持续数秒，但两者影响效果的持久度是相仿的。一个人对于自己的认识和对于世界安全性的认知可以在转瞬之间被打破。

DSM-Ⅲ修订版的描述存在一个问题，那就是对于事件主观评价的重要性被忽略了，比如PTSD的种族文化因素。1994版本的DSM-Ⅳ将PTSD列为唯一一个通过外因引发的症状进行确诊的诊断，而非内因。诊断PTSD需要满足下列所有DSM-5标准：

- 经历创伤性事件
- 经历创伤
- 麻木或其他规避行为的证据
- 明显的反应过度征象
- 有证据显示症状持续至少1个月
- 症状导致患者在家、工作或其他重要生活领域都有困难

生活充满了危险，比如失去单亲或被抢劫等，尽管这些事件都会造成压力，但它们还不能称为"创伤"。**创伤性事件**的定义是非正常人生体验的异常事件，可以引起极度的无助、恐惧和绝望，比如暴雨、飓风、火山喷发、地震、火灾、滑坡和洪水等自然灾害；战争、集中营、难民营、性侵犯、身体攻击或其他受害形式的人为灾难；目睹死亡、强暴、酷刑或毒打；家庭成员或亲密朋友的自杀；自身安全或生命暴露于危险中。

经历创伤有多种形式，包括做梦、（痛苦往事）重现或唤醒创伤性事件记忆的情形。做梦的时候，患者可能会喊叫、发抖或在床上辗转反侧。尽管患者可能突然醒来且不记得噩梦的内容，但紧张的情绪却会持续很长一段时间。

精神或情绪麻木是对于难以忍受的情感伤害的保护形式之一。事件结束后，个体还会经历一段时间的情感死亡或麻木，这期间他们很难表达柔情和爱。回避行为是PTSD的另一重要方面。患有PTSD的人群常常感到被人疏远，会对过去喜爱的活动失去兴趣。还有一些人会失去关于创伤性事件的一部分记忆。

反应过度的症状包括入睡或维持睡眠状态障碍、易怒、怒火暴发、难以集中注意力、对自我或他人的过度保护、过度夸张的吃惊反应等。曾在床上受虐的人常常经历失眠。有过度反应的人被人拍一下后背或听到嘈杂的声音时会夸张地跳起来。

症状持续时间长短不一，根据官方发布的PTSD诊断标准，症状至少持续1个月。

最后一条诊断标准与**精神创伤对生活方式的影响**有关。总的来说，人为灾难的幸存者比自然灾害的幸存者遭受折磨的时间更长。此外，情绪创伤的毁灭性后果会受到患者经历创伤性事件次数的影响。强暴是创伤，多次强暴则是更大的创伤。可以询问患者，症状会干扰他工作、学习、社交和维持健康人际关系的能力吗？

许多创伤相关障碍已被充分认知，包括短暂反应性精神病、多重人格障碍、解离性神游症、解离性失忆症、转换障碍、自我感丧失症、焦虑梦障碍、躯体化障碍、边缘性人格障碍和反社会型人格障碍。许多其他创伤相关疾病也已提出假说。现将这些疾病和作为诱因的创伤列举如下：

- **短暂反应性精神病**：一个或多个对任何人造成压力的事件。
- **多重人格障碍**：虐待或其他幼年时期情感创伤。
- **解离性神游症**：夫妻吵架、军队冲突、自然灾害或被人抛弃等重度心理应激事件。
- **解离性失忆症**：爱人的悲剧性死亡、遗弃、人身安全受到威胁等重度心理应激事件。
- **转换障碍**：战争、近期遭受爱人的悲剧性死亡等极端心理应激事件。
- **自我感丧失症**：军事打击、车祸等重度心理应激事件。
- **焦虑梦障碍**：任何重要的生活压力、抑郁、药物滥用或是物质戒断。
- **躯体化障碍**：儿童早期虐待。
- **边缘性人格障碍**：儿童早期创伤。
- **反社会型人格障碍**：儿童早期虐待。

无助感症候群常见于创伤幸存者，通常是妇女儿童、战俘、集中营幸存者、难民营幸存者或其他受虐的幸存者。这一称呼由塞利格曼的动物实验中发展而来，遭受电击、努力后仍无法逃脱的动物会陷入萎靡和绝望的情绪中，尽管被培训过按压停止电击的杠杆，当又一轮电击来袭时，这些动物不再做出任何尝试，它们已经学到了无助的滋味。现在有一种假说提出，人和动物再三接触重度创伤性事件后，会引起肾上腺神经递质的问题，这是PTSD过度反应和麻木阶段的生物学基础。

尽管PTSD可以造成几乎所有症状，最常见的有：

- 进食障碍
- 愤怒或暴怒
- 自我谴责
- 自残
- 抑郁
- 自我憎恨
- 自杀的想法
- 杀人的想法
- 头痛
- 背痛
- 慢性胃肠道问题
- 慢性医学问题的加重或激活（如糖尿病、高血压）
- 药物滥用
- 劳累过度
- 自我孤立

大屠杀是个典型的惨烈创伤性事件，它造成受害人身体上和心理上应激反应的重大永久性改变。现今还活在世上的大屠杀幸存者身上存在各种各样的问题，已经困扰他们70多年之久。他们是幸存者，但他们从来没有停止过为生存而战斗。因为过去只有身体健康才能生存下去，否则意味着死亡，所以他们特别害怕生病，宁愿面对厄运。这些患者害怕失去对自己生命的掌控能力，也害怕失去尊严。

从大屠杀中幸存的患者通常有胃肠道相关的身心不适，比如频繁地吞咽空气引起胸痛，可以通过嗳气缓解。他们时常经受栩栩如生的梦境和梦魇。他们过去经受了太多苦难，以致对世界充满怀疑、难以相信别人，因此医生要尤为和蔼和体谅。纳粹集中营的幸存者现在基本在85~90岁，他们中许多人有PTSD，饱受重度抑郁症、恐慌症和焦虑症的折磨。鉴于大多数幸存者失去整个家庭，还有很多人失去了原配偶和孩子，医生在询问家族史和背景时应尤为注意。心理创伤很深很深，任何事物都可能引发源源不断的悲伤。家族史大多很难查明，这是因为患者的父母和祖父母可能在年轻的时候就被杀害了。医生需要再次向这些患者保证会给予他们温和而恰当的治疗。就像所有患有PTSD的患者一样，他们需要确信自身安全。他们生命中最优先考虑的事情就是安全感。

显而易见，不在灾难事件现场的人也可以体验应激症状。2001年9月11日震撼全美的恐怖袭击事件立刻在全世界的电视台播出。袭击结束后，整个事件及其余波反复地详细真实展现。许多美国人也把自己看成和受害者一样，认为这史无前例的袭击事件也直指自己。因此，远离受袭地点的人们也经受了巨大的应激反应。

恐怖袭击后不久，新英格兰杂志上发表的一项研究表明：在接受调查的成年人中，90%声称在某种程度上体验了一个或多个应激症状，而有44%声称经受了至少一项实质化的应激症状（Schuster等，2001）。全国各地的受访者，无论来自大城市还是小村庄，都报道有应激症状，越靠近袭击地点的人应激反应越严重：36%远离世贸中心1000英里（1609km）以上的受访者声称有应激症状，而100英里（161km）以内则有60%的受访者有。住在曼哈顿坚尼街（靠近世贸中心）的受访者中，恐怖袭击发生后的PTSD患病率为20%，而袭击前仅4%。文章指出，袭击发生以后，超过13万曼哈顿市民经受着PTSD、抑郁或焦虑的折磨。另有研究表明，仅仅通过电视了解这些恐怖袭击、挑战者号灾难、联邦大楼爆炸事件等骇人事件的儿童也经历了创伤相关应激反应。

在世贸中心遭到攻击5~8周之后，有人做了随机电视调查来估计曼哈顿居民吸烟率、酒精消耗和大麻使用率的提高程度。在接受调查的988人中，28.8%对这三项中任何一项的消耗量增加；9.7%吸烟量增加，24.6%饮酒量增加，3.2%大麻消费量增加。相对吸烟量和大麻消费量不增加的人来说，消费量增加的人更容易体验到PTSD（吸烟：5.6%对24.2%；大麻：6.6%对36.0%）。这项研究在6个月后重复进行了一次，增加的量并没有减下来，这暗示着这个灾难会导致潜在的长期健康问题。

（五）患病的医生

或许患病的医生是所有患者类型中最难照料的，千万不要低估他们的焦虑。用"似懂非懂是最危险的事情"

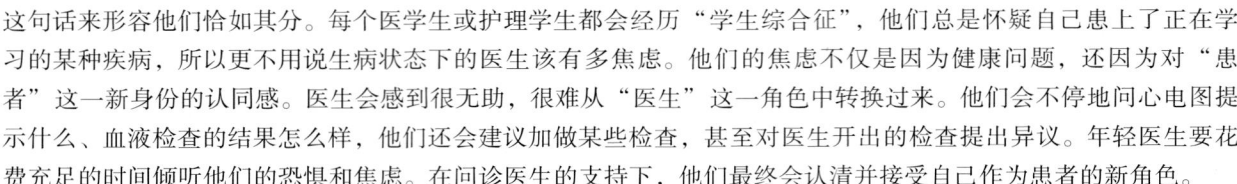

这句话来形容他们恰如其分。每个医学生或护理学生都会经历"学生综合征"，他们总是怀疑自己患上了正在学习的某种疾病，所以更不用说生病状态下的医生该有多焦虑。他们的焦虑不仅是因为健康问题，还因为对"患者"这一新身份的认同感。医生会感到很无助，很难从"医生"这一角色中转换过来。他们会不停地问心电图提示什么、血液检查的结果怎么样，他们还会建议加做某些检查，甚至对医生开出的检查提出异议。年轻医生要花费充足的时间倾听他们的恐惧和焦虑。在问诊医生的支持下，他们最终会认清并接受自己作为患者的新角色。

四、疾病对于患者应答的影响

患者的应答不仅与背景和年龄有关，还受现病史和既往史的影响。本节将阐述疾病对于应答方式的影响。

（一）残疾患者

残疾患者往往带着忧虑和猜疑来到医院。由于他们很可能住院接受过痛苦的检查和手术，他们很清楚医院的不足之处。他们往往怀有自卑感，觉得自己缺乏吸引力。医生要把这些因素都考虑周全，并向患者保证会尽最大的努力让他们感到舒适。医生要将住院残疾患者的身体问题和情感问题区分开。善意的微笑和友好的话语可以鼓励他们配合医生，从而建立更好的医患关系。

许多残疾人已经养成了行之有效的日常习惯。他们不会希望医务人员对自己的方式指手画脚。

问诊有**听觉障碍**的患者不同于其他残疾人。需要直接坐在他们对面，让他们读懂你的唇语。要确保房间里光照充分，让他们看清你的脸。放慢语速，配合合适的姿势和表情来解释问题非常重要。注意询问他们是否需要你说话大声一点。如果患者佩戴了助听器，说话声音也许不需要这么大。将戴上听诊器的耳塞，医生对着隔膜讲话，这是一种很有效的扩音方法。如果这些都不管用，那就把问题写下来。

另一特殊类型的残疾患者是有**视觉障碍**的患者。因为他们看不到你在不在房间，问诊时你最好时不时触碰一下他们的手臂或肩膀，这可以替代其他更标准的非语言措施。一定要告诉患者你是谁，以及你为什么与他们交谈。

重度智力障碍的患者需要由家庭成员或监护人陪伴，这样提供的病史才准确。

（二）癌症患者

癌症患者面临5个主要问题：失控、疼痛、疏离、肉体残缺和死亡。失控让患者感到无助。肿瘤不受控制地生长让他们抑郁、恐惧和愤怒。饱受疼痛的痛苦是癌症最可怕的地方之一。疏离感源于患者周围人群的反应。

癌症患者普遍担心自己的身体会变得残缺。对"不完整"的恐惧导致了抑郁和焦虑。一名年轻的乳腺癌患者需要行乳房切除术，她担心自己会因为不再是一个完整的女人而被抛弃。家庭成员的支持很重要，要让患者相信家人对她的爱不会改变。癌症的诊断让患者意识到死亡的临近，这会引起对持续疼痛的强烈恐惧。

在死亡来临之前，家人和朋友常常已表现出悲痛，也可能有怨恨和怒火直指癌症患者。医生对如何面对这些患者往往信心不足，难以与他们顺利交谈。医生担心患者会提出自己难以回答的问题，比如关于死亡。医生要认识他们的情绪和行为反应，实事求是地面对医学的局限性。

医生要允许患者合理发泄焦虑情绪，并推动问诊继续进行。倾听患者可以增强医患关系。

（三）获得性免疫缺陷综合征（AIDS）患者

获得性免疫缺陷综合征患者对生活充满恐惧，还会被归入不受欢迎的团体，饱受指责和歧视。这种恐惧和误解在高危群体中普遍存在，常常会延误医疗。拒绝信任也是延误医疗的重要因素。患者会对医生、护士、医学生和辅助医务人员都怀有强烈的恐惧，因为这些人对这一疾病和高危人群表现出的强烈的个人情绪。医院工作人员对于治疗获得性免疫缺陷综合征患者有极大的恐惧，他们担心偶然接触可能传播疾病，这种焦虑也会引发患者的恐惧。患者的朋友和家人中也会存在这样的恐惧心理，他们将患者排斥在所有活动以外。患者还可能因为老板对染病的担忧而被解雇。获得性免疫缺陷综合征患者总是被毫不留情地抛弃。这种情绪的起起落落，导致了强烈的焦虑、敌意和抑郁。

医生应该尽可能地给他们支持，当然前提是不要给出错误保证。要告诉患者尽可能多的事实，对与之接触的员工要接受关于这一疾病的教育。

（四）言语困难的患者

这类患者有语言功能的损伤，无法正确组织语言。言语障碍常由脑卒中等大脑损伤导致，程度差异很大，严重的几乎完全失语。尽管患者看起来相对反应迟钝，但他们可能完全能理解谈话内容。因此在这类患者面前讨论时，一定不能认为他们理解不了你的问题。在问诊之前，医生可以给患者一支笔和一张纸，判断患者能不能通过写"是"或"不是"来回答问题。

（五）精神病患者

精神病患者对现实世界的认知能力有障碍，他们有效沟通的能力很弱。他们可能还受幻觉、错觉、被害妄想的困扰。精神病患者无法处理自己的恐惧。他们不停地和环境中变化莫测的需求做斗争。能早期识别出精神病患者并保持镇静很重要。如果患者有过暴力情节，医生要确保自己随时可以获得援助。

一般而言，对于缺乏经验的医生来说，问诊精神病患者是一项艰巨的任务。有的患者口齿不清、完全沉浸在幻想中，有的患者则相当清醒。精神病的症状和体征在第一次评估是不能作为证据的，但有几点线索可以提示精神病的存在。他们思维混乱吗？精神病患者很容易走神，医生需要不断提醒让他们回到主题。这类患者无法完成链式思考，也无法顺着任何思路走到底。他们对于自己的身体有奇异的观感，他们可能会抱怨说最近一条胳膊变短了，或者外生殖器突然缩小或增大了。此外，他们会有不恰当的情感表达，比如被告知一个亲友的死亡时，患者可能会大笑起来。

孟乔森综合征是精神病人格障碍中的一种特殊类型，他们是典型的装病者。他们装出病态的样子，辗转于各医院之间。他们倾诉种种症状、**创造**出疾病的体征来寻求获利。他们的病史预演得很逼真，还有反复自虐行为。例如，孟乔森综合征患者会用手指甲刺伤皮肤，这样的伤口不是那么明显，然后滴几滴血到尿里，让医生认为尿血了。这些患者会寻求痛苦的诊疗过程，有时候甚至经受不必要的手术。

（六）痴呆或昏迷患者

痴呆患者丧失了原先的智力功能，最具代表性的是记忆。昏迷患者有意识障碍，无法与外界互动。当痴呆患者被带离他平时所处的环境时，会变得更加糊涂，夜间尤为突出。"日落综合征"形容的就是这种情况。恐惧情绪普遍存在于这两种患者中。问诊这些患者时，医生要敏锐地察觉出他们的情绪，首要任务是缓解他们的恐惧感。医生要清楚地知道哪些问题可能会对他们有威胁作用。

器质性精神综合征患者面临的问题是，这类患者有时会显得很清醒，但很多时候却有定向力障碍，对于人物、地点或时间毫无判断能力。当患者能回答部分问题时，医生应该记录下来，过段时间再次询问同样的问题看患者能否得到相似的答案。这类患者在注意力持续时间、记忆力和抽象思维方面存在缺陷。医生对于前后矛盾的、缓慢的、迟疑的回答需警惕。患者偶尔也会突然讲个笑话来掩饰自己在记忆方面的困难，仔细地精神状态查体能发现这个问题。比如告诉患者你的名字，并告知他过一会儿你还会再次询问，这种方法对判断记忆力很有帮助。他们通常会忘记你的名字，记住**一定不要纠正他们的错误**，如果他们又问了相同的问题也不要揭穿。否则绝对会导致问诊被迫终止，因为患者会觉得自己是傻瓜而不愿意继续回答问题。此外，当问诊认知功能障碍的患者时，因为他们自己讲述的病史不太可靠，最好有其他家人在场。

若患者缺乏决策能力，那么委托人的决定至关重要。最好的情况是患者原先已经任命了委托人，而最坏的情况则是需要法院参与。确定患者是否授予医疗机构永久代理权或有医疗代理人。如果患者预先没有指令也没有医疗代理人，代理法官需要根据"设身处地"（患者会作出怎样的决定）或"最大利益"（哪种决定对患者最好）的原则作出决定。

（七）重症患者

重症患者需要迅速引起关注，进行简单的询问病史和体格检查，需要尽快采集详细的现病史和既往史，从而明确诊断和开始治疗。时间宝贵，在这一阶段问诊与查体应同时进行。然而，因为经受着疼痛、恶心、呕吐等痛苦，重症患者回答问题比正常情况慢。我们要体谅他们，给他们充分时间回答问题。当患者的病情稳定后，我们有时间再反过来采集更为完整的病史。

（八）手术患者

即将面对手术的患者尽管外表很镇静，但内心可能很害怕。他们会感到无助和失控，对麻醉、毁容、残疾，甚至死亡的担心始终存在。他们担心无法从麻醉中醒来，担心麻醉醒来后会发现身体不再"完整"，担心医生会不会发现一些之前没有预料到的问题。患者对未知充满恐惧，质疑医生的能力是他们表达焦虑情绪的方式。通常患者做完检查，会被告知"除了"小部分结果外其余正常，他们需要做手术来"进一步检查"。医生的这种缺乏交流技巧的表现会加重患者的焦虑。外科医生的计划充满了不确定性，手术的可能延时或延期更增加了手术患者的焦虑和愤怒。所以医患可能存在多种交流困难。避免诱发不必要焦虑的最好方式在于患者、医生和患者家属之间保持充分的交流沟通。术后，患者总算顺利度过了手术，复杂的心情会通过各种方式显现。比如患者会表现得冷漠、无欲、喜怒无常、暴躁易怒、好斗、愤怒或泪流满面。患者的潜意识里有伤害医生的冲动，因为医生"切开"了自己的身体，理智上当然知道应该感谢医生。愤怒情绪在术后患者中如此普遍，可能是归因于这种矛盾。对于有些患者来说，身体部分的损失可能会导致抑郁，最好的例子就是"幻肢"。曾接受腿部截肢的患者经常声称他们失去的肢体还有感觉，其中的原因一部分可能是生理性的，但还有部分的幻肢痛可能和抑郁症相关。医生应该给予患者充分的时间释放紧张情绪和失落感。

（九）酗酒患者

酗酒患者在生理和心理上都对乙醇（酒精）有依赖性。医生需要在患者清醒的状态下进行问诊和查体。过量饮酒通常是为了减轻愧疚感和失败感。他们喝得越多，亲人和朋友们就越嫌弃他们，他们感觉被苛责，且倍感孤独。他们只剩下唯一的"朋友"——酒精。他们很健谈，对自己饮酒习性的解释也很有趣，但酗酒患者通常自我评价很低。他们甚至可能忧心于自己的饮酒习性。他们憎恨自己可能是自我毁灭愿望的一种表现。酗酒患者或许还会担心性功能不全或同性恋倾向。不要轻易开启这类话题，因为这些患者很容易反应过激。聪明的医生需要用既不说教也不屈尊的态度来讨论这些话题。

（十）心身疾病患者

正如身体上的疾病会产生心理问题，心理问题也可以导致身体疾病。心身障碍疾病清晰表明了心灵和身体的亲密关系。

心身疾病患者通过身体症状表达情感的痛苦。他们可能完全没有意识到生活中的心理压力或症状与压力的相关性。

应对心身疾病患者有许多方法。首先是识别问题，不要错过任何情感障碍或焦虑症的诊断。治疗躯体症状以教育患者应对心理问题为主。心理问题躯体化的过程是无意识的，他们其实很痛苦。最重要的是**决不能**告诉患者他是"脑子有问题"。焦虑、恐惧、抑郁是与心身疾病相关的主要心理问题。相关的常见症状和疾病很多，包括胸痛、头痛、消化道溃疡、溃疡性结肠炎、肠易激综合征、恶心、呕吐、厌食、荨麻疹、心动过速、高血压、哮喘、偏头痛、肌紧张综合征、肥胖、皮疹、眩晕等。用开放性问题寻找疾病的线索，比如"你的生活中发生了什么？"。

最后，医生应该认同患者的痛苦是真实的，帮助患者明白压力是导致身体伤害的途径。鼓励患者讨论希望和恐惧，这往往更比处方药物的效果更佳。

（十一）　临终患者

　　很少有患者能像临终患者那样清楚认识到自己在占用医生的时间。临终患者最初可能会有许多问题，但随着时间的推移，他们对医护人员的提问越来越少。

　　许多医护人员对死亡十分恐惧，以致影响到他们的行为。他们躲避那些垂死或身患绝症的患者。临终患者的情感需求在很大程度上被忽视了。许多患者对于死亡的过程比死亡本身有更大的恐惧。慢性病患者对于活下去的恐惧几乎等同于对死亡的恐惧，甚至更严重。

　　垂死的患者会遭受疾病或治疗带来的疼痛、恶心、呕吐。他们或许会被家人、医院的工作人员，甚至自己的主管大夫抛弃。许多患者有强烈内疚、愤怒、憎恨和沮丧感："为什么是我？""应该早一点诊断出来的。"他们会嫉妒健康人。他们会否认即将来临的死亡，这是死亡的第一阶段。生命垂危的患者在医生问诊时隐瞒病情，这样的情况并不少见。即使问诊涉及所患疾病，患者也可能完全否认。这种否认让患者能够面对现在的生活。每个人面对死亡的态度是不同的，有的人能正视，有的人则不能。一部分人满怀恐惧、以泪洗面，而另一部分则把它当作必然事件去接受。只要有足够的时间和理解力，大多临终患者都可达到死亡的最后阶段：接受死亡。这一阶段患者的特点是冷漠和社交退缩。经过专门训练的指导顾问能帮助患者、家属和医护人员度过这一悲伤的阶段。

　　一旦患者已经认识到他患有绝症，他会问，"我要死了吗？"医生无法回答这个问题，他可以反问患者，"你在害怕什么？"如果患者表示他害怕死的时候很痛或很孤独，医生接下来可以回答说，将尽最大努力来保证患者不会有痛苦，他的亲友也会陪他走到生命的尽头。

　　临终患者需要与他人交流。医生要注意相关的蛛丝马迹表明患者想要讨论关于死亡的话题。比如说，如果患者提到"我的妻子做好了准备"，这时医生可以用陈述句，如"我感觉你很担心自己的病情"来进一步讨论这个话题。虽然随后的交谈可能会是情绪化的宣泄，医生一定要让患者说出来。而有时候，对于表述悲伤最适当的反应是一段体贴的沉默。

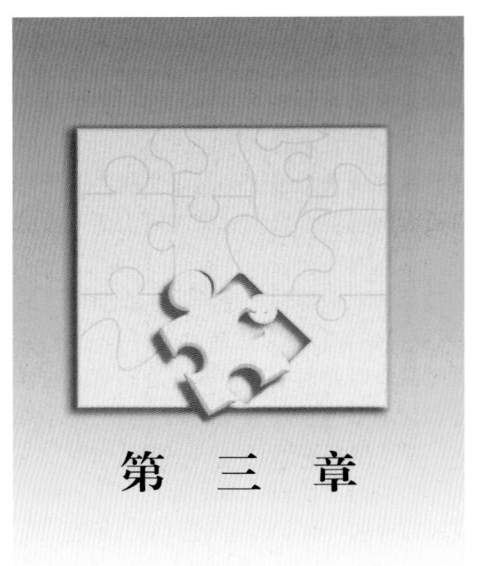

采 集 病 史

第 三 章

医生不仅可以通过病史更能通过患者讲述病史的方式更深入地了解疾病。

——James B. Herrick（1861—1954）

前两章我们讨论了医生问诊的问题和患者的回答。这一章我们将结合两方面的内容模拟一次问诊过程。在下面的问诊中，请注意医生鼓励患者说话的方式和技巧。脚注注明了所用技巧的种类和问诊的其他重要方面。

写病史要求精准且有条理。患者按他们自己的顺序叙述病史，而医生需要将事实重新组织成第一章中讨论的标准格式（比如主诉、现病史等）。医生写病史的水平会随着经验的积累逐步提升，按照时间顺序组织病史；**要记录下获得的所有相关信息**，信息如果不及时记录，将会永远丢失；使用缩写要谨慎，它们可能包含不同的含义。举个例子，PND 通常代表夜间阵发性呼吸困难，但它也可以指鼻后滴流。最后，**要客观**，病历不是编者按或主观评论，医生的个人观点不应作为证据，**仅仅陈述客观事实**。比如说，要写"呼吸中有酒精的气味"而不是"患者喝醉了"。

一、与约翰·杜奥先生的问诊

患者约翰·杜奥先生正舒适地躺在圣凯瑟琳医院的双人病房里。他 40 多岁，白人，轻度肥胖。穿着白大褂的医生进屋时患者正在看电视。

（医生微笑着伸出手，坚定而有力）

医生：早上好，我是苏珊·史密斯，二年级的医学生。你是约翰·杜奥先生吗？

（医生稍作停顿，等待患者回应）

患者：我是。

（与杜奥先生握手）

医生：很高兴认识你，杜奥先生。我今天来向给你做问诊和查体。

（患者微笑，看起来很友善）

患者：我的管床大夫詹姆斯医生告诉我你会来见我。

（医生拉上床帘，从患者床边拉出一个椅子坐下，两腿交叉，胳膊放在膝盖上）

医生：我能把电视关上吗？

（患者关上电视）

患者：当然可以。

医生：你今天感觉怎么样？

患者：还不错，这两天没疼。

医生：杜奥先生，能告诉我你这次来医院的原因吗？[1]

患者：过去 6 个月我一直有很严重的胸痛。

（停顿）

我觉得我应该从头讲起。大约 4 年前，我感到前胸部一种奇怪的感觉，准确地说并不是疼痛，而是一种闷闷的不适感。我当时完全没在意，现在回想我当时应该引起重视……当然，不管怎样，我那时还能工作、打网球和出去玩。偶尔上班时与人争论时，我会有这种不舒服的感觉。

（看起来有些难过）

我妻子一直不知道，我也没告诉过她，没有告诉过任何人。我不想让他们担心。2012 年 7 月 15 日，突然它发生了。

（沉默）

医生：发生了什么？[2]

患者：是的。我第一次心脏病发作。[3]

我当时正在打网球。我之前从没有过这样的感受，我正准备发球，突然疼痛袭来，我倒在球场上。我的搭档冲到我旁边。我什么都不记得了，只记得很疼，醒来时发现自己在金斯医院。

（停顿）

他们说我失去了意识，是被救护车送到医院的。我记得在医院醒来时仍然很疼。我住了两周院。

医生：你离开医院时觉得怎么样？

患者：我觉得挺好的。没有胸痛。我的医生给我开了些药，说我会好的。[4]

医生：然后呢？[5]

患者：我 3 周后回去工作了。感觉不错。

（微笑）

医生：你是做什么工作的？

患者：我是一名律师。

医生：你刚才提到这是第一次心脏病发作，之后还有吗？

患者：很不幸……

（看起来情绪低落）

是的。

医生：你再给我讲讲。[6]

（身体前倾[7]）

患者：6 个月之后，我第二次心脏病发作。

（停顿）

医生：你当时在做什么？

患者：在打网球。

（一阵沉默）

这次我什么都不记得，连有没有疼都不知道。我只记得我当时在球场上，醒来时就已经在金斯医院重症监护病房了。他们说我得了严重的心脏病，脉搏不整，所以晕过去了。3 周后我感觉好多了就出院了。在家里待了 3 周又去工作了。

医生：你那时在医院里做了什么检查吗？

患者：没有……

1 用开放性问题询问主诉。
2 这是对患者陈述反馈的例子。
3 患者正在讲述现病史。
4 这可能是医生给出了错误的保证，或者患者只听了他想听的。
5 问诊者继续提出另一个关于现病史的开放性问题。
6 语言鼓励患者叙述。
7 非语言鼓励。

（停顿，手捂着嘴）

医生给我开了些治疗心律不齐和强健心脏的药。

（沉默了 10 秒）

医生：你的沉默让我觉得你还有什么话没说。[8]

患者：我当时应该听他的。

（停顿，摇头）

医生：听谁的？

患者：在第一次心脏病发作之后，我的医生建议我做心脏导管。我告诉他我很好，不需要。第二次心脏病发作之后我依然没听他的。

（停顿）

我希望还来得及。

医生：来得及什么？

患者：是的。这就是我这次来住院的目的。我想明天做个心脏导管。艾米丽终于说服我做了。

（停顿）

我过去 6 个月真是什么事都做不成。

（停顿，看起来情绪低落）

我不得不放弃工作。当然，他们仍然会打电话咨询，但这跟上班不一样。

（停顿，泫然欲泣）

我看着去上班的车辆来来往往。

（停顿）

我儿子和朋友在房子里大喊大叫。

（更长时间的停顿）

我实在是无法忍受了。

医生：医生告诉你这个检查怎么做？[9]

患者：医生告诉我如果我的血管堵了，手术能治疗，放置球囊或者一种牌子叫"乐通"的东西。我还能恢复正常吗？

（停顿）

医生：你的医生对你最了解，他最适合回答这个问题。[10]

（停顿）

告诉我你现在疼痛的情况吧。

患者：我好像一直都疼，在家爬楼梯都会疼。

医生：现在是怎样的疼？

患者：是一种很严重的紧缩感，像被钳住一样。

（握拳放在胸前[11]）

就是这儿。

医生：你这儿疼的时候，还有其他地方疼吗？

患者：是的，这种疼会往我后背和左胳膊蹿，胳膊感觉很重。

医生：你其他时间还疼过吗？

患者：我稍微用点力或是有点情绪波动就会疼。

医生：你在性生活时会疼吗？

患者：我已经 6 个月没有性生活了。我每次快要……的时候就会疼，然后……我不得不停下来。

医生：你有呼吸困难吗？

8　正面应对患者。

9　询问患者对于检查的理解。

10　问诊者不想给出错误的回答，因此她选择不直接回答这个问题。注意问诊者是如何继续之前的话题的。

11　这个肢体语言叫作莱文征（Levine sign）。在第 11 章"心脏"中会讨论。

患者：疼的时候我会有点气短。

医生：你不疼的时候有过气短吗?

患者：我走远一点就上气不接下气。

医生：你能走几个街区不感到气短?

患者：大概 1 个街区吧。

医生：6 个月前呢?

患者：大概两到三个街区吧。

医生：你心脏病发作之后，有过感觉心脏漏跳或是咚咚咚跳得厉害吗?

患者：从来没有过。

医生：有人跟你说过你胆固醇高或血脂高吗?[12]

患者：没有。

医生：你吸烟吗?

患者：我第一次心脏病发作之后就不吸了。

医生：你能戒烟真是太好了。你以前吸多少?

患者：每天两包吧。

医生：这样吸了多久?

患者：嗯……从我 18 岁开始。

医生：我能知道你的年龄吗?[13]

患者：我 42 了。

医生：你有高血压吗?

患者：是的。医生给我开了些降压药，但……但……药吃完了我就没再去开……我自我感觉挺好的。

医生：你知道你血压有多高吗?[14]

患者：不清楚。

医生：你有糖尿病吗?

患者：谢天谢地，没有。不过我爸有。他最近病得挺重的，眼睛出了点问题，医生说是糖尿病导致的。他准备最近几周看一下专家。他现在一身毛病。前几年他遛狗的时候把髋骨摔折了，几个大个子从超市往外拖货车的时候把我爸撞倒了。他自己没办法照顾好自己，就在医院里住了几个星期。现在他髋骨好了，他准备……

医生：(打断)很高兴听到他恢复得很好。你家里还有谁有糖尿病吗?[15]

患者：没有。

医生：有亲属有心脏病吗?

患者：我印象中外公好像是死于心脏病。

医生：他去世时多大年纪?

患者：大概 75 岁。

医生：你母亲呢?[16]

患者：她 64 岁时去世的……就在我第一次心脏病发作之后。她得了胃癌，受了很多苦……我觉得那是种解脱。

医生：你有兄弟姐妹吗?

患者：我妹妹 37 岁，她身体挺好的。

医生：其他人呢?

12　问诊者现在开始询问患者有没有冠心病的危险因素。

13　注意问诊者刚决定询问患者的年龄。

14　注意问诊者没有回应患者说自己没吃药的回答。如果问患者"为什么不吃药?"会让患者处于戒备状态。

15　注意患者跑题了，问诊者礼貌地打断了他，重新回到话题。她现在开始询问家族史。

16　注意问诊者没有猜测患者母亲是否健在。由于患者开始聊家族的健康问题，问诊者的话题就跟着指向了家族史。

患者：我哥哥 45 岁，他 40 岁的时候第一次心脏病发作。[17]

医生：你有孩子吗？

患者：有个儿子，15 岁了。

医生：他身体挺好的？

患者：挺好的，就是有点超重。

医生：你结婚了吗？[18]

患者：当然。是艾米丽说服我去做检查。[19]

医生：你还有亲属有高血压吗？

患者：没有。

医生：哮喘？

患者：没有。

医生：结核？

患者：没有。

医生：出生缺陷或是先天性疾病呢？

患者：就我所知没有。

医生：你在圣凯瑟琳医院住过院吗？

患者：没有。[20]

医生：除了心脏病发作时，你还住过院吗？

患者：我 15 岁时切除了阑尾。

医生：你还记得哪家医院和主刀大夫是谁吗？

患者：应该是迈尔斯医生，在布斯纪念医院。我们住在罗彻斯特市。

医生：还做过其他手术吗？

患者：没有。

医生：你有因为别的原因住过院吗？[21]

患者：没有。你问这个干什么？

医生：常规都会问。你对什么过敏吗？

患者：没有。

医生：你小时候身体怎么样？

患者：我觉得还行。和大多数孩子一样，得过咽痛和耳痛。

医生：你被告知得过风湿热吗？[22]

患者：没有。

医生：你得过下面的疾病吗？[23] 比如水痘？麻疹？白喉？脊髓灰质炎？流行性腮腺炎？百日咳？

（患者摇头说"没有。"）

你平时吃什么药吗？

患者：就吃阿替洛尔和消心痛（硝酸异山梨酯）。

医生：你知道剂量吗？

17　注意患者在第一次被问及家庭成员心脏病史和兄弟姐妹时没提到他哥哥。患者甚至没有承认他兄弟的心脏问题。这是否认冠心病家族史的例子。

18　注意即使患者在谈话开始已经提到了他妻子，称为"艾米丽"，但问诊者仍不确信杜奥先生现在是已婚，"艾米丽"也可能不是他的妻子。

19　在这个案例里，"艾米丽"是患者的妻子。确定患者的家庭成员非常重要，问诊者永远不要猜测患者病史中提及的人、陪同的人与患者的关系。

20　如果患者给出了肯定回答，问诊者将继续问具体时间，开始回顾患者的住院经历。

21　问诊者特意询问了关于非医疗原因住院的情况（比如精神原因）。这类问题并不显得无礼。如果患者有过类似入院经历，他通常会在此时述说出来。如果没讲，像这个案例中的，注意问诊者是如何继续下去，如何直接用下一个问题继续对话。

22　这个问题放在咽痛的病史后面询问很合适。

23　问诊者慢慢地每个疾病询问，每个疾病后面注意停顿让患者回答。

患者：阿替洛尔每天 1 次，每次 50mg，消心痛每天 4 次，每次 10mg。

医生：你觉得管用吗？

患者：我觉得管用。吃完之后好多了。

医生：还吃别的药吗？

（停顿）

患者：疼的时候吃点硝酸甘油。

医生：吃了硝酸甘油多久起效？

患者：很快就起效了。

医生：那具体多久呢？

患者：四五分钟吧。

医生：那还吃别的药吗？

（停顿）

非处方药？中草药？或者其他的？

患者：（想了一会儿）我感冒的时候会吃氯屈米通（氯非那敏）……就这些了。

医生：你还有其他健康问题吗？

患者：没有。

医生：肝脏有问题吗？肾脏？胃？肺？[24]

（患者摇头"没有"）

你最近胃口怎么样？

患者：挺好的。我最近都没真正感觉到饿。

医生：从昨天早餐开始，你都吃了些什么？

患者：早餐吃了吐司，咖啡和果汁……

（停顿）

午餐吃了一个火腿三明治和健怡可乐……

（停顿）

哦，对了，甜点吃了蓝莓馅饼……

（停顿）

还有……嗯……晚餐吃了牛排、烤土豆和沙拉。

医生：几顿饭之间吃了什么零食吗？

患者：我睡觉前吃了个纸杯蛋糕，喝了杯牛奶。

医生：你吃鱼吗？

患者：有时吃吧。

医生：多久吃一次？[25]

患者：大概……

（停顿）

每两周一次。我喜欢吃虾，但我知道那对我身体不好。[26]

医生：你最近体重有变化吗？

患者：我前 3 个月大约减了 10 磅（1 磅＝0.45359 千克）……

（停顿）

但我想要……

医生：你之前在节食吗？

患者：没有啦……我就是最近不太饿。

24　因为患者否认了很多，问诊者希望明确地问一下主要器官的疾病。每个问题都问得很慢，并且每个问题后面都停顿一下等患者回复。

25　问诊者不满意患者定性的回答，她继续追问每个问题尽可能做到定量。

26　尽管他知道吃虾并不如吃鱼健康，他还在吃。这是他对疾病否认的表现。

医生：那睡眠怎么样？[27]

患者：睡觉特别好……

（停顿）

不过我最近早上醒得很早。

医生：是吗？

患者：是的，最近我按时睡觉，但凌晨3点就醒了，然后就再也睡不着了……

（停顿）

我猜是因为我心事太多了……

（停顿，看起来情绪低落，手捂住嘴）

医生：你看起来很沮丧。[28]

（患者停住了）

患者：我到底是怎么了？我真的想活着……

（开始哭泣）

我真是太蠢了……

（停顿）

我孩子才15岁，他是个好孩子……他需要我……检查结果说明什么？我希望我能通过做手术或放球囊来解除痛苦。[29]

（医生不说话，将一盒面纸递给患者）[30]

（患者啜泣着，试图控制情绪）

对不起……我忍不住……

（擦眼泪）

我猜我们不得不明天继续了。

医生：我就还剩几个问题要问了。你平时喝酒吗？

（患者摇头"不喝"）

患者：只是应酬时会喝……就一两杯……有时下班后吧。

医生：平时你有觉得想喝酒的需求吗？

患者：当然有！

医生：你有没有想过应该少喝点酒？

患者：没有。

医生：别人批评你喝酒的时候你会生气吗？

患者：不会的……不过我妻子不喜欢我喝酒。

医生：你喝酒会觉得不舒服或愧疚吗？

患者：会……那次大概是10年前，我朋友的爸爸酿了点酒。我们都喝得烂醉……那真是太可怕了……但之后就再也没有过了！

医生：你早上会喝酒吗？

患者：从来不会。

医生：你喝醉的时候开过车吗？

患者：当然不会！那可是犯罪。

医生：你喝咖啡或喝茶吗？

患者：上班时大概每天3杯咖啡。我只在感冒的时候才喝茶。

医生：你服过消遣性毒品吗？

27　问诊者开始询问一般情况的问题。

28　推测和解释。

29　问诊者还可以问如果不能做手术患者的想法？他会如何面对他的生活？他可能会自杀吗？但问诊者这次没有选择继续问这些问题，因为她不想让患者更焦虑。

30　共情的例子。问诊者无法回答患者的问题，但她让患者表达情感。她其实是在表达"不管发生什么，我都和你在一起。"

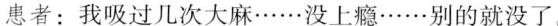

患者：我吸过几次大麻……没上瘾……别的就没了。

医生：你平时每天都怎么过？[31]

患者：我之前上班的时候早上大概5点半起床，穿衣，7点半左右到办公室。晚上7点左右离开办公室，8点
　　　15到家。吃完饭以后看新闻，11点半上床睡觉。

医生：听起来真是忙碌的一天。

患者：是的，我很喜欢我的工作……至少以前是。

医生：你现在这份工作做多久了？

患者：我一毕业就开始做这份工作，大概有17年了。我是大股东之一。

　　　（停顿）

　　　我刚升了职……现在真是好太多了。

医生：恭喜你升职！我还有几个问题想问你，你回答"有"或"没有"就行。[32]

　　　（停顿）

　　　你最近有过发烧吗？

患者：没有。

医生：寒战呢？

患者：没有。

医生：盗汗？

患者：没有。

医生：皮疹？

患者：没有。

医生：头发和指甲有什么变化吗？

患者：没有。

医生：头痛呢？

患者：很少，大概2~3个月才有一次。

医生：你这样头痛有多久了？

患者：好多年了……我估计大概有20~25年。

医生：你具体给我描述一下？

患者：疼得挺厉害的。就是这儿疼。

　　　（指着额头正中）

　　　大概会持续1~2个小时。

医生：有什么缓解因素吗？

患者：一般用阿司匹林。

医生：你头痛的性质和程度改变过吗？

患者：没有。

医生：你的头部有受过伤吗？

患者：从没有。

医生：有过晕厥吗？

患者：没有。

医生：你有……的问题吗？[33]

　　　（医生完成了系统回顾）

　　　你还有什么我没问到的要补充吗？

患者：没有……你问得很全。

医生：为了确保准确性，查体前我先简要总结一下你的病史。这是你第一次来圣凯瑟琳医院住院。你第一次

31　问诊者开始询问患者的生活方式和心理社会史。

32　问诊者现在开始询问系统回顾。逐个症状询问，如果患者给予肯定回答，再适时进一步询问。

33　问诊者继续完成了整个系统回顾，在必要的时候进一步询问。

心脏病发作是在 2012 年 7 月 15 日，当时你正在打网球，然后你在金斯医院住院 2 周。6 个月后第二次心脏病发作，再次住进金斯医院，此后开始服用阿替洛尔，50mg 每天一次，还有消心痛，10mg 每天四次。最近 6 个月你的胸痛和气短有所加重，为做心脏导管手术入院。乔先生，我说得对吗？

患者：非常正确！

医生：在我开始查体之前，你还有问题吗？

患者：没有……我想不出什么问题。

（医生站起来，检查了一下床头柜上的查体用具，然后走到水槽边洗手。接下来开始体格检查。）

（医生总结了查体结果）

医生：很高兴你今天来了。我们会尽我们最大的努力来帮你。

患者：好的……你觉得怎么样？我能痊愈吗？

（医生拉开患者的床帘）

医生：我现在去见一下我的上级医师，之后再回来讨论你的身体情况。[34]

二、杜奥先生的病历

前面的问诊例子展示了一个 42 岁律师的病史。表面上看，他是一个冠心病患者，不过和躯体疾病同样重要的是他的情绪反应。随着问诊的进行，医生发现患者既害怕又焦虑。"明天过后"会发生什么？我适合放球囊吗？能放成功吗？我适合做心脏旁路移植手术吗？我还能活下去吗？这些问题都反映了患者焦虑和低落的情绪，这是医生需要同时干预的。

病历书写是对于问诊所获信息的总结概括，通常在问诊和查体完成后书写。以下是基于前面的问诊的病历示范。

主诉：胸痛 6 个月。

现病史：约翰·乔先生，42 岁，律师，首次因冠心病在圣凯瑟琳医院入院。患者于 4 年前开始感到胸前隐痛，为"钝痛"，工作及情绪不稳时诱发。2012 年 7 月 15 日，患者打网球时第一次心脏病发作，于金斯医院住院两周。居家休息 3 周后，患者重返工作岗位。6 个月后，患者再次于打网球时第二次心脏病发作。于金斯医院收住院，诊断为"心律不齐"，接受药物治疗。患者否认心悸再次发作。

过去的 6 个月间，患者口服阿替洛尔 50mg qd 和硝酸异山梨酯（消心痛）10mg qid，但胸痛逐渐加重，向左臂放射。[35] 运动、情绪波动和性行为均可诱发胸痛，服用硝酸甘油后 5 分钟缓解。6 个月之前可步行 2~3 个街区，近 6 个月步行 1 个街区即感到呼吸困难。患者的冠心病危险因素有未控制的高血压病史；吸烟指数为 40 包年（吸烟 20 年，2 包/天）；哥哥 40 岁患心肌梗死（心梗）。患者哥哥今年 45 岁。患者否认糖尿病和高脂血症史。应医生和妻子要求，患者入院行择期心脏导管置入术。患者对于病情极力否认，并有继发抑郁。[36]

第一次心脏病发作后，医生建议患者行冠状动脉造影，但患者一直拒绝，直至本次入院前。

既往史：患者 15 岁时于纽约州罗彻斯特市的布斯纪念医院行阑尾切除术，迈尔斯医生主刀。如现病史所述，患者还因两次心脏病发作住过院。患者平素喜食红肉，少量鱼肉。因抑郁，近期食欲下降，体重减轻 10 磅。睡眠差，可正常入睡，但早醒且难以再次入睡。患者药物治疗如现病史所述。否认肾脏、肝脏、肺部和消化系统疾病。否认过敏史。

家族史：父亲 75 岁，患有糖尿病和糖尿病眼底病。母亲 64 岁死于胃癌。哥哥 45 岁，患有冠心病（40 岁时心梗）。妹妹 37 岁，体健。否认先天性疾病家族史。有一子，15 岁，体健。

个人史：患者为 A 型人格。患者自述工作之余偶尔饮酒。每天 3 杯咖啡。偶尔吸大麻，否认其他消遣性药物。

系统回顾：20~25 年头痛史，近期性质和严重程度无变化。患者否认头部外伤。有……[37]

34　向患者暗示自己和上级医生会回来看他，这样患者不会继续敦促医生立刻回答自己的问题。这个时候，医生也不应该回答这个问题，给患者错误的保证会很危险。

35　缩写 qid 指"每天 4 次"。最好把这个缩写写完整，否则很可能被误解为"qd"，qd 指每天一次。

36　注意无论信息问诊中获得的先后顺序如何，现病史都应按时间顺序叙述与现有疾病相关的所有信息。

37　系统回顾将指出可能出现的其他症状。

否认间歇性跛行史。[38]

其余系统回顾部分对本病意义不大。[39]

病历摘要

患者男性，42 岁，律师，有冠心病病史，4 年前第一次心梗，6 个月后第二次心梗，近 6 个月有复发性心绞痛。冠心病的危险因素有数年未控制的高血压、吸烟指数 40 包年和冠心病家族史（哥哥 40 岁时有心梗）。患者近期未遵循规律的低脂饮食。他服用阿替洛尔 50mg qd 和消心痛 10mg qid。心梗后医生建议行冠状动脉造影，但患者拒绝。此次入院为行择期冠状动脉造影。他极力否认自己的疾病并有轻度继发反应性抑郁。

---

[38] 注意先列出阳性症状。随后列出重要的或相关的阴性症状。这个患者的相关阴性症状是间歇性跛行。第 12 章 "周围血管系统" 将进一步讨论相关阳性和阴性症状。

[39] 这句话表示没有其他阳性症状，且其他症状对于患者现有疾病的诊断意义不大。

第二篇
体格检查的科学

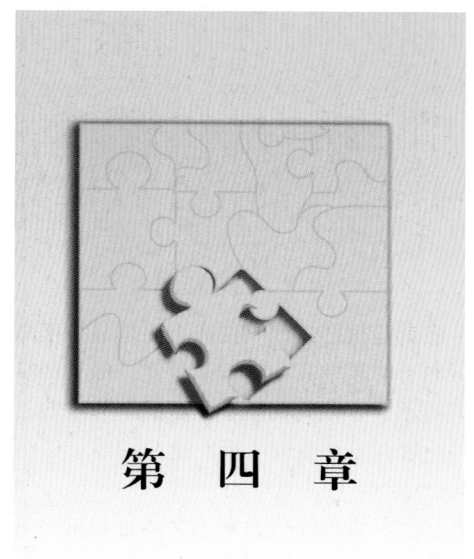

第 四 章

体 格 检 查

首先要会"看"，然后才会"看病"。

——Sir William Osler（1849—1919）

一、查体的基本步骤

在前面的章节里，我们已经讨论了采集病史的一般原则。本章我们将进一步讨论正规的体格检查所需要的技能。体格检查常规分为以下四个步骤：

- 视诊
- 触诊
- 叩诊
- 听诊

医学生要想掌握查体技能，就得像奥斯勒爵士说的那样，必须"让眼睛学会看，让双手学会触，让耳朵学会听"。想要获得良好整合上述感官传入信息的能力，初学者必须勤加练习。

虽然并非每一个器官系统的体格检查都会用到"视、触、叩、听"四步，但检查者在进行下一部位查体之前都应该按照这四步的顺序回想查体过程中是否有遗漏。

（一）视诊

视诊不是随便看一眼患者那么简单，通过视诊可以获得大量的信息。检查者必须有意识地锻炼自己系统观察患者的能力。初学者往往急于借助眼底镜、听诊器、耳内镜等查体工具来"看"，而忽视了裸眼观察的重要性。

什么叫作"让眼睛学会看"呢？接下来的这个小练习将会告诉你。请阅读框内的这句话并数出其中"f's"的个数。

> Finished files are the result of years of scientific study combined with the experience of years.

你数出了几个？答案请参见本章末尾的脚注。这个例子告诉我们：眼睛需要经过一定的训练才算真正会"看"，否则只会"视而不见"。

采集病史的时候，检查者需要同时观察患者以下几个方面：

- 一般状况
- 营养状态
- 体型
- 对称性
- 姿势和步态
- 言语能力

一般状况包括意识状态和个人妆容。患者看上去不错还是病快快的？患者是很舒适地躺在床上还是显得很痛苦？患者是清醒的还是昏昏沉沉的？急性病容还是慢性病容？最后一个问题有时候单靠视诊很难确定，但某些特征性的体征可以为检查者提供有用的信息。与慢性疾病相关的体征包括营养不良、眼窝凹陷、双颞凹陷、皮肤松弛等。患者是否装着整洁？生病并不等于蓬头垢面。患者的头发梳理过吗？患者是否吮吸手指？这些问题可以为评估患者的自我认知和精神状态提供有用信息。

视诊可以评估患者的营养状态。患者看上去消瘦虚弱吗？患者肥胖吗？大多数慢性病患者不会体重超重，只会表现出恶病质，如肿瘤、甲亢、心脏疾病等长期慢性疾病会导致明显的消耗面容。

视诊中体型的观察非常实用，因为特定的疾病会表现出不同的体型。无力型往往很瘦，肌肉不发达，骨架小，看起来营养不良；正力型属于运动体型，肌肉发达、骨架大；超力型体态矮圆，肌肉发达，但多有超重问题。

由于人体外形是对称发育的，因而任何不对称的外貌和体态都应引起注意。许多系统性疾病能通过视诊为诊断提供线索。如一侧锁骨上窝明显肿胀或一侧瞳孔缩小等都有获得最终诊断的价值。61岁男性左侧锁骨上窝肿胀可能是锁骨上淋巴结肿大所致，这可以是胃癌的唯一体征；43岁女性一侧瞳孔缩小可能是肺尖肿瘤引起颈交感链损伤的表现；46岁男性近期出现左侧精索静脉曲张则可能与左肾癌有关。

患者通常在床上接受查体，但如果检查者看到患者恰在行走，可以借机观察他的姿势与步态。正常行走需要神经系统和肌肉骨骼系统的协调参与。患者是否行走费力？是否有蹒跚步态？是否跛行？步伐是否正常？这些都是需要关注的。

检查者还可以从患者的言语中进一步获得更多信息。患者发音是否清晰？措辞是否得当？是否声嘶？说话音调是否过高或过低？说话时面部运动是否正常？如果回答为否，则提示可能存在脑神经病变。

定向力包括人物、地点、时间三个方面，我们通过询问几个简单的问题来评估："你是谁？"、"你现在在哪儿？"、"今天是几月几号，现在是什么季节？"、"美国总统叫什么名字？"这些问题当然不需要都放在检查前进行，你可以在问诊和查体过程中提问。这些问题可以洞察患者的精神状态和意识水平，我们还会在第18章神经系统中详细介绍精神状态的检查。

检查者要会识别感染的主要征象：红、肿、热、痛和功能障碍。红是血供增加的一种表现；肿是局部组织水肿或瘀血所致；热是受累部位血供增加而产生的一种感觉体验；痛是肿胀组织的压迫效应使得神经纤维受刺激而产生痛觉；功能障碍则由肿和痛引起。

（二）触诊

触诊是通过用触觉来感知被检查部位的特征，如皮肤隆起还是凹陷、皮温、触痛、脉搏、摩擦感以及器官或包块的大小。例如，胸骨右侧可触及的异常搏动可能提示升主动脉瘤；腹部触摸到的搏动性包块则可能是腹主动脉瘤；右上腹急性出现的质软压痛肿块，若随呼吸运动上下移动，则可能是炎症性肿大的胆囊。

（三）叩诊

叩诊是敲击被检查区域时产生的触觉和声音。右手手指将剧烈的敲击传递给左手手指，为了解其下的器官组织结构提供有用信息。不含液体的部位出现了液体，叩诊会有不同于正常的感觉。塌陷的肺发出的叩诊音与腹腔实质脏器类似；男性下腹部中线叩诊呈浊音则可能是充盈的膀胱。

（四）听诊

听诊需要仔细聆听各内部器官发出的声音，这一技术能为器官疾病过程提供信息。检查者在使用听诊器之前应掌握尽可能多的来自其他诊疗手段的信息，听诊应作为其他检查手段提示体征的验证手段。在检查心脏、胸部、腹部时，听诊应联合应用视诊、触诊、叩诊，而不是单独使用。颈动脉、眼部的和肾动脉杂音可能提供救命的临床诊断线索，正常肠鸣音缺失则提示可能需急诊手术。

二、查体前准备

体格检查通常在病史采集后进行。可将表 4-1 所列的所需器械装入便携箱中便于使用。

表 4-1　查体用器械

必备	可选	需要时可获得
听诊器	鼻照明灯	血压计
耳镜、眼底镜	鼻窥器	压舌板
小手电筒	音叉：512Hz	敷药棒
叩诊锤		纱布片
音叉：128Hz		手套
安全别针*		润滑剂
卷尺		测隐血愈创木脂片
口袋视力卡		阴道镜

注：* 一个患者一个别针，预防交叉感染

将器械放在患者床头柜或边桌上。为避免遗漏某项检查，可将所有工具一一排列出来。首先要调整光线，光线良好才能保证正确视诊。如果条件允许，尽量选择自然光，避免人工照明对肤色的影响。为保护患者隐私，检查开始前应拉上床帘。最后，将病床调整到合适的高度。如果需要将床升起，记得检查完成后回位。

检查患者前要洗手，最好当着患者的面洗手。用肥皂洗手可有效降低疾病的传播，尽量保证起泡后洗搓 10 秒以上。如果没有肥皂和净水，除非手上有可见污物，也可以使用乙醇（酒精）类的手消毒液清洁双手。

患者应穿前后均可敞开的袍子，睡衣也可以。患者的舒适度非常重要，若患者希望使用枕头则应当满足患者的要求。只有这样患者才可能在短暂接触一个陌生人后愿意暴露身体。

熟练掌握各个器官系统的检查也很重要，将各种评估整合入完整的体格检查中并保证患者所需的活动最少，尽可能避免不必要的体位变动。如果患者被频繁要求坐起、躺下、往左侧侧身、再坐起、再躺下，即便是年轻患者也会很快感觉疲惫。当患者处于一个姿势时，检查者应尽可能完成多的检查项目。记住，决不能让患者在没有支撑的情况下坐太长时间。**虽然学习体格检查时是按系统进行的，但实际检查患者应按部位而不是系统进行。**例如，检查头部时，医生需要检查皮肤、头发、眼、鼻、耳、喉、鼻窦及脑神经，尽管这些涵盖了多个系统。

按照惯例，患者躺在床上，检查者站在患者**右侧**，用右手执行大部分检查工作。左利手也应学习站在病床右侧用右手进行查体。接下来按器官系统划分的章节中会讨论手的放法。

虽然体格检查暴露很重要，但查体过程中应只暴露当时所查区域，避免过度暴露。例如，当检查女性乳房时，为检查对称性必须同时暴露两侧乳房，视诊完成后，即可用衣物将未检查的一侧乳房遮住。检查腹部时可用毛巾或床单盖住外阴部分。患者仰卧位查心脏时可将右侧乳房遮住。尊重患者的隐私有助于建立良好的医患关系。

查体过程中，要与患者沟通交谈。你可以继续补充病史，也可以和患者解释正在进行的检查项目。检查时避免使用"很好"、"正常"、"没问题"之类的评论，虽然这样的评论一开始可以安慰患者，但当你在后续部位的查体中忘记评论时，患者会理解为有问题或不正常，引起不必要的担心和紧张。

接下来的章节，我们将具体讨论各个器官系统的检查。第十九章"综合体格检查"将总结如何流畅地将所有器官的评估整合到一起。

三、医疗感染的控制措施

在日常的临床工作中，医务人员只要接触患者就有可能暴露于各种感染中。因此临床工作者必须警惕可能导致感染的各种情况，并熟知病原体在个体之间的传播途径。感染控制措施旨在快速识别传染病携带个体，并根据正确指南最大程度地保护患者和医护人员。

疾病控制中心和职业安全和健康管理局已经颁布了数个预防指南。每一个医护人员在暴露于具有潜在传染性的物质如血液、体液后都应遵循指南规范操作。

综合预防方案是通过处理所有血液和体液来控制感染的办法，无论是否明确携带 HIV、乙肝病毒（HBV）、丙肝病毒（HCV）或其他血源传播的病原体。根据综合预防措施推荐，处理血液等类似物质时应使用手套、口罩、隔离服，特别是直接接触或操作的人员。

其他可以减少血源性病原体暴露的方法包括保护性眼罩、接触有渗出性皮肤病变的患者时要使用手套，以及使用过的尖锐物品须及时丢弃。

对不同疾病状态患者都推荐采取**标准预防**方案，包括洗手、处理体液时按需使用恰当的保护设备。

全院性降低病原传播推荐使用以**传播机制为基础**的方案，包括：

- **空气预防**针对依靠空气中的小颗粒传播的病原体，包括水痘、结核。N95 或等效的口罩是必要的，同时将患者隔离到负压房间。
- **飞沫预防**针对可以依靠大颗粒传播的病原体，如呼吸道病毒，此时需要外科口罩和手套。
- **接触预防**针对皮肤接触传播的病原体，这类病原体包括耐多药微生物和难辨梭菌，这种情况下需要隔离服和手套。

日常生活中，有些情况需要不止一种预防措施，应在患者病房门口挂上引导标识，并遵循指南进行操作。

意外情况下可能出现针刺伤。针刺伤发生时，及时用大量流动水冲洗，并向医院协调员寻求帮助。每家医院都应在固定职能科室配备应急方案，并有固定工作人员随时提供咨询。如果具备有效的 HIV 暴露后预防措施，则应尽快实施。还需要进行 HBV 血清测试，在极少数情况下也会考虑免疫球蛋白。丙肝也可通过针刺损伤传播，但目前尚无有效疫苗用于预防 HCV 感染。

所有与患者直接接触的医疗服务人员都应接种乙肝疫苗以获得抗体。对特定人群，接种前可测试免疫水平。入职前体检和学生体检应包含结核菌素（PPD）试验和血清 HBV 测试等。

另外，不将病菌传给患者也是每个医护人员的责任。如果医务人员手上有破损就应戴手套；如果感冒了就应佩戴口罩；如果患病则应尽量避免接触患者。

四、体格检查的目的

体格检查的目的是为了获得与患者健康相关的有用信息。检查者应具备将获得的信息分析整合成综合评价的能力。

查体结果的有效性取决于很多因素。临床经验和查体技巧的可靠性是最为重要的。假阳性或假阴性结果都会降低准确性。不同的检查者使用不同的技巧检查不同的患者也会产生差别。我们将在第二十四章"诊断中的诊断推理"进一步探讨有效性和准确性的概念。

无意识偏倚是一个很重要的概念。众所周知，无意识偏倚可以影响查体结果的判定。例如，心房颤动（房颤）伴快速心室率患者的心室率不规则，150~200 次/分，由于脉搏短绌，桡动脉脉搏明显较低。如果检查者先记录心率后记录桡动脉脉搏，得到的脉搏值将会比先记录脉搏高。因此，前面的结果会使后面的结果产生偏倚。或者说，记录心率前先记录桡动脉脉搏，得到的心率值将会比先记录心率低，但偏倚的发生率要低一些。

敏感性和特异性的概念也很重要。敏感性是指患有某种疾病的患者中检查阳性的概率。特异性指不患有某种疾病的患者检查阴性的概率。敏感性和特异性反映检验方法的性能，然而医务人员感兴趣的是患者的临床特征，后者是由预测值来评估的。

阳性预测值指结果阳性的患者中真正患病的概率。阴性预测值是检验结果阴性的患者中真正不患病的概率。

"一个乳房有质硬包块的妇女患乳腺癌的概率"指的就是阳性预测值。预测值取决于人群中该病的患病率和检验的敏感性、特异性。如果人群患病率低，个体阳性结果同样会得到低的阳性预测值。

例如，移动性浊音对检验腹腔积液敏感性很高。因此检查者没有检查到移动性浊音阳性的话可以合理地排除腹腔积液。相反，视网膜黄斑区微动脉瘤对提示糖尿病的特异性很高。如果检查阳性则可确定糖尿病，因为没有糖尿病的人群不会出现黄斑微动脉瘤。但遗憾的是，没有一种检验方法既有高的敏感性又有高的特异性。为准确评估需要同时采用多种检验方法。

总结：

1. 敏感性高的检验方法阴性结果有助于排除疾病。

2. 特异性高的检验方法阳性发现有助于确诊疾病。

这两个概念将在第二十四章作进一步讨论。

框内这句话中有 6 个 "f's"，你数对了吗？

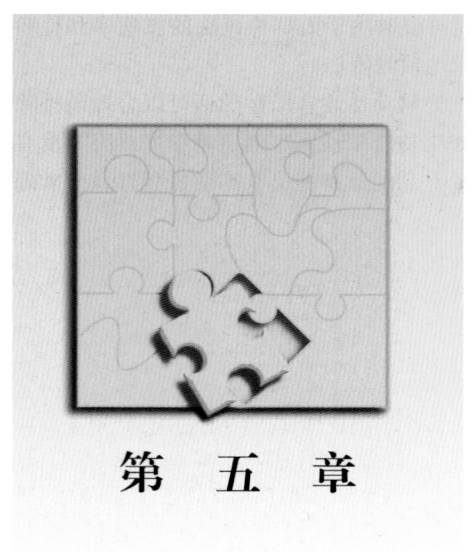

第　五　章

皮　肤

什么是最困难的？那些你所拥有的最简单的东西，用你的眼睛去发现吧，它就在你面前。

——John Wolfgang von Goethe（1749—1832）

一、概述

作为最大的器官，皮肤是反映人体健康程度最好的代表之一。即使对于一个没有经过医学训练的人来说，他亦有能力发现皮肤颜色及结构的变化。经过系统训练的医生不仅可以发现这些改变，同时更能够辨别这些细微的征象所代表的疾病。

皮肤的疾病很常见。在美国，约有三分之一的人患有需要医治的皮肤疾病，接近 8% 门诊患者的就诊原因与皮肤疾病相关。基底细胞癌与鳞状细胞癌［例如，非黑色素瘤皮肤癌］是迄今为止美国最常见的恶性肿瘤。每三个新发癌症中就有一个是皮肤癌，其中大部分为基底细胞癌。约 80% 新发皮肤癌为基底细胞癌，16% 为鳞状细胞癌，4% 为黑色素瘤。大部分皮肤癌发生于头部、颈部，证明了日光暴露是皮肤癌一个重要的诱因。鳞状细胞癌是继基底细胞癌之后第二常见的皮肤癌，每年约有 20 万美国人发病。虽然这些癌症患者大多接受了诊治并获得治愈，但每年仍有约 5000 人因皮肤癌死亡。

虽然黑色素瘤占皮肤癌发病率不足 5%，但却是皮肤癌死亡的主要原因。在 2011 年的 70 230 例新发病例中，男性 40 010 例，女性有 30 220 例。黑色素瘤发病率的增长速度高于其他肿瘤，1980-2011 年黑色素瘤在白种人中的发病率增长了三倍。2011 年共有 8790 例死于黑色素瘤，其中 5750 例男性，3040 例女性。在 2011 年，各种族中黑色素瘤（侵袭性和原位）的终生患病风险为 2.76%，白种人为 3.15%，非裔美籍为 0.11%。在过去的 30 年中，黑色素瘤的发病率持续增长。从 1992 年至今，白种人中黑色素瘤的发病率以每年 2.8% 的速度增长。虽然原因尚不清楚，但过度的日光暴露是一个重要因素。

与其他肿瘤类似，早期诊断、早期治疗对于黑色素瘤的治愈至关重要。若能早期诊断、早期治疗，基底细胞癌与鳞状细胞癌的治愈率高达 99%；如果黑色素瘤患者病变表浅（浸润深度<0.76mm），其生存率高达 99%，如果病变扩大（浸润深度>3.64mm），因容易发生远处转移，其五年生存率仅有 42%。因此，了解黑色素瘤病灶的体征给予医生去发现那些细小的、可治愈病灶的机会。

皮肤最重要的功能是保护机体免于环境的损害。皮肤作为一道相对防水的屏障，可以减少水分流失，抵御外部损害，隔绝温度变化。皮肤与维生素 D 的产生也息息相关。皮肤在自然界产生的膜中具有最好的防水功效。它能够延缓有害物质进入机体并造成内部损害。它能够抵御外界压力，阻挡微生物入侵。通过观察有严重皮肤疾病的患者，如烧伤患者，临床医生愈加意识到皮肤这一器官的重要性。

二、结构与生理

皮肤包含如下三层结构（图5-1）：

- 表皮
- 真皮
- 皮下组织

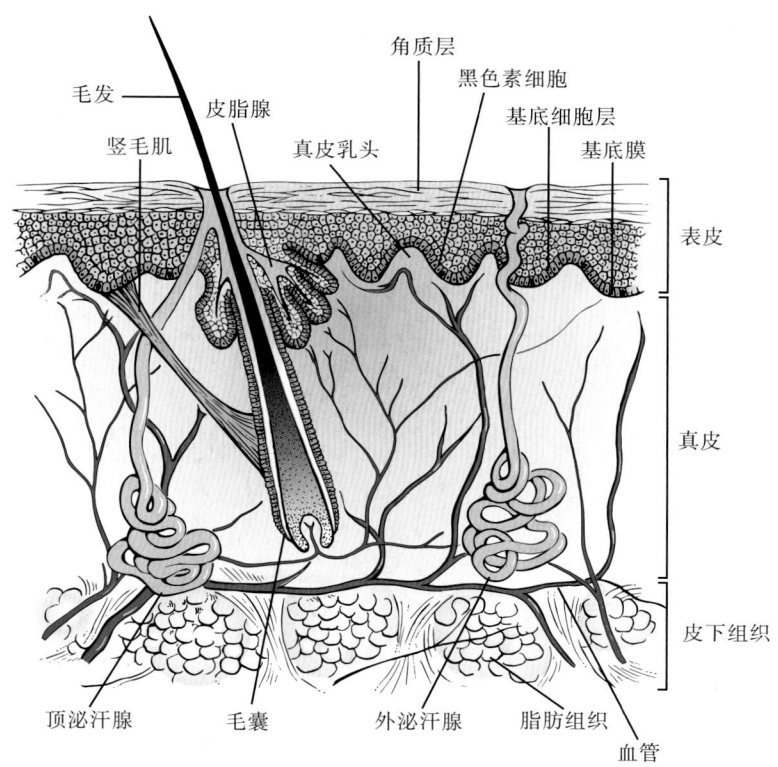

图 5-1 皮肤横断图，可见表皮、真皮及皮下组织

表皮是皮肤最外层的薄的结构，包含多层角质细胞或产生角蛋白的细胞。角蛋白是一种非水溶性蛋白，使皮肤具有其多种保护功能。角质层为表皮的最外层，构成了主要的物理屏障。角质层由角质化的细胞构成，角质化细胞为干燥、扁平、无核并相互黏附成薄片的细胞。基底细胞层为表皮的最深层，是单层快速增殖的细胞，该层细胞缓慢向上迁移，角化，最终由角质层脱落。这种成熟、角化、脱落的过程大约需要4个星期。在基底层的细胞中混有少量黑色素细胞，可以产生黑色素。黑色素细胞的数量在所有人群中大体相当。不同的皮肤颜色主要与其产生黑色素的数量、种类及其在皮肤中的分散程度相关。

表皮之下为真皮层，皮肤的主要部分由这种致密结缔组织组成。真皮层与其上的表皮层间依靠大量指样突起相连，这些突起向上与表皮层中的相应的凹槽连接。在真皮层中，血管分支并在真皮乳头中形成丰富的血管床。真皮的深层存在毛囊及其附属的肌肉与皮肤腺体。真皮层中有感觉神经及自主神经纤维。感觉神经末端为自由端或与特定的传到触觉、压力觉及温度觉的终末感受器相连。自主神经纤维则与竖毛肌、血管、汗腺相连。

皮肤的第三层为皮下组织，主要为脂肪结缔组织。这层具有高度可变的脂肪层，不仅能够调节温度，也能够在骨性突起的地方保护表层皮肤。

汗腺、毛囊与指甲为皮肤附属器。汗腺通过分泌汗液，水分从皮肤表面蒸发散热，是温度调节的重要机制。图5-2显示了汗腺的类型。

在皮肤中，有200万~300万小而卷曲的外泌汗腺。外泌汗腺普遍分布于身体表层，尤其在前额、腋、掌心、足底中更为丰富。甲床及某些黏膜表面无外泌汗腺。这些腺体受交感神经系统控制，每天能够产生多于6升的液体。

　　顶泌汗腺比外泌汗腺大，主要存在于毛囊附近，其分布远比外泌汗腺局限。顶泌汗腺多分布于腋、乳晕、耻前及会阴处。其于青春期发育成熟，分泌一种白色、黏稠的物质。其分泌受肾上腺素调控，并可被压力刺激产生。

　　皮脂腺是存在于毛囊周围的另一种腺体。皮脂腺广泛分布于除掌心与足底外的全身皮肤，而面部及后背处腺体体积最大。皮脂腺分泌的皮脂直接进入毛囊腔内，滋润毛发并分布到皮肤表面。皮脂中含有皮质细胞及脂质。皮脂产生量取决于腺体的体积，而这直接受雄激素分泌所影响。

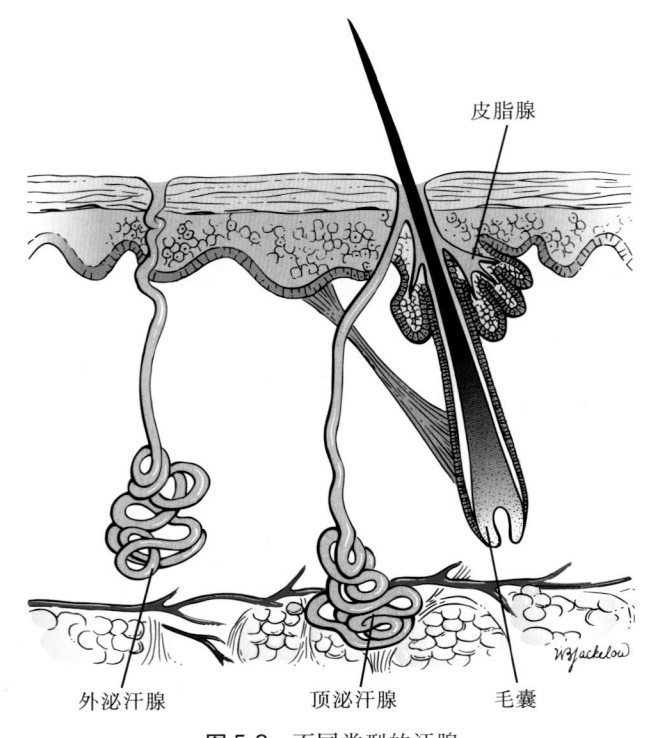

图 5-2　不同类型的汗腺

　　甲使手指与脚趾的末端避免外伤。甲来源于甲母质中的细胞角化，甲母质位于甲板近心端。甲板包括包埋于甲襞后方的甲根部、固定的中部及游离的远端。白色甲母质中增生的上皮细胞形成半月形，并向外延伸超过后甲襞称为甲半月。指甲各部分间的关系如图 5-3 所示。

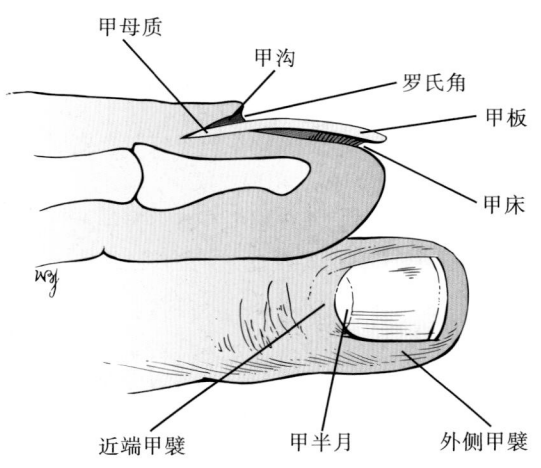

图 5-3　指甲结构：横断图及俯视图

毛干是毛囊中生长出来的角化结构。毛干下端称为毛母质，含有活跃增生的上皮细胞。位于毛囊末端的细胞，类似于骨髓与肠道上皮细胞，是人体内快速生长分裂的细胞。这是化疗导致贫血、恶心、呕吐以及毛发掉落的原因。毛发可见于除手掌、足底、唇、眼睑、阴茎头及小阴唇以外的全身皮肤。在明显毛发少的地方，毛囊小，产生的毛干细小。毛囊具有明显的形态及功能的不均一性。不同部位毛囊产生的毛干有不同的长度、颜色、浓密度、弯曲度及雄激素敏感度。例如，腋下及腹股沟处的毛囊对雄激素有高度的敏感性，而眼睑处则不然。竖毛肌与毛囊的连接处位于皮脂腺开口的下方。竖毛肌的收缩使毛干立起，产生"鸡皮疙瘩"的效果。毛囊结构如图 5-4 所示。

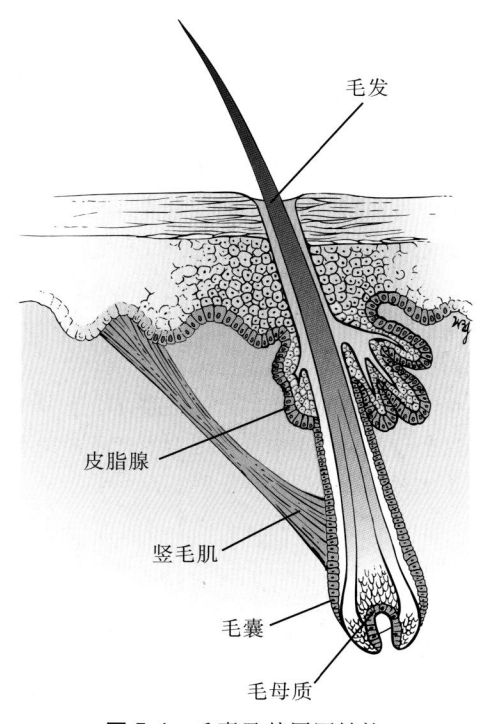

毛发

皮脂腺

竖毛肌

毛囊

毛母质

图 5-4 毛囊及其周围结构

三、特殊症状

与皮肤、毛发、指甲相关的主要症状有：

- 皮疹或皮损
- 皮肤颜色改变
- 瘙痒
- 毛发改变
- 指甲改变

（一）皮疹或皮损

问诊有新发皮疹或皮损的患者时，需要明确以下要点：发生皮疹或皮损的准确时间及部位至关重要，初发皮损的形态及其后变化也非常重要。应当询问患者如下问题：

"皮疹最初是扁平的、高起的还是疱状的？"

"皮疹的特点随时间变化吗？"

"自皮疹初发后，有其他新出现的部位吗？"

"皮疹是否有灼痛或瘙痒？"

"皮损是痛性的还是麻木的?"

"什么因素可以使皮疹减轻或加重?"

"皮疹是由日晒诱发的吗?"

"日晒会加重皮疹吗?"

"你曾尝试过何种治疗?"

"你是否有关节痛、发热或乏力?"

"你身边的人是否有类似的皮疹?"

"你最近外出旅游过吗?" 如果有, "去哪里了?"

"你是否接触过有类似皮疹的患者?"

"你有过敏史吗?" 如果有, "你过敏的症状是什么?"

"你有慢性病吗?"

注意患者是否使用过会改变皮损性质的药物。

询问患者是否使用了任何处方药或非处方药,特别是阿司匹林及含阿司匹林的药物。患者可能会突然对已服用多年的药物产生药物反应,所以不要忽视长期服用的药物。患者最近是否注射过或服用过新的药物呢? 患者是否吸毒? 询问患者对肥皂、除臭剂、化妆品及香水的使用情况,以及最近习惯是否有变化。

医生应当重视出现类似皮疹或皮损的家族史。冷、热及日光在皮损发生中的作用也很重要。此外应寻找是否还有其他相关因素,比如职业、明确的食物过敏、乙醇(酒精)使用或月经周期。是否做过园艺或家庭装修工作? 最近是否接触过动物? 问诊还应询问患者是否有心因性因素。

如果还不知道患者职业,需要尽快明确患者的职业。此外还需查明患者的副业以及娱乐活动。即使患者已经接触某一化学制品或类似成分多年,这个信息仍然很重要。因为生产商会在不告知消费者的情况下,频繁更换产品的基本成分。此外患者可能需要多年才对某一物质变得敏感。

(二) 肤色的改变

肤色的改变可能是患者疾病的首发表现,如发绀和黄疸。确定患者是否发现一些会导致这些改变的慢性病。局部皮肤颜色的改变可能与衰老或肿瘤相关。某些药物也能够改变肤色。所以需要询问患者最近是否使用过任何药物或正在使用药物。

(三) 皮肤瘙痒

皮肤瘙痒可能是皮肤病的一个症状,也可能是内科疾病的一种表现。需要询问皮肤瘙痒患者以下问题:

"你第一次觉察到皮肤瘙痒是什么时候?"

"瘙痒是突发的吗?"

"瘙痒合并皮疹或皮损吗?"

"你在服用药物吗?"

"你的皮肤在出汗或干燥时瘙痒有变化吗?"

"你被诊断过什么慢性病吗?"

"你最近外出旅游过吗?" 如果有, "去哪里了?"

在胆汁性肝硬化及癌症患者中,尤其是淋巴瘤患者,可有全身皮肤瘙痒。瘙痒伴弥漫皮疹,可能由疱疹样皮炎引起。需要明确患者的瘙痒是否与皮肤出汗或干燥有关,因为这两者都可能是瘙痒的原因。

(四) 毛发改变

需要询问患者是否有脱发或毛发增多。弄清毛发的分布及质地是否有任何改变。如果患者存在上述改变,医生应询问以下问题:

"你最早何时发现这些改变的?"

"这些改变是突发的吗？"

"脱发/脱毛是对称的吗？"

"毛发改变与瘙痒、发热或是近期的压力相关吗？"

"据你所知，你有接触过有毒物质或商品化的护发产品吗？"

"你的饮食习惯有变化吗？"

"你正在服用什么药物吗？"

饮食习惯和药物使用的改变是毛发改变最常见的两个原因。甲状腺功能减退患者常会有外侧三分之一眉毛脱落的症状。下肢血管病变常导致腿毛脱落。另一方面，卵巢及肾上腺肿瘤均会导致体毛的增加。

（五）指甲改变

指甲改变包括裂开、变色、成峰、增厚及与甲床分离。需要询问患者以下问题：

"你最早何时发现了指甲改变？"

"你最近得过急性疾病吗？"

"你有慢性病吗？"

"你最近在吃什么药吗？"

"你在工作及家庭中接触过化学试剂吗？"

真菌病可以导致指甲增厚。仔细检查近端甲襞、甲半月、甲床以及甲板可能会给系统性疾病的诊断提供线索。急病患者的甲床或甲板可能会出现线状或脊状的改变。药物及化学品也是众所周知引起指甲改变的两大因素。

（六）综合建议

所有患者都应被问及他们的痣、胎记及全身色斑是否有改变。发现任何皮肤颜色改变、不规律生长、疼痛、脱屑或出血。任何一个扁平并有色素沉着性皮损近期出现生长，都需要引起关注。

医生还应询问所有患者，他们未愈合的皮损是否有发红、脱屑或结痂情况。患者曾得过皮肤癌吗？若曾经得过，那应进一步询问部位、治疗以及具体情况。

四、皮肤病对患者的影响

皮肤病对患者的社交活动有很重要的影响。如果病变位于可见的皮肤表面，那么一个长久存在的皮肤病可能会阻碍患者的情感及心理发育。一个人对自己及对别人的看法将受到很大的影响。失去自尊是很常见的事情。有皮肤病的成人经常会遇到性生活方面的限制。这种亲昵行为的缺少会导致并加剧患者的敌意和焦虑情绪。皮肤是每个人情绪的一个敏感标志。正如大家所熟知的，尴尬的时候我们会脸红，焦虑的时候我们会流汗，而恐惧的时候我们会脸色发白或起"鸡皮疙瘩"。

皮疹患者常常会出现情绪巨变。皮疹还常与不纯洁或邪恶联系起来。即便当下，朋友及家人之间还是可能会排斥有皮肤病的成员。患者皮肤若出现发红、有渗出、脱色或脱屑，那么他们不仅会被家人排斥，甚至可能被他们的医生排斥。有些皮损还会招来更多人的目光，这会让患者更加不舒服。一些皮肤病可能会带来极度的生理或心理上的痛苦，导致患者出现抑郁，甚至自杀。

皮肤病经常只能对症治疗。因为太多的皮肤病并无治愈的方法，许多患者只能无助而沮丧地过完此生，皮肤科医生也爱莫能助。

焦虑作为一种天然的应激源导致皮疹的现象已经频频被人们观察到。压力也容易加重某些皮肤病，如湿疹。这就造成了一种恶性循环，因焦虑引发的皮疹又会加剧焦虑。皮疹成为心身疾病的常见症状和体征。

临床医生应通过与患者谈论他们的焦虑来努力打破上述的恶性循环。一个会努力尝试引出患者对疾病的情绪的问诊医生可以让患者打开心扉。恐惧和幻想也可以进一步讨论。医生同时应该自然的接触患者，使患者恢复信心。以上这些举动使患者感到不那么孤立，有利于增进医患关系。

五、体格检查

皮肤查体唯一且必需的检查工具就是笔灯。皮肤查体由两步构成：

- 视诊
- 触诊

皮肤查体主要依靠视诊，但触诊也是必需的。尽管绝大多数皮损是非传染性的，但谨慎起见评估任何皮损时还是应戴上手套。由于皮肤病的流行与人类免疫缺陷病毒（HIV）的感染有关，所以触诊戴手套尤为重要。触诊皮肤可以有助于确定皮损的性质：质地、硬度、活动性、邻近区域是否肿胀、柔软度。

患者和查体医生在整个皮肤查体过程中都应该感到舒适。灯光应当调节到最佳照明状态，最好选择自然光。即便患者没有皮肤不适的主诉，医生也应该仔细进行全面皮肤查体，因为皮肤为系统性疾病提供线索。皮肤查体可以单独来做，但最好应和全身其他部位查体一并来评估。

（一）一般原则

查体医生应对患者自述体积增大或颜色改变的所有皮损保持警惕。任何新生物均应得到重视。

当开始皮肤查体时，临床医师需要首先注意皮肤的一般情况：颜色、湿度、弹性及质地。

任何皮肤颜色的改变，例如发绀、黄疸或色素异常，都应当重视。

红色血管性的皮损可能是血液渗出到皮肤所致，例如：瘀点或紫癜；也可能是血管树畸形，例如血管瘤。将载玻片置于血管瘤上加压，可见血管瘤颜色转白，若皮损是瘀点或紫癜则不会变色，这是鉴别血管瘤与瘀点的有效方法。

查体时，需要审视所有着色的皮损并且牢记警示可能与恶性黑色素瘤相关的五个征象——"ABCDE"。

- 形状不对称
- 边界不规则
- 颜色多变
- 直径超过 6mm
- 不断进展

不对称就是指皮损的一半与另一半不同。边界不规则描述的是有圆齿边或难以画出明确界限。颜色多变指的是棕褐色、黑色的阴影，有时还有白色、红色或蓝色。直径大于 6mm，也就差不多一个铅笔擦的大小，这个直径被认为是黑色素瘤的危险信号。一个总在进展的皮损需要实时评估。

临床医生应当牢记皮肤病学中的格言："不去看比不知道导致的错误会更多"。

皮肤过分潮湿可以见于正常人，也可能与发热、情绪、肿瘤或甲状腺功能亢进（甲亢）有关。干燥则是一个正常的老化表现，但它也可能与黏液水肿、肾炎以及某些药物诱发有关。注意有无脱屑，这可能提示患者存在皮肤瘙痒，以此为线索进一步可能发现潜在的系统性疾病。

当触诊皮肤时，评估其弹性和质地。皮肤弹性可以帮助评估患者是否存在脱水。拉起患者前额的皮肤再放开，其应当迅速恢复其正常的轮廓；若患者有脱水，则该反应会延迟。

对于经验尚缺的查体医生来说评估皮肤质地是很难的，这是因为质地是一个定性的指标。柔软的质地指与婴儿腹部皮肤的质地类似，柔软质地的皮肤见于继发性甲状腺功能减退、垂体功能减退和男子性腺功能不全（类宦官状态）。"坚硬"质地的皮肤常见于硬皮病、黏液水肿及淀粉样变性。"天鹅绒"般质地的皮肤则与埃勒斯-当洛综合征有关。

（二）坐位查体

患者取坐位，医生检查上肢及手部的皮肤与毛发。

1. 毛发视诊

检查头发及头皮有无损伤、有无脱发及多毛的表现，注意身体毛发的分布及质地。在某些疾病，如甲状腺功能减退，毛发会变得稀疏而干枯。相反，甲亢患者则有着质地良好的毛发。脱发发生于很多情况：贫血、重金属中毒、垂体功能减退以及一些营养性疾病如糙皮病；毛发增多则见于库欣病，Stein-Leventhal 综合征以及一些肿瘤，如肾上腺及性腺肿瘤。

2. 甲床视诊

　　评估指甲可以为疾病的诊断提供重要的线索。许多系统性疾病及皮肤病都可能影响指甲。甲床的改变通常不是某一疾病的特异表现。起源于肾脏、造血系统、肝脏系统的疾病均可有明显的指甲异常的表现。视诊指甲应当检查指甲的形状、大小、颜色、脆性、甲下出血，还应检查指甲或甲床是否有横线或凹陷，此外应注意甲床白色区域是否扩大。图 5-5 显示了一些典型的疾病相关性指甲改变。

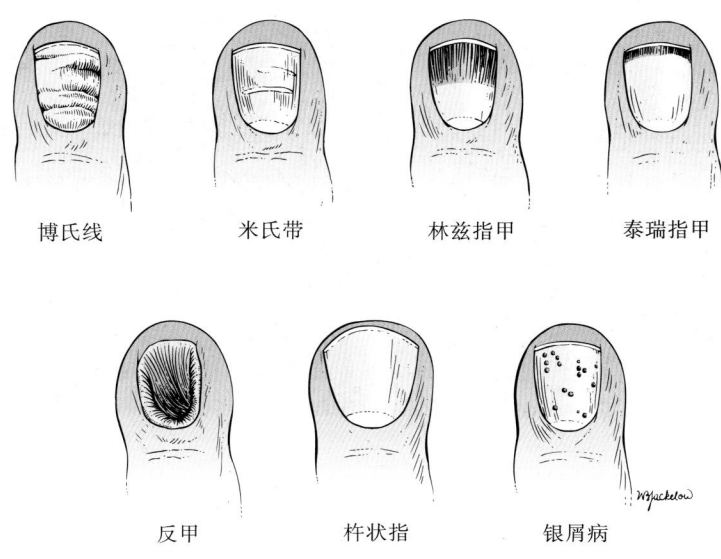

博氏线　　　　米氏带　　　　林兹指甲　　　　泰瑞指甲

反甲　　　　杵状指　　　　银屑病

图 5-5　常见疾病相关的指甲表现

　　（1）博氏线是横行并且平行于甲半月的凹槽或凹陷。任何影响指甲生长的严重的系统性疾病均可以产生博氏线。其常与感染（伤寒、急性风湿热、疟疾、获得性免疫缺陷综合征）、营养疾病（蛋白质缺乏、糙皮病），循环系统问题（心肌梗死、雷诺病）、异常代谢状态（糖尿病、甲状腺功能减退、低钙血症）、消化疾病（腹泻、小肠结肠炎、慢性胰腺炎、口炎性腹泻）、药物使用（化疗药物）、手术及酗酒等有关。博氏线是由会使指甲生长减缓甚至暂停的情况引起的。生长暂停的节点在指甲上看起来就是横行的凹槽。这些线最常见于拇指甲和脚趾甲。图 5-6A 显示了一位患者指甲的博氏线，图 5-6B 则显示了一例 5 个月前接受过大手术的患者的趾甲的博氏线。

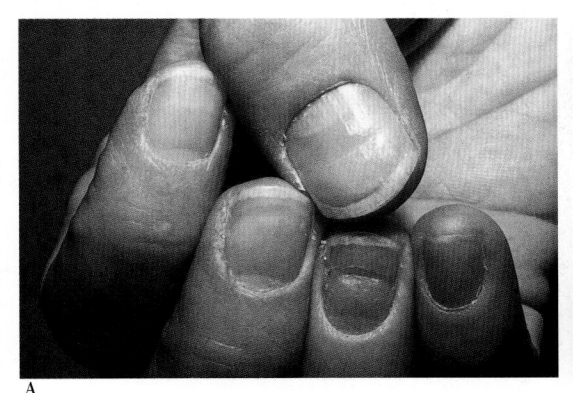
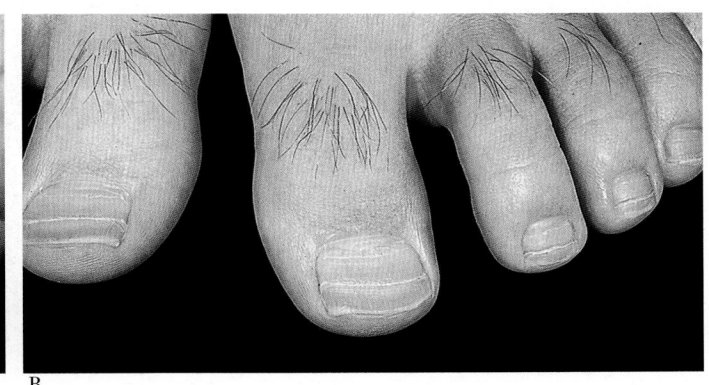

A　　　　　　　　　　　　　　B

图 5-6　博氏线
A：指甲，B：趾甲

有些时候，指甲上白色的横线或条带，代表中毒或急性系统性疾病，称为米氏带，历史上与慢性砒霜中毒有关。米氏带同样可见于霍奇金病、充血性心力衰竭、麻风、疟疾、一氧化碳中毒及其他系统性疾病。这些线条同样平行于甲半月。通过测量线条的宽度及对于指甲生长速度的估计——大约 1mm/周，检查者可以推断疾病发生的时间。图 5-7 显示了一位数星期前接受化疗患者的指甲。

（2）林兹指通常称作半半指甲，甲床的近端部分为白色，而远端部分为粉色或红色。这种征象通常见于慢性肾脏病及氮质血症。图 5-8 显示了一位慢性肾衰竭患者的林兹指。

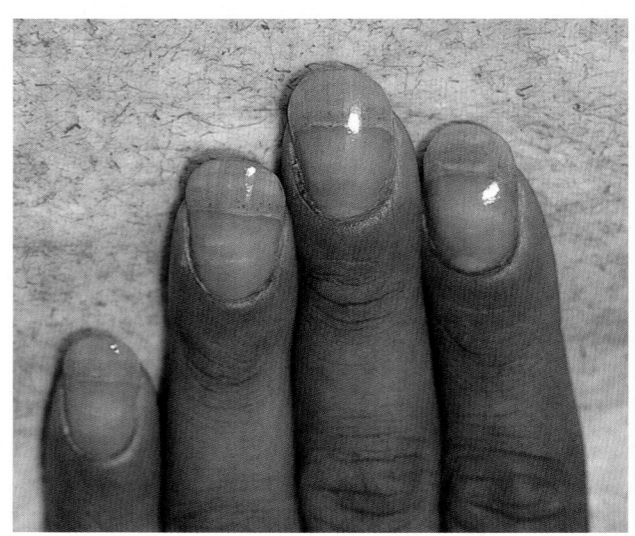
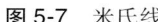

图 5-7　米氏线

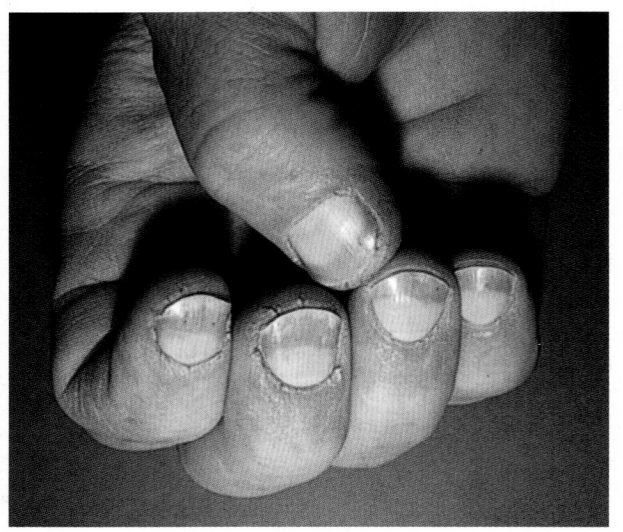

图 5-8　林兹指

（3）泰瑞指甲表现为白色的甲床延续直到距离远端在 1~2mm 内。这类指甲多见于肝功能衰竭、肝硬化、低白蛋白血症、慢性充血性心力衰竭、甲亢、营养不良及成年型糖尿病。图 5-9 为典型的泰瑞指甲。

（4）裂片状出血因甲床内纵行的血管中血液渗漏至相邻的凹陷处而形成。裂片状出血很常见。据估计，约有 20% 的住院患者有裂片状出血。这类征象通常与局部轻微的外伤有关，但亦常见于系统性疾病，如亚急性细菌性心内膜炎、白血病、血管炎、感染、类风湿关节炎、系统性红斑狼疮、肾脏病、肝脏病及糖尿病等。裂片状出血如图 5-10 所示。

（5）存在反甲吗？反甲，或者说是匙状甲，通常由于营养状态不良所致甲板过薄并形成杯样凹陷。匙状甲通常与缺铁性贫血相关，也可见于其他导致指甲过薄的疾病。图 5-11 对比了正常指甲与缺铁性贫血所致的匙状甲。

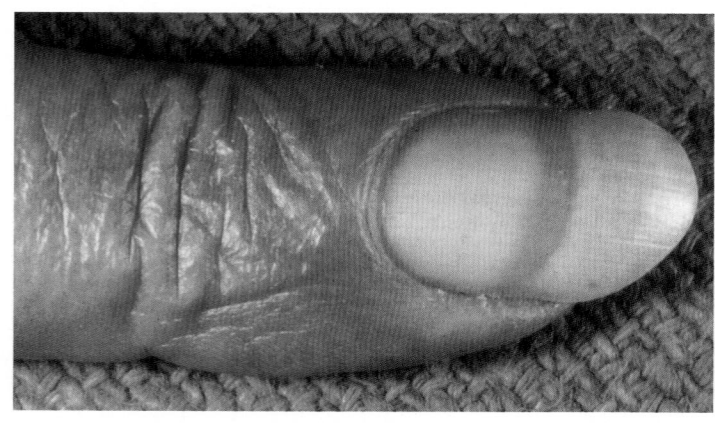

图 5-9　泰瑞指甲

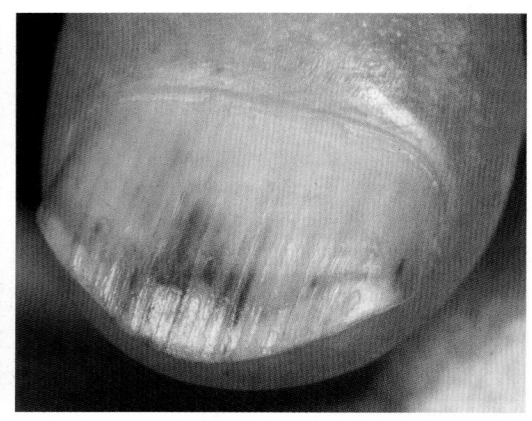

图 5-10　裂片状出血

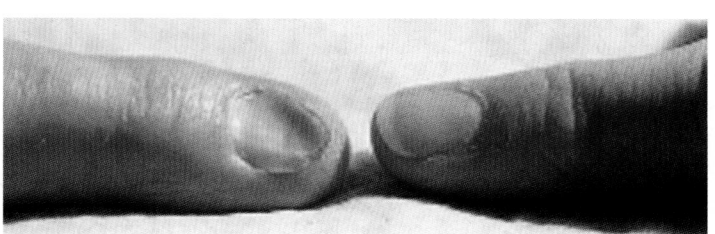

图 5-11　反甲

3. 杵状指视诊

正常指甲甲床质硬，与手指间所成角度大约 160°。这个角度亦称作罗氏角。当发生杵状指的时候，该角大于 180°，触诊甲床质软或有漂浮感。随着杵状指的进展，指甲根部变得肿胀，罗氏角超过 180°，指甲呈拱形隆起，其纵向与横向均有较大的曲率。手指远端可梭形增大。图 5-12 对比了正常手指与杵状指。

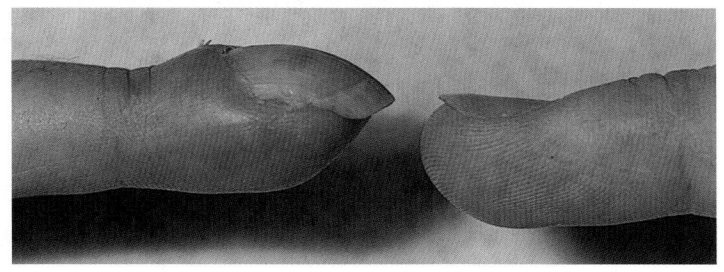

图 5-12　晚期杵状指

为了检查是否存在杵状指，可将患者的手指置于检查者的拇指与示指间，示指指尖位于甲床底处。如果存在杵状指，患者的指甲似浮于手指之上。图 5-13 介绍了这种检查早期杵状指是否存在的方法。

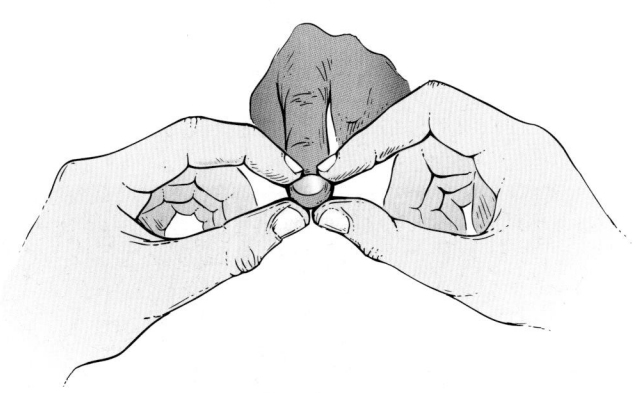

图 5-13　检查杵状指的方法

自从希波克拉底第一次记录了在脓胸患者中观察到杵状指，杵状指已被发现与多种疾病有关，如肺部、心血管、肿瘤、感染、肝胆、纵隔、内分泌以及胃肠道疾病。杵状指通常为获得性，但也可能为常染色体显性遗传。除了遗传性杵状指，其常见于发绀型心脏病、肺囊性纤维化、胸膜间皮瘤、肺部肿瘤。常见的获得性肺部疾病为支气管肺癌，杵状指常见于非小细胞肺癌（占全部比例的 54%），并且少见于小细胞肺癌（不到全部病例的 5%）。杵状指患者中，除了慢性阻塞性肺疾病，支气管扩张症、支气管肺癌等病因亦有待排除。杵状指亦被发现与化脓性肺疾病相关，如肺脓肿、脓胸、支气管扩张症、肺囊性纤维化。杵状指最初的表现为近端甲襞表面组织的软化。

4. 指甲凹陷视诊

指甲凹陷通常与银屑病或银屑病性关节炎相关。银屑病累及甲床及甲基质可引起甲板的增厚及凹陷。约50%的银屑病患者中可见指甲受累。指甲多发凹陷与甲基质中多发银屑病病灶相关。甲轻度凹陷的人也可无其他皮肤疾病。趾甲癣有凹陷发生。图5-14显示了银屑病性指甲凹陷，图5-15为凹陷指甲的横截图，图5-16A显示了另一银屑病患者的指甲损害。注意，这种特征性的指甲表现是由于甲床过度角化引起。图5-16B是典型银屑病指甲表现的特写。

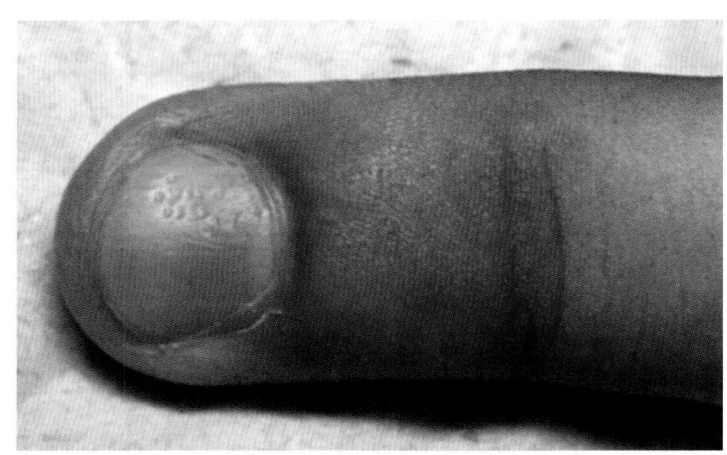

图5-14 银屑病：指甲凹陷

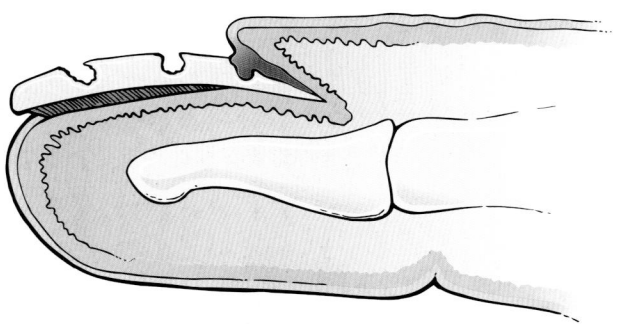

图5-15 指甲凹陷的横截图

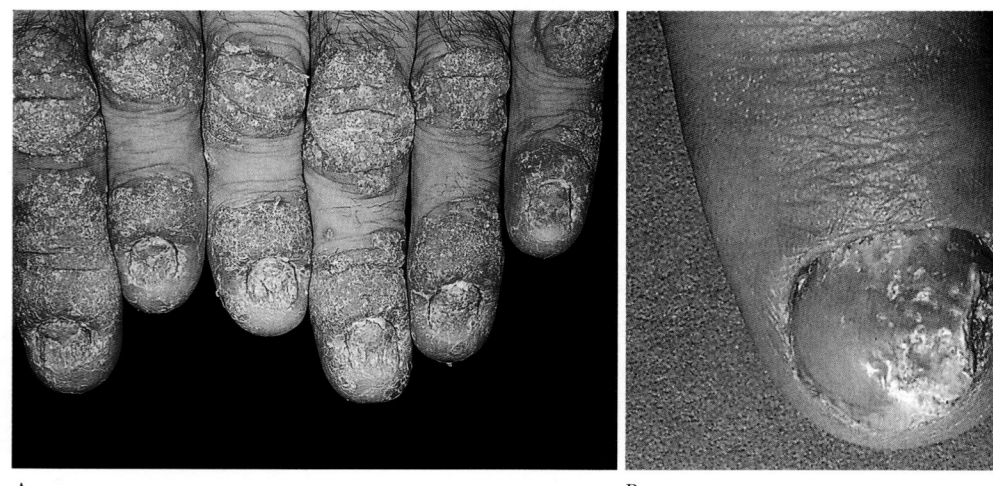

A   B

图5-16 银屑病性指甲损害

5. 头部及颈部皮肤视诊

仔细观察眼睑、前额、双耳、鼻及唇。评估口腔及鼻腔黏膜是否有溃疡、出血或毛细血管扩张，鼻唇沟及口部的皮肤是否正常。

6. 背部皮肤视诊

检查患者背部皮肤，是否存在皮损？

（三）卧位查体

胸部、腹部及下肢皮肤视诊

首先要求患者躺下，这样可以进行全身皮肤的检查。观察胸部和腹部皮肤，尤其注意腹股沟及外阴部皮肤；检查阴毛，阴囊，会阴区；检查耻骨联合前区域是否存在溃疡或蜡样沉积物。

仔细观察患者双足及足底是否存在皮肤病变。依次观察脚趾及足弓。

要求患者左侧侧卧，从而检查背部、臀部及肛周皮肤。

六、皮损的描述

当发现皮损时，首先应将其分为原发性或继发性，并且描述其形状和分布。原发皮损存在于原本正常的皮肤，由于表皮、真皮或皮下组织解剖学的变化导致。原发皮损是皮肤损害特征表现；继发皮损则来源于原发损害，是皮肤疾病发病过程中产生的。

要诊断皮肤疾病，首先应观察原发皮损的特点。在描述皮损时，检查者应注意皮损为扁平的还是凸起的，实性的或是包含液体的。检查者可以借助手电来判断皮肤是否存在细微隆起。从病灶处的一侧照射，对侧阴影的面积与病灶隆起的程度相对应。

皮损的部位在诊断中也极为重要。因此检查者需要描述病灶的分布情况。当怀疑为接触性皮炎或虱病的时候，患者的衣服也应该仔细检查。此外，通过服饰上可能存在的油污或其他物质，检查者可以推断患者职业暴露情况。

诊断皮肤疾病最重要的三条标准为：形态学特点、结构以及分布，其中形态学特点尤为重要。以下将介绍常见的原发及继发皮损的形态学特点及相应的描述方法。

（一）原发和继发皮损

原发皮损包括扁平的、隆起的、实性的和充填液性的，为方便阅读列表显示（图5-17～图5-20）。对于原发皮肤损害的分类并无统一标准，以下所列的病灶尺寸仅为大约数值。继发皮肤损害根据它们隆起或低于皮肤平面进行分类（图5-21、图5-22）。其他重要的皮损如图5-23所示。

（二）皮损结构

检查者并非要对所有皮损进行明确的诊断。对于皮损的描述，分布方式及排列特点通常指向一组有着共同皮肤表现的相关疾病（例如融合的红斑、疱疹性疾病、成群的水疱、红斑基础上的丘疹等）。例如，中间凹陷的成群分布的荨麻疹提示昆虫咬伤。图5-24列举了描述皮损结构的用语。

七、临床意义

皮肤的改变经常使检查者感到为难。当检查者发现一处皮疹时，通常的想法是"我应该从哪里开始？"。经常，检查者可能感到无助甚至不去尝试做出诊断。皮肤学术语经常很复杂，那些名词常令人望而却步。而有时候，书籍中对于皮肤异常的描述可能更加令人困惑。

原发皮肤损害：非可触及的，扁平的

皮损	特征	举例
斑疹	小于 1cm	雀斑，痣
斑片	大于 1cm	白癜风，牛奶咖啡斑

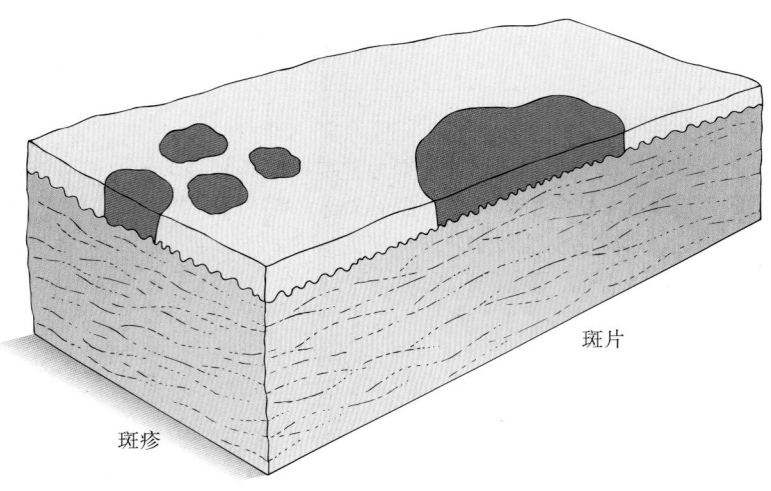

图 5-17

原发皮肤损害：可触及，实性包块

皮损	特征	举例
丘疹	≤1cm	痣，疣
结节	1~2cm	结节性红斑
肿块	>2cm	肿瘤
斑块	扁平凸起，表面积大于高度	银屑病，脂溢性角化病
风团	皮肤表面水肿	蜂螫伤，昆虫叮咬伤

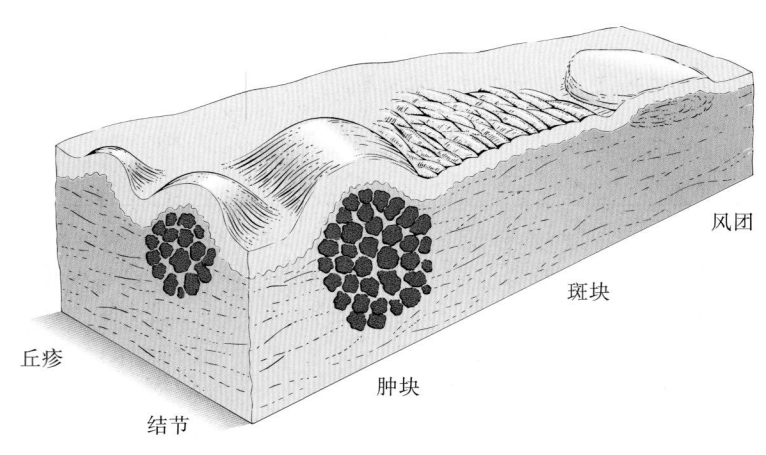

图 5-18

原发性皮肤损害：可触及，液性

皮损	特征	举例
水疱	<1cm，内含浆液	水疱，单纯性疱疹
大疱	>1cm，内含浆液	水疱，寻常型天疱疮
脓疱	类似水疱，内含脓液	痤疮，脓疱病

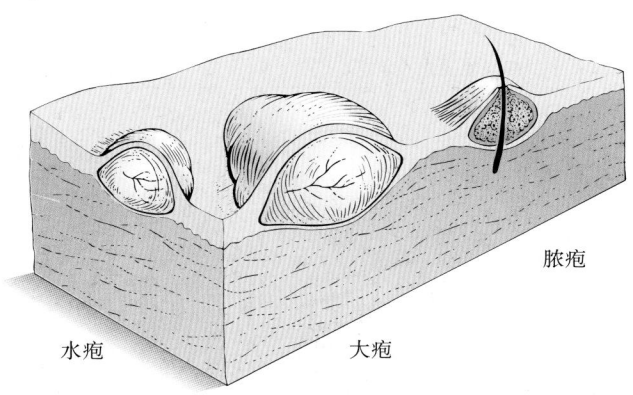

图 5-19

特殊原发皮损

皮损	特征	举例
粉刺	堵塞的皮脂腺开口	黑头
隧道	直径<10mm，凸起的隧道	疥疮
囊肿	内含液体或半流体物质的可触性皮损	皮脂腺囊肿
脓肿	脓性物质在真皮层或皮下层积聚形成的一类特殊原发皮损；脓性物质通常较深，从皮肤表面不可见	
疖	毛囊炎症坏死后形成的一类特殊原发皮损	
痈	数个疖的聚集	
粟粒疹	角蛋白在汗腺末梢聚积形成的小的充满角蛋白囊肿	

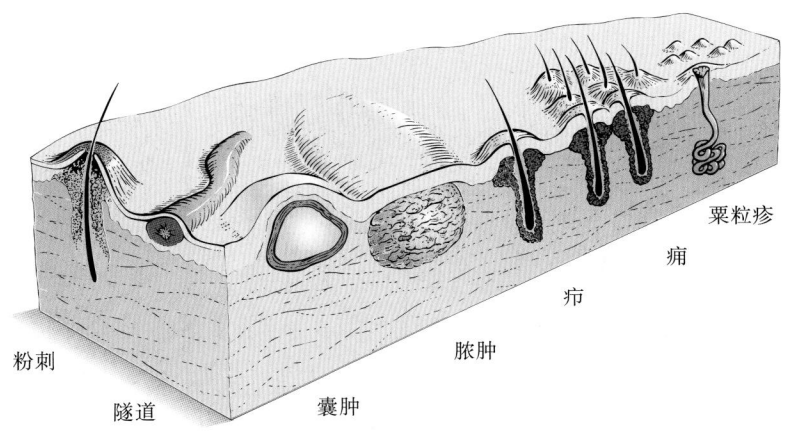

图 5-20

继发皮损：低于皮肤表面

皮损	特征	举例
糜烂	表皮部分或全部丢失，表面潮湿	水疱破裂
溃疡	表皮或真皮缺失，可伴有出血	淤滞溃疡，硬下疳
皲裂	从表皮到真皮的线性裂缝	唇炎，足癣
剥脱	表浅线性的或"挖出的"损伤区域，常为自身所致	擦伤，刮伤
萎缩	皮肤变薄伴皮肤标记缺失	膨胀纹
硬化	皮肤弥漫或局限地硬化	

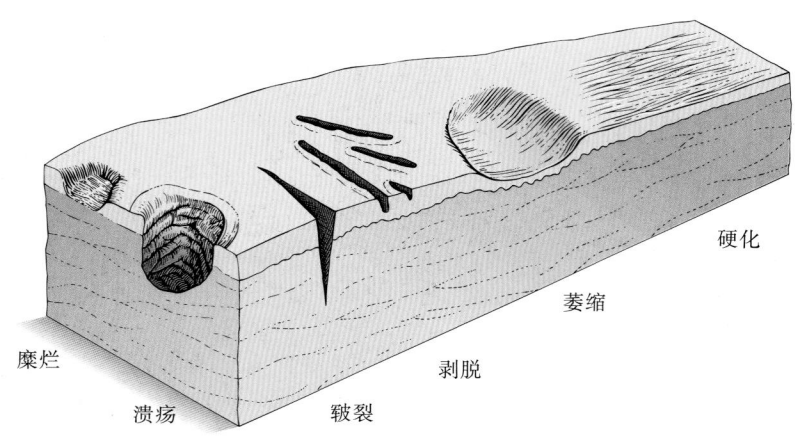

图 5-21

继发皮损：高于皮肤表面

皮损	特征	举例
鳞化	角化细胞的堆积性生长；表皮片状剥脱	头屑，银屑病
结痂	脓液、浆液或血液干燥后的残渣	疥癣，脓疱病

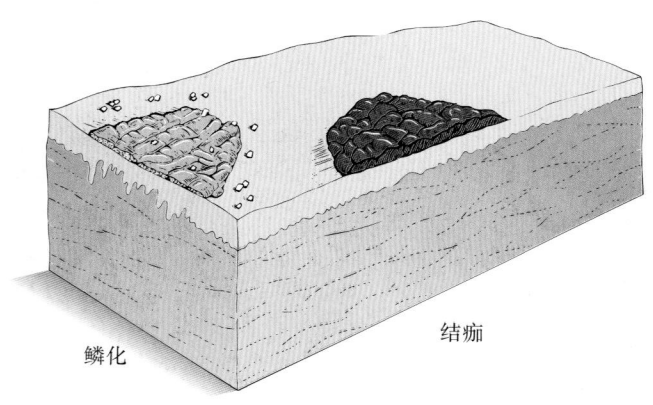

图 5-22

血管性皮肤损伤

皮损	特征	举例
红斑	皮肤变粉或变红，继发于血管扩张，按压褪色	
瘀点	紫红色；按压不褪色，<0.5cm	血管内缺陷
紫癜	紫红色；按压不褪色，>0.5cm	血管内缺陷
瘀斑	紫红色；按压不褪色，不同大小	创伤，血管炎
毛细血管扩张	细小的不规则的扩张血管	毛细血管扩张
蜘蛛痣	中心为红色，周边呈放射状如蜘蛛臂，按压中心周边褪色	肝病，雌激素

混合性皮肤损伤

皮损	特征	举例
瘢痕	损伤的真皮组织为纤维组织取代；可能为萎缩性或增生性	愈合的伤口
瘢痕疙瘩	瘢痕组织隆起、增大超过伤口界限	烧伤瘢痕
苔藓样变	表皮变粗糙且增厚，皮肤标记加重	特应性皮炎

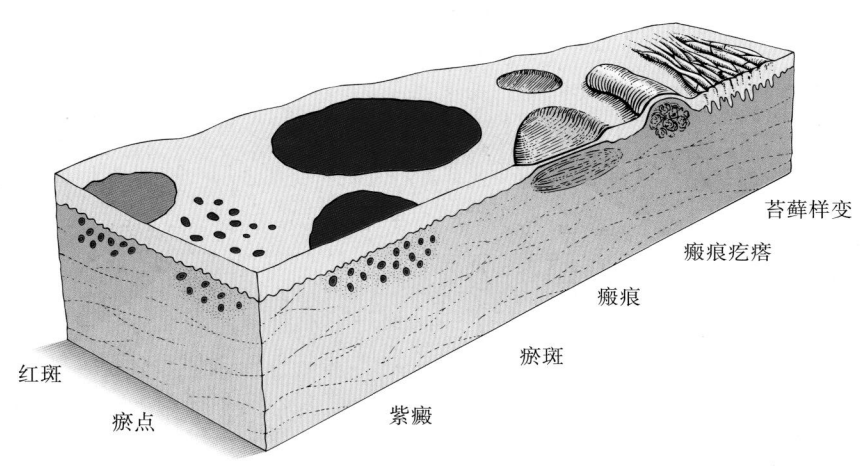

图 5-23

对于皮肤疾病的诊断有超过 2500 种。而其中大部分疾病发生率低。仅 10~15 种常见诊断的发病率超过皮肤病总体的 50%。如果考虑到 50 种最常见的情况，便足以包含 95% 的患者的诊断。

在处理皮损时，检查者一定要做到以下四件事：

1. 识别并确定原发皮损。
2. 确定皮损分布范围。
3. 识别任何可能相关的发现。
4. 同时要考虑到患者的年龄因素。

随着皮肤病的进展，其临床表现也会变化。皮损可从水疱进展到糜烂，从水疱进展到脓疱，或是从丘疹进展到结节或肿瘤。

有许多皮肤病或皮损是检查者应当熟知的。本章图片所显示的例子就是其中的一些，这些横截面图片显示了皮肤异常所在的部位以及病变发病过程中累及的不同层面。文字则描述了原发皮损。

描述性皮肤病专用术语

皮损	特征	举例
环形	环状的	癣菌病
弓形	半环状	梅毒
奇异的	不规则或地图状形态，与下方的组织结构不相关	人工性皮肤炎
漩涡状	环形的	
融合形	融合在一起的损伤	幼年皮疹
盘状	中央非空的圆盘状	红斑狼疮
离散形	分散的皮损	
湿疹状	易形成小水疱、结痂的炎症	湿疹
广泛型	广泛分布的	
群集型	成群聚积的皮损	单纯疱疹
虹膜型	圆圈内包含一个圆圈，牛眼状的损伤	多形红斑
角化型	角化增厚	银屑病
线型	成直线形	毒葛中毒性皮炎
多形型	超过一种形态的损伤	多形性红斑
鳞屑丘疹型	鳞化的丘疹或斑块	银屑病
网状	花边样网状	口腔扁平苔藓
匐行状	蛇状爬行的	皮肤幼虫移行症
毛细血管扩张性	表面皮肤血管相对持久扩张	奥斯勒-韦伯-朗迪病
普遍型	涉及全身的	普秃
带状疱疹状的 *	沿神经分布的线性排列	带状疱疹

注：* 也可被描述为皮节

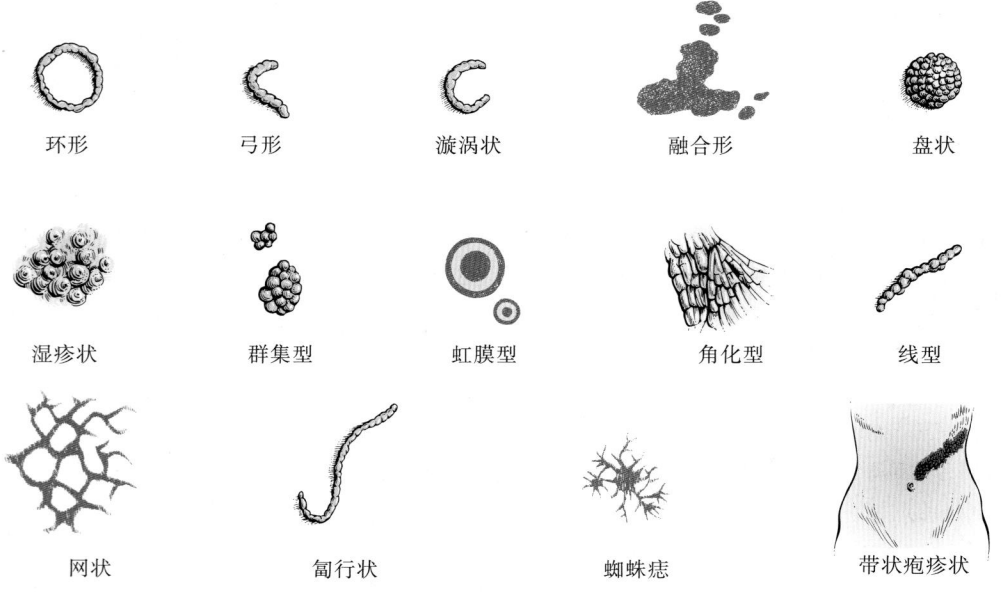

图 5-24

1. 寻常疣通常是因表皮细胞感染了人乳头瘤病毒（HPV）而造成的良性增生。HPV 有超过 100 种，不同种类病毒则会造成不同类型的疣。绝大多数类型的 HPV 会造成相对无害的皮损，如寻常疣。然而有些类型病毒会造成严重的疾病，比如宫颈癌。疣病毒是人与人直接传播，个体可通过接触感染者使用过的毛巾或物品而被间接感染。每个个体对于 HPV 的免疫反应是不同的，所以并非所有接触过 HPV 的个体都会出现疣。疣是有着坚硬、角化表面的硬结，大小可以从针尖到豌豆大小，并可融合成一个广泛的病灶。表皮出现空泡，真皮乳头也出现向上增生。图 5-25 显示了疣的横截面，图 5-26 则显示了两个手指疣的病例。

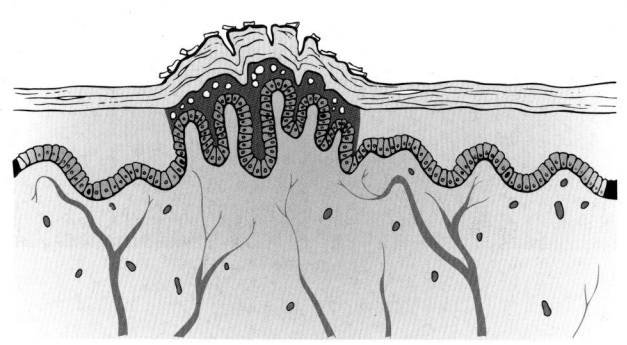

图 5-25 疣的横截图，注意表皮的增厚和过度角化

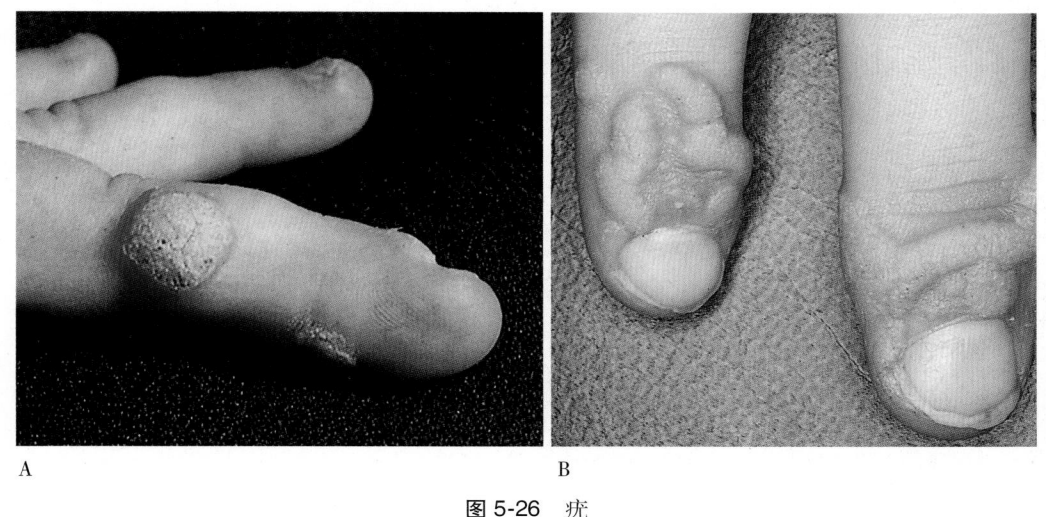

A   B

图 5-26 疣

疣也可出现在脚底（跖疣），出现在足底的疣会因为持续的压力有完全不同的表现。持续压力导致了异常的疼痛，因此促使角化物质进一步向深层组织挤压。图 5-27A 显示了足跟处的一例跖疣。注意在有黄色中心的角化损伤之中可见多发红点或黑点，这些点代表了真皮乳头尖部的出血。通常来说，这时也会有正常皮肤纹路的中断。

图 5-27B 显示了切除后的病变。纵向注意病变的深度。由于疣生长于表皮，切缘达到真皮即可完整的去除病变并不留瘢痕。

2. 鳞状细胞癌（鳞癌）是表皮角质形成细胞来源的恶性肿瘤，并常侵及真皮层。鳞癌常形成脱屑结痂的斑块或结节，可能有出血或溃疡。鳞癌可能浸润周围组织并出现淋巴结转移或其他器官转移。常见病因包括紫外线、X 线、多环碳氢化合物（例如焦油、矿油、沥青、煤烟等）、黏膜疾病（例如扁平苔藓、鲍恩病）、瘢痕、慢性皮肤病变、遗传疾病（例如白化病、着色性干皮病）、HPV 等。鳞癌主要发生于日光暴露的皮肤区域。从致癌风险因素的暴露到鳞癌发生的潜伏期可长达 25～30 年。图 5-28 显示了鳞癌病变的两个例子，注意，病变溃疡周围

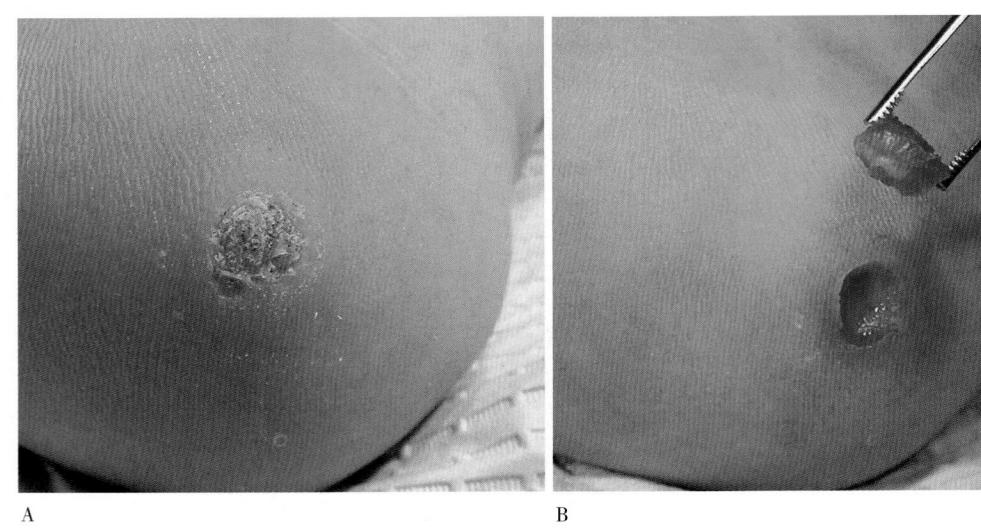

图 5-27 扁平疣

A：可见在有黄色中心的角化病变中的出血，B：切除后

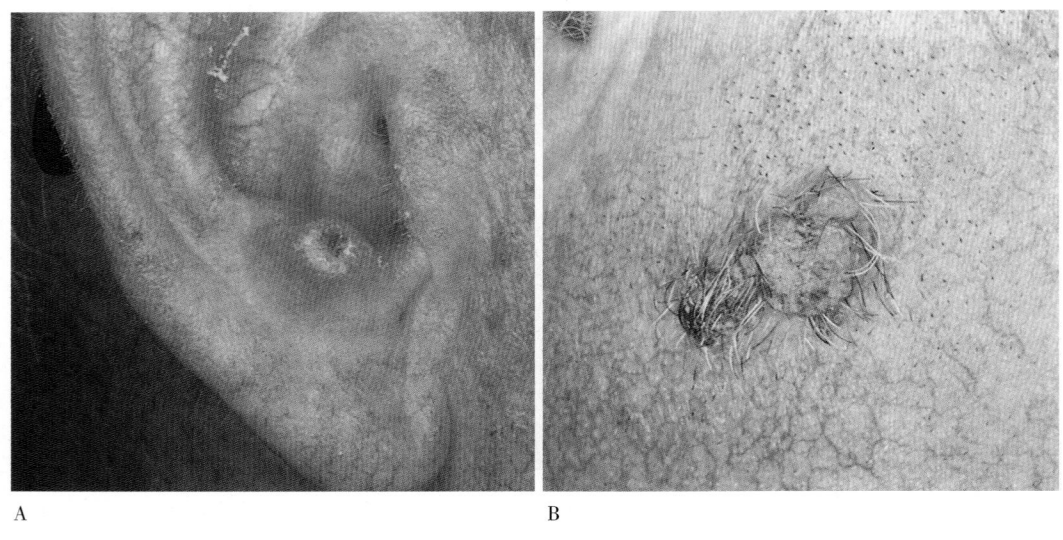

图 5-28 皮肤的鳞状细胞癌

A：耳；B：面

有突起的硬质边界。图 8-11 也显示了一名鳞癌和耳小叶黑色素瘤的患者。图 5-29 显示了另一位嘴唇上鳞癌患者病变，注意，肿瘤边界为原型，中心溃疡。图 5-30 显示了鳞癌病灶的横截图。

尽管鳞癌常发生于日光暴露区域，图 5-31 显示了足底的病灶。第一跖骨前亦有病灶存在。

3. 基底细胞癌是来源于表皮层中基底细胞的恶性肿瘤，是最常见的皮肤恶性病变。表皮层增厚，真皮层可被恶性基底细胞浸润。其病变形态常为串珠样、卷曲的边界清楚，中心为溃疡样凹陷的结构。尽管日光暴露是流行病学调查中的重要因素，基底细胞癌高发于面部而少见于其他日光暴露部位。与鳞癌不同，基底细胞癌生长缓慢且少有转移。基底细胞癌局部浸润，当病灶在眼睛或鼻子附近，可能造成颅骨的损害。如果发生溃疡、出血、结痂，可被认为是侵袭性溃疡。对于不愈合的病变都应该考虑基底细胞癌的可能。图 5-32 到图 5-34 显示了基底细胞癌的典型表现。

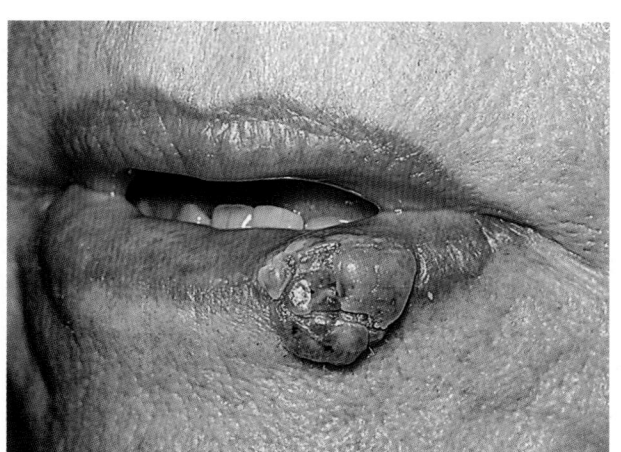

图 5-29　唇部鳞状细胞癌

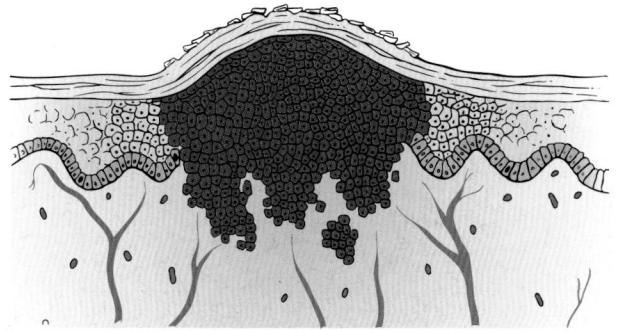

图 5-30　鳞癌横截图，注意，病变侵及真皮层

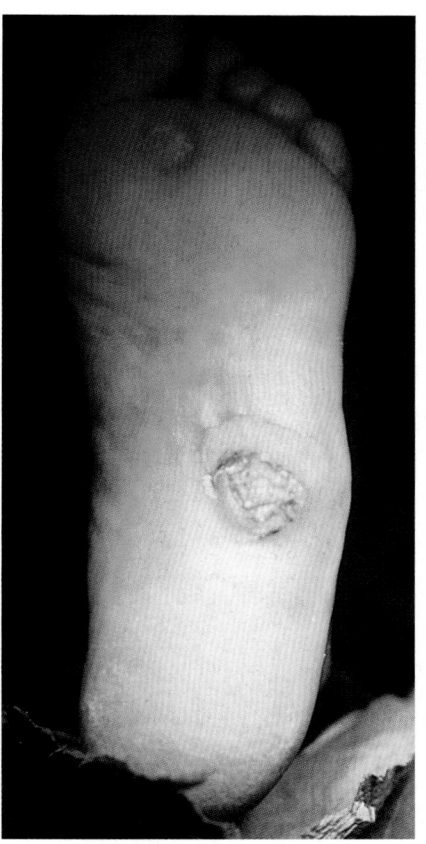

图 5-31　足底的鳞状细胞癌

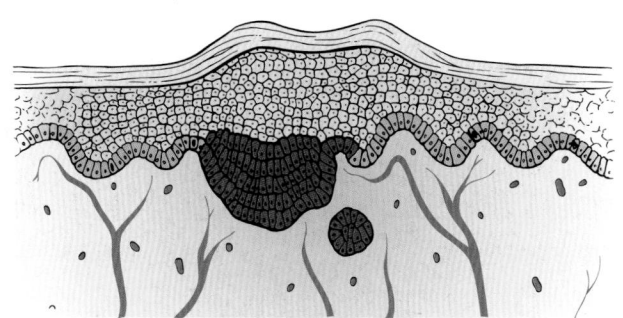

图 5-32　基底细胞癌横截图

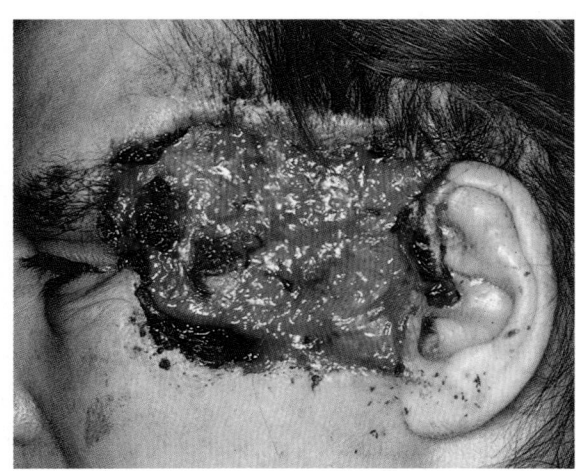

图 5-33　基底细胞癌（恶性溃疡）

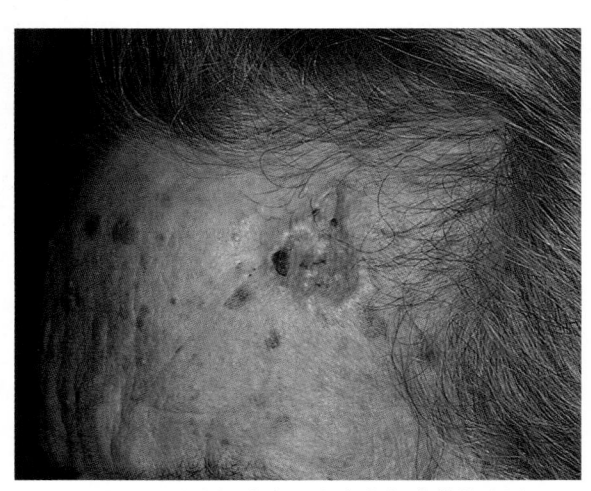

图 5-34　基底细胞癌，注意卷起清楚的边界

4. 黑色素瘤是来源于表皮黑色素细胞的恶性肿瘤。如果未经诊断治疗，黑色素瘤常进展为致死性转移。大多黑色素瘤在发生晚期进展前有较长的表浅或水平生长期。之后，黑色素瘤垂直纵深生长，穿透真皮层。并可发生转移。

黑色素瘤是皮肤科医生最常见到的恶性病变。黑色素瘤的发生率增长速度高于其他恶性肿瘤。大多数黑色素瘤有表皮不典型的色素沉着，如红色、白色、灰色、蓝色、棕色和黑色，所有均可在一个病变中。黑色素瘤通常有四种类型：恶性雀斑样痣型黑色素瘤、表浅扩散型恶性黑色素瘤、结节型黑色素瘤及肢端黑色素瘤。图 5-35 显示了典型的面部恶性雀斑样痣型黑色素瘤。恶性雀斑样痣型黑色素瘤似乎高发于老年人。这种类型的黑色素瘤有较长的横向生长期并且常发生于日光暴露、日光损伤的皮肤区域。表浅扩散型恶性黑色素瘤（图 5-36）是黑色素瘤中最常见的类型（占黑色素瘤的 70%）。通常，这种黑色素瘤表现为不规则、颜色深浅不一、边界清楚的斑块。通过早期诊断治疗，预后较好，5 年生存率可达 95%。图 5-37 显示了黑色素瘤的横截图。表浅扩散型恶性黑色素瘤可进展为纵向生长及深部浸润。图 5-38 显示了另一个表浅扩散型黑色素瘤病灶的纵向扩散。结节型黑色素瘤是第二常见的类型，约占到黑色素瘤的 15%。与表浅扩散型恶性黑色素瘤不同的是，结节型黑色素瘤通常为黑色、棕色或深蓝色并可在数月内快速进展。

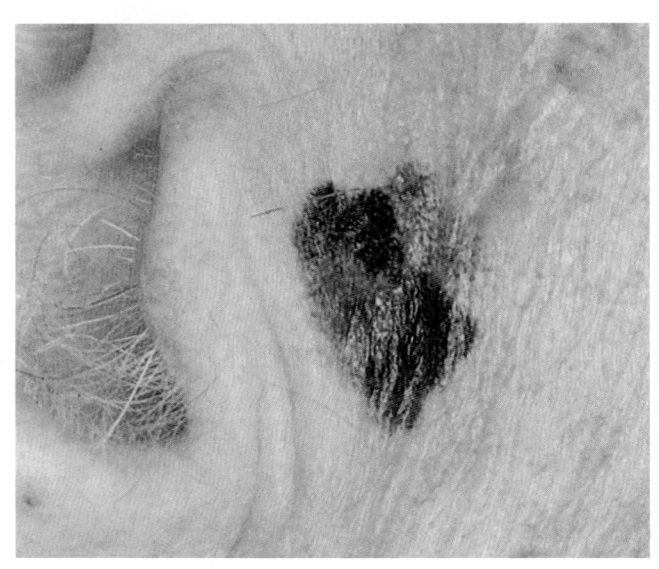

图 5-35　恶性雀斑样痣型黑色素瘤

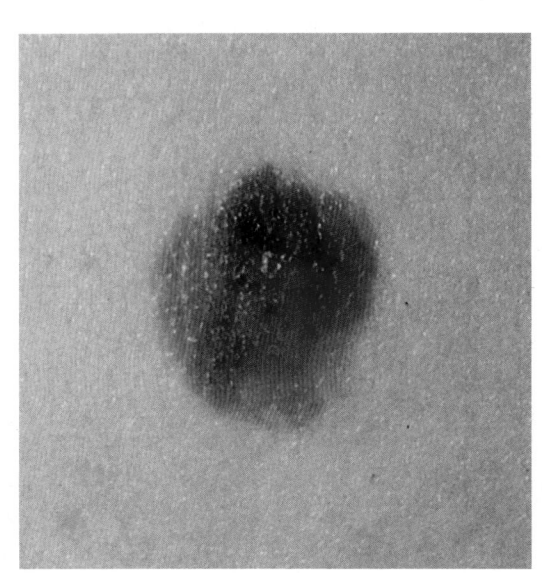

图 5-36　表浅扩散型恶性黑色素瘤

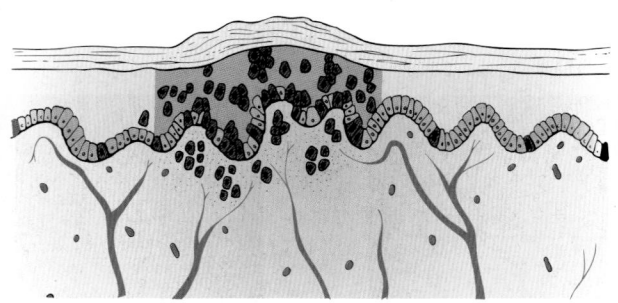

图 5-37　黑色素瘤横截图
（注意，黑色素瘤细胞来源于真皮层）

黑色素瘤高发于白种人并且好发于背部及女性的胫前区域。通常来说，发生于背部、腋部、颈部及头皮（统称为 BANS 区域）的黑色素瘤比肢体的黑色素瘤预后差。与基底细胞癌及鳞癌相比，基底细胞癌和鳞癌好发于持续日光暴露的人群，如水手和农业工作者；而黑色素瘤常发生于经历过短期密集日光暴露的浅肤色人群，例如去南半球度假。

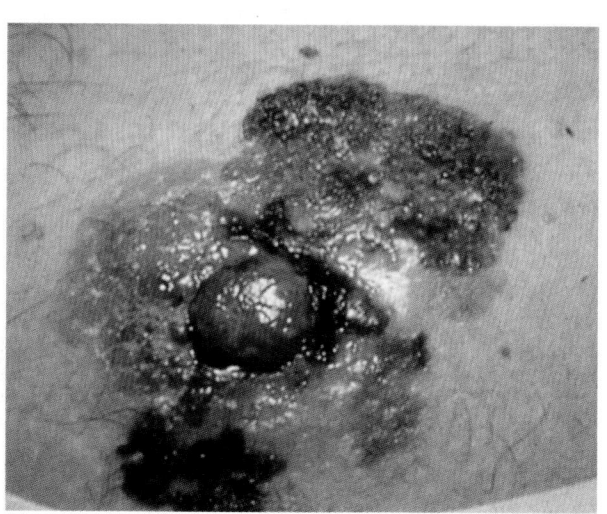

图 5-38　表浅扩散型恶性黑色素瘤的垂直生长

　　不到 5% 的黑色素瘤发生于非洲裔美国人。肢端黑色素瘤是非裔美国人和亚洲人中最常见的类型，通常发生于身体无毛发覆盖的部位，如手心、足底、甲下及口腔黏膜。发生于脚趾甲比手指甲更为常见。肢端黑色素瘤占深色皮肤人种中黑色素瘤的 29%～72%，在浅肤色人群中却不到 1%。与其他形式的黑色素瘤不同，肢端黑色素瘤似乎与日光暴露无关。诊断肢端黑色素瘤的平均年龄 60～70 岁。然而，肢端黑色素瘤也可能发生于白种人或年轻人。这类黑色素瘤有较短的表浅生长期，较早进入垂直生长期，因此预后差。典型的肢端黑色素瘤标志包括：

- 指甲或趾甲的纵行的黑色、棕色、褐色条纹
- 近端甲襞的色素沉着
- 手心或足底出现深色色素沉着区域

　　图 5-39 显示了一位非裔美国人患者的足底肢端黑色素瘤。大拇趾趾甲是黑色素瘤的常见发病部位。著名的牙买加创作歌手、音乐家、尊敬的雷鬼音乐创作者——鲍勃·马利 36 岁死于原发于足趾的肢端黑色素瘤的远处转移。图 5-40 显示了甲床的肢端黑色素瘤，有一条较宽的纵行条带及不均一的颜色。图 5-41 显示了另一位患者的

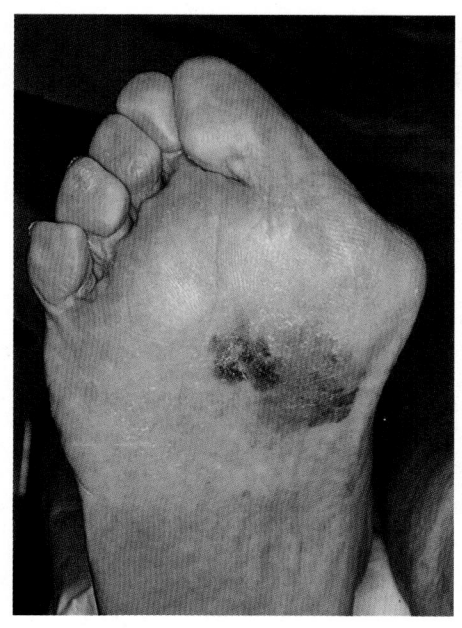

图 5-39　肢端黑色素瘤

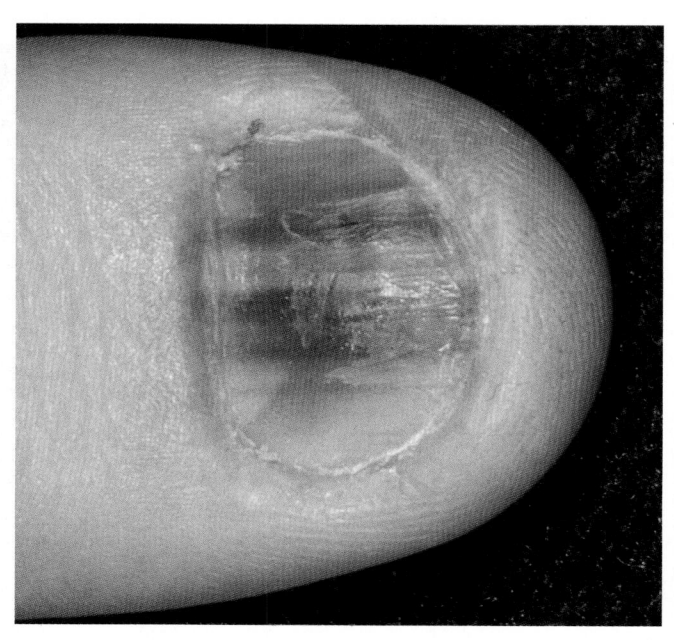

图 5-40　甲床的肢端黑色素瘤

甲床肢端黑色素瘤。值得注意的是，基底部条带的宽度略宽于顶部，预示着肿瘤生长快速。尽管肢端黑色素瘤很罕见，由于它不典型的生长部位及极低的生存率，临床工作中应保持高度的警惕性并仔细检查患者的手心、足底及甲床。

　　图 5-42 显示了恶性黑色素瘤拇趾指甲下的改变。异常的甲下色素，尤其是持续存在较长时间的，都应怀疑黑色素瘤的可能。甲下黑色素瘤在亚洲人种及深色皮肤人种中约占到黑色素瘤的 20%，而在白色人种中仅约为 2%。紫外线暴露似乎是皮肤黑色素瘤发病的重要因素。然而，由于紫外线不能穿过甲板，因此紫外线不是甲下黑色素瘤发病的危险因素。大部分甲下黑色素瘤发生于拇指（占累及手指患者的 58%）和拇趾（占累及脚趾患者的 86%）。

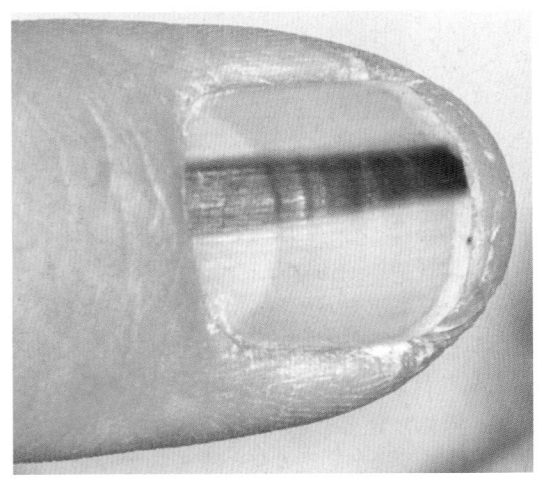

图 5-41　甲床黑色素瘤

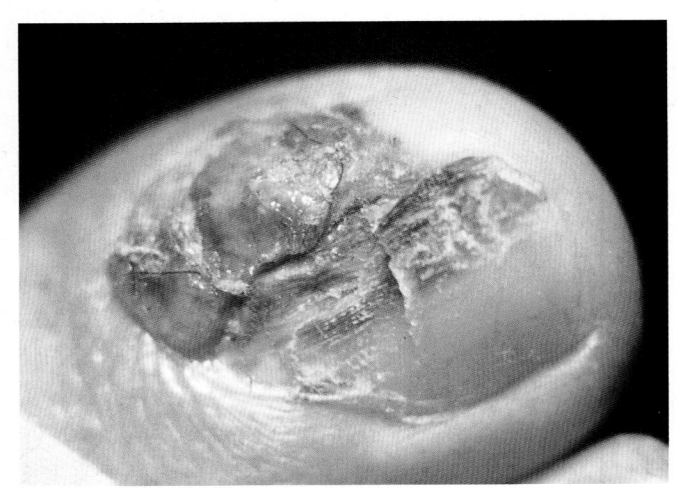

图 5-42　拇趾黑色素瘤的趾甲下改变

　　5. 脂肪瘤为皮下脂肪的良性增生，有着橡胶样外观。脂肪瘤可发生在全身各部位，通常发生于躯干、颈部、股、上臂及腋窝。可同时存在一个或多个脂肪瘤。脂肪瘤为最常见的良性的软组织增生。表皮层是正常的。通常情况下，有包膜的脂肪瘤可能长得极大并且抬高覆盖于其上的表皮和真皮组织（图 5-43）。图 5-44 显示了脂肪瘤的横截图。检查者可以轻易地推动质软的脂肪瘤。图 5-45 显示了一位患者上臂的脂肪瘤。

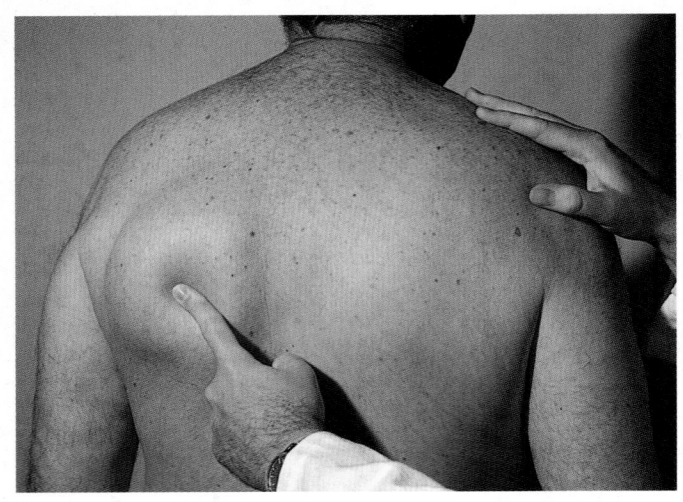

图 5-43　背部脂肪瘤

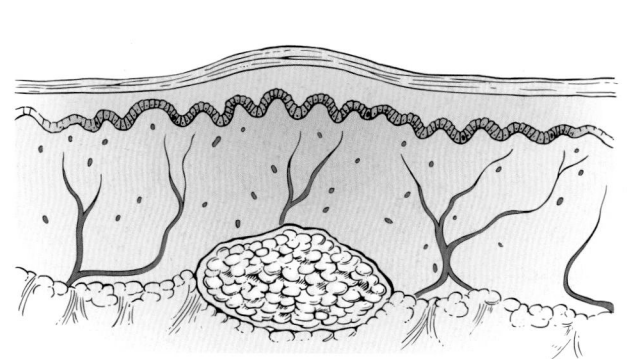

图 5-44　脂肪瘤的横截图

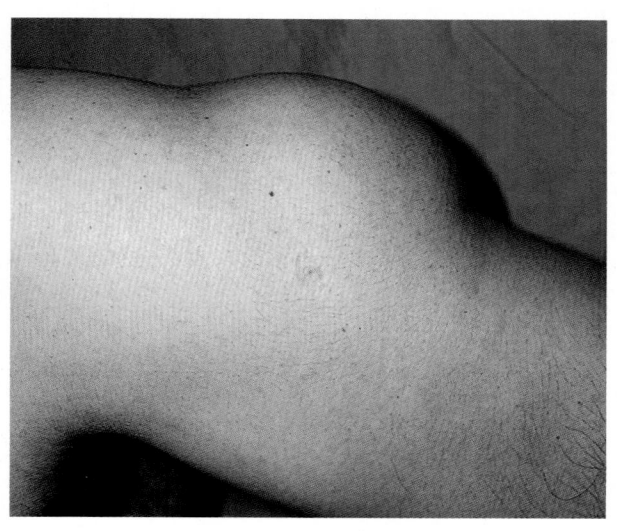

图 5-45　上臂脂肪瘤

6. 牛奶咖啡斑为局限的褐色的斑块。他们可以胎记的形式见于 10% 的正常人群。牛奶咖啡斑的产生源于数量增多、功能活跃的黑色素细胞。许多健康者有 1~2 个小的牛奶咖啡斑。然而，对于有 6 个或以上直径>1.5cm 的成年人（儿童>0.5cm），他们患有多发性神经纤维瘤的可能增加。这些患者中，牛奶咖啡斑可能是唯一的体征。图 5-46 显示了一位神经纤维瘤病患者的牛奶咖啡斑。

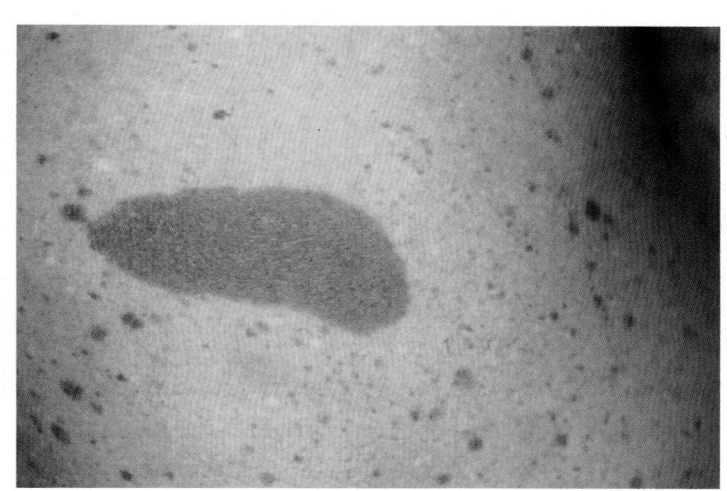

图 5-46　神经纤维瘤患者的牛奶咖啡斑

7. 神经纤维瘤为真皮内神经组织的局限性增生。表皮层正常。神经纤维瘤可能表现为丘疹或结节，皮肤神经纤维瘤质软。神经纤维瘤病为多发的神经纤维瘤病变，有时数以百计。尽管肿瘤为良性，这些占位的病变可能导致严重的畸形或神经病变。神经纤维瘤病的其他皮肤学特征包括多发牛奶咖啡斑及腋部斑点。图 5-47 显示了神经纤维瘤病患者的多发性神经纤维瘤，图 5-48 为病变的横断图。图 5-49 显示神经纤维瘤病患者的腋部斑点。图 5-50 为另一位神经纤维瘤病患者的面部多发神经纤维瘤。

8. 接触性皮炎为皮肤的炎症反应，通常因接触清洁剂、酸、碱、植物、药物或溶剂等刺激物和过敏源而引起，表皮层内形成小疱，血管周围炎症改变。图 5-51 显示接触毒葛后的接触性皮炎，病变的局部横截图改变如图 5-52 所示。植物叶片接触患者股的位置可见特征性的线性分布的丘疹、水疱及大疱，水疱的分布及位置对于诊断有强烈提示作用，并最终通过病理以确诊。

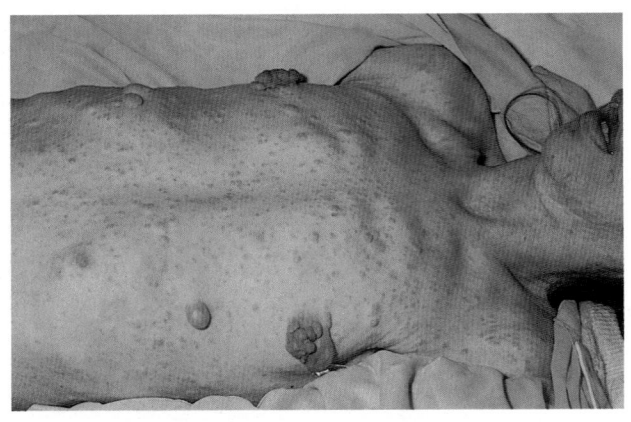

图 5-47 神经纤维瘤病患者的多发神经纤维瘤

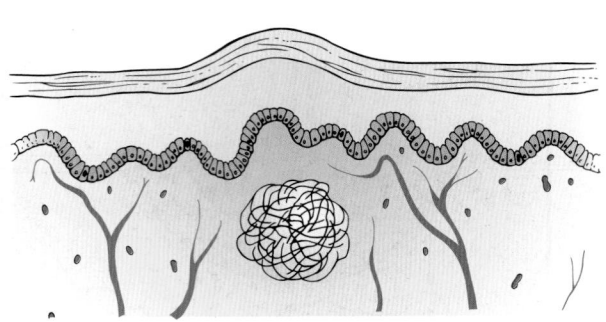

图 5-48 神经纤维瘤横截图（注意，肿瘤为松散而边界清楚的神经组织）

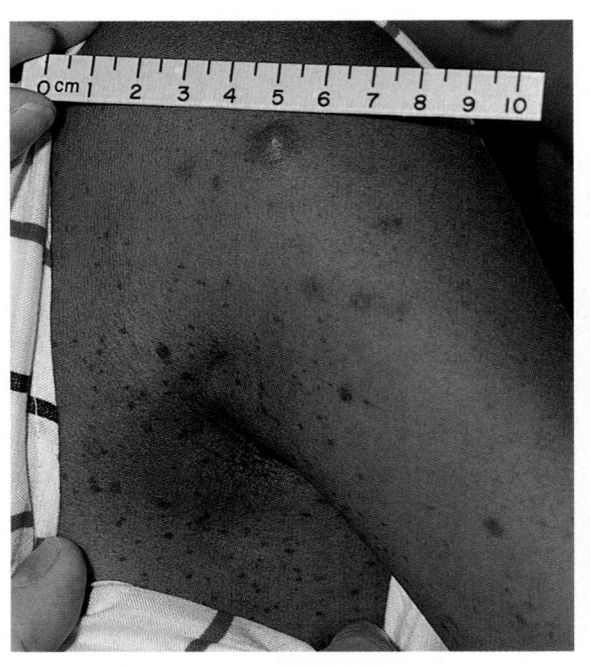

图 5-49 神经纤维瘤病：腋部斑点

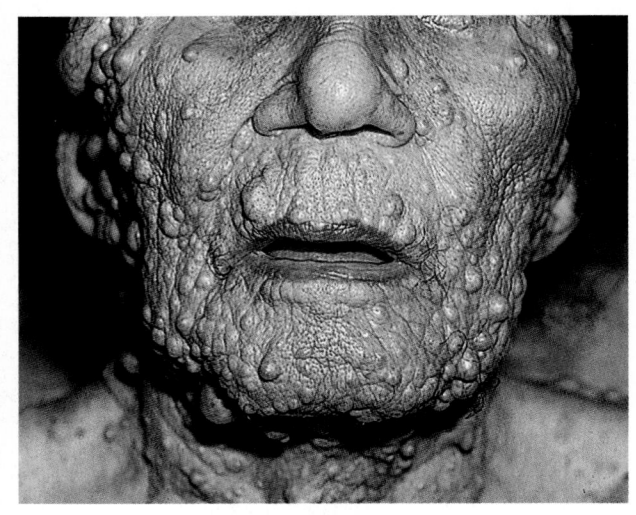

图 5-50 神经纤维瘤病患者的面部多发神经纤维瘤

9. 银屑病是最常见的皮肤非感染性病变之一。银屑病通常为遗传性的，慢性病变可侵及关节和指甲。皮疹特点为边界清楚，轻度突起、鳞屑。如果抓破患处，可出现小的出血点，是该病变的特征性改变。银屑病变常为对称的，并且极度瘙痒。角质层增厚，红色斑块表面覆有银屑。真皮层内，毛细血管增生伴有周围炎症改变。特征性病变常位于肘部、膝部、头皮及臀沟处。图 5-53 显示了一例患者典型的膝部对称性病变。图 5-54 显示了另一例患者臀沟处的典型病变。图 5-55 为银屑病病变的横断图（亦可见于图 5-15）。图 5-56 显示了头皮银屑病。病变通常超过毛发覆盖区域蔓延至附近皮肤。令人惊奇的是，病变很少会引起毛发的缺失。图 5-57 显示了严重的弥漫性的银屑病，56 岁患者银屑病患者皮损面积已超过 85% 的体表面积。此患者主诉持续瘙痒、灼烧感伴有出血 35 年。银屑病可引起指甲的改变。如指甲的小坑（图 5-14）。银屑病也会伴有其他指甲改变，如油性斑块、甲床剥脱、指甲下过度角质化及裂片样出血等。

10. 皮肤、指甲和毛发的真菌感染很常见。引起皮肤、毛发及指甲病变的真菌主要有毛癣菌属、小孢子菌属及表皮癣菌属。皮肤真菌感染常表现为表面鳞屑样的红色斑疹，通常有红色隆起的匐行边界。癣为真菌引起的病变，通常与其他身体的不同部位的词汇组合：体癣指躯干的真菌感染，足癣指足部的真菌感染，面癣为面部感

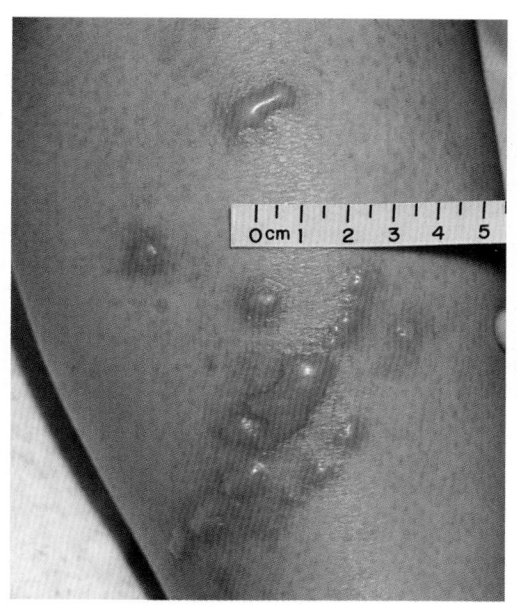

图 5-51　接触性皮炎：毒葛反应

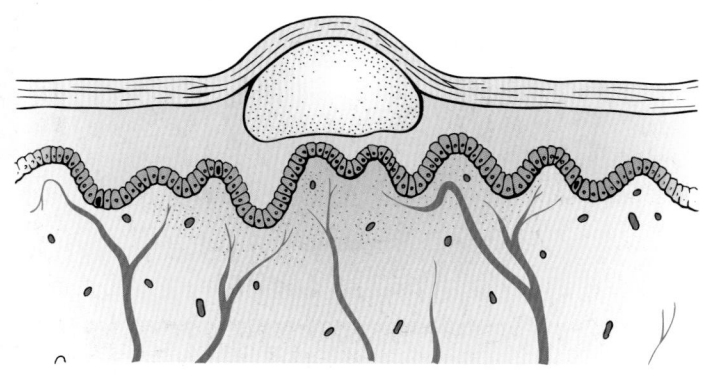

图 5-52　接触性皮炎的横截图（注意，真皮层中血管周围炎症，以及表皮层中水疱及大疱）

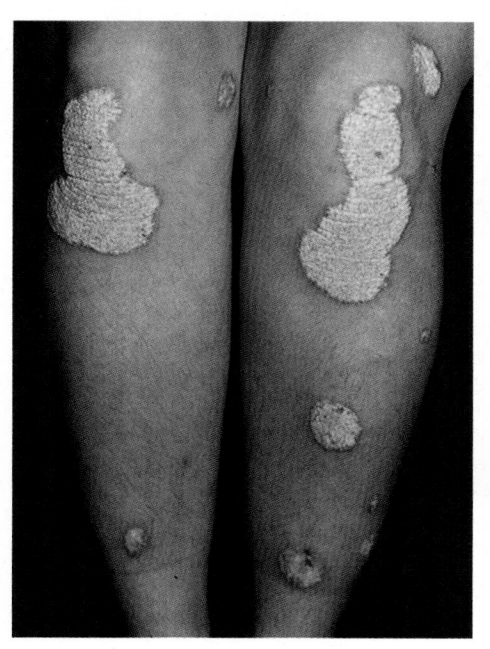

图 5-53　膝部银屑病样改变

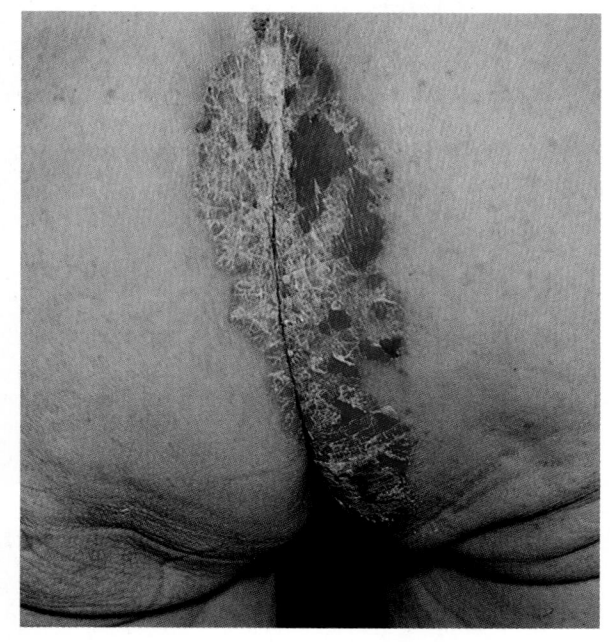

图 5-54　臀沟中的银屑病病变

染，须癣指男性胡须部的感染，股癣指腹股沟区的病变，头癣则为头部的病变。总之，在所有病变中，表皮增厚，角质层被真菌菌丝浸润，其下的真皮层有轻度炎症性改变。体癣通常也称为金钱癣。图 5-58 和图 5-59 显示了典型的体癣环形病变及其隆起的红色环形边界。图 5-60 为另一体癣病变。图 5-61 显示了儿童的体癣。图 5-62为股癣。这种瘙痒性皮损常见于年轻男性，在女性中则相对少见。癣由腹股沟区沿股扩散，病变处留下炎症后的色素沉着。其边界清楚，红色，脱屑并轻度隆起。如不治疗，病变可扩散至下腹部及臀部。图 5-63 为足癣患者的脚部，注意，糜烂，鳞屑与浸渍共存。

　　对于糖尿病患者，细菌与真菌感染均极为常见。图 5-64 显示了一例糖尿病患者的足癣及细菌性蜂窝织炎。足癣会使脚趾浸渍、脱屑，趾蹼皲裂，表皮发生炎症，趾甲肥厚、变色。

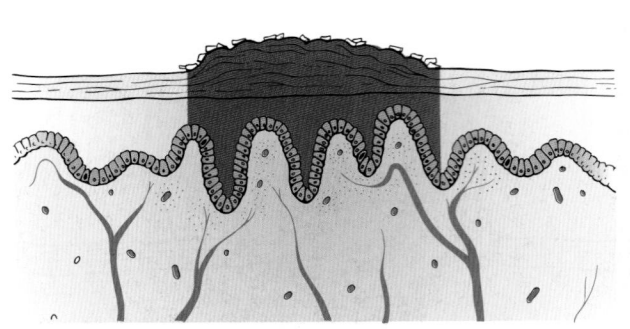

图 5-55 银屑病横截图，注意角化过度改变

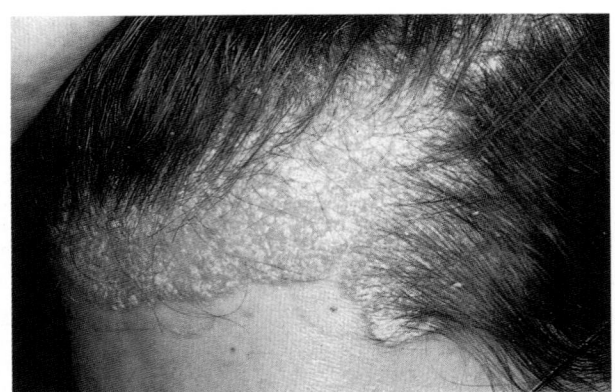

图 5-56 头皮银屑病

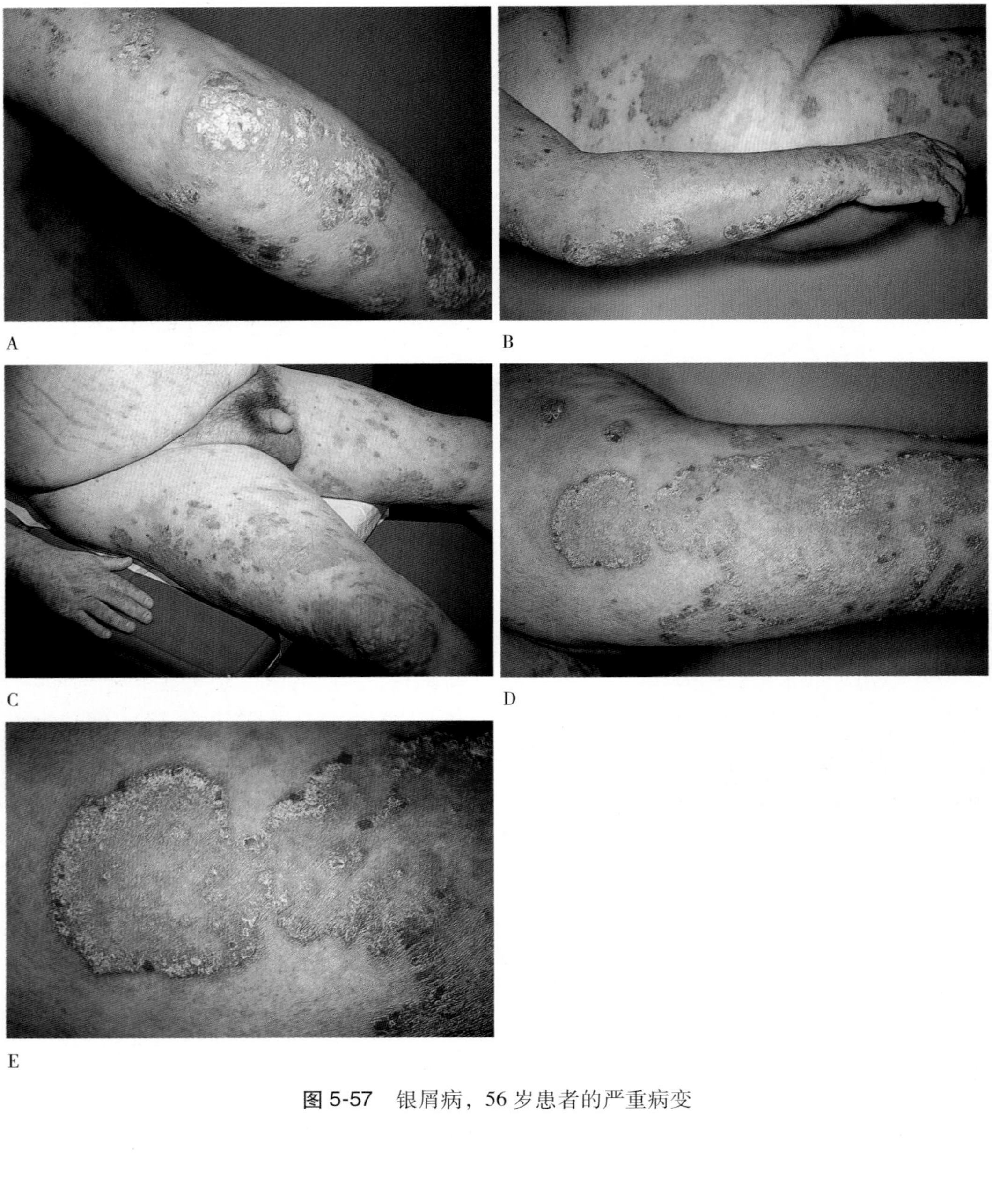

A

B

C

D

E

图 5-57 银屑病，56 岁患者的严重病变

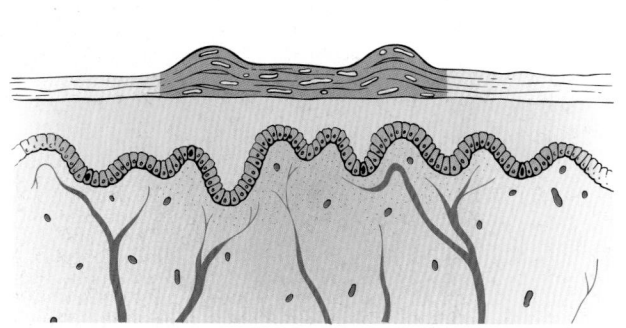

图 5-58 体癣的横截图。注意，真菌侵袭增厚的角质层

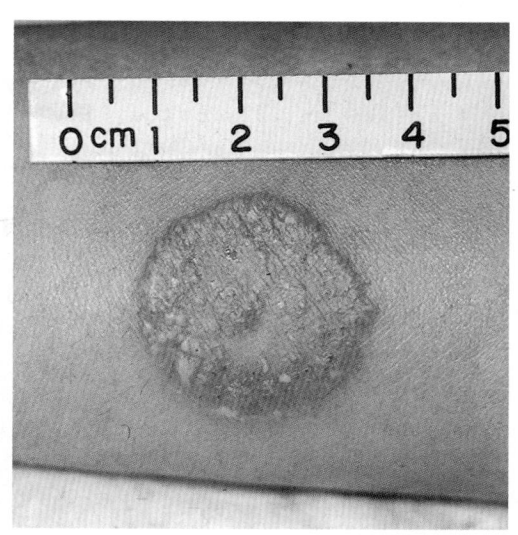

图 5-59 体癣

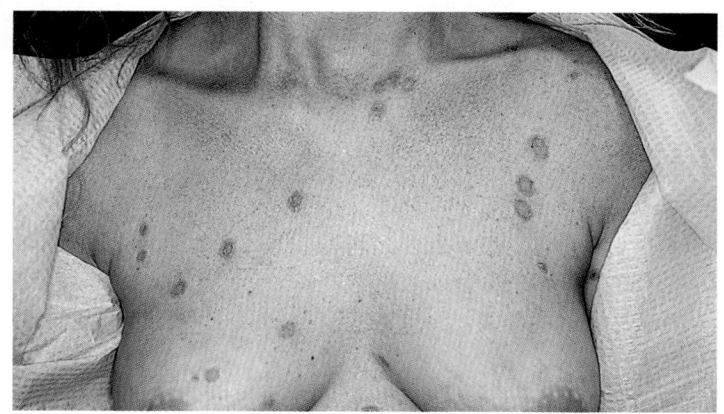

图 5-60 体癣

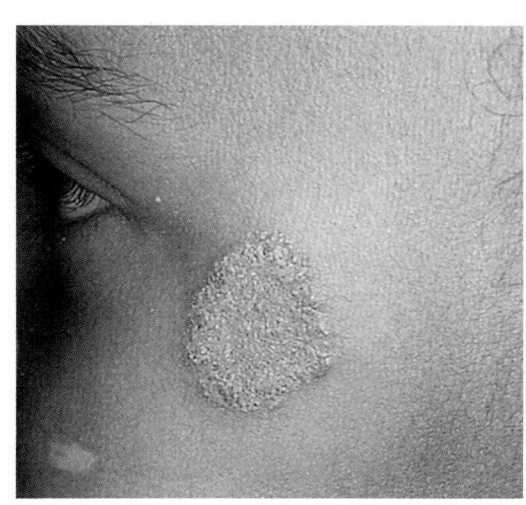

图 5-61 面癣

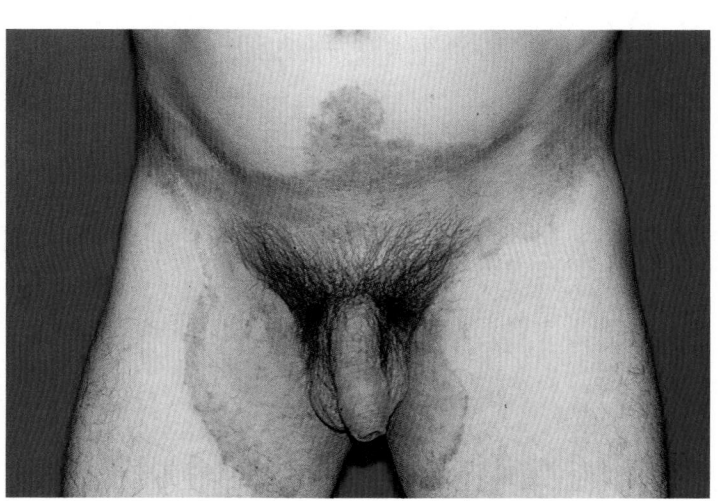

图 5-62 股癣

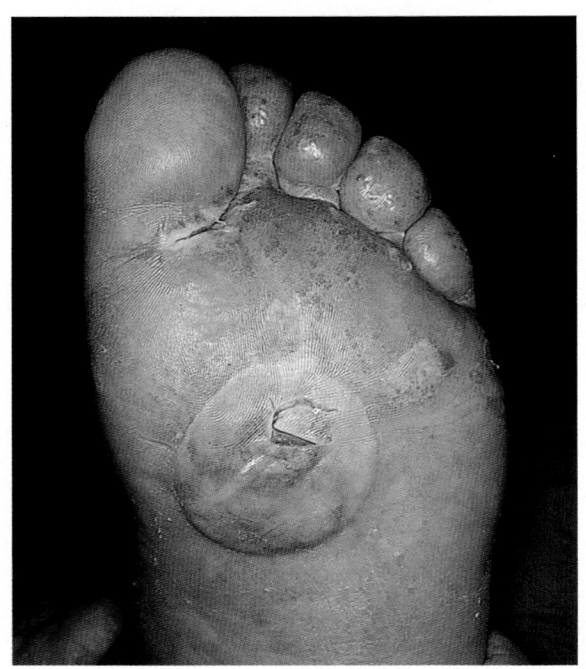

图 5-63   足癣

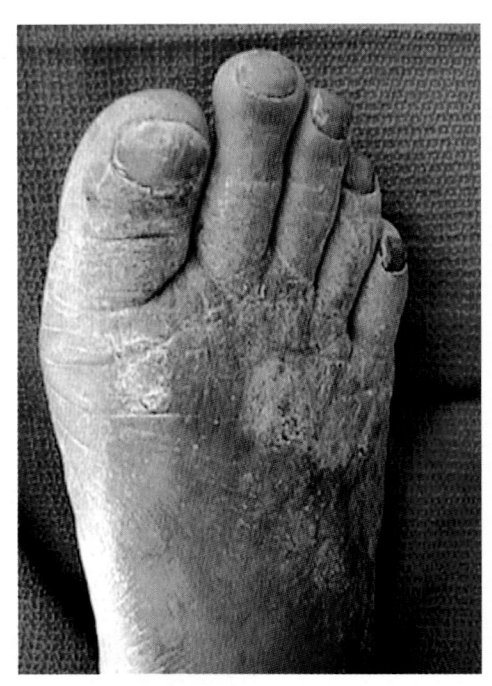

图 5-64   糖尿病患者的足癣及细菌性蜂窝织炎

11. 甲真菌病是由于真菌侵入甲床造成的感染，是最常见的指甲、趾甲疾病。甲真菌病约占甲疾病的 50%，在整体人群中患病率 2%～14%。真菌感染引起指甲颜色、结构及质地进行性改变。病变很少自发缓解，即使通过治疗，病程也可能持续数月到数年不等。图 5-65 及图 5-66 显示了远端及近端的甲下真菌病，是红色毛癣菌引起的最常见的指甲感染。甲真菌病引起甲床的炎症，从而导致甲床上皮组织的角化过度及增厚，可能会引起甲板的抬高（图 5-67）。

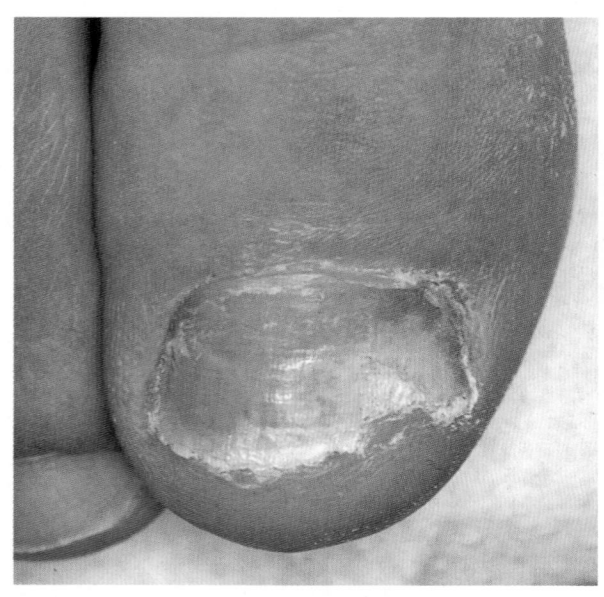

图 5-65   甲下的甲真菌病

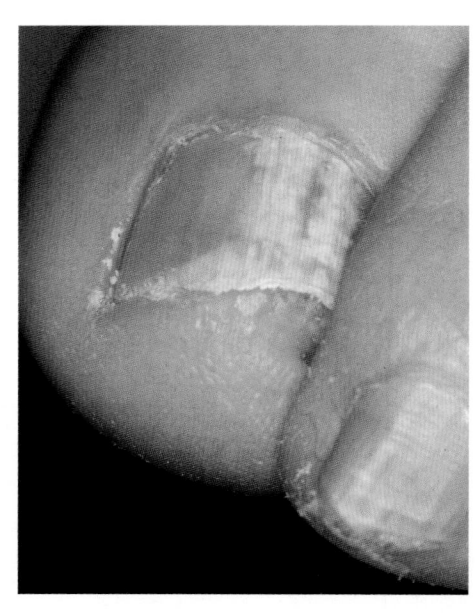

图 5-66   甲下的甲真菌病

12. 玫瑰糠疹是种常见的急性、自限性的感染性疾病，其病因未知，春季为高发季节。玫瑰糠疹发生前常表现为前驱斑，即单发类似于体癣的皮损，数天之后，全面暴发玫瑰糠疹。鳞屑性丘疹遍布于躯体体表，头面部及远端肢体罕见。尽管患者可能主诉中等度瘙痒，但一般情况尚好。经过 5～10 天的缓慢进展，极期可持续 3~6 个月。表皮可发生轻度角化过度，真皮血管周可有中度浸润。图 5-68 显示了前驱斑及玫瑰糠疹的特征性皮肤损害。图 5-69 显示了病变的横断图。值得注意的是，环形病变的周围边界清晰。二期梅毒的皮肤改变可能有相似的表现，因此对于所有玫瑰糠疹的患者，有必要进行血清学检测以排除梅毒。

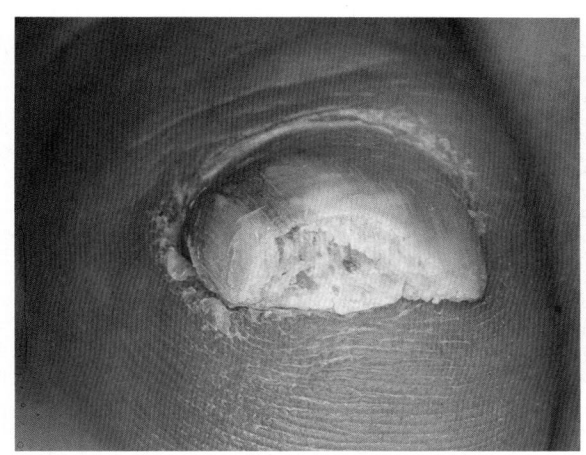

图 5-67　甲真菌病及甲板抬高

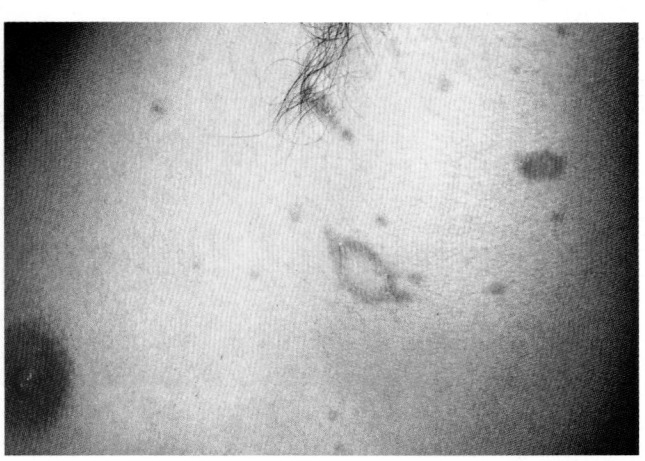

图 5-68　玫瑰糠疹及前驱斑

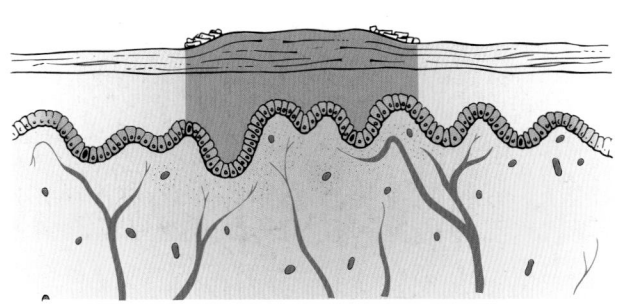

图 5-69　玫瑰糠疹病变横截图

13. 带状疱疹，是一种按皮肤节段分布的在表皮内出现水疱的皮肤病。表皮内存在大疱及多核巨细胞，真皮内血管周围有炎症浸润。带状疱疹通常由于水痘带状疱疹病毒感染引起。红色斑疹为基底的成群的水疱及大疱沿外周神经的走行而分布。疼痛可早于病变发生。图 5-70 显示了 2 例患者沿 T3 肋间神经分布的带状疱疹皮肤改变。通常情况下，病变的分布沿脊神经或脑神经的走行，但也可出现泛发型皮疹（图 5-71），图 5-72 显示了病变的横断图。图 5-73 显示了红色斑疹为基底的典型的水疱样皮肤改变。

14. 带状疱疹病毒高发于 HIV 感染的人群，接近 25%～50% 的 HIV 患者在病程中存在不同形式的带状疱疹。带状疱疹病毒感染可能为 HIV 感染者向获得性免疫缺陷综合征进展的先兆，疾病进展在 2 年内为 23%，6 年内可高达 73%。当 $CD4^+T$ 细胞数量小于 $100/mm^3$，带状疱疹感染的可能性增加到 95%。带状疱疹感染在免疫功能低下的人群中可能暴发并极为严重（图 7-62）。

15. 痤疮是毛囊及皮脂腺相关的化脓性病变，脓疱、丘疹、粉刺为原发性皮肤损害。真皮及毛囊内中性粒细胞聚集。在真皮内，毛囊被角质、皮脂及炎症细胞阻塞。由于毛囊内压力的增高，毛囊向真皮中破溃，并导致进一步的真皮内炎症（图 5-74～图 5-77）。

16. 花斑癣是青年人中一种常见的表浅的、非炎症性的、非接触传染性的真菌所致的病变，好发于夏季。妊娠状态、温暖气候、糖皮质激素及体质衰弱可能为诱发因素。高于 40 岁的人群中少有发生。皮损为边界清楚鳞屑样斑片，随着皮损的扩大而相互融合。色素减退的皮损常分布于身体皮脂腺丰富的区域，如颈部、躯干上部、肩及上臂，有时侵及腹股沟区。皮肤病变处通常无明显症状，也可有轻度皮肤瘙痒。图 5-78 显示了一例患者背部典型的色素脱失样花斑癣。图 5-79 显示了另一例患者的花斑癣。

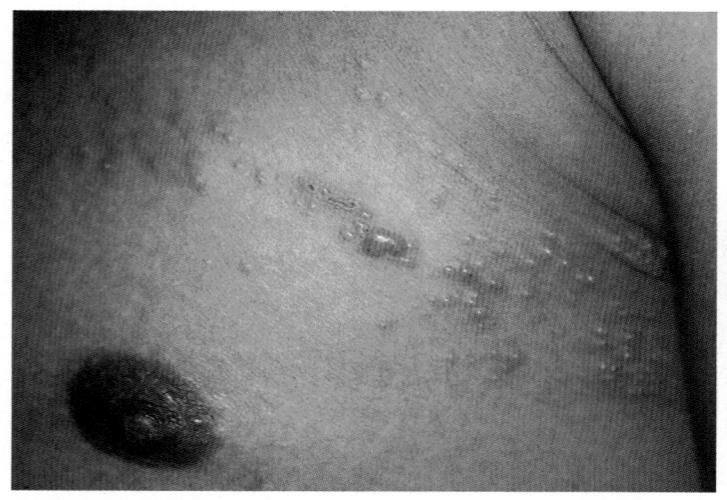
A

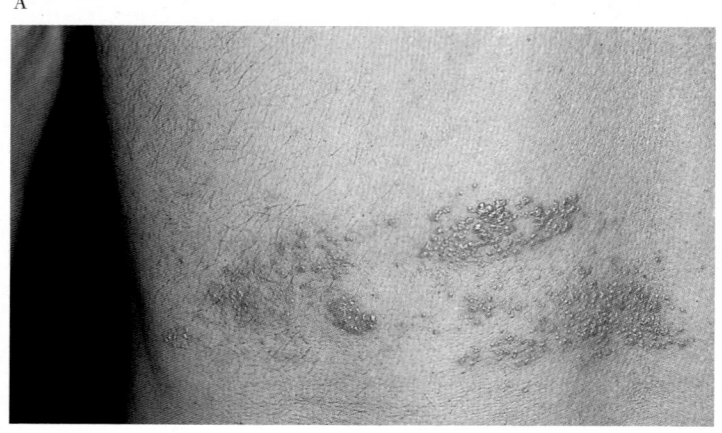
B

图 5-70 沿 T3 神经分布的带状疱疹

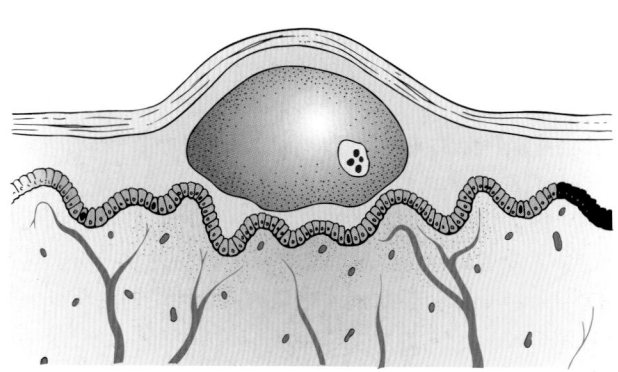

图 5-71 泛发型带状疱疹

图 5-72 带状疱疹水疱的横截图（注意，表皮内的大水泡以及水泡内典型的多核细胞）

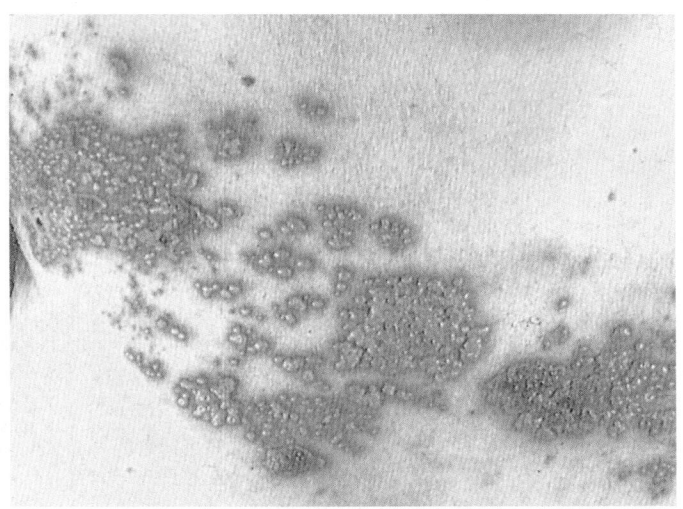

图 5-73 带状疱疹水疱

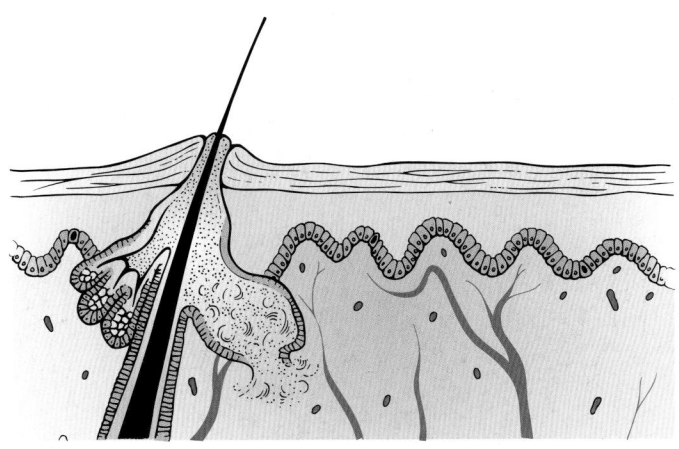

图 5-74 痤疮的横截图（注意，由于毛囊的堵塞，皮脂腺破裂并造成真皮层的感染）

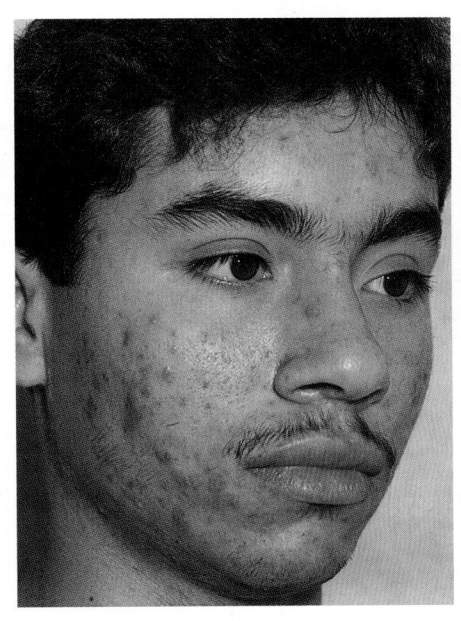

图 5-75 痤疮

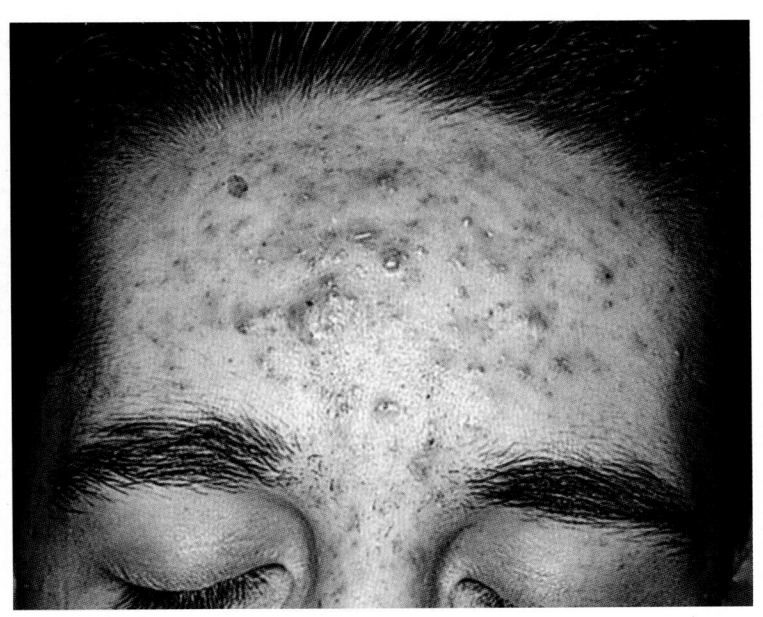

图 5-76 痤疮

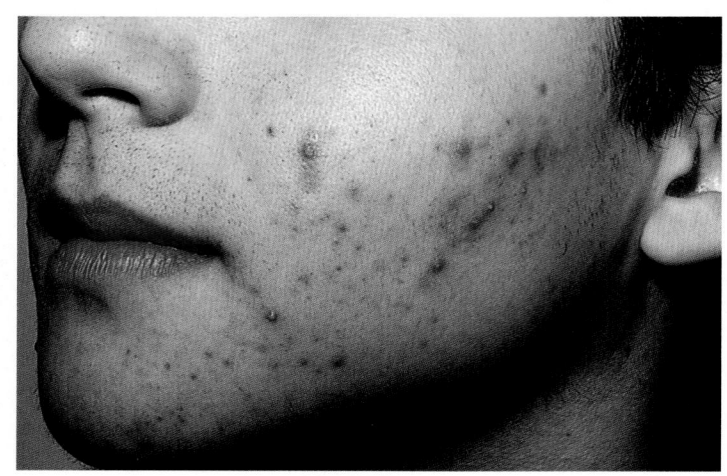

图 5-77　痤疮

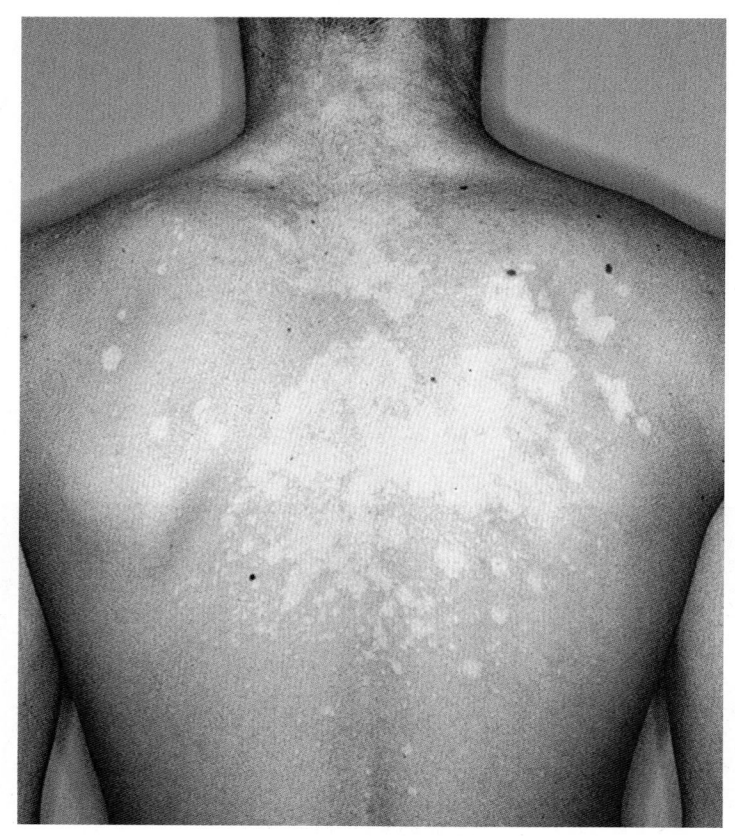

图 5-78　花斑癣

17. 腱鞘囊肿，通常也称为"圣经囊肿"，是一种慢性无痛性的腕关节或踝关节背侧的病变。腱鞘囊肿通常由于关节囊中的滑膜液从腱鞘中渗漏，最终被包裹形成囊肿。"圣经囊肿"名字来源于过去常见的治疗方法，用圣经或其他类似的较大的书敲打囊肿。通过对腱鞘囊肿的敲打，可引起包裹滑膜液的囊肿破裂，通常少有复发。腱鞘囊肿常见于女性，约 70%发生于 20~40 岁的人群中。腱鞘囊肿少见于 10 岁以下的儿童。多发的小囊肿可能表现为单发囊肿，小囊肿间常有深部的沟通相连接。这种囊肿通常对机体无害，占手部软组织肿瘤的一半。图 5-80 显示了手腕部这一典型部位的大型腱鞘囊肿。

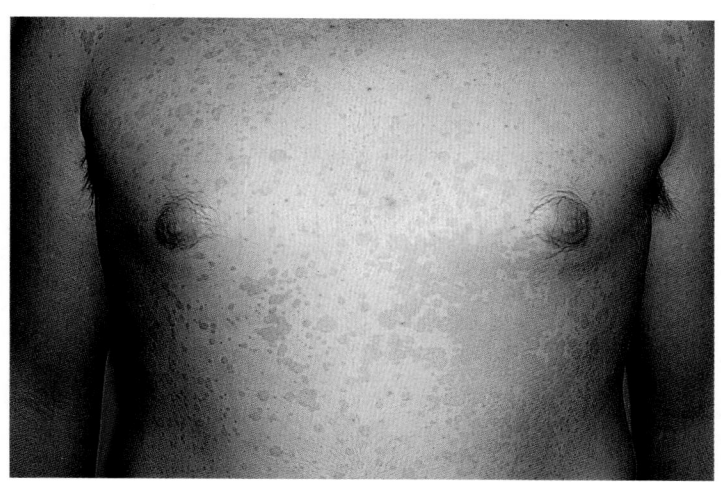

图 5-79 花斑癣

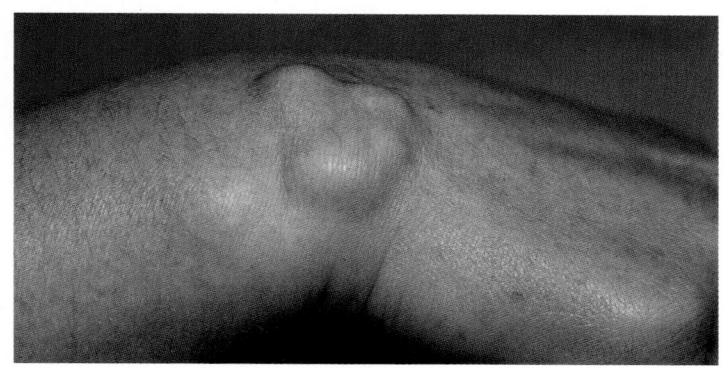

图 5-80 腱鞘囊肿

18. 蜘蛛痣是常见的红色皮肤病变，通常直径<2cm，中间为搏动的小动脉，常高于皮面并向四周放射"蜘蛛足"。如果按压蜘蛛痣的中心，四周的蜘蛛足则消失。这种良性的皮肤病变常见于面部、颈部、上肢及躯干上部，少见于下肢。尽管正常人中可见到，蜘蛛痣更常见于妊娠妇女、肝病及维生素 B 缺乏的患者。这些蜘蛛痣在女性月经周期的不同时期可能更加明显。图 5-81 显示了一例年轻女性面部的蜘蛛痣。可以看到，中心的小动脉被外周红色分支所围绕。

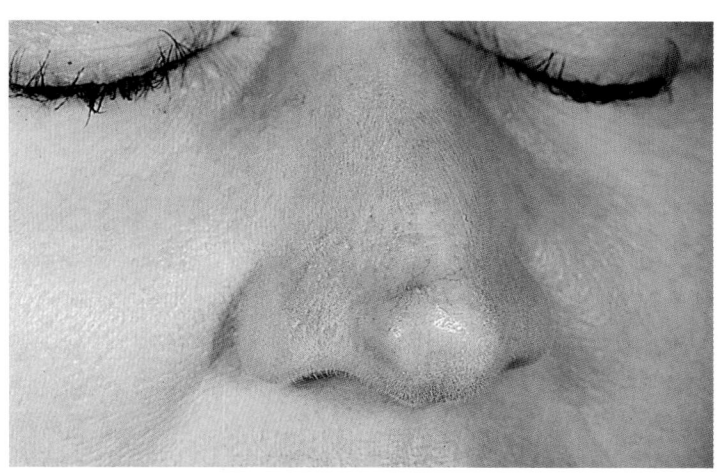

图 5-81 蜘蛛痣

19. 白癜风的皮肤改变为皮肤黑色素减少所形成的浅色斑片。白癜风主要指完全色素缺失所形成的巨大斑疹。表皮完全无黑色素，真皮层完全正常。白癜风可能发生在身体的任何部分，但多见于颈部、膝部、肘部及手背部。图 5-82 显示了头面部和颈部的白癜风，图 5-83 显示了白癜风病变的横截图，图 5-84 显示了泛发型白癜风。

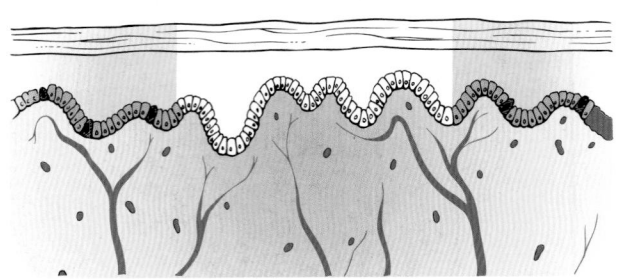

图 5-83   白癜风的横截图（注意黑色素细胞及皮肤色素的脱失）

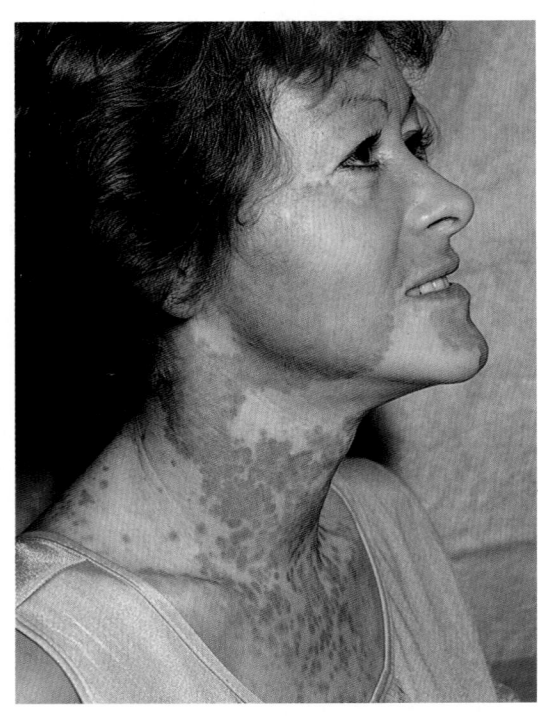

图 5-82   白癜风

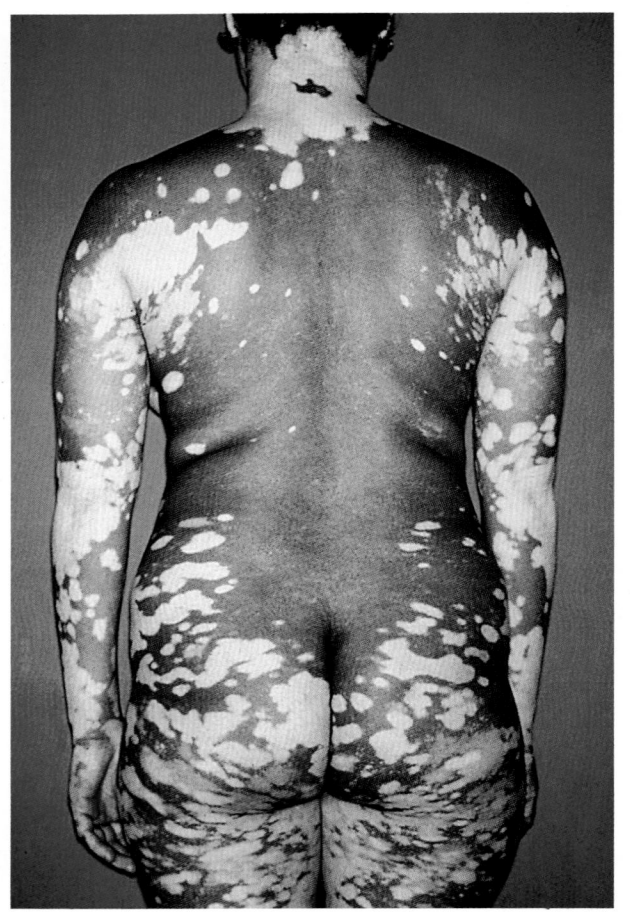

图 5-84   泛发型白癜风

20. 荨麻疹为一种常见的病变，其原发性皮损为风团样或蜂房样。发生荨麻疹病变处表皮正常，真皮层发生乳头水肿。炎症细胞积聚在扩张的血管周围。患者常主诉瘙痒。荨麻疹的发生有多种机制，包括免疫原性及非免疫原性。无论病因如何，其共同的病理生理改变为组胺等介质的释放，使血管通透性改变，从而造成真皮水肿。图 5-85 显示了荨麻疹，图 5-86 显示了病变的横断图。

21. 多形性红斑是一种由多种原因包括病毒、细菌、药物、射线所引起的皮肤免疫反应。在很多病例中，这

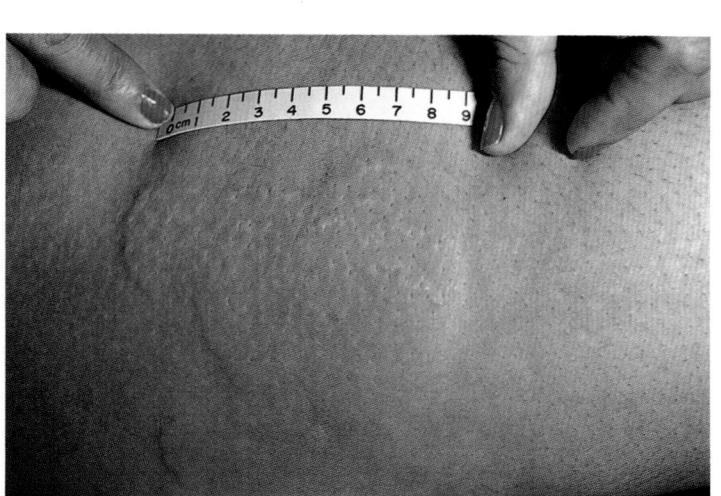

图 5-85　荨麻疹

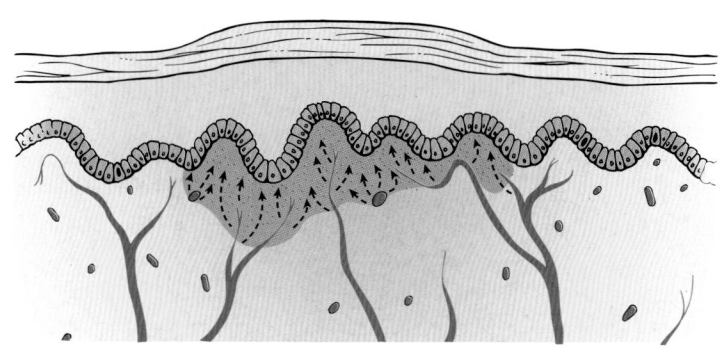

图 5-86　荨麻疹的纵切面

些原因是不能确定的。顾名思义，病变的形态呈现多样性，包括丘疹、大疱、斑块或靶形病变。靶形病变是多形性红斑的特征性病变，病变从内到外主要有三层，中心是张力较高的大疱或暗色区域，中间一圈较苍白，外面环绕一层较窄的红斑。这种靶形病变在手掌和脚底较为多见（图 5-87）。表皮层通常是正常的，真皮层由于炎性细胞浸润真皮乳头与表皮层分离。引起多形性红斑的最常见的药物为青霉素和磺胺类。多形性红斑最严重的类型会累及黏膜层，又称作史蒂夫·约翰逊综合征（Steves-Johnson syndrome）。图 5-88、图 5-89 是典型的多形性红斑，图 5-90 是多形性红斑导致皮肤病变的横截图。

22. 疥疮是由人型疥螨引起的伴有剧烈瘙痒的皮肤病变，雌性螨虫可以钻入皮肤角质层并产卵，一个月或更长时间以后，出现瘙痒的症状。螨虫钻入皮肤的隧道是特征性病变，通常长度约 1cm，可触及的匐行，末端有丘疹、结节或小疱。隧道中有成年的雌性虫螨。导致严重瘙痒的疥疮通常出现在指缝、脚趾或者腹股沟区、臀部、男性外阴和女性乳头有时也可被累及。皮肤疥疮感染后通常会产生丘疹和荨麻疹，所以如果患者的外阴部出现了丘疹并伴有剧烈瘙痒应高度怀疑疥疮。疥疮的暴发一般在 HIV 感染率较高的人群中，图 5-91 是一例患者长了疥疮的手，请注意指缝的典型病变。图 15-16 展示了另一例患者的疥疮，可以清楚地看到腹股沟区和阴茎上的丘疹。

23. 挪威疥疮，又称结痂型疥疮，是一种罕见的、传染性很强的疥疮感染，常见于免疫抑制人群中，尤其是 HIV 感染、淋巴瘤、有认知障碍，或者服用免疫抑制药物的患者。与经典的疥疮不同，挪威疥疮有很厚的、过度角化的表皮，不伴或很少伴有瘙痒。手背、足背、肘关节及膝关节伸侧面是好发部位。挪威疥疮的发生通常是因为针对螨虫的免疫应答障碍，导致成几十万至上百万的螨虫感染。在经典疥疮和挪威疥疮中，皮外寄生的疥螨的生活史是相同的，但其潜伏期在二者中有很大的差异。在以前没有患过疥疮的患者中，经典疥疮的典型症状出现

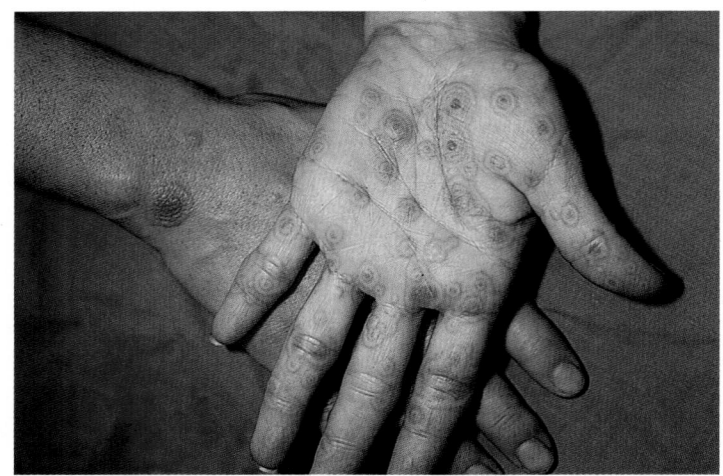

图 5-87 手上多形性红斑的靶形病变

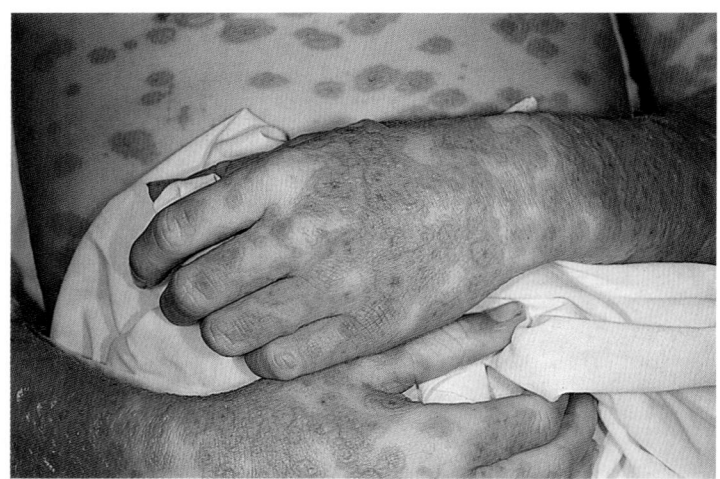

图 5-88 多形性红斑

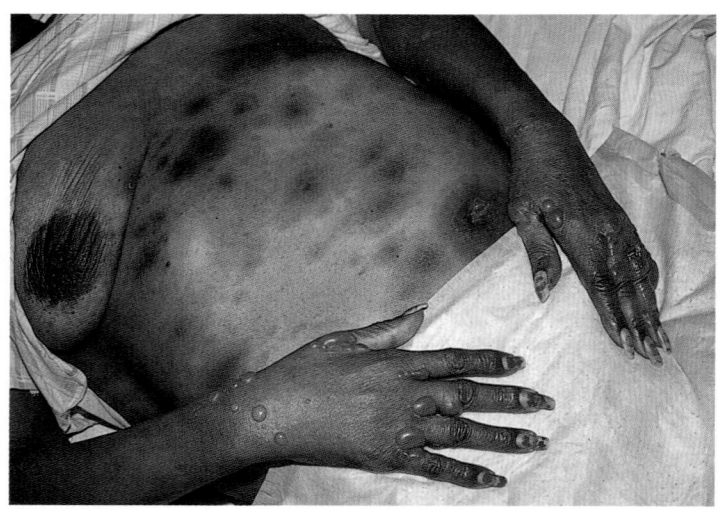

图 5-89 多形性红斑

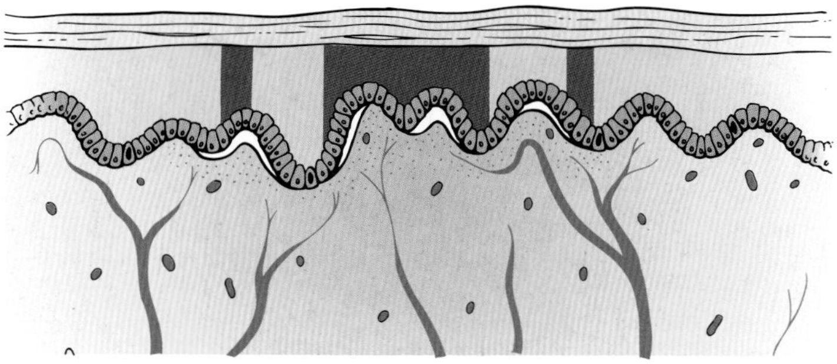

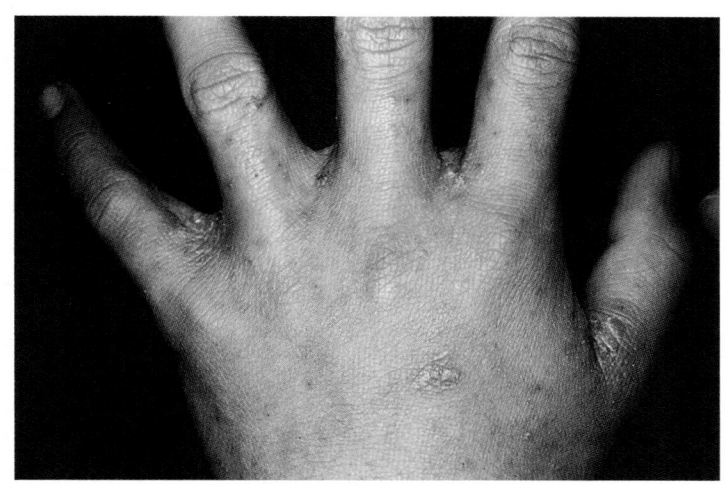

图 5-90 多形性红斑病变的横截图，注意表皮与真皮的分离

图 5-91 疥疮

需要 4~6 周，但在挪威疥疮中这些症状出现得更快，最多需要 2 周。宿主中寄生的螨虫的数量在两种疥疮中也大为不同，一例经典的疥疮患者通常只有不到 20 个螨虫的寄生，而在挪威疥疮患者体内的感染数量甚至可以达到数百万。图 5-92 展示了挪威疥疮患者的手。据报道挪威疥疮在很多无家可归的获得性免疫缺陷综合征患者中发生，这些特殊人群被是人疥螨感染的易感人群。不注重个人卫生和免疫系统的缺陷共同导致了挪威疥疮的感染，同时由于本病的高度传染性，进而会在其他的免疫缺陷个体中传播。图 5-93 展示了一例无家可归的获得性免疫缺陷综合征患者身上弥漫的挪威疥疮。

24. 坏疽性脓皮病是一种少见的皮肤疾病，表现在一个脓性的基底上有一个较大的痛性、坏死性溃疡，外周有紫罗兰色高起的边缘。在美国，坏疽性脓皮病每年的发生率大约为 1/10 万。虽然坏疽性脓皮病男女都会累及，但女性的发病率稍高。所有年龄阶段的人都有可能发病，最常见的为 40~50 岁人群。病变通常累及小腿，但手背、前臂伸侧面和面部也可受累。至少 50% 的患者是与系统性疾病有关，最常见的是炎性肠病，在类风湿关节炎、多种血液系统恶性疾病（尤其是多发性骨髓瘤）、慢性活动性肝炎、系统性红斑狼疮和急性白血病中也可见到。接近 10% 的溃疡性结肠炎患者有皮肤症状，尤其是坏疽性脓皮病。坏疽性脓皮病的皮肤病变与肠病的关系十分密切，肠病的加重通常会伴随皮肤病变的加重或新病变的产生。肠病的好转也会使皮肤病变好转。图 5-94 展示了一例克罗恩病患者胫前的出现典型坏疽性脓皮病的表现。图 14-6 是一例溃疡性结肠炎加重患者的胫前皮肤的坏疽性脓皮病表现。

25. 昆虫叮咬是很常见的，当患者出现瘙痒性皮疹时应考虑是否为昆虫叮咬，而在皮肤的抓痕上有丘疹、水疱或风团则提示诊断。手臂或脸上成组或者呈线状排列的丘疹提示床虱叮咬。这些昆虫生活在家具的缝隙中，避光生活，到夜间的时候叮咬皮肤暴露部位。它们叮咬一处后通常会在邻近皮肤继续叮咬。图 5-95 展示了一例被床

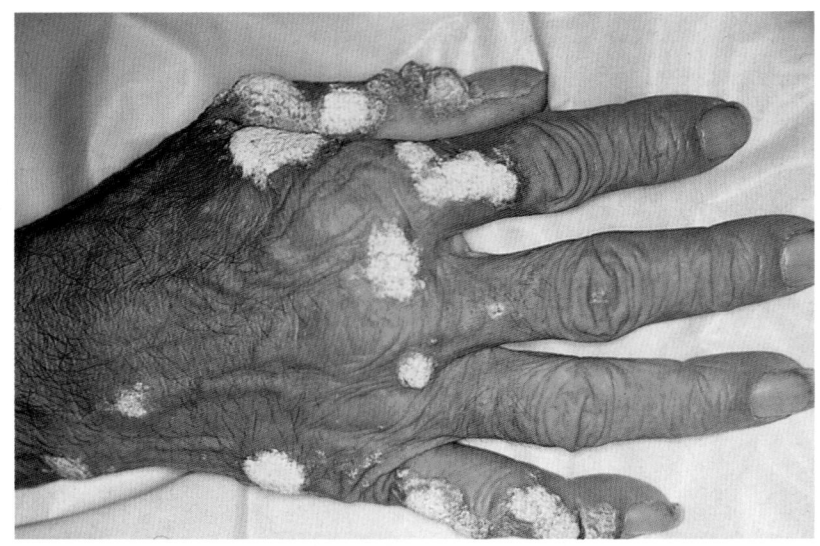

图 5-92　挪威疥疮

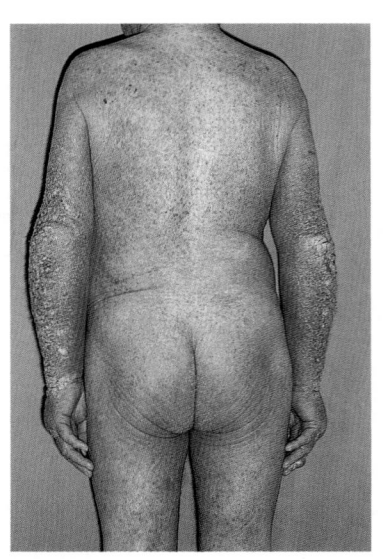

图 5-93　挪威疥疮

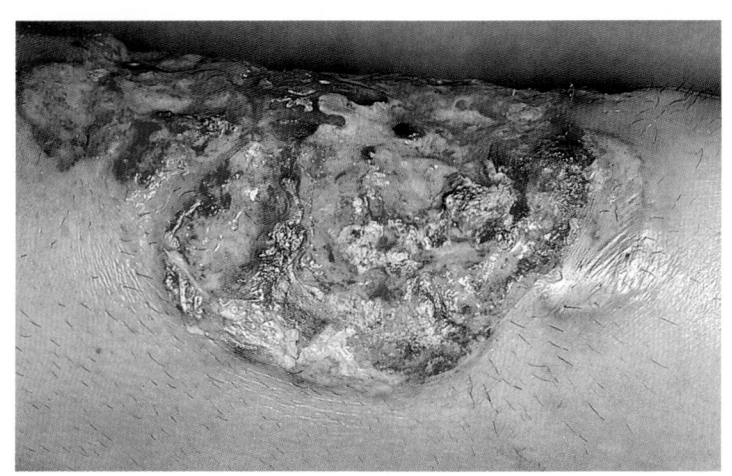

图 5-94　胫前坏疽性脓皮病

虱叮咬的患者手臂上出现的线性排列的丘疹。图 5-96 示另一例被床虱叮咬的患者出现持久的红色斑丘疹。图 5-97 是被跳蚤叮咬后，患者脚上出现瘙痒的丘疹。注意抓痕。小腿和足部是经常被跳蚤叮咬的部位。被各种各样有毒虫叮咬后，局部皮肤反应是类似的，都表现为发红、肿胀、瘙痒和疼痛。大部分蜘蛛叮咬是无害的，但有时会引起严重的变态反应，被有毒的"黑寡妇"或隐居褐蛛叮咬是十分危险的。图 5-98 展示了一例左眼下眼睑被蜘蛛叮咬的妇女的面部，此患者可能是被跳蛛叮咬的。患者将蜘蛛从脸上拽走后，立即感到疼痛、瘙痒和水肿并持续了 4 天。跳蛛可能是美国最常见的会叮咬的蜘蛛。人们看见蜘蛛跳跃时通常会表现出吃惊和恐惧，尤其是当这个蜘蛛跳向自己时。被跳蛛叮咬后又疼又痒，同时会导致皮肤发红和明显水肿。其他可能出现的症状还有肌痛、关节痛、头痛、发热、寒战、恶心、呕吐，这些症状通常持续 1~4 天。

26. 卡波西肉瘤表现为深蓝紫色斑疹、丘疹、结节或斑块。典型的卡波西肉瘤是发生在地中海地区或东欧犹太人的老年人，是一种缓慢生长在下肢末端，尤其是踝部和脚底的肿瘤。男女发病率之比为（10~15）∶1，大部分患者在 60~80 岁。图 5-99 展示了一例 60 岁的东欧人脚底缓慢生长的大片红色斑块。一些经典型卡波西肉瘤患者，在出现卡波西肉瘤病变前或者之后，会出现另一种肿瘤，最常见的为非霍奇金淋巴瘤。

目前在美国，最常见的卡波西肉瘤类型是流行性或获得性免疫缺陷综合征相关的卡波西肉瘤。这种肉瘤通常在 HIV 感染者中发生，一个 HIV 感染者并不一定有获得性免疫缺陷综合征，在引起严重疾病之前，病毒可能在体

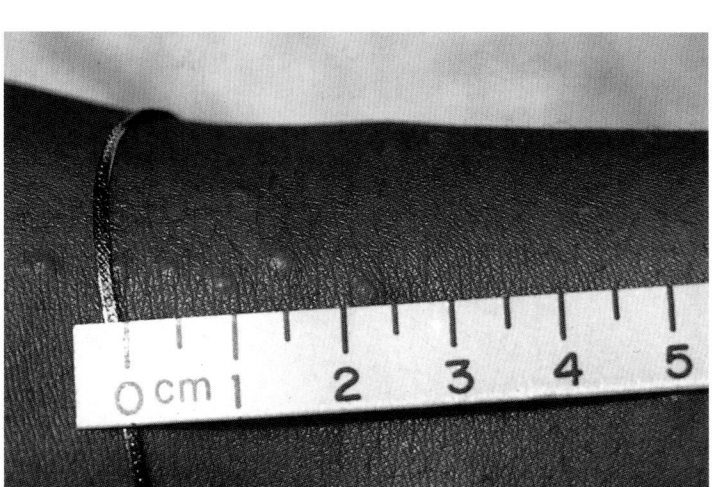

图 5-95 床虱叮咬

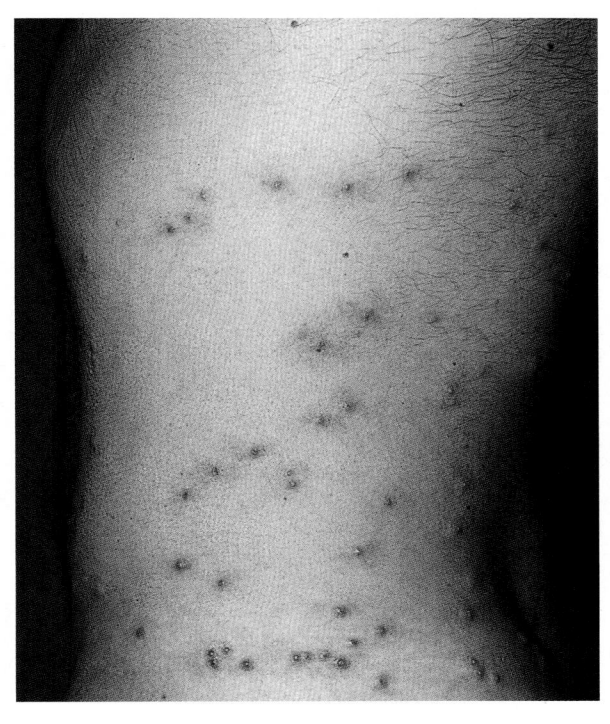

图 5-96 床虱叮咬

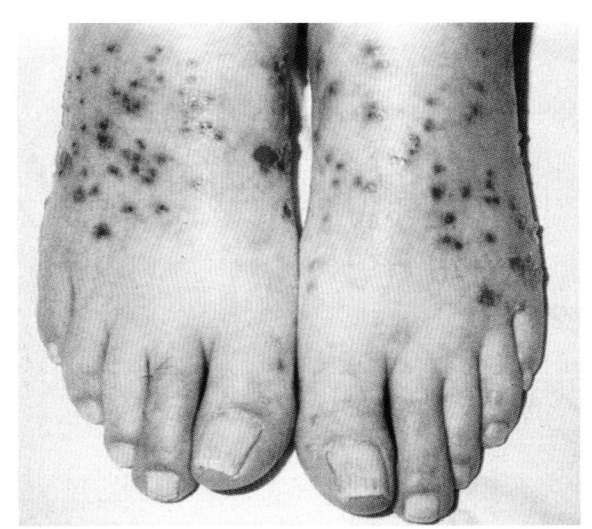

图 5-97 跳蚤叮咬

内存在很久，通常是很多年。获得性免疫缺陷综合征的发生是由于病毒将机体免疫系统严重破坏，导致了某种感染或临床并发症，包括卡波西肉瘤。当 HIV 破坏免疫系统，同时感染卡波西肉瘤疱疹病毒的患者就有可能发展出卡波西肉瘤。患卡波西肉瘤的风险与 CD4 细胞计数密切相关，因为 CD4 细胞计数可以评价 HIV 对免疫系统产生了多大影响。计数越低，卡波西肉瘤的发生率就越高，卡波西肉瘤也被认为是一种"获得性免疫缺陷综合征的"疾病，意味着如果卡波西肉瘤发生在一例 HIV 感染者身上，那么患者已经到达获得性免疫缺陷综合征期（而不仅仅是 HIV 感染）。

在经性传播罹患获得性免疫缺陷综合征的患者中，35％的患者会发生卡波西肉瘤，相比而言，在经静脉吸毒罹患获得性免疫缺陷综合征的人群中，只有5％的患者会发生卡波西肉瘤。总的来说，24％的获得性免疫缺陷综合征患者会有这种快速进展的疾病，又叫作流行性艾滋病相关型卡波西肉瘤。在患者的下肢、躯干、上肢、颈部、头部会有广泛的、弥漫性病变。这些病变开始总是颜色较浅的丘疹、小结节或二者都有，逐渐发展为较大、颜色

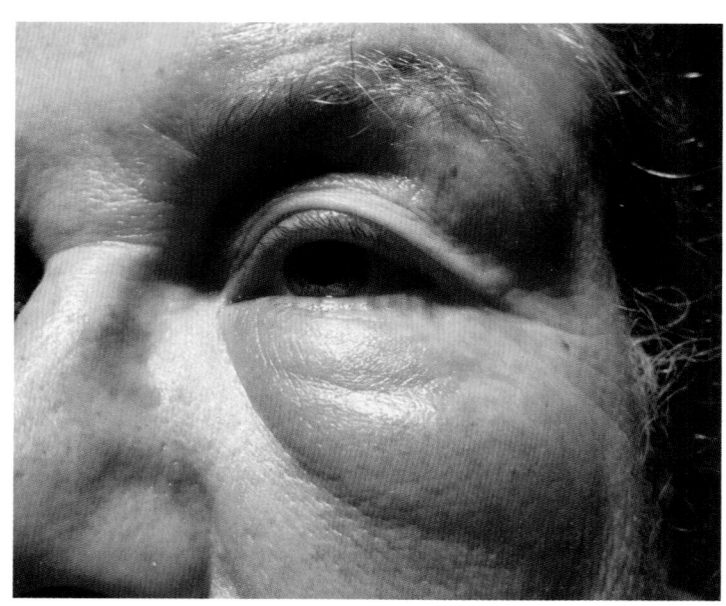

图 5-98 蜘蛛叮咬下眼睑

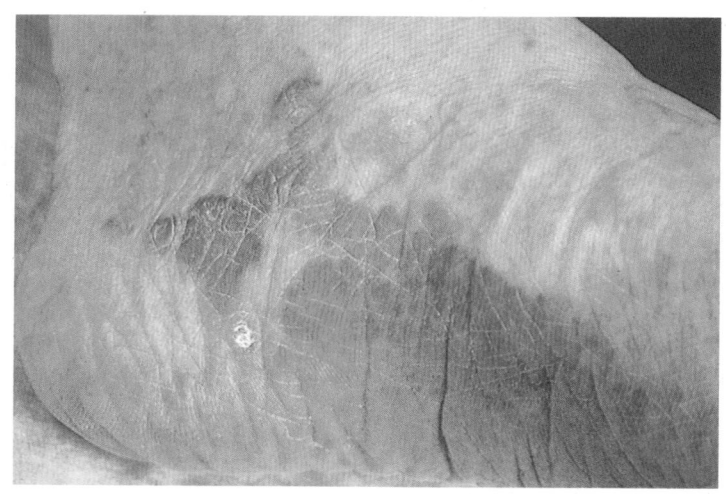

图 5-99 卡波西肉瘤：典型斑块

较深的病变。和经典型不同，流行性获得性免疫缺陷综合征相关型通常会有内脏受累，常见口腔受累和淋巴结肿大。这种类型的卡波西肉瘤和其他肿瘤不同的是，病变可能从身体的多个部位同时发生。从发病开始，患者的平均生存时间是 18 个月。图 5-100 是流行性获得性免疫缺陷综合征相关卡波西肉瘤的皮肤病变。图 5-100A 是上肢和胸部的典型表现。图 5-100B 显示的病变是颜色从深红色到紫色变化的弥漫性斑块。图 5-100C 是下眼睑侧方的紫罗兰色病变。图 5-100D 显示一个位于硬腭的大的融合性病变。图 5-100E 是位于牙龈部的紫红色结节状病变，和位于鼻部的浸润性、紫罗兰色病变。

图 5-101 证明流行性获得性免疫缺陷综合征相关卡波西肉瘤可以快速进展，图 5-101A 是一例 36 岁男性，病变初期仅为背部少量卡波西肉瘤的斑疹，图 5-101B 是六个月后，病变已经发展为广泛、弥漫的紫色斑块。

卡波西肉瘤的病变在足部也很常见，图 5-102 是一例患者 4、5 趾间的病变，经病变部位的病理活检确诊为卡波西肉瘤。这是这个获得性免疫缺陷综合征患者的首发表现。图 5-103 是另一患者足弓部位的痛性结节，经病理活检确诊卡波西肉瘤。图 5-104 是卡波西肉瘤在另一例患者足跟部的表现。

27. 硬皮病，又叫进行性系统性硬化症，是一种累及皮肤、血管、肌肉和内脏器官的自身免疫性结缔组织病，

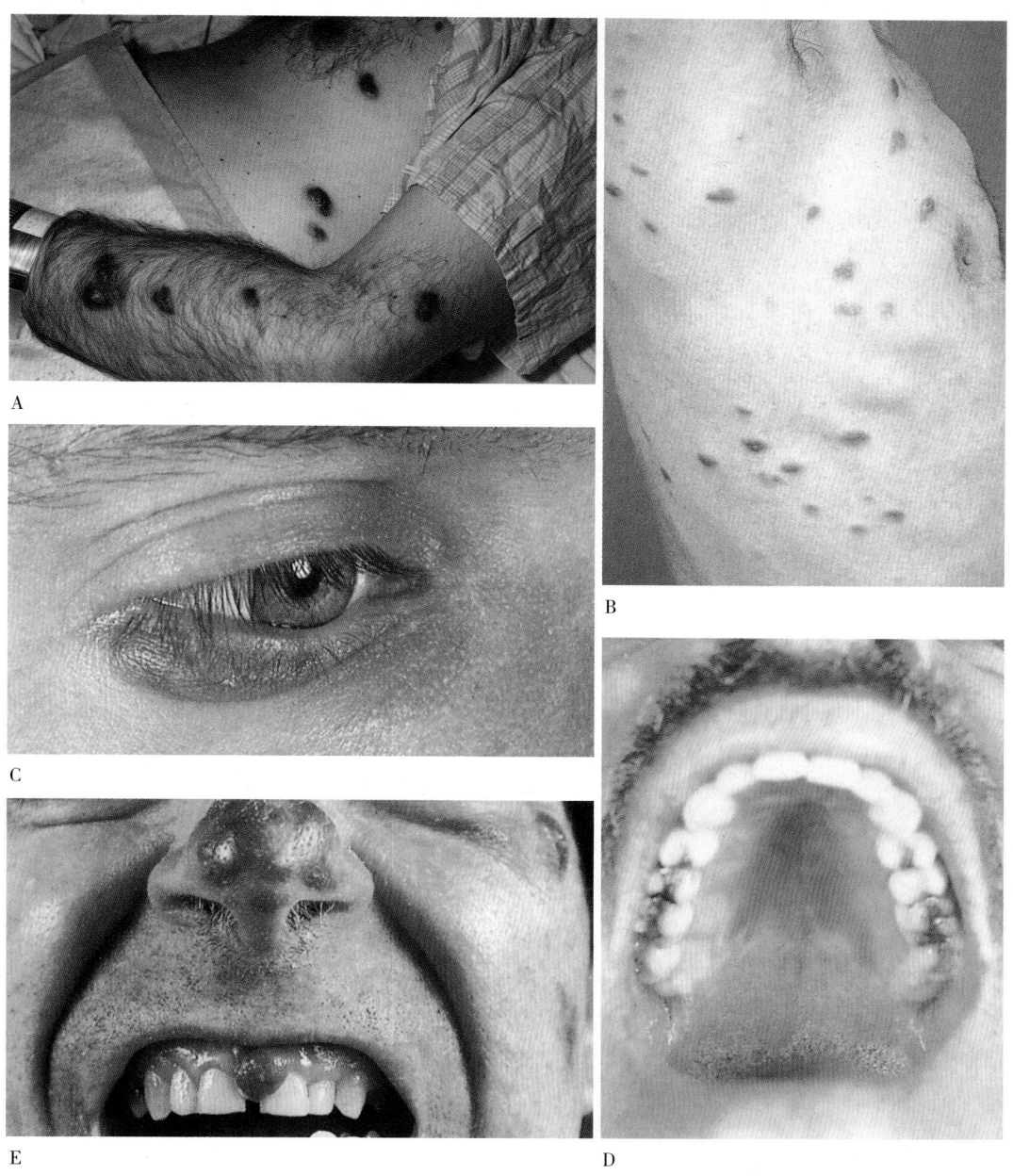

图 5-100 流行性获得性免疫综合征相关的卡波西肉瘤

A 和 B：斑块；C：下眼睑侧方的紫罗兰色病变；D：硬腭处大的融合性病变；E：牙龈和鼻部的结节状病变

特征性病变是皮肤硬化。硬皮病的临床表现多样，从伴钙质沉积、局限性皮肤病变、雷诺现象、食管动力障碍、指端硬化和全身性毛细血管扩张（CREST 型）到全身皮肤硬化。硬皮病的发病原因还是未知的。患者的皮肤或者其他器官的胶原纤维沉积，导致了疾病的上述症状。硬皮病的高发年龄段是 30~50 岁，女性发病率高于男性。一些硬皮病患者会有硅末和聚氯乙烯接触史，但大部分患者没有这些接触史。内脏受累的患者会有血管改变，微血管和小动脉亦可受累。雷诺现象常早于疾病发生，关于雷诺现象，将在第 12 章"周围血管系统"中讨论。

硬皮病的皮肤表现包括皮肤紧缩，尤其是面部和手部，由于肌腱挛缩，患者的手指呈屈曲状态。图 5-105 展示了一例硬皮病患者的手指，可以注意到皮肤紧缩导致浅表血管无法清晰地看到，同时皮纹消失。图 5-106 展示了同一例患者的面部，可以注意到口周的皮肤紧绷及特殊皱纹，由于鼻唇沟的皱褶变扁平，患者的面容显得僵硬、没有表情。该患者有严重的张口困难，口周皮肤形成很多向外放射的皱纹，被称为鼠样外貌。

28. 软组织的钙化会导致软组织如石头般坚硬，小范围的钙化可逐渐演变为大范围的钙质沉积。图 5-107A 是

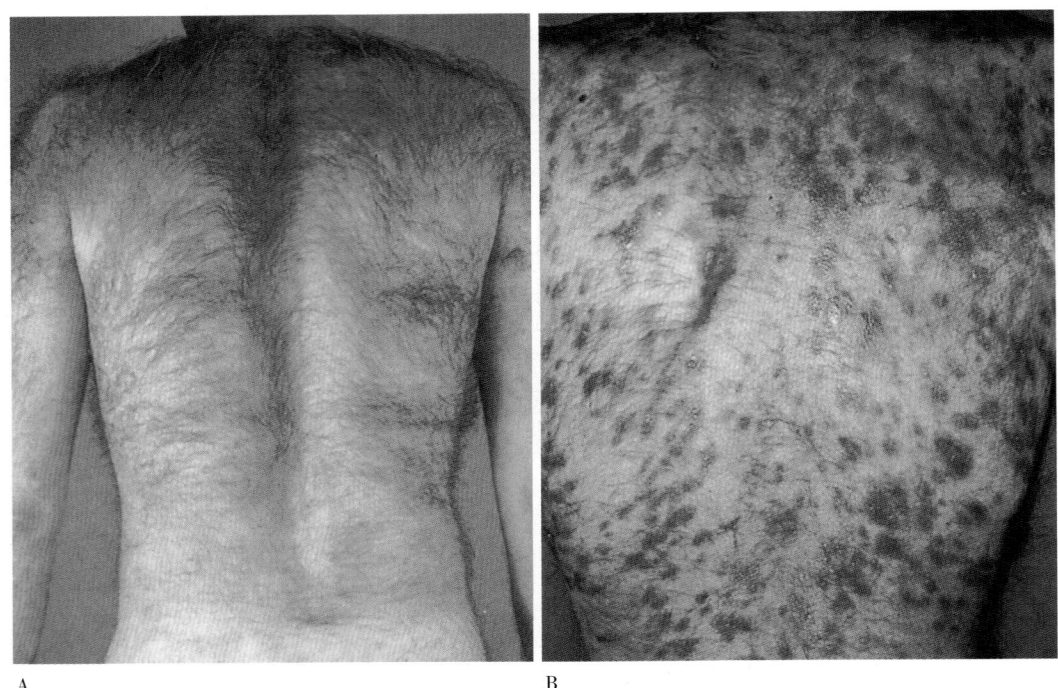

A　　　　　　　　　　　　　　　　　B

图 5-101　　A：背部卡波西肉瘤早期改变；B：六个月后，广泛、弥漫的紫色卡波西肉瘤斑块

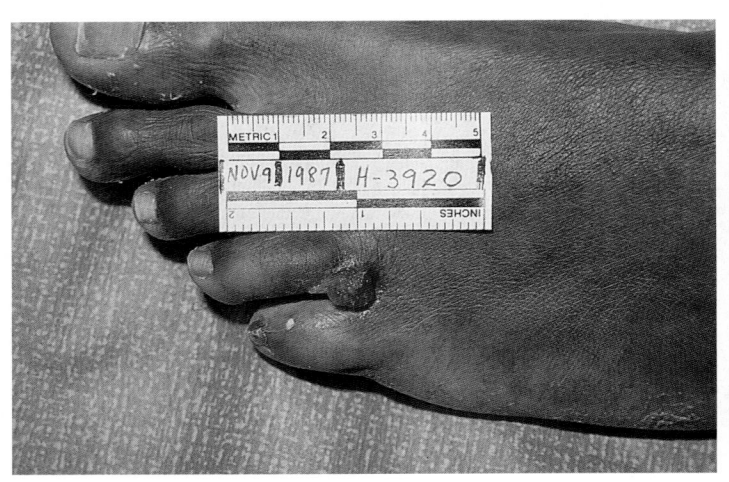

图 5-102　趾间卡波西肉瘤

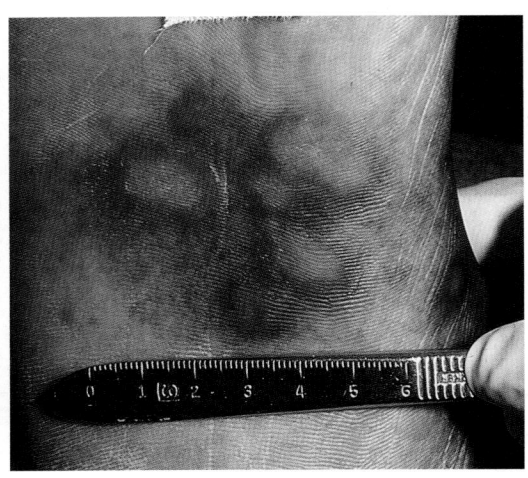

图 5-103　足弓上的卡波西肉瘤

一例 CREST 综合征患者手指的雷诺现象和钙质沉积，可以注意到指尖的毛细血管扩张。图 5-107B 是同一例患者足跟部的钙质沉积。通常，远端指垫都逐渐变细，在指尖与甲床之间存在瘢痕组织。有时候会形成溃疡，进而导致骨髓炎。图 5-108 是同一例 CREST 综合征第一脚趾跖面的形态，趾端变细及反向胬肉（由于软组织沿甲板腹侧生长造成）。

29. 结节红斑的特征是一种炎症反应，表现为胫前对称性分布的触痛的皮下结节红斑。结节红斑一般不会形成溃疡，消退时也不会萎缩或形成瘢痕。很多直接或间接证据表明这是一种针对多种抗原的迟发型Ⅳ型超敏反应。接近 55% 的结节红斑病因未明，但是它与包括感染在内的多种疾病相关。结节红斑经常与链球菌感染相关，占 28%~48%，也与衣原体、组织胞浆菌病、球孢子菌病、分枝杆菌和支原体有关。除了与感染有关，结节红斑还与结节病（11%~25%）；炎性肠病（1%~4%）；妊娠（2%~5%）；药物（3%~10%），如磺胺类药物、口服避孕药和镇静剂；疫苗接种和癌症有关。结节红斑还有可能出现在臀部、小腿、踝部、股和上肢。病变在初期表现

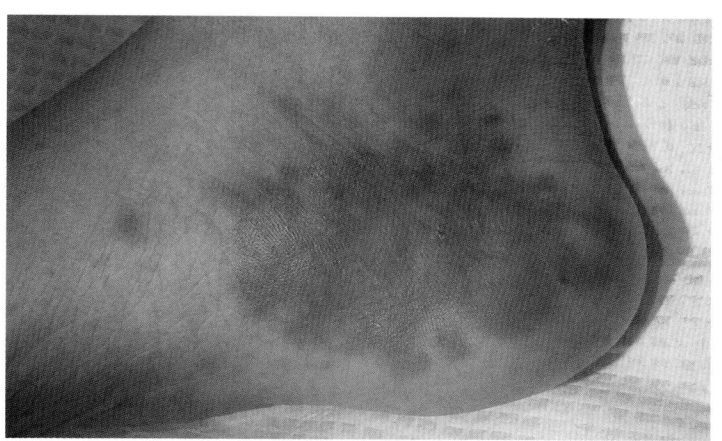

图 5-104　足跟的卡波西肉瘤

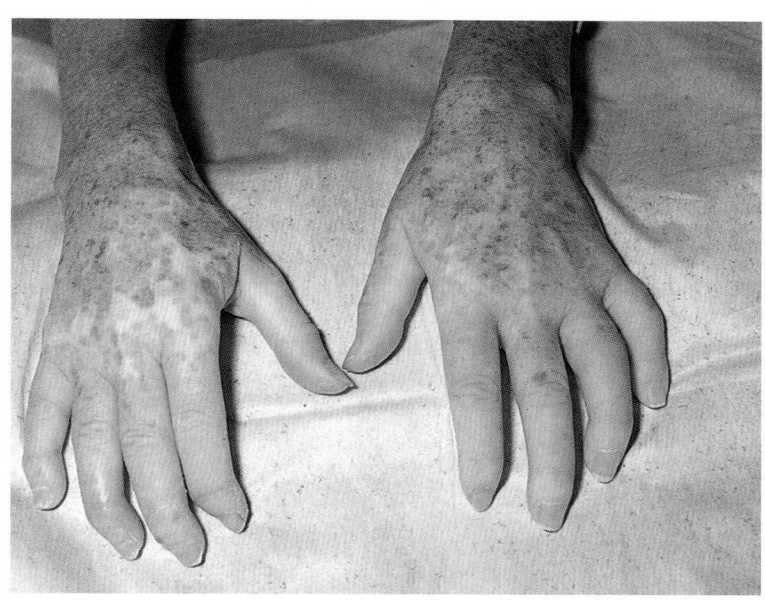

图 5-105　硬皮病：手

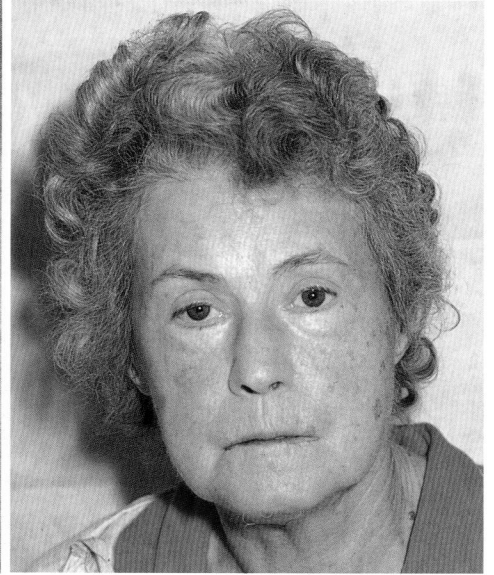

图 5-106　硬皮病：脸

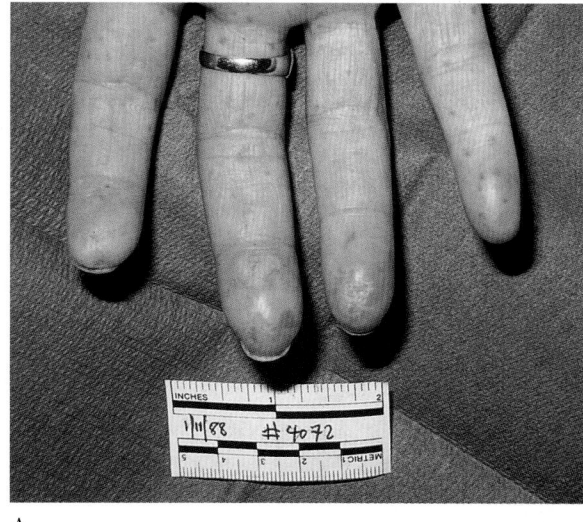

A

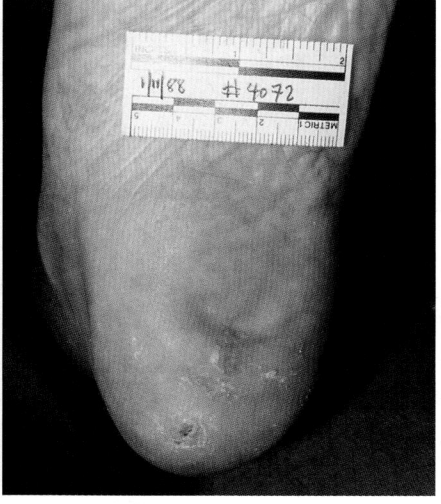

B

图 5-107　钙质沉积、雷诺现象、食管动力障碍、指端硬化和毛细血管扩张（CREST 综合征）

A. 指尖毛细血管扩张；B. 足跟部钙质沉积

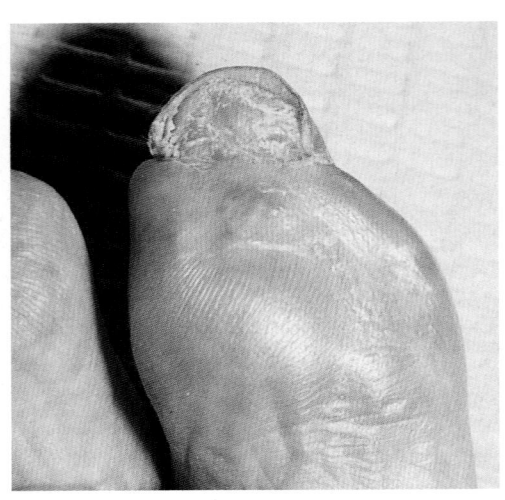

图 5-108　钙质沉积、雷诺现象、食管动力障碍、指端硬化和毛细血管扩张（CREST 综合征）。趾端变细及反向胬肉

为扁平、质硬、发热、发红的痛性结块，直径约一英寸。几天内，变成紫色，几周后褪为褐色扁平斑片。主要是一些年轻的女性患者，会在发现这些非常痛的病变后去就诊，这些病变的直径一般从 1 厘米到几厘米不等，随后病变发生融合可蔓延至整个下肢。1~2 周后病变开始消退，同时经历一系列颜色的变化，从明亮的红斑变为暗淡的紫色、黄色和绿色。图 5-109 是一例 33 岁女性结节红斑患者的早期表现，3 个月后被诊断出结节病。

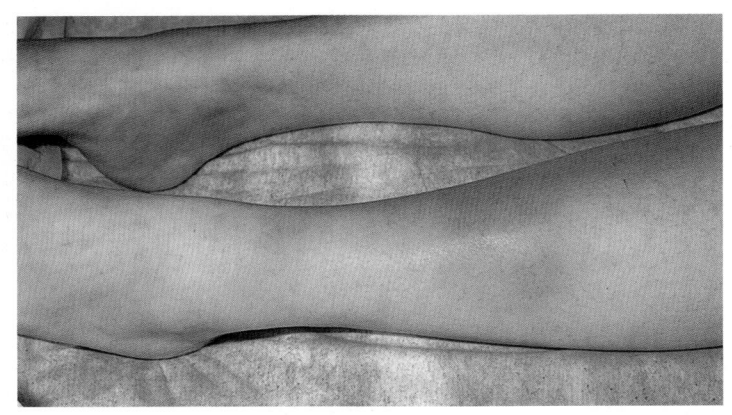

图 5-109　结节红斑

30. 扁平苔藓是一种常见的原因不明的皮肤疾病，病变最初表现为紫罗兰色、多边形、光亮、平顶的丘疹。这种伴瘙痒的皮肤病变在身体任何一个部位都可以出现，但更易出现在腕部和前臂的前方、双手背部、踝部、胫部、外阴、腰部。病变大小从 2mm~1cm 不等。图 5-110A 是上肢特征性病变。图 5-110B 中可以看到细网状鳞屑。在 50% 扁平苔藓患者中，可以见到口腔病变，表现为颊黏膜上的网状白纹。偶尔扁平苔藓可只有口腔受累，患者常常有类似溃疡的剧烈疼痛。图 9-15 描绘了颊黏膜上的扁平苔藓。扁平苔藓可以累及外阴。图 5-111 是一例患者阴茎上的扁平苔藓，可以看到患者阴茎上的网状线条。图 15-10 描绘了另一例阴茎上的扁平苔藓，再次注意细小的网状线条。

31. 脂溢性皮炎是一种和表皮增生脱屑相关的丘疹鳞屑性疾病。病变是富含油脂的鳞屑，通常分布在皮脂分布的区域，如头皮、眉毛、鼻唇沟、口周、中胸部和腹股沟区。脂溢性皮炎是 HIV 感染相关的最常见皮肤病变之一。据估计，85% 的 HIV 感染者会在病程某个阶段患脂溢性皮炎。在一些病人中，溢脂性皮炎成为 HIV 感染首发表现。图 5-112 是面部脂溢性皮炎，表现为典型的富含油脂的鳞屑。

32. 脂溢性疣是一种在浅肤色人群中常见的良性皮肤肿瘤，在年长者中发生更为频繁，也被称为脂溢性角化

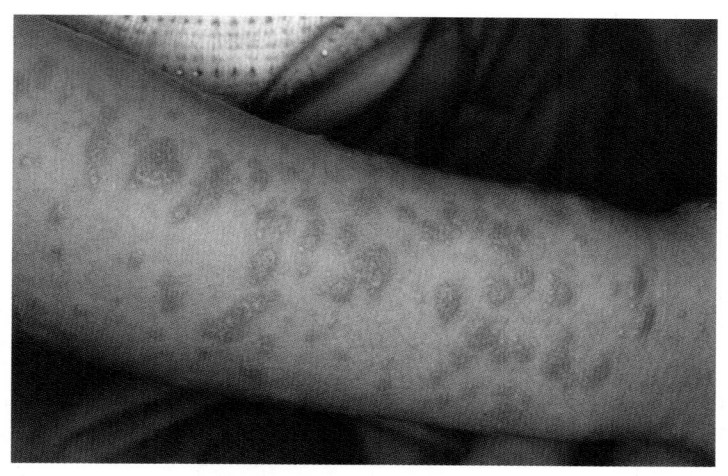

A

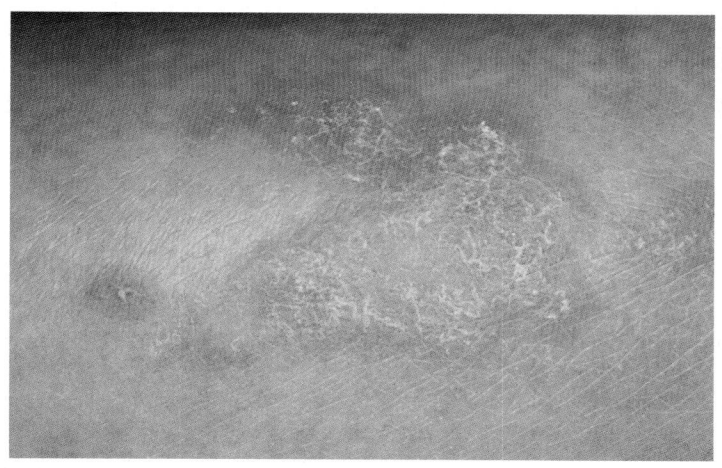

B

图 5-110 扁平苔藓，注意细网状鳞屑

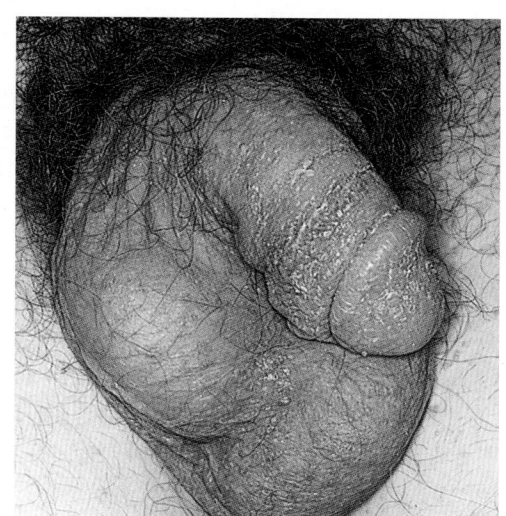

图 5-111 阴茎上的扁平苔藓

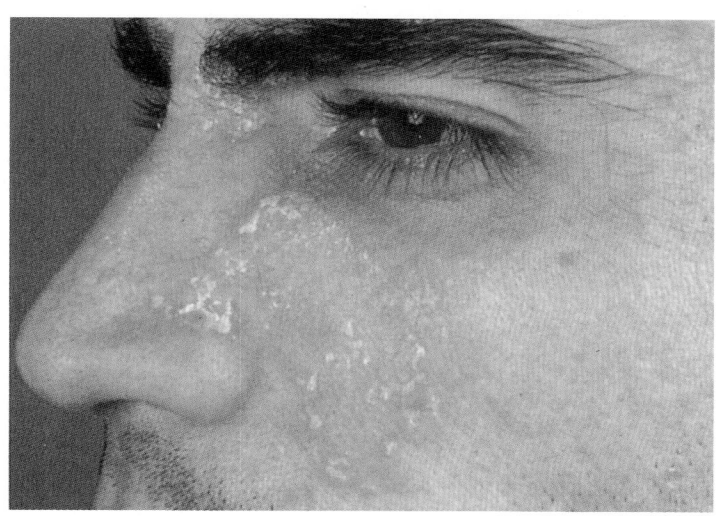

图 5-112 脂溢性皮炎

病（图5-113）。脂溢性疣可以是孤立或多发的，通常可以在身体的任何暴露于紫外线的部位出现。病变界限清晰、突出皮面、有裂隙样表面，病变的产生是由于角质细胞的成熟障碍，导致上皮内不成熟细胞的聚积。有时，可能有蒂与皮肤相连。在美国黑人中，一个类似的疾病是黑色丘疹性皮病。图5-114是一个特征性脂溢性疣的特写照片。

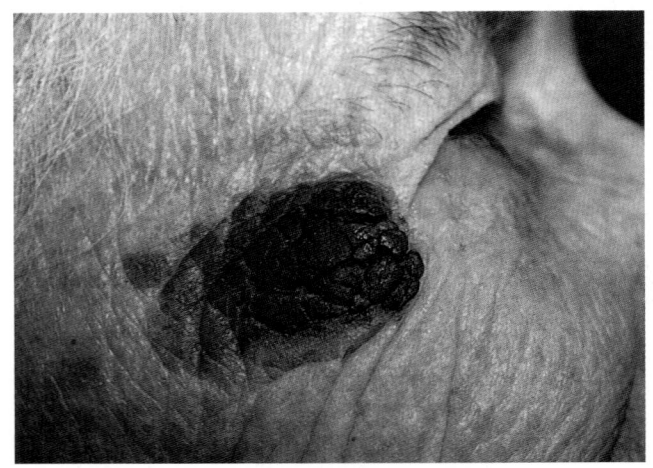

图 5-113　脂溢性角化病

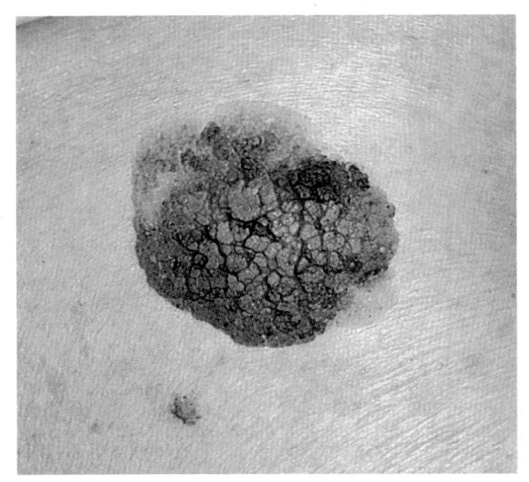

图 5-114　脂溢性疣特写照片

33. 第7章"眼"中讨论了皮角，突出物突起于皮肤，可能还有一个细短的茎与皮肤相连。突起物可能较小，有半英寸长。突起物的颜色和皮肤相同，或较皮肤略深，通常是无痛的，并不生长或改变。然而，服装或者其他物品的摩擦可刺激其生长。

34. 瘢痕疙瘩是由于外伤、炎症或感染等引起的纤维组织过度增生。表面光滑，可以突出于皮面、质硬。更容易在深色皮肤的个体中产生。瘢痕疙瘩可以在任何皮肤或组织磨损处发生。可能由于"青春痘"、昆虫叮咬、抓痕、烧伤或其他皮肤创伤造成。瘢痕疙瘩也经常在手术后产生，在胸部、背部、肩部、耳垂更容易产生。在皮肤穿孔后，瘢痕疙瘩也可能产生，最常见的部位是耳垂、上肢和锁骨上。病变会特征性地超过最初开始的部位。图5-115是肩部大量的瘢痕疙瘩。

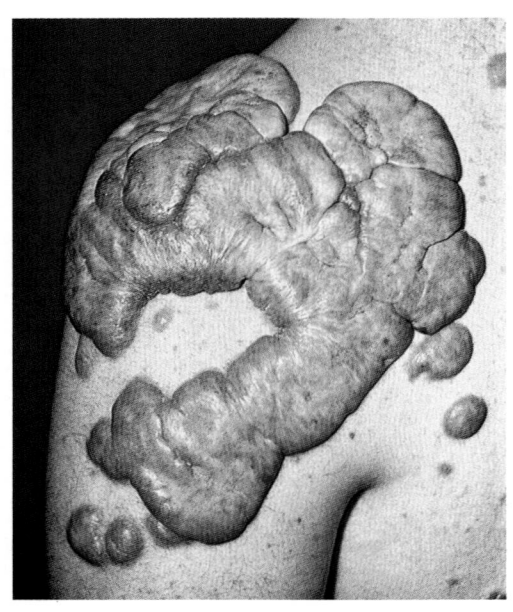

图 5-115　瘢痕疙瘩

35. 痣是一种出生时或出生后数十年内就出现的一种局部常见皮肤异常。痣可以在皮肤的任何一个部位生长，通常界限清晰、表面光滑、圆形（图5-116）。痣的表面有时会有毛发生长。草莓痣是一种出生后很快出现的血管性肿物或血管瘤，是红色突出表面的，生长迅速，经常在儿童面部见到，有出血或形成溃疡的可能。值得庆幸的是，大部分草莓痣会在6~7岁时消退。图21-9是一个儿童草莓痣的表现，图21-10是另一个孩子的血管瘤。

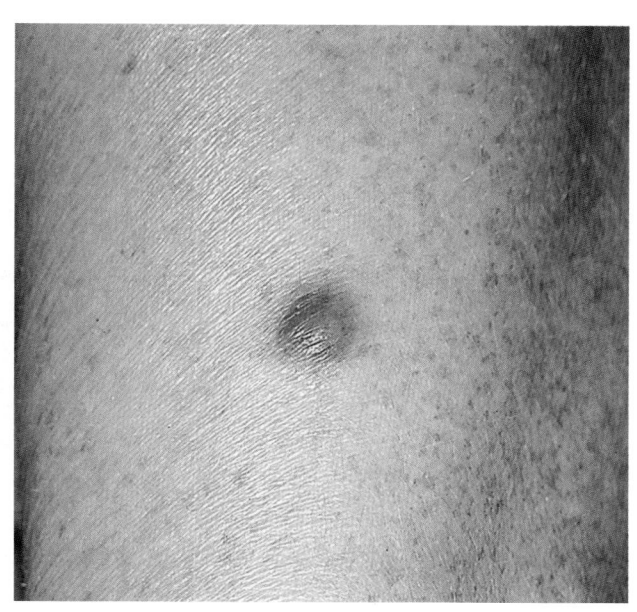

图 5-116　蓝痣

36. 水疱性是皮肤病罕见，但识别这类病变非常重要。寻常型天疱疮、增殖型天疱疮和大疱性类天疱疮都是累及皮肤和黏膜的自身免疫性疾病。寻常性天疱疮是一种中年人受累的水疱性疾病，在犹太人中较为常见。病变通常表浅、呈松弛的水疱状，很容易破裂，导致皮肤剥脱或糜烂。破损的大疱可能结痂但不能自愈。病变通常不瘙痒，但会疼痛。疾病是由于产生了针对上皮细胞间连接的自身抗体。细胞间连接的缺失导致了创伤性裂纹和大疱的形成。图5-117A是寻常型天疱疮和破裂的大疱。图5-117B是增殖型天疱疹。病变可能出现在皮肤的任何部位，尤其是躯干、脐部、头皮和易受摩擦的区域，也会经常口腔、喉部、外阴部黏膜处看到。图5-118是唇部的增殖型天疱疹。

大疱性类天疱疹是常见于老年人的水疱性疾病。它比寻常性天疱疹更为常见，但没有种族偏好，也没有天疱疮严重。病变通常对称性地分布在四肢，上肢内侧、股、躯干，表现为红色基底上出现张力较高的大疱，同时有剧烈瘙痒感。口唇黏膜损伤没有天疱疮常见，图5-119是广义的大疱性类天疱疮。图5-120A和B是高张力水疱，可用于与天疱疮区分。

37. 特应性皮炎是湿疹的一种表现，是与其他过敏性疾病如哮喘、过敏性鼻炎相关的常见病。它的特征表现为皮肤瘙痒、干燥、红肿。通常青少年起病。婴幼儿可能在头面部、肢体伸侧出现湿疹斑片。这些湿疹可能出现破损渗出，并常出现脱屑性红斑。随着年龄增长，特应性皮炎逐渐累及肢体屈肌侧，如颈部、肘窝、腘窝。瘙痒导致抓痕。皮肤增厚、苔藓化也常见。成人中，渗出、剥脱性斑块很常见。虽然特应性皮炎发病机制不详，但发现多数患者血清IgE升高。1970年以来，特应性皮炎的发病率从4%增长至12%，原因不明，免疫调节异常可能起重要作用。50%以上的患病儿童有食物过敏史。情绪应激不会导致特应性皮炎，但能使症状恶化。图5-121显示了腋窝特应性皮炎的典型病变。图5-122是另一个患者的特应性皮炎，注意皮肤渗出和剥脱。

38. 莱姆病是由伯氏螺旋体感染引起的疾病，以蜱无症状性叮咬传播。莱姆疏螺旋体病见于大西洋中部和东北部、美国中北、远西部。莱姆病1975年在美国康乃迪克州旧莱姆镇第一次被描述。

早期局限性莱姆病（Ⅰ期）症状在被叮咬后数天或数周出现。早期全身性症状与流感相似，包括乏力（54%）、肌痛（44%）、关节痛（44%）、头痛（42%）、发热寒战（39%）和颈部发僵（35%），局部淋巴结肿大是最常见表现（23%），症状可以自行消退。

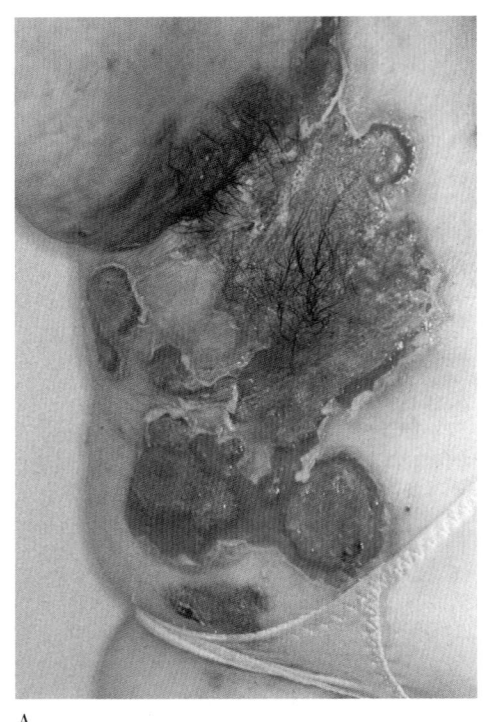

A

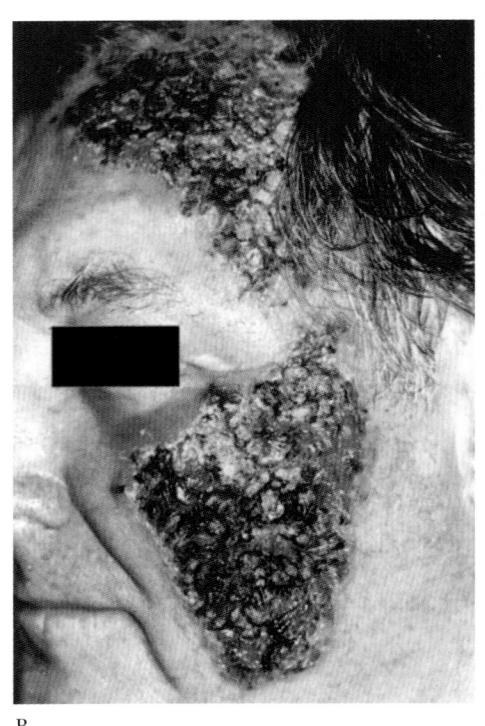

B

图 5-117　A 和 B：寻常性天疱疮；B 是增殖型，也叫增殖型天疱疮

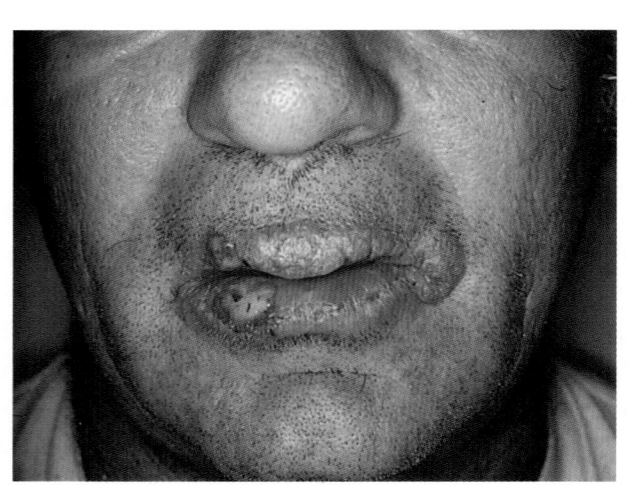

图 5-118　唇部增殖型天疱疮

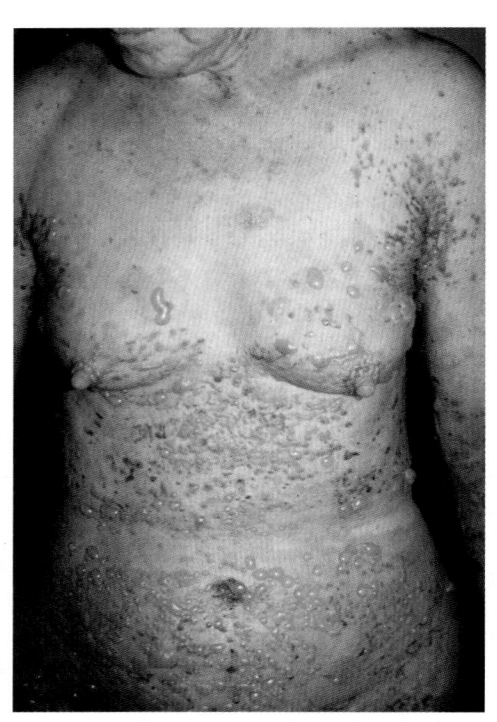

图 5-119　大疱性类天疱疮

39. 游走性红斑是莱姆病临床上特征性的皮肤表现。临床表现多变，数天内可发生巨大变化。明确伯氏螺旋体感染的患者中，90% 出现游走性红斑。被叮咬处皮肤首先表现为红色斑疹或丘疹，7~10 天后演变为同心圆性扩散，皮疹变为环形红斑，中心处红斑可能消失。局部瘙痒或疼痛症状不明显。图 5-123、图 5-124 显示了莱姆病经典的游走性红斑表现，注意：图 5-124 病变中心部分为蜱叮咬部位。

早期播散性莱姆病（Ⅱ期）在蜱叮咬后数周或数月出现。症状包括面肌无力或麻痹、肌痛、膝关节等大关节

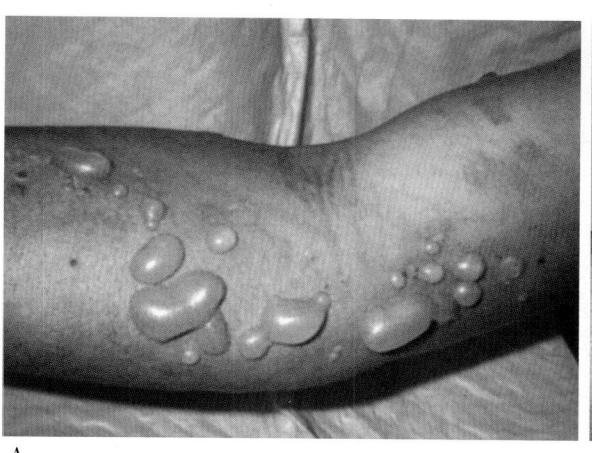
A

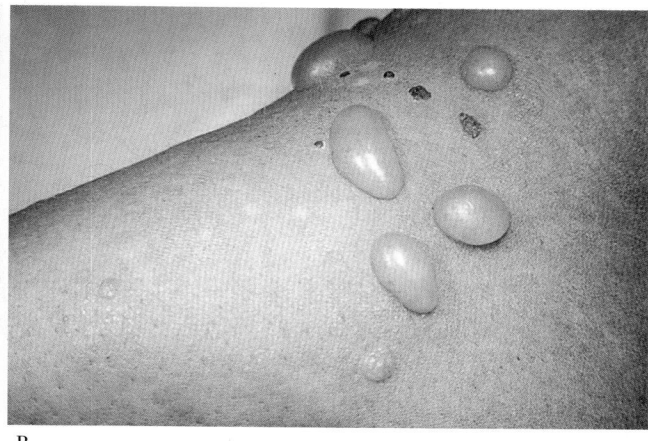
B

图 5-120　大疱性类天疱疮，高张力水疱

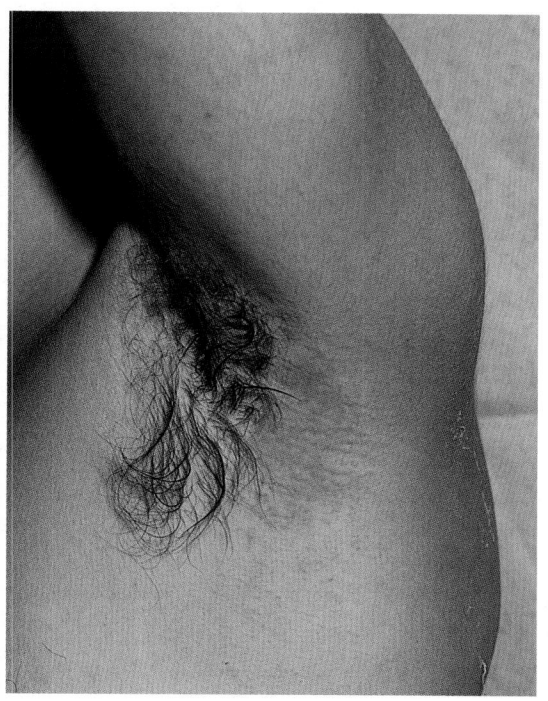

图 5-121　特应性皮炎

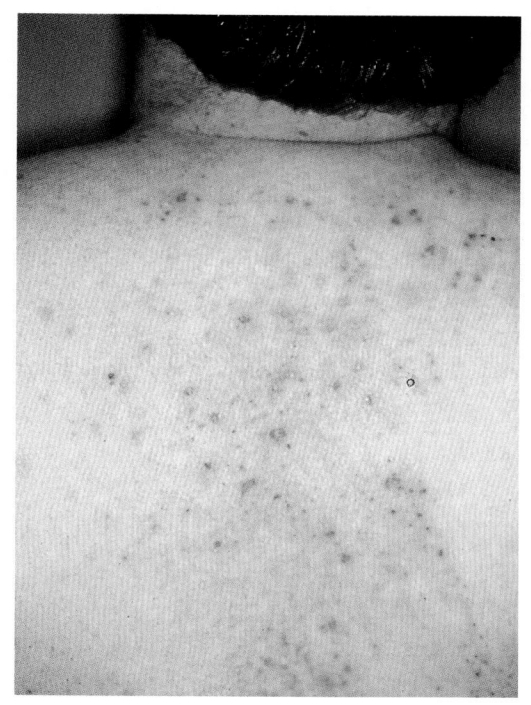

图 5-122　特应性皮炎

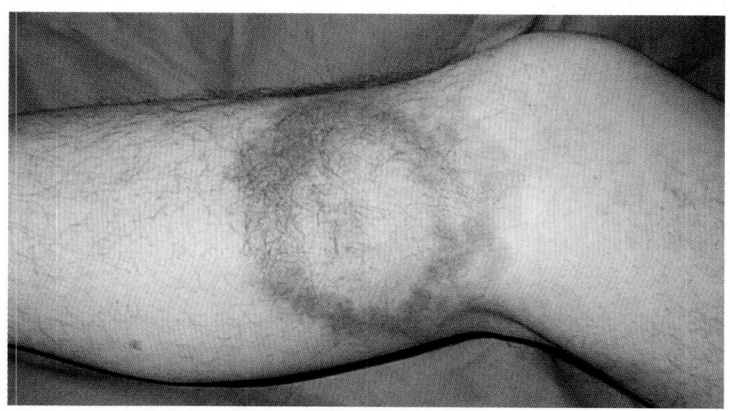

图 5-123　莱姆病游走性红斑

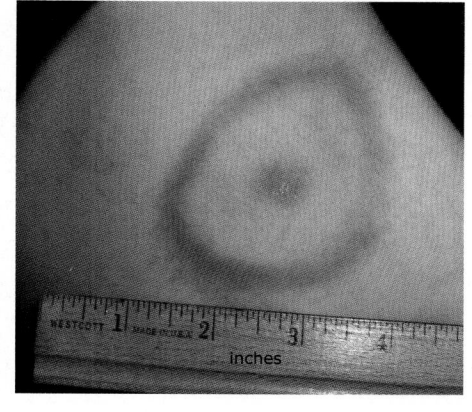

图 5-124　莱姆病游走性红斑：蜱叮咬部位

肿痛，还可出现胸痛、心悸等心血管系统症状。晚期播散性莱姆病（Ⅲ期）在感染后数月或数年出现。最常见的症状为肌痛和关节痛，其他症状包括异常运动、肌无力、皮肤麻木和刺痛、语言障碍。

其他莱姆病重要危险因素包括：

- 在莱姆病流行地区进行户外运动时被叮咬的概率增加（例如园艺工作、狩猎、徒步）。
- 有宠物可能带回蜱虫。
- 在草丛中穿行。

以及以下危险因素：

- 大多数情况下，蜱至少需要接触皮肤 24~36 小时才能将病原体传播至血液中。
- 黑脚硬蜱可以小到肉眼几乎不可见，许多莱姆病患者从未见到体表存在过蜱。
- 大多数被蜱叮咬的人并不会患莱姆病。

40. AIDS 可导致许多皮肤症状。图 5-125 显示了患者面部三种常见皮肤损害。口鼻周围、脸颊部的脐形白色丘疹是传染性软疣引起的病变。上嘴唇的突起丘疹是疣。嘴唇和下颌处可见紫色的卡波西肉瘤。

41. 约 30% 糖尿病患者有皮肤病变。神经病变和足溃疡在糖尿病患者中很常见。图 5-126 是双侧足部神经病变溃疡。轻微创伤后无痛性跖侧溃疡愈合非常缓慢。糖尿病足以慢性感觉运动神经病变、自主神经病变和外周循环不良为特征。感觉运动神经病变使得正常感觉缺失，阻碍了发现创伤性事件。图 12-18 显示糖尿病大踇趾和四趾的干性坏疽；图 12-19 是典型糖尿病类脂质渐进性坏死，而图 12-20 是另一患者的同样病变的特写。糖尿病患者由于足部感觉缺失，即便异物进入体内也不能及时发觉，因此，此类病变比较常见。图 5-127 显示一个异物从糖尿病患者第三趾端插入。该患者将针掉在地毯上，随后不小心踩上了掉落的针，但却没有任何感觉直到亲眼看到。

42. 糖尿病性大疱病（图 5-128）是不太常见的非炎症性水疱性病变，发病机制不明，见于长期站立的糖尿病患者。高张性水疱出现于肢端（足、小腿、手）外观正常的皮肤。1 型和 2 型糖尿病患者中均可出现。表皮内及皮下水疱常在无外伤情况下自发产生，2~6 周内消失，可穿刺吸出水疱内液

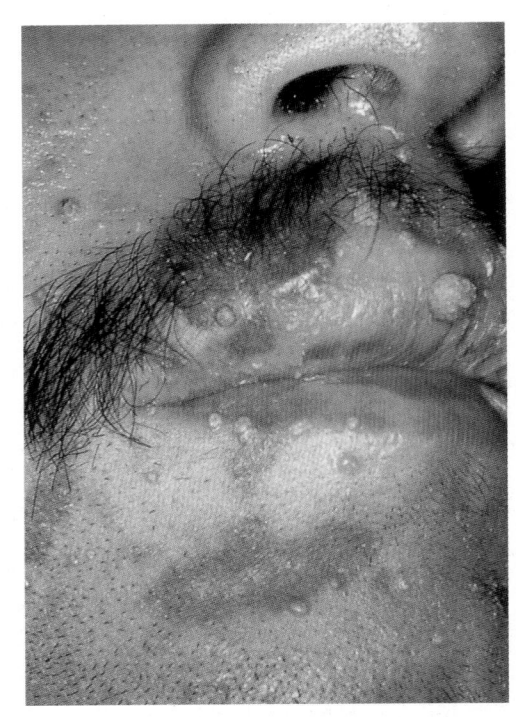

图 5-125 获得性免疫缺陷综合征的皮肤表现

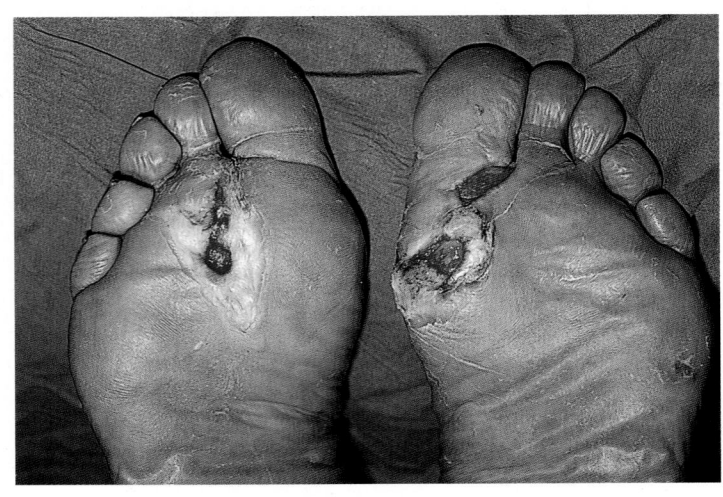

图 5-126 糖尿病神经病变性足部溃疡

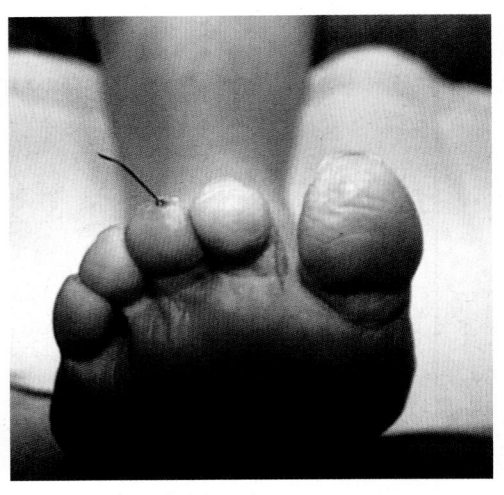

图 5-127 显示糖尿病患者趾端异物

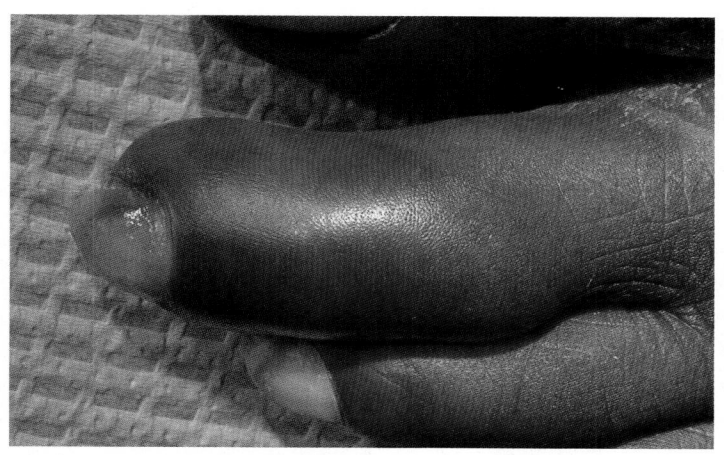

图 5-128 糖尿病性大疱病

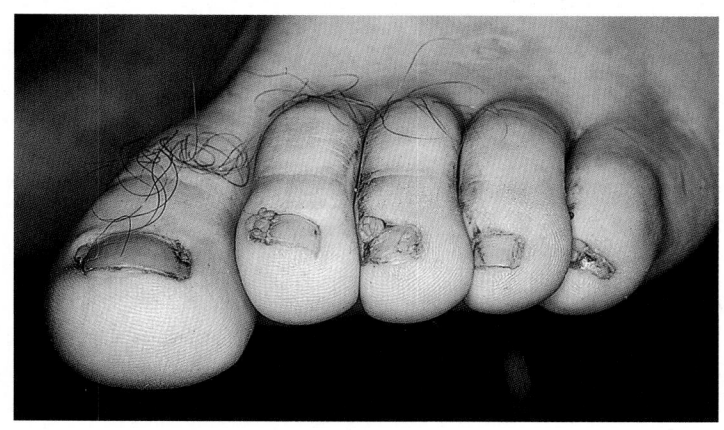

A

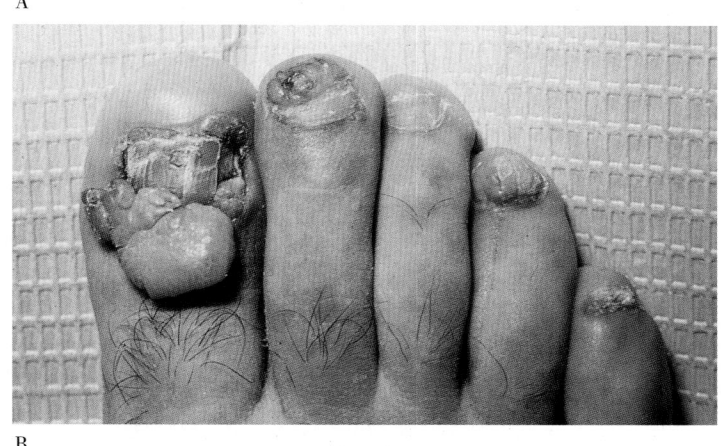

B

图 5-129 两位结节性硬化患者的足部甲周纤维瘤

体和局部抗生素治疗。

43. 结节性硬化是一种显性遗传的错构瘤，特征表现为智力障碍、癫痫发作、眼和皮肤病变。典型三联征为智力低下、癫痫发作、皮脂腺瘤。皮脂腺瘤出现在鼻唇沟附近和脸颊。这些病变为脸部血管纤维瘤。其他皮肤病变包括甲周和指甲下纤维瘤。图 5-129A、B 显示了两例结节性硬化患者的足部甲周纤维瘤。

44. 皮肤游走性幼虫疹由钩虫感染导致，主要是以狗为宿主的巴西钩虫或犬钩虫。当皮肤直接与带钩虫幼虫

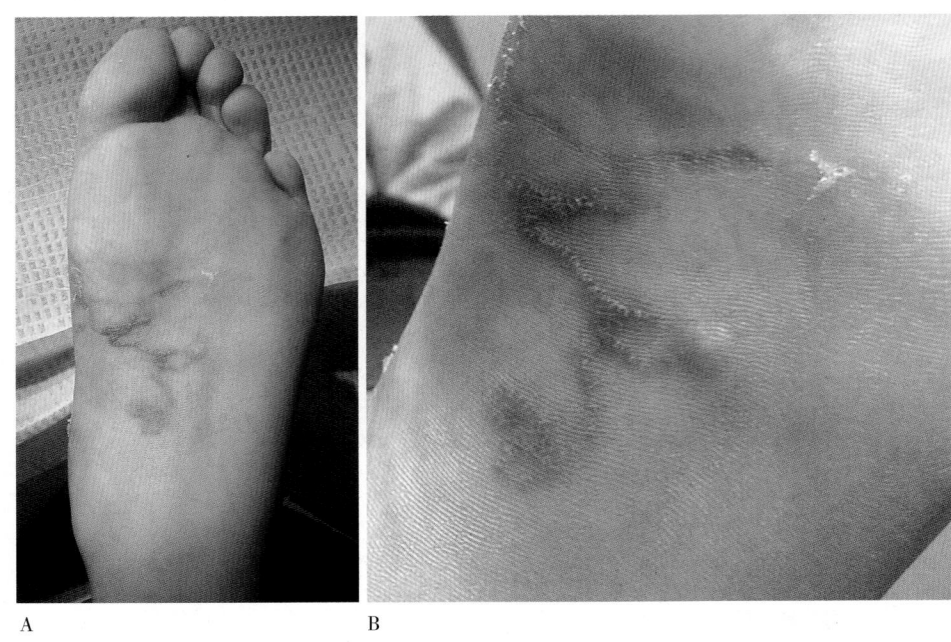

A　　　　　　　　　B

图 5-130　皮肤游走性幼虫疹

A：足底；B：病变特写

的狗、猫、人粪便长期接触后会发生这种匐行疹。潮湿地带为感染高发区。临床表现为高出皮面的匐行瘙痒性红斑，体现了幼虫在皮内的爬行路线。由于钩虫缺乏胶原蛋白酶，不能破坏基底膜，因此不能侵犯真皮层。病变每天移行 1~2cm，可能演变为水疱。疾病通常为自限性，也可局部使用噻苯达唑。图 5-130 是一位 31 例男性在牙买加海滩度假发生感染后足底的表现。

2001 年 9 月 11 日，世界发生了改变。"911"以及其后发生的一连串事件都提醒人们注意恐怖事件。医务人员需要警惕可能由于恐怖袭击带来的伤害。很多可用于恐怖袭击的生物制剂均有皮肤表现，包括炭疽、天花和鼠疫。

45. 炭疽（来源于希腊语 anthrax，意为炭）由炭疽芽胞杆菌引起。有三种起病形式：皮肤症状（95%）、呼吸道症状（5%）、消化道和口咽症状（极少）。典型的皮肤炭疽常表现为感染数天后出现炎症性无痛丘疹，伴瘙痒，发生发展超过 1 天。丘疹逐渐增大至 1~3cm，病变周围可出现水疱（图 5-131）。常见局部大片水肿（图 5-132）。邻近淋巴结肿大可有压痛。水疱可增大，破溃形成溃疡，并在病变中心形成硬的附着黑痂或焦痂（图 5-

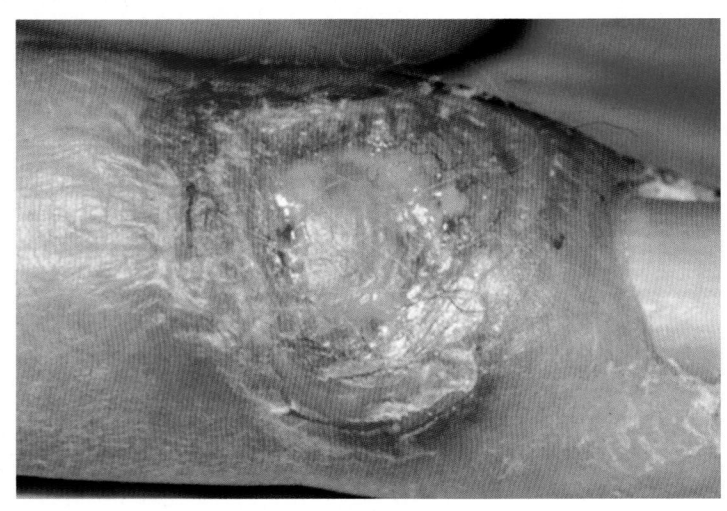

图 5-131　炭疽（生物恐怖袭击所致）患者手指

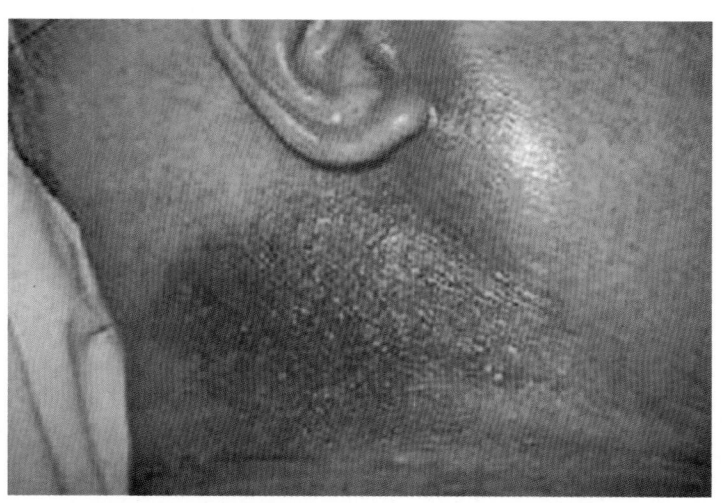

图 5-132　炭疽，注意早期病变以及明显水肿

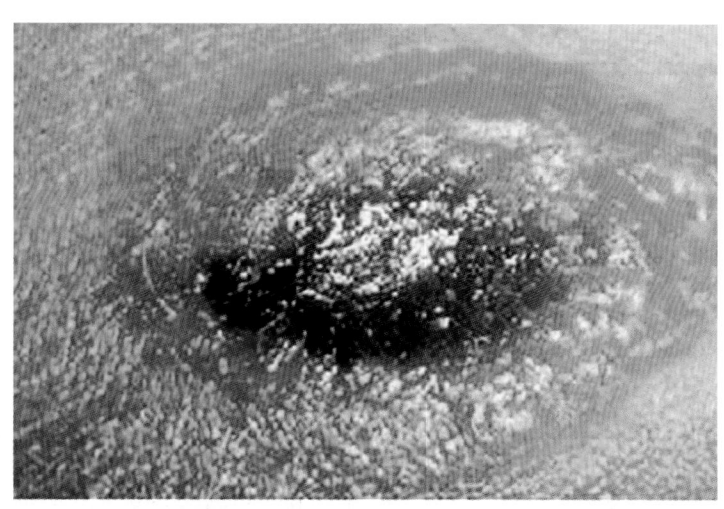

图 5-133　炭疽，注意黑色焦痂

133）。1~2 周内，病变干燥，焦痂脱落并留下永久性瘢痕。该病及时治疗死亡率很低，但如果不处理，死亡率可达 20%。

呼吸道症状出现于感染后 1~60 天，暴露程度越低，潜伏期越长。病程早期，症状不典型，类似流感症状，常见症状包括：肌痛、咳嗽、低热、干咳、萎靡、恶心、呕吐、寒战、大汗、头痛和气短。常在 1~3 天好转后急剧加重，出现高热、严重呼吸窘迫、循环衰竭，24~36 小时内致休克、死亡。常出现纵隔淋巴结明显肿大，由于主要病变在纵隔淋巴结及周围组织，人与人之间传播风险不高。未治疗患者死亡率达 90%~100%，治疗患者死亡率 30%~50%，取决于初始使用抗生素的时机。炭疽杆菌对常用抗生素敏感，包括环丙沙星、青霉素和四环素。

46. 天花病毒是 DNA 病毒，属于正痘病毒属，天花是天花病毒感染所致的一种严重高度传染的发热性疾病。该病毒是所有病毒中最大最复杂的一类。潜伏期 10~12 天。以发热、乏力、肌痛起病。随后 1~2 天发生向心性红斑及水疱疹，早期病变位于脸部（图 5-134）和手臂，躯干较少。随着病程进展，皮疹蔓延至躯干。皮疹同步发展，常为脐形（图 5-135）。约 2 周后皮疹结痂，3~4 周脱落消失。病死率 30%~40% 或更高。上一次自然的天花流行是在 1977 年的索马里。1980 年，WHO 正式宣布世界性疫苗接种已完全消除天花。长久以来，天花被当作最具毁灭性的传染病，如今其潜在毁灭性却比以前高很多。在一些高度易感的流动性人群中，由于他们的不重视，天花仍能暴发，甚至全世界性流行。即便只有一个人感染，也能导致全球性威胁。

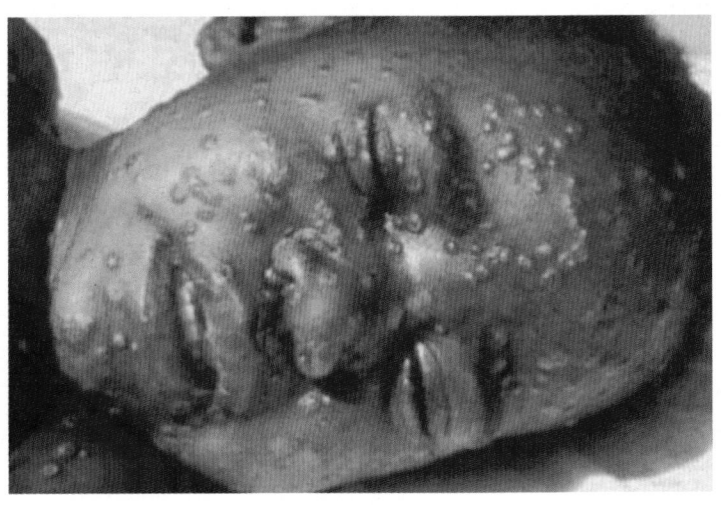

图 5-134　天花，注意水泡发展的同步性

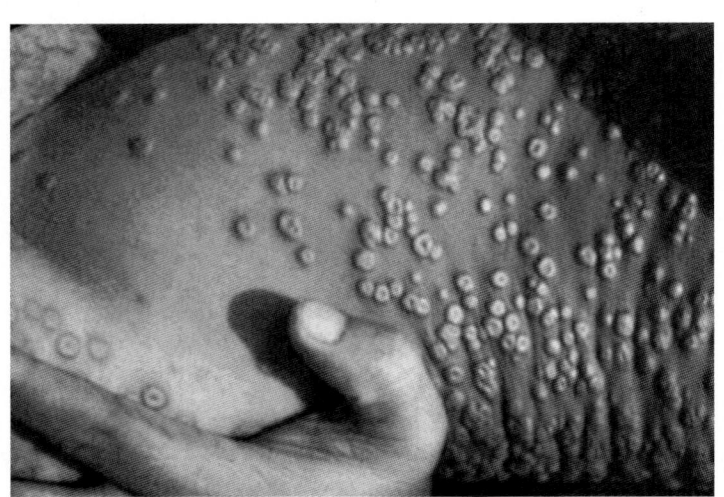

图 5-135　天花，注意躯干部脐样病变

47. 鼠疫的致病菌为鼠疫耶尔森杆菌，它是一种革兰阴性非芽胞杆菌。人类感染通常是被感染后的跳蚤叮咬后引起，而由肺鼠疫的人或猫的飞沫传播较少见。鼠疫发生有三种形式：腹股沟淋巴结炎、肺炎和败血症。肺鼠疫潜伏期 1~6 天，进而暴发性出现高热、寒战、极度萎靡、头痛、肌痛症状。24 小时内出现咳嗽、咯血。迅速出现呼吸困难，随后导致呼吸循环衰竭。未治疗患者病死率 100%，即便治疗病死率也可高达 50%。

腹股沟淋巴结炎鼠疫潜伏期 2~8 天，随后突然出现流感样症状，同时腹股沟区发现 1~10cm 卵形、高出皮面、质硬、无波动性伴剧烈疼痛的淋巴结。肢端坏疽是鼠疫常见症状之一，这也是鼠疫被称为黑死病的原因。若不治疗，病死率 50%~60%。对于所有类型的鼠疫，治疗方法均采用链霉素、多西环素或环丙沙星。

二维码 5-1　每月皮肤自我检查建议

（一）皮肤自检

临床中应要求每例患者常规进行皮肤自我检查。皮肤癌基金会建议每人每月从头到足检查全身皮肤一次。该

检查可通过扫描前页的二维码进行。

　　总结起来，应指示患者以下事项：

- 对着镜子检查身体的前后侧，并抬起手臂检查左右侧。
- 屈肘仔细观察上臂、前臂和手掌。
- 观察腿脚后侧，注意趾间缝隙和足底。
- 使用手持镜子检查颈部背侧和头皮，把头发撩开仔细观察头皮。
- 最后使用手持镜检查背部和臀部。

六种常见皮肤病变的典型分布见图 5-136。

　　表 5-1 列出了常见斑丘疹的鉴别诊断。表 5-2 是湿疹的鉴别并根据特殊病史推测病因。表 5-3 是水疱性疾病的鉴别诊断。表 5-4 根据良性肿瘤的颜色进行分类。表 5-5 是与接触性皮炎相关的常见过敏源。表 5-6 列出了水痘和天花的重要区别。

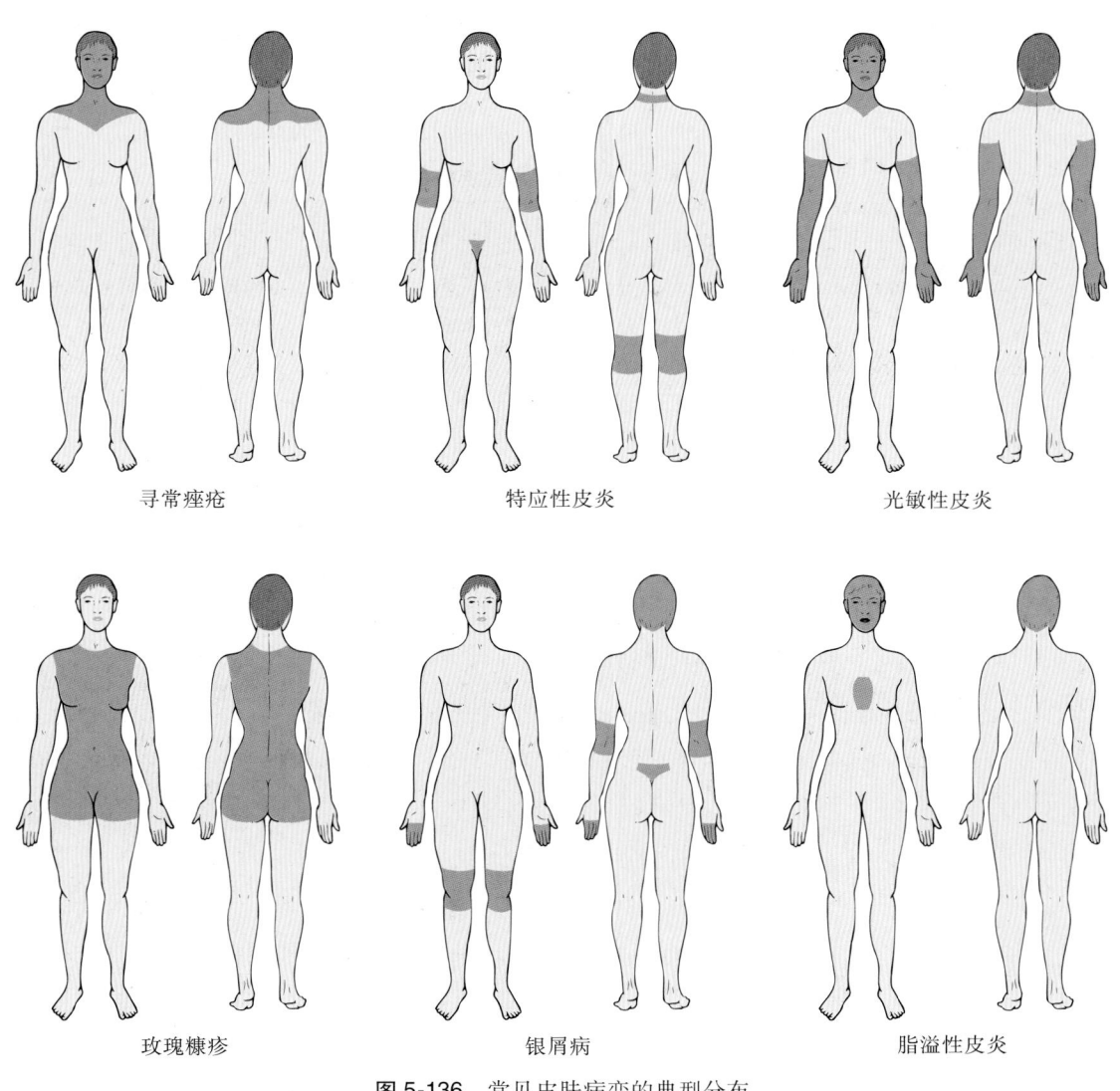

寻常痤疮　　　　　　特应性皮炎　　　　　　光敏性皮炎

玫瑰糠疹　　　　　　银屑病　　　　　　脂溢性皮炎

图 5-136　常见皮肤病变的典型分布

表 5-1 常见斑丘疹疾病

特征	银屑病[*]	玫瑰糠疹[†]	花斑癣[‡]	扁平苔藓[§]	脂溢性皮炎
颜色	暗红	粉黄	红棕	紫罗兰色	粉黄
脱屑	大量	多，黏附性	多	有光泽，黏附性	油性
硬结	1+	0	0	1+	1+
脸部病变	罕见	罕见	偶见	罕见	常见
口腔病变	0	0	0	2+	0
指甲病变	4+	0	0	罕见	0

注：0 极为罕见，1+偶尔可见，2+常见，4+几乎全有；

[*] 图 5-14，图 5-53，图 5-54，图 5-56，图 5-57，图 15-8；

[†] 图 5-68；

[‡] 图 5-78，图 5-79；

[§] 图 5-110，图 5-111，图 9-15，图 15-10；

[¶] 见图 5-112

表 5-2 常见湿疹性疾病

特征	接触性皮炎[*]	特应性皮炎[†]	神经性皮炎	淤积性皮炎[‡]
病史	急性，局限于特定部位	患者或家族成员有哮喘、枯草热、或湿疹史	慢性，在同一个区域，与情绪焦虑有关	静脉曲张，既往有血栓性静脉炎或蜂窝织炎史
部位	暴露于过敏原的身体部位	眼睑、腹股沟、屈肌侧	头、小腿、手臂	小腿

注：[*] 图 5-51；

[†] 图 5-121，图 5-122，图 21-30，图 21-31；

[‡] 图 12-2，图 12-3

表 5-3 水疱性疾病

特征	寻常型天疱疮[*]	疱疹样皮炎	大疱性表皮松解症[†]	大疱性类天疱疮[‡]
发病年龄	40~60 岁	儿童、成人	婴幼儿、儿童	60~70 岁
初发部位	口腔黏膜	头皮，躯干	四肢	四肢
病变	边缘皮肤正常	红斑性基础病变	创伤导致水疱	边缘皮肤正常
部位	口，腹部，头皮，腹股沟	膝盖，骶骨，背，肘	手，膝盖，肘部，口，趾	躯干，四肢
成群	0	4+	1+	0
体重减少	显著	无	无	少
持续时间	一至数年	数年	终生	数月至数年
瘙痒	0	4+	0	±
口腔痛	4+	0	±	±
累及手掌足底	否	否	是	是
典型病变	松弛水疱	成群水疱	松弛水疱	高张性水疱

注：0 罕见，1+偶见，4+几乎全有，±有时有；

[*] 图 5-117 和图 5-118；

[†] 指一组遗传性疾病；

[‡] 见图 5-119 和图 5-120

表 5-4 常见良性肿瘤按颜色分类

颜色	良性肿瘤
皮肤颜色	疣（图 5-26，图 5-27、图 5-114） 囊肿 瘢痕疙瘩（图 5-115） 痣（图 5-116、图 21-9）
粉色或红色	血管瘤（图 21-10、图 21-11） 瘢痕疙瘩（图 5-115）
棕色	脂溢性角化病（图 5-113） 痣（图 5-116、图 21-9） 雀斑（图 22-1） 皮肤纤维瘤（图 5-50）
黄褐色	黄色瘤（图 11-12～图 11-15） 黄斑瘤（图 11-18） 疣（图 5-26） 瘢痕疙瘩（图 5-115）
深蓝或黑色	脂溢性角化病（图 5-113） 血管瘤（图 21-10、图 21-11） 蓝痣（图 5-116） 皮肤纤维瘤（图 5-50）

表 5-5 接触性皮炎相关过敏源

部位	可能过敏源
头皮	染发染料，洗发剂，补药
眼睑	眼部化妆品，发胶
颈部	须后水，香水，肥皂，洗衣液，饰品
躯干	衣服，洗衣液
腋窝	香体剂，肥皂
外生殖器	肥皂，避孕用品，香体剂，洗衣液
足部	鞋，香体剂，袜子，洗衣液
手	饰品，肥皂，染料，植物

表 5-6 水痘与天花鉴别

特征	水痘[*]	天花[†]
起始症状	皮疹起病	出疹前 2～4 天起病
皮疹	全身均匀分布	在面部、头部、上下肢分布更密集（离心性分布）
手掌足底累及	几乎不累及	常见
进展为其他病变	快速进展为囊泡（24 小时内）	缓慢进展为脓疱
病变时间窗	新旧病变共存	病变进程一致
病变性质	瘙痒，软	疼痛，坚硬
患者病情极重甚至致死	少见	常见

注：[*] 图 21-52，图 21-53，图 21-54；

[†] 图 5-134，图 5-135

八、体格检查报告书写

以下列举的是皮肤检查报告的书写范例：

- 肘部、膝盖、头皮、臀裂处可见对称性分布的边界清楚带银屑的椭圆形斑块。头皮斑块沿发际线分布。鳞屑很大。甲板可见凹陷，毛发正常。
- 右前臂可见直径 3～4cm 的环形病变。皮疹边缘是 1～2mm 隆起的红斑，可见脱屑。中心区域轻度色素缺失。毛发和指甲未见明显异常。
- 左腿外侧可见线性大疱疹病变。病变包括红色水肿性丘疹和大疱。手掌、足底和口腔未见异常。
- 面部、肩部、背部可见各种病变。主要病变为炎性改变基础上产生脓疱。可见许多脓疱，在颏部和前额处可有融合。脸部，尤其是鼻唇沟可见粉刺。下脸颊和颏部可见炎性丘疹。上肩部可见大脓肿和溃疡性囊肿。面部和上肩部还有数个瘢痕。
- 躯干部可见弥漫红斑性斑丘疹。肩部和胸部有一些可见表皮脱落。毛发和指甲无异常。
- 皮肤检查发现多种类型病变。主要病变为肘前和腘窝的小丘疹。在某些部位小丘疹融合成片，伴斑块。足背部可见湿疹，伴有红斑、渗出、结痂、脱屑过程。肛门外阴部，尤其是阴囊部可见苔藓化。
- 皮肤干燥发凉。躯干可见散在雀斑。毛发细软。眉毛外三分之一脱落，指甲无异常。

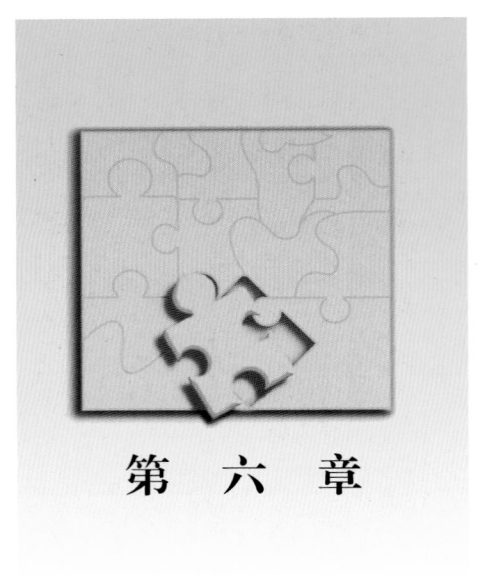

第 六 章

头 颈 部

　　20 岁女性，出现了一些被认为是歇斯底里的症状……3 个月的神经质状态后，她发现脉搏异常增快……接着出现劳累后乏力、苍白、消瘦……人们发现她的眼睛似乎变大了。几个月以后……在她颈部发现一马蹄形的肿瘤，正好位于甲状腺的位置。

——Robert James Graves（1796-1853）

一、概述

　　头颈部结构和外形的表现可提供对疾病的初步印象，凹陷的面颊、消瘦的颞肌和潮红的面容等表现都是诊断全身性疾病易观察到的重要线索。而有些面部体征具有疾病特异性。常见的典型面容包括面色苍白、颜面水肿的肾病面容，表情惊愕、眼球突出的甲亢面容和面容呆板、无表情变化的帕金森面容。

　　患者的面部表情也可以提供与情绪状态相关的信息，患者是高兴、忧伤、愤怒还是焦虑？

　　甲状腺疾病表现多种多样。世界卫生组织（WHO）估计全球有超过 2 亿人患**甲状腺肿大**。公元前 1500 年亚洲人首次描述了甲状腺肿大。当时他们就认识到食物中的海藻会让甲状腺肿变小。直到 19 世纪，人们才发现了碘，现在认为地方性甲状腺肿大与碘缺乏有关，并且海藻中的碘可以一定程度改善。古希腊与古罗马时期，如果新婚妇女环绕颈部的细纹中断，就会认为她可能是妊娠了，可能由于妊娠时甲状腺体积增大所致。

　　甲状腺癌是最常见的内分泌恶性肿瘤，其发病率在每年每十万人中增长近 3%。2011 年，美国甲状腺癌新发病例共48020例。在这些新发病例中，男性11470例，女性36500例。甲状腺癌在女性常见恶性肿瘤中排名第 5。自 20 世纪 90 年代中期，甲状腺癌的发病率迅速增长，是发病率增长最快的肿瘤。2011 年有 1740 例死于甲状腺癌，其中男性 760 例，女性 980 例。甲状腺癌的死亡率在男性中逐渐攀升，而女性保持稳定。危险因素包括儿童时期接受与颈部放射线暴露。甲状腺癌患者 5 年总生存率97%。其生存率由于分期、患者确诊时年龄及病理类型不同而变化。病变局限的患者 5 年生存率为 100%，病变累及邻近部位 5 年生存率97%，远处转移者 5 年生存率58%。

　　在美国，头颈部恶性肿瘤在男性和女性恶性肿瘤的比例分别是 5% 和 3%。头颈部恶性肿瘤包括口、鼻、鼻窦、腮腺、咽部及颈部淋巴结肿瘤。多数起源于口腔、鼻及咽喉部的黏膜组织。症状包括口腔肿块或疼痛不缓解、持续性咽痛、吞咽困难、声音嘶哑。吸烟和饮酒增加口咽部恶性肿瘤风险。实际上，约 85% 头颈部肿瘤与吸烟相关。如果早期发现，这些肿瘤是可以治愈的。治疗方式包括手术、放射治疗（放疗）、化学治疗（化疗）和综合治疗，但是治疗也可能影响正常进食、讲话甚至呼吸。

　　2011 年，头颈部新发肿瘤病例共有39400例（男性27710例，女性11690例），与之相关的死亡病例7900例。据估计，约 90% 与不良的口腔卫生、吸烟、高镍环境及饮酒有关。无论是咀嚼烟草、吸烟或只是将烟草含在口中，都是个体罹患上呼吸道及上消化道肿瘤的易感因素。吸烟和嚼烟草是口腔肿瘤的危险因素，在中国也是鼻咽癌危险因素。根据 2002—2004 年发病率估计，2007 年出生在美国的人中无论性别，在一生中诊断为口腔和咽部恶性肿瘤的机率为 1.02%。

二、结构与生理

（一）头部

　　头颅由 22 块骨骼组成，其中面颅骨 14 块。头部的骨性结构起重要的支撑及保护其内部组织作用。**面颅骨**由下颌骨、上颌骨、鼻骨、颚骨、泪骨和犁骨组成。一块**下颌骨**构成了下颌。**上颌骨**属不规则骨，组成了双侧上颌。**鼻骨**构成了鼻脊。其他面颅骨不在本章讨论。**脑颅骨**包括额骨、颞骨、顶骨和枕骨。额骨构成前额，颞骨构成颅腔的前侧壁。**乳突**，作为颞骨的一部分，将在第八章"耳与鼻"中重点讨论。顶骨构成颅骨顶部和后侧壁。枕骨组成了颅腔的后壁。面颅骨和脑颅骨见图 6-1。

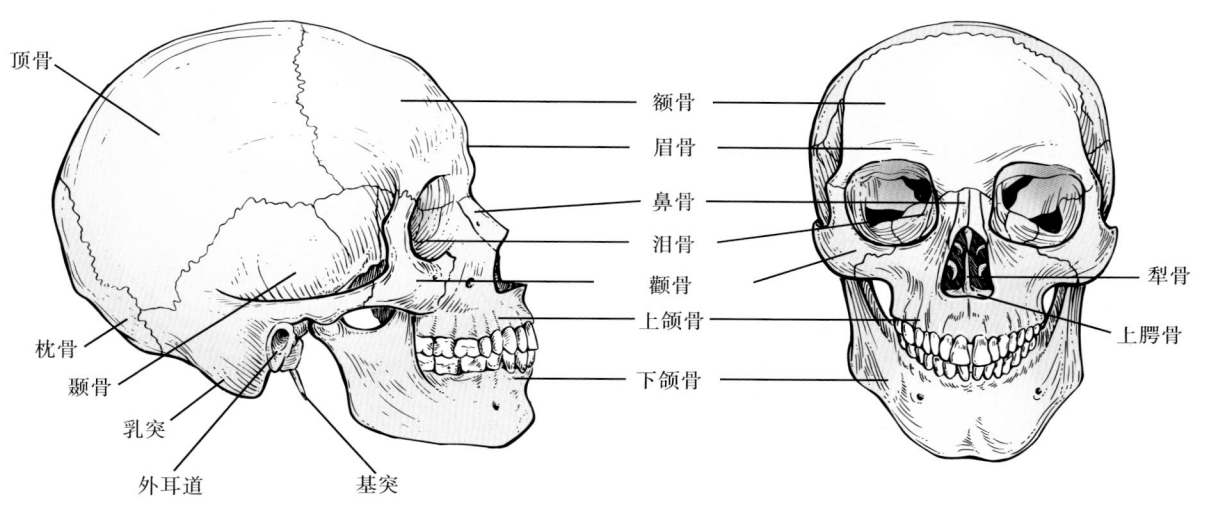

图 6-1　面颅骨和脑颅骨

　　口轮匝肌是口周重要肌肉，位于唇周，是很多面肌的止点。主要功能是闭口。
　　眼轮匝肌位于眼周，主要功能是闭眼（详见第七章）。
　　颈阔肌位于颈部表浅部位，薄而宽阔，跨过下颌骨外缘向上延伸至面部前下方。主要功能是牵拉下颌向下后运动，出现悲伤、痛苦的表情。
　　咀嚼肌包括咬肌、翼内肌、翼外肌和颞肌。这些肌肉都止于下颌骨，参与咀嚼运动。**咬肌**厚而有力，是最有力量的面部肌肉之一。咬肌通过向上后方提下颌骨，完成闭口动作。在紧咬牙关时可以感受到咬肌的张力。尽管其他咀嚼肌对于咀嚼运动十分重要，但是与物理诊断相关性不大，故不在此讨论。上述肌肉的分布位置见图 6-2。
　　三叉神经，第 5 对脑神经，其感觉神经纤维分布于面部、口腔及牙齿，而其运动神经纤维支配咀嚼肌运动。三叉神经的主要分支将会在随后章节中讨论。

（二）颈部

　　胸锁乳突肌将颈部划分为颈前三角和颈后三角（图 6-3）。
　　胸锁乳突肌强而有力，呼吸运动时可以提拉胸骨。胸锁乳突肌有两个起点：**胸骨头**起自胸骨柄，**锁骨头**起自锁骨的胸骨端，两头逐渐汇合并止于乳突。胸锁乳突肌受副神经，即第 11 对脑神经支配。
　　胸锁乳突肌前为颈前三角，其下界是胸骨，内侧界是颈前正中线。颈前三角内有甲状腺、喉、咽、淋巴结、

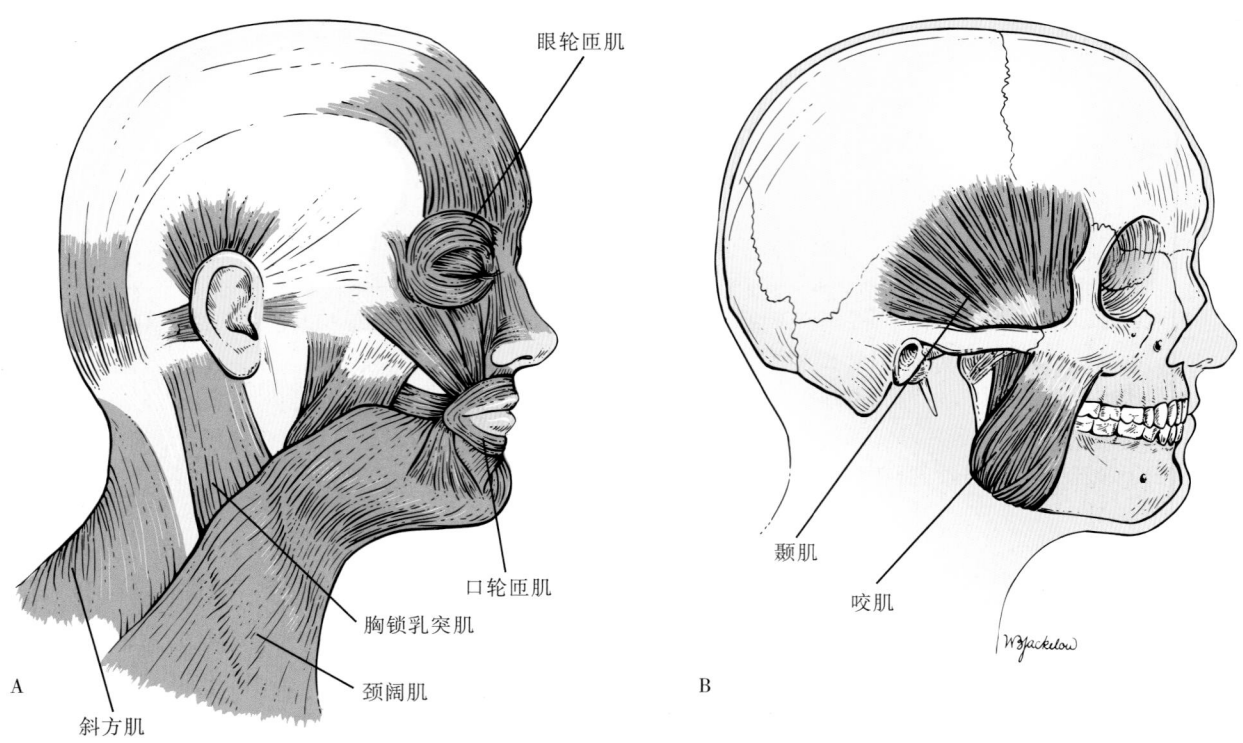

图 6-2　面部和头颅肌肉
A：浅层；B：深层

下颌下腺和脂肪。

甲状腺包绕气管上段，分左右两叶和峡部。它是人体最大的内分泌腺。从前面看，甲状腺呈蝴蝶型包绕在喉和气管的前侧方（图 6-4）。

甲状腺峡部位于气管前、喉部环状软骨下方。甲状腺侧叶沿喉部两侧延伸，向内到达喉部甲状软骨中央。有时，甲状腺向下延伸并在胸腔内增大，称为胸骨后甲状腺肿。甲状腺的功能是根据身体需要分泌甲状腺素。

咽和喉的讨论见第九章"口腔和喉"。

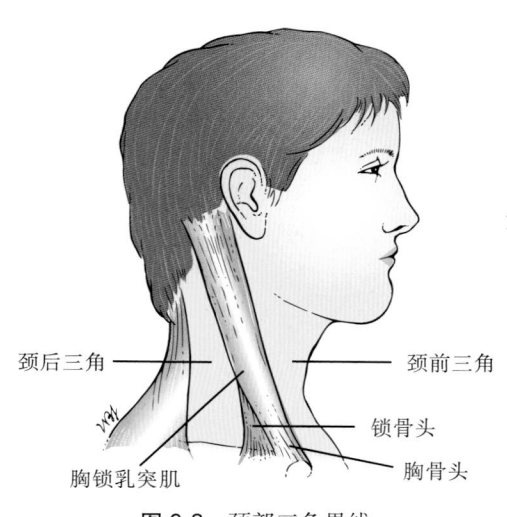

图 6-3　颈部三角界线

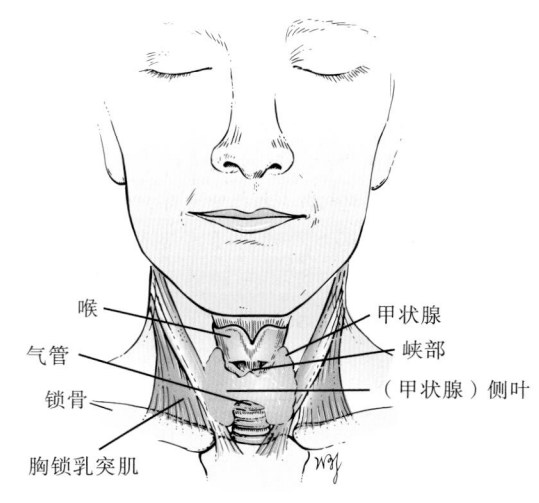

图 6-4　甲状腺

胸锁乳突肌覆盖在**颈动脉鞘**上。颈动脉鞘位于喉两侧，其内包括颈总动脉、颈内静脉和迷走神经。

胸锁乳突肌后方为颈后三角，其后界是斜方肌前缘，下界是锁骨上缘。颈后三角内分布着淋巴结。

估计颈部每侧至少有 75 个淋巴结，并以其位置命名。从颈后开始，有**枕淋巴结、耳后淋巴结、颈后淋巴结、颈浅淋巴结、颈深淋巴结（邻近胸锁乳突肌）、扁桃体淋巴结、下颌下淋巴结、颏下淋巴结（位于下颌与颈部正中线交点附近）、耳前淋巴结和锁骨上淋巴结（锁骨上方）**。淋巴的引流位置和顺序十分重要，因为淋巴结肿大是提示其引流区域病变重要信号。颈部主要的淋巴结及其引流区域见图 6-5。

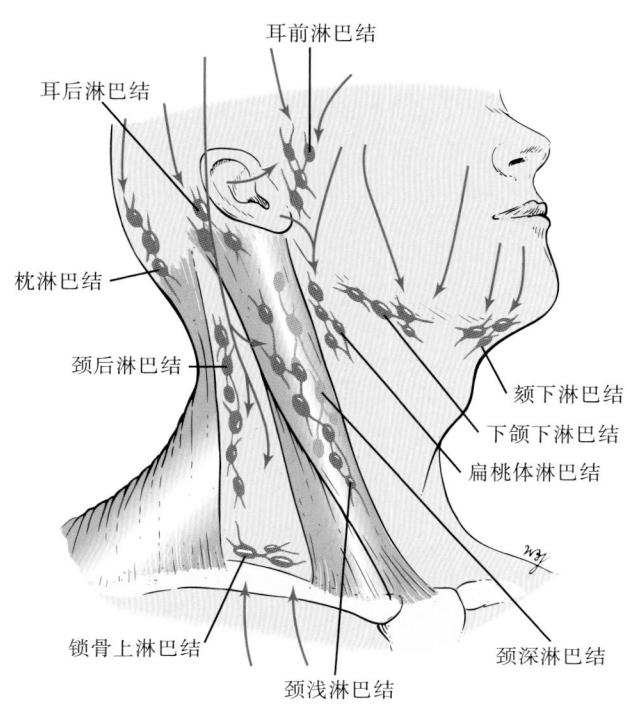

图 6-5 颈部淋巴结及其引流区域

1. 颈部相关症状

    颈部最常见的症状：

    - 颈部肿块
    - 颈部强直

2. 颈部包块

    最常见的表现是颈部包块或肿胀。遇到主诉颈部包块的患者，询问以下情况：

    "什么时候发现的？"

    "是否感觉到疼痛？"

    "大小是否有变化？"

    "近期是否有过耳或者口腔的感染？"

    "是否有颈部包块伴声音嘶哑？"

    "是否有甲状腺癌家族史？"

    "以前是否接受过颈部或甲状腺放疗？"

    如果颈部包块伴疼痛，提示可能是急性感染或内出血。如果近几天新出现的肿块考虑炎性或内出血的可能，如果肿块持续存在数月，考虑可能是肿瘤性。如果肿块存在数月至数年，期间大小没有发生明显变化，考虑是良性或先天性疾病可能。如果肿块堵塞腮腺导管，肿块的大小会随吃饭而发生变化。

    年龄也是评估肿块性质的重要因素。如果是一位不到 20 岁的年轻人，可能是扁桃体淋巴结肿大或者是先天性疾病。如果肿块位于中线，可能是甲状舌管囊肿。如果患者年龄为 20~40 岁，尽管要除外淋巴瘤，但是甲状腺疾病的可能性更大。当患者年龄超过 40 岁，除非最终证实为其他病变，首先要考虑恶性病变可能。

肿块的**位置**也很重要。位于中线的肿块倾向是良性或先天性疾病，例如甲状舌管囊肿或皮样囊肿；位于两侧的肿块常常是肿瘤性的；位于侧颈部靠上部位的肿块可能是头颈部肿瘤转移形成的，而位于侧颈部靠下部位的肿块可能是乳腺癌或胃癌转移形成的；位于侧颈部的良性包块可能是鳃裂囊肿，主要表现为胸锁乳突肌前缘上 1/3 处的无痛性肿块。

甲状腺结节伴声音嘶哑是声带麻痹的表现，可能由于肿瘤侵犯喉返神经所致。

3. 颈部僵硬

患者主诉颈部发僵时，请询问以下问题：

"什么时候出现的？"

"最近是否有剧烈活动？"

"在颈部僵硬感出现之前，睡眠情况是否有变化"？

"颈部僵硬是否伴随头痛？"

"是否有发热？"

"最近是否出现恶心、呕吐？"

"是否有畏光？"

"最近是否比平时嗜睡"？

"最近是否有胸痛或胸部不适？"

颈部僵硬是指颈部活动障碍并伴疼痛，尤其是做扭头动作时。颈部僵硬经常伴有头痛、颈痛、肩痛或手臂痛，严重时，患者向侧后方看时需要转动整个身体。目前，颈部僵硬最常见的原因是肌肉拉伤，尤其是肩胛提肌扭伤。肩胛提肌位于颈部侧后方，连接颈椎（颈部）棘突和肩部，该肌肉受第 3、4 对颈神经支配。

肩胛提肌可能在很多日常活动中发生扭伤或拉伤，例如睡眠时体位使颈部肌肉紧张状态、运动损伤、快速游泳、不良姿势、应激、颈部长时间处于不良体位。

突然出现颈部强直、高热、呕吐、恶心、嗜睡或头痛，高度怀疑为脑膜刺激症状。任何情况下出现颈部强直伴发热，都应该进行进一步评估。

胸痛可以放射至颈部，导致颈痛。心绞痛或心肌梗死的患者可能会主诉颈痛或颈部僵硬。

三、头颈部疾病对患者的影响

体形外貌对一个人来说有非常重要意义。头颈部是全身最显而易见的部分。眼、口、鼻、面的外形对人们来说十分重要。有些人不喜欢他们的外形，想通过整容手术而改变；有些人需要整形手术修复创伤带来的损害；还有一些人因为头颈部肿瘤正忍受着毁容的痛苦，需要手术切除病变。而多数手术本身也会带来毁损性改变。

体形外貌的改变，尤其是头颈部，会给患者带来毁灭性影响。头颈部疾病患者常常会出现抑郁。很多患者会感到悲伤和无望。每每站在镜子面前都希望自己形象在将来可以变得好起来。患者会反复产生自杀的念头。很多抑郁的患者最后都会选择沉溺于酒精或药物中。

有时，患者接受整形手术后对效果并不满意。这些患者多数想通过手术摆脱自卑和不适应社会的感觉。他们身体上的缺陷可能很轻微，却把这看成是人际关系不良的主要原因。他们想通过整形手术改变形象来提高社会适应能力。一些患者甚至会责备医生"毁了"他们的脸。即使是再进一步修复，这些患者也永远都不会满意。整形手术成功的关键是要正确地评估患者的心理状态。

四、体格检查

头颈部检查不需要特殊的设备。做检查时患者坐位，面向检查者。头颈部检查包括以下步骤：

- 视诊
- 听诊颈动脉杂音（详见第十二章周围血管系统）
- 触诊

（一）视诊

观察头部位置。患者能否竖直抬头？面部结构是否对称？头部与身体比例是否适中？

观察头皮有无损伤并描述头发。

头部是否有肿块？如果有，需描述肿块的大小、质地及对称性。图 21-38 显示了幼儿颈部正中的**甲状舌管囊肿**。囊肿光滑、固定，位于正中。嘱患者做吞咽或伸舌动作时，甲状舌管囊肿会向上移动。

胚胎期甲状腺起源于舌基底部后方的一小群细胞。舌基底部是指舌后 1/3，其最远点就是甲状腺的起源部位。在妊娠早期，甲状腺细胞开始沿颈部中线向下迁移，直到这些细胞到达颈部下段、胸骨以上部位，然后这些细胞发育成蝴蝶形状的甲状腺腺体。在甲状腺细胞到达终点后，其迁移过程中的管道就会闭合。如果这个管道未完全闭合，留有一些腔隙，将被液体或黏液状物质填充，这个充满液体囊腔称为**甲状舌管囊肿**。

甲状舌管囊肿通常在儿童或少年时期就能被发现，多位于喉部上方，颈部中线（或中线稍偏左）的圆形或卵圆形软组织肿块。

大多数甲状舌管囊肿如乒乓球大小，有些囊肿可以长得更大。如果囊肿发生感染，表面皮肤会变红、压痛，有时囊肿会自发破裂穿透皮肤，囊液和脓液会顺颈部向下流。避免感染是手术切除囊肿的主要原因之一。

必须明确甲状舌管囊肿内是否有甲状腺组织。原因有：①某些罕见病例中甲状舌管囊肿内的甲状腺组织可能是全部甲状腺组织，在发育过程中没有正确下降到颈根部的正常解剖位置。在这种情况下，一定要确认在囊肿以外是否有正常的甲状腺组织。②甲状舌管囊肿内的甲状腺组织也可能会发生甲状腺癌。

观察眼睛是否有突眼（眼球向前移位或突出）。突眼可能提示患者有甲状腺功能异常或眼眶内有占位性病变。

观察颈部是否对称。嘱患者伸展颈部以便更好地观察颈部瘢痕、对称性及肿块。正常情况下几乎看不到甲状腺。甲状腺肿大患者吞咽时可以看到甲状腺随吞咽动作向上移动。弥漫性甲状腺肿大常表现为颈部弥漫性增粗（图 6-6）。格雷夫斯病的患者可有双侧突眼。

颈部是否有结节？结节性甲状腺肿可表现颈部结节性肿块（图 6-7）。

颈部是否有浅表静脉充盈？评估颈部是否有静脉充盈很重要，因为这可能与甲亢有关。

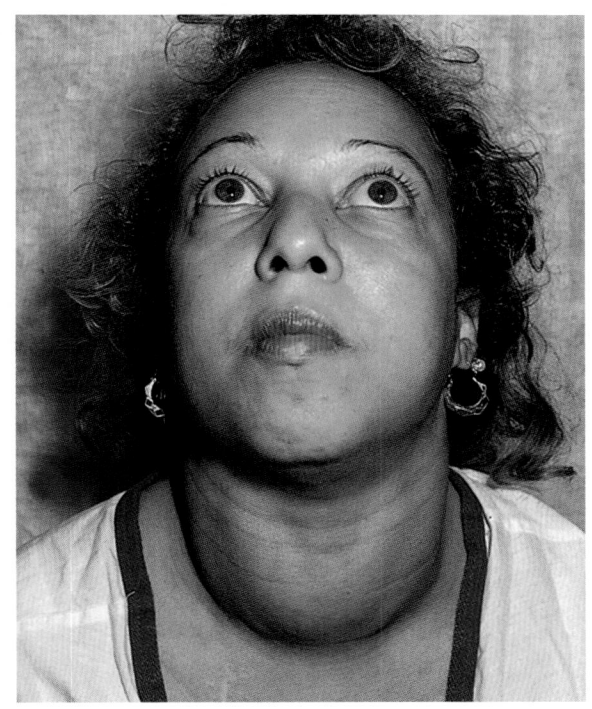

图 6-6　格雷夫斯病

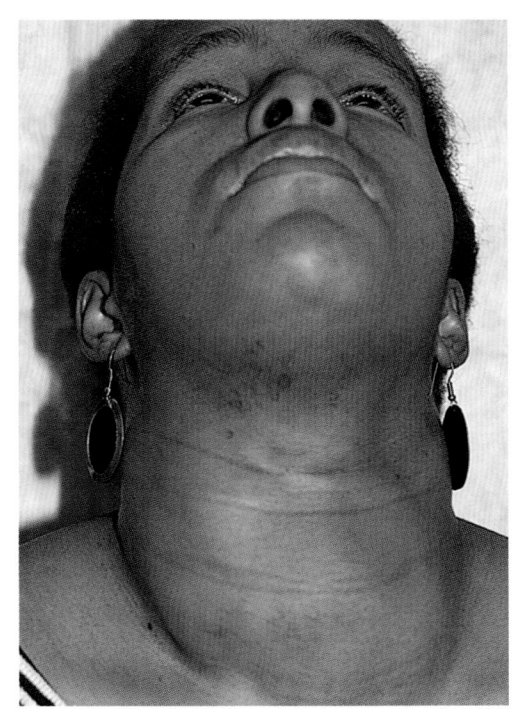

图 6-7　结节性甲状腺肿

（二）触诊

1. 头颈触诊

通过触诊来证实视诊的异常。患者头部稍向前屈，检查者用手托住患者的头（图6-8）。

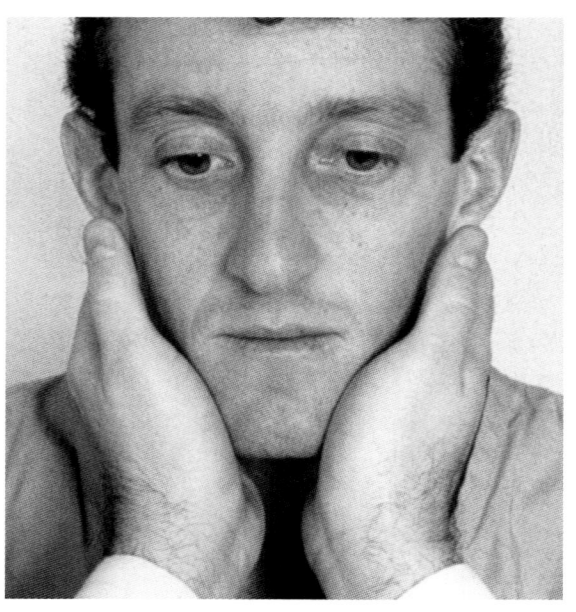

图6-8　头颈部触诊

　　头颅的每一个区域都需要进行触诊，是否有压痛、肿块。用双手指腹按压皮肤与皮下组织之间滑动，以转圈地方式进行触诊，来明确头颅外形、淋巴结及肿块的存在。检查者的手通常从枕部开始，逐渐向耳后区触诊，即乳突表面；向下到颈后三角触诊颈后淋巴结；沿胸锁乳突肌，触诊颈浅淋巴结；用手钩住胸锁乳突肌触诊其深部的颈深淋巴结；向前触诊至颈前三角；向上触诊至颌下缘的扁桃体淋巴结；沿下颌触诊颌下淋巴结；至下巴顶端

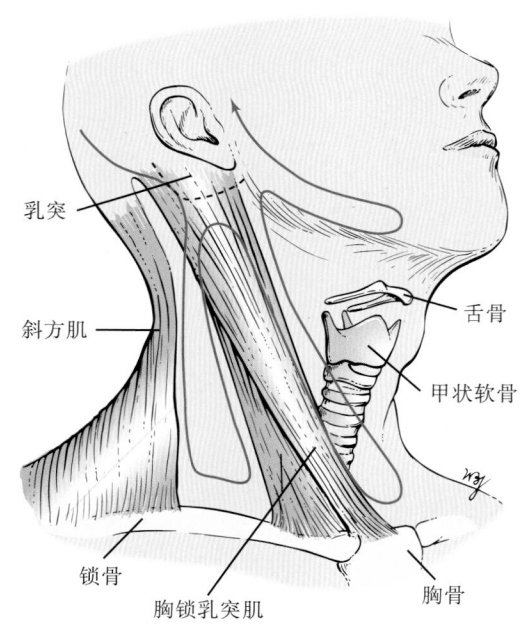

乳突

斜方肌

舌骨

甲状软骨

锁骨

胸锁乳突肌

胸骨

图6-9　推荐颈部淋巴结触诊顺序

触诊颏下淋巴结；向上至耳朵前缘触诊耳前淋巴结。触诊顺序见图6-9。

触诊到的任何淋巴结都应描述其活动度、质地、压痛。有压痛者提示炎症可能，而固定和质地硬的淋巴结常提示恶性可能。

耳后淋巴结和颈后淋巴结肿大见图6-10。

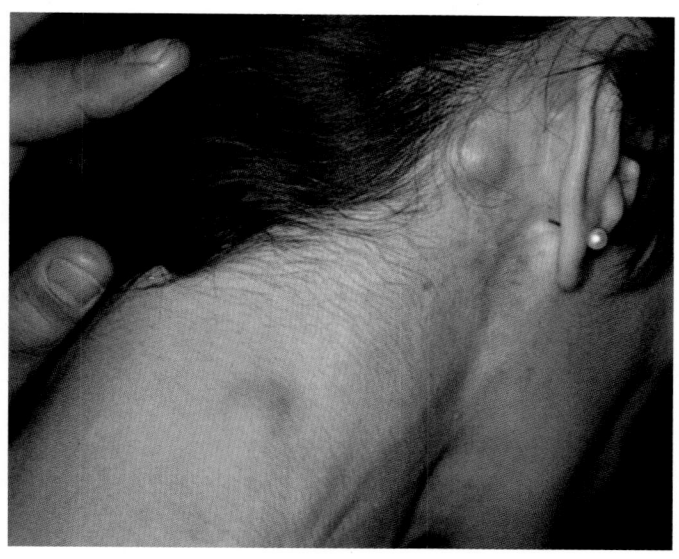

图 6-10 耳后淋巴结和颈后淋巴结肿大

2. 甲状腺触诊

甲状腺触诊方法有两种。前方触诊法，检查者与患者面对面，嘱患者屈颈或下颌轻度向右转，使患者同侧胸锁乳突肌放松，利于触诊。检查者用左手将患者气管推向左侧，在患者吞咽时，可以在右手拇指与患者左侧胸锁乳突肌之间触及被推挤的甲状腺左叶（图6-11）。触诊完成后，将患者喉部向右推挤，用同法检查甲状腺右叶。

二维码 6-2 甲状腺触诊

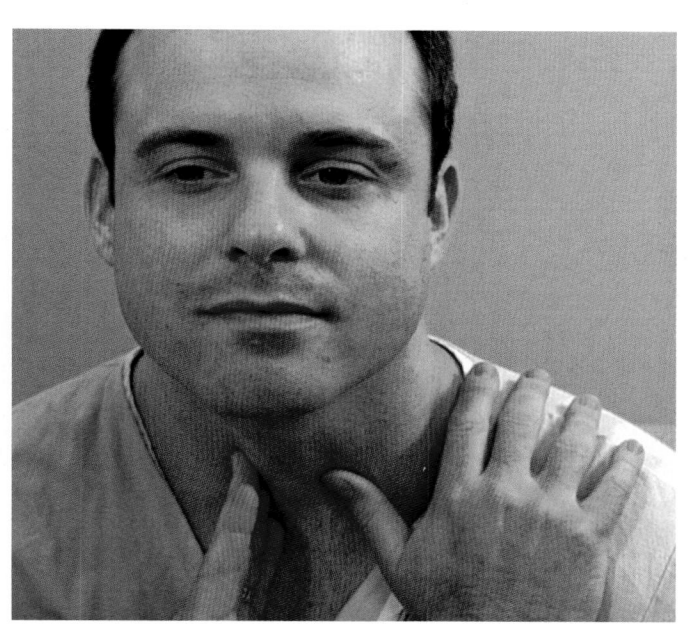

图 6-11 前方触诊法触诊甲状腺

后方触诊法，检查者站在患者后面触诊甲状腺。检查者双手环绕患者颈部，并嘱患者颈部稍向后伸。检查者用左手将患者气管推向右侧。嘱患者吞咽，检查者右手滑动触诊直至甲状软骨。配合患者吞咽动作，检查者可以在患者气管与右侧胸锁乳突肌之间触诊甲状腺。用同法检查另一侧甲状腺。可以嘱患者饮水以帮助吞咽。后方触诊法见图6-12。

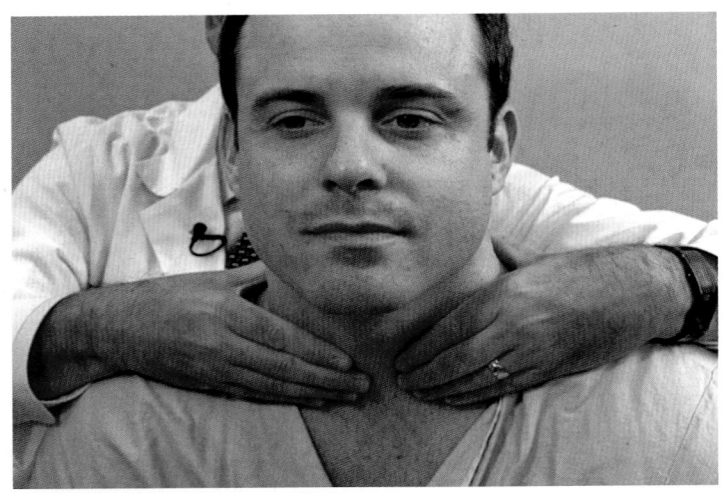

图 6-12 后方触诊法触诊甲状腺

尽管可以同时使用前方触诊法和后方触诊法检查甲状腺，但通常几乎不能触及正常大小的甲状腺。

触诊甲状腺时应注意甲状腺质地。正常甲状腺的质地似肌肉。不寻常的**质硬**可能是癌症或瘢痕。柔软、海绵样质地，通常是毒性甲状腺肿的表现。甲状腺**压痛**提示急性感染或腺体内有出血。

当触到甲状腺肿大时，用钟型听诊器直接放在肿大的甲状腺上听诊是否有杂音（血液湍流产生的低调杂音）。如果听到收缩期或是双相**甲状腺杂音**，尤其是在甲状腺上极听到，提示异常较丰富的血流，则高度提示**毒性甲状腺肿**。

3. 锁骨上淋巴结触诊

头颈部查体包括锁骨上淋巴结触诊。检查者站在患者背后，手指伸进锁骨上窝中间，深及锁骨，紧邻胸锁乳突肌。当检查者手指触及锁骨下方及后方时，嘱患者深呼吸。患者吸气

二维码 6-3 锁骨
上淋巴结触诊

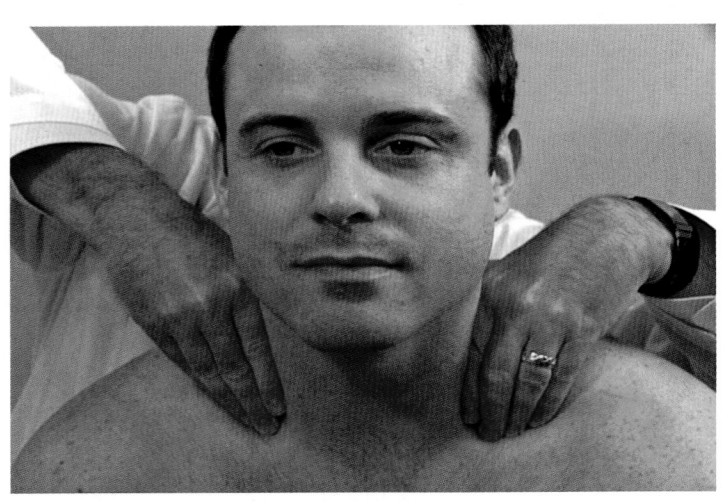

图 6-13 触诊锁骨上淋巴结方法

时可以触及肿大的锁骨上淋巴结（图 6-13）。

气管的查体见第十章"胸部"。颈动脉及颈静脉查体见第十一章"心脏"。

五、临床意义

碘缺乏仍然是全球甲状腺肿大的重要原因，其他重要病因还有感染、自身免疫性疾病、癌症和孤立性结节。甲状腺肿大可能伴随甲亢、甲状腺功能减退，或者甲状腺功能正常的单纯或多发结节性甲状腺肿。甲状腺功能亢进，甲状腺肿大可以延伸至胸腔。当甲状腺肿大到一定程度，可以影响头颈部静脉回流，甚至可能压迫气道或血管。Pemberton 征可用来判断是否有潜在的胸廓入口阻塞。嘱患者举起双臂至头两侧，如果几秒钟后颈静脉曲张、颜面部充血，1~2 分钟后面部甚至会出现发绀，则 Pemberton 征阳性（图 6-14）。图中患者是 62 岁男性，发现颈前部肿块 25 年，查体可以触及患者甲状腺上缘，而甲状腺下极向下延伸至锁骨以下，难以触及。

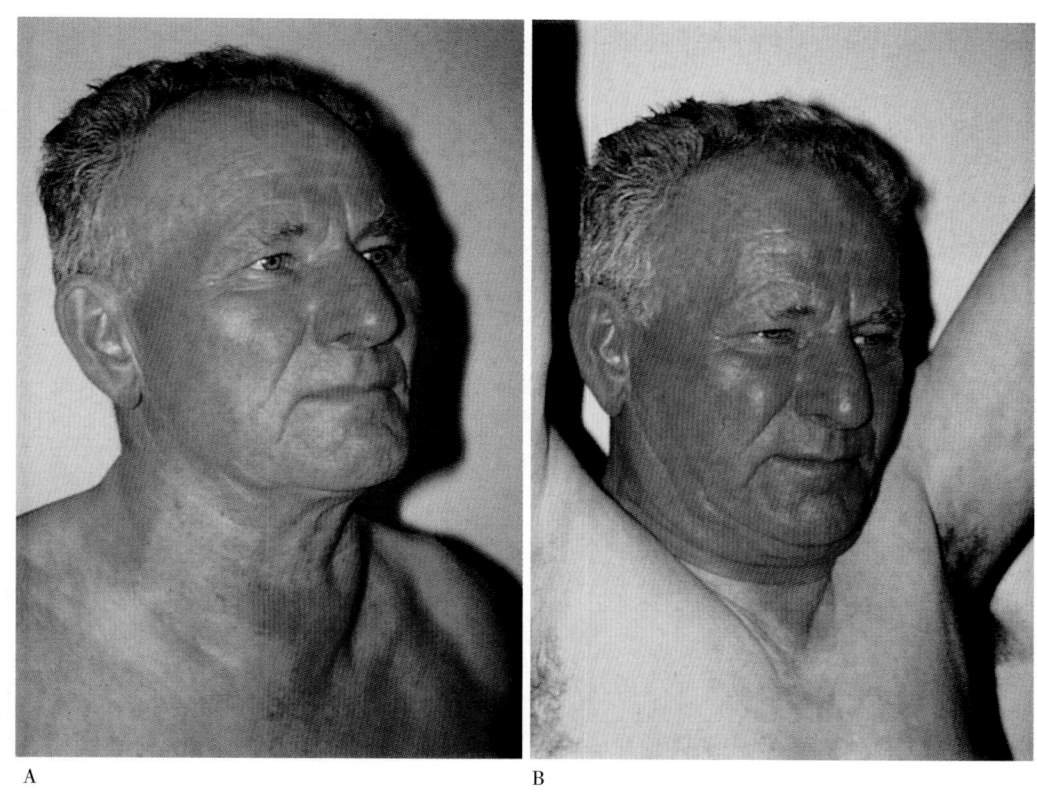

A　　　　　　　　　　　　　　　　　B

图 6-14　Pemberton 征

正如本章开头案例描述的那样，甲亢可以出现多种多样的全身症状和体征。因为甲状腺激素增多可以对全身产生广泛影响，有人说"学习甲状腺疾病就是学习整个医学"。表 6-1 列出了甲状腺素增多有关的全身症状。

紧张、多汗、突眼是甲亢的特征性体征。甲亢最常见的类型是弥漫性毒性甲状腺肿，即**格雷夫斯病**。多地区研究显示，症状性格雷夫斯病在女性中发病率约 1/1000，且该病可发生在任何年龄和种族。格雷夫斯病被认为是一种由体内甲状腺刺激性免疫球蛋白升高所致的自身免疫性疾病。格雷夫斯病可累及全身多系统，主要症状如下：

- 皮肤温暖潮湿
- 双手震颤
- 皮肤红斑
- 易疲劳
- 多汗

表 6-1　甲状腺功能亢进症状

器官或系统	症状
全身	喜冷
	食欲亢进，体重下降
眼	突眼 *
	眼睑水肿
	复视
	眼球活动受限
颈部	甲状腺肿大
心血管系统	心悸
	肢体远端水肿 †
消化系统	肠蠕动活跃
泌尿生殖系统	多尿
	不育
神经肌肉系统	乏力
	虚弱
	震颤
情绪	紧张
	易怒
皮肤	脱发
	多汗
	皮肤纹理改变
	皮肤颜色改变

注：* 由球后黏多糖沉积所引起；† 由皮下，尤其是双下肢皮下的黏多糖沉积引起

- 焦虑
- 失眠
- 脱发
- 皮肤色素沉着
- 指甲生长改变
- 心悸
- 突眼
- 眼睑挛缩
- 胃食管反流
- 体重下降
- 肠蠕动增加
- 闭经
- 性欲下降
- 怕热

有时，格雷夫斯病会表现为单侧突眼（图 6-15）。该格雷夫斯病突眼患者已经接受了 20 年的治疗。格雷夫斯病的突眼表现通常会一直存在。

有时甲状腺单个热结节也可以引起甲状腺功能亢进。

毒性甲状腺腺瘤，也称 Plummer 病，在所有甲亢患者中所占比例不到 10%。甲亢由单个、有自主分泌功能的腺瘤所引起。甲状腺腺瘤通常为乳头状腺瘤，与自身免疫过程无

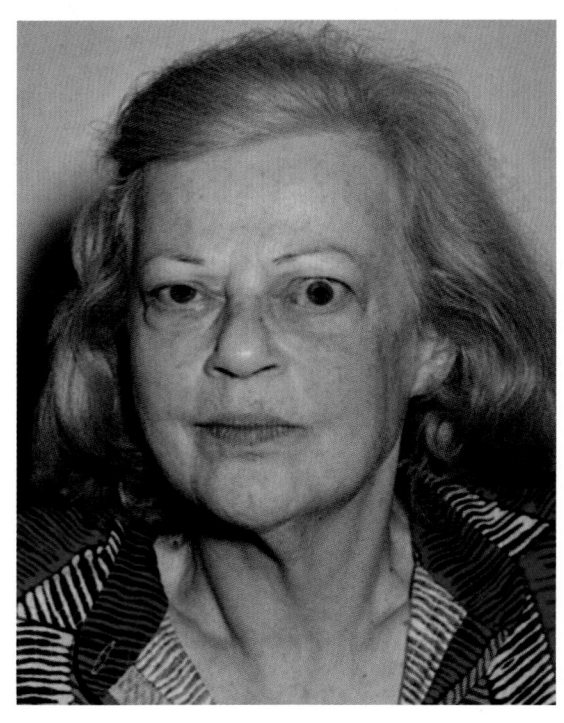

图 6-15　格雷夫斯病单侧突眼

关。多发结节也会出现腺体功能亢进。格雷夫斯病和 Plummer 病导致的甲亢的鉴别见表 6-2。

表 6-2 格雷夫斯病和 Plummer 病的鉴别点

特征	格雷夫斯病*	Plummer 病†
发病年龄	40 岁	40 岁
起病	急性起病	隐匿起病
甲状腺肿大	弥漫性	结节样
症状和体征	典型	不典型
肌病	有	无
心脏受累	窦性心动过速	房颤（频发）
	房颤（偶发）	充血性心力衰竭
眼病	突眼	眼睑迟落
	视力改变	眼睑挛缩
	眼球运动受限	
	球结膜水肿‡	

注：*参见图 6-6 和图 6-15；†参见图 6-7；‡参见图 7-44

触诊发现直径>1cm 甲状腺结节患病率约 5%。尽管这类结节中大部分（90%~95%）都是良性且不需要治疗的，但是都需要详细检查除外恶性可能。甲状腺结节起源于甲状腺滤泡细胞，这类细胞存在于正常的甲状腺及甲状腺肿（goiter）组织中。病史及体格检查相关信息有助于甲状腺结节良恶性的鉴别（表 6-3）。

表 6-3 甲状腺良恶性结节的特点

特点	良性	恶性
起病	成年	成年
性别	女性多见	男性多见
病史	有临床症状	头颈部 X 线放射治疗史
家族史	良性甲状腺疾病	无
结节增长速度	慢	快
声音改变	无	有
结节数量	多个	1 个
淋巴结受累	无	有
其余甲状腺组织	异常	正常

甲状腺癌患者，尤其是早期甲状腺癌患者，常常无临床症状。随着肿瘤的生长，可能出现颈部包块或结节、声音嘶哑、说话困难、吞咽困难、颈痛或咽痛及淋巴结肿大等症状。研究者评估了症状体征对于诊断甲状腺癌的敏感性和特异性。上述症状特异性很高，但是因其敏感性较低，在临床上并不实用。表 6-4 总结了甲状腺结节的恶性征象，其中最为实用的体征是颈部可触及的质硬固定包块。

甲状腺癌分为以下四种类型：乳头状癌、滤泡癌、髓样癌、未分化癌。**乳头状癌和滤泡癌**分化良好，占全部甲状腺癌的80%~90%。这两种类型都起源于甲状腺滤泡细胞。乳头状癌是最常见的甲状腺癌（占全部甲状腺癌的 80%~90%）。乳头状癌和滤泡癌生长十分缓慢。通常只累及一侧甲状腺，但有 10%~20% 者同时累及双侧甲状腺。尽管乳头状癌生长缓慢，但常常在早期就发生颈部淋巴结转移。滤泡癌较乳头状癌少见，在甲状腺癌中占 5%~10%，在老年人中及碘缺乏地区多见。如果早期发现，可以进行有效治疗。

表 6-4 疑诊恶性甲状腺结节的特点

特点	敏感性（%）	特异性（%）
可触及的质硬结节	42	89
固定包块	31	94
局部症状	3	97
吞咽困难	10	93
单侧淋巴结肿大	5	96
常规体检发现结节	50	56
甲状腺肿大家族史	17	79

注：数据来源于 Kendall、Condon（1976）和 Haff 等（1976）

甲状腺髓样癌（MTC） 仅占全部甲状腺癌的 5%~10%。MTC 唯一起源于 C 细胞，而不是滤泡细胞的甲状腺癌。甲状腺髓样癌共有两种类型：散发型和家族型。少数情况下，MTC 会伴发其他特定部位的肿瘤（肾上腺和甲状旁腺），被称为**多发内分泌腺瘤 2 型（MEN2）**。MEN2 又分为两个亚型：MEN2a 患者会伴发嗜铬细胞瘤和甲状旁腺肿瘤；MEN2b 患者无甲状旁腺肿瘤。甲状腺髓样癌患者应进行遗传学检查。**未分化癌**是甲状腺癌最少见的类型，仅占全部甲状腺癌的 1%~2%。但进展最快，是最难控制和治疗的类型。

一个面容水肿、表情淡漠的患者伴随皮肤干燥、头发稀疏和音调低哑是甲状腺功能减退的典型表现。甲状腺功能减退起病隐匿。通常情况下，疲乏或是精疲力尽是患者的唯一主诉。当接诊大于 60 岁的患者出现上述症状要警惕甲状腺功能减退可能。甲状腺功能减退患者通常腱反射**迟钝**或迟缓。很早就用跟腱反射迟缓时间监测甲状腺功能减退患者的治疗效果，但是因为跟腱反射存在很多假阴性和假阳性，故目前已弃用于甲状腺功能减退的筛查。表 6-5 列出了甲状腺功能减退常见的症状体征。

表 6-5 甲状腺功能减退常见的症状、体征

受累系统	症状	体征
全身	饮食如常但体重增加 怕冷而其他人觉得温度适中	肥胖
消化系统	便秘	舌体变大
心血管系统	乏力	低血压 心率变慢
神经系统	言语障碍 注意力短暂 震颤	反射减退 推理能力减退 痉挛 震颤 抑郁
肌肉骨骼系统	嗜睡 皮肤变厚、变干 脱发 脆甲 下肢痉挛 眼睑水肿 面部水肿	肌张力减低 面容水肿
生殖系统	经量过多 生育能力降低	

六、体格检查报告书写

以下列举的是头颈部和甲状腺检查报告的书写范例：

- 头部正常无外伤。颈软，颈椎活动范围正常。颈部无淋巴结等腺体肿大。甲状腺不大，无触痛，未触及甲状腺结节。

- 头部正常无外伤。左颈部可及一个直径 2cm 包块，与周围皮肤肌肉无粘连，活动度好，无压痛。右锁骨上还可以触及一个直径 4cm、质地坚韧的肿块，无压痛。甲状腺未触及。

- 头部前额及颧骨突出，没有外伤瘢痕。颈软，无淋巴结等腺体肿大。甲状腺右叶距正中 3cm（大约 10 时的位置）左右可及一个直径 2cm 质软结节，无压痛，结节与周围皮肤肌肉无粘连。

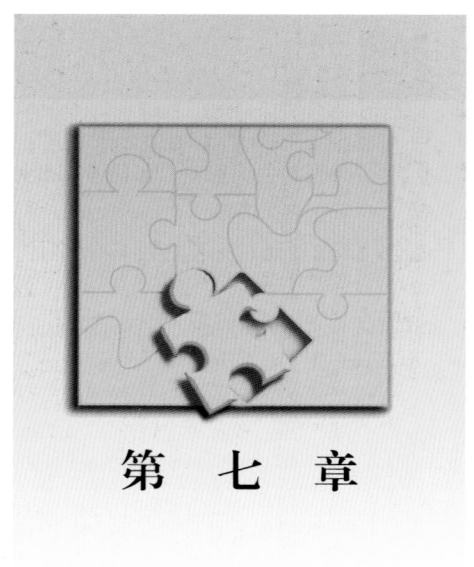

眼

第 七 章

谁能相信如此小的空间能包含宇宙万物的全部影像呢？多么神奇的眼睛！

——Leonardo da Vinci（1452—1519）

一、历史概述

眼睛是通向世界的窗户。大脑接受的大部分感官传入来自眼睛。几个世纪以来，眼睛被认为是一个人的本质，代表了"我"。在古老的神学和著作中，眼睛是与神秘力量相关的器官。

眼睛很早以前就与诸神联系在一起。在古埃及，眼睛是伟大母亲女神玛亚特（译者注：古埃及真理正义女神）——法律、道德、正义之神的象征。古埃及人认为是女神玛亚特把世界整合在一起。玛亚特之眼后来以何露斯（译者注：古埃及太阳神）之眼而闻名。人们普遍认为何露斯之眼可以对抗邪恶从而确保成功。源自美杜莎神话的"邪恶之眼"代表了嫉妒和贪婪。直至今天，人们佩戴护身符以避开"邪恶之眼"。

另一个有趣的关联是下意识将"眼球"与生殖器相连。失明可以象征阉割，因为睾丸和眼睛形状一样，且对于身份意识的发展都很重要。这个关联可以追溯到俄狄浦斯的故事，当他发现自己和生母结婚而杀死了生父时刺瞎了自己的双眼。这可以被看作是自宫的行为，以及切断一切社会关系。纵观文学著作，一个人的失明经常是一种对欲望的惩罚。长久以来手淫导致失明的概念进一步加强了这两个器官间的紧密联系。

二、结构与生理

眼睛外部重要的结构见图 7-1，眼睛横截面的解剖结构见图 7-2。

眼睑和**睫毛**保护着眼睛。眼睑覆盖眼球并润滑其表面。**睑板腺**是眼睑中变化了的皮脂腺，分泌**油脂层**，一种油性润滑物以对抗眼部水分蒸发。腺体的开口在眼睑边缘（图 7-28B）。

眼轮匝肌环绕眼睑并司眼睑关闭。正是这组肌群让我们有了那么富于表达的眼睛。眼轮匝肌由面神经，即第 Ⅶ 对脑神经支配。提上睑肌可以提起上眼睑，由动眼神经，即第 Ⅲ 对脑神经控制。Müller 肌是提上睑肌具有交感神经支配的一小部分肌肉。

眼球有 6 条**眼外肌**支配其运动，包括 4 条直行的肌肉和 2 条斜行的肌肉：内直肌、外直肌、上直肌、下直肌、上斜肌和下斜肌（图 7-3）。

眼外肌协同工作、互相配合以保证双眼单视。举例来说，当头向左侧看时，左眼的外直肌和右眼的**内直肌**将眼球转向左侧。眼外肌收缩产生的动作和其神经支配列在表 7-1 中，而表示眼睛外部运动的示意图见图 7-4。

外直肌，由展神经支配，将眼球转向外侧（眼球外展）。两条斜肌也能起到此作用。一个简单的记忆眼外肌

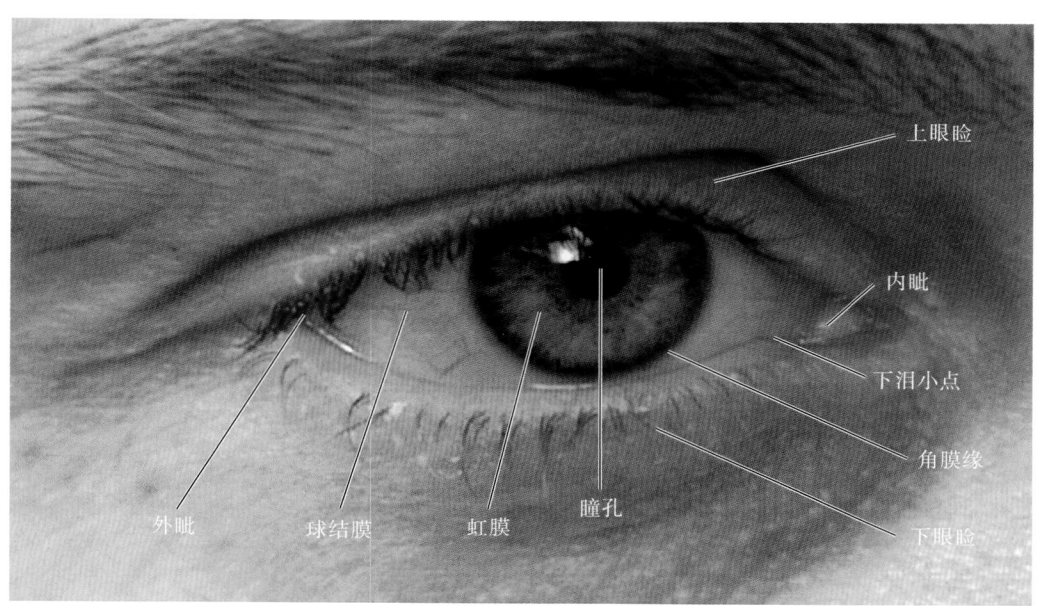

图 7-1 眼睛外部重要结构

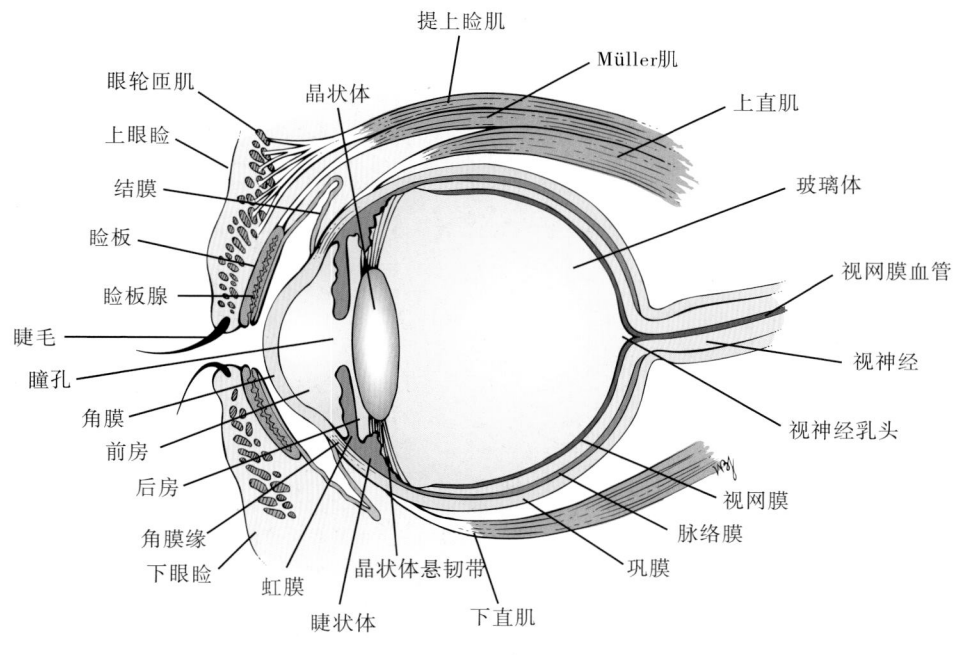

图 7-2 眼睛的横截面解剖

神经支配的方法是记住 LR_6SO_4，意思是外直肌（LR）是由第Ⅵ对脑神经（展神经）支配，上斜肌（SO）是由第Ⅳ对脑神经（滑车神经）支配，其余眼外肌都由第 3 对脑神经（动眼神经）支配。

结膜是一层很薄的布满血管的透明膜，它覆盖在眼球的前端。睑结膜覆盖眼睑的内表面，而球结膜覆盖巩膜直至**角膜缘**，也就是角膜-巩膜连接部。结膜富含毛细血管，因此当这些小血管扩张时就会导致"红眼"的临床表现。结膜只有很少的神经支配。

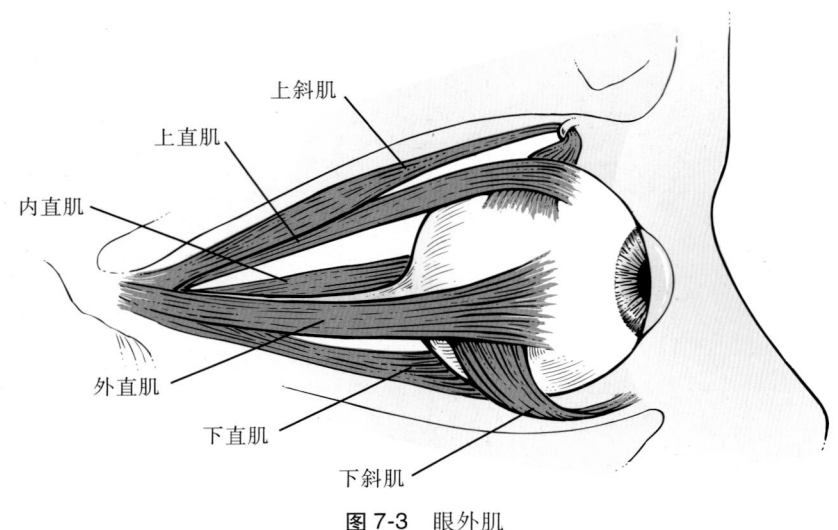

上斜肌
上直肌
内直肌
外直肌
下直肌
下斜肌

图 7-3   眼外肌

表 7-1   眼外肌的运动和神经支配*

肌肉	动作	脑神经支配
内直肌	内收（眼球向鼻侧运动）	动眼神经（Ⅲ）
外直肌	外展（眼球向颞侧运动，即背向鼻侧）	展神经（Ⅳ）
下直肌	下视（眼球向下运动） 外旋（角膜上的 12 点位置向颞侧旋转） 内收	动眼神经（Ⅲ）
上直肌	上视（眼睛向上看） 内旋（角膜上的 12 点位置向鼻侧旋转） 内收	动眼神经（Ⅲ）
上斜肌	内旋 下视 外展	滑车神经（Ⅳ）
下斜肌	外旋 上视 外展	动眼神经（Ⅲ）

注：*记住"LR₆SO₄"。这个帮助记忆的方法的意思是外直肌（LR）是由第Ⅵ对脑神经支配，上斜肌（SO）是由第Ⅳ对脑神经支配，其余眼外肌都由第Ⅲ对脑神经支配

泪器由泪腺、副泪腺、泪管、泪囊和鼻泪管组成（图 7-5）。

泪腺位于眼球外上侧，可以产生水样的泪液，当人们要哭或者条件反射性流泪时分泌。泪液的引流是通过眼睑上的**泪小点**分别进入上、下**泪小管**，然后汇聚到位于眼睛内眦处的泪囊。**鼻泪管**最终将泪囊中的泪液引向鼻。在泪器的组成中，只有泪小点在常规检查中可以看见的。

巩膜是眼球的白色纤维外壳，在球结膜的覆盖下可见。眼外肌就是附着于巩膜上的。

角膜光滑、透明、不含血管，覆盖在虹膜表面并与巩膜相接，在其边缘有结膜返折。角膜是具有保护功能的窗户，让光线可以进入眼睛。角膜神经支配丰富，来自于三叉神经（第Ⅴ对脑神经），因此对于接触与疼痛都异常敏感。

前房是位于前方的角膜和后方的虹膜之间的眼内空间，充满了清亮的**房水**。房水由位于后房的睫状体分泌产生。后房的前面是虹膜而后面是晶状体。房水在后房产生后通过瞳孔循环到前房，再通过 Schlemm 管（巩膜静

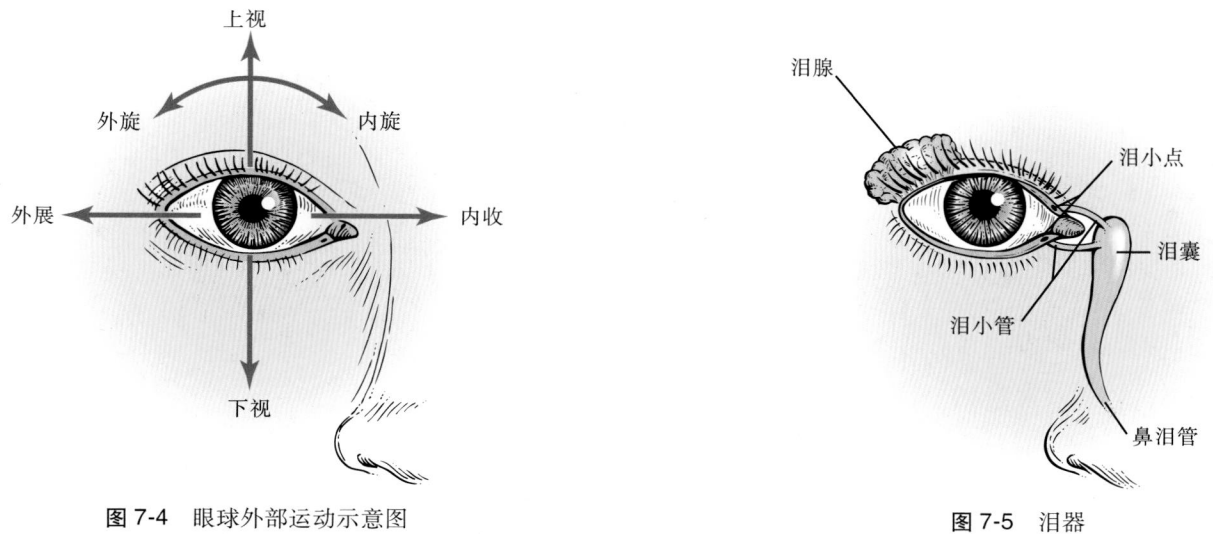

图 7-4 眼球外部运动示意图 图 7-5 泪器

脉窦）进入静脉系统。眼压就是通过房水系统调节的。**前房角**由角膜和虹膜边缘结合部构成，此平面的横截面图见图 7-6。

虹膜是圆形的有颜色的部分。虹膜中央的圆形小孔就是**瞳孔**。在健康的眼睛中，瞳孔后方是空的，呈现出黑色。瞳孔的功能很像照相机的镜头，调节进入眼睛的光线。

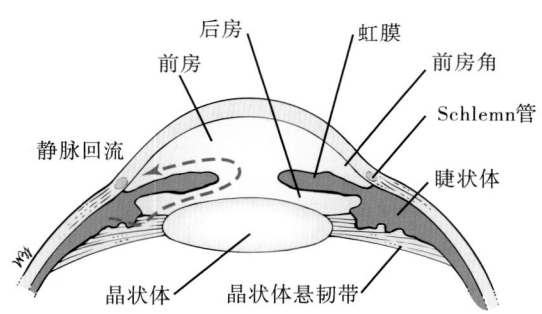

图 7-6 正常前房角的横截图及房水循环示意图

当一束光照到眼睛上，双侧瞳孔应激性收缩，这就是瞳孔对光反射。要弄清楚这个反射，先要简单复习一下相关的神经解剖知识。图 7-7 阐明了瞳孔对光反射的通路。

视神经，即第Ⅱ对脑神经，由80%的视觉和20%的瞳孔传入神经纤维组成。视神经离开视网膜各自行走一段距离后与对侧视神经相交，这就是视交叉。在视交叉处，鼻侧的视神经纤维交叉后与对侧未交叉的颞侧纤维汇合，形成视束。其中的视觉神经纤维由视束直行到外侧膝状体，形成突触结构，其轴突终于大脑枕叶的初级视觉皮层。而瞳孔传入神经纤维绕过膝状体终于上丘和中脑顶盖前区。

进入眼睛的光导致视网膜产生神经冲动并传到视神经、视束、中脑、枕叶视觉皮层，这就是对光反射的传入支。在中脑，瞳孔传入神经纤维分支，有部分保持在同侧，而有另一部分交叉纤维到对侧 E-W 核（动眼神经核）中继。第Ⅲ对脑神经动眼神经是对光反射的传出支，通过睫状体到达虹膜上的瞳孔括约肌，致其收缩。直接效果就是让接受光照侧（同侧眼）的瞳孔收缩（直接对光反射）。同时产生的效果是对侧瞳孔自发同时收缩（间接对光反射）。

在看近物时会产生近反射，由三部分组成，调节、集合（辐辏）和瞳孔收缩组成。近反射，组成部分**调节**的定义是眼睛的近聚焦，动眼神经支配睫状肌收缩以增加晶状体的屈光能力。

眼睛也有自主神经系统的支配。虹膜由交感神经和副交感神经支配。当交感神经兴奋时，瞳孔扩大、眼睑抬

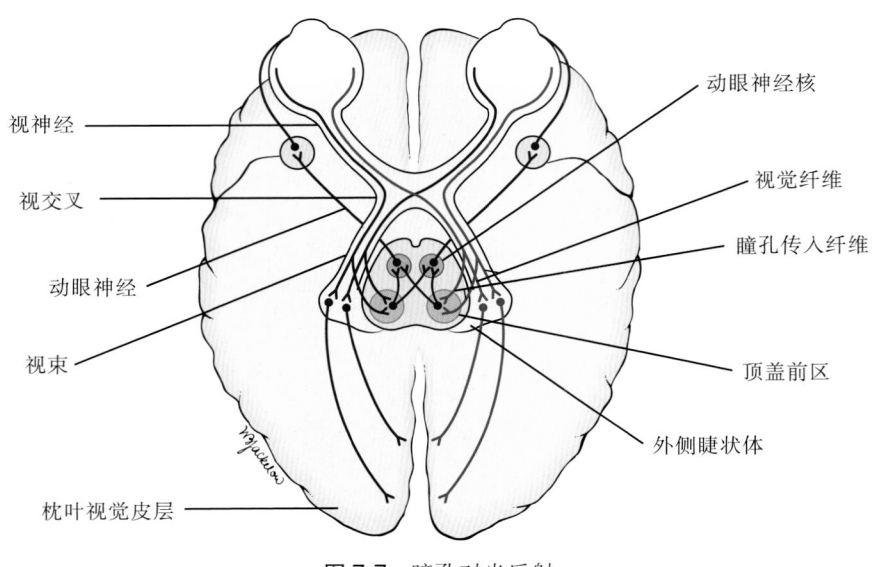

视神经

视交叉

动眼神经

视束

枕叶视觉皮层

动眼神经核

视觉纤维

瞳孔传入纤维

顶盖前区

外侧膝状体

图 7-7　瞳孔对光反射

高。想象一只猫在逼近猎物，瞳孔扩大，为在黑暗中突袭做好准备，它需要尽可能获得更多的光。这是完全的交感反射。当动眼神经中的副交感成分兴奋时，瞳孔收缩。比如当睡觉时，我们的身体处于副交感兴奋，我们的瞳孔处于收缩状态。

晶状体就位于虹膜之后。它是一个双突形、无色、无血管的结构，可以通过改变其形状以使得物像聚焦到视网膜上。依靠连接在晶状体悬韧带上的睫状肌的收缩控制其形状改变。

玻璃体是位于晶状体后方、视网膜前方的透明的、无血管的胶状液体。它占据了 80% 的眼容积。这种透明的基质是由胶原蛋白、透明质酸和水组成，以晶状体后囊为前界，视网膜为后界。

脉络膜是位于眼球外层巩膜和内层视网膜之间的一层血管膜。它的作用主要是营养眼球以及吸收进入眼球的光所产生的大量热量。Bruch 膜将脉络膜与视网膜分开，Bruch 膜表面（靠近视网膜侧）是视网膜色素上皮层（RPE）。RPE 是玻璃膜和视网膜之间的一层单层细胞，其重要功能是吸收通过视网膜的光线并重复产生视觉色素。

视网膜是眼睛最内侧的一层，是眼睛这台"照相机"的"胶卷"。视网膜和其下面的脉络膜在两点紧密附着，后点是视神经处，前点是锯状缘处。在这两点之间，视网膜和脉络膜接触但并不紧密附着。锯状缘是视网膜和睫状体的交界。视网膜只有 0.4mm 厚，最薄处位于黄斑。从组织学层面来看，视网膜有不同的 10 层。简单来说，视网膜通过最外层（最靠近 RPE）的视锥细胞和视杆细胞感光，在中层进行初步信号处理，在内层和神经纤维层对信号进行编码和传递。神经纤维层紧临视网膜内界，即最靠近玻璃体的那层。这些神经纤维跨越视网膜内层部分并汇集形成视神经。离开眼睛后，这些神经纤维变成有髓鞘纤维。

视网膜上有许多重要结构：视盘、视网膜血管、黄斑。图 7-8 展示了一个左眼的视网膜。

视盘位于视网膜后极鼻侧，是视神经的开端，从这里视网膜的神经纤维离开眼睛。视盘直径 1.5mm，卵圆形，比周围视网膜亮，显现出一种黄粉色。视盘的边缘锐利，在鼻侧会有正常性的模糊。非洲裔美国人在视盘边缘可以有色素沉着。生理凹陷位于视盘中央，视网膜的血管就是由这里通过。这个小凹陷通常占据视盘直径的大约 30%。

视网膜血管由视盘形成并在视网膜表面分叉走行。动脉亮红色且比静脉更细。正常的动、静脉比例 2：3。

黄斑是一片小圆形区域，大约是视盘大小，位于视盘颞侧 3.5mm、偏下 0.5mm。黄斑很容易被看到因为它缺乏视网膜血管。在黄斑中心是中央凹，仅由视锥细胞组成的小凹陷区域。视锥细胞提供精细视觉及颜色感知。

视网膜余下的区域含有的大部分是视杆细胞，它是构成视网膜的神经感知的另一种元素。视杆细胞的主要功能是感知运动和夜视力。需要记住的是，视网膜上的影像是上下左右颠倒的：右侧的世界投影在左半边的视网膜上，左侧的世界投影在右半边的视网膜上，上边世界的影像投到下半部，下边世界的影像投到上半部。这个概念在图 7-9 中表示出来。

人们出生时，虹膜上仅有很少的色素，这就是为什么许多婴儿的眼睛是蓝色的。出生后 6 个月时，色素形成就完成了。晶状体在出生时比长大后更圆，所以许多婴儿是远视眼。3 个月时，视神经的髓鞘化过程完成。随着成长，孩子远视状态进展到 8 岁，此后逐渐减少。8 岁之后，近视眼增多。

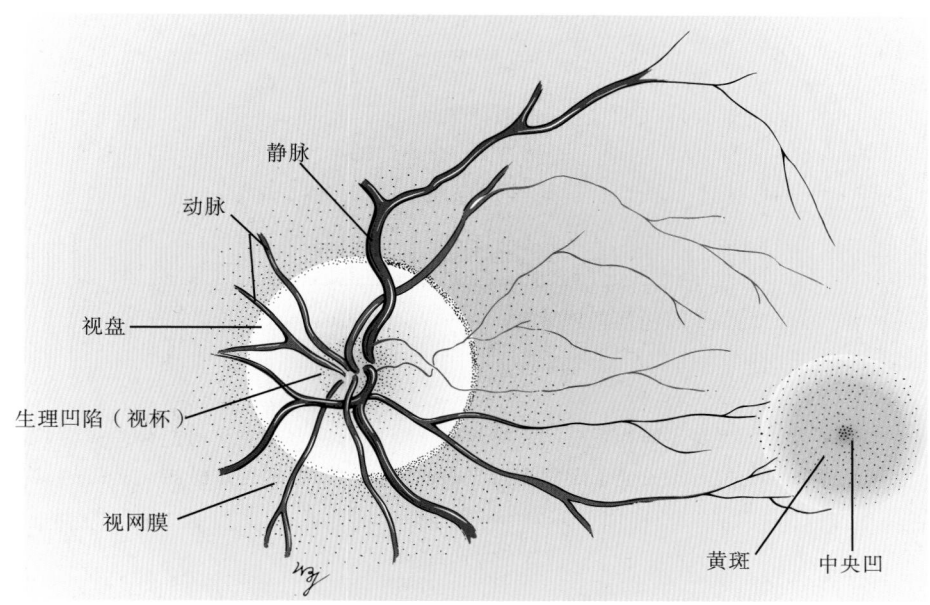

图 7-8　左眼的视网膜

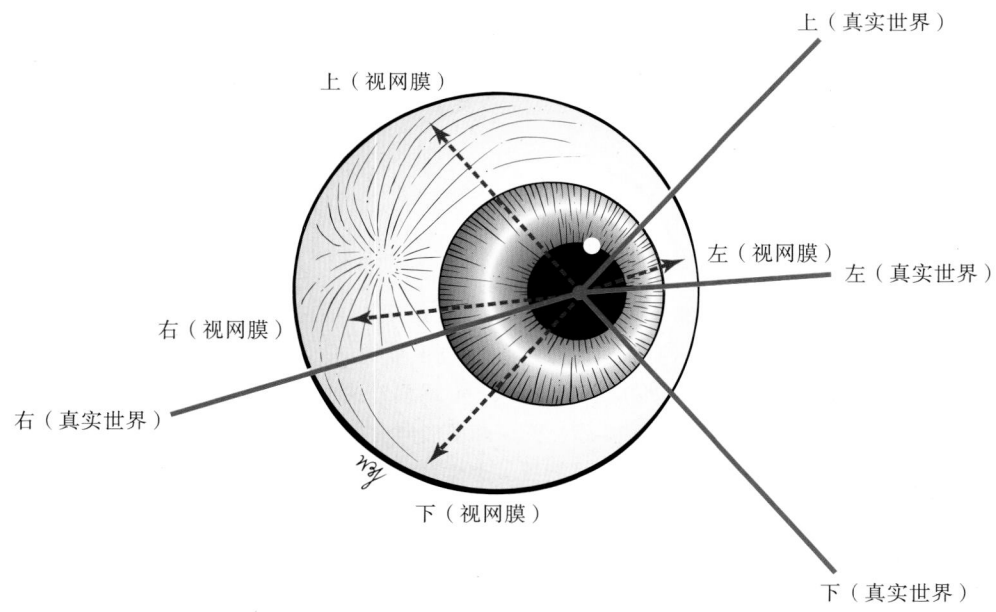

图 7-9　影像投射到视网膜的模式

随着年龄增长，眼部周围皮肤的弹性逐渐丧失。角膜边缘可能会有胆固醇的浸润沉积，称为老年环。晶状体由弹性变得僵硬，使得它越来越难改变形状去聚焦近物，这就是老花眼。晶状体还可能由于代谢性疾病而浑浊化，这种情况就形成白内障。玻璃体可能形成凝结，形成飞蚊症。视网膜动脉可能形成动脉粥样硬化，进而引起视网膜缺血或梗死。

三、特殊症状

眼部疾病的主要症状如下：

- 视力丧失
- 眼痛
- 复视（重影）
- 流泪和眼干
- 分泌物
- 红眼

（一）视力丧失

当患者主诉视力丧失，下面两个问题是必须问的：

"视力丧失是突然发生的吗?"

"眼睛疼吗?"

对于急性视力丧失是否伴有疼痛是极为重要的。突然性无痛性的视力丧失很可能是由视网膜血管闭塞或视网膜脱落导致的。突然性疼痛性的视力丧失见于闭角型青光眼的发作。逐渐的无痛性视力丧失通常见于慢性单纯性青光眼和白内障。

（二）眼痛

眼睛疼痛有许多可能的病因，可以问如下问题：

"你能描述一下这种疼痛吗?"

"是突然疼起来的吗?"

"眼睛见光会不舒服吗?"

"眨眼时会有疼痛吗?"

"眼睛中有异物感吗?"

"你有头痛吗?"

"眼睛转动时会有疼痛吗?"

"疼痛眼睛同侧的眉毛上感觉痛吗?"

"你佩戴隐形眼镜吗?"

疼痛的感觉可能会被患者描述为"烧灼"、"非常痛"、"跳着痛""眼睛敏感"或眼睛后面的疼痛感。每个描述都对应了一类范围的病因。弄清楚患者有没有眼中异物感是很重要的。眨眼时疼痛见于角膜磨损和眼内异物。畏光，是与光相关的眼痛，见于葡萄膜（如虹膜、睫状体、脉络膜）的炎症。结膜炎产生一种沙砾感。角膜的疾病与疼痛密切相关，因为角膜的神经支配非常丰富。头痛和眼痛同时出现常见于急性闭角型青光眼。眼球转动时的疼痛见于视神经炎。眼痛合并眉毛或颞部疼痛可能提示颞动脉炎（第二十二章"老年患者"）。佩戴角膜接触镜（隐形眼镜）可能会引起角膜激惹，引发眼痛的主诉。

（三）复视

复视，或视物成双，是一个常见的主诉。复视是由于双眼的协调配合出现了问题。正常情况下，当眼睛盯住一个物体，这个物体应该看起来是清晰的，尽管两个视网膜成像没有精确地叠加重合。这两个稍稍有点区别的图像，通过大脑进行融合。正是这种融合产生了双眼视觉，或者叫深度知觉。当两个眼睛不协同时，两眼的成像分别投射到视网膜的不同位置，只有其中一个正常地投在黄斑中央凹上。有偏离的那只眼睛的视野是不一样的，因此它的成像并不投影在黄斑中央凹上，这第二个影像是不一样的，不能完全叠加。患者可以闭上一个眼睛来缓解这种痛苦的情况。一种代偿性的头部姿势可以帮助患者缓解复视（图7-152）。抬高或压低下巴可以克服垂直方向的复视。倾斜头部经常被用于对抗扭转性和垂直性的复视。其他可以问复视患者的问题在第十八章"神经系统"中列出。

（四）流泪和眼干

眼睛过多地流泪是一个常见的主诉。异常流泪既可以是由于泪液产生过多引起，也可以是由于流出受阻引起。眼睛依靠泪液湿润和润滑，以维持视力和保持舒适。眼泪的成分有水、油、黏液、抗体和特殊蛋白。水可以湿润眼睛，油可以润滑眼睛表面，黏液使得眼泪均匀分布，抗体和特殊蛋白可以对抗感染。这些成分由分布在眼睛周围的特殊腺体分泌。所以，泪液提供润滑，减少眼部感染，冲洗眼部异物，保持眼睛表面光滑干净。

如果这个眼泪系统失去平衡，人们就会感到眼干。估计将近 5500 万 50 岁以上的美国人有眼干症状，其中仅有 17% 得到了诊断。大部分有眼干的患者是女性。在美国，2000 年推测 14.4% 的人口有眼干的症状，患病率随年龄增加而升高：60 岁以下人群是 8.4%，60 岁以上人群是 19%。2014 年，预计购买 Medicare 保险的人群将增加 20% 眼干燥症患者，而 2010 年之前，可预计的 Medicare 保险的患者数量将增加 100%。

最常见的眼干类型是由于缺乏足够的泪膜水层。这种情况，称作干燥性角膜结膜炎，也称干眼综合征。

干眼综合征患者通常会有如下表现：

- 眼干
- 眼痛
- 刺痛或烧灼感
- 眼睛纤维性分泌物
- 对光敏感
- 眼睑发沉
- 眼睛异物感
- 眼里有沙子，沙粒感
- 痒
- 眼红
- 视物模糊
- 在电脑上阅读和工作或任何需要持久视觉注意力的活动耐力减低

有许多导致干眼综合征的原因，包括：

1. 年龄 眼干是自然衰老过程的一部分。超过 65 岁的人中大部分都有眼干的体验。

2. 性别 女性更容易有眼干，因为激素改变和绝经。

3. 药物 特定药物，包括组胺拮抗剂、解除充血药、他汀类降脂药、β 受体阻滞剂、利尿剂、镇痛药和抗抑郁药都可以导致眼干。

4. 身体状况 类风湿关节炎、系统性红斑狼疮、进展性的系统性硬化、糖尿病、甲状腺疾病的患者也可有眼干。Stevens-Johnson 综合征（也称多形性红斑）患者可有严重的眼干。此外，眼睑的炎症（睑缘炎）、眼睛表面的炎症或睑内翻和睑外翻都可以导致眼干。

5. 环境因素 暴露于污染如烟、废气、雾和干燥大风的天气都会增加泪液的蒸发，导致干眼综合征。不能规律地眨眼，比如长时间盯着电脑屏幕，也会引起干眼综合征。过量酒精摄入也与干眼综合征相关。

6. 其他因素 长期佩戴接触镜也是一个眼干发展的因素。屈光矫正类手术，如激光原位角膜磨削术（LASIK）[1] 会导致泪液产生减少和眼干。

有时候一个眼干燥症患者也会有多余的泪液从脸颊上流下来，表面上看起来似乎是矛盾的。这种情况会发生在眼睛没有足够润滑时。眼睛向神经系统反馈出需要更多润滑的信息，作为回应，眼睛会分泌许多泪液试图去代偿眼干。但是，这些泪液含有的成分大多是水分，而不像正常泪液具有起到足够润滑作用的成分。这种泪液虽然可以把眼睛表面的脏东西冲刷掉，但却不能形成覆盖在眼球表面的泪膜。

---

1 LASIK，俗称眼科激光手术，是一种改变屈光不正，比如近视、远视、散光的手术。LASIK 手术需要用到准分子激光或微型角膜刀去重塑角膜以提高视力。对大部分患者，LASIK 手术永久性替代了佩戴框架眼镜及接触镜。

（五）分泌物

眼睛的分泌物可以是水性的、黏液性的和脓性的。水性或黏液性的分泌物通常与过敏或病毒感染相关，而脓性分泌物是与细菌感染相关的。大多数时间，眼睛分泌物是无害的。然而，有些时候，眼睛分泌物对于更严重的某些眼病起到提示意义。花粉、大风、眼干、睫毛也可以引起眼部的激惹，导致眼睛分泌物增加。其他更严重的病因与身体状况相关，如结膜炎和角膜溃疡。

（六）眼红

眼红的症状非常常见。病史采集者需要问以下问题：

"你的眼睛受过伤吗？"

"你家里面有人也有红眼的症状吗？"

"你最近有咳嗽或呕吐吗？"

"你有伴随眼痛的感觉吗？"

"光会让你的眼睛不舒服吗？"

"你的眼睛同时会有很多分泌物吗？"

"你佩戴隐形眼镜吗？"

眼睛看起来像充血一样。创伤、感染、过敏或突然的眼压升高都可导致眼红的症状。严重的咳嗽或反复呕吐可以引起结膜下出血。得了病毒性结膜炎的家庭成员或周围朋友可以将红眼病传染给患者。眼红伴眼痛提示急性闭角型青光眼或巩膜炎、表层巩膜炎的炎症状态。表 7-2 总结了眼红的鉴别诊断。葡萄膜炎会导致眼红，并同时伴有对光敏感、畏光的症状。佩戴接触镜的患者会因为角膜刺激而眼睛发红。

表 7-2 红眼的鉴别诊断 *

临床表现	急性结膜炎 [†]	急性虹膜炎 [‡]	闭角型青光眼	角膜擦伤
病史	突然起病；暴露于结膜炎	算是突然起病；时常反复	急性起病；既往曾发作过；犹太人、瑞典人和因纽特人高发	创伤；疼痛
视力	正常	若不治疗会受损	若不治疗迅速丧失 [§]	中央型的可受影响
疼痛	沙砾感	畏光	严重	精确的
双侧	经常	偶尔	偶尔	通常单侧
呕吐	无	无	常见	无
角膜	清亮（流行性角膜结膜炎有角膜沉积物）	情况多样	"雾气重重"（像从一扇雾气重重的窗户看进去）	对光反射不规则
瞳孔	正常，有反应	反应慢，有时形状不规则	部分扩张，椭圆形，无反应	正常，有反应
虹膜	正常	正常 [®]	由于角膜水肿所以很难看见	手电筒的光照射时角膜缺损的阴影会投射到虹膜上
眼睛分泌物	黏脓性或水性	水性	水性	水性或黏脓性
系统影响	无	很少	很多	无
预后	自限性	不治疗则预后差	不治疗则预后差	没感染则预后好

注： * 见图 7-92；

　　 [†] 可以是病毒性、细菌性、过敏性；

　　 [‡] 见图 7-67；

　　 [§] 看见"彩虹"是急性发作的早期症状；

　　 [®] 裂隙灯检查发现前房中的细胞具有诊断意义

（七）总体建议

明确患者在服用哪些药物是非常重要的，因为许多药物对于眼睛有不良作用。一些抗疟药、抗结核药、抗青光眼药和抗炎药物会引起眼部疾病。完整的家族史揭示了疾病的家族倾向性，比如青光眼、白内障、视网膜退化、斜视和角膜营养不良。

眼部疾病有许多特异的症状。常见的视力方面、非视力方面伴疼痛的、非视力方面不伴疼痛的，这些症状及可能的病因都分别列在表7-3、表7-4和表7-5中。

表7-3　常见的视力相关眼部症状和疾病

视力症状	可能病因
视力丧失	视神经炎
	视网膜脱落
	视网膜出血
	视网膜中央动脉闭塞
	中枢神经系统疾病
黑点	没有病理意义 *
闪光	偏头痛
	视网膜脱落
	后玻璃体脱落
视野缺损或存在阴影或帘幕	视网膜脱落
	视网膜出血
刺眼或畏光	虹膜炎
	脑膜炎
视物变形、失真	视网膜脱落
	黄斑水肿
昏暗光照下视物困难	近视眼
	维生素 A 缺乏
	视网膜退化
彩色光环	急性闭角型青光眼
	晶状体或角膜混浊
颜色视觉改变	白内障
	药物（洋地黄增加黄色视觉）
视物成双	眼外肌麻痹或瘫痪

注：* 视网膜脱落的先兆或与服用生育药物相关

表7-4　常见非视力相关、有疼痛的眼部症状和疾病

非视力相关、有疼痛的症状	可能病因
异物感	异物
	角膜擦伤
烧灼感	未纠正的屈光不正
	结膜炎
	干燥综合征
跳痛、搏动痛	急性虹膜炎（虹膜发炎）
	鼻窦炎（鼻窦发炎）
敏感	眼睑炎
	结膜炎
	虹膜炎
头痛	屈光不正
	偏头痛
	鼻窦炎
牵涉感	未纠正的屈光不正

表7-5　常见的非视力相关、无痛性眼部症状和疾病

非视力相关、无痛性的症状	可能病因
痒	眼干燥症
	眼部疲劳
	过敏
流泪	情绪状态
	眼泪的过度分泌
	引流的淤堵
干	干燥综合征
	老龄化相关的分泌减少
沙粒感	结膜炎
胀满感	眼球突出
	年龄相关的眼睑改变
抽搐	眼轮匝肌纤维化
眼皮沉重	疲劳
	眼睑水肿
眩晕	屈光不正
	小脑疾病
	前庭疾病
过多眨眼	局部激惹
	面部痉挛
眼睑粘连	眼睑或结膜炎症

四、失明对患者的影响

视力丧失是一个可怕的经历。看得见东西的人们大多依靠视觉和听觉，生活在光和颜色的世界中。而当人们失明后，失去的不仅仅是看的能力，还有他们对于世界的感知核心。这个核心只能被听觉和触觉所替代。由于生命总是和光相连接，所以看不见光就往往与死亡相连。一个新近失明的人必须在社会上重新找到自己的位置。他们不能再阅读普通的书籍，不能再接受视觉刺激，也不能再通过视觉与外界沟通。这可能导致反应性抑郁症。临床医生需要向失明患者表现出真诚的关爱和照顾，试图去理解他们气馁和绝望的心理感受。

一个从出生或童年早期就失明的人对于视觉世界仅有很少的概念。从来都没有看见过，所以这些患者缺乏视觉参照体系。

有时候，一个盲人后来通过外科手术重见光明。由于这个患者的感知重构，因此会面临许多困难。他的参照体系会从触觉转变为视觉。令人惊讶的是，许多这样的患者重获光明后患上了抑郁症。只有人们明白面部表情的含义，面部表情才有意义。以下这段记录摘自 Gregory 和 Wallacede 的病历，描述了这样一个患者的反应：

他承受着世界上最大的痛苦（失明），但他生活得充满了能量和热情。当他的这项残疾奇迹般离他而去时，他却丧失了他的宁静和尊严。

类似的，拥有正常视觉的人可能会因为焦虑而患上身心障碍性眼病。丧失视力也可以是伴随惊恐发作。这些人单眼或双眼发生完全性或部分性视力丧失。通过对原发疾病的支持治疗通常可以逆转视力。

多发性硬化症的一个代表症状就是突然视力丧失，病因是视神经炎。这种失明在大部分病例中会在 6 个星期内完全恢复。这对于一个典型的年轻患者来说是个可怕的经历。

五、体格检查

检查眼睛需要的仪器如下：眼底镜，小手电筒，视觉敏锐度卡片（视力表），一张 3.5 英寸×5 英寸（7.6cm×12.7cm）卡片。

眼睛的查体包括：

- 视力
- 视野
- 眼球运动
- 眼外及眼内结构
- 眼底镜检查

（一）视力

视力通过一种比例来表达，例如 20/20。第一个数字是患者能读出视力表上某行时距离视力表的距离，第二个数字是一个视力正常的人能读出相应行时距离视力表的距离。另一种可以描述视力的方法如下：如果一个患者有 20/20 的视力，那么他就有 20/20 或者说 100% 的视力因为 20 除以 20 等于 1，即相当于 100% 的正常视力。缩写 OD 指代右眼，OS 指代左眼，OU 表示双眼（缩写词是拉丁文，OD，oculus dexter；OS，oculus sinister；OU，oculus uterque）。

二维码 7-1　视力评估

1. 应用标准 Snellen 视力表

如果应用标准 Snellen 视力表，患者应该站到视力表 20 英尺（6m）之外[2]。如果患者平时看远物需佩戴眼镜，则检查视力时要带上眼镜测。让患者用手掌（永远让患者用手掌而不是手指遮住眼睛，因为患者有可能通过手指的缝隙偷窥视力表）或卡片遮住一只眼睛，并读出他所能看到的最小行。如果他能最多看到 20/200 那行，那么他该只眼睛的视力就是 20/200；这个意味着在距离视力表 20 英尺（6m）处，患者可以看到视力正常的人在 200 英尺（60m）处就能看到的东西。这也可以解释为该眼有 10% 的正

2　中国多采用国际标准视力表或对数视力表。检查距离为 5m。

常视力。如果患者在 20 英尺（5m）处还是不能读出 20/200 那行，他可以向前移动到距离视力表更近的位置，直到他能看清为止。如果是在 5 英尺（1.5m）处可以看清，那么他的视力就是 5/200。

2. 应用口袋袖珍视力卡

如果标准 Snellen 视力表不方便使用，应用口袋袖珍视力卡也很有帮助。这个卡片需距离 14 英寸（35.6cm）读数。患者还是被要求尽可能读出最小的那行。如果两种视力表都没有，任何印刷材料都可以拿来用。检查者应该记住大部分超过 40 岁的患者阅读时需要佩戴老花镜。虽然这种情况下，视力无法进行定量测量，但检查者至少可以确切知道患者是否有视力。在这种情况下，患者遮住一只眼睛并尽可能读出印刷材料上最小的字。

3. 视力较差患者的评估

患者视力差到无法读出任何字时应该进行数指检查。这种粗略视力的方法操作如下：让患者遮住一只眼睛，检查者把手指举到患者眼前，然后问患者看见几根手指。如果患者仍然无法看到，下一步是检查他是否有光感。遮住患者一只眼睛，将光照向被测眼，问患者是否能感觉到光的开和关。**无光感**是用来描述一个人无法感觉到光的术语。

4. 不会阅读的患者的评估

对于不会阅读的患者，比如幼儿或文盲患者，可以用不同大小及方向的字母"E"来检查。检查者让患者指出字母 E 的开口方向：上、下、左、右。

（二）视野

视野测试对于诊断视觉传导通路的病变很有帮助。许多技术可以应用于这个目的。检查者应该学会面对面视野检查的方法。这种方法是让检查者对比患者和自己的视野。

二维码 7-2 视野评估

1. 面对面测试评估视野

检查者站在或坐在距离患者 3 英尺（约 1 米）处面对患者，并保持双方眼睛在同一水平。患者闭上右眼同时检查者闭上自己的左眼，双方都盯着对方的鼻部。检查者掌心朝自己举起拳头，然后两只手各自同时伸出 1 或 2 根手指，并问患者他能看见几根手指。接着把手由上方象限移动到下方象限，重复上述检查。接着另一只眼睛重复上述检查。手指必须被检查者自己和患者同时看到。为了将患者置于更有利的位置，手指位置可以稍向检查者一方靠近，这为患者提供了更大的视野。如果检查者能看见手指，则患者也看见除非他有视野缺损。运用这种方法检查患者左眼的示意图见图 7-10。

由于视觉通路上的病变起病隐匿，患者可能没有发觉视野的任何变化直到疾病的晚期。内科医生做的面对面视野检查可以提供第一个客观证据提示患者的视觉通路有病变。视野中看不见的区域称作暗点。

正常的中心视野在中心注视时向各个方向都延伸 30°。盲点是生理性暗点，位于中心注视颞侧 15°～20°，与视盘相关，因为视盘处没有视锥细胞与视杆细胞。

2. 评估视野缺损

视野检查中可能会出现病理性暗点，可以是原发的眼部疾病所致，比如青光眼，也可以是中枢神经系统疾病所致，如肿瘤。图 7-11 显示了部分常见的视野缺损。

一只眼睛完全失去视力称为全盲，是由于眼睛的疾病或者视神经的损伤导致。

偏盲指的是一半视野缺损。双侧颞侧视野缺损称作双颞侧偏盲。这是由视神经的视交叉处受累引起的。垂体瘤是常见病因。

同侧偏盲是由于损伤了视束、视辐射或枕叶视皮层。同侧一词表示视野缺损是在双眼的相同区域。一个左侧偏盲的患者不能看到双眼左半边视野的东西，这是损伤了右侧视束的结果。同侧偏盲是最常见的视野缺损，常见于卒中患者。

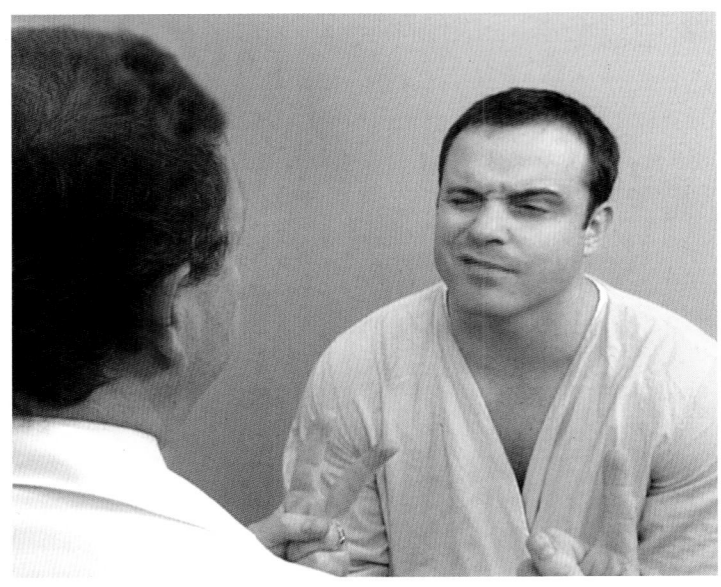

A

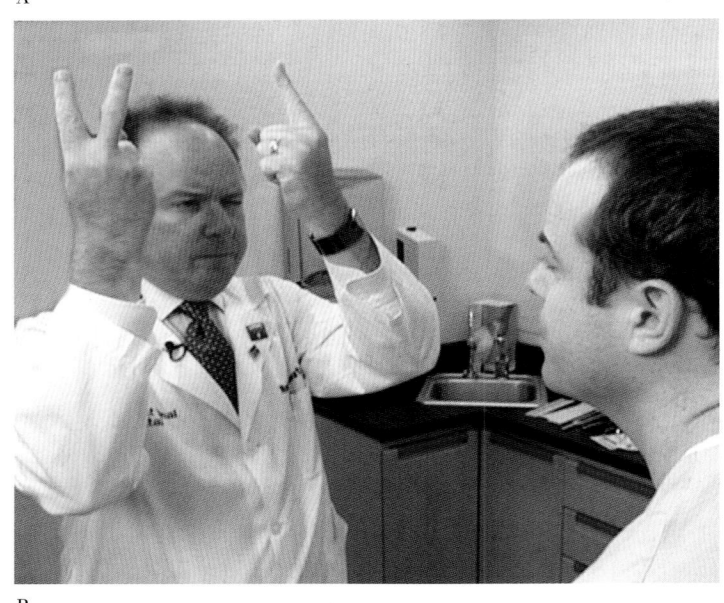

B

图 7-10　面对面视野检查

A：在检查患者左眼下方视野时的患者表现；B：在检查患者左眼上方视野时检查者的姿势

　　象限盲是指一个象限视野缺损，也称"天空中的饼"。一个有左上象限盲的病人，是由于损伤了右下视辐射或右下枕叶区域。管状视觉可见于严重的青光眼，但是视野随着测试距离增加而变大，这与神经性失明相反，神经性失明的视野不论测试距离远近都保持一样。

3. 评估视动力性眼球震颤

　　某些情况下，有的患者会伪装眼盲。他们可能是为了骗取残障保险的资格，或者是获得其他好处。又或者，他们有精神问题。视动力性眼球震颤（OKN）可有效排除这种伪装疾病。OKN 是当眼睛试图盯着快速运动的目标时眼球快速的来回运动的现象。例如，观察一个乘坐火车的人，当火车进站时他试图盯着站台标志看，他的眼睛就会快速来回震颤。OKN 的存在提示从视网膜到视觉皮层的视通路在生理上是连贯的。在检测时可以通过让患者盯着快速拉动的磁带上的数字来引出 OKN。由于 OKN 是不自主的，因此阳性反应可以证明患者是伪装盲。

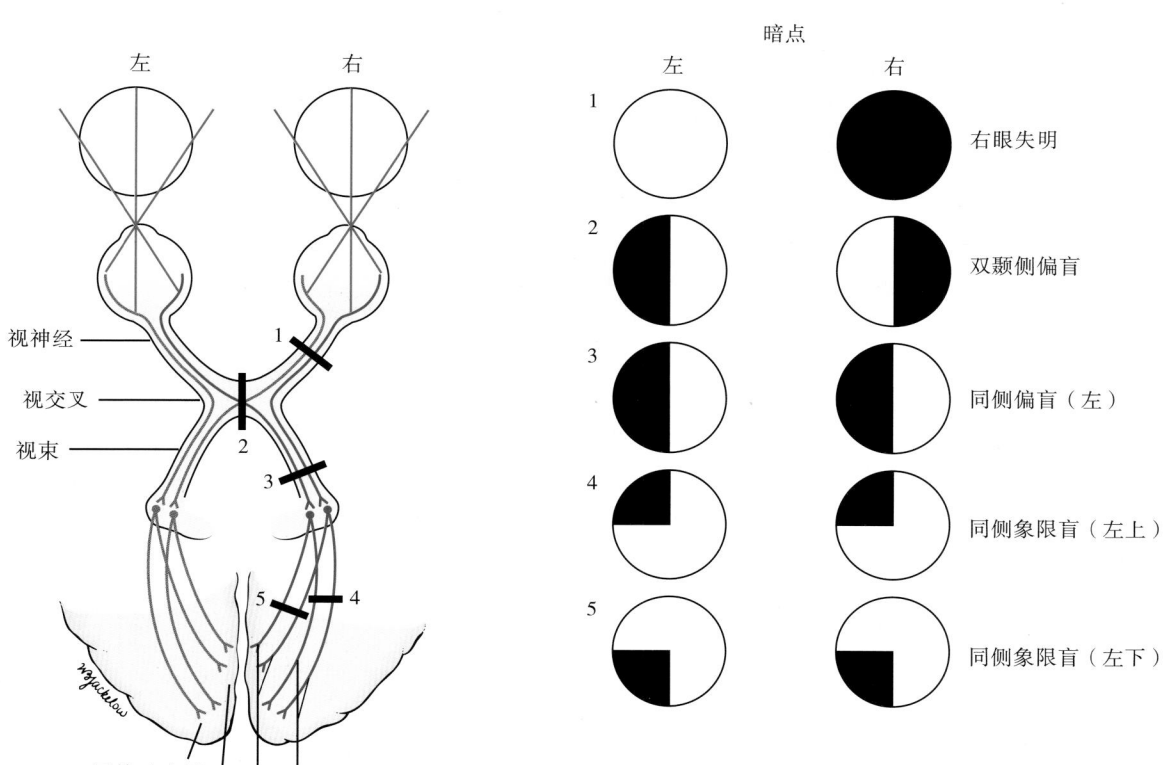

图 7-11 视野缺损

（三）眼球运动

眼球运动是由眼外肌的收缩和松弛完成的，使双眼同时向上、向下或从一边向另一边运动，包括集合（辐辏）。

二维码 7-3 评估眼球运动

1. 评估双眼的协同

双眼的协同可以通过观察角膜反射光的位置来评估。手电筒要直接放在患者眼前，如果患者向前看手电筒光，光应该落在双眼瞳孔正中央。如果一只眼睛上的光点落在瞳孔中央，而另一只眼睛的光点落在远离瞳孔中央，则存在眼球的偏离。

一只眼睛的偏离或交叉叫作斜视。斜视是指双眼不协同，被观察的物体不能同时投射到每只眼睛的视网膜中央凹。内斜视是眼睛向鼻侧偏离，外斜视是眼睛向颞侧偏离，上斜视是眼睛向上方偏离。交替斜视指在一种情况下任一眼斜视交替出现。图 7-12 显示了一例左眼外斜视的患者。

2. 遮盖试验

遮盖试验对于判断哪只眼睛不协同很有用（如果确定斜视存在）。病人看向一远处的目标，一只眼睛被 3 英寸×5 英寸（7.6cm×12.7cm）卡片遮住，检查者观察没有被遮住的眼睛，如果没被遮住的眼睛移动了去锁定远处目标，那么这只眼睛在另一只眼睛被遮住前就不是直视的；如果没被遮住的眼睛没有移动，它就是直视的。这个试验接着换另一只眼睛做。

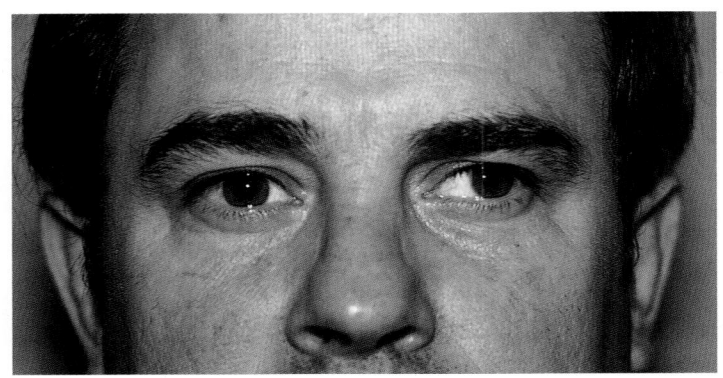

图 7-12　左眼外斜视

3. 评估六个诊断性的主要凝视眼位

一个导致眼睛偏离的重要原因是眼外肌的轻瘫或麻痹。探查麻痹的眼外肌可以通过 6 个诊断性的凝视眼位完成评估。

由于眼外斜肌和上下直肌的旋转作用不能被轻易评估，因此眼睛需要转到 6 个诊断性的凝视眼位以最大程度地将这些肌肉的垂直作用分离出来，以检查其神经支配。斜肌在眼睛内收位置时测试，将垂直作用最大化。相反，上下直肌在眼睛外展位置时测试，因为在此位置时，上直肌仅起到上视作用而下直肌仅起到下视作用。**诊断性凝视眼位是这些肌肉的测试位置，内收和外展测试动作与表 7-1 提到的眼外肌的正常作用动作是不一样的。**

二维码 7-4　评估主要凝视眼位

用左手固定患者的下颌，让患者的眼睛跟随检查者的右手，视线在空中画一个大"H"。检查者的右手示指举在距离患者鼻 15～18 英寸（38～46cm），从中线开始，将检查者的手指向患者的左侧移动约 12 英寸（30cm），停顿，接着向上 8 英寸（20cm），停顿（图 7-13）。然后向下 16 英寸（40cm）并停顿，再向上 8 英寸（20cm），缓慢回到中线。换一只手，现在用右手固定患者的下颌。用左手在另一侧重复上述动作。这就是 6 个诊断性凝视眼位。观察双眼的运动，正常应该流畅地跟随手动，观察双眼在各个方向上的平行运动。

有时候，在看向极侧面时，眼睛会出现一种有节律地运动，叫终端眼球震颤，即向凝视的方向有快速的运动，接着是缓慢的回位。这个试验可以鉴别终端眼震与病理性眼震。不论朝哪个方向凝视，病理性眼震的眼球快速移动的方向总是朝着一个方向。

如果眼睛和眼睑不同时运动，就出现了眼睑滞后。

这六个主要的诊断性凝视眼位以及相关的眼外肌，在图 7-14 中阐明。表 7-6 总结了由眼肌麻痹引起的眼球运动异常。

投射到视网膜上的影像可以被大脑以如下 3 种方式之一解读：融合、复视、抑制。融合与复视前面已经讨论过了。儿童的斜视会引起复视，这会导致大脑对图像感到迷惑从而抑制影像，最终形成弱视。弱视是继发于视觉抑制的视力丧失。在大约 7 岁视网膜完全发育好之前，弱视是可逆的。弱视是仅会发生于儿童的一种现象。例如，一个成年人继发于卒中的斜视就不会抑制偏离之眼的影像，引起难以忍受的复视。

表 7-6　眼外肌麻痹引起的眼球运动异常

麻痹的肌肉	眼睛无法转向的位置
内直肌	鼻侧
下斜肌	向上及鼻侧
上斜肌	向下及鼻侧
外直肌	颞侧
上直肌	向上及颞侧
下直肌	向下及颞侧

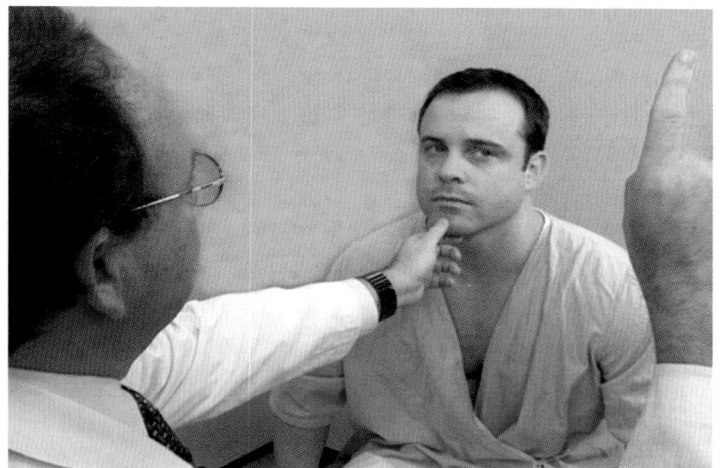

A

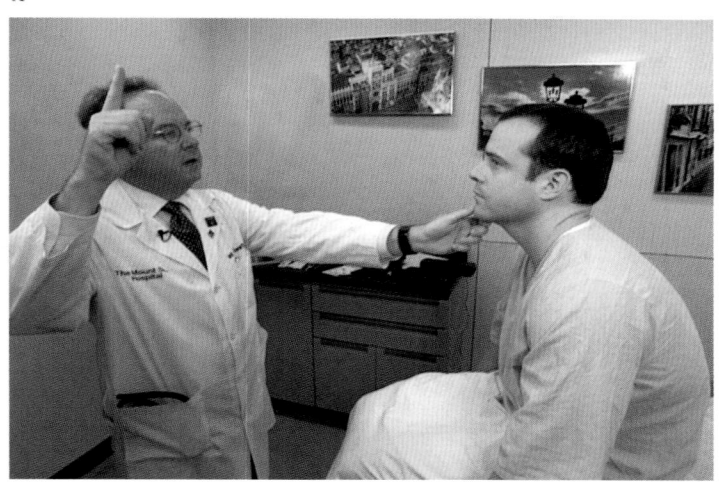

B

图 7-13 测试眼球运动的方法

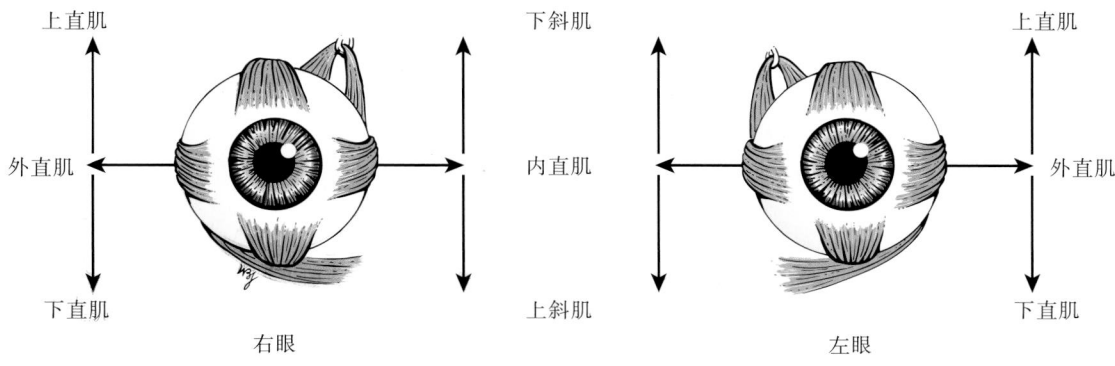

图 7-14 诊断性凝视眼位

4. 评估瞳孔对光反射

让患者看向远方，检查者用明亮的光照射患者的眼睛。光源要在侧方，让患者的鼻子作为屏障遮挡光照向对侧眼睛。观察直接和间接瞳孔对光反射。另一只眼睛重复上述测试。

摇摆光测试是瞳孔对光反射测试的一个改版。这个测试揭示了两只眼睛对传入刺激的不同反应。患者凝视远方，检查者用光快速交替照射双眼，观察双眼瞳孔收缩。有些情况下，被光照到的瞳孔有反常的扩张现象。这种情况叫作 Marcus Gunn 障碍或相对性瞳孔传入障碍（RAPD），这与被照眼的传入神经支障碍相关。

与 RAPD 现象相关的最极端例子是一只盲眼。当光照射盲眼时，既没有直接对光反射，也没有间接对光反射。当光移向另一只眼睛，既有直接对光反射也有间接对光反射，因为传入和传出通路都是正常的。当光又快速移回那只盲眼，视网膜没有接收到冲动（传入），盲眼的瞳孔不再呈刚才的收缩状态而是扩张。Marcus Gunn 瞳孔的严重程度不同，取决于视神经的受累情况。

5. 评估近反射（辐辏反射）

检查近反射是让患者先看远方的某物，再把该物移动到距离患者鼻前 5 英寸（13cm）处。当患者双眼聚焦到近物上时，眼睛会内聚，瞳孔会收缩。

（四）眼外及眼内结构

检查眼内和眼外结构包括：

- 眼眶和眼睑
- 泪器
- 结膜
- 巩膜
- 角膜
- 瞳孔
- 虹膜
- 前房
- 晶状体

1. 眼眶和眼睑视诊

眼球是位于眼眶中吗？图 7-15 显示了一个人摘除了左眼球。从眼眶中摘除整个眼球可以由于创伤、手术（在眼球破裂的时候）或精神病患者的自我伤害。很少情况下是先天无眼球。

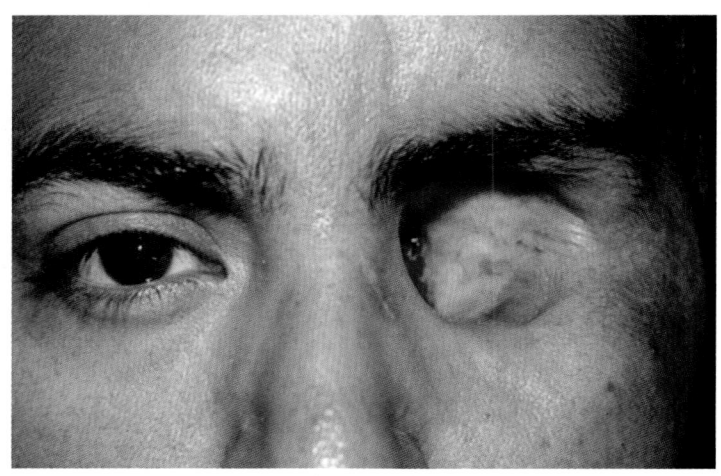

图 7-15 左眼眼球摘除

　　检查眼睑，看是否有下垂、感染、发红、肿胀、皮肤硬结、肿物或其他异常。让患者睁开和闭合眼睑，动作应该是流畅且对称的。眼睑能完全闭合吗？

　　注意眼睑的位置。当眼睛睁开时，上眼睑通常仅覆盖虹膜上缘；当眼睛闭上时，眼睑完全彼此接触。上下眼睑之间的距离叫作眼裂。眼睑下垂称作上睑下垂。图 7-16 显示了由一种肌肉无力的疾病——重症肌无力导致的双侧上睑下垂、眼裂变小。

　　图 7-17 中是一例卡恩斯-塞尔综合征（Kearns-Sayre syndrome）的患者，也叫作慢性进行性眼外肌麻痹，是一种常染色体显性疾病，表现为缓慢进展的对称性的上睑下垂和眼外肌麻痹。这个综合征同时也有视网膜色素变性和心脏传导障碍，例如完全房室传导阻滞。患者往往体格矮小、耳聋。注意图 7-17 的患者正视图，通过抬高眉毛来减轻上睑下垂的症状。

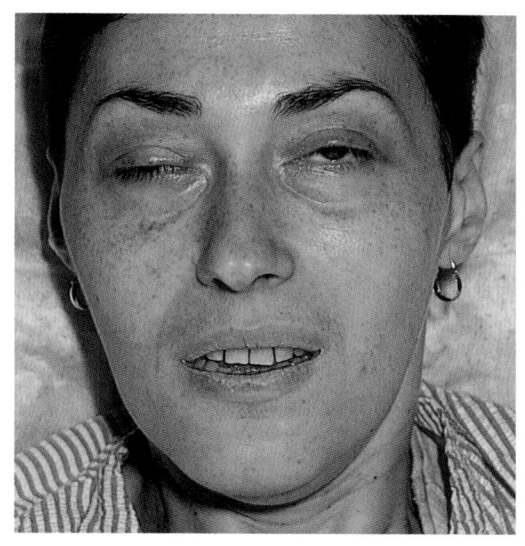

图 7-16　双侧上睑下垂

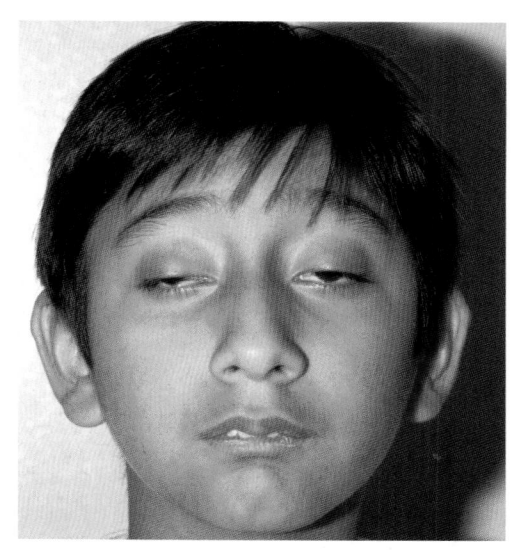

图 7-17　卡恩斯-塞尔综合征

　　眼睑闭合不全（兔眼）（图 7-18），是一种眼睛无法完全闭上的情况。可见于甲状腺疾病，继发于自发刺激或眼部手术引起炎症的眶周浸润。这个名词来源于希腊词语 lagos，就是野兔的意思，据说是睁着眼睛睡觉的动物。

　　图 7-19 展示了一例睑内翻患者。睑内翻是指眼睑边缘向内翻从而导致眼睫毛磨损角膜和眼球。睑外翻是指眼睑边缘向外翻（图 7-20）。睑内翻和睑外翻都可以被看作一种与年老相关的退行性改变或与干眼综合征相关。

　　眼睑常见的良性病变是眼睑边缘的皮内痣（图 7-21）。这种病变是分化良好的，其中可以生出毛发，有一个

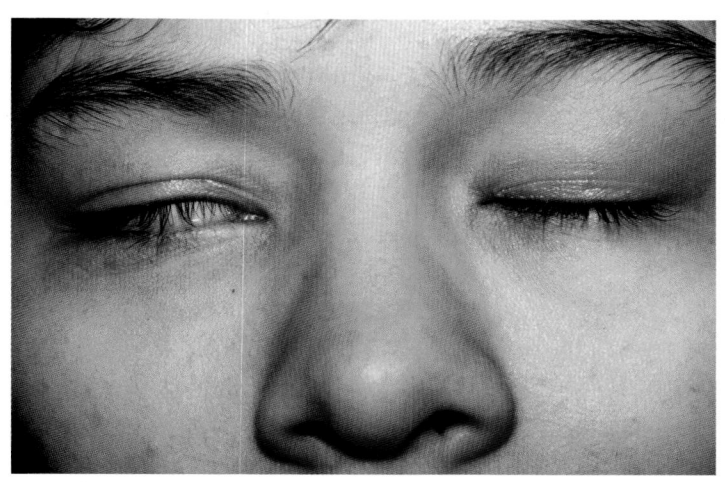

图 7-18　兔眼（眼睑闭合不全）

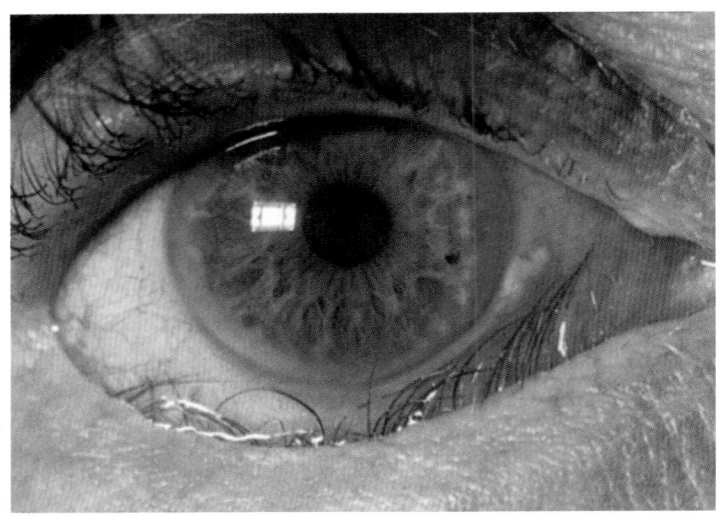

图 7-19 睑内翻

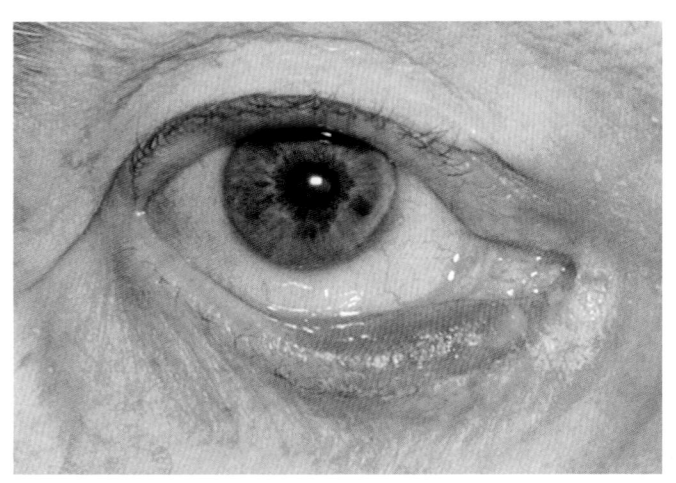

图 7-20 睑外翻

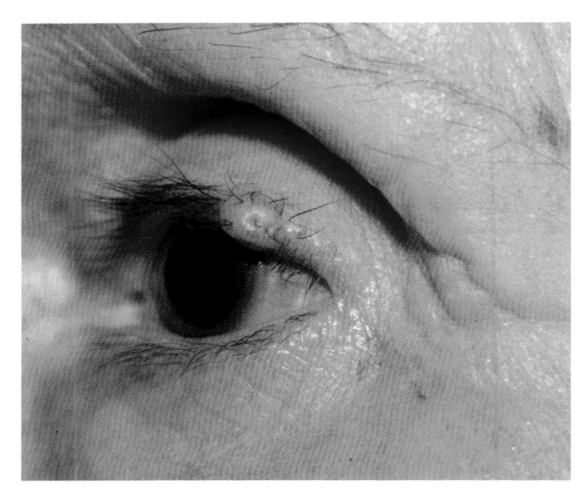

图 7-21 上睑边缘痣

与此相关的问题是，这些毛发可能接触到角膜，引起角膜损伤类似睑内翻。

皮角是一种临床诊断，指的是一种皮肤表面像微小的角的圆锥形的投影。角的基底部可以是平的、结节状的或漏斗形的。这个角是由压紧的角质组成的。一般皮角出现在暴露于阳光的皮肤，但也可以出现在不暴露于阳光的地方。一半多的皮角是良性的。**皮角基底部的恶变出现在约 20％ 的病例中，鳞状细胞癌是最常见的类型。** 良性与恶性病变之间没有可靠的临床特点来鉴别。基底部疼痛以及损伤面积大倾向于恶性。图 7-22A 显示了一例患者左上睑的内侧有一个皮角。图 7-22B 显示了皮角的近观图。图 7-23 显示了另一例患者左眉上方有一个皮角。

传染性软疣是由痘病毒家族的病毒感染引起的皮肤上凸起的、珍珠样的、脐状（酒窝状）的丘疹。大多数人生长范围从针尖到铅笔橡皮大小（2~5mm 直径）不等。这在儿童中是常见的感染，通过直接接触感染。这种软疣常见于脸部、颈部、腋窝、胳膊、手，但也可见于身体其他地方，除了手掌和脚掌。病毒通过接触被污染的物品传播，比如毛巾、衣服或玩具，也通过性传播。生殖器上的早期病变可能误诊为生殖器疱疹或疣。与疱疹不同的是，病变不痛。免疫系统受损的病人，例如获得性免疫缺陷综合征患者，可能会有更加严重的传染性软疣。图 7-24 显示了一位在眼周有传染性软疣的患者，注意图中这些脐状的损伤，见图 15-37。

眼眶脂肪疝是常见的衰老的眼部表现。日渐变薄的眶隔使眼眶脂肪向前移动到眼球周围疏松的区域。图 7-25

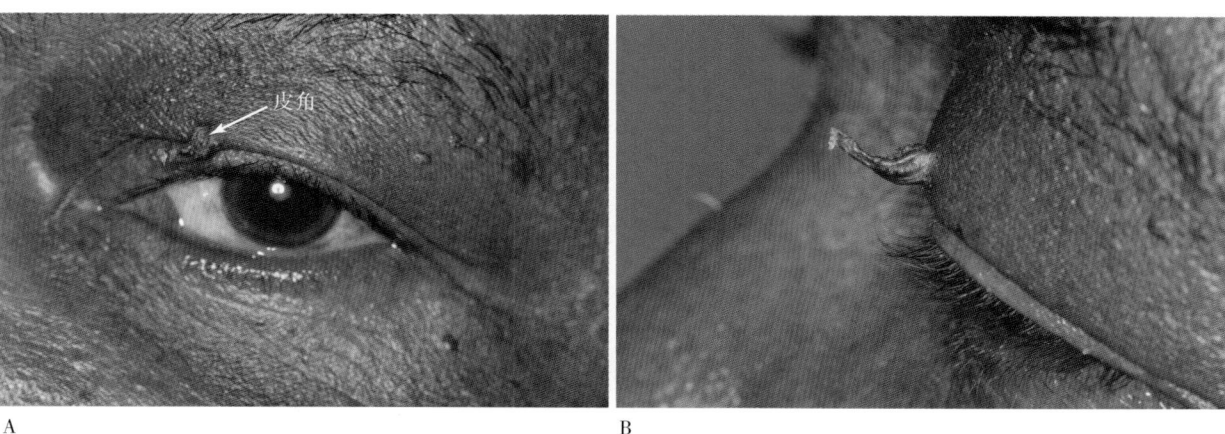

图 7-22　皮角

A：患者左眼上睑内侧有一皮角；B：皮角近观图

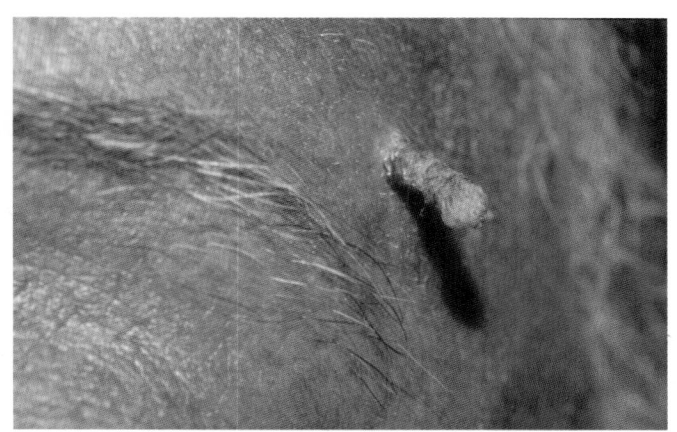

图 7-23　左眉上方皮角

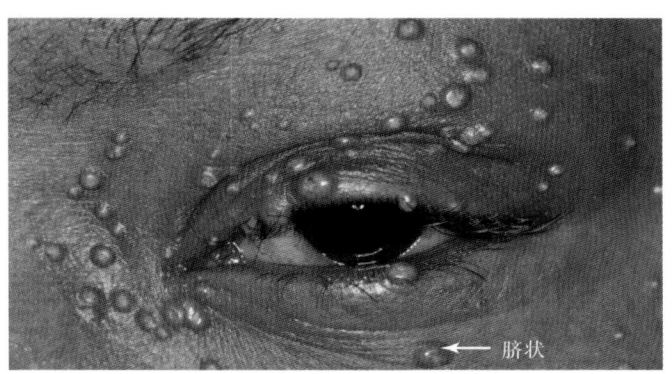

图 7-24　传染性软疣。注意脐状的病变，见箭头标出

显示了一例眶周脂肪疝出。注意图中有无关的角膜陈旧瘢痕以及老年环。

图 7-26 描述了下眼睑的小血管瘤。斯德奇-韦伯综合征（Sturge-Weber syndrome）是先天性疾病，特点为在面部一侧三叉神经分布区沿一支或几支分布的酒色斑或焰色痣。血管瘤可以位于巩膜外层、虹膜、睫状体和脉络膜。如果受累的一侧有葡萄膜血管瘤，常常会发生单侧青光眼。这类患者应该进行早期的青光眼筛查。图 7-27 里

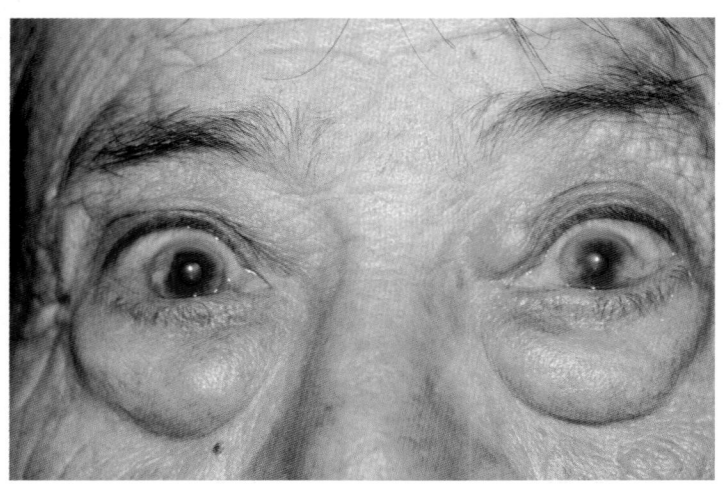

图 7-25 眼眶脂肪疝

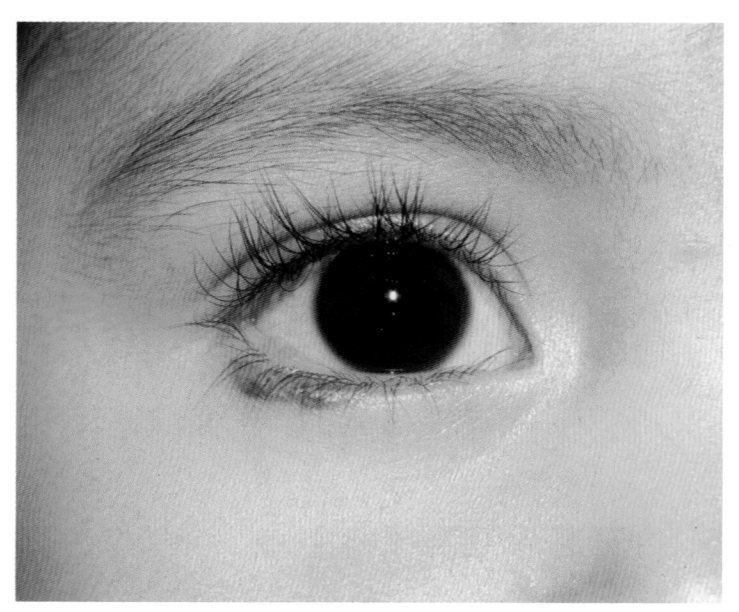

图 7-26 下眼睑血管瘤

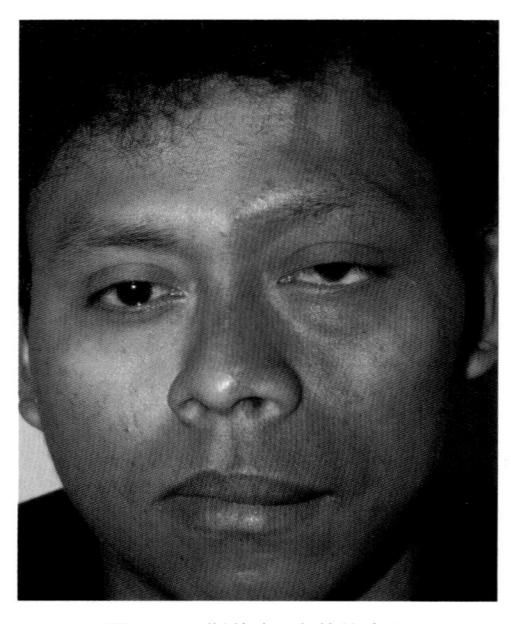

图 7-27 斯德奇-韦伯综合征

就是一例斯德奇-韦伯综合征患者。注意他的血管瘤有严格划分的受累片区，是三叉神经的眼支和上颌支。病变不会由于外压而变白，但会随着年龄变暗，由红色变为紫色（图21-7）。

睑板腺囊肿是一种肉芽肿性反应，由睑板腺的分泌物浓缩导致的。由腺体中某个腺管堵塞引起。这些腺体沿着眼睑边缘垂直排列，开口于睫毛后方，上眼睑大约有30个，下眼睑大约有20个，它们分泌一种薄的、油状的液体润滑眼睛。睑板腺囊肿表现为一个位于眼睑腺体开口附近的肿物，一开始疼痛，转为慢性后就无痛了。图7-28A显示了睑板腺囊肿，图7-28B阐明了睑板腺在眼睑上的位置。图7-29中的患者有双侧睑板腺囊肿。睑板腺囊肿通常无需治疗，一个月左右自行消失。最基本的方法是在眼睑上放一个热的但不至于烫伤脸部的东西（告诉患者用他能承受的最热的水，但不烫伤脸部），一天至少4次，每次10~15分钟。可以使得堵塞腺管的固化的油变软，从而促进引流与康复。图7-30A中是另一例有睑板腺囊肿患者，图7-30B是显示了同一例患者把眼睑翻开后，可见囊肿使得眼睑边缘扭曲，肉芽肿在下眼睑内侧睑板腺的近端形成。

眼部带状疱疹，是一排排的水疱、溃疡和愈合后的结痂，分布在三叉神经眼支的一条或多条分支周围。水疱

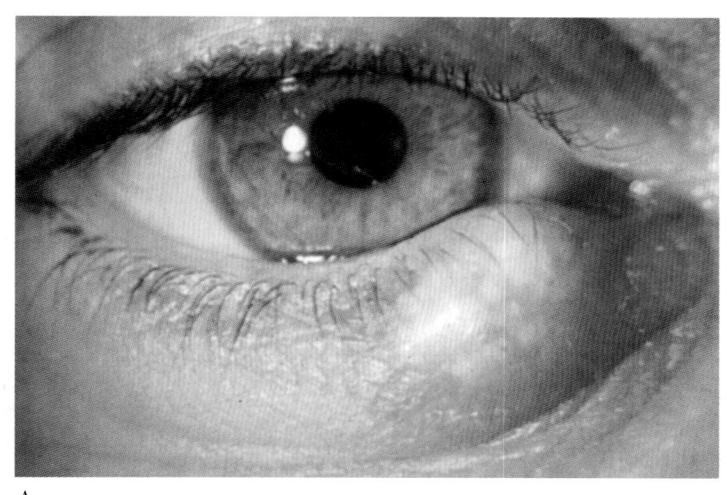

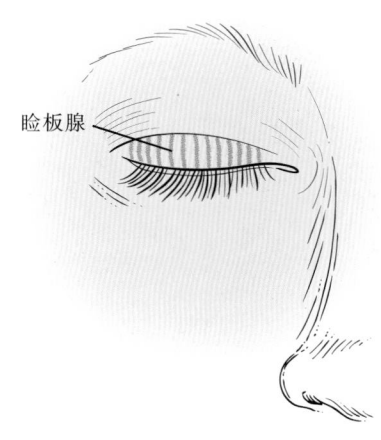

睑板腺

A   B

图 7-28　睑板腺囊肿
A：睑板腺囊肿；B：睑板腺在眼睑上分布示意图

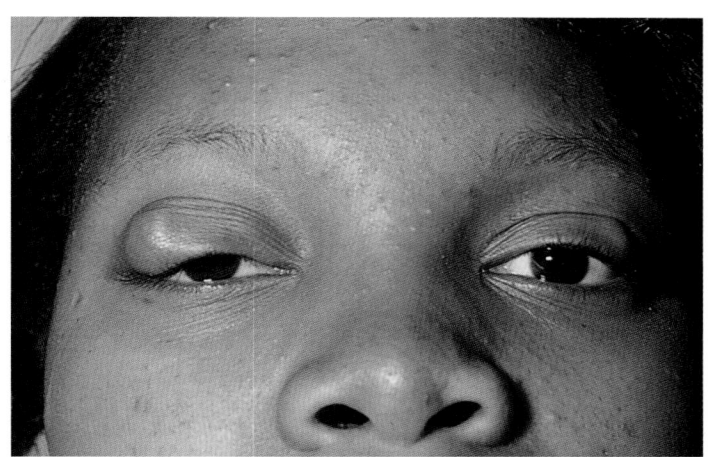

图 7-29　双侧睑板腺囊肿

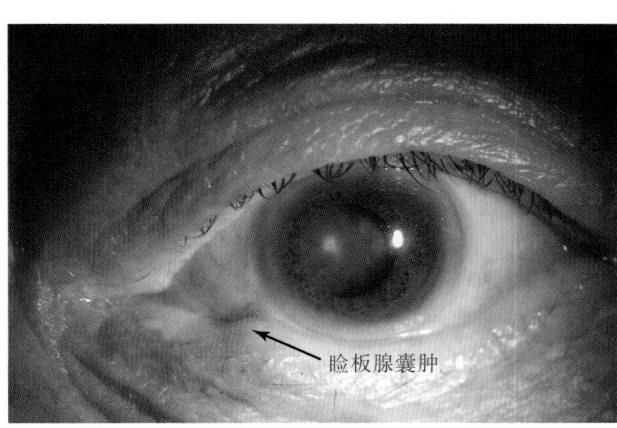

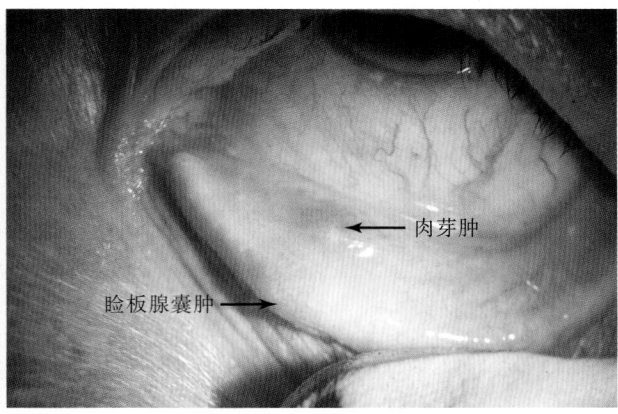

睑板腺囊肿

肉芽肿

睑板腺囊肿

图 7-30　睑板腺囊肿
A：病变位于下眼睑；B：眼睑翻开后囊肿的详图，囊肿使得眼睑边缘扭曲，在下眼睑内侧睑板腺近端形成了肉芽肿

中含有清亮的液体，破了之后可能引起感染，继而导致溃疡，愈合之后结痂。眼睛变得红肿，疼痛难以忍受。继发于眼外肌受累的眼肌麻痹也可能发生。图 7-31 中的获得性免疫缺陷综合征患者在其三叉神经眼支分布区有处于不同形态的眼部带状疱疹（新鲜的水疱和已经结痂的水疱）。抗病毒治疗可以显著减轻其症状。

眼眶周围有颜色改变吗？有一种眼周色素沉着被称作"浣熊眼"，是颅底骨折的一个重要表征。这种颜色改变是由于大脑底部的血管出血溢出所致。尤其对于昏迷患者，当病史无法获得时，辨认这个体征非常重要。图 7-32 中的患者就有颅底骨折，注意他同时眼睛外侧有结膜下出血。

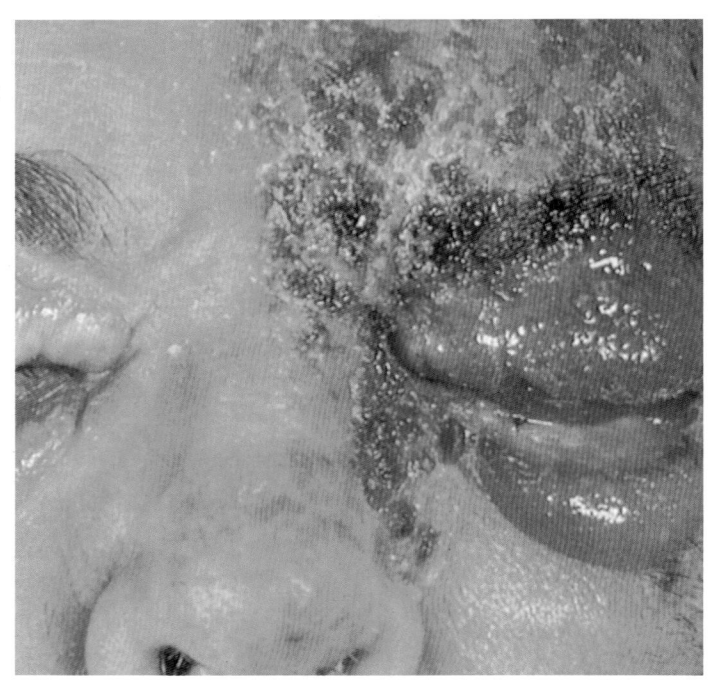

图 7-31　眼部带状疱疹

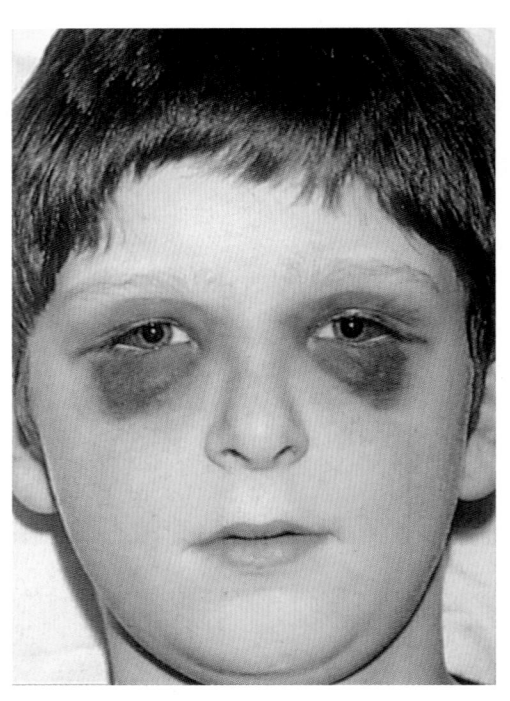

图 7-32　颅底骨折导致的浣熊眼

视诊眼睑是否有黄色瘤。虽然黄色瘤对于高胆固醇血症并不是特异的，这些黄色斑块往往与脂质代谢异常相关，是由于脂质沉积在眼周皮肤引起的（图 7-33）。

睑腺炎（麦粒肿）或称为急性外睑腺炎，是由葡萄球菌感染引起的眼睫毛囊的局部脓肿。这是一种红肿痛的感染，像是长在睫毛所在眼睑边缘睫毛根部毛囊位置的丘疹（图 7-34）。睑缘炎时眼睑边缘的慢性炎症，最常见

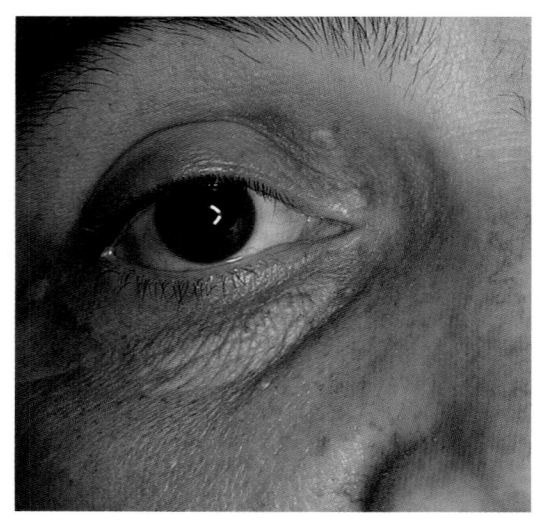

图 7-33　黄斑瘤

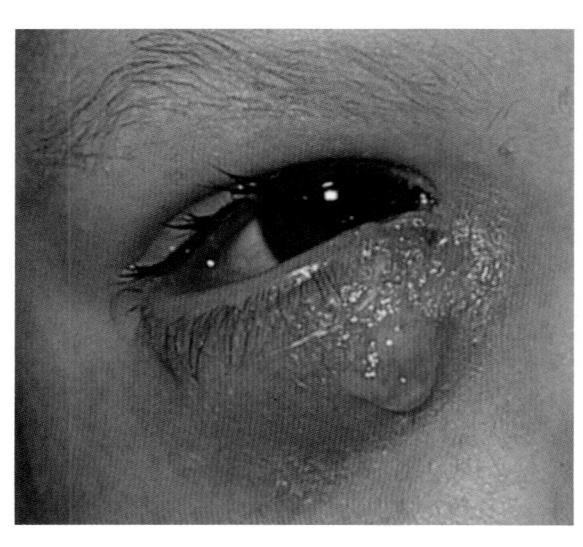

图 7-34　睑腺炎

的类型是眼睑边缘及睫毛周围有白色的小鳞屑，粘在一起，也可以脱落。睑缘炎有些症状很令人厌烦，如眼痒、流泪、发红。这常常与溢脂性皮炎和红斑痤疮相关（图 7-35）。

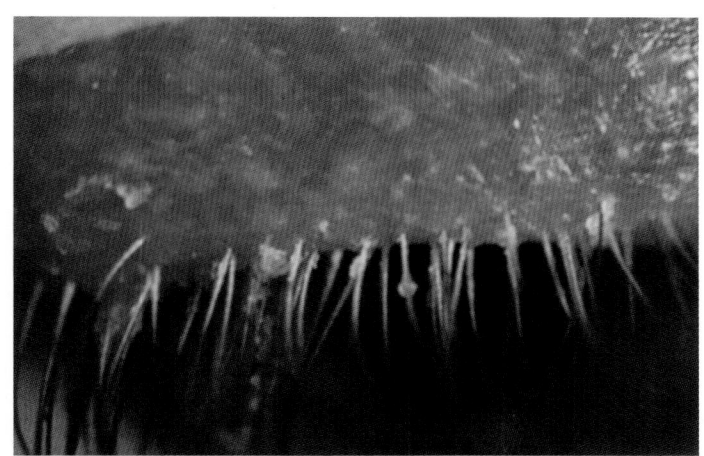

图 7-35　睑缘炎

眼睑的恶性肿瘤并非不常见。提示恶性病变的特征包括：

- 毛细血管扩张
- 正常结构的改变（例如失去睫毛）
- 既不疼也不敏感
- 不寻常的颜色改变

眼睑的癌症是眼部恶性肿瘤中发病率最高的。男性比女性易发，发病年龄一般为 50～60 岁。所有眼睑癌中，95% 是基底细胞癌，位于下眼睑（50%～60%）、内眦（25%～30%）、上眼睑（15%）、外眦（5%）。图 7-36 显示了下眼睑的基底细胞癌。病变开始生长缓慢且无痛，最终形成典型的拥有凸起边缘和硬化基底的侵袭性溃疡。肿瘤侵蚀周围区域形成溃疡。图 7-36 可见病变凸起的边缘。

眼睑癌中余下的 5% 由鳞状细胞癌和睑板腺癌组成。鳞状细胞癌的发病率不到基底细胞癌的四十分之一，比基底细胞癌更倾向于长在上眼睑，且快速生长。早期溃疡很常见。图 7-37 显示了眼睑鳞状细胞癌。溃疡的基底和边缘硬且充血。

恶性黑色素瘤只占所有眼睑恶性肿瘤的 1% 不到。

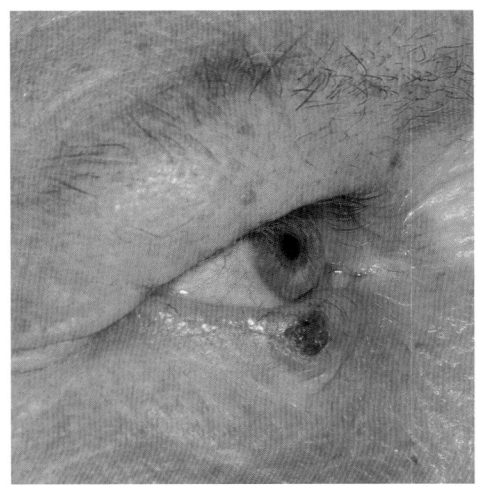

图 7-36　眼睑基底细胞癌

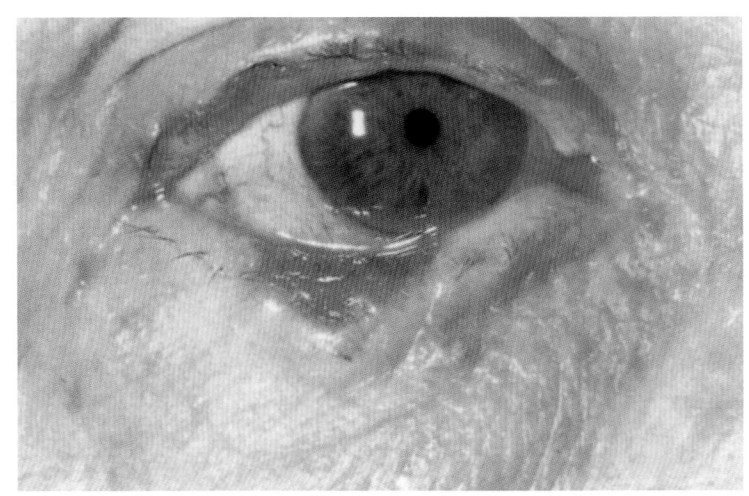

图 7-37　眼睑鳞状细胞癌

获得性免疫缺陷综合征累及眼睑最常见的表现是卡波西肉瘤。最初的表现可能很不明显，与睑缘炎或睑板腺囊肿混淆。图 5-100C 显示了获得性免疫缺陷综合征患者眼睑上的卡波西肉瘤。

2. 检查泪器

总体来说，泪器需要视诊的很少，除了泪小点。出现流泪，也叫作溢泪，提示泪小点阻塞。如果过度湿润，将泪囊轻压向眼眶内缘，检查鼻泪管是否有堵塞。如果有堵塞，阻塞物可能会通过泪小点溢出。图 7-38 显示了由于肉瘤病导致的泪腺增大。图 7-39 显示了甲亢患者的双侧突眼症状，可以见到显著增大的泪腺。

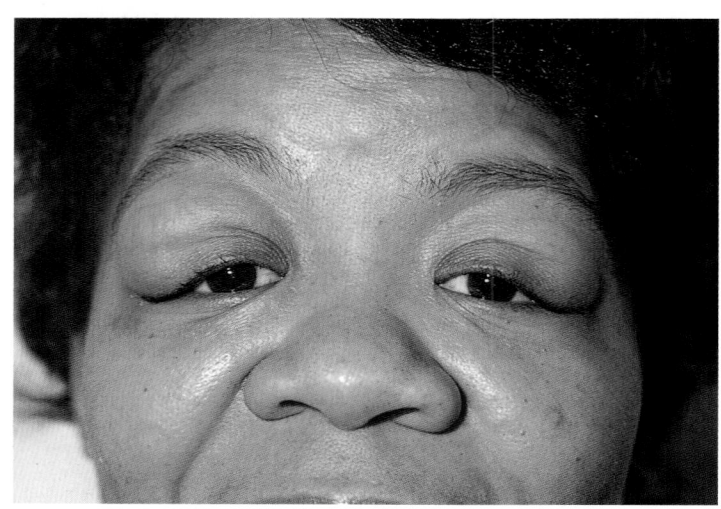

图 7-38 双侧泪腺增大，眼睑呈现典型的 S 形

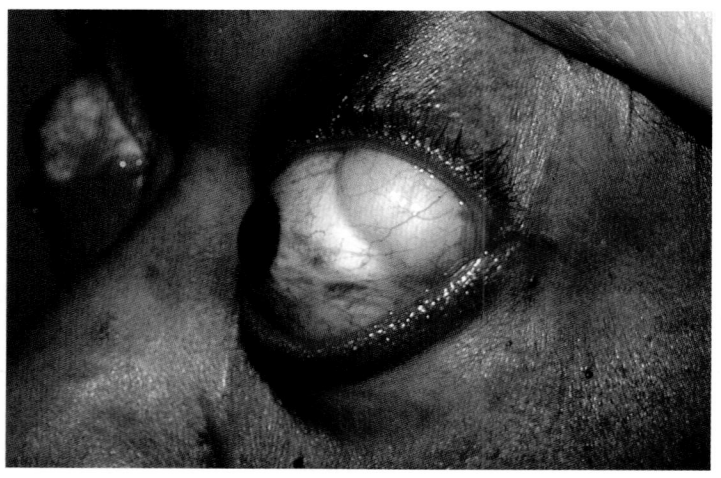

图 7-39 甲亢的突眼及泪腺增大

泪囊炎是指泪器通路下部分的炎症，常见于婴儿和老年人。病因包括先天畸形、感染、泪囊管的狭窄。慢性泪囊炎（图 7-40）是一种常见病，总是继发于泪管阻塞。

3. 检查结膜

结膜应该检查炎症表现（例如由于结膜血管扩张导致的充血）、苍白、异常色素沉着、肿胀、肿物和出血。

睑结膜可以通过翻开眼睑来检查。让患者保持眼睛睁开并向下视。轻轻捏住上眼睑，包括部分睫毛，向远离眼球的方向拉开眼睑。用一支涂药棒压在上睑板边缘，并将其作为一个支点，然后快速翻动眼睑覆盖涂药棒，检

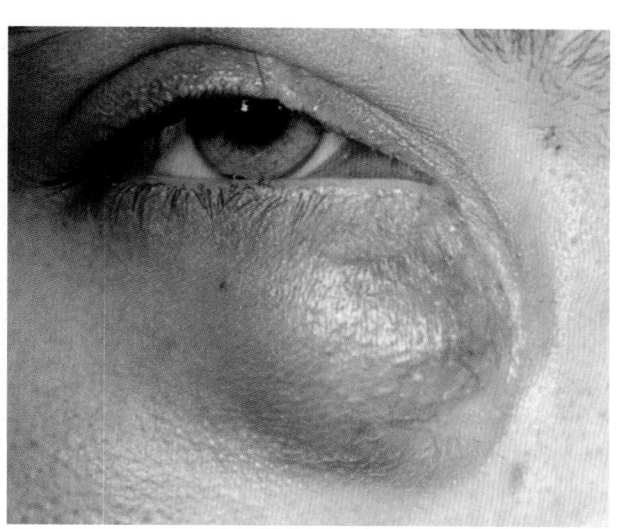

图 7-40 慢性泪囊炎

查者的拇指现在可以用来抓住翻开的眼睑了，涂药棒也可以拿开了。检查完睑结膜后，让患者向上看并把眼睑恢复到原来的位置。

正常的结膜是透明的，仅可以看到一小部分血管。让患者向上看，同时检查者向下拉开下眼睑，对比双眼的血管。

结膜炎在西方社会是最常见的眼病。病因多种多样：细菌、病毒、衣原体、真菌、寄生虫、螺旋体、过敏、外伤、化学性以及特发性。细菌性结膜炎是最常见的类型，而且是自限性的，持续 10~14 天。图 7-41 显示的是急性出血性结膜炎。这种高度传染性的眼部感染通常是双侧性的，由肠道病毒（小核糖核酸病毒家族）、肺炎链球菌、流感嗜血杆菌感染引起。巨乳头结膜炎是一种结膜黏液过度分泌、痒和睑结膜上巨大乳头形成（直径 1mm 或以上）组成的眼部综合征。这种综合征通常发生于佩戴接触镜的患者，也可以发生于有眼部人工假体或其他异物的患者。图 7-42 显示了有巨乳头结膜炎的患者。

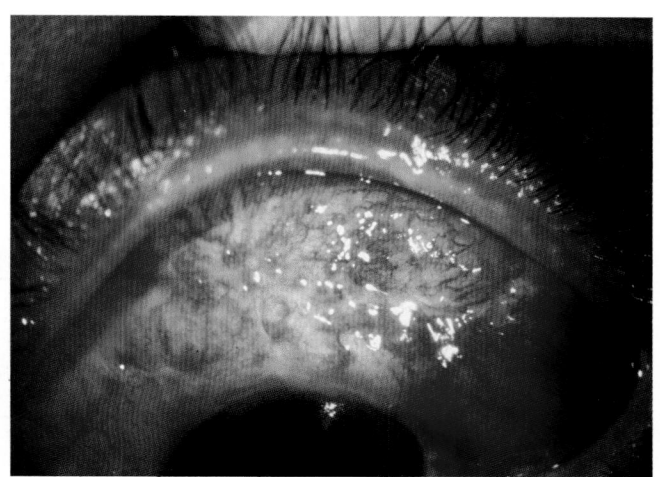

图 7-41 急性出血性结膜炎

图 7-43 显示了一大片结膜下出血。这种常见的情况可以是自发的，通常仅见于一只眼睛，可见于任何年龄。由于突然出现以及鲜红的颜色，患者会很警觉。出血是由于严重咳嗽或打喷嚏后结膜小血管破裂导致的。有时候，结膜下出血也会是血压升高的结果。没有什么治疗方法，出血会在 1~2 周吸收。

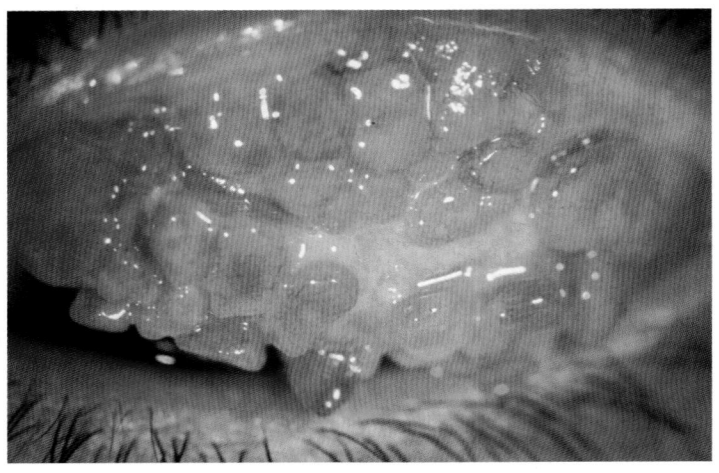

图 7-42 巨乳头结膜炎

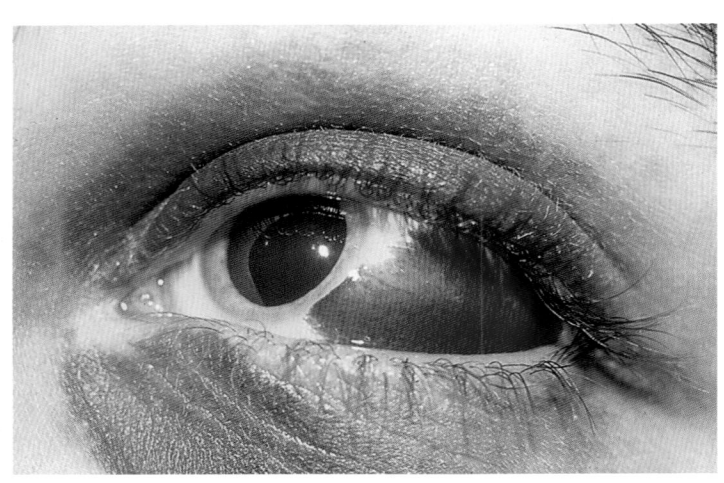

图 7-43 结膜下出血

结膜与巩膜外层疏松相连，这个潜在的空间很容易被液体如血或浆液填充。球结膜水肿就是这个空间存在液体。创伤、过敏、长时间暴露于空气，例如甲亢或神经病变导致的突眼，都是导致球结膜水肿的重要因素。图 7-44 显示了继发于枯草热的球结膜水肿。图 7-45 是例 42 岁男性出血性球结膜水肿患者，有 7 年渐进突眼病史，继发于黑色素瘤。

两种常见的结膜良性生长物为睑裂斑和翼状胬肉。睑裂斑是长在球结膜上邻近角巩边缘的黄白色、三角形、

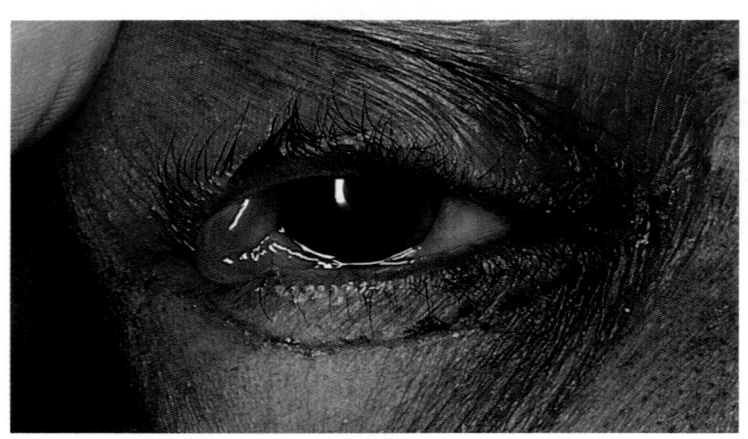

图 7-44 球结膜水肿，注意在结膜下空隙中存在的液体

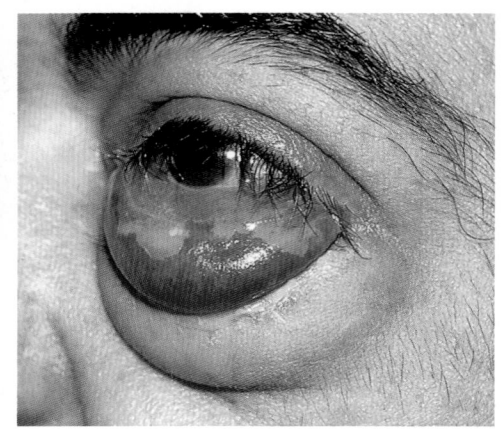

图 7-45 出血性球结膜水肿

结节样的物质（图 7-46）。它不会生长到角膜上。翼状胬肉是球结膜上起于内眦并延伸到角巩边缘直到角膜的更富含血管的物质，典型的为三角形的纤维血管结缔组织，如果延伸或覆盖瞳孔边缘，可能引起散光甚至视力下降。导致翼状胬肉的原因被认为是长期眼干，这是因为其发病率在居住在赤道附近的人群中更高。图 7-47A 显示了翼状胬肉，图 7-47B 是另一例患者的翼状胬肉的近观，注意它的血管和它们在角巩边缘的位置。

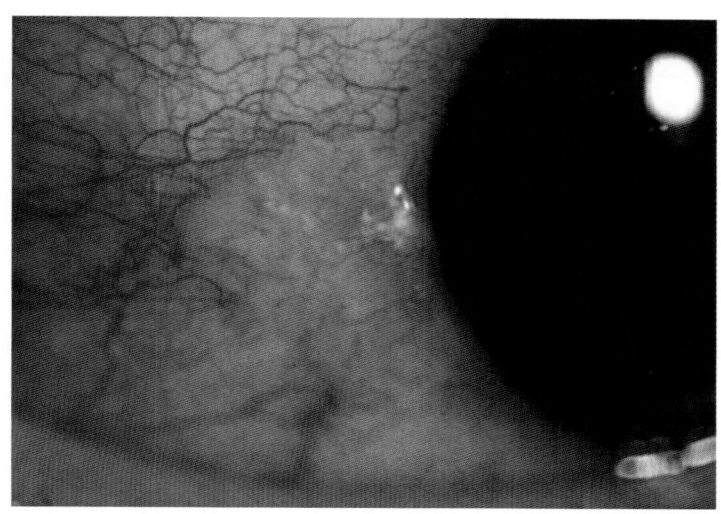

图 7-46　睑裂斑

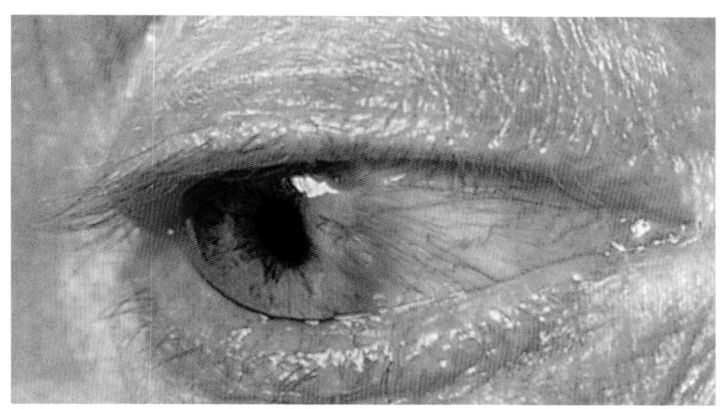

A

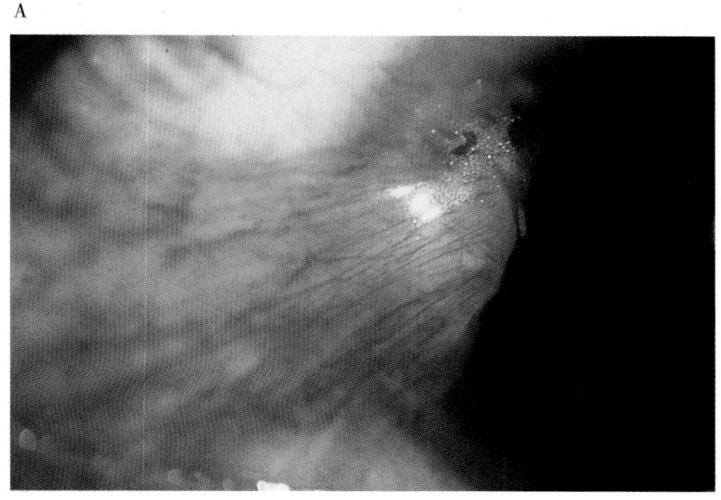

B

图 7-47　翼状胬肉

原发性获得性黑变病是黑色素在单侧眼睛的结膜或角膜上皮中出现。此病在中年隐匿起病。常需要行活检以排除恶性黑色素瘤。图 7-48 显示了原发性获得性黑变病。另一例患者半月皱襞的原发性获得性黑变病见图 7-49。

结膜良性色素瘤叫作结膜痣。这是一种单发的、边界清楚的、轻微凸起的病变。痣倾向于长在角膜缘、半月皱襞、泪阜和睑缘。大部分痣是棕色或褐色，里面还有透明的空间，称为腔隙。图 7-50 显示了一例有结膜痣的患者。

结膜皮样脂肪瘤是一种常见的先天性肿瘤，通常是双侧的，表现为在球结膜外上象限靠近外眦处的光滑圆形生长物。图 7-51A 显示了双侧结膜皮样脂肪瘤。右眼的近观图见图 7-51B。黄色是继发于病变处增多的脂肪沉积。经常还可以看到毛发从其表面伸出。一般不需要治疗。

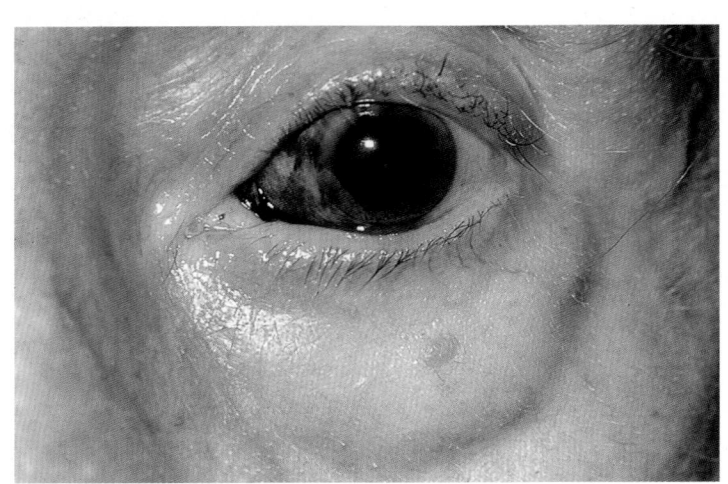

图 7-48　原发性获得性黑变病

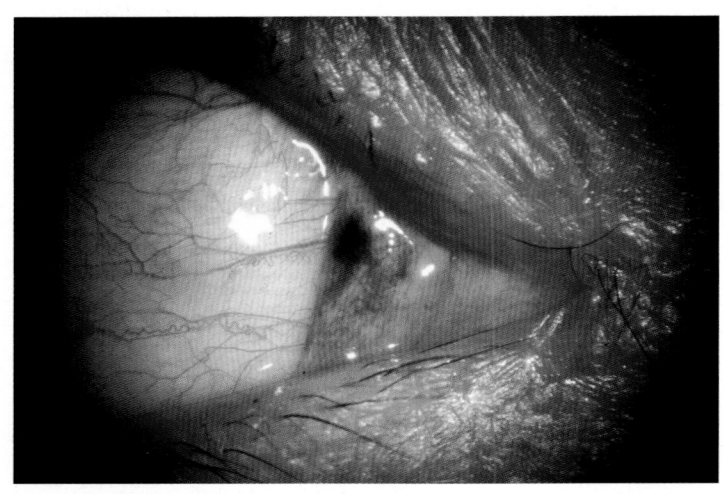

图 7-49　原发性获得性黑变病

4. 检查巩膜

应观察是否有巩膜结节、充血及变色。正常巩膜呈白色。在深肤色的个体中，巩膜可能因为色素移行而呈现浅棕色。

黄疸是由于胆红素及其代谢产物潴留所致的巩膜、皮肤及黏膜部位的黄染。黄疸在白种人中更易识别，而在有色人种或暗光下则容易被漏诊。食用过多含胡萝卜素的食物或类胡萝卜素会导致皮肤黄染，但巩膜颜色正常

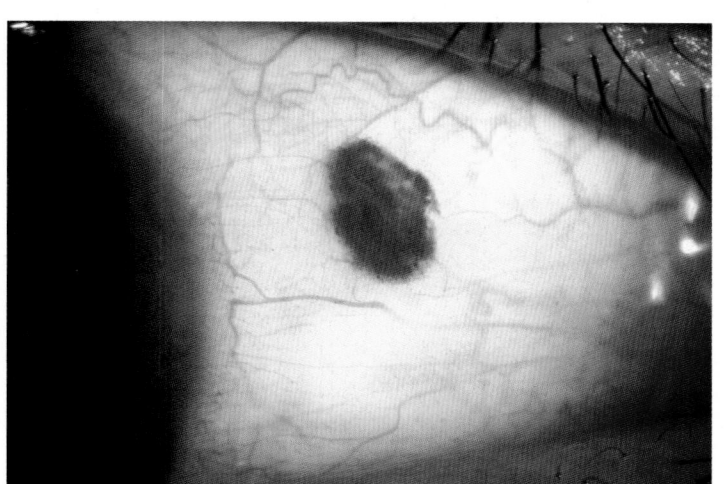

图 7-50 结膜痣

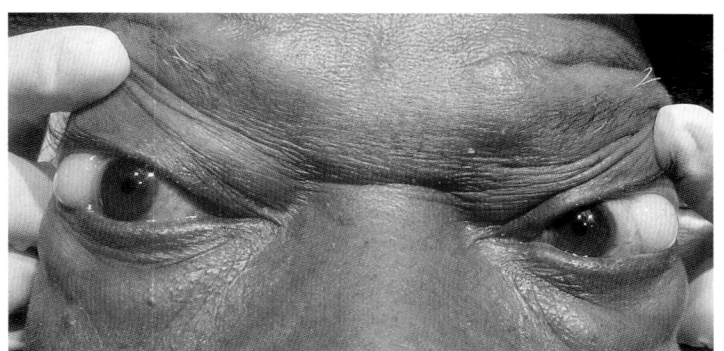

A

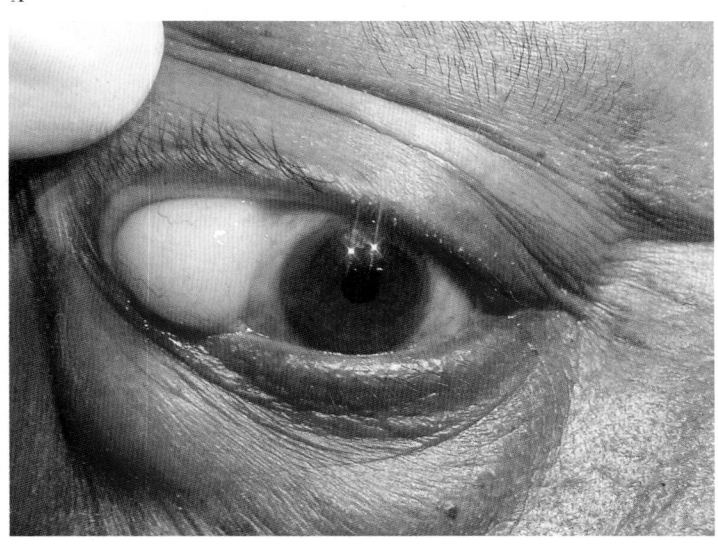

B

图 7-51 结膜皮脂瘤

A：双眼情况；B：右眼病变近观

（图 14-5）。许多食物含有丰富的**类胡萝卜素**，包括胡萝卜、甘薯、番茄、芦笋、黄玉米、奶酪、芥菜、柑橘、番木瓜、桃子、凤梨、南瓜等。

正常婴儿或**成骨不全**患者的巩膜可呈蓝色。成骨不全是一种以骨骼脆性增加为特点的遗传性疾病。这类患者受到轻微撞击即可出现骨折。成骨不全最常见的遗传方式为常染色体显性，在该亚型中，巩膜菲薄导致葡萄膜色素透过巩膜显现出来，从而使巩膜呈现蓝色（图 7-52）；部分患者还可能伴有耳聋。

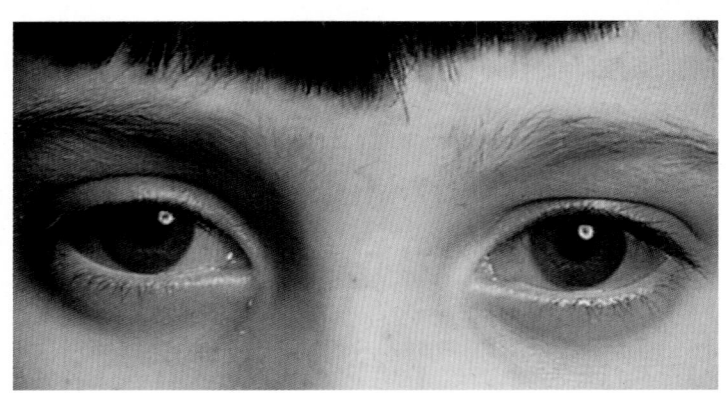

图 7-52　继发于成骨不全的蓝色巩膜

表层巩膜炎是一种良性疾病，多数患者无眼痛，易复发，通常累及年轻人的双侧眼球，女性多见；本质上是一种位于结膜与表层巩膜之间非感染性炎症。病灶既可呈平坦弥漫状也可为局灶结节状（直径 1~4mm）。尽管大部分患者病因未明，部分炎性肠病、带状疱疹、结缔组织病、痛风、梅毒及类风湿关节炎患者也可出现该病。图 7-53 展示了表层巩膜炎的经典特征。

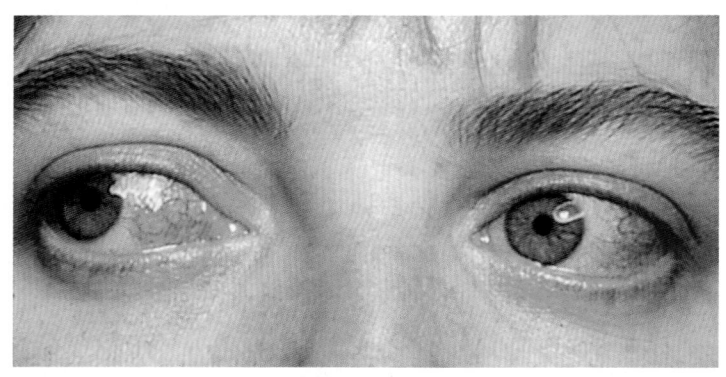

图 7-53　表层巩膜炎

巩膜炎较表层巩膜炎少见，往往伴有疼痛，通常累及双侧眼球，易复发，老年人、女性常见。除巩膜外，炎症还可累及角膜、葡萄膜（虹膜、脉络膜和睫状体）和视网膜。患者常有畏光表现。巩膜炎往往与全身性疾病相关，结缔组织病患者往往更易出现。病灶可为弥漫性或局灶结节状。结节性巩膜炎可在巩膜前部形成深色局灶性蓝斑，这是由于脉络膜透过半透明的巩膜显现出来所致。这种表现可能会随病情改善而自发缓解。图 7-54 展示了结节性巩膜炎。

穿孔性巩膜软化症是一种罕见的无痛性病变，表现为巩膜上一处或多处开裂，无炎症改变。这种不伴有炎症反应的坏死性巩膜炎通常出现于病程较长的类风湿关节炎患者。图 7-55 所示，巩膜下方的葡萄膜通常会显露出来甚至向外膨出。图 7-56 展示了另一例穿孔性巩膜软化症，在该病例中巩膜变薄、下方深色葡萄膜可见，虹膜边缘不规则；虹膜前粘连存在，虹膜与后方的晶状体紧密结合而造成花边样的瞳孔缘；同时角膜也存在病变。

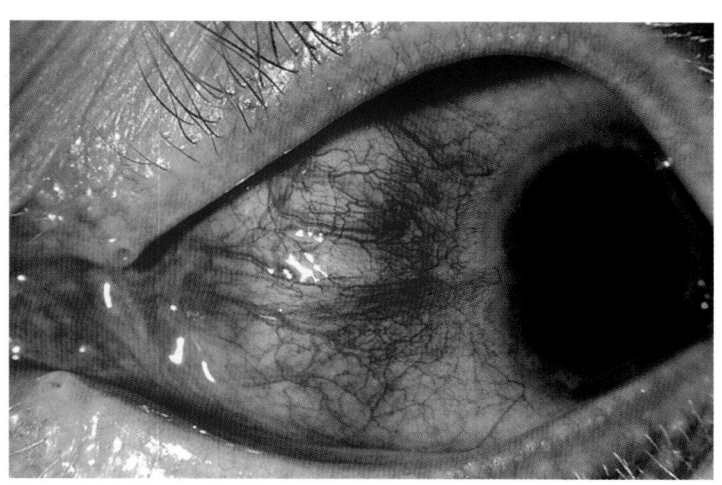

图 7-54 结节性巩膜炎

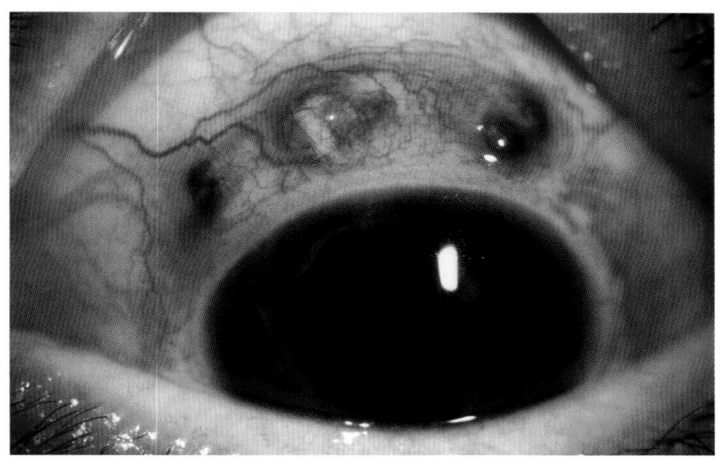

图 7-55 穿孔性巩膜软化症

5. 检查角膜

正常角膜透明，无云翳、溃疡、混浊。

角膜周边的白环很可能是**老年环**，这一现象在超过 40 岁的患者中通常是正常的，而在小于 40 岁的患者中则可能提示高胆固醇血症的存在，尽管存在很多假阳性。图 7-57 和 7-58 均展示了角膜老年环。

角膜缘存在的不正常的金色或绿棕色环，通常在上方和下方更为显著，称为 K-F 环（Kayser-Fleischer ring）。这种环是**肝豆状核变性**较为特异和敏感的表现，该病本质上是由于遗传性铜代谢障碍而导致的肝豆状核变性。大约 95% 存在神经系统表现的肝豆状核变性患者会出现 K-F 环。这种环是由于铜沉积于边缘角膜后弹力层所致。图 7-59 展示了 K-F 环，注意该环在垂直方向上最为显著。

角膜溃疡是由于不断进展的侵蚀和坏死导致角膜组织缺失而造成的病变，伴剧烈疼痛。造成溃疡的病因很多，包括细菌感染、病毒感染、真菌感染以及超敏反应。最常造成角膜溃疡的细菌是**肺炎球菌**。**假单胞菌感染**不如肺炎球菌感染常见，但往往会迅速播散并造成角膜穿孔。单纯疱疹病毒（HSV）感染也是造成角膜溃疡的常见病因，同时也是与角膜相关盲有关的最常见病因。HSV 感染几乎只累及单侧眼球，任何年龄人群均可发病。HSV 相关的角膜炎常伴有结膜充血、流泪和畏光。反复 HSV 感染会因为广泛角膜感觉缺失，造成痛感明显降低，甚至完全消失。获得性免疫缺陷综合征（艾滋病）或其他处于免疫抑制状态的患者极易发生反复 HSV 感染。

图 7-60 展示了继发于 HSV 感染的角膜溃疡。角膜溃疡常可出现明显的眼睑痉挛。HSV 相关性角膜炎最常见

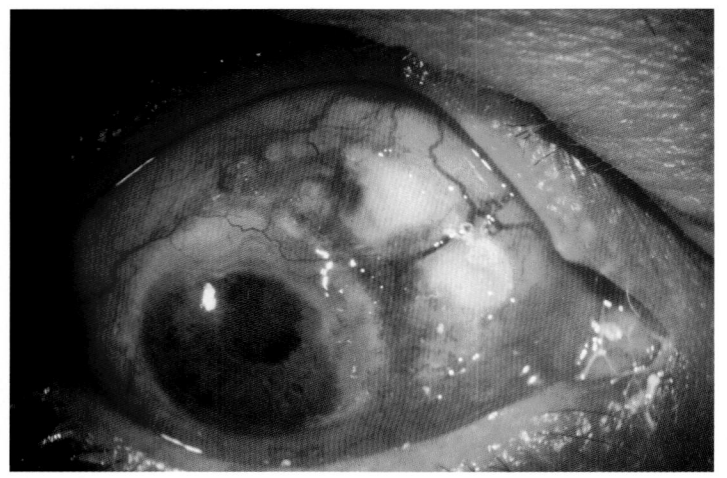

图 7-56 穿孔性巩膜软化症，注意有虹膜前粘连

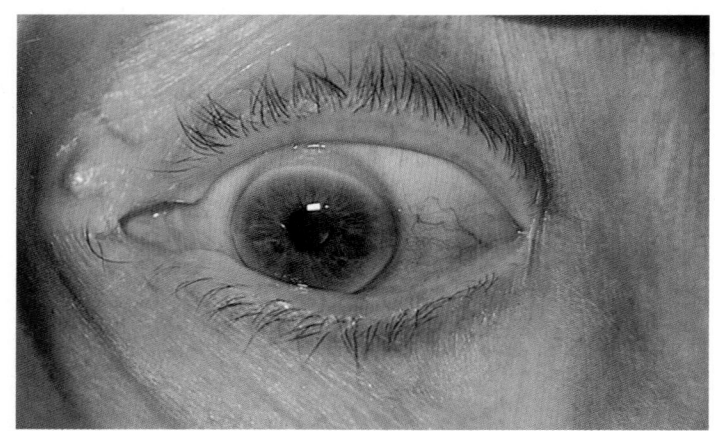

图 7-57 角膜老年环

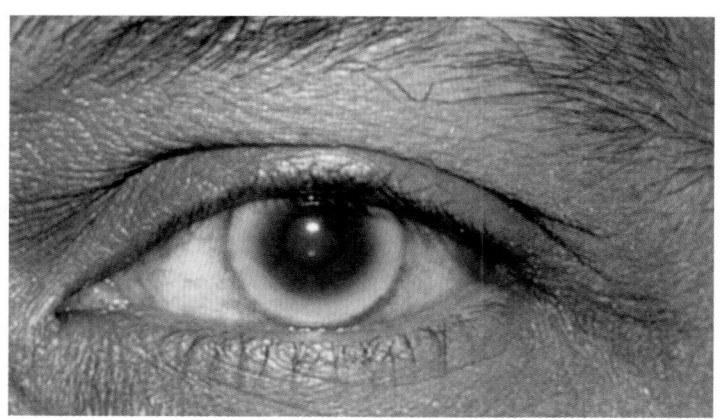

图 7-58 角膜老年环

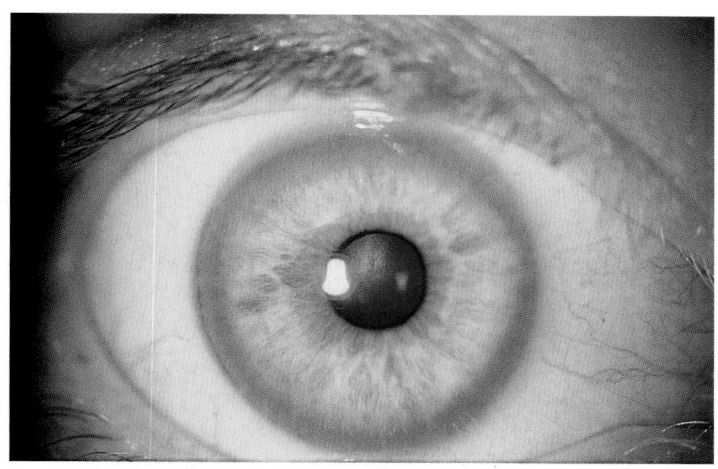

图 7-59　K-F 环

的特征性表现是角膜上树枝状溃疡，这种溃疡是病毒在角膜上皮细胞内活跃复制的结果。图 7-61 展示了 HSV 相关性角膜炎，眼球预先经过孟加拉红染色处理，因病毒复制而失去活性的肿胀上皮细胞可以被该染料着色。图 7-62 展示了带状疱疹病毒感染导致的角膜瘢痕，注意看角膜上散在的浸润灶和同侧鼻至前额处的皮肤有色素沉着。

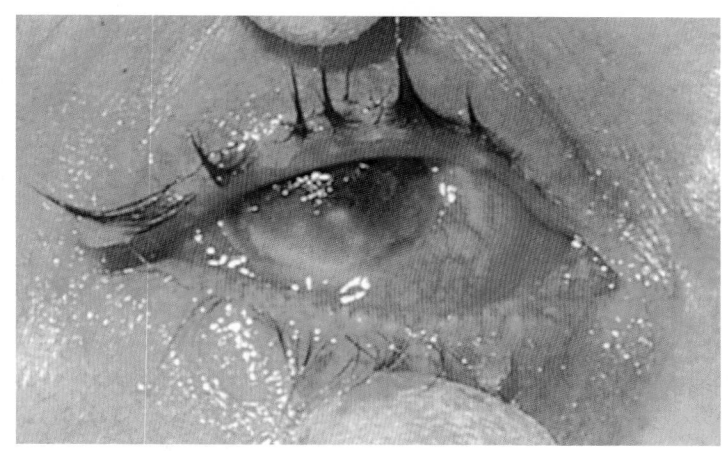

图 7-60　角膜溃疡，注意前房有积脓

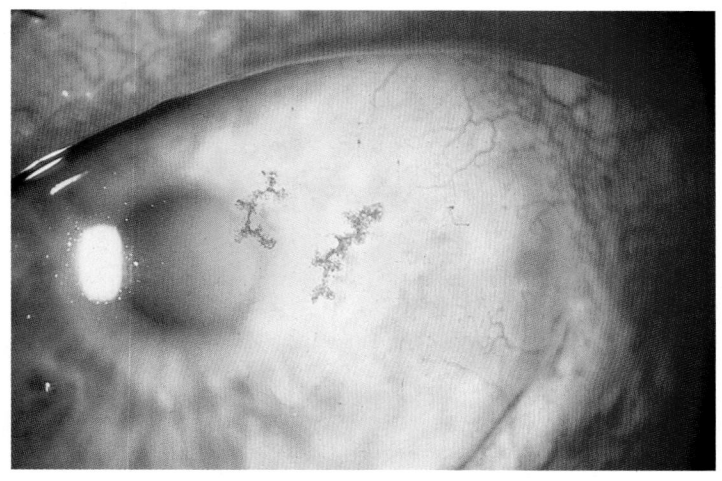

图 7-61　HSV 相关性角膜炎（眼球经孟加拉红染色处理）

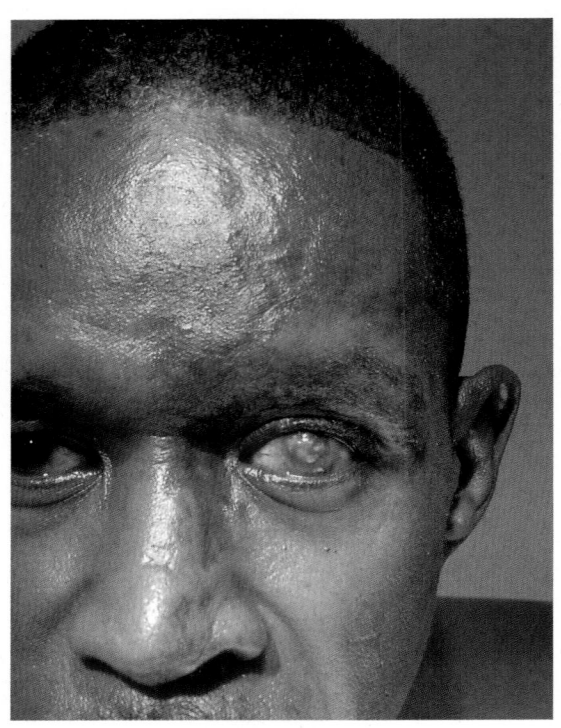

图 7-62　继发于带状疱疹感染的角膜瘢痕

　　圆锥角膜是一种获得性角膜形状异常，起病缓慢，通常累及双侧但病变不对称。据统计其发病率约为 1/20000。角膜突出呈圆锥状，顶点处薄而瘢痕化。患者视力会缓慢下降。如果让患者向下看，则角膜的锥形会尤为明显，使得下眼睑呈现非常尖锐的形状（图 7-63），这一体征称为 Munson 征。

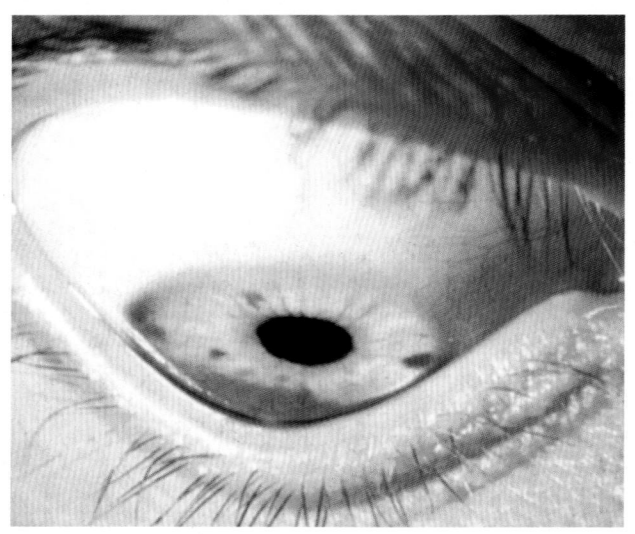

图 7-63　圆锥角膜，Munson 征

　　圆锥角膜或其他原因所致角膜瘢痕的患者可能需要行角膜移植。图 7-64 展示了一例刚刚接受过角膜移植的患者，注意看尚未拆除的缝线和轻微水肿。近些年来，一项新的治疗方案——角膜交联有望使患者免于接受角膜移植；角膜交联使得角膜变硬，再通过激光矫正重塑角膜达到治疗目的。

　　图 7-65 展示了一例角膜缘皮脂瘤患者。这种肿瘤表面光滑、呈黄色球形，属良性病变（图 7-51）。

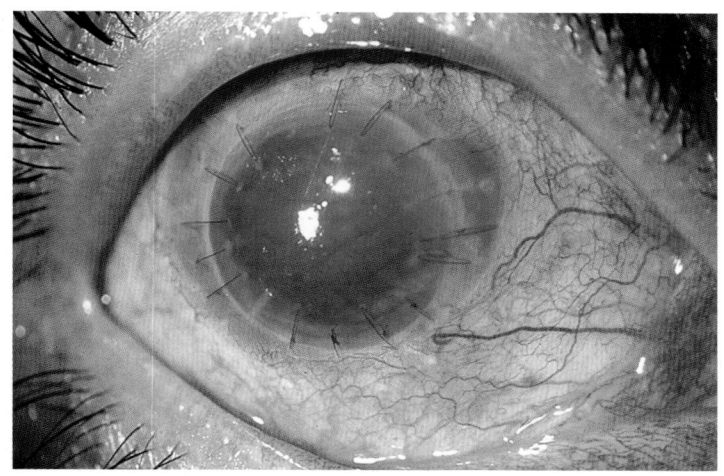

图 7-64　角膜移植

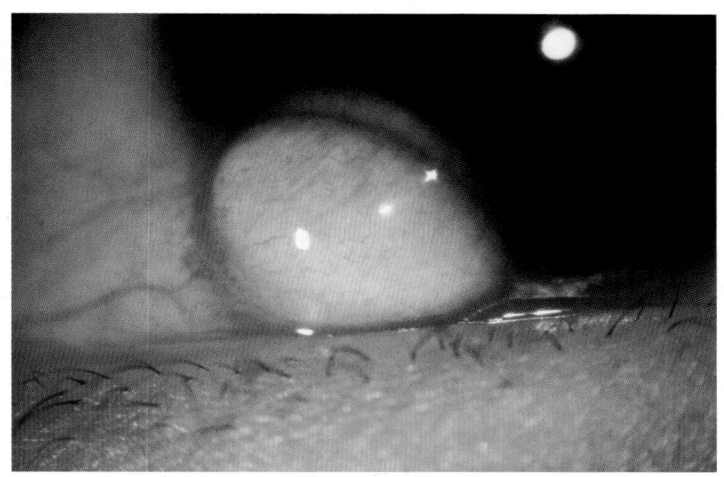

图 7-65　角膜缘皮脂瘤

6. 检查瞳孔

　　正常瞳孔等大等圆，存在对光反射和调节反射。大约 5% 的正常人瞳孔不等大，称为**瞳孔不等**。瞳孔不等提示可能存在神经系统疾病。**瞳孔散大**与口服拟交感活性药物或滴用散瞳滴眼液有关。缓慢中度散大的瞳孔可出现在急性闭角型青光眼。**瞳孔缩小**可出现于服用拟副交感活性药物、虹膜炎症和使用抗青光眼药物。许多药物可以造成瞳孔不等。因此对于瞳孔不等的患者追问用药史非常关键。

　　瞳孔异常提示患者可能存在神经系统疾病。**阿·罗瞳孔**（Argyll Robertson pupil）是指瞳孔缩小至直径 1 ~ 2mm，调节反射正常而对光反射消失。该体征与神经梅毒有关。**霍纳综合征**则是由颈交感链阻断造成的眼交感神经麻痹，表现包括瞳孔缩小、眼睑下垂、无汗[3]。**Adie 强直性瞳孔**是一种良性病变，表现为瞳孔散大至直径 3 ~ 6mm，对光反射及调节反射均明显减弱，该体征常同时伴有肢体深反射减弱甚至消失，多见于 25 ~ 45 岁女性，病因不明，无严重疾病提示。表 7-7 列出了这些显著瞳孔异常的特点。

　　3　该综合征中出现的无汗与颈交感链阻断相关。出汗量可以根据患侧前额或腋窝处检查结果进行评估。

表 7-7 瞳孔异常

特点	Adie 强直性瞳孔	阿·罗瞳孔	霍纳综合征
偏侧性	通常单侧	双侧	单侧
对光反射	明显减弱	无	灵敏
调节反射	明显减弱	灵敏	灵敏
瞳孔大小	散大	缩小	缩小
其他体征	腱反射减弱或消失	膝腱反射消失	轻度眼睑下垂*；无汗

注：* 眼睑仅有轻度下垂是因为交感链只支配提上睑肌的 Müller 肌部分。提上睑肌的其余部分功能正常，故眼睑下垂并不严重

7. 检查虹膜

应观察虹膜的形状、颜色、是否有结节及血供情况。正常情况下，虹膜血管在非放大状态下是不可见的。

虹膜缺损是指虹膜上存在切迹或缺口。该病是由于胚胎组织融合异常导致的。典型的虹膜缺损往往是脉络膜缺损的一部分，脉络膜缺损是一种常染色体显性遗传病，一般累及双侧眼球，缺损常位于下方，可累及虹膜、脉络膜甚至其上覆盖的视网膜（图 7-146）。如果黄斑和视盘未受累及，则患者视力往往正常。图 7-66 展示了一例同时累及睫状体和脉络膜的虹膜缺损患者。

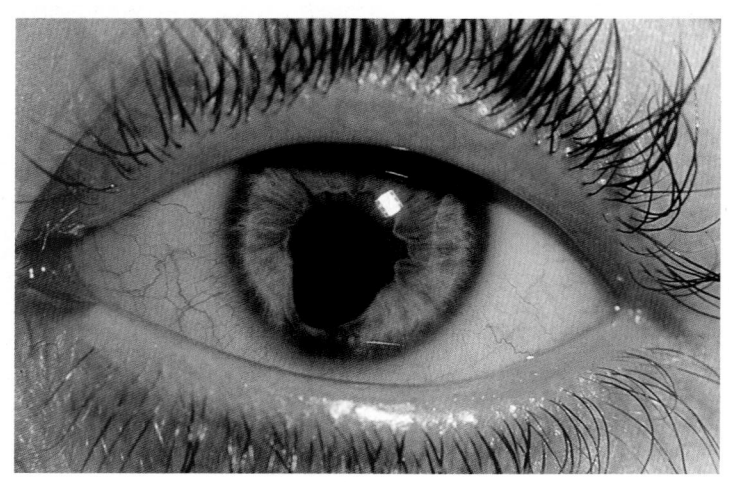

图 7-66 虹膜缺损

虹膜的炎症，称为**虹膜炎**或**虹膜睫状体炎**，通常表现为剧烈疼痛、畏光、流泪、视力下降及角膜周围充血。角膜周围充血是由于深部表层巩膜血管充血造成的（睫状充血）。虹膜血管扩张导致血浆蛋白渗漏至房水中，使炎症细胞沉积在角膜内皮细胞上，称为**角膜后沉着物**。这些沉着物会造成虹膜模糊、失去其特征性轮辐样结构（污暗虹膜）。造成虹膜炎的病因很多，包括穿通伤继发的外源性感染；继发于角膜、巩膜或视网膜的感染；内源性感染如结核、淋病、梅毒、病毒及真菌；全身性疾病如类风湿关节炎、系统性红斑狼疮、莱特尔病、贝赫切特综合征、复发性多软骨炎等。图 7-67 展示了一例非常严重的急性虹膜炎的经典表现。大多数情况下虹膜炎无法通过肉眼辨识出来，需要在裂隙灯下进行检查。

虹膜出现炎症后，会导致虹膜与角膜粘连，形成虹膜前粘连；而虹膜与晶状体粘连则会形成虹膜后粘连。青光眼是虹膜炎常见的后遗症，与虹膜粘连相关。虹膜粘连需要在裂隙灯下进行观察。

8. 检查前房

应观察前房是否透明。如果不是，观察其中是否有积脓或积血。图 7-68A 展示了一例 HSV 角膜炎患者出现的**前房积脓**；图 7-68B 则展示了另一例伴有严重结膜充血的前房积脓。

观察前房是否有**积血**。图 7-69 展示了一例前房积血。注意图 7-69A 中患者同时还存在结膜下出血。前房积血

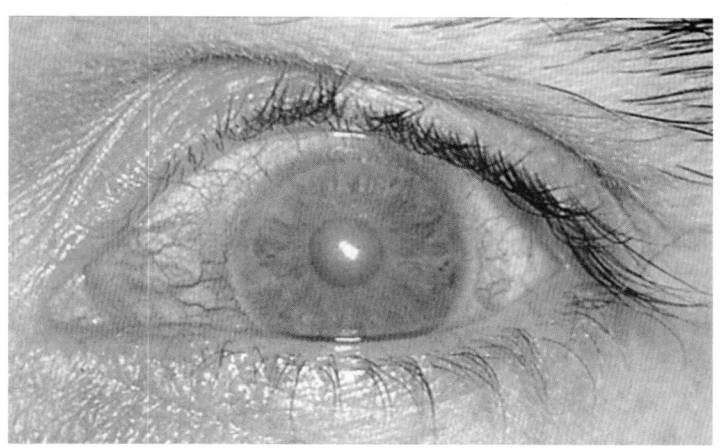

图 7-67　急性虹膜炎

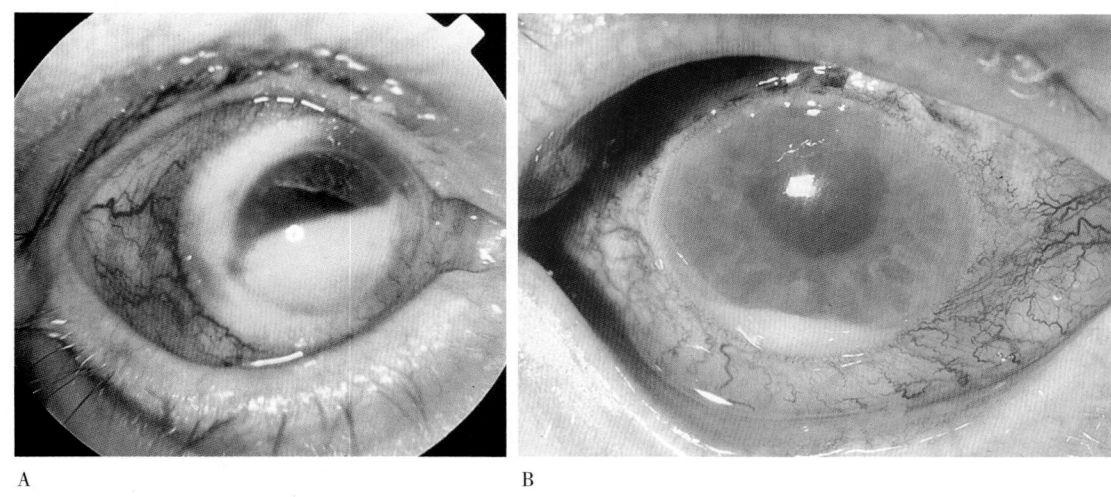

A　　　　　　　　　　　　B

图 7-68　展示了两例前房积脓，注意结膜有明显充血

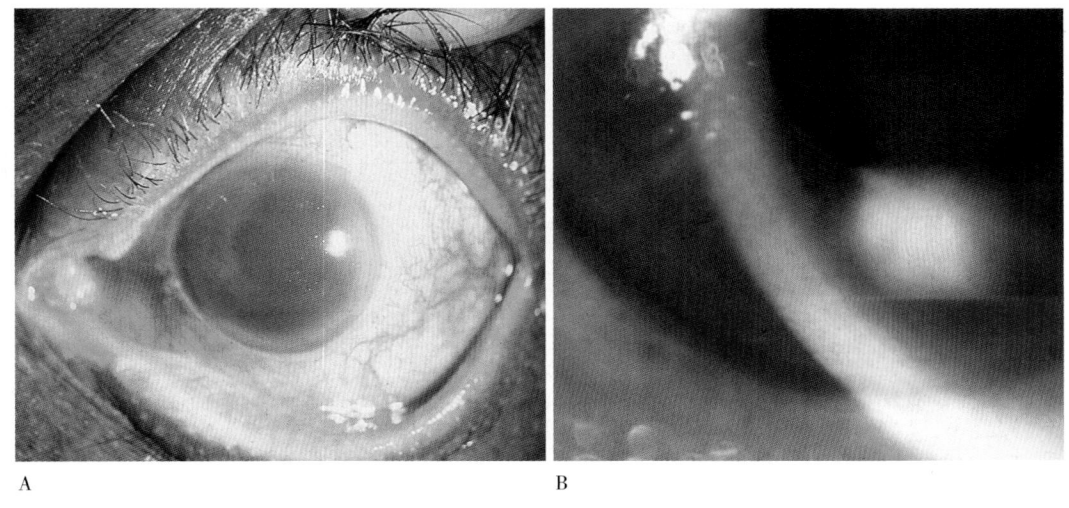

A　　　　　　　　　　　　B

图 7-69　两例前房积血

可由于严重眼部钝挫伤导致眼球内出血形成。积血来自于前房角或虹膜，因此瞳孔异常常见。前房积血也可在无外伤的情况下自发出现。严重的糖尿病患者或视网膜中央静脉阻塞后虹膜血管新生易造成自发性前房积血。图 7-70 展示了一例视网膜中央静脉阻塞后虹膜新生血管继发的"红白相间圣诞棒糖样"前房积血，图中可见血液分解产物与新鲜血液混合在一起。

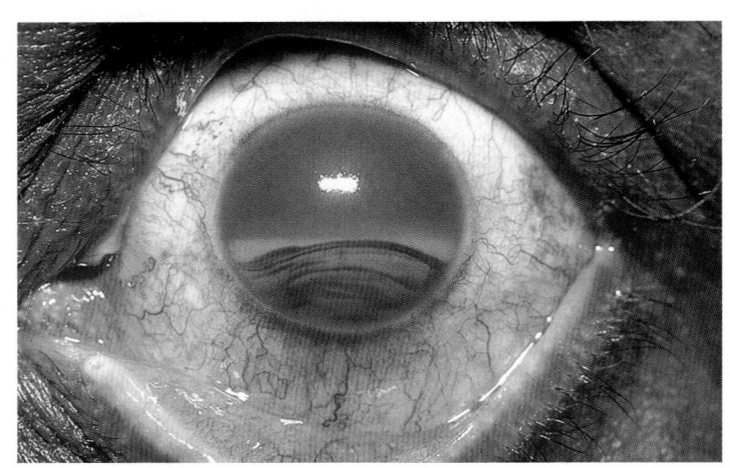

图 7-70　"红白相间圣诞棒糖"样的前房积血

测量**前房深度**。通过向眼球打一束斜射光可估测前房深度。如果虹膜远端出现新月形阴影，则说明前房较浅。**前房阴影**的存在说明虹膜与角膜之间的间隙变小。图 7-71 展示了估测前房深度的方法。

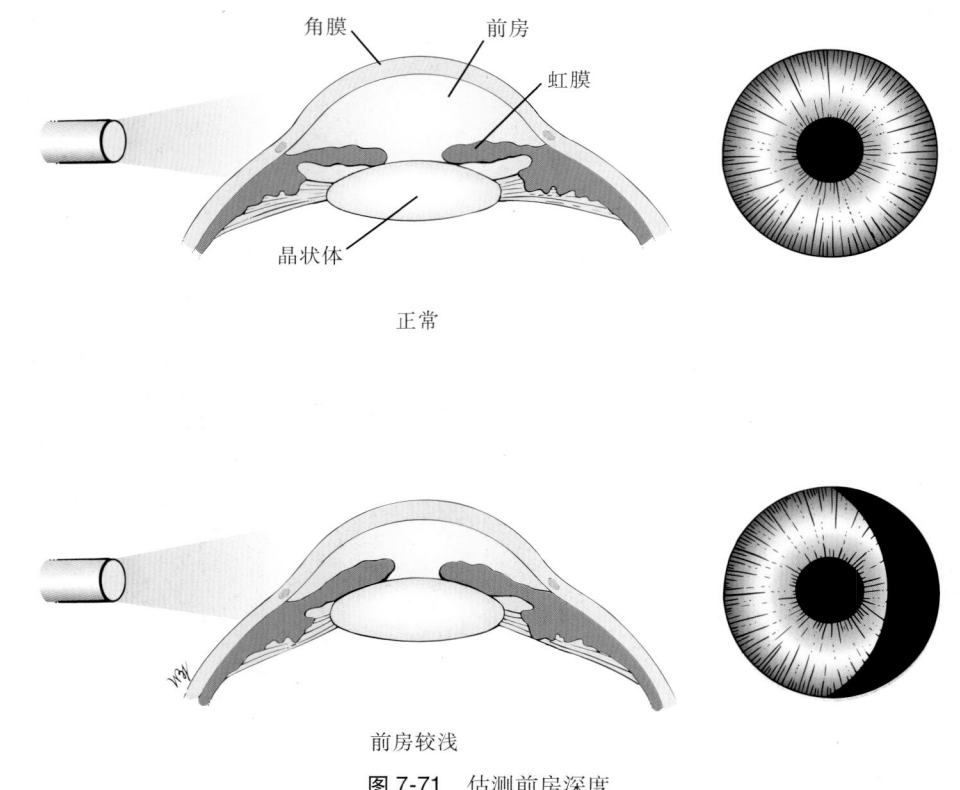

角膜　前房　虹膜

晶状体

正常

前房较浅

图 7-71　估测前房深度

前房过浅易造成**闭角型青光眼**。**青光眼**是一种多种疾病状态下均可出现的临床综合征。各种类型的青光眼均以眼内压升高为特征。Schiotz 眼压计是一种小型便携式定量测定眼内压的仪器。现在已经有了更先进的眼压计。

通过指压眼球来估测眼压敏感性较低。如果不正确地进行眼球指压，还可能造成视网膜脱落的不良后果。如果患者近期有过眼外伤，眼球指压还可能导致眼球破裂、眼球内容物膨出。**因此临床上不建议行眼球指压。**

9. 检查晶状体

在斜射光下观察晶状体。注意通过瞳孔观察任何可能的晶状体混浊。

最常见的晶状体异常就是晶状体混浊，造成这一现象的最常见原因是老龄。晶状体混浊通常表现为缓慢逐渐的视力丧失。其他导致晶状体混浊的病因包括遗传性疾病如唐氏综合征和呆小病；眼部疾患如高度近视、虹膜炎和视网膜变性；全身性疾病如糖尿病和甲状旁腺功能减低；药物如类固醇激素；外伤如眼球穿通伤。

白内障指任何病因导致的晶状体混浊，可导致视力下降，严重影响患者的日常生活。图 7-72A 展示了一例患者左眼致密的白内障。注意由白内障造成的白瞳症。图 7-72B 展示了另一例患者左眼致密的核性或中央型白内障。图 7-73 展示了一例致密的核性白内障伴有前皮质轮辐样条纹（晶状体前皮质的混浊）的近观。所有白内障患者的视网膜红光反射（详见"检眼镜检查"）均消失。

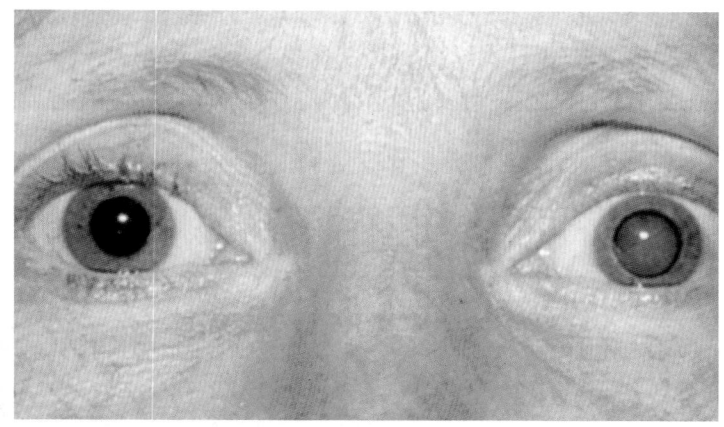

A

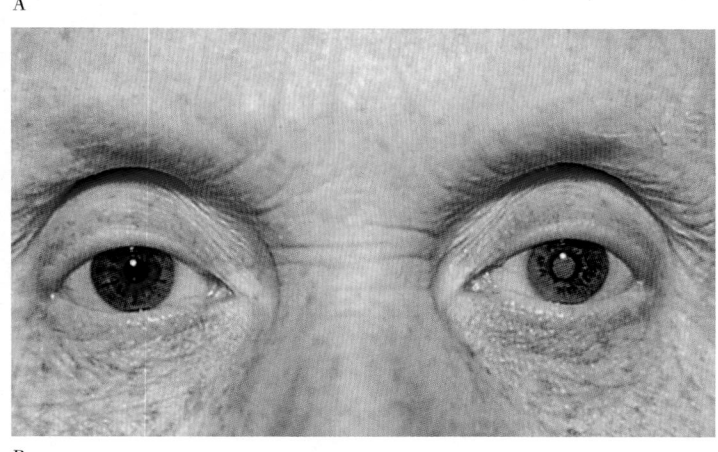

B

图 7-72　左眼白内障

观察晶状体是否在正常位置上，或者说是否存在晶状体脱位。晶状体向前脱位会将虹膜压向周边角膜，导致房水外流受阻；晶状体也可向后脱位。房水循环阻滞会继发青光眼。马方综合征是一种不完全显性的常染色体显性遗传病，表现为长骨长度增加；眼部异常包括晶状体脱位或半脱位，通常向上、向鼻侧脱位。图 7-74 展示了一例继发于马方综合征的晶状体半脱位。图中显示了患者左眼的瞳孔，注意晶状体的下缘和 3 点至 7 点方向的悬韧带（白线）。这些白线后方的红色是视网膜红光反射。

白内障患者现在可以在白内障摘除手术后植入人工晶状体，图 7-75 展示了一例脱位的植入人工晶状体。注意可见脱位的缝线。

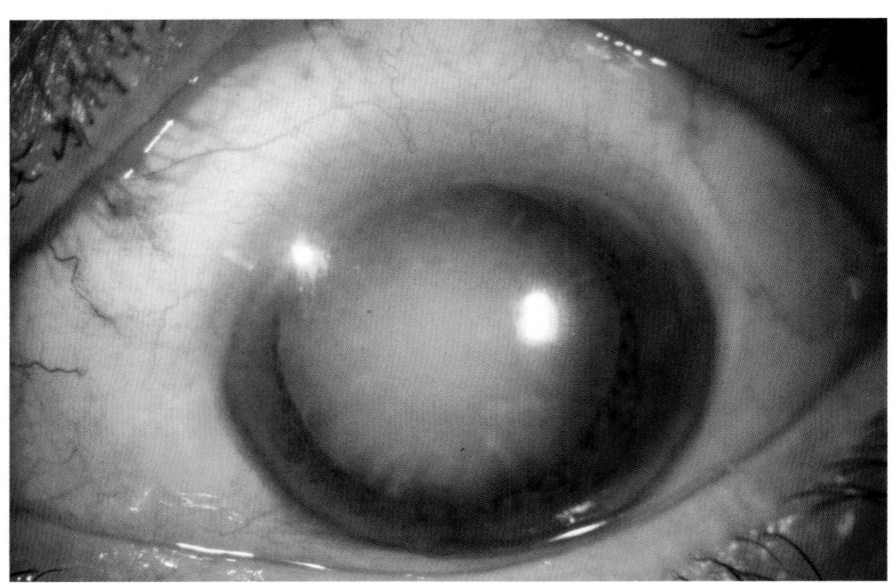

图 7-73 致密的核性白内障

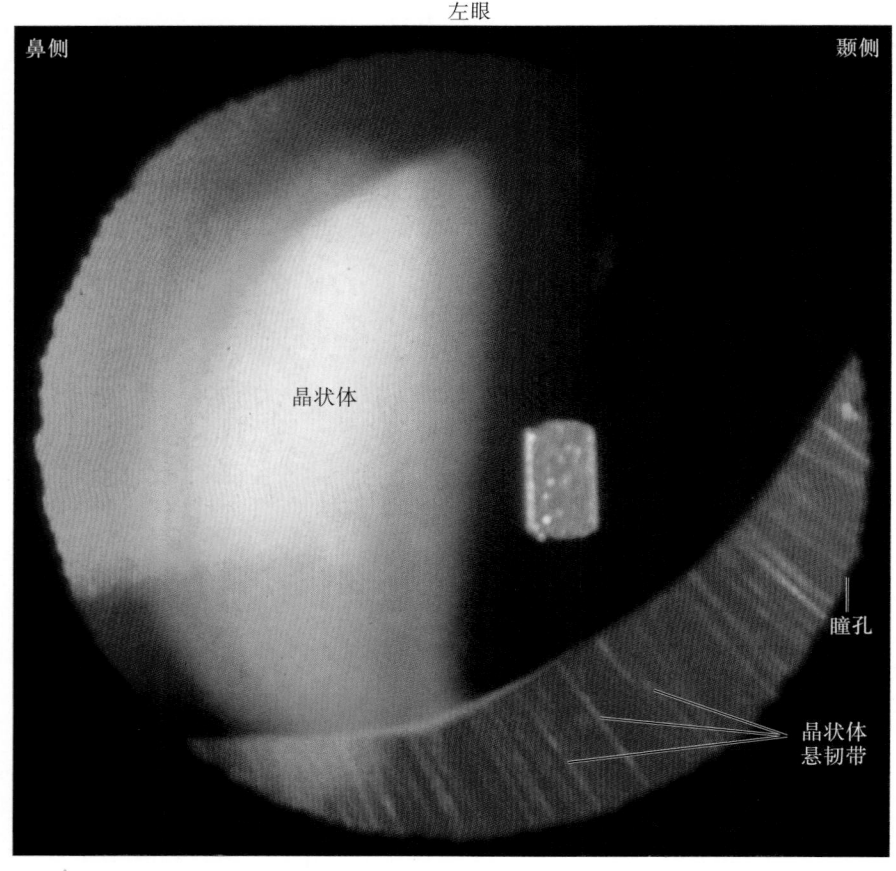

图 7-74 马方综合征患者的半脱位晶状体（左眼）

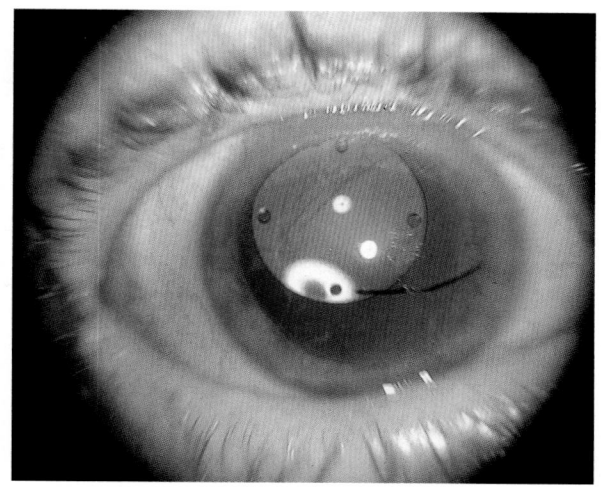

图 7-75　脱位的植入晶状体

（五）检眼镜检查

1. 检眼镜

在讨论眼底检查之前，我们需要先了解一下检眼镜。检眼镜是一种用于观察眼球内部结构的仪器，由反射镜光学系统组成。在检眼镜上有两个调节圆盘，一个用于调节光孔径和滤镜，另一个用于调节镜片以校正检查者与患者可能存在的屈光不正。

最重要的光孔径和滤镜是**小孔径、大孔径和无赤光（绿）**滤镜。小孔径用于检查未散瞳的眼底，大孔径用于检查已散瞳的眼底，无赤光滤镜将红光滤除以便于观察眼底血管[4]及出血。在该滤镜下，视网膜呈现灰白色，视盘呈白色，黄斑呈黄色，血管则呈黑色。

2. 检眼镜的使用

检查患者**右眼**时，以**右**手持检眼镜放于自己**右**眼前方。嘱患者向前看，注视远方某一目标并保持不动。如果检查者戴眼镜，最好先将其摘下以便更好地观察视网膜。打开光源，将光孔径调为小孔径。先调节镜片屈光度[5]；如果不戴眼镜将其设为 0。近视的检查者应从负值开始调节，以红色数字标识；远视的检查者则应从正值开始调节，以黑色数字标识。可将示指放于调节圆盘上以便聚焦。

二维码 7-7　如何使用检眼镜

以前额抵住检眼镜，同时用左手拇指轻轻将患者右眼上眼睑向上提起至眶上缘。检眼镜应与检查者的头保持一体化。正式检查时，应以中央偏外 15°～20° 方向从 15 英寸（38cm）处逐渐靠近患者图 7-76。光线应照射在瞳孔上。如果无晶状体混浊阻挡，则在瞳孔上可出现**红光反射**。注意观察角膜或晶状体是否有混浊。由于黄斑位于视盘的颞侧，因此以中央偏外 15°～20° 照射眼球时，光线不会直接落在黄斑上，患者也不会因光线刺激而感到不适。

随着与患者逐渐靠近，可以逐渐观察到视网膜的血管。靠近患者并以持检眼镜的手抵住患者颊部。此时，可观察到视盘或视网膜血管。通过示指调节屈光度，可以清晰聚焦到这些结构。图 7-77 展示了检查视网膜时检查者和患者的正确姿势；图 7-78A 展示了右眼的正常眼底表现，图 7-78B 则展示了左眼的对应结构，注意黄斑位于视盘的颞侧。

检查完右眼后，再以**左**手持检眼镜并用**左**眼检查患者的**左眼**。

认真评估眼底结构非常关键。眼底是唯一一处在活体状态下可以直视的血管；它为我们提供了一个反映其他

4　参看图 7-107，注意在滤镜下血管呈灰白至黑色。

5　表明晶状体使光线发生散射或会聚能力的光学单位。

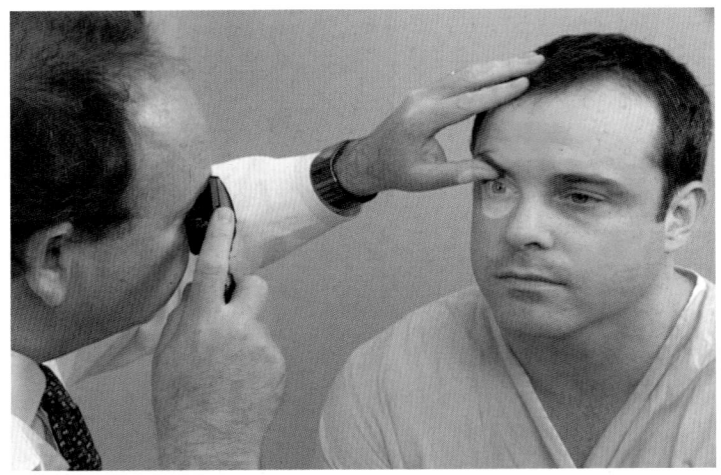

A

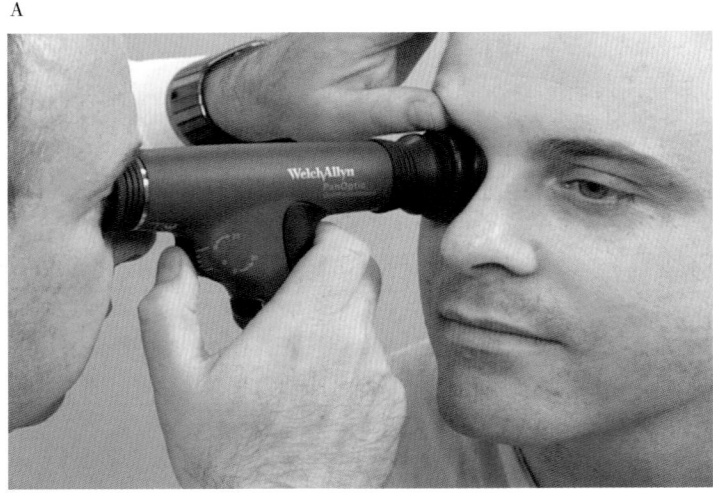

B

图 7-76　A 和 B：使用检眼镜的正确姿势；B：PanOptic 检眼镜

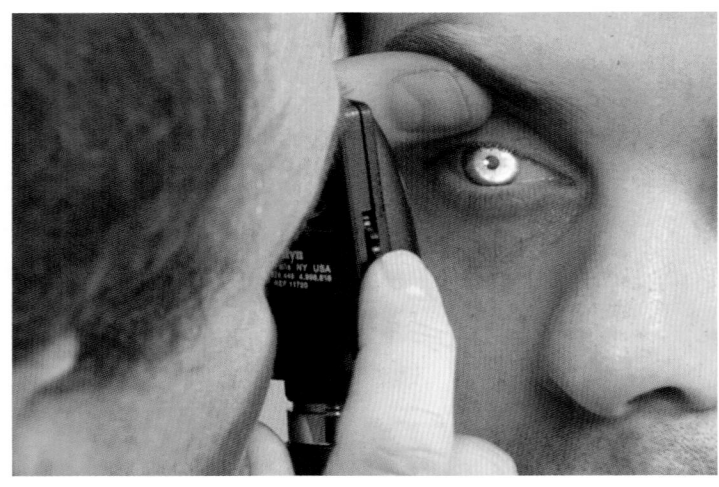

图 7-77　检查视网膜的正确姿势

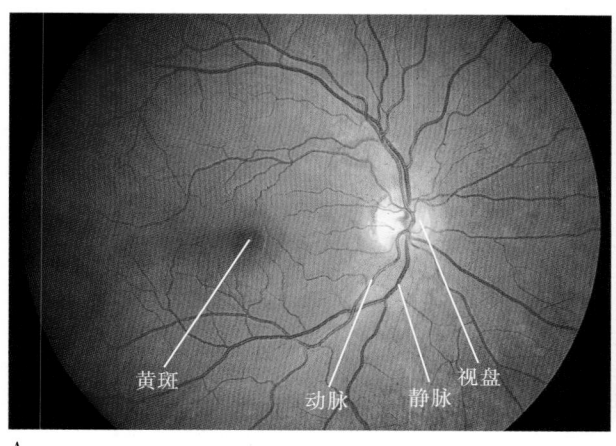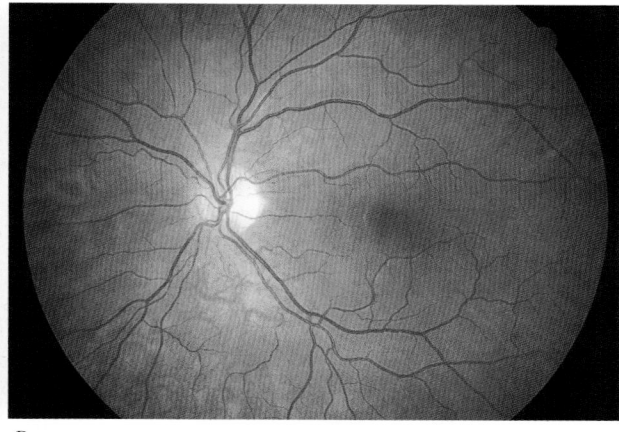

黄斑　　动脉　静脉　视盘

A　　　　　　　　　　　　　　B

图 7-78 右眼（A）和左眼（B）的视网膜照片

器官血管状态的直观印象。此外，全身性疾病常常累及眼底，如 AIDS、感染性心内膜炎、高血压、糖尿病等；全面的眼底检查可以为这些疾病的诊断提供有价值的线索。最后，眼作为中枢神经系统的延伸，眼底评估可以为许多神经系统疾病提供相关信息。

眼底检查应按顺序进行，依次检查视盘、视网膜血管、黄斑、视网膜其他结构。

3. 检查视盘

视网膜最标志性的结构就是视盘（图 7-79）。视盘是视神经的球内部分，可以用检眼镜观察其**边缘**、**颜色**及**杯-盘比**。视盘呈圆形或垂直径略大于横径的椭圆形，边缘清晰，鼻侧边缘可略模糊。视盘在浅肤色人种中呈粉色，在深肤色人种中则呈黄至橘黄色。视盘较视网膜其他部分颜色浅是由于视神经髓鞘的反光作用。正常视盘中央有一个漏斗状凹陷，称为**生理性视杯**。**生理性视杯**位于视盘中央，颜色较浅，是视网膜血管穿过的地方。正常**生理性视杯**直径与视盘直径比值为 0.1~0.5。检查者应同时观察双眼的杯盘比以进行比较。**生理性视杯**正常情况下双侧对侧，如果不对侧则需警惕是否存在早期青光眼。

二维码 7-8　检查视盘

正常人群中 0.3%~0.6% 的人会出现一种良性改变——**有髓鞘神经纤维**。在这种改变中，神经纤维层在视网膜中仍保留髓鞘。这些有髓鞘神经纤维以视盘为中心向外辐射，呈边缘为羽毛状的白斑，使经过其上的视网膜血管显示不清。该现象出生后不久即可观察到，不会随年龄增长而改变，通常也不会造成视力受损。图 7-80 展示了一例有髓鞘神经纤维患者的视网膜。图 7-81 展示了另一例视盘处的有髓鞘神经纤维。图 7-82 展示了周边视网膜的有髓鞘神经纤维。

视盘小凹是视盘的一种先天发育异常，表现为视神经的小凹陷，其中 75% 位于颞侧，通常呈灰白或黄色，85% 的患者仅单侧受累。图 7-83A 展示了一个视盘小凹。存在视盘小凹的患者中有 50% 会出现视网膜裂孔和脱离，如图 7-83B 所示；这位患者的左眼存在一个视盘小凹和累及黄斑的视网膜裂孔。

4. 检查视网膜血管

视网膜血管在视网膜背景上呈树枝状分布。视网膜中央动脉通过生理杯进入眼球，在视盘内分支后在表面继续分支，最终形成供应眼底上、下、鼻、颞四个象限的分支血管。动脉管径是静脉管径的 2/3~4/5，存在明显的**反光**。这种反光是检眼镜的光照射到动脉血管壁上形成的，宽度通常为血柱直径的 1/4。大约 85% 的患者存在静脉自发搏动，这一现象在视网膜静脉进入视盘时看得最为清晰，因为此处可连续观察静脉走行。

二维码 7-9　检查视网膜血管

随着血管从视盘向外延伸，管径逐渐变小。动静脉交叉位于视盘外 2 个视盘直径处。

正常血管壁的微弱反光不可见。而在高血压患者中，血管可能存在局灶性或广泛的狭窄或痉挛，导致反光变窄。随着病程进展，血管壁变厚、硬化，反光增宽至超过血柱直径的一

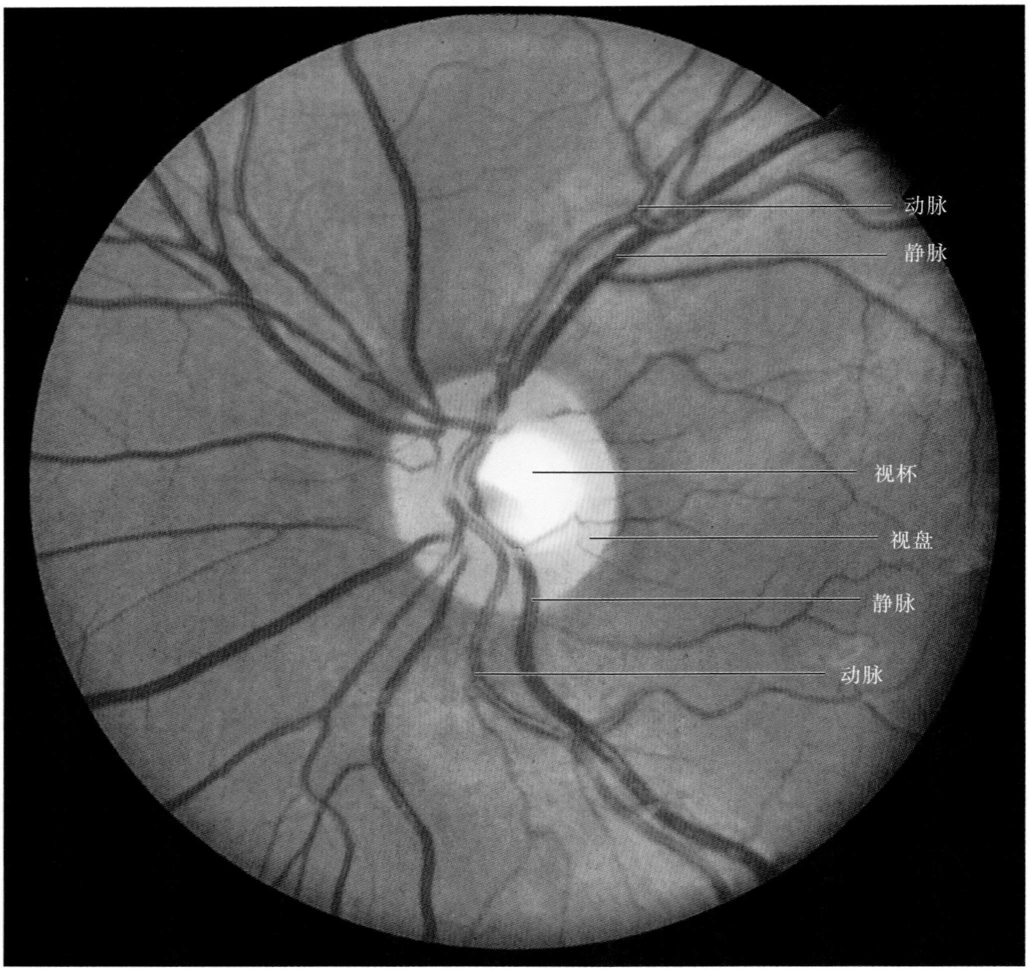

动脉
静脉
视杯
视盘
静脉
动脉

图 7-79 正常视盘，左眼

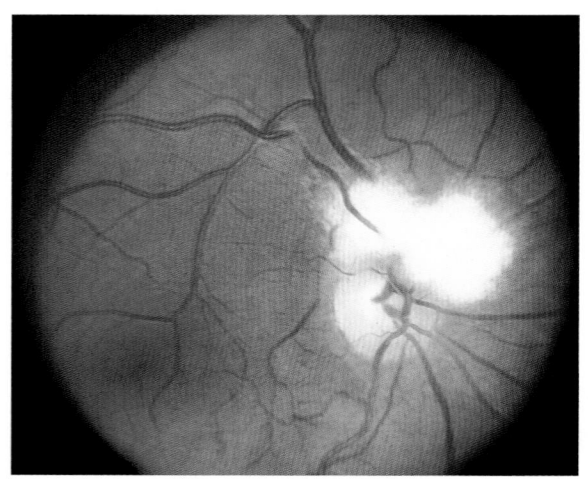

图 7-80 存在有髓鞘神经纤维的视网膜

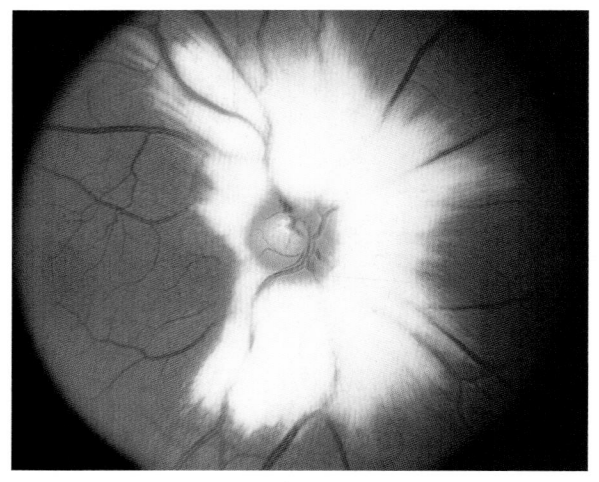

图 7-81 视盘处的有髓鞘神经纤维

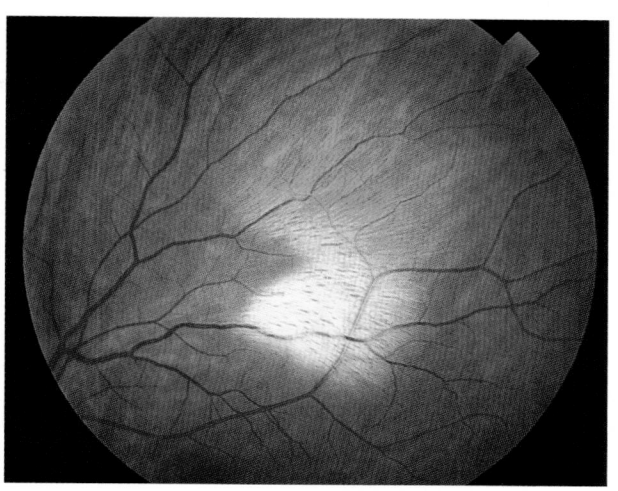

图 7-82　周边视网膜的有髓鞘神经纤维

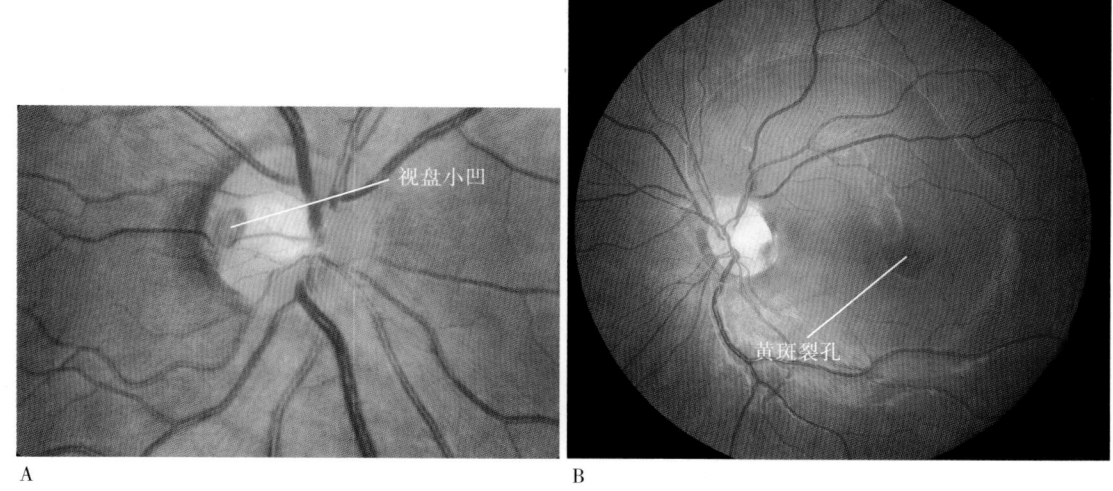

视盘小凹

黄斑裂孔

A　　　　　　　　　　　　　　　　B

图 7-83　A：视盘小凹，右眼；B：另一名患者的视盘小凹和视网膜撕裂，左眼

半。反光可呈现橙色金属光泽，称为 **"铜丝状"** 改变（图 7-84A）。当病变的动脉经过静脉上方时，增宽但不透明的动脉壁压迫会造成静脉血柱中断的假象。这一现象称为 **"动静脉交叉征"**（图 7-84B、图 7-84C）。有观点认为，小动脉与小静脉共用一个血管鞘，当小动脉壁增厚就会推挤静脉导致其塌陷，并在小动脉周形成沙漏样改变（局部狭窄）。

　　依次检查四个象限的血管，包括上颞侧、上鼻侧、下鼻侧、下颞侧。记住始终保持头部与检眼镜为一体。

5. 检查黄斑

　　将检眼镜对准视盘，向颞侧平行移动 1.5~2 个视盘直径即可观察到黄斑。黄斑区无血管，中央有一处可反光的小凹，称为中心凹。如果检查者难以观察到黄斑，可嘱患者注视光源，此时即可观察到中心凹。无赤光滤镜也有助于定位黄斑区。图 7-85 展示了右眼正常黄斑区。

　　图 7-86 展示了一例患者左眼的黄斑裂孔，注意观察黄斑区凿除状改变。黄斑裂孔可见于高度近视患者。

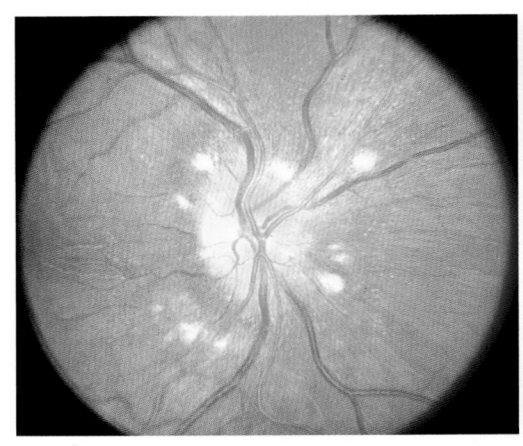

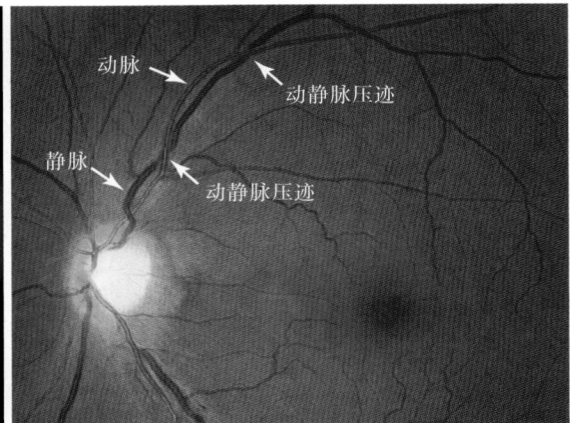

A

B

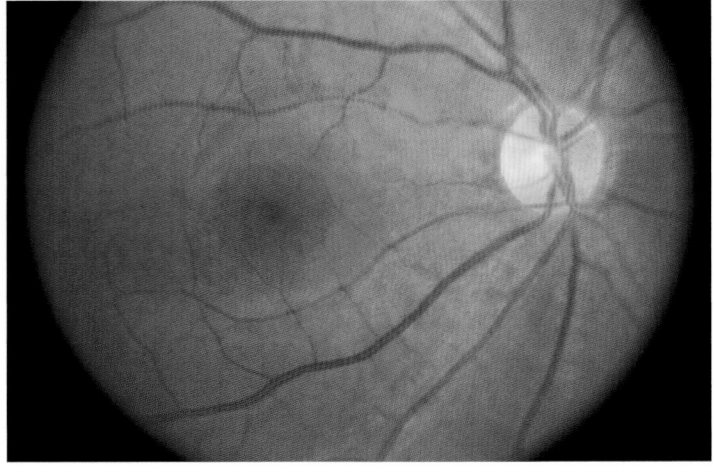

C

图 7-84　高血压

A：注意观察动脉"铜丝状"改变和由于神经纤维层
　　梗死后渗出形成的大量棉絮斑；

B：注意观察该患者左眼两处动静脉（AV）局部狭窄；

C：近观另一例患者 AV 局部狭窄和动脉壁明显铜丝状
　　改变

图 7-85　正常黄斑，右眼

6. 视网膜病变的描述

　　当观察到视网膜病变时，应注意描述其颜色、形状以帮助确定病因。常见颜色改变包括红色、黑色、灰白、苍白。红色病变通常见于出血，最好使用检眼镜的绿色（无赤光）滤镜进行定位观察。线状或**火焰状**出血发生于视网膜的神经纤维层（图 7-87），圆形出血则位于深层视网膜。其次要描述病变边缘是锐利还是模糊。

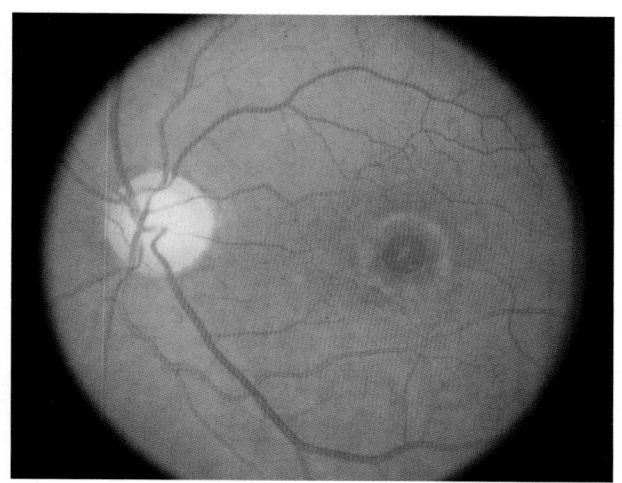

图 7-86 黄斑裂孔

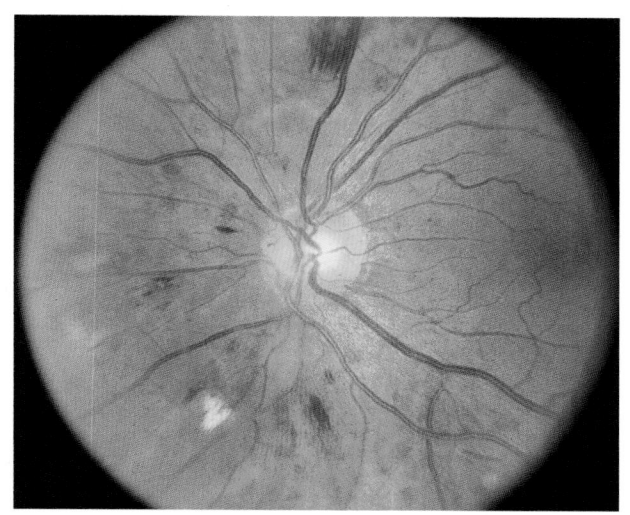

图 7-87 高血压患者眼底火焰状出血和棉絮斑

先天视网膜色素上皮肥大是一种常见的视网膜良性改变。这种改变呈圆形，伴有明显色素沉着，大小 1 至若干个视盘直径，表面平坦、边缘锐利，其内常有若干个小的凿除样孔洞。视网膜血管通常不受累。这种改变多为不对称性、单侧受累，可以出现于视网膜的任何区域。这种改变的识别非常重要，尤其不应误诊为恶性黑色素瘤。图 7-88 展示了一例先天 RPE 肥大患者的视网膜。

形如骨针状的**黑色病变**与视网膜色素变性（RP）相关。在这种病变中，黑色素使得视网膜血管呈出鞘状（图 7-148）。环形暗区常见于慢性非活动性弓形虫脉络膜视网膜炎（图 7-131、图 7-132）。色素沉着性隆起样盘状病变常提示黑色素瘤（图 7-145）。视网膜上散发的斑片通常是退行性改变的表现。表面平坦、灰白色病变通常是良性脉络膜痣的表现（图 7-144）。

白色病变可如棉絮斑般柔软或如玻璃疣般致密。柔软的**棉絮斑**或渗出是由于视网膜神经纤维层发生小梗死形成的（图 7-84A、图 7-87）。梗死的视网膜神经节细胞轴突释放出轴浆从而形成这种黄白色斑片，这些斑片通常围绕视盘或沿颞侧血管弓排列。棉絮斑往往与高血压或糖尿病相关。**玻璃膜疣**可以是正常衰老过程中的表现，也可

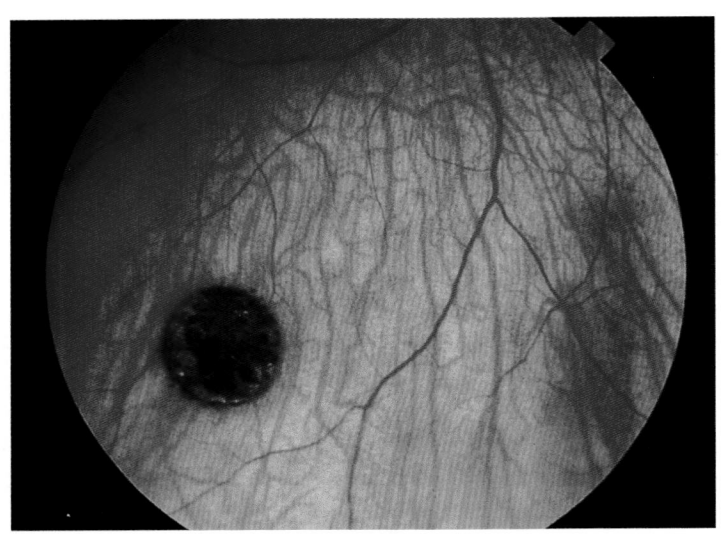

图 7-88 先天视网膜色素上皮肥大

出现于其他病理状态下，本章之后对此会有详细阐述。[6] 表 7-8 总结了视网膜白色病变的鉴别诊断，在本章中还会有进一步讨论。

表 7-8 眼底白色病变的鉴别诊断

特点	棉絮斑[*]	脂质渗出[†]	玻璃疣[‡]	脉络膜视网膜炎[§]
病因[¶]	高血压 糖尿病性视网膜病变 获得性免疫缺陷综合征 红斑狼疮 皮肌炎 视盘水肿	糖尿病 视网膜静脉阻塞 高血压性视网膜病变	正常衰老 年龄相关性黄斑变性	弓形虫病 结节病 巨细胞病毒感染
边缘	模糊	清晰	清晰，无色素沉着	病变范围大，边缘不规则伴明显色素沉着
形状	不规则	小而不规则	圆形，边界清晰	多样
排列方式	多样	常聚集成环或星形	多样；双眼对称	多样
备注	视网膜神经纤维层缺血性梗死所致；视网膜血管显影不清；通常为多处病变	位于深层视网膜	易与脂质渗出混淆；位于视网膜血管深层	急性出现的白色渗出；伴有色素瘢痕的愈合性病变（弓形虫病）

[*] 参看图 7-84A 和图 7-87

[†] 也称为水肿遗留物。参看图 7-108 和图 7-109

[‡] 也称为胶样小体。参看图 7-125

[§] 参看图 7-131 和图 7-141

[¶] 所列疾病并非全部疾病谱。此处仅列出最常见的病因

---

[6] 参看图 7-124 和图 7-127。

7. 使用检眼镜时可能遇到的困难

使用检眼镜时经常会遇到一些困难，具体如下：

- 小瞳孔
- 外来光线
- 检眼镜使用不当
- 患者有近视
- 患者有白内障

使用散瞳剂对于更好地观察视网膜非常重要。许多医学生担心这类药物会诱发闭角型青光眼的发生。研究数据显示，比起散瞳剂诱发青光眼的概率（<0.1%），不散瞳导致无法全面评估视网膜状况更常见。如果由于某种原因真的发生了青光眼，患者也完全可以得到最及时有效的治疗。

检查者应该向患者每只眼滴 1 滴托品酰胺（托吡卡胺眼液）。滴眼液时应先将患者下眼睑拉开再把眼液滴入下眼睑与眼球之间的空隙中。应告知患者滴入眼液后会产生一些轻微的刺痛感，同时会感觉周围的事物变得更明亮，尤其是天气晴朗时这种感觉会更明显。通常可预先滴 1 滴 0.5% 的盐酸丙对卡因以减轻散瞳剂可能带来的刺痛感。散瞳剂的起效时间主要取决于患者对该药物的敏感性：虹膜颜色越深则需要越多的时间达到散瞳的目的。睫状肌麻痹[7]作用可持续 3~4 小时。这些药物不应用于戴着隐形眼镜的患者；患者需要首先将隐形眼镜摘除。散瞳不应使用阿托品，因其作用可持续 2 周。散瞳后应使用检眼镜的大孔径光圈。应在表格中记录患者是否散瞳以及所用散瞳剂的名称。

检查室应尽可能避光以便更好地观察视网膜。另一个常见问题是角膜反射。当光照射到角膜上时会发生反射使检查难度大大增加。采用小孔径光圈或偏振滤光片可能会有所帮助。

对于初学者来说近视患者是最大的挑战。在近视患者的眼球中，视网膜图像被放大，导致很难全面观察视网膜。如果患者是高度近视，检查时可能需要患者佩戴矫正视力的眼镜。

成熟的或晚期白内障会妨碍全面观察视网膜。

六、临床意义

使用检眼镜时检查者需要对可能出现的一些状况非常熟悉。正常情况下图像是直接聚焦在视网膜上的，如果没有聚焦在视网膜上，说明存在屈光不正。眼镜可用于矫正屈光不正。没有屈光不正称为**正视眼**。屈光不正非常常见。以下列出了常见的屈光不正及其病因：

远视：光聚焦在视网膜后方。

近视：光聚焦在视网膜前方。

散光：各方向的光不能统一聚焦。散光常常是由于角膜并非是规则的球形所致。

老视：随着眼调节能力下降近视力进行性下降。通常出现在 40 岁以后。

图 7-89 展示了正常（正视眼）、远视（远视眼）、近视、散光的眼球。

白内障（图 7-72、图 7-73）是造成失明的最常见病因。白内障是一种退行性眼病。白内障患者最早的症状之一是雾视，患者往往形象地描述为"看东西像隔了一层脏的玻璃窗"。随着晶状体混浊加重，在强光下视力反而更差。这种现象是由于强光下瞳孔收缩，通过晶状体中央进入眼球的光线减少，而晶状体中央往往是混浊最重处。

闭角型青光眼是由于 Schlemm 管处房水引流障碍所致。患者往往由于房水间断引流障碍导致周期性眼内压急性升高。眼内压急性升高会导致眼痛、虹视、视力下降。这种急性发作往往发生在暗室即瞳孔处于散大状态时。当窄房角眼患者瞳孔散大时，虹膜褶皱堆积在基底部导致房水阻滞增加、引流减少。

相反，**原发性开角型青光眼**或**慢性单纯性青光眼**的前房角是开放的。单纯性青光眼病因繁多，是造成慢性进行性失明的首要原因。单纯性青光眼与闭角型青光眼最重要的诊断要点在于前者不会出现眼痛。在开角型青光眼患者中，通过小梁网向 Schlemm 管外流的房水减少，造成眼内压升高，最终导致进行性视杯扩大（神经物质缺失）及视野改变。其他一些新技术[8]可以帮助眼科医师评估青光眼的病变程度。尽管原发性开角型青光眼通常累

7　造成调节麻痹。

8　新技术包括海德堡视网膜断层扫描（HRT）和光学相干断层扫描（OCT）。

及双眼，其早期特征性表现之一是非对称性起病，导致双眼视杯大小不一（图 7-90）。随着眼压升高，继发的视神经进行性萎缩，视力受损越来越重。在青光眼病程晚期，只有视盘的鼻侧极小部分区域尚且保留。图 7-91 展示了一例青光眼患者视盘的近观图，视杯占视盘的 50%~60%。表 7-9 列出了两种类型青光眼的主要特点。

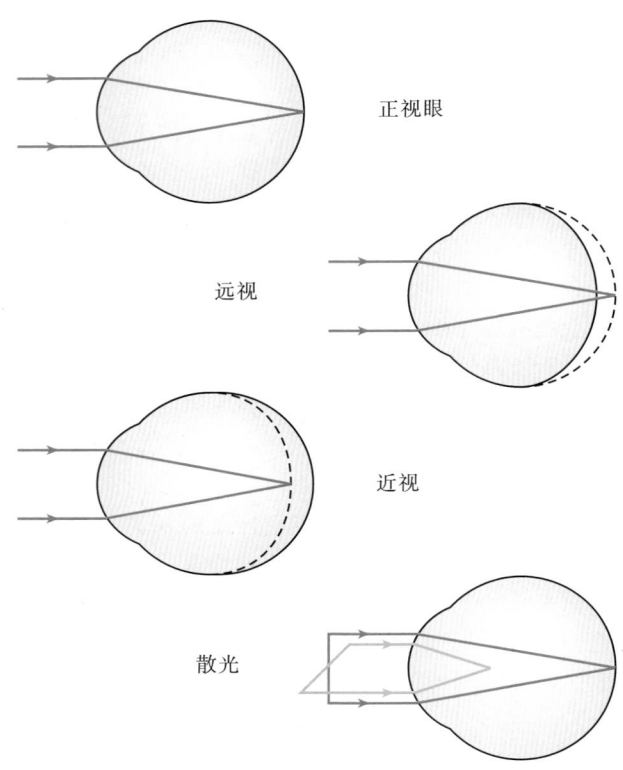

正视眼

远视

近视

散光

图 7-89　常见的屈光不正

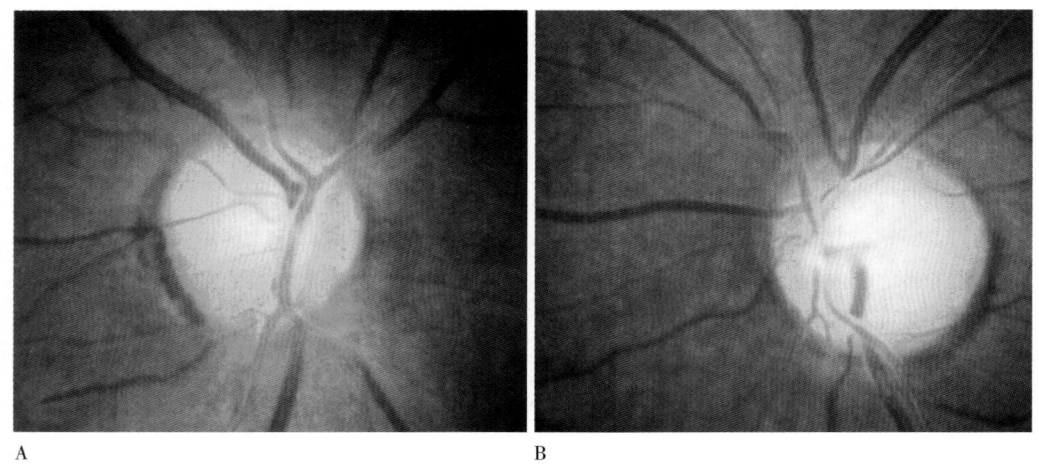

A　　　　　　　　　　　　　　　B

图 7-90　青光眼视杯的不对称性。A（右眼）和 B（左眼）的杯-盘比分别为 30% 和 70%

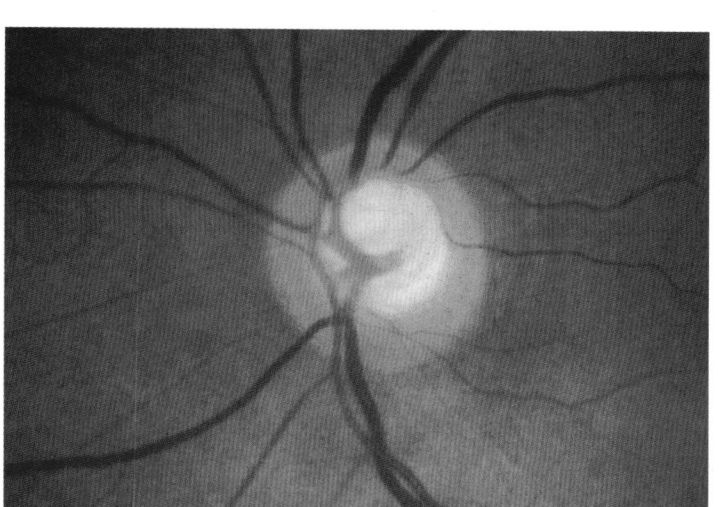

图 7-91 青光眼患者视盘的视杯扩大。杯-盘比为 50%~60%

表 7-9 青光眼的特点

特点	原发性开角型青光眼	闭角型青光眼
发生率	全部青光眼的 85%	全部青光眼的 15%
病因	不明 *	房角关闭导致房水引流障碍
发病年龄	不定	50~85 岁
前房	通常正常	浅
房角	正常	窄
症状	一般没有明显症状；晚期可有视力下降	头痛；虹视；突发剧烈眼痛；急性发作时呕吐
视杯扩大	如果不治疗会进行性发展（参看图 7-90 和图 7-91）	在一次或多次未治疗的发作后可出现
视野	早期累及周边视野，晚期累及中央视野	晚期累及
眼压	如果不进行药物控制会进行性增加；晚期升高	早期激发试验才可诱导出
其他体征		中度散大固定的瞳孔；结膜充血；角膜"雾状混浊"†
治疗	药物；激光手术	手术
预后	如果早期识别预后好；依赖于患者的依从性	好

注：* 推测为小梁网超微结构缺陷所致；

    † 像透过一层布满蒸汽的玻璃窗看东西

急性眼部炎症很常见，可能与局部或全身性疾病相关。红眼的鉴别诊断非常重要。眼痛、视力丧失、瞳孔不规则提示严重潜在致盲性疾病的存在。图 7-92 展示了一例单侧红眼的患者。表 7-2 列出了红眼的诊断思路。

在美国，**糖尿病性视网膜病变**是导致 20~75 岁人群失明的首要病因。据统计大约有 1200 万美国人患有糖尿病。糖尿病性视网膜病变是 1 型和 2 型糖尿病特异性血管并发症，其发生与糖尿病病程和控制情况直接相关。糖尿病病程超过 25 年，几乎所有的 1 型糖尿病和 65% 的 2 型糖尿病患者均有不同程度的视网膜病变。

糖尿病性视网膜病变是视网膜微血管病变的结果，其机制为血管通透性增加导致黄斑水肿、视力下降。此外，血管阻塞导致纤维血管增生、出血、瘢痕形成。非增殖性视网膜病变的早期变化是毛细血管微动脉瘤、血管扩张和迂曲，以及视网膜无灌注区。随着疾病进展至增殖性视网膜病变，视盘（视盘新生血管，NVD）或视网膜其他区域（视网膜其他区域新生血管，NVE）出现新生血管，这些新生血管会造成玻璃体积血或牵拉性视网膜脱离，最终导致视力下降。

非增殖性视网膜病变是糖尿病视网膜病变的第一阶段。早期征象为微动脉瘤的形成。这些微动脉瘤边界清

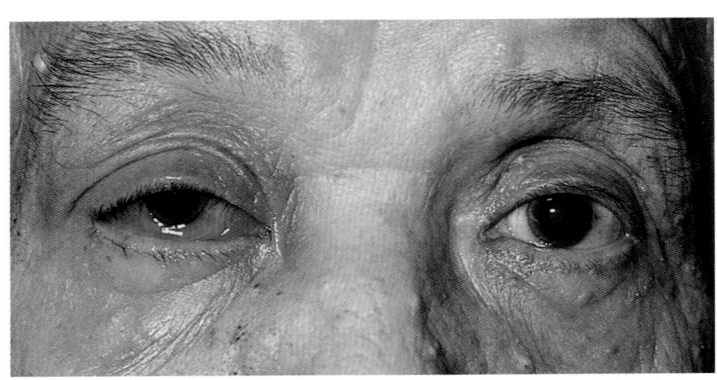

图 7-92 红眼

晰、呈圆形。此外，微动脉瘤、毛细血管和小静脉破裂可造成视网膜内出血。出血部位在视网膜中的层次决定了出血的形状：神经纤维层出血通常呈火焰状、边界呈羽毛状，视网膜深层出血则边界模糊、呈斑片状。渗出可围绕黄斑，呈簇状、条纹状或指环状，这些渗出是由于血管通透性增加造成的。这些微动脉瘤、出血和渗出常位于黄斑周围。图 7-93 展示了一例非增殖性糖尿病视网膜病变患者的视网膜。注意观察出血和渗出。图 7-94 展示了另一例背景视网膜病变患者明显迂曲的血管。图 7-95 展示了非增殖性糖尿病视网膜病变典型的火焰状出血和渗出。图 7-96 展示了一例糖尿病患者的环形视网膜病变。

增殖性糖尿病视网膜病变以新生血管为特征，由视网膜和视盘血管处新生成的血管，新生血管呈细网状，形似其他血管芽生而成的一簇血管。图 7-97 和图 7-98 分别展示了 NVD 和 NVE。这些新生血管沿视网膜表面增殖并伸入玻璃体，常伴有纤维带成分。这些血管常与玻璃体后界面相接，当发生玻璃体视网膜分离时新生血管会由于

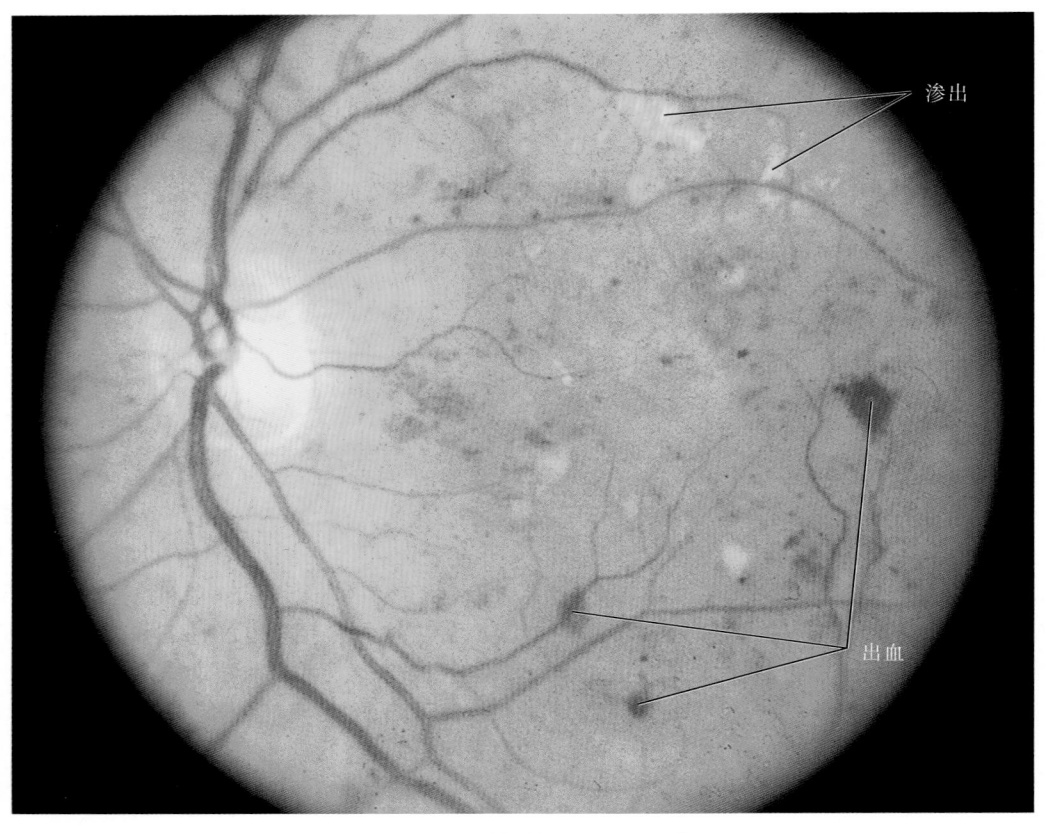

图 7-93 非增殖性糖尿病视网膜病变

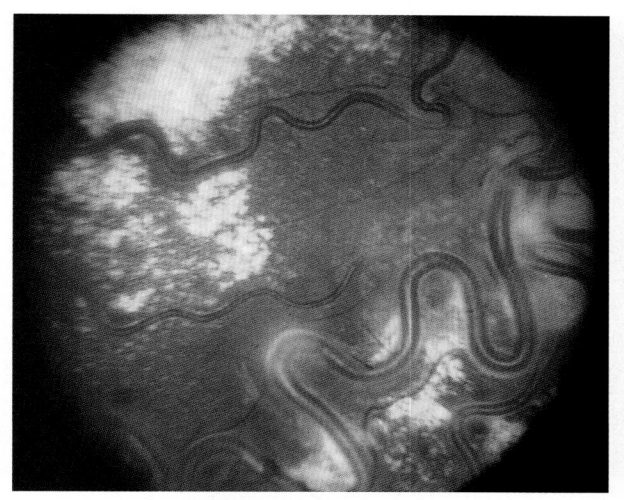

图 7-94 非增殖性糖尿病视网膜病变，注意观察明显迂曲的血管

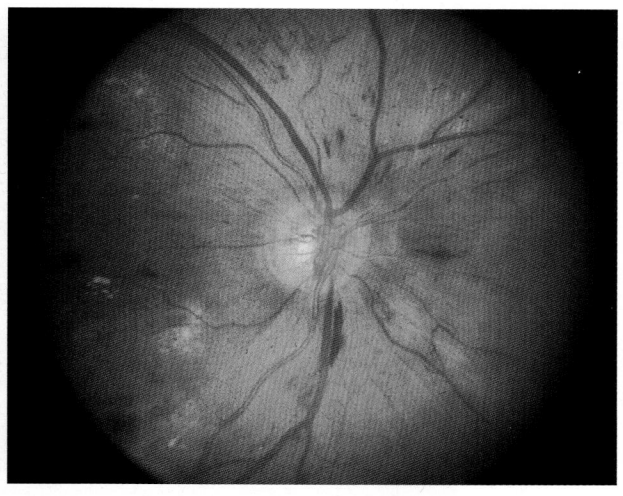

图 7-95 非增殖性糖尿病视网膜病变，注意观察火焰状出血

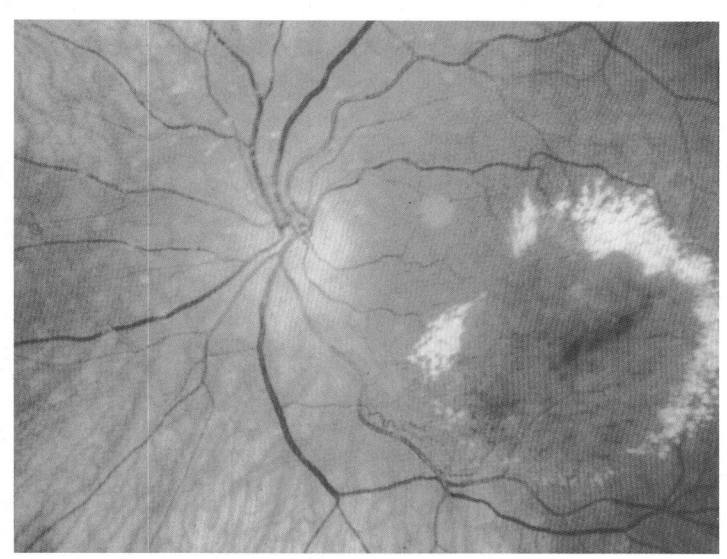

图 7-96 非增殖性糖尿病视网膜病变，环形视网膜病变，注意观察黄斑周围的环形渗出及黄斑出血

牵拉作用破裂而造成视网膜前出血。视网膜前出血的积血会存留于视网膜与玻璃体之间的潜在间隙中（内界膜下），形成经典的舟形出血（图 7-99）。进一步牵拉作用会导致视网膜撕裂甚至牵拉性视网膜脱离。图 7-100～图 7-102 展示了增殖性糖尿病视网膜病变患者的玻璃体条带。图 7-102 展示了玻璃体牵拉和黄斑裂孔。注意观察黄斑周围的浅色区域。图 7-103 展示了一例增殖性糖尿病视网膜病变患者出现的 NVE、NVD、视网膜前出血及脂质渗出性黄斑病变。

增殖性视网膜病变可以通过全视网膜光凝术（PRP）使新生血管退化达到治疗目的。图 7-104 和图 7-105 展示了增殖性视网膜病变和 PRP 的激光灼伤瘢痕。注意观察 PRP 治疗后的区域为圆形、凿除样斑点，中央或周边可伴色素沉着。治疗区最初呈白色或黄色，几周后逐渐出现色素沉着。光凝范围包括近血管弓和距离视盘 1 个视盘直径之外的所有区域。牵拉性视网膜脱离也可采用玻璃体切除治疗。糖尿病性视网膜病变的终末阶段——**退化性**或**耗竭性视网膜病变**表现为混杂存在的新生血管、出血、玻璃体牵拉、纤维化。

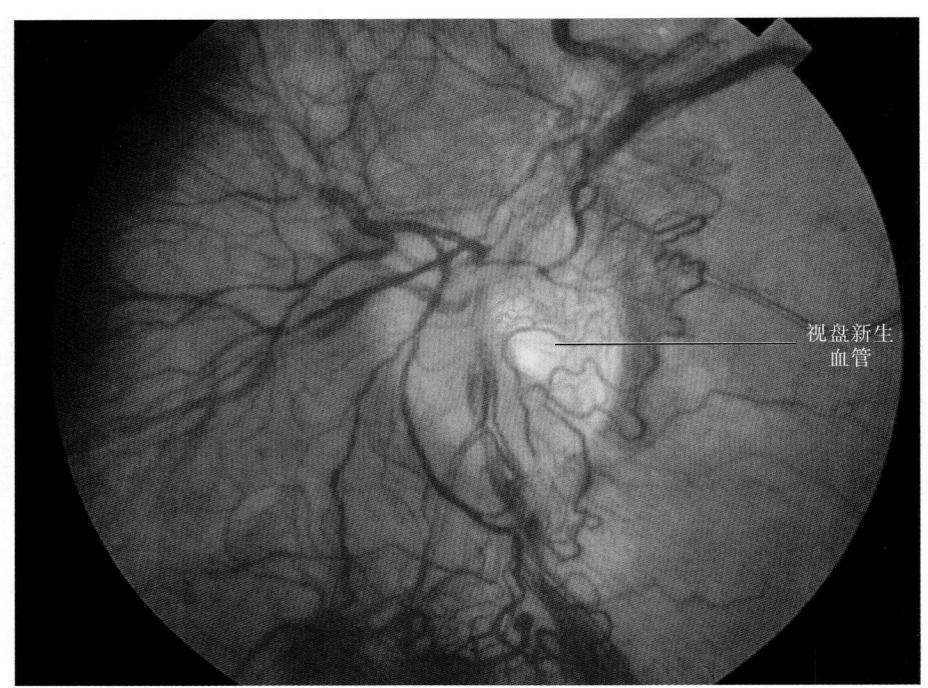

视盘新生
血管

图 7-97 增殖性糖尿病性视网膜病变，注意视盘的新生血管（NVD）

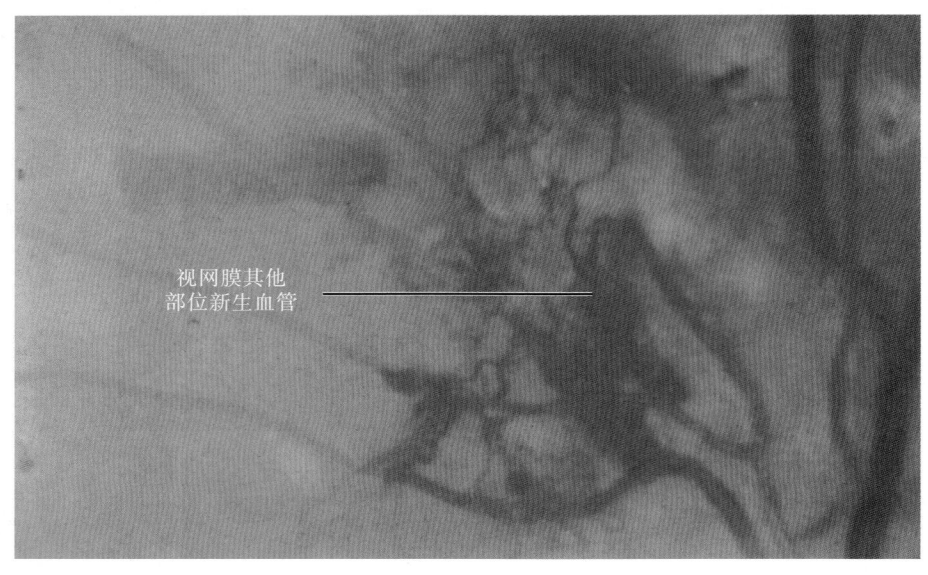

视网膜其他
部位新生血管

图 7-98 增殖性糖尿病性视网膜病变，注意观察视网膜其他部位的新生血管（NVE）

1980 年研究人员发现**血管内皮生长因子**（VEGF）在正常和异常血管生成中发挥重要作用，20 世纪 90 年代初用于肿瘤治疗的血管生成瀑式反应阻断剂首次问世。VEGF 是一种细胞产生的可以刺激血管生成和血管新生的信号蛋白，它是血循环灌注不足时机体为重建氧供而启动的自我保护机制中不可或缺的一部分。生理状态下 VEGF 的作用是在胚胎发育过程中促进血管生成、损伤后促进血管新生以及血管堵塞后建立侧支循环。如果 VEGF 过表达，会造成一系列疾病的发生。

VEGF 在糖尿病视网膜病变中发挥了重要作用。糖尿病患者视网膜微循环障碍会造成视网膜缺血，导致 VEGF 的释放。VEGF 随后会诱导视网膜及眼球其他部位新生血管的形成，预示了可能影响视力的糖尿病眼底病变。研究人员已经发现通过 VEGF 阻断剂抑制眼球内异常血管生成和正常血管渗出的新型治疗方案。这些药物包括哌加

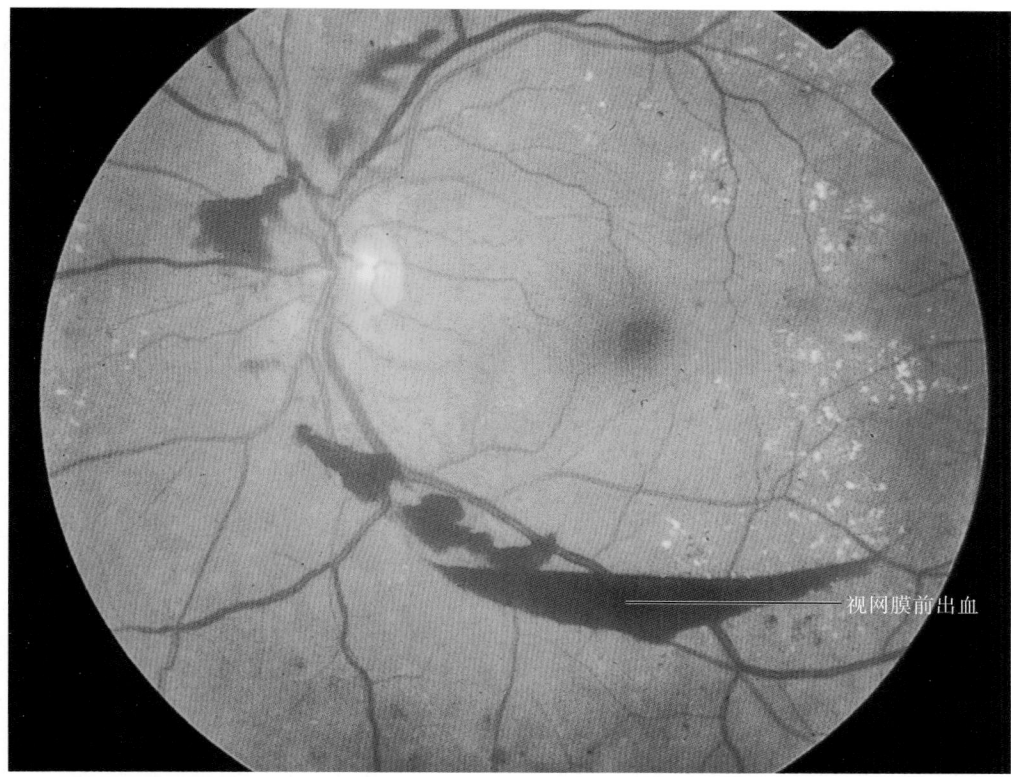

视网膜前出血

A

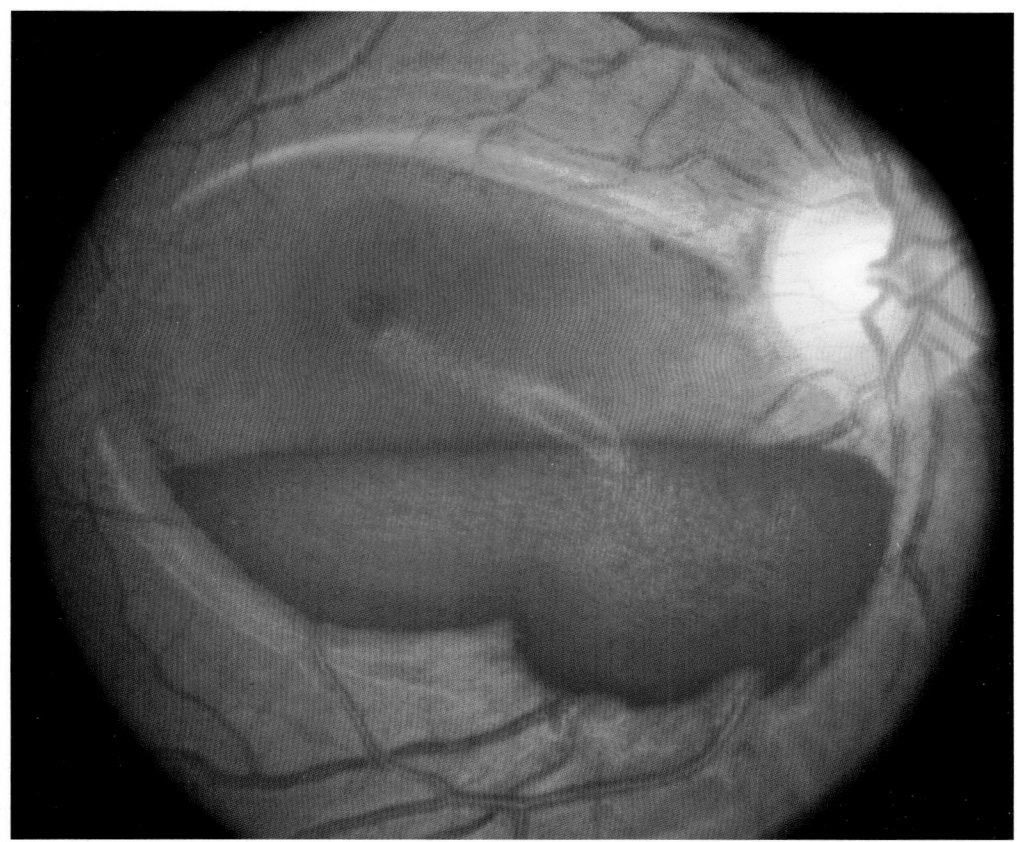

B

图 7-99　增殖性糖尿病视网膜病变，注意观察视网膜前出血

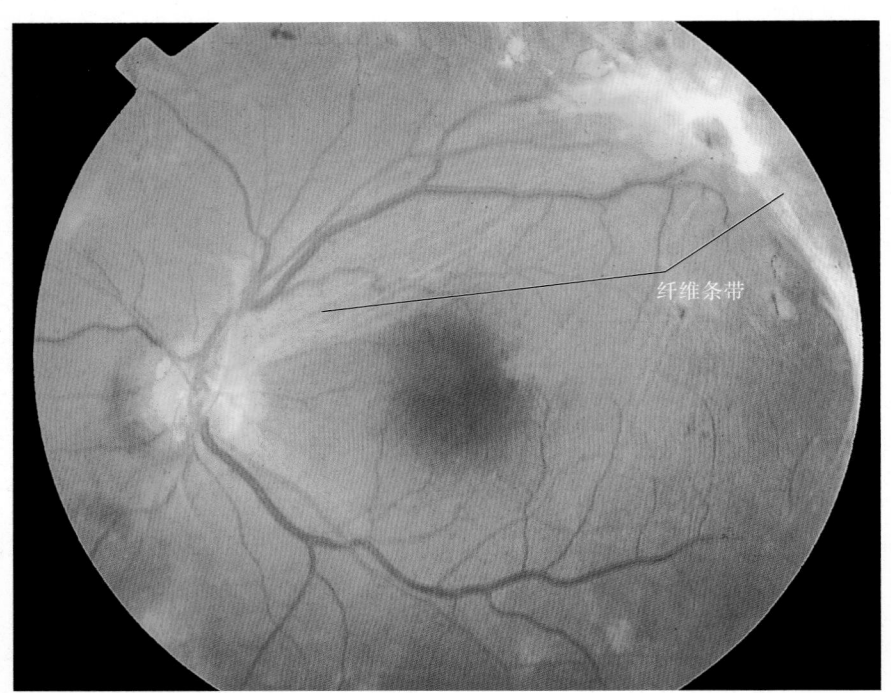

纤维条带

图 7-100 增殖性糖尿病视网膜病变，注意观察玻璃体视网膜纤维条带

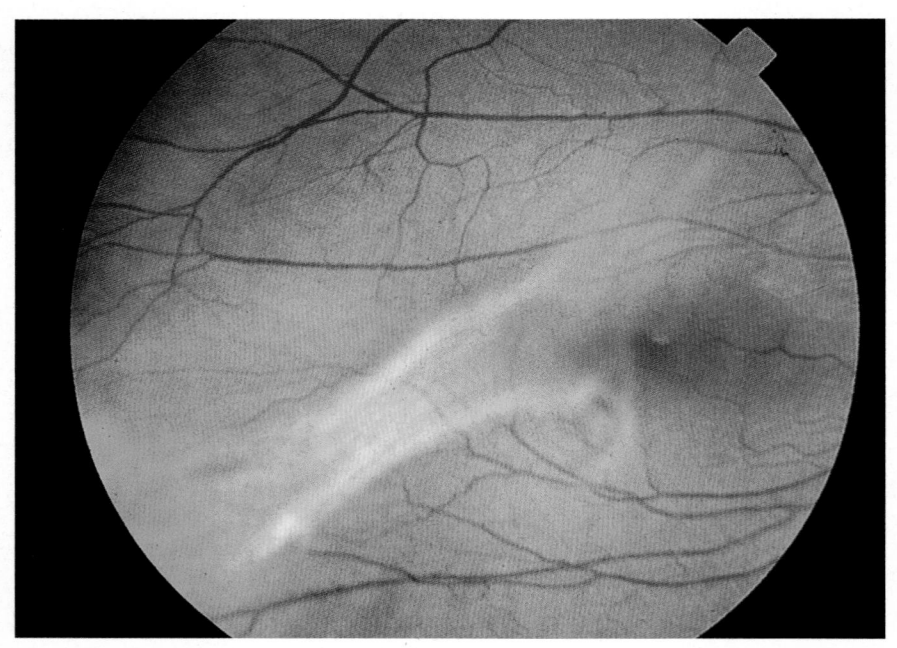

图 7-101 增殖性糖尿病视网膜病变，注意观察玻璃体视网膜纤维条带

他尼钠（Macugen®）、贝伐单抗（Avastin®）、雷珠单抗（Lucentis®）等，不仅可以减缓视力丧失或维持当前视力，还可能具有潜在的改善甚至重建功能性视力的能力。

高血压也可以造成显著的特征性视网膜病变。体循环高血压在视网膜上可以表现为小动脉管径不规则、视网膜动脉迂曲、视网膜水肿和动静脉交叉改变。长期高血压可造成小动脉狭窄伴视网膜缺血区域扩大，出现棉絮斑、出血、视网膜水肿和视盘水肿。图 7-106 展示了一例高血压患者的视网膜病变。注意图 7-107 中显示了另一例

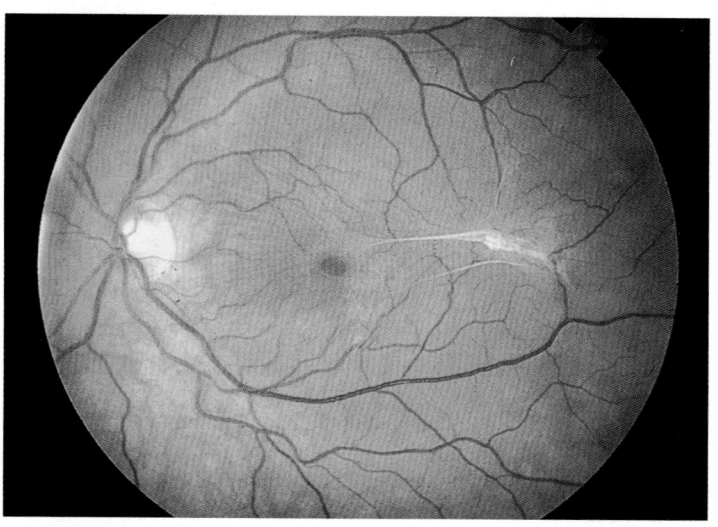

图 7-102　增殖性糖尿病视网膜病变，注意观察玻璃体视网膜纤维条索和黄斑裂孔

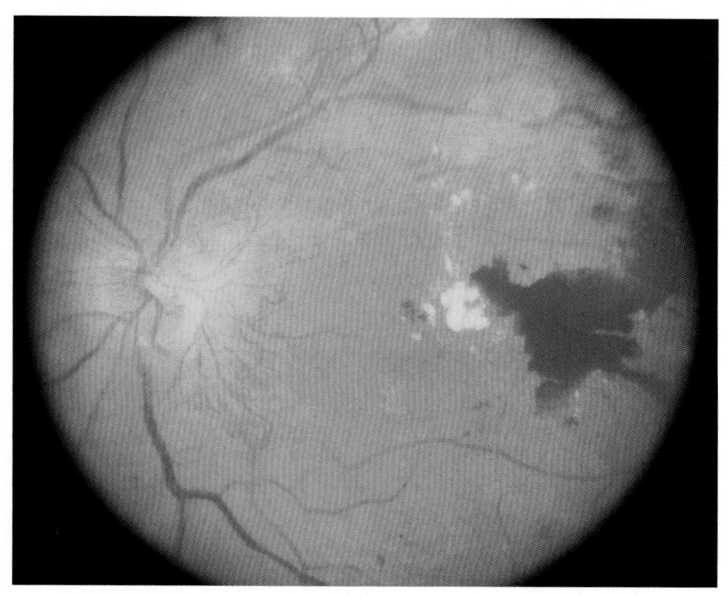

图 7-103　糖尿病视网膜病变，病变包括视盘新生血管、视网膜其他部位新生血管、视网膜前出血和黄斑脂质渗出

高血压患者迂曲的视网膜血管，该图采用绿色（无赤光）滤镜以便更好地观察血管。图 7-87 展示了另一例高血压患者眼底的棉絮斑和火焰状视网膜出血。持续高血压会造成小动脉壁增厚，小动脉因此失去其透光性，动静脉交叉处可有显著改变——静脉似乎在动脉两侧忽然中断。部分血管会呈现光亮的红光反射。

高血压患者还常出现黄斑渗出（图 7-108），这些渗出是由于血管内血浆渗出形成的，本质上为边界清晰、黄白色视网膜内脂质积聚。**黄斑星芒状皱褶**是黄斑周围水肿遗残积聚并呈星芒状排列形成的，常见于高血压、视盘水肿、视盘炎和**视网膜中央静脉阻塞**（CRVO）。图 7-109 展示了一例黄斑星芒状皱褶。高血压也可出现小动脉扩张，称为小动脉大动脉瘤，容易发生血浆和浆液渗出。图 7-110 展示了一例大动脉瘤破裂出血。

常继发于颅内占位病变的颅内压增高会造成经典的**视盘水肿**。视盘水肿即视盘的肿胀。学者认为升高的颅内

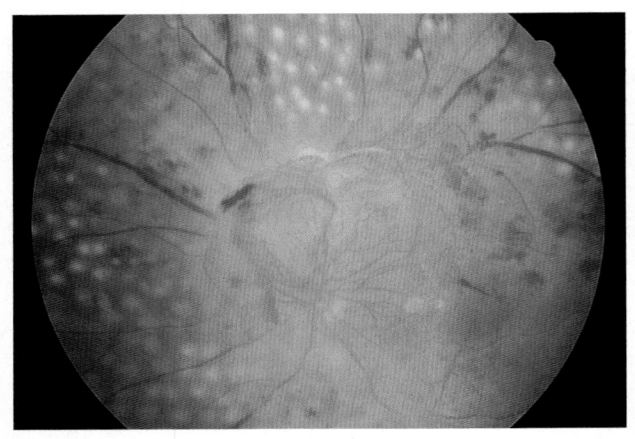

图 7-104 增殖性糖尿病视网膜病变，注意观察全视网膜光凝术瘢痕

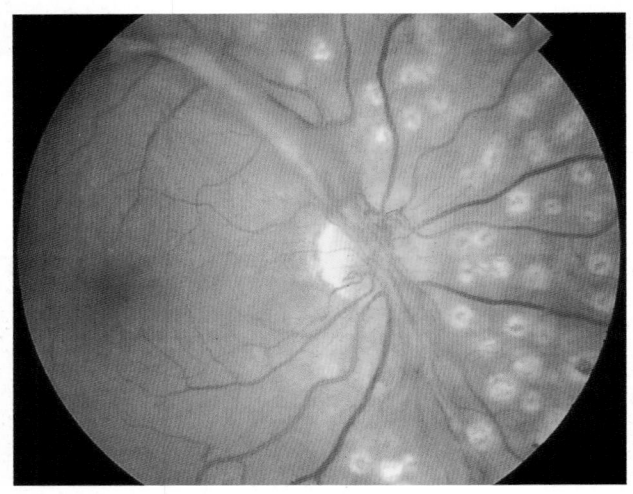

图 7-105 增殖糖尿病视网膜病变，注意观察全视网膜光凝术激光斑

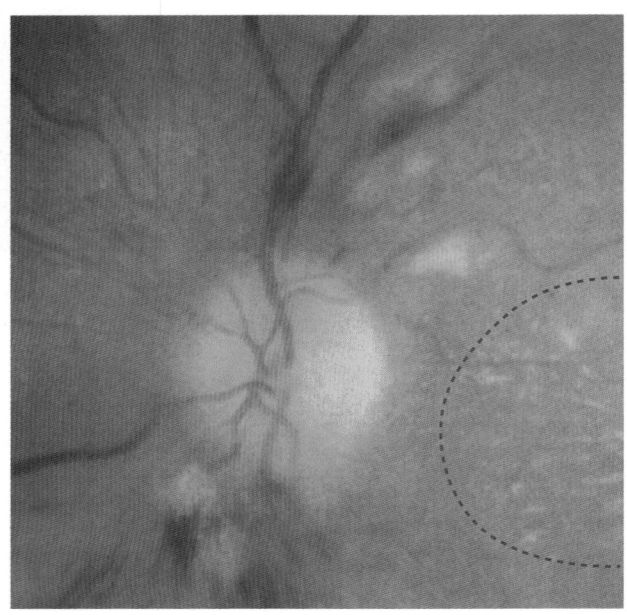

图 7-106 长期高血压患者的视网膜病变，注意观察棉絮斑和火焰状出血，右下角可见黄斑星芒状皱褶

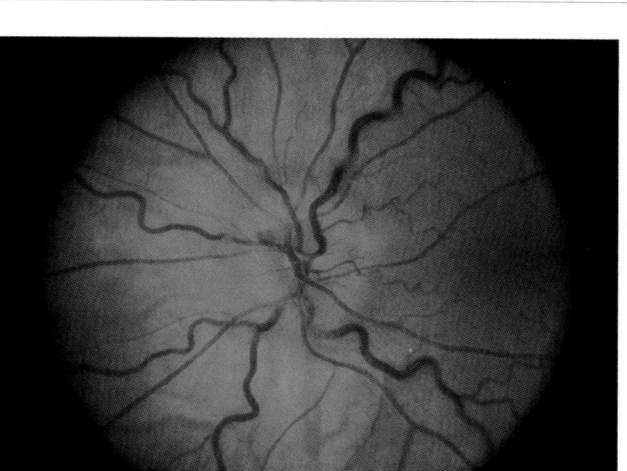

图 7-107　高血压性视网膜病变，注意观察无赤光（绿色）滤镜下明显迂曲的血管

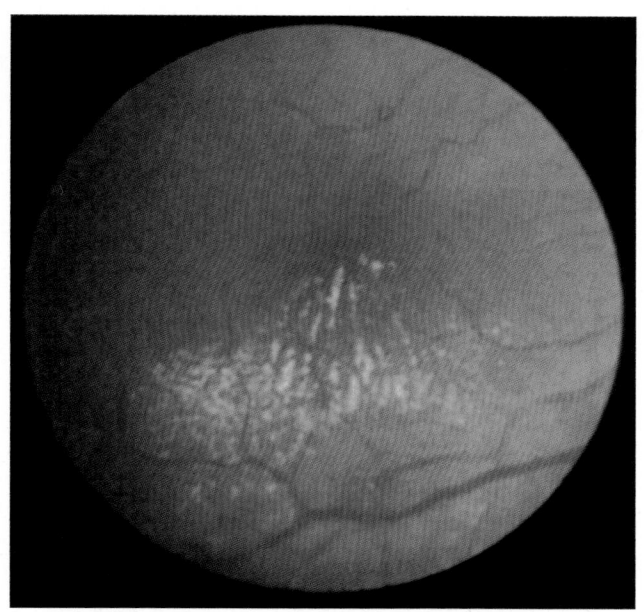

图 7-108　高血压患者的黄斑渗出

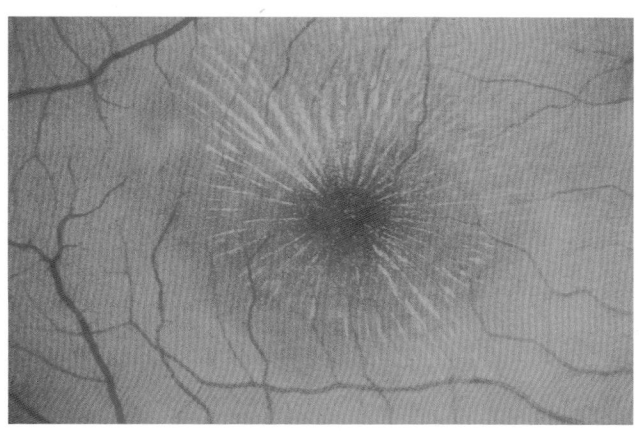

图 7-109　高血压性视网膜病变的黄斑星芒状皱褶

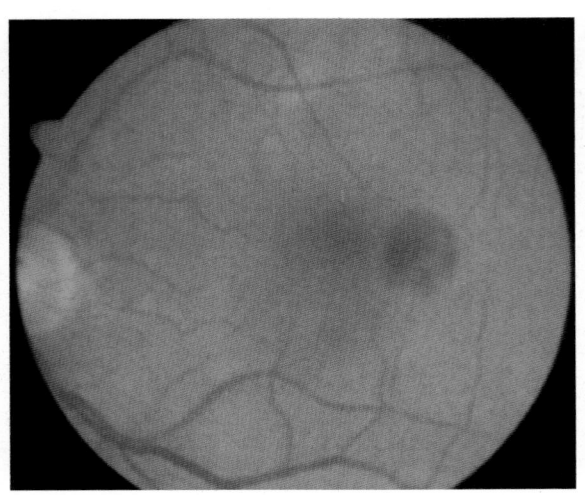

图 7-110 高血压性视网膜病变的大动脉瘤，注意观察黄斑外侧的出血

压会传递至视神经鞘，造成视盘轴浆流动受阻，继而导致轴突肿胀及继发性血管阻塞。视盘水肿最特征的表现是视盘及其边缘模糊，同时伴随视网膜静脉自发性搏动、视盘充血、视杯缺失、视盘出血和渗出以及视网膜静脉扩张迂曲。除了这些改变，病程早期或急性期视力可不受累。图 7-111 展示了一例慢性视盘水肿患者的视网膜病变

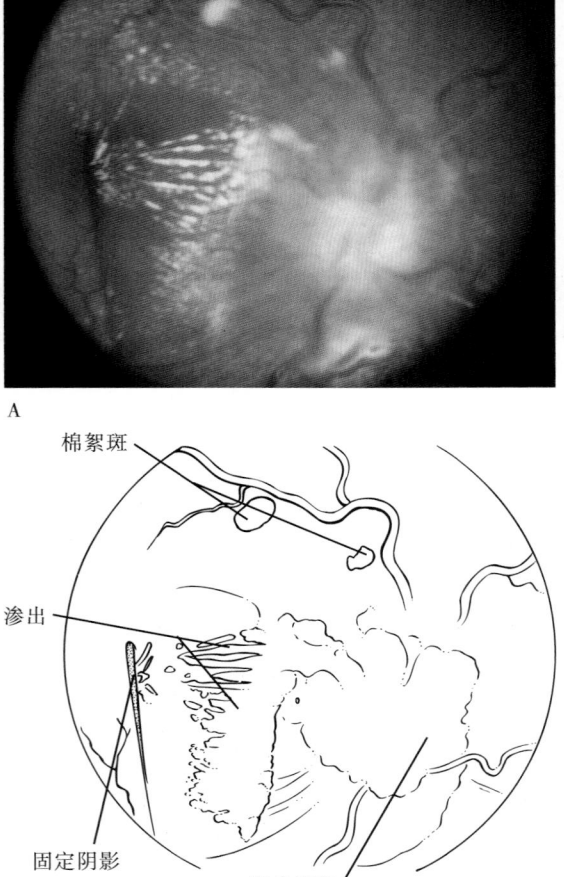

图 7-111 视盘水肿的眼底照片（A）和示意图（B）

的照片和对应的示意图。图 7-112 展示了另一例患者的视盘水肿，注意观察视盘边缘模糊、视盘有充血。图 7-113 展示了另一例患者的视盘水肿，注意观察火焰状出血和视盘充血。除视盘水肿外还有其他病因可以造成视盘边缘模糊。表 7-10 列出了视盘边缘模糊的鉴别诊断。

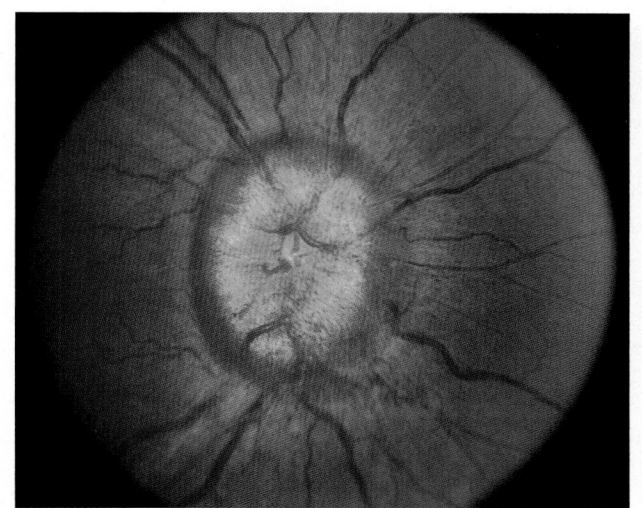
图 7-112　视盘水肿，注意观察视盘充血

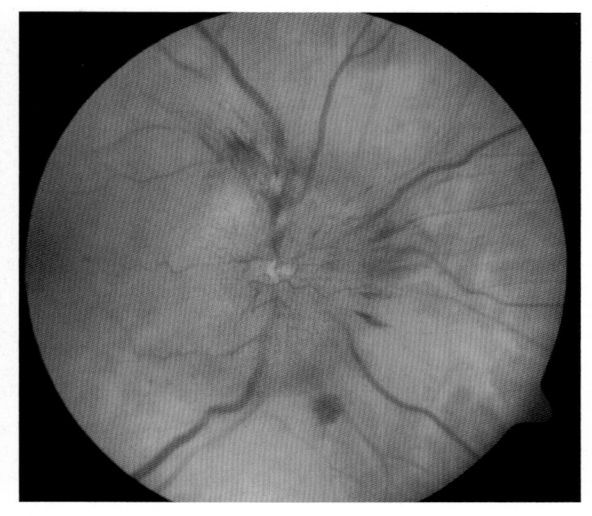
图 7-113　视盘水肿，注意观察视盘充血和火焰状出血

　　血液系统疾病也可通过视网膜检查进行诊断。图 7-114 展示了一例白血病患者的视网膜。注意观察多发出血灶、视网膜小动脉血管周浸润及 Roth 斑。这种斑中心呈白色、界清，周围有出血，有学者认为 Roth 斑代表了栓塞和视网膜梗死的区域。感染性心内膜炎和人类免疫缺陷病毒视网膜炎的患者中也可出现 Roth 斑。

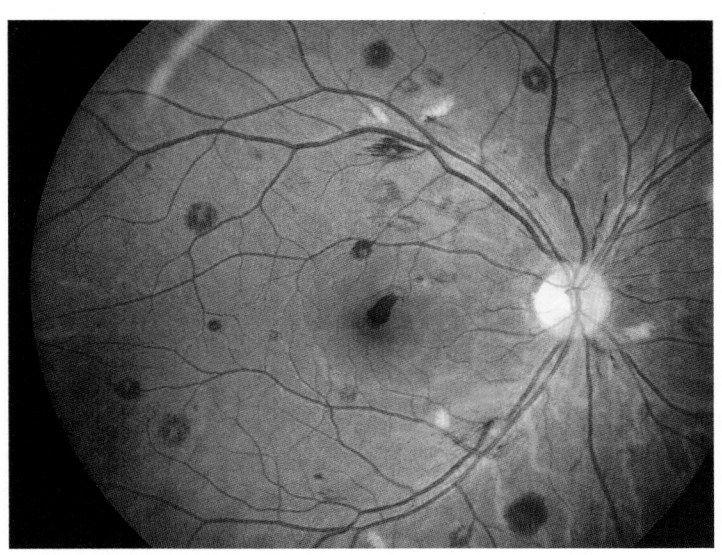
图 7-114　白血病相关视网膜炎，注意观察多发出血灶、血管周浸润和 Roth 斑

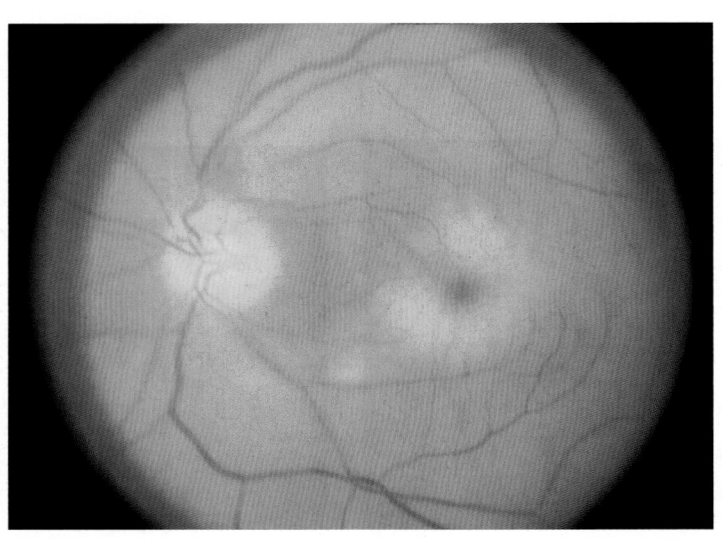

图 7-115 视网膜中央动脉阻塞

表 7-10 视盘边缘模糊的鉴别诊断

特点	视盘水肿*	视盘炎†	玻璃疣‡	有髓鞘神经纤维§	视网膜中央静脉阻塞
视力	正常	下降	正常	正常	下降
静脉搏动	无	不定	有	有	通常无
疼痛	头痛	眼动疼痛	无	无	无
光反射	存在	Marcus Gunn	存在	存在	存在
出血	有	有	不常见	无	显著的
视野	生理盲点扩大	中央暗点	生理盲点扩大	有髓鞘处存在盲点	不定
单/双侧	双侧	单侧	双侧	很少双侧	单侧

* 颅内压升高导致视盘水肿（图 7-111 至图 7-113）

† 视盘炎症

‡ 参看图 7-123

§ 视盘处视神经纤维末端髓鞘化。当视神经延伸至视网膜处，白色火焰状区域会使视盘边缘模糊；参看图 7-80 至图 7-82；参看图 7-121

视网膜循环障碍性疾病是一类重要疾病。**视网膜中央动脉阻塞**（CRAO）往往是由于心脏或其他大血管血栓栓塞造成的，该病可导致急性无痛性单眼视力丧失。瞳孔直接对光反射消失，不伴有自发性静脉搏动。数分钟内视网膜即可呈苍白或奶白色伴血管狭窄，黄斑区可见樱桃红点。樱桃红点是由于中央凹处视网膜较薄，可以透见下方的脉络膜循环而形成；视网膜其他部分水肿较重故不可见。CRAO 是真正意义上的眼科急症，因为如果不在发病 45 分钟内治疗，视网膜将会发生不可逆性坏死。图 7-115 展示了一例 CRAO 患者左眼的视网膜。注意观察苍白视网膜伴黄斑区樱桃红点。图 7-116 展示了两例 CRAO 患者的视网膜，其中睫状视网膜动脉未受累。正常人群中有 40% 的人存在睫状视网膜动脉。该动脉源于睫状后循环，往往从视盘颞侧发出，为一小部分视网膜供血。偶然情况下，睫状视网膜动脉为黄斑区供血，从而在发生 CRAO 时使患者中心视力免于受累。注意观察图 7-116 中由于睫状视网膜动脉供血使得视网膜部分区域未受累，图 7-116B 中睫状视网膜动脉清晰可见。图 7-117 展示了另一例 CRAO 患者的眼底。在这一病例中，视网膜同样苍白（缺血和水肿所致），但黄斑区樱桃红点色素沉着非常明显。这一现象在深肤色人群中较为常见。

Hollenhorst 斑是视网膜动脉分叉处的胆固醇栓塞。这些胆固醇栓子通常源于心脏或颈动脉。Hollenhorst 斑一般单侧受累，常见于有严重动脉粥样硬化的老年人。这种胆固醇栓塞可伴短暂视力改变。图 7-118 展示了两例经

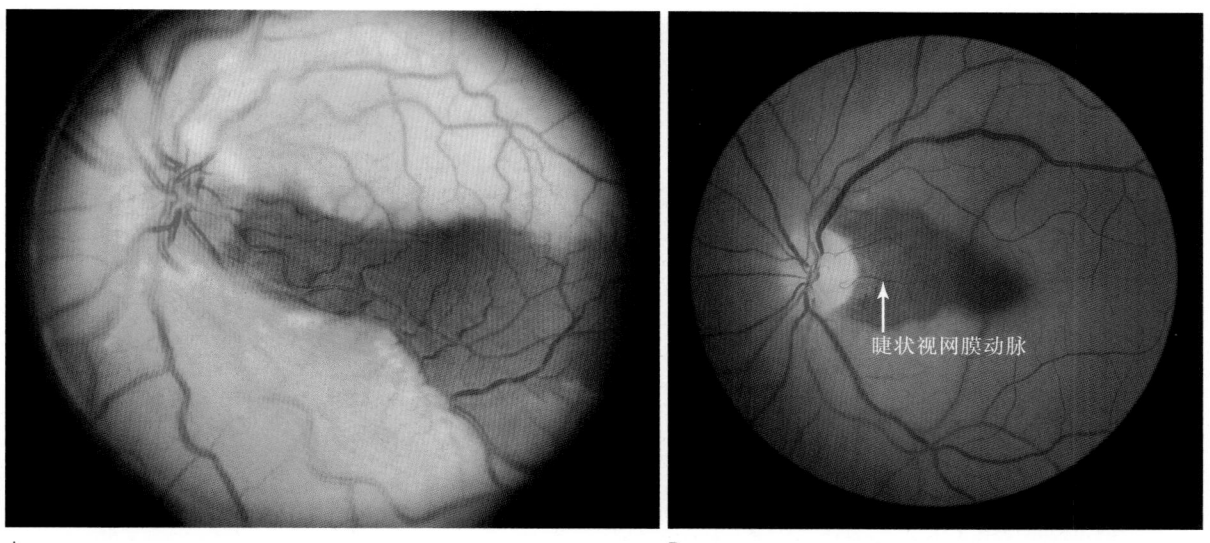

A　　　　　　　　　　　　　　　　　　　　B

图 7-116　两例视网膜中央动脉阻塞患者，睫状视网膜动脉供血区未受累，注意观察 B 中清晰可见睫状视网膜动脉

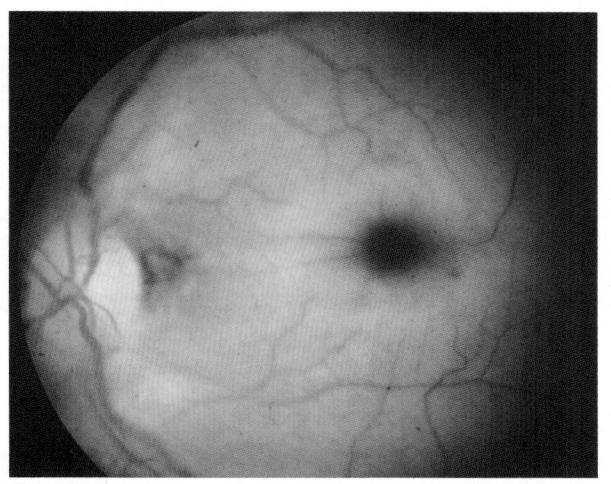

图 7-117　深肤色视网膜动脉阻塞患者黄斑区色素沉着

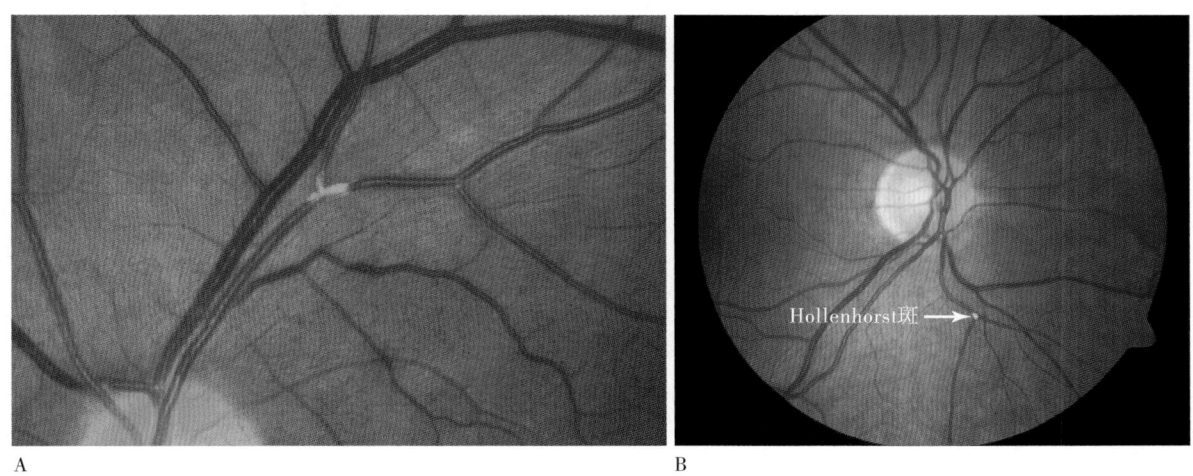

A　　　　　　　　　　　　　　　　　　　　B

图 7-118　2 例 Hollenhorst 斑

典的 Hollenhorst 斑。图 7-119 展示了一例**视网膜分支动脉阻塞**（BRAO）。注意观察视网膜缺血区、棉絮斑和邻近部位的火焰状出血。图 7-120 展示了另一例左眼视网膜上方受累的 BRAO 患者，注意观察视网膜上方的苍白区代表缺血。

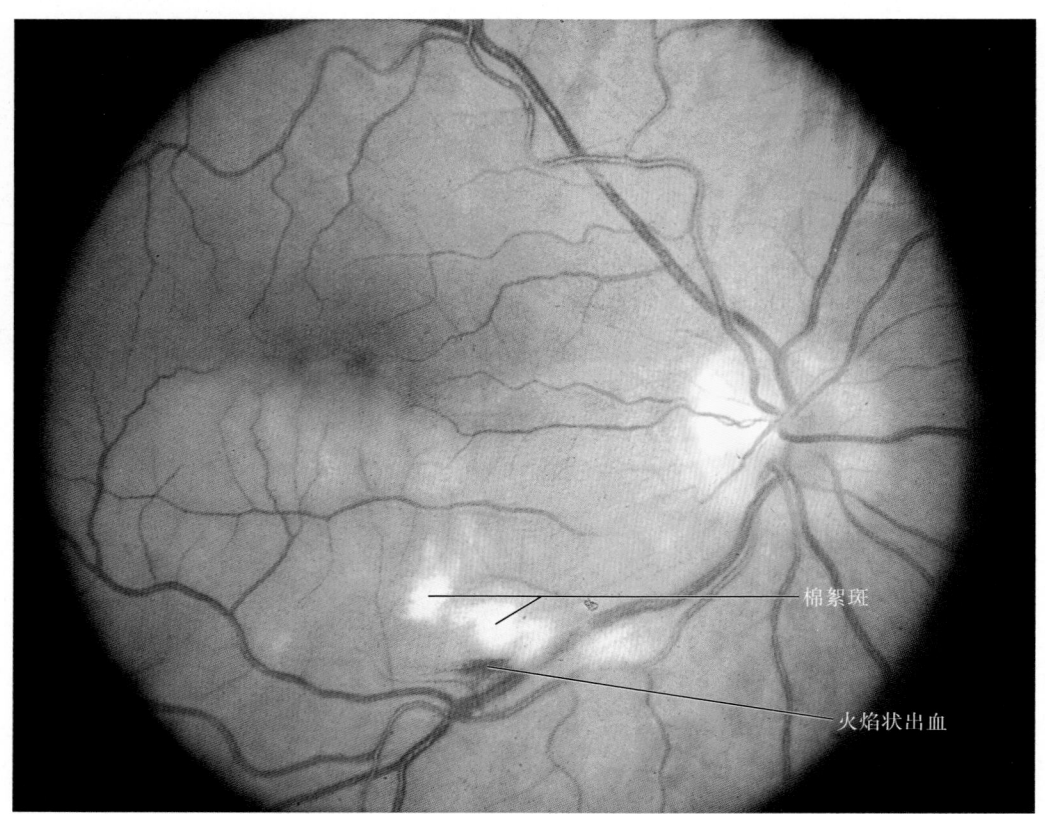

棉絮斑

火焰状出血

图 7-119 视网膜分支动脉阻塞

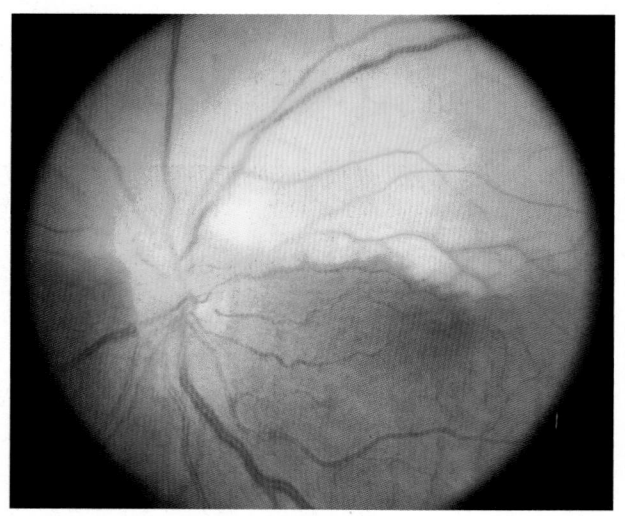

图 7-120 视网膜分支动脉阻塞。注意阻塞血管供血部位（视网膜左上侧）苍白

静脉阻塞是最常见的视网膜血管疾病之一。视网膜中央静脉阻塞（CRVO）发生于视盘深处。患者往往表现为患眼无痛性视力丧失。眼底可见静脉扩张迂曲、水肿所致的视盘及其边缘模糊、各象限火焰状出血、棉絮斑和

黄斑区大片出血。CRVO 患者的眼底常被形象地描述为"就像将比萨扔到墙上"。CRVO 好发于 70~80 岁人群，病因繁多，常见者包括高血压、青光眼、动脉粥样硬化、糖尿病及高黏滞综合征。图 7-121 展示了一例 CRVO 患者的视网膜。注意观察深色、充盈、迂曲、微暗的视网膜静脉。视网膜分支静脉阻塞（BRVO）发生于视网膜动静脉交叉处。BRVO 常见于体循环高血压，此外，其他与高凝状态相关的全身性疾病亦可引起 BRVO。在阻塞远端，视网膜静脉充盈迂曲，其继发的毛细血管功能障碍会导致视网膜内水肿和出血。图 7-122 展示了 2 例 BRVO 患者的视网膜。现在采用抗 VEGF 治疗 BRVO 患者可以获得很好的疗效。

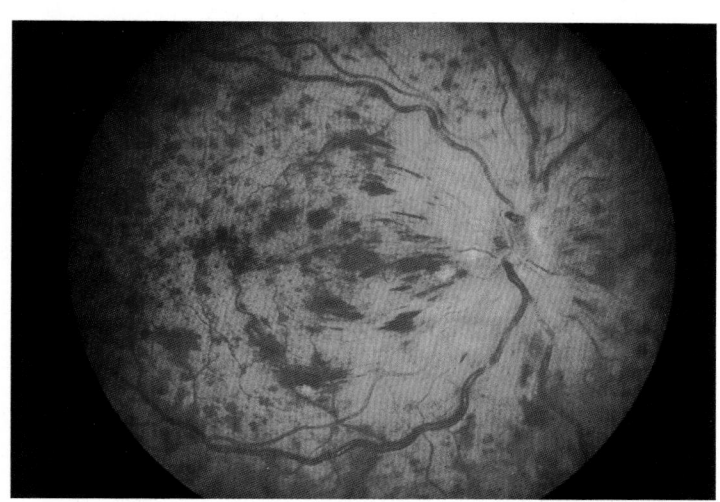

图 7-121　视网膜中央静脉阻塞

视盘玻璃疣不应和视网膜玻璃疣相混淆。弥漫性视网膜玻璃疣是与年龄无关的良性疾病（图 7-124）。然而，在视网膜色素上皮接近黄斑处的硬性与软性视网膜玻璃疣是属于年龄相关性黄斑变性（AMD）的一部分。年龄相关性黄斑变性（AMD）是美国 60 岁以上老年人致盲的最常见病因。它通常为双眼均受累，但可以受累程度不一致。视网膜玻璃疣为黄白色椭圆形的大小不等的病变，主要集中于后极。图 7-125 为 AMD 患者的视网膜，可见黄斑中心凹下脉络膜新生血管。新生血管在图中表现为黄斑玻璃膜疣周围的灰色色素沉着。这片灰色区域表示从脉络膜以及其与色素上皮之间长出的新生血管。图 7-126 更加清晰地显示了另外一例患者的黄斑玻璃膜疣。血细胞、脂肪和血浆从新生血管渗出到视网膜神经上皮层下面，进而刺激纤维瘢痕组织形成，从而进一步破坏视网膜神经上皮层。一些研究提示 VEGF 与 AMD 的发生相关。在自然状态下，这种生长因子在视网膜中有表达，并且在视网膜色素上皮中具有较高浓度。在健康人的眼睛中，VEGF 可能具有维持视网膜色素上皮及光感受器的足够血流灌注的作用，从而保护以上组织。研究显示脉络膜血流减少以及氧化应激，可以刺激 VEGF 在视网膜色素上皮及视网膜中的过度表达。从而刺激血管的增生，血管壁通透性的增加，血-视网膜屏障的破坏，进而标志着视网膜新生血管的形成以及 AMD。抗 VEGF 药物已被证实对于治疗 AMD 患者有效。图 7-127 显示一例长期患 AMD 的患者的视网膜，注意患者眼睛黄斑已经被破坏掉了，只剩下了瘢痕组织。

视神经萎缩是视神经的大小及所含细胞减少的疾病。它由神经轴索的破坏以及神经髓鞘的丢失所引起。在视网膜与外侧膝状体之间的前部视神经通路的任意一处受损均可引起视神经萎缩。眼底镜所示的视盘苍白是视神经萎缩的标志。患者可表现为视力下降，视野缩小，辨色能力受损以及输入性的瞳孔运动障碍。视盘苍白是由于视盘毛细血管网以及胶质细胞的丢失引起。图 7-128 显示了一个视神经萎缩患者的右眼视网膜，注意视盘颞侧的苍白表现。

前部缺血性视神经病（AION）是老年人急性视神经病的最常见病因。它可以是非动脉炎性的也可以是动脉炎性的。后者与巨细胞动脉炎（GCA）相关。AION 特征为伴有视盘苍白、肿胀的视力下降，有时肿胀的视盘会有火焰状的出血以及棉絮状的渗出。图 7-129A 显示了一例由 GCA 引起的 AION（动脉炎性的）患者的视网膜，注意由视神经缺血引起的视盘苍白、水肿。这与由颅内压升高而引起的视盘水肿形成了鲜明的对比。颅内压升高的视盘为充血的粉红色。这两种 AION 视力的丧失均为突然地，或者在数天中迅速进展，并且视力的丢失多为永久性的。通过大剂量激素治疗，血管炎性的 AION 患者病情可以在数周及数月过程中得到部分恢复。治疗过程中应

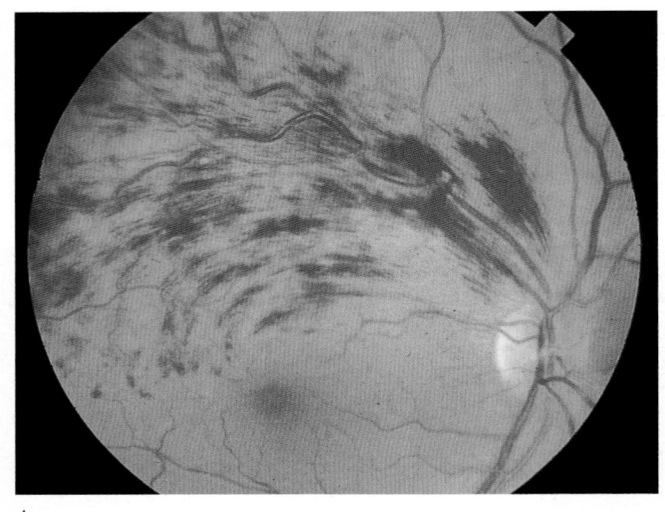

A

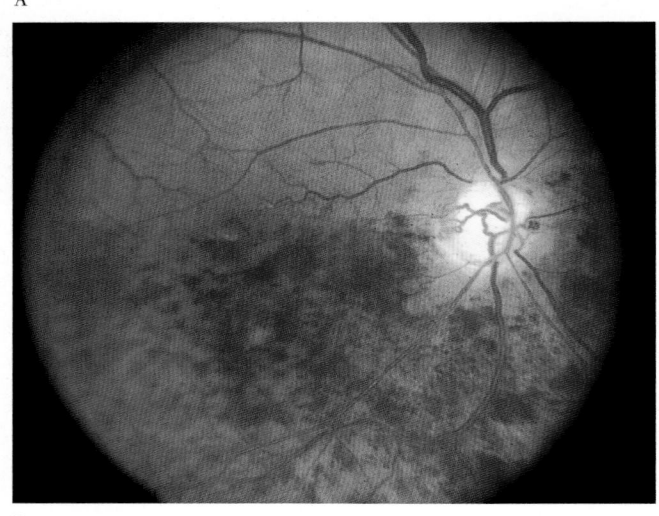

B

图 7-122 两例 BRVO 患者的视网膜

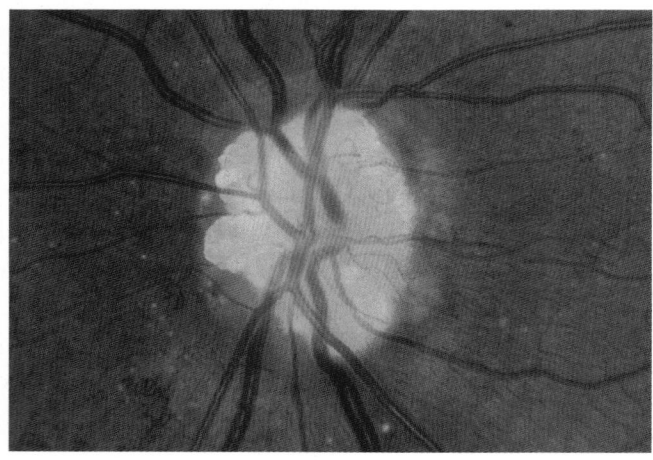

图 7-123 视盘玻璃疣

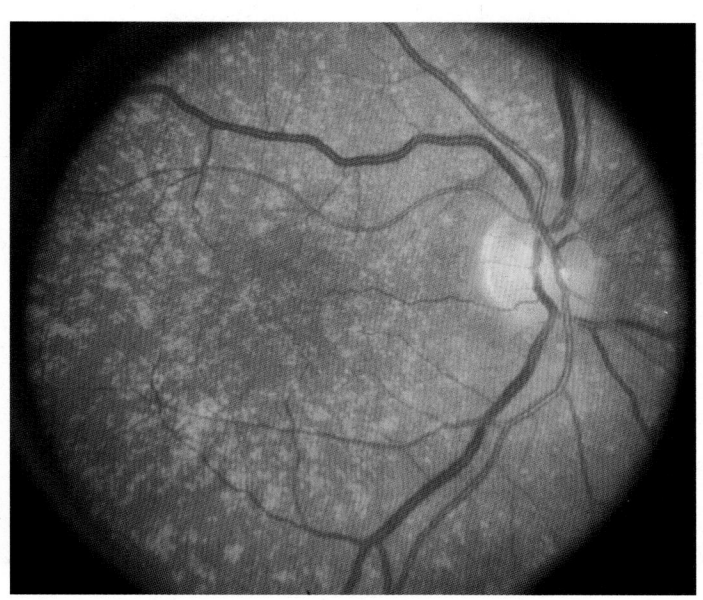

图 7-124　与年龄无关的弥漫性视网膜玻璃疣

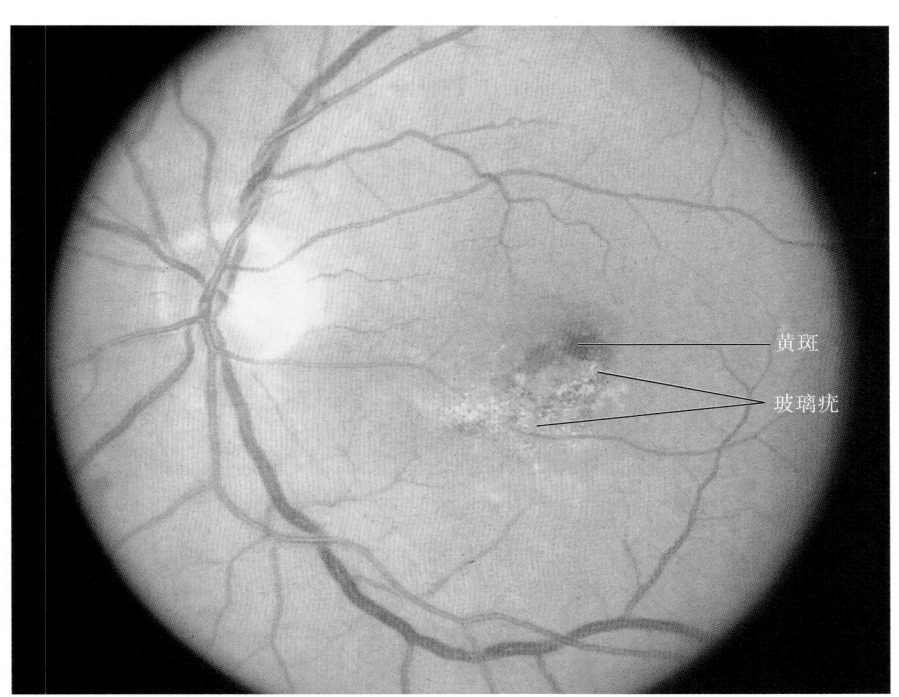

黄斑

玻璃疣

图 7-125　年龄相关的黄斑变性及黄斑中心凹脉络膜新生血管

监测红细胞沉降率，并根据其结果调整激素的用量。在水肿的吸收过程中，该患者的视盘萎缩逐渐于 2 个月后显露出来（图 7-129B）。图 7-130 显示了另外一例非动脉炎性 AION 患者的视网膜。注意图中苍白水肿的视盘以及神经纤维层的梗死。对于非动脉炎性 AION，控制好患者的血压有是极为重要的。

　　脉络膜视网膜炎是脉络膜炎逐渐累及视网膜的炎症过程。大多数脉络膜炎症改变是内源性的，包括结核、梅毒、Q 热、HIV、单纯疱疹、巨细胞病毒、麻疹、结节病、组织胞浆菌病、曲霉菌感染、念珠菌感染、隐球菌感染、环孢子菌病、弓形虫、弓蛔虫和盘尾丝虫病。在急性脉络膜视网膜炎中，玻璃体混浊会导致视物模糊，患者

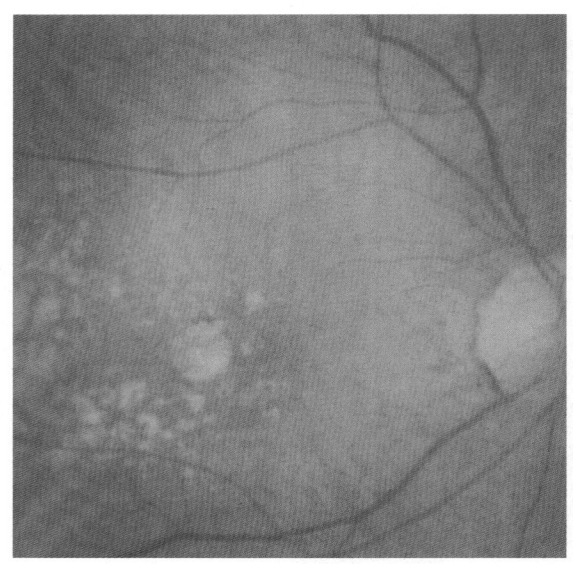

图 7-126　黄斑玻璃膜疣特写

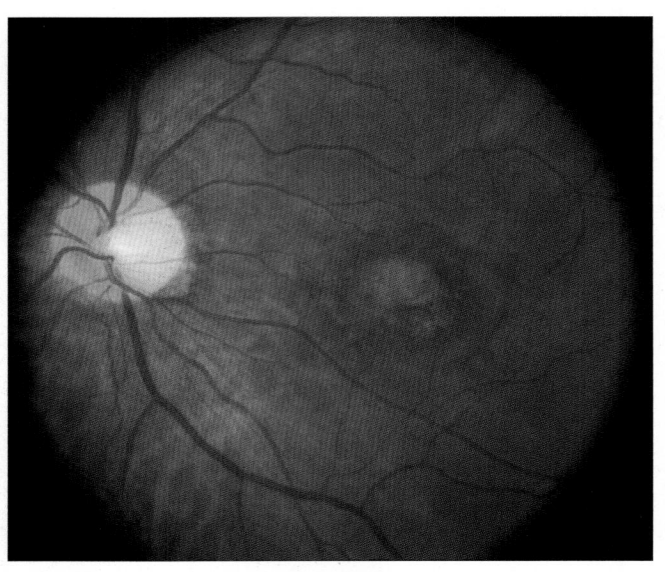

图 7-127　年龄相关黄斑变性，晚期，注意黄斑处的灰色瘢痕

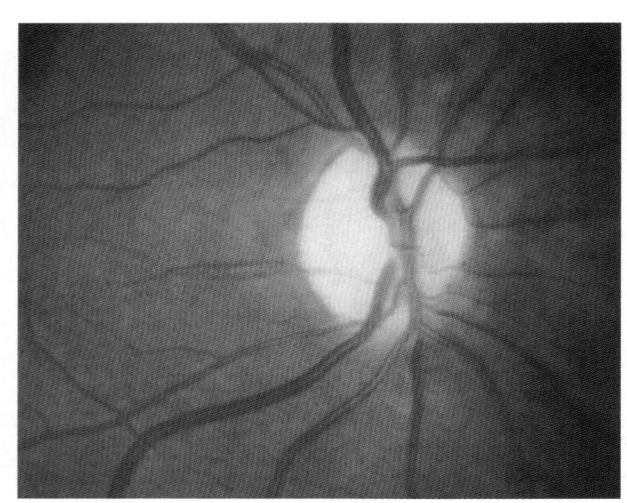

图 7-128　视神经萎缩患者的右眼视网膜表现，注意视盘颞侧的苍白表现

会看到闪光和眼前漂浮斑点。黄斑受累会出现视力丧失。在慢性脉络膜视网膜炎中，病变周围会出现色素变动，呈白色，是由于瘢痕组织或是局部视网膜和脉络膜被破坏后露出巩膜所致。

　　弓形虫病是由岗地弓形虫引起，通常是先天性疾病，在孕早期通过母婴传播。一般弓形虫形成包囊后早期病变会愈合，只有在常规检眼镜检查时可看到脉络膜视网膜瘢痕。当包囊释放疾病会复发，进一步损伤视网膜。患者视力恢复情况取决于病变部位。图 7-131 是 AIDS 患者合并急性弓形虫脉络膜视网膜炎的右眼视网膜表现。急性损伤者病变呈圆形，因为玻璃体炎而使病变表面呈黄白色雾状。这类病变被形象地称为"雾中灯"。注意视网膜可以呈多灶性受累。这例患者左眼有类似的多灶性损害。多灶性双侧对称性受累是 AIDS 患者急性弓形虫脉络膜视网膜炎的典型表现。图 7-132 是另外一例急性弓形虫病患者，注意活动性玻璃体炎引起的浓雾改变。图 7-133 是另一例病变已愈合的弓形虫病患者的视网膜表现，弓形虫脉络膜视网膜炎的非活动病变位于黄斑处。图 7-134 是一例继发于非活动性弓形虫病的弥漫性视网膜瘢痕表现。

　　眼拟组织胞浆菌病综合征（POHS）有特征性的视网膜改变，即视网膜区出现边界清晰的萎缩灶。组织胞浆菌病是由一种双相酵母，即荚膜组织胞浆菌所引起。在人体内以酵母形式存在，在土壤里以霉菌形式存在。组织

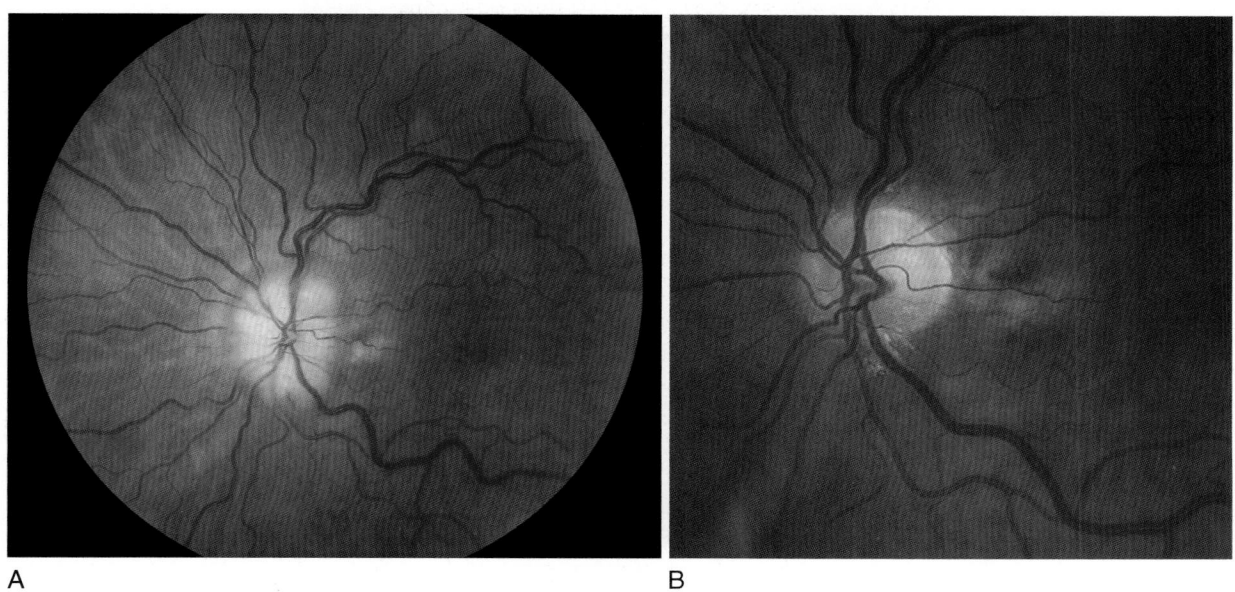

A　　　　　　　　　　　　　　　　　　　　B

图 7-129　前部缺血性视神经病——动脉炎

A：继发于 GCA 引起的 AION 患者的视网膜表现；B：同一患者 2 个月后出现视神经萎缩，注意视盘水肿吸收后的苍白表现

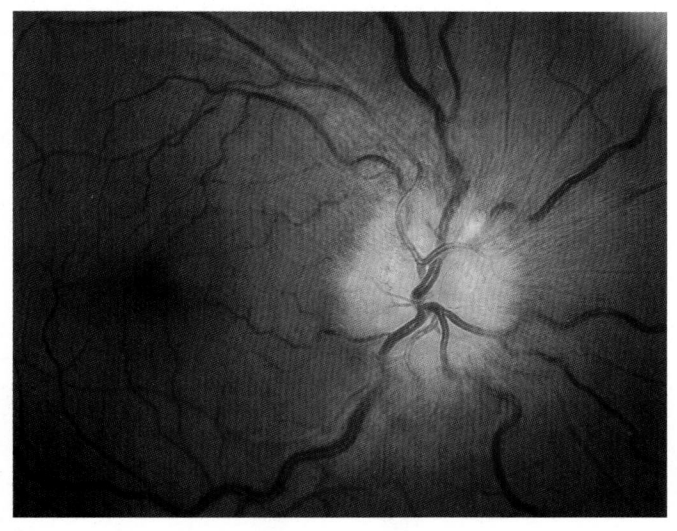

图 7-130　前部缺血性视神经病——非动脉炎性，注意苍白水肿的视盘以及神经纤维层的梗死

胞浆菌流行于俄亥俄州、密西西比河谷、马里兰、佛罗里达和德克萨斯州。组织胞浆菌通过吸入孢子进入体内。感染后可以无明显症状，也可以有轻度流感样表现。组织胞浆菌可在全身播散。免疫缺陷患者感染了组织胞浆菌可能出现暴发性、致命性的全身感染。眼拟组织胞浆菌病患者在视神经周围可以出现环状色素性萎缩瘢痕。黄斑区可能受累。眼拟组织胞浆菌病之所以被称为 POHS，是因为在组织胞浆菌感染的患者的脉络膜组织中从未分离出组织胞浆菌，但其已经累及到视网膜组织。图 7-135 是 POHS 患者的经典眼部表现。

巨细胞病毒脉络膜视网膜炎是 AIDS 患者最常见的眼部机会性感染。尸检数据显示，AIDS 患者的病毒性脉络膜视网膜炎 95% 是巨细胞病毒脉络膜视网膜炎。巨细胞病毒视网膜炎是不断进展的，且常常发生在疾病的终末期。AIDS 患者的 CD4 细胞计数低于 $40/mm^3$ 时，患者发生巨细胞病毒视网膜炎的风险最大。图 7-136 是 AIDS 患者

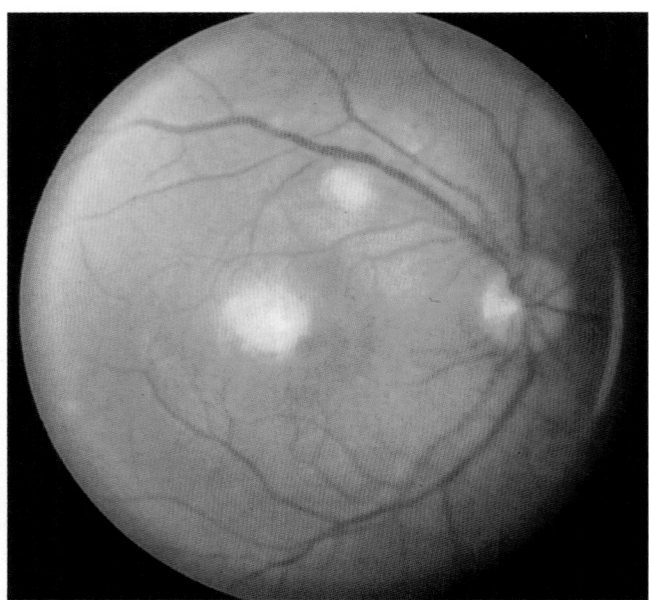

图 7-131　AIDS 患者合并急性弓形虫脉络膜视网膜炎的右眼视网膜表现

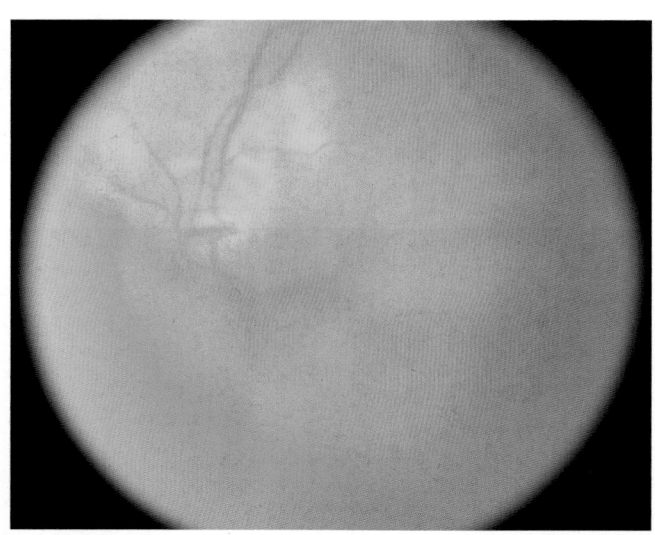

图 7-132　继发于急性弓形虫病的活动性玻璃体炎

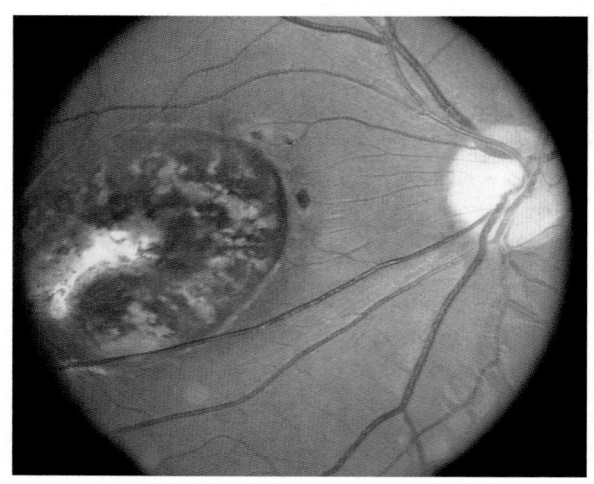

图 7-133　慢性（非活动性）弓形虫脉络膜视网膜炎
瘢痕

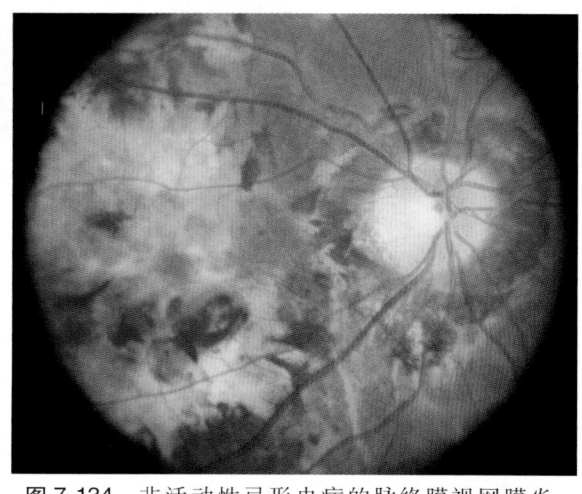

图 7-134　非活动性弓形虫病的脉络膜视网膜炎。
注意弥漫性视网膜瘢痕表现

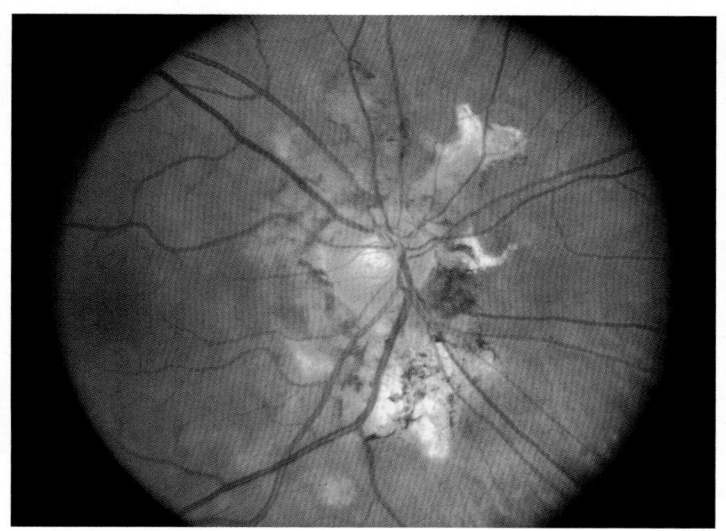

图 7-135　眼拟组织胞浆菌病患者眼部表现

合并 CMV 脉络膜视网膜炎的视网膜坏死和血管炎表现。图 7-137 是巨细胞病毒脉络膜视网膜炎的左眼视网膜表现。注意视网膜坏死灶从视神经向上方和颞侧延伸。图 7-138 是巨细胞病毒视网膜炎患者的右眼视网膜表现。这是广泛坏死性视神经炎合并视网膜坏死和血管炎。注意视网膜血管白鞘（尤其是视盘上方）是典型的血管炎表现。图 7-139 活动性巨细胞病毒视网膜炎患者的左眼表现，注意视网膜血管鞘及广泛坏死性视神经炎。图 7-140 是终末期巨细胞视网膜炎，注意硬化的视网膜动脉及减少的血管。该患者因为巨细胞病毒感染而失明。

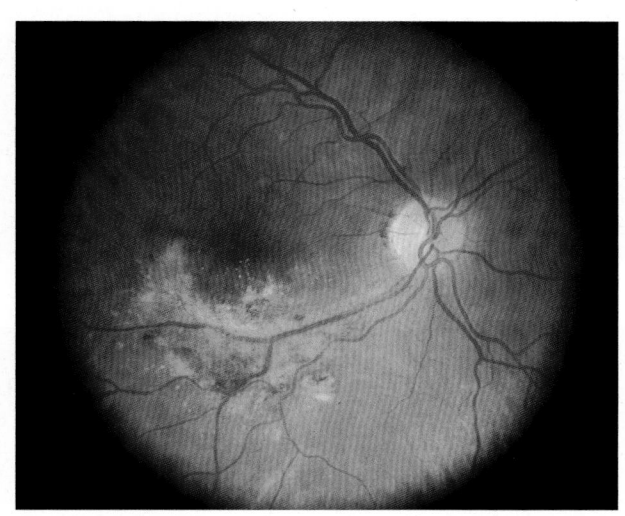

图 7-136　AIDS 患者合并 CMV 脉络膜视网膜炎的视网膜坏死和血管炎表现

　　图 7-141A 是 HIV 视网膜脉络膜炎患者的左眼视网膜表现，请注意棉絮斑和巨大的火焰型出血。图 7-141 B 是另外一例 HIV 视网膜脉络膜炎患者的视网膜表现。图中可以看到很多棉絮斑。Roth 斑也常见于 HIV 视网膜脉络膜眼患者。图 7-114 示白血病患者眼底 Roth 斑。
　　下面介绍几种重要的眼底肿瘤。视网膜母细胞瘤是视网膜神经上皮层最常见的恶性肿瘤，其婴儿发病率约 1/18000。视网膜母细胞瘤常见于 6 岁以下的患儿，是 1~2 岁幼儿最常见的恶性肿瘤。该病散发或常染色体显性遗传。突变基因位于 13 号染色体长臂。携带该致病基因的患者比不携带该致病基因的患者更易患双侧视网膜母细胞瘤。视网膜母细胞瘤患儿表现为白瞳症，或瞳孔区呈白色反光（图 7-142）。白瞳症是由于眼球大部分被白色肿

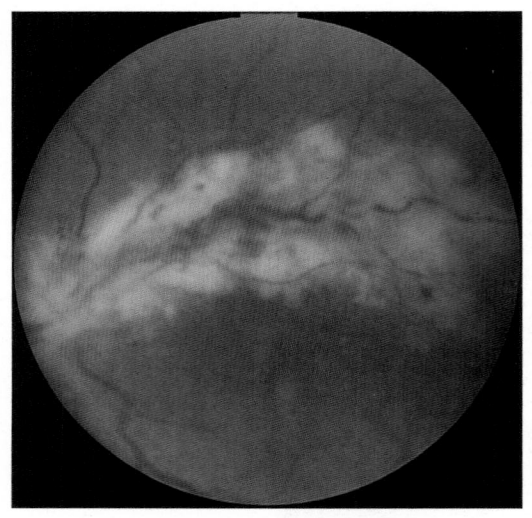

图 7-137 巨细胞病毒脉络膜视网膜炎的左眼视网膜表现

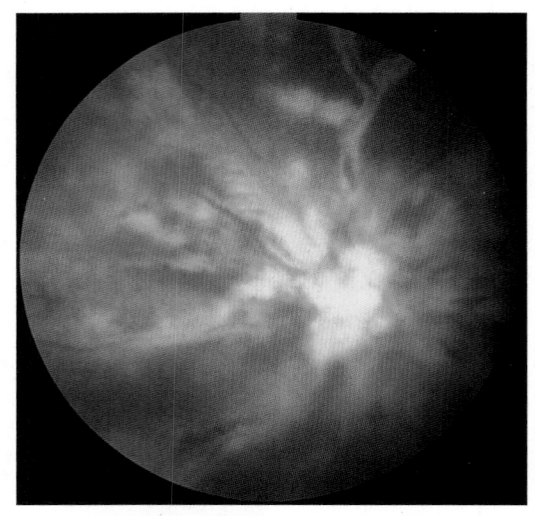

图 7-138 活动性巨细胞病毒视网膜炎，右眼视网膜（图 7-136）

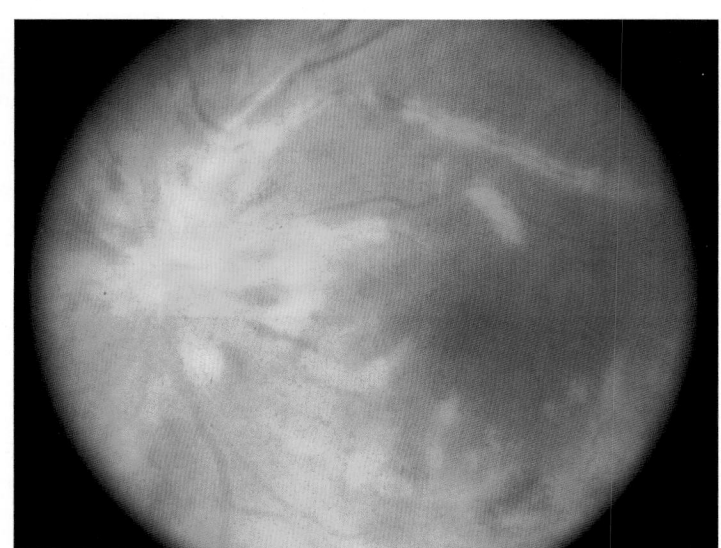

图 7-139 活动性巨细胞病毒视网膜炎患者的左眼表现；注意视网膜血管鞘及广泛坏死性视神经炎

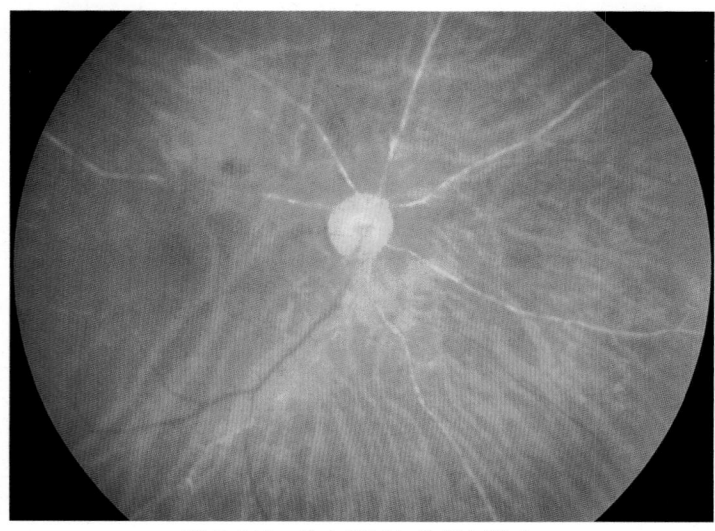

图 7-140 终末期巨细胞视网膜炎

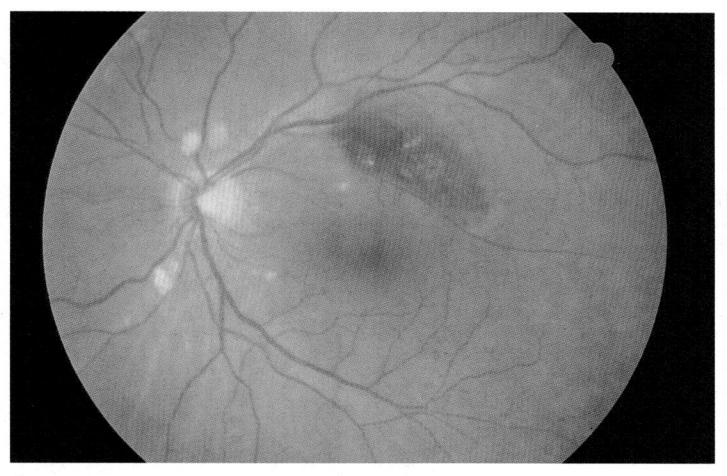

A

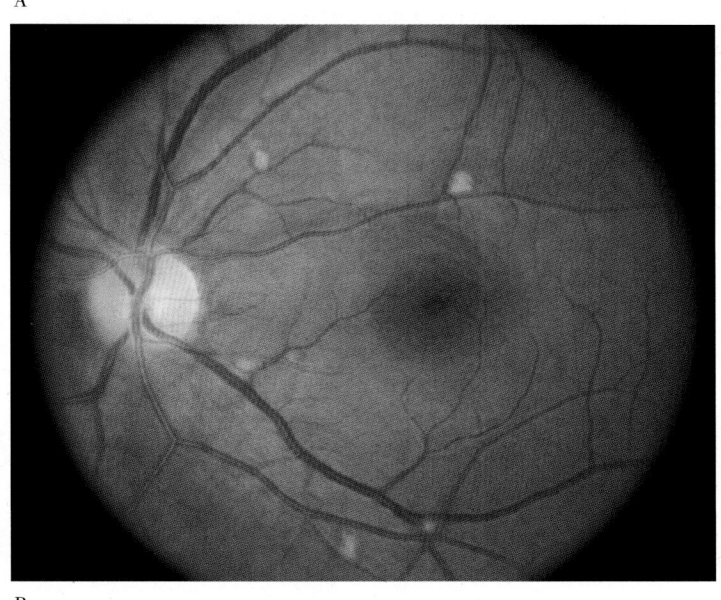

B

图 7-141 A：HIV 视网膜脉络膜炎患者左眼视网膜表现，注意棉絮斑和巨大的
火焰型出血；B：另一例 HIV 视网膜脉络膜炎患者的视网膜表现，注意棉絮斑

瘤占据所致，且该肿瘤多为分叶状。图 7-143 所示患儿双侧视网膜母细胞瘤。左眼视网膜的肿瘤较大。

脉络膜痣和脉络膜黑色素瘤是最重要的两种脉络膜肿瘤。脉络膜痣是最常见的眼底肿瘤，多呈灰色扁平隆起，边界略模糊。图 7-144 示脉络膜痣。脉络膜痣需要与脉络膜黑色素瘤鉴别。脉络膜黑色素瘤是最常见的原发

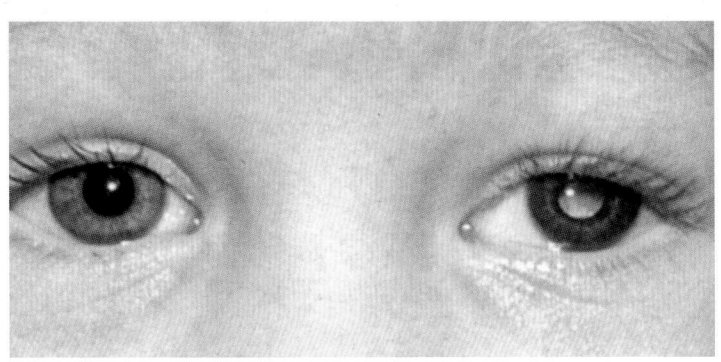

图 7-142 白瞳症

眼内恶性肿瘤。发病率约为百万分之六。男女发病率无明显差异，通常无家族遗传。在非裔美国人中罕见，但在白人中最常见。与脉络膜痣不同的是，脉络膜黑色素瘤累及范围深，多呈圆顶型隆起或蘑菇样生长。图 7-145 示脉络膜黑色素瘤患者的眼底表现。

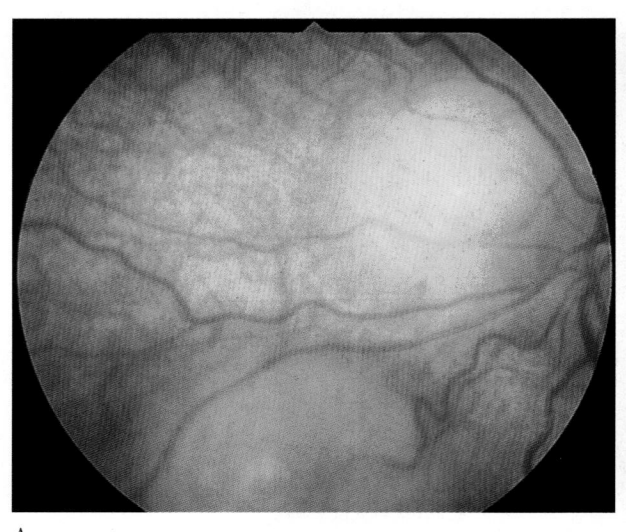
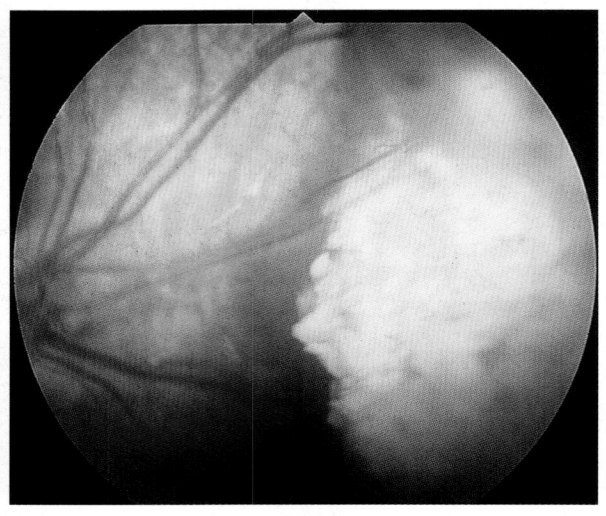

A B

图 7-143　视网膜母细胞瘤
A：右侧视网膜；B：左侧视网膜

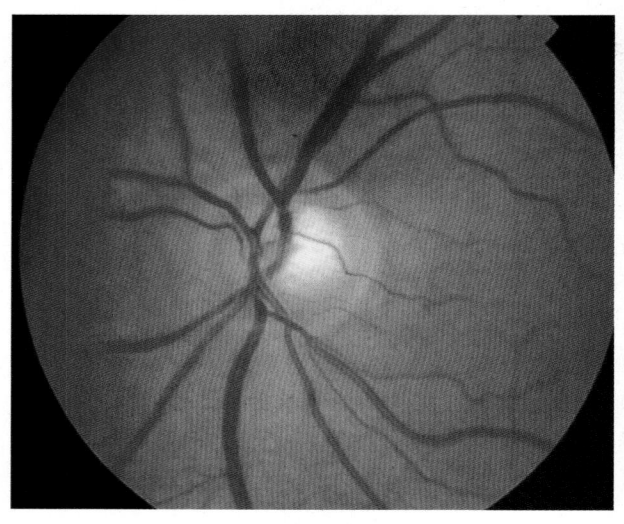
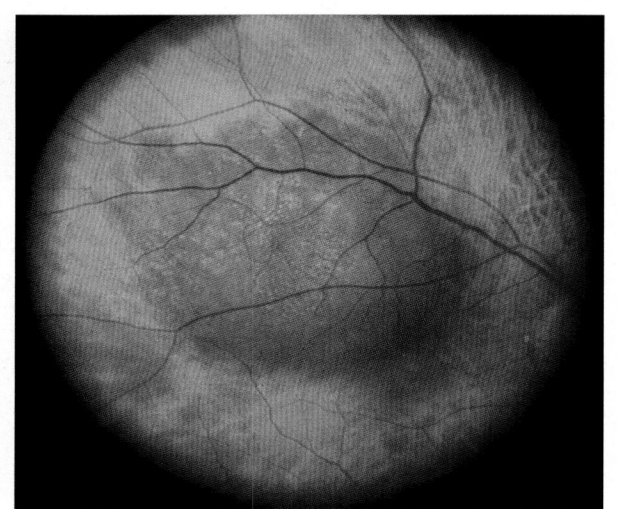

图 7-144　脉络膜痣　　　　　　　图 7-145　脉络膜黑色素瘤患者的眼底表现

　　视网膜和脉络膜缺损与早期胚眼的发育过程中胚裂闭合不全有关。缺损区是没有视网膜或脉络膜覆盖的白色区域，因此可以透见白色巩膜。视网膜血管可以穿过缺损区。典型的缺损区位于眼底下方，因为胚眼发育过程中胚裂位于鼻下方。图 7-146 示缺损的典型特征。图 7-66 示虹膜缺损。

　　视网膜裂孔与脱离通常是无痛性的。眼前漂浮物、闪光感是视网膜裂孔的危险信号。视网膜裂孔或脱离也有视力减退、周围视野幕样黑影遮挡等表现。典型的黑影在几个小时、几天或是几周内向中央视野移动。患者可能会感觉有漂浮物遮挡视野。急性视网膜裂孔伴或不伴有闪光感或漂浮物，十分危险，因为液体可以通过裂孔处进入视网膜后方，将视网膜顶起，引起视网膜脱离。图 7-147 是巨大视网膜裂孔，通过破裂处可以见到大面积的脉络膜裸区。

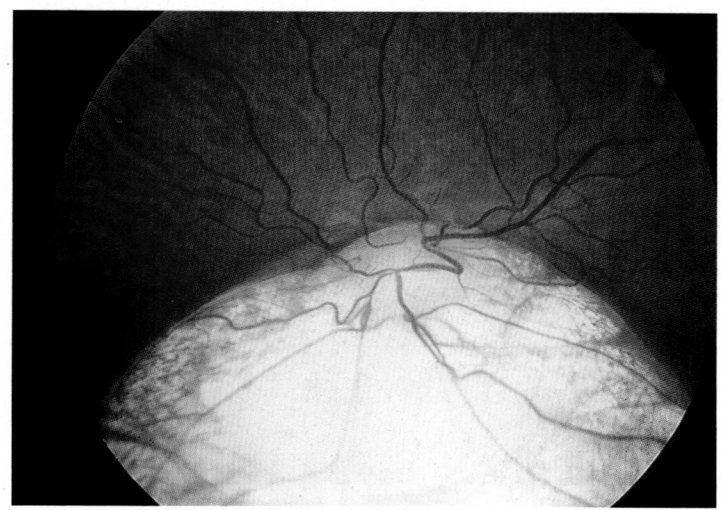

图 7-146 视网膜缺损

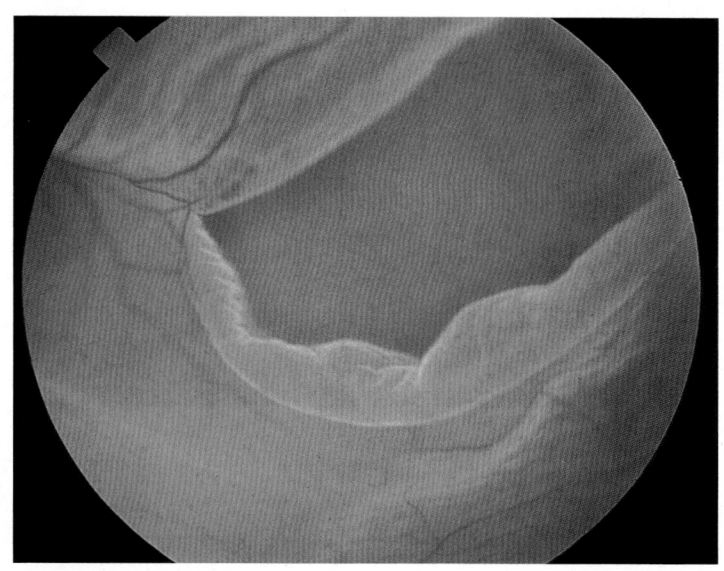

图 7-147 视网膜裂孔

视网膜色素变性（RP）是一种罕见的遗传性疾病，是退行性视网膜病变，主要在 6~12 岁发病。男孩比女孩发病率高，通常双侧受累。据估计美国约有十万人患视网膜色素变性，主要是父母一方或双方遗传了突变的基因。突变的基因给光感受器细胞下错误的指令，合成错误的蛋白或者合成太少或太多数量的蛋白。RP 中存在多种基因突变。夜盲为首发症状，视野进行性缩小，最终出现视力下降。视网膜检查可出现特征性黑色"骨刺"色素沉着改变，尤其在中间周边视网膜明显。晚期出现黄斑退行性病变。目前没有有效治疗手段，但是近期研究表明在某些患者中适当补充维生素 A，可以延缓失明进展高达 10 年。图 7-148 A 是 RP 经典表现；图 7-148 B 是"骨刺"的特写图片。

葡萄肿是在巩膜局部薄弱不能支撑眼内结构的区域而向外突出。图 7-149 是葡萄肿出现在眼底后极部位，这与退行性高度近视有关。黄斑裂孔、视网膜裂孔和视网膜脱离也很常见。葡萄肿可以是先天性缺陷，也可在创伤或慢性炎症导致巩膜壁变薄而出现葡萄肿。大多数情况下，没有有效的治疗手段。病情严重的患者，葡萄肿逐渐发展扩大，必要时可考虑眼球摘除。

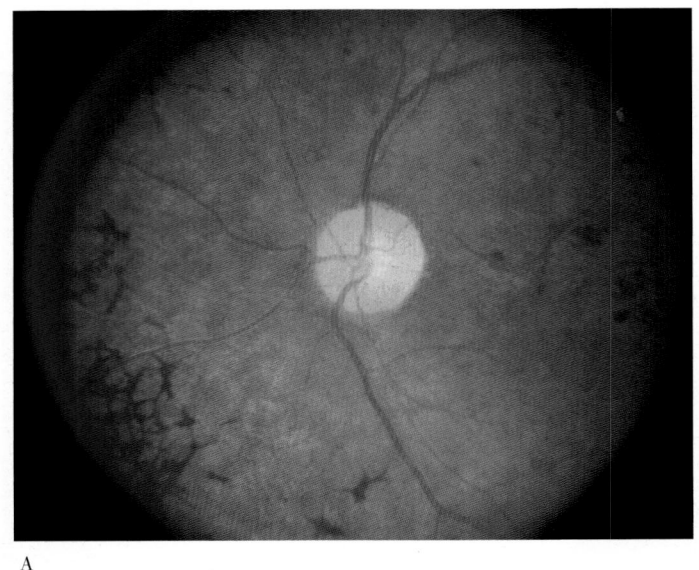

A

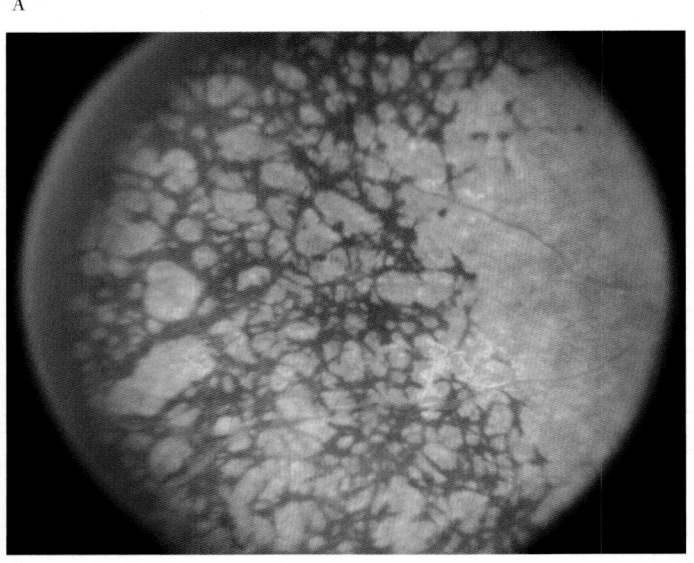

B

图 7-148 A 视网膜色素变性经典表现，注意"骨刺"；B："骨刺"特写

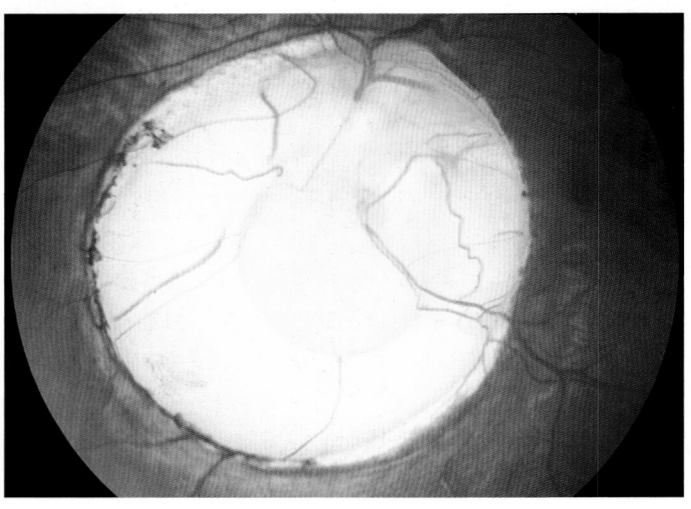

图 7-149 葡萄肿

　　凝视异常并不少见。眼肌麻痹是指眼部肌肉瘫痪。损伤导致眼肌麻痹可以是急性的、慢性的或是进展性的。眼肌麻痹见图 7-150。当嘱患者向前看时，右眼处在外展位。注意右侧有眼睑下垂。当嘱患者向右侧远方看时，虽然仍有右侧眼睑下垂，但是双侧眼球活动正常。当嘱患者向左侧远方看时，患者右侧眼球不能跨过中线。该患者急性眼肌麻痹是继发于第Ⅲ对脑神经核真菌感染所致。

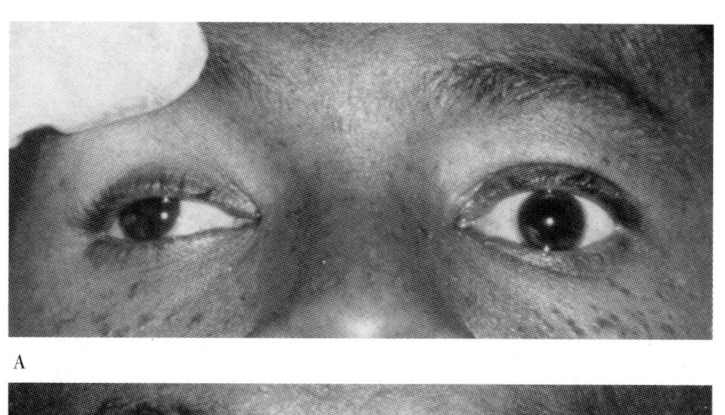

A

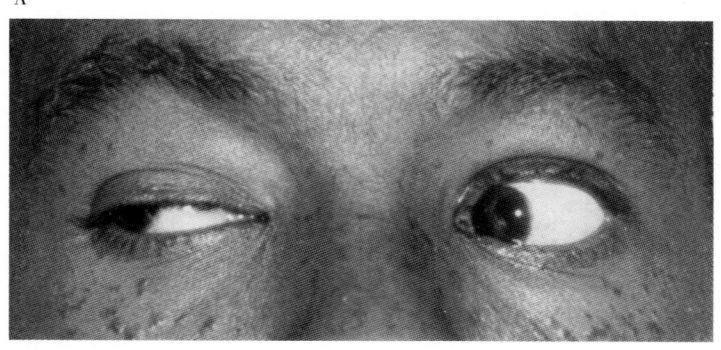

B

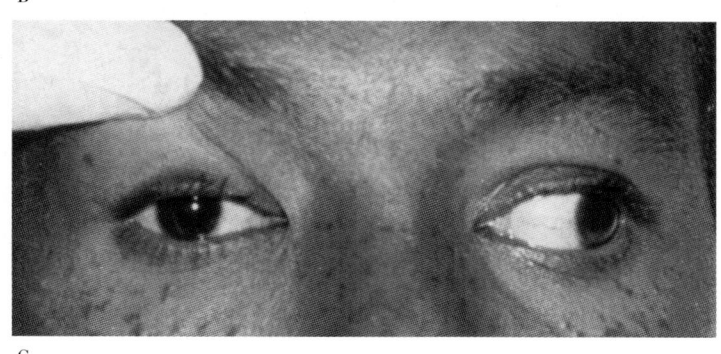

C

图 7-150　急性右侧动眼神经麻痹

A：嘱患者向前看时，右眼处在外展位（注意角膜反射位置）。右侧眼裂变窄，需用手提起眼睑观察眼球位置；B：嘱患者向右侧远方看时，双侧眼球活动正常。注意右侧眼睑下垂；C：嘱患者向左侧远方看时，患者右侧眼球不能跨过中线

　　图 7-151 为嘱患者其向前或向右看时双侧眼球运动正常。但是，当嘱患者向左看时，左眼不能跨过中线。继发于癌性脑膜炎的左眼外展肌麻痹患者，可出现复视。糖尿病是复视的另一常见病因。

　　头部倾斜可能是眼外肌无力的表现之一。上斜肌无力通常是因为产钳分娩所致的产伤，但是没有在意，而后才发现上斜肌无力。头部倾斜可能与复视有关。头部倾斜是为了避免患者在水平、垂直或旋转方向上出现复视。图 7-152 是经典的与上斜肌麻痹有关头部倾斜。

　　上斜肌麻痹患者（图 7-152A、B）面部会向对侧倾斜，下颚会向下压低。下斜肌麻痹的患者（图 7-152C、D），面部会扭向同侧，下颚上扬。头部倾斜也可见于垂直直肌麻痹患者。

　　常见疾病的视网膜表现见表 7-11。许多常见病导致视网膜黄斑病变。表 7-12 总结了常见黄斑疾病的鉴别要点。

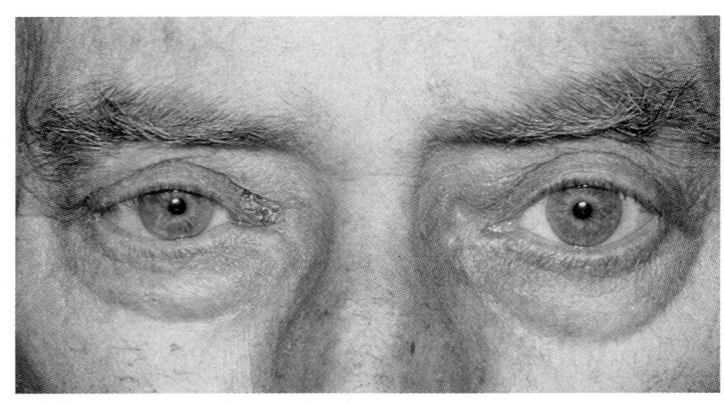

A

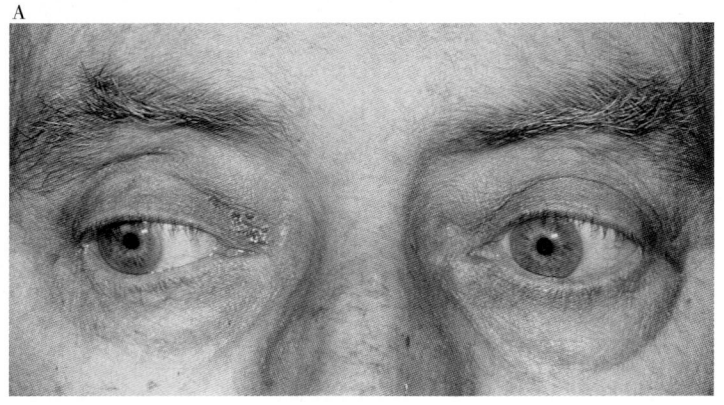

B

C

图 7-151　急性左侧外展肌麻痹

A：嘱患者向前看时，双侧眼球位置正常；B：嘱患者向右看时，双侧眼球运动正常；C：嘱
患者向左看时，左眼不能跨过中线，提示左侧外展肌麻痹

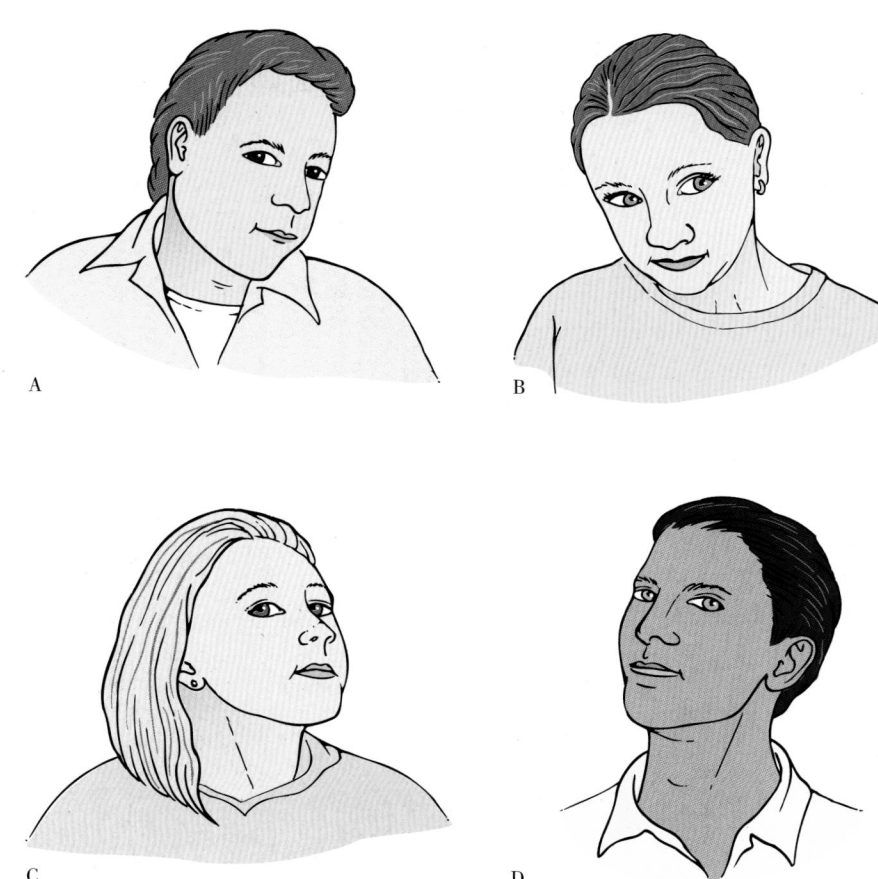

图 7-152　经典的与上斜肌麻痹有关头部倾斜

A：右眼上斜肌麻痹；B：左眼上斜肌麻痹；C：右眼下斜肌麻痹；D：左眼下斜肌麻痹

表 7-11　常见疾病的视网膜表现

疾病	原发表现	分布	继发表现
糖尿病（图 7-93 至图 7-105）	微小动脉瘤 新生血管 增殖性视网膜炎	后极	硬性渗出 深部出血 视网膜静脉闭塞 玻璃体积血
高血压（图 7-84，图 7-87，图 7-106 至图 7-110）	动脉狭窄 "铜丝样改变" 火焰状出血 动静脉压迹	后极	硬性渗出 深部出血 视网膜静脉闭塞 玻璃体积血
视盘水肿（图 7-111 至图 7-113）	视盘充血 静脉扩张 视网膜出血 视盘隆起 自发性静脉搏动消失 棉絮斑	视盘周围	硬性渗出 视神经萎缩，晚期
视网膜静脉闭塞（图 7-121 和图 7-122）	出血 新生血管	局限在受累静脉引流区域	渗出

续　表

疾病	原发表现	分布	继发表现
视网膜动脉闭塞（图 7-115 至图 7-120）	视网膜苍白 动脉变细 可见栓子	局限在供血区域	视神经萎缩，晚期
小动脉硬化	动脉反光增强 "铜丝样改变" 动静脉压迹	整个视网膜	视网膜色素减少
血液系统恶性疾病（图 7-114）	弥漫性出血 静脉扩张常见 Roth 斑（中心白点视网膜出血）		
镰状细胞疾病	小动脉边界锐利 动静脉吻合 "海扇"样新生血管形成 （与该海洋生物有类似模式）	周边视网膜	玻璃体积血 视网膜脱离

表 7-12　常见黄斑疾病的鉴别要点

特征	黄斑变性	黄斑部星芒状皱褶	环状视网膜病变
表现	色素斑点状阴影伴出血	白色渗出放射至黄斑周围	黄斑周围不连续的环形白色渗出
病因		高血压 视盘水肿 视盘炎 视网膜中央静脉阻塞	糖尿病 视网膜中央静脉阻塞

七、体格检查报告书写

以下列举的是眼部检查报告的书写范例：

- 标准 Snellen 视力表右眼视力 20/20，左眼视力 20/30。粗测视野正常。外眼结构正常。瞳孔等大等圆，对光反射及调节反射灵敏。眼球运动正常。检眼镜检查：视盘边缘清晰，杯盘比正常，血管轮廓正常。
- 近视力表检查右眼视力 20/60，左眼视力 20/30。右侧结膜充血，右侧瞳孔散大。瞳孔形状圆形，对光反射存在。粗测视野正常。视盘边缘锐利，视网膜血管分布正常。
- 患者裸眼能阅读报纸。眼球运动正常。左侧瞳孔直径比右侧小 2mm。左上眼睑轻度下垂。双侧瞳孔直接、间接对光反射存在。视野正常。眼底检查正常。
- 矫正视力正常。左眼外展不能，左外侧可见复视。双侧瞳孔等大等圆，对光反射存在。视盘边缘锐利，视网膜血管分布正常。
- 双眼视力下降。右眼 6 英寸（15cm）外无法阅读 1/4 英寸（6.35mm）大小字体的报纸，左眼无光感。外眼结构正常。眼球运动正常。左侧视盘鼻侧轻度模糊。杯盘比正常。双侧眼底可见多发软性棉絮样渗出。右眼 2 点钟位置可见巨大火焰状出血。双侧动静脉压迹存在。
- 近视力表检查右眼视力 20/40，左眼视力 20/100。粗测视野发现颞侧偏盲。眼球运动正常。检眼镜检查发现视盘模糊，无自发静脉搏动。右眼视盘 10 点位置可见火焰状出血。

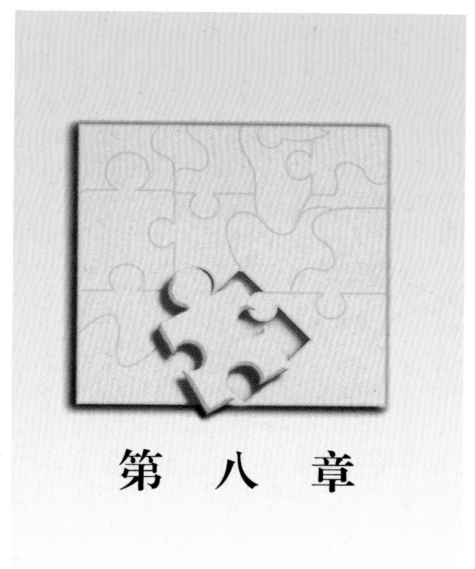

第 八 章

耳 和 鼻

　　然而，我不可能去对人们说，"大点儿声说话，喊出来吧，因为我是个聋子……"唉！我怎么可能去承认自己有这种感官上的缺陷，我的这种感官本应比别人更加敏锐，而我曾经在这种感官上拥有极致的完美，其程度是在我的领域中过去和现在少见的完美。

——Ludwig van Beethoven（1770–1827）

一、概述

　　大部分人有幸能够听到音乐、噪声，最重要的是谈话的声音。有时"沉默是金"，但只有对能够选择不听的人来说沉默才是金。虽然正常儿童生而具备说话的必备器官，他们并非一出生就会说话。耳朵和大脑整合并处理声音，使得儿童能够学会模仿。如果不能听到声音，就不能进行模仿。声音将无法形成词语，词语将无法形成句子，句子将无法形成谈话，谈话将无法形成语言。

　　听是一个感知过程。为了说明这一概念，以耳鸣为例。**耳鸣**是指单耳或双耳感觉到的一种声音，常伴耳聋。当出现耳鸣时，几乎总有不同程度的听力损害。相反，当没有可感知的听力损失时，很少有耳鸣。然而，天生聋的儿童不会耳鸣。

二、结构与生理

（一）耳

　　耳可分为如下四部分：

1. 外耳

2. 中耳

3. 内耳

4. 神经支配

耳的切面图见图 8-1。

外耳包括**耳郭**及**外耳道**。耳郭由弹性软骨及皮肤组成。图 8-2 显示了耳郭的各部位。

　　外耳道长约 1 英寸（约 2.54cm）。其外 1/3 为软骨性，内 2/3 为骨性。软骨部有毛囊、皮脂腺及分泌耵聍的**耵聍腺**。耵聍腺的分泌物、碎屑及脱落的角质组成耵聍（耳垢）。耵聍腺在毛根附近分泌其产物（图 8-3）。图 8-4

外耳　　中耳　　内耳

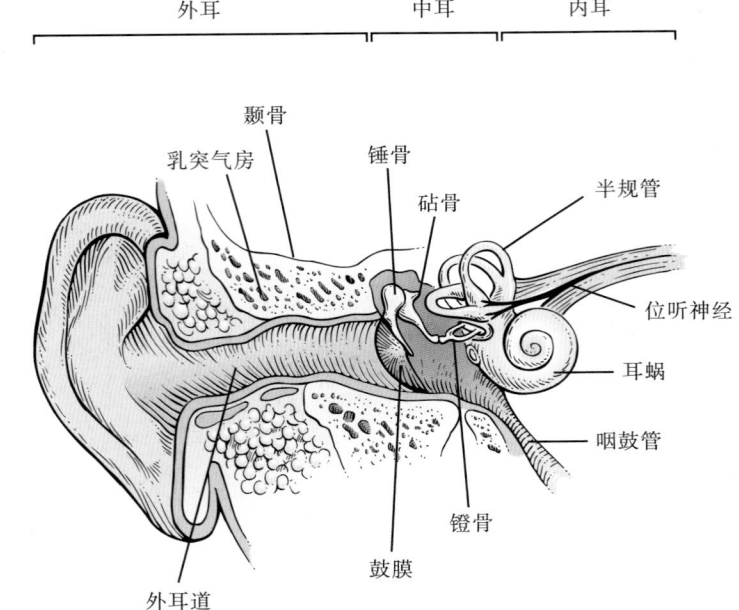

图 8-1　耳截面图

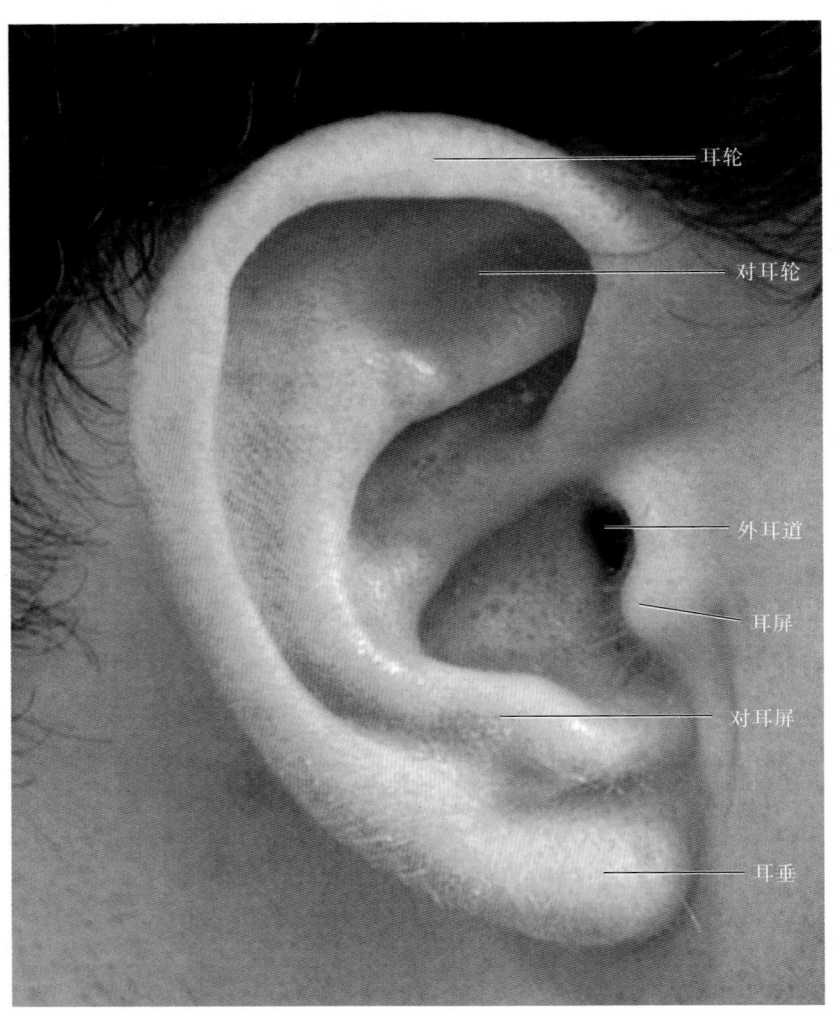

图 8-2　耳郭的标志

显示了外耳道内的耵聍（耳垢）。耵聍的颜色及致密度取决于分泌耵聍的类型、角质的含量及碎屑的存在。在此显示的质软棕色的耵聍是最常见的类型。耳的软骨部分与耳郭相连。耳道轻度弯曲，其角度向前、向下。外耳道大部分神经支配来自三叉神经（第 5 对脑神经）。外耳道最内端的神经支配来自迷走神经（第 10 对脑神经）。[1]

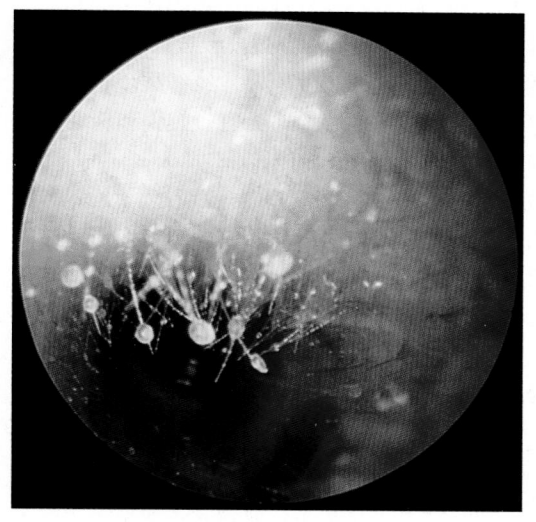

图 8-3　毛根附近的耵聍（耳垢）

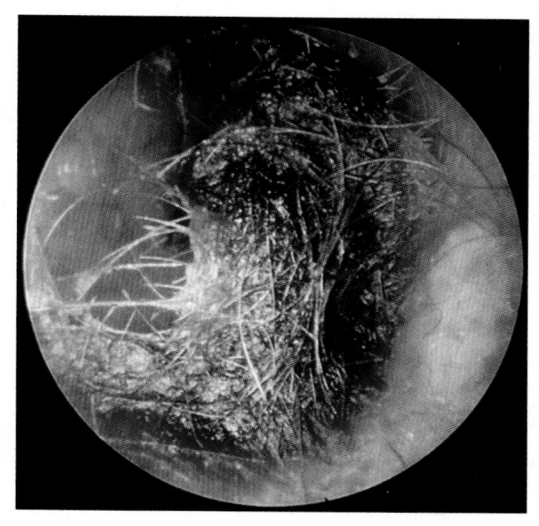

图 8-4　外耳道内的耵聍（耳垢）

中耳（鼓室）通过鼓窦入口与鼓窦及乳突气房相通，通过**咽鼓管**与鼻咽相连。咽鼓管的功能是提供从鼻咽到耳内的空气流动通道，以平衡鼓膜两侧的压力。咽鼓管通常是关闭的，但在吞咽和打哈欠时开放。

鼓膜构成中耳的外侧界。其内侧界由耳蜗组成。鼓膜为灰色，周边是血管。鼓膜包括**松弛部**和**紧张部**两部分。松弛部是鼓膜上方较少的部分。紧张部包括鼓膜剩余的部分。锤骨柄是一个明显的标志，将紧张部分为**前襞**和**后襞**。鼓膜与外耳道呈一个轻微的角度。鼓膜的前下方朝内倾斜（故外耳道前下壁较后上壁为长）。图 8-5 显示了左侧鼓膜。

声音从鼓膜通过三个**听小骨**传导至内耳：**锤骨**、**砧骨**和**镫骨**。锤骨是最大的听小骨，其上端是短突，形似一个小把手。**锤骨柄**（长突）向下伸，其末端称鼓膜**脐**。短突及锤骨柄直接与鼓膜相接触。在锤骨的另一端是与砧骨形成关节的锤骨小头。砧骨随之与镫骨小头形成关节，而镫骨足板连接于内耳的**卵圆窗**。

中耳还包括两条肌肉：**鼓膜张肌**和**镫骨肌**。鼓膜张肌止于锤骨，而镫骨肌止于镫骨颈。鼓膜张肌由三叉神经支配，镫骨肌由面神经（第Ⅶ对脏神经）。两条肌肉均在声音强度大时收缩。

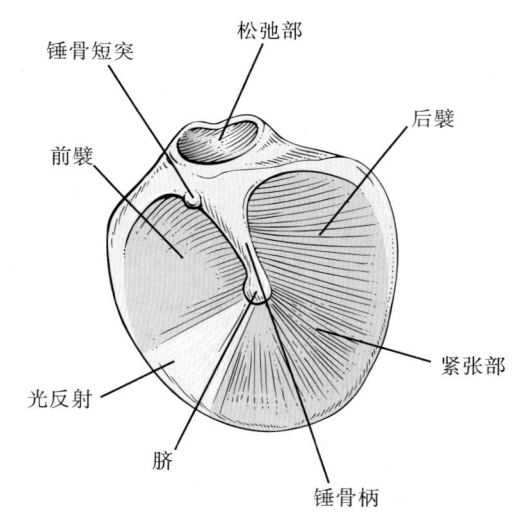

图 8-5　左侧鼓膜标志

面神经穿过中耳，除了支配镫骨肌的神经，还发出**鼓索**神经。鼓索神经在砧骨和锤骨之间穿过中耳，在靠近颞颌关节处出鼓室，负责舌前三分之二的味觉。

内耳是听觉及平衡的感觉终器。它位于颞骨岩部，包括三个**半规管**、**前庭**和**耳蜗**。每个结构都由三部分组成：**骨迷路**、**膜迷路**和**二者之间的空间**。骨迷路是外面的骨质管。膜迷路在骨迷路内部，并含有称为**内淋巴**的液体和感觉结构。骨迷路与膜迷路之间的空间充满另一种称为**外淋巴**的液体。该区域的切面图见图 8-6。

1　有时在清洁外耳道远端时，可能引起咳嗽。该咳嗽反射是由迷走神经介导的。

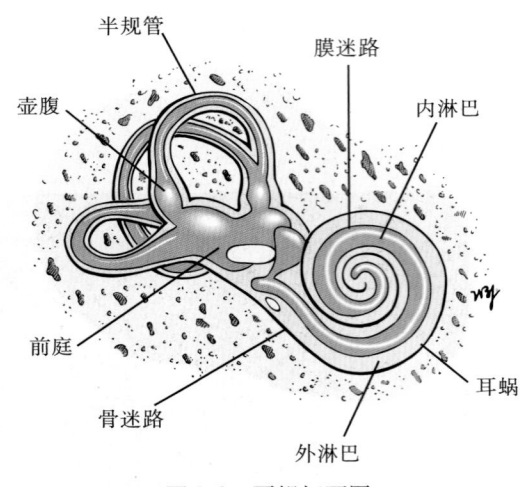

图 8-6 耳蜗切面图

三个半规管朝向后方、上方和水平方向。每个半规管都有一个扩张的末端，即**壶腹**，是平衡觉的感觉终器。

耳蜗是一个蜗牛壳形状的结构，包括 2¾ 圈。其膜迷路内是听觉终器。**前庭蜗神经（位听神经）（第 8 对脑神经）**包括两个部分：**前庭神经**和**蜗神经**，分别与半规管和耳蜗相连。他们汇合后穿过内听道到脑干。

声波通过**骨导**或**气导**刺激传入神经纤维。骨导是直接通过颅骨传导。气导是通过外听道、鼓膜和听小骨传至卵圆窗。大部分听觉由气导传导。

声波产生振动进入外耳道并传导至听小骨使其振动。该振动引起镫骨足板的内向运动并使卵圆窗变形。迷路中的外淋巴液产生振动波。这样的液体流通（运动）改变以波的形式传导至内淋巴液，后者引起 **Corti 器**的毛细胞弯曲。这些毛细胞将机械力转化为电化学信号并沿着前庭蜗神经传播，最终被理解为声音。据估计有 30000

多条这样的传入毛纤维，并构成前庭蜗神经。经过许多突触后，神经冲动到达颞叶皮质，在该处进行声音的理解。耳蜗管的截面图如图 8-7 所示。

平衡觉是通过视觉、前庭及本体感觉[2]获得的。其中一种感觉的损失经常不被察觉。前庭感受器似乎是最重要的。内淋巴液的运动刺激半规管壶腹的毛细胞。电信号传导至第 8 对脑神经的前庭神经分支。前庭核和动眼神经核内形成的突触发出传出神经至眼外肌及骨骼肌，引起眼睛的偏转及迅速的代偿运动以保持凝视，并引起骨骼肌肌张力增加。

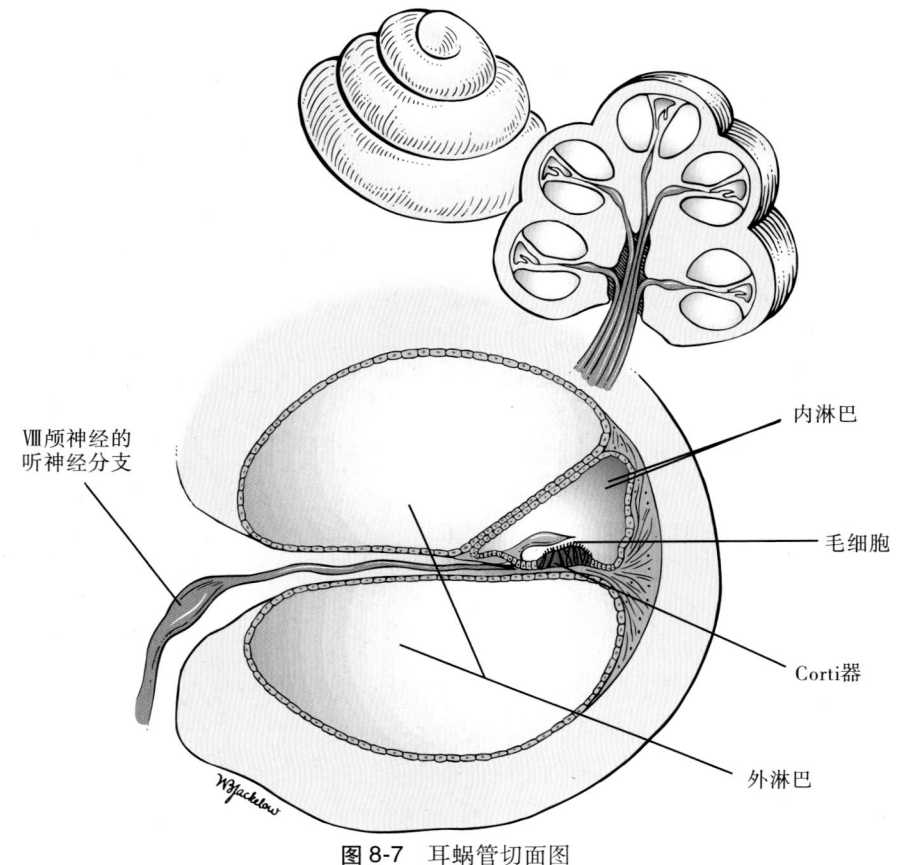

Ⅷ颅神经的
听神经分支

内淋巴

毛细胞

Corti器

外淋巴

图 8-7 耳蜗管切面图

2　由身体组织内部感受到的自身运动或位置的感觉。

内淋巴机制的任何改变都可能影响对眼睛的控制。**眼球震颤**是一种不随意的、迅速的眼球来回运动，可以是水平性、垂直性、旋转性或混合性震颤。眼震的方向由其快相运动的方向确定。迷路异常易引起**水平眼震**；脑干病变常引起**垂直眼震**；视网膜病变可引起眼病性眼震，这种眼震较慢，眼睛存在不规则的、似在搜索的运动。

（二）鼻

外鼻支架包括**鼻骨**、部分**上颌骨**及**软骨**。支架的上三分之一由鼻骨构成，并与上颌骨及额骨连接。下三分之二由软骨构成。

鼻内部包括由**鼻中隔**分开的两个鼻腔，鼻中隔构成鼻腔的中间壁。侧壁凸出的是三对**鼻甲**。**下鼻甲**是最大的，含有可部分勃起的组织。各鼻甲的外下方均有一裂隙样空间，称为鼻道，每个鼻道均有鼻窦的开口。每个鼻道根据其上的鼻甲命名。**鼻泪管**开口于**下鼻道**。位于**中鼻甲**下的**中鼻道**内有**额窦**、**上颌窦**及**前组筛小房**的开口。后组筛窦开口于**上鼻道**。嗅区位于鼻腔的高处，位于**上鼻甲**及鼻中隔之间。图8-8显示了鼻腔侧壁。

鼻的血供来自颈内和颈外动脉。鼻甲血供丰富，含有大量血管间隙。鼻中隔前部的血管在距离黏膜皮肤交界大约1英寸（2.54cm）的区域处吻合，称为**利特尔区**（Little's area）。该区域是鼻出血的常见部位。血管由自主神经系统调控。若存在过度的交感性刺激，则血管收缩，血管间隙收缩。若副交感性张力增高，鼻甲内血管充盈，造成鼻甲肿胀、气道阻塞及水样分泌物的出现。

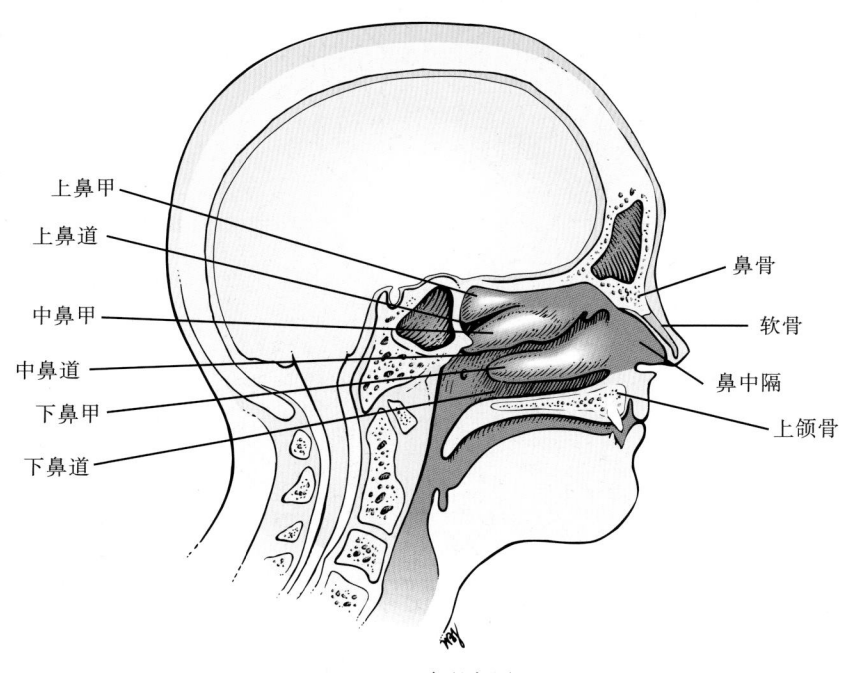

图 8-8 鼻的侧壁

鼻内部的神经支配来自三叉神经的分支。嗅上皮有**嗅神经**（第Ⅰ对脑神经）分布。溶有气味颗粒的湿润气体作为刺激。该区域的神经纤维穿过**筛板**达到脑中的嗅球。人类的嗅觉感受器分辨气味刺激的能力将随着在这种气味刺激下的暴露时间延长而快速下降。

鼻的主要功能如下：

- 气道
- 嗅觉
- 湿润吸入气体
- 温暖吸入气体
- 过滤吸入气体

吸入的气体流动于中鼻甲的上下方，并形成旋涡状气流，可以保护鼻上部的嗅上皮。鼻黏膜产生黏液，可将相对湿度提高约100%，可以防止上皮干燥并预防可能的感染。空气通过在鼻甲周围流动，在进入鼻咽部时已经被加温至接近体温。黏液和**鼻毛**防止颗粒状物体进入远端呼吸道。黏液毯由纤毛向后摆动而清扫并被咽下。黏液中还包含免疫球蛋白和酶，起防御作用。

头部的四组**鼻窦**：上颌窦、筛窦、额窦和蝶窦，是附有黏膜的充满气体的空腔。**上颌窦**是最大的，与眼、颊部、鼻腔及硬腭相邻。**筛窦**有多个，存在于**筛骨**中，位于眼眶内侧并向垂体窝延伸。**额窦**位于筛窦上方，与额头、眼眶及前颅窝相邻。筛窦后方是**蝶窦**。这些鼻窦的功能尚不明确。上颌窦、额窦、筛窦及其与鼻的连通如图8-9所示。

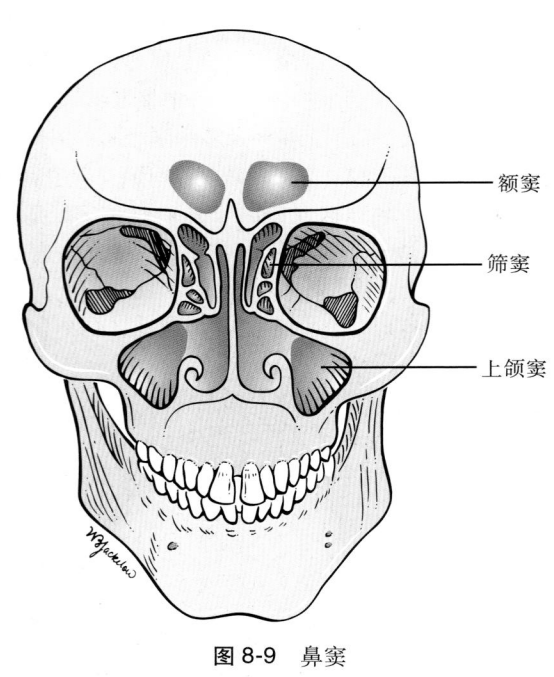

额窦

筛窦

上颌窦

图 8-9 鼻窦

三、特殊症状

（一）耳

耳部疾病的主要症状有：
- 听力损失
- 眩晕
- 耳鸣
- 耳漏
- 耳痛
- 瘙痒

1. 听力下降

听力下降可以是单侧或双侧的，可能缓慢进展或突然发生。对于任何患有听力下降的患者，询问如下问题：

"只有一侧耳朵听力损失吗?"

"你发现听力损失有多久了?"

"是突然发生的吗?"

"有听力损失的家族史吗?"

"你做什么工作?""你还做其他工作吗?"

"你有什么兴趣爱好?"

"你有没有发现声音比较大时听力更好?"

"你现在吃什么药?"

"你曾经使用过名为链霉素或庆大霉素的抗生素吗?"

职业史对于确定病因十分重要。耳硬化症[3]患者经常在吵闹的环境中听力更好。众所周知药物可以引起双耳突发耳聋。水杨酸类和利尿剂如呋塞米、依他尼酸在大剂量使用时可引起暂时性听力损失。氨基糖苷类抗生素如链霉素及庆大霉素可以破坏 Corti 器的毛细胞并造成永久的听力损失。抗癌药物顺铂也有严重耳毒性。

听力下降有两种主要类型:**传导性**和**感音神经性**。任何干扰或阻断声波从外耳向内耳传播的情况都可能导致传导性耳聋。阻塞可由于耵聍(耳垢)、异物、感染或先天性畸形引起。通常耵聍的位置比量更重要。在少见情况下,少量耵聍挡住鼓膜可引起明显听力损失。异物阻塞主要发生在 2~5 岁的儿童。一旦儿童发现了外耳道,他们可能尝试把珠子或其他物体放进去。图 8-10 显示了一个幼童外耳道中的一颗清楚的塑料珠。由于中耳感染引起的渗出是 4~15 岁儿童中最常见的引起传导性耳聋的原因之一。渗出液阻碍了声波经过鼓膜及听小骨的传播。耳硬化症是 15~50 岁人群中传导性聋的主要原因。除了耳硬化症,导致传导性耳聋的情况都会改变鼓膜的外观。

感音神经性耳聋是由于内耳结构或前庭蜗神经发生病变引起的。这些病变可以是先天性或获得性的,可延迟发作。先天性耳聋占所有儿童耳聋的 50%。许多先天性感音神经性耳聋不伴有其他先天性异常。也有一些先天性感音神经性耳聋病例伴有其他缺陷,尤其是肾脏疾病。妊娠期感染风疹病毒可导致胎儿耳蜗发育异常,是最主要的感音神经性耳聋的病因。后天获得性的、迟发性的感音神经性耳聋可能是或不是由遗传因素导致的。有许多综合征(由于太多不再一一列举)及病毒感染和耳毒性药物可能导致获得性、迟发性感音神经性耳聋。系统性性疾病、肿瘤及噪声也与该型的耳聋有关。

患者的声音可能为其耳聋的性质提供线索。说话嗓音是由每个人听到自己的声音而调节的。患有传导性耳聋的患者听到自己的声音骨导较气导更好。于是他们认为他们的声音很大而轻轻地说话;相反地,感音神经性耳聋的患者骨导和气导都减弱,因此他们容易大声说话。

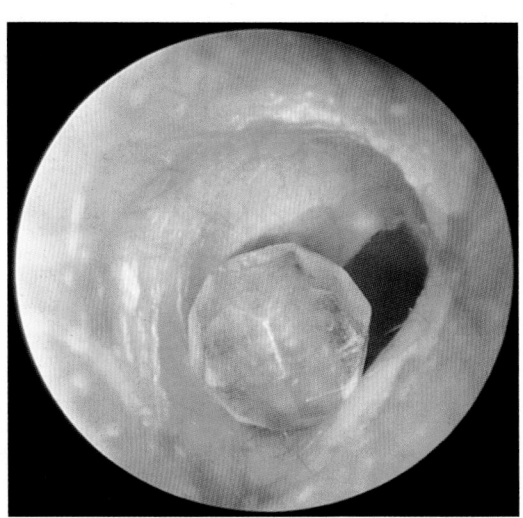

图 8-10　外耳道内的玻璃珠

2. 眩晕

眩晕是一种静止时感到旋转或翻转的感觉。眩晕经常与前庭功能损失有关,比如步态不稳。对于任何一位眩晕的患者,询问如下问题:

3　耳硬化症是指迷路中新骨质形成,导致镫骨足板与卵圆窗的进行性固定。

"你有这种感觉有多久了?"

"你是否反复发作过?"

"一次发作持续多久? 几秒钟? 几分钟? 几小时? 几天?"

"是突然发作吗?"

"这种感觉会由体位的改变诱发或加重吗?"

"一次发作中旋转的感觉会加重吗?"

"有没有什么姿势让你觉得更舒服?"

"发作时你有没有过复视? 无力? 听力下降? 步态紊乱? 恶心? 呕吐? 耳鸣?"

"你正在服用什么药物?"

"你知道你是否使用过名为链霉素或庆大霉素的药物吗?"

眩晕可能由耳源性、神经源性、心理或医源性因素导致。**梅尼埃病**的迷路病变引起严重的阵发性眩晕。该眩晕为突发性,可能持续数小时,常伴随恶心、呕吐、头痛、耳鸣及听力下降。听觉异常常先于眩晕发生。与前庭蜗神经瘤相关的眩晕常是轻度的。一些抗生素如庆大霉素、链霉素及卡那霉素具有前庭毒性,可引起眩晕。眩晕的神经源性因素将于第十八章"神经系统"进一步讨论。

3. 耳鸣

耳鸣是在环境没有相应声音时感觉听到嗡嗡声或鸣响等声音。常伴有传导性或感音神经性耳聋。通常对耳鸣类型的描述(如"鸣响"或"嗡嗡声")对确定其病因是没有帮助的。最常见的病因是内耳疾病如梅尼埃病、噪声损伤、耳毒性药物及耳硬化症。有时,患者描述有搏动性耳鸣。这种耳鸣声的节拍与心率一致,可能是头部或颈部血管性肿瘤的症状。表8-1列出了耳鸣的常见病因。

表 8-1 耳鸣的常见病因

部位	搏动性/喀嗒声的感觉	非搏动性
外耳	外耳道炎	耵聍
	大疱性鼓膜炎	鼓膜穿孔
	异物	异物
中耳	中耳炎	耳硬化症
	血管畸形	浆液性中耳炎
	肿瘤	
	咽鼓管功能异常	
内耳	血管畸形	耳蜗性耳硬化症
		梅尼埃病
		迷路炎
		噪声损伤
		药物毒性
		老年性耳聋
中枢神经系统	血管畸形	梅毒
	高血压	退行性疾病
		脑血管粥样硬化

4. 耳漏

耳漏或耳溢液,常说明存在急性或慢性感染。对于任何一位有耳溢液的患者,询问如下问题:

"你可以描述一下溢液的情况吗?"

"你有过类似的情况吗?"

"你感觉到头晕吗?"

"你耳朵痛吗?"

"你最近有耳朵或咽喉感染吗?"

"你最近听力有变化吗?"

"你用过滴耳液吗?"

"你最近游过泳吗?"

"你最近有头部或耳朵受伤吗?"

血性溢液可能与肿瘤或创伤有关。清亮、水样的溢液可能提示有脑脊液耳漏。需要明确溢液持续的时间、颜色、气味,及与瘙痒、疼痛或创伤的关系。

5. 耳痛

耳痛可能与耳内或耳周的炎性病变有关,也可能是来自头颈部较远的解剖部位的**牵涉痛**[4]。外耳道炎及中耳炎分别是外耳及中耳的感染,是局部产生疼痛的常见病因。耳部常有来自牙齿、咽部及颈椎的牵涉痛。沿着三叉神经、面神经、舌咽神经及迷走神经或第2、3对颈神经走行部位的炎症、创伤及肿瘤可能引起同侧耳牵涉痛。

6. 瘙痒

耳瘙痒可能由于外耳的原发病变或中耳溢液。全身性疾病如糖尿病、肝炎或淋巴瘤也可能是病因。

（二）鼻

鼻部特异的症状有:

- 鼻塞
- 鼻溢
- 鼻出血

1. 鼻塞

鼻病最常见的症状是鼻塞。如果患者有鼻塞症状,询问如下问题:

"是一侧堵塞吗?"

"你的鼻子曾经受过伤吗?"

"鼻塞有多久了?"

"你对什么过敏吗?"

"紧张时鼻塞会加重吗?"

"有过鼻息肉吗?"

"鼻塞伴有其他症状吗?"

"你的症状会随着季节改变吗?" 如果是,"哪个季节最严重?"

鼻炎,即鼻黏膜的炎症,病因可以是过敏性或非过敏性的。**过敏性鼻炎**是由花粉等过敏原诱发的鼻黏膜肿胀。其主要症状包括鼻塞、打喷嚏和清亮的水样鼻涕。尝试确定过敏原有助于诊治。春秋季的野草、春季的树木及夏季的草会传授花粉。非季节性的过敏性鼻炎可能由动物皮屑、霉菌或灰尘引起。**非过敏性鼻炎**可产生相同的症状但是非季节性的,而且不由过敏原诱发。比如血管运动性鼻炎。血管运动性鼻炎在紧张时发生,导致鼻甲静脉充血而引起鼻塞。还有其他许多原因可引起血管运动性鼻炎,比如过度使用鼻喷雾剂（又称**药物性鼻炎**）、妊娠及甲状腺功能减退。

鼻息肉,常为双侧,也会引起鼻塞,是**嗅觉缺失**最常见的病因。

鼻塞可能引起与其他器官相关的症状。流泪可能是由于下鼻甲下方的鼻泪管堵塞。鼻窦症状可能是由于引流受阻。耳痛或"耳堵"感常与咽鼓管堵塞有关。

4　牵涉痛是在与疼痛实际来源处不同的区域感受到疼痛。比如,胆囊疾病常引起右肩疼痛。第十四章腹部将进一步讨论牵涉痛的问题。

2. 鼻溢

鼻溢可以是单侧或双侧的，常伴有鼻塞。鼻溢可有如下特点：

- 稀薄水样
- 黏稠脓性
- 血性
- 恶臭味

稀薄的水样鼻溢常是由于病毒感染或过敏引起的过度的黏液分泌。**黏稠脓性**的鼻溢是细菌感染引起的。**血性**鼻溢可以由肿瘤、创伤或毛霉菌病（真菌性疾病）等机会性感染引起。**恶臭味**鼻溢常与鼻内异物、慢性鼻窦炎或恶性疾病相关。随着向前低头或咳嗽而增多的清亮的水样鼻溢提示是脑脊液鼻漏。

3. 鼻出血

鼻出血（鼻衄）常由创伤或利特尔区黏膜表层血管的自发性破裂导致。为了排除其他病因，临床医师应该明确鼻出血是否与创伤或出血性疾病有关。还可能由慢性鼻窦炎或鼻窦内的恶性肿瘤导致。鼻出血最常见的病因是挖鼻孔，另一个常见的病因是滥用可卡因。

4. 鼻窦疾病的症状

鼻窦疾病的症状与鼻腔疾病的症状类似。发热、不适、咳嗽、鼻塞、上颌齿痛、脓性鼻涕、头痛、减充血剂无法改善症状提示鼻窦疾病可能性更大。头前倾疼痛加重是一个重要的症状。局部鼻窦疾病引起的疼痛常位于相应鼻窦的表面。蝶窦疾病除外，它引起的疼痛是弥漫性的。上颌窦疼痛在眼睛后方，接近第二前磨牙和第一、二磨牙。额窦疼痛局限于眼睛上方。筛窦疼痛常在眼眶周围。有时鼻窦引起的疼痛可牵涉其他区域。除了疼痛，鼻窦疾病还可能出现眼部异常。

已经对鼻窦炎症状和体征的准确性进行了评估。有色的鼻腔分泌物、咳嗽及喷嚏是敏感性最高的症状（分别是72%、70%和70%），但这些症状并不十分特异性。上颌齿痛是鼻窦炎最特异的症状，特异性为93%，但只有11%的患者有该症状。该症状有最高的阳性似然比，为2.5。结论是结合上颌齿痛、对减充血剂效果差、有色的鼻涕及鼻窦透光性异常（本章稍后会讨论）是社区医疗人群中鼻窦炎最强的预测。如果一个患者出现所有症状，其阳性似然比是6.4，该患者很可能患有鼻窦炎；如果无一症状存在，则排除鼻窦炎。

表8-2总结了与鼻窦疾病相关的疼痛部位。表8-3列出了鼻窦疾病的其他临床体征和症状。

表8-2　鼻窦疾病相关的疼痛部位

受累鼻窦	局部疼痛	牵涉痛
上颌窦	眼后	牙齿
	颊部	眼球后
	鼻	
	上牙	
	上唇	
筛窦	眶周	枕部
	鼻后	上颈部
	眼球后	
额窦	眶上	双颞部及枕部头痛
	额部	

表8-3　鼻窦疾病的临床体征和症状

受累鼻窦	体征和症状
上颌窦	眼部异常
	复视
	眼球突出
	溢泪（流泪）
	鼻塞及鼻漏
	鼻出血
	牙齿松动
筛窦	眼眶肿胀
	鼻塞及脓性鼻涕
	眼部异常
	眼球突出
	复视
	眼内眦压痛
额窦	鼻塞及鼻漏
	额窦处压痛
	中鼻道流脓
	脑膜炎体征

四、耳聋对患者的影响

耳是听觉的感觉器官。听力是沟通的主要途径之一。任何干扰外耳接收声波或电信号向大脑传递的病变都可能导致对语言的理解异常。据估计美国有超过 1500 万人有一定程度的听力损失并损害了他们理解语言的能力。其中大约一半的人，即 7200 万人有双耳听力问题。虽然 70 岁以上的人占所有耳聋患者的 30%，有超过 20 万耳聋儿童年龄<3 岁。从 20 世纪 70 年代后期起，总患病率在上升。

为了理解耳聋对一个人的影响，必须考虑发病年龄，听力损失的严重度、速度及残存听力的情况。经历隐袭性或突发性听力损失的人感到悲伤和抑郁，比如在本章的开关引用的贝多芬的话就表达了悲伤之情。

耳聋引起的心理问题包括**偏执**、**抑郁**、**退缩**、**易怒**及**焦虑**。虽然尚未被证明，聋人似乎有更高的变为偏执狂的倾向。大部分聋人容易对别人的谈话起疑心。

对于严重听力损失的最强烈的反应是抑郁及退缩。如下引用的贝多芬的话戏剧性地表现了这些反应：

唉，你们这些人以为我是个恶毒、顽固而又厌世的人，这可真是对我莫大的误解。你们不知道我之所以留给你们这样印象的秘密。……我不能与我的同胞轻松言笑，不能促膝谈心，不能交流思想。我不得不孤独地生活，就像一个被放逐的人。……当站在我身旁的人听到远处的笛声，而我却听不到，这对我来说是多大的羞辱啊……这种事要是再多一点，我就会结束自己的生命——而让我活下来的只有我的艺术。

听力受损者还存在社会认同问题。他们经常被之前的交际排除在外。如果他们使用手语，并不能得到不懂手语的人们的陪伴。可能不得不改变自己的工作或事业。佩戴助听器相关的羞辱可使患者与他人的疏离感增强。患者可能因为担心被羞辱而避免戴助听器。

耳聋儿童会经历更严重的问题。听觉的缺乏影响了他们的性格、童年早期的经历、态度及人际关系。他们被剥夺了许多鼓励、关爱及安慰的声音，而这些声音可促进人格的发展。他们不能感受父母言语中的爱，也不能被危险的声音信号所提醒。

心理学问题、社会功能缺陷及教育延迟是耳聋儿童中的常见问题。耳聋程度越严重，心理学及教育所受的影响越严重。

年幼的听力受损的儿童出现语言发育延迟时可能被诊断为发育障碍。一般来说，先天性耳聋或三岁之前有严重听力损害的儿童问题最严重。随着造成耳聋的病变类型由外周向中心进展，其影响的伤害性增大。

五、体格检查

检查耳和鼻必需的工具包括：耳镜、不同的窥器、手电筒及 512Hz 音叉。此外还有反光镜。

检查者坐在患者对面进行耳和鼻的体格检查。

（一）耳

若患者的症状与一只耳朵有关，则先检查未受累的耳朵。对耳的体格检查包括：

- 外耳检查
- 听力检查
- 耳镜检查

1. 外耳检查

视诊耳郭及耳后皮肤，注意耳郭的位置、大小及形状。耳郭应该居中并与脸及头部比例相称。注意是否存在明显畸形或手术瘢痕。

（1）视诊外耳结构

耳屏前方的小凹常是第一腮弓的残迹。

观察外耳有无畸形、结节、炎症或损伤。痛风石是痛风的高度特异但不敏感的体征。**痛风石**是尿酸结晶的沉积，表现为耳轮或对耳轮上的质硬结节。少数情况下，可以看到白色分泌物。"菜花耳"是指由于反复受伤形成的多结节样的耳郭。图 8-11 显示了耳垂上的鳞状细胞癌及恶性黑色素瘤。

观察分泌物（溢出液）。如果有分泌物，注意其特征，如颜色、黏稠度及透明度。

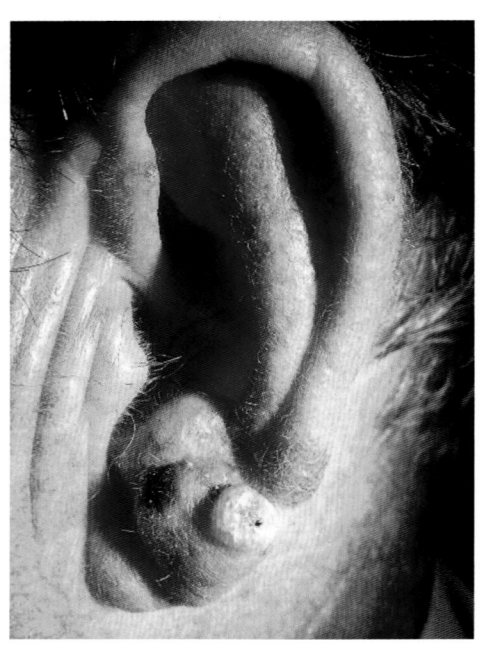

图 8-11　耳垂上的鳞状细胞癌（右侧）及恶性黑色素瘤（左侧）

（2）触诊外耳结构

触诊耳郭有无压痛、肿胀或结节。如果上下牵拉耳郭或压迫耳屏可引起疼痛，可能存在外耳道感染。

观察耳后区有无瘢痕或肿胀。用力按压乳突，正常应是无痛的。压痛可能提示乳突骨质有化脓性病变。

二维码 8-1

检查外耳

二维码 8-2

触诊外耳

2. 听力检查

听力检查是体格检查的下一部分。粗略检查听力损失最简单的方法是检查者向内压耳屏以堵住一侧外耳道，同时对另一只耳朵轻声说话。检查者应该藏起自己的嘴巴防止患者读唇语。检查者应对未堵住的耳朵轻声说"公园"、"黑暗"或"白日梦"等词语并判断患者是否能够听到，对另一只耳朵重复相同的过程。或者，检查者可以站在患者身后大约 2 英尺（60.96 厘米）的地方轻声说三个字母或数字的组合，比如"A、7、F"，并让患者重复。如果患者回答正确，其听力应该在正常范围内。已有研究表明这样的检查的确可以除外明显的听力损失。耳语听力试验异常的敏感性是 90%～99%，特异性是 80%～87%。

另一个检查，称为**手指摩擦试验**，对听力损失有最高的特异性。不能听到有力的手指摩擦声是听力损失特有的症状。相反地，能够听到微弱的手指摩擦声则提示检查侧的听力正常。进行手指摩擦试验时，检查者站在闭着眼睛的患者面前并伸出手。检查者摩擦手指，一次检查一只耳朵。要求患者在听到摩擦声时举起他（她）同侧的手。

音叉试验对于听力损失的检查更准确，无论耳语试验结果如何都应进行。虽然有不同频率的音叉，评估听力最好用 512Hz 的音叉[5]。

检查者应持音叉柄将音叉臂轻快地敲击手掌，不应击打坚硬的木质或金属物体。用于评估听力的两个音叉试验是林纳（Rinne）试验和韦伯（Weber）试验。

二维码 8-3
检查听力

二维码 8-4
Rinne 试验

（1）林纳（Rinne）试验

在林纳试验中，将气导与骨导比较。每只耳朵分别进行测试。敲击 512Hz 的音叉并将音叉柄放于乳突上接近外耳道口的部位。问患者是否能听到声音，并在听不见时示意。当患者不再听到声音时，将振动音叉的叉臂置于同侧耳的外耳道口前，问患者是否能听到声音。振动的音叉臂不应触碰到任何头发，因为患者可能有听力损害但依然能感觉到振动。图 8-12 是对林纳试验的示范。

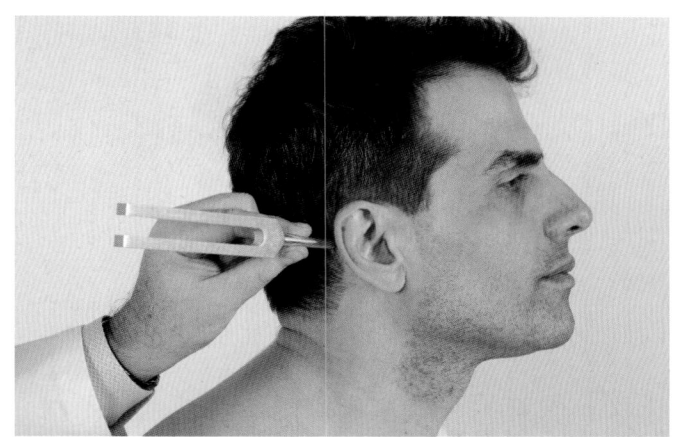

A

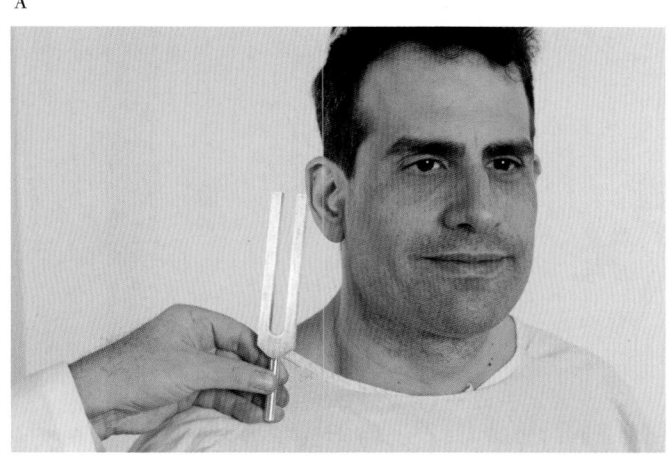

B

图 8-12　林纳（Rinne）试验

A：将 512Hz 的音叉先置于乳突；B：当不再能听到声音时，将
音叉置于外耳道口前。正常情况下，气导优于骨导，即 AC>BC

5　不同检查者检查听力时偏好不同频率的音叉。频率过高的音叉产生的声音消减得太快。

正常情况下气导优于骨导，患者在乳突上不再听到声音后可以听到外耳道口音叉的声音，称为**林纳试验阳性**（气导>骨导）；然而对于传导性耳聋患者，骨导优于气导，即**林纳试验阴性**（骨导>气导）。感音神经性耳聋的患者气导和骨导均受损，但依然为气导>骨导。中耳在两个部位都对声音进行放大。

如果一只耳朵全聋，患者可能将音叉置于聋侧的乳突时也能听到声音。这是因为振动通过颅骨向头颅的另一侧传播并被健耳感觉到，称为林纳试验**假阴性**。

注意此处使用的阳性和阴性与其他医学试验中的方式不同。阳性或阴性是指评估的一项特定的指标是否存在，而此处，是指气导是否优于骨导。因此"阳性"结果是指健康状态，与许多其他医学试验相反。因此当记录结果时，为了避免混淆，最好避免使用阳性或阴性的词语，而只要简单地描述发现。

二维码 8-5
Weber 试验

（2）韦伯（Weber）试验

在韦伯试验中，是对双耳的骨导进行比较，检查者从而确定单侧听力损失是神经性还是传导性。检查者站在患者前方，将振动的 512Hz 音叉稳定地置于患者额头正中。让患者说明听到或感觉到声音来自右耳、左耳还是额头正中。听到声音或感受到振动来自中间是正常的反应；如果听到的声音不在正中，即声音有**偏向**，则存在听力损失。声音偏向的一侧是传导性耳聋累及的一侧。检查者可以自己试试。堵住右耳并将振动的音叉置于额头的中央。检查者听到声音在哪儿？在**右侧**。通过堵住右耳道制造了右耳的传导性听力损失，声音会偏向右侧。图 8-13 图示了韦伯试验。

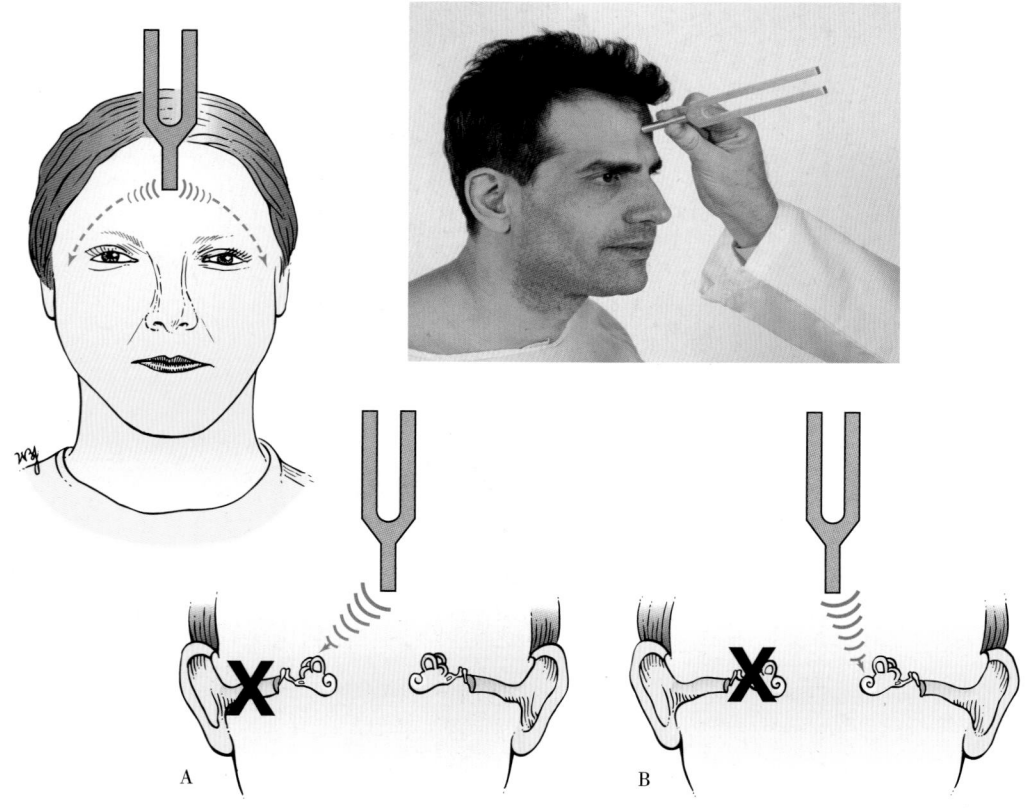

图 8-13　韦伯（Weber）试验

将振动的 512Hz 的音叉置于前额中央时，正常的反应是在中央听到声音，没有向任何一侧的偏移。A：存在传导性耳聋时，听到的声音来自患侧；B：存在感音神经性耳聋时，则在相反的一侧（健侧）听到的声音更强

对韦伯试验结果的解释要基于背景噪声的掩蔽效应。正常情况下存在相当大的背景噪声，通过气导传至鼓膜，会屏蔽由骨导听到的音叉声。对于一只传导性听力损失的耳朵，气导减弱了，屏蔽效应也因此减弱。因此患耳比健耳更好地听到和感觉到振动的音叉。

对于存在单侧感音神经性耳聋的患者，患侧听不到声音，而声音会被**健侧**耳听到，即偏向**健侧**。

为了检查患者反应的可靠性，有时可以用音叉敲击手掌后轻轻握住使其静止，然后用静止的音叉进行林纳试验和韦伯试验。这可以作为很好的对照。

总结一下，看下面两个例子：

例1

林纳（Rinne）试验：右耳：AC > BC（林纳试验阳性——正常）；左耳：AC > BC（林纳试验阳性——正常）

韦伯（Weber）试验：偏向左耳

诊断：右侧感音神经性耳聋

例2

林纳试验：右耳：AC > BC（林纳试验阳性——正常）；左耳：BC > AC（林纳试验阴性——异常）

韦伯试验：偏向左耳

诊断：左侧传导性耳聋

	韦伯试验无偏向	韦伯试验偏向左侧	韦伯试验偏向右侧
林纳试验双耳 AC>BC	正常	右耳 SN	左耳 SN
林纳试验左耳 BC>AC		左耳 CD	左耳 SCL
林纳试验右耳 BC>AC		右耳 SCL	右耳 CD
林纳试验双耳 BC>AC	双耳 CD	左耳 CD，右耳 SCL	右耳 CD，左耳 SCL

注：CD，传导性耳聋；SCL，混合性耳聋（感音神经性及传导性）；SN，感音神经性耳聋。需要记住林纳试验和韦伯试验都是筛查试验，不能替代正规的测听

3. 耳镜检查

耳的检查剩下的部分用耳镜进行。耳镜带有一个卤素灯且用光纤传光，这样可以在耳镜壳内提供360°的环形光纤，从而让检查者看到耳的内部结构。大部分耳镜用明亮的石英卤素灯泡，需要 3.5V 的电池。有专门设计的可反复使用或一次性的聚丙烯窥耳器置于耳镜顶端。大部分耳镜头可用一个可挤压的橡胶球进行鼓气耳镜检查（本章稍后会进行讨论）。使用耳镜时要小心。对结构的最佳显示不需要窥耳器挤入耳道，轻柔地达到观察解剖的最佳视野。

要选择正确大小的窥耳器：足够小以避免患者不适，同时足够大以提供充足的光线。成人经常使用尖端直径 4~6mm 的，儿童用直径 3~4mm 的，对婴儿则使用直径 2mm 的。

4. 方法

检查患者右耳时，检查者右手持耳镜，左手向上、外、后方牵拉耳郭以拉直外耳道。外耳道越直，越容易看清，检查时患者感到越舒服。

检查儿童时，应向下后方牵拉耳郭以拉直外耳道。

令患者向检查侧轻微倾斜头部以便检查者能够更舒服地检查其耳朵。持耳镜可以有两种姿势。第一种，也是首选的姿势，是像执笔一样用大拇指及示指持耳镜，向下用检查者手的尺侧支撑患者面部的侧面（图 8-14）。这种姿势可以对患者突然的移动提供缓冲。通过握住耳镜手柄的末端，检查者可以控制窥耳器进入外耳道的角度。这一方法最初会感觉比另一种方法麻烦，但它更安全，尤其对于儿童来说。

二维码 8-6　耳镜使用方法

第二种姿势是向上持耳镜将窥器放入外耳道内（图 8-15）。该方法感觉更舒服，但患者的突然运动可导致其疼痛及受伤。

（1）检查外耳道

轻柔地置入窥耳器并观察外耳道。成人的外耳道长 24mm。外耳道是人体内唯一的皮肤覆盖的盲端的通道。该通道从外耳道口至鼓膜，其走向是弯曲的。前文描述了拉直外耳道的方法。正常外耳道应该没有红肿或压痛等炎症的迹象。外耳道壁应该没有异物、鳞屑及分泌物。如果看到异物，尤其注意观察对侧外耳道、鼻腔及其他可

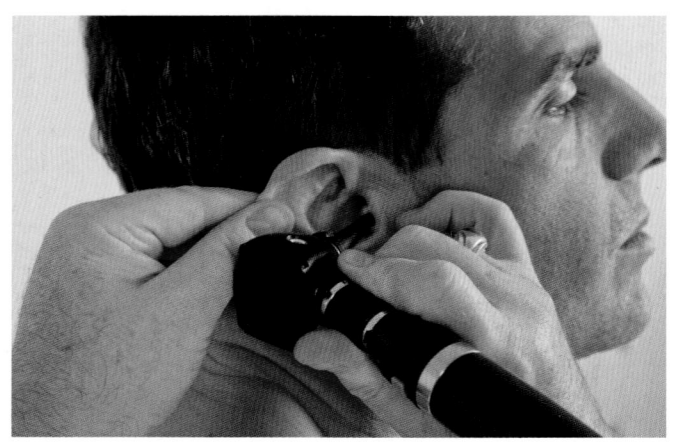

图 8-14　耳镜检查方法。注意向上、外及后方牵拉耳朵

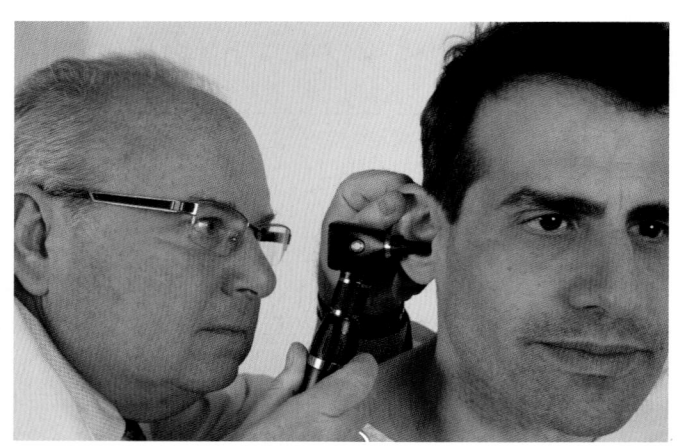

图 8-15　另一种耳镜检查方法。向上、外及后方牵拉耳朵

以塞入异物的腔隙。

除非耵聍干扰了对外耳道其他部分及鼓膜的观察，否则不应除去耵聍。最好由有经验的检查者移除耵聍，因为任何操作都可能导致创伤或擦伤。图 8-16 显示了由于暴力的使用棉棒而导致的外耳道内的大血肿，注意图中的鼓膜。

如果发现分泌物，寻找其来源部位。

（2）检查鼓膜

当窥耳器向下前方进一步进入外耳道时，会看到鼓膜。鼓膜应该是外耳道末端的一个完整的、卵圆形的、半透明的、珠灰色的膜。鼓膜的下五分之四称为**紧张部**，上五分之一称为**松弛部**。锤骨柄应该在紧张部的中心附近。从锤骨柄的下端常有一个由紧张部反射的发亮的三角形光锥，为**光反射**，朝向前下方。应识别松弛部、锤骨短突及前后襞。一个正常的鼓膜如图 8-17A 所示，其重要的标志见图 8-17B。

光反射的存在或消失不应该作为正常或疾病的指示。光反射用于提示疾病的敏感性很低。有许多正常鼓膜没有光反射，同样也有许多异常的鼓膜有光反射。

描述鼓膜的颜色、完整性、透明度、位置及标志。

健康的鼓膜常是珠灰色的。病变的鼓膜可能变暗淡，为红色或黄色。鼓膜是否充血。充血是指血管扩张使得其更明显。血管应该只能在鼓膜周边看到。鼓膜上厚的白斑可能是鼓膜硬化症所致，鼓膜硬化症是由于透明物质的沉积与鼓膜各层内的钙化所致，该病变（50%~60%）常继发于通气管置入。图 8-18 显示了典型的马蹄形鼓膜

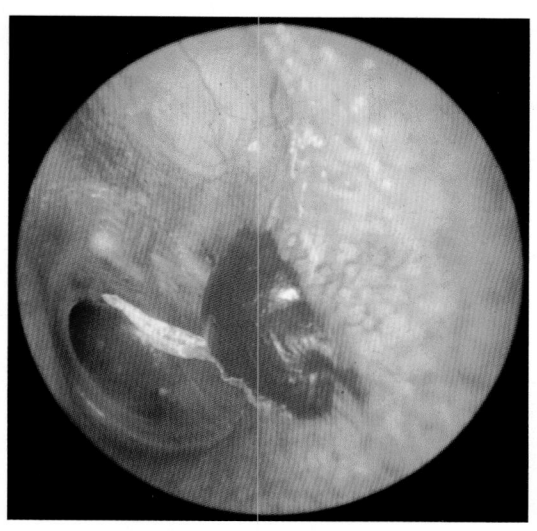

图 8-16 外耳道内的大血肿

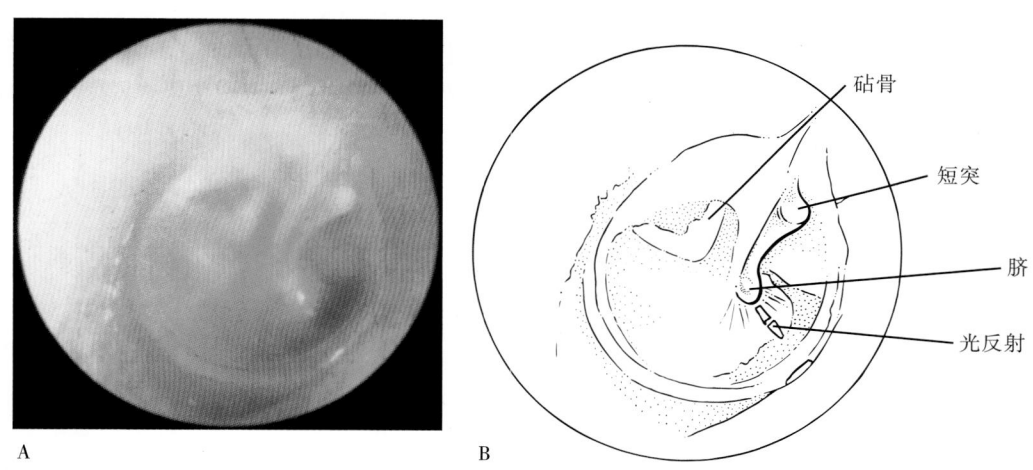

A   B

图 8-17 照片（A）及标注的示意图（B）显示了一个正常的右侧鼓膜

硬化。虽然这些病变较大，它们通常不损害听力，并很少有临床意义。但如果病变扩展至中耳，可能导致传导性耳聋。

鼓膜是否鼓起或凹陷？鼓起的鼓膜可能提示中耳有积液或脓。鼓膜后的中耳内不应看到气泡或液体。当鼓膜内腔压力减少时鼓膜会内陷，比如当咽鼓管堵塞时。图 8-19 显示了锤骨侧突上方的"**内陷囊袋**"，这种表现称为**上鼓室内陷**。有时，整个鼓膜可能凹陷至中耳的听小骨表面。听小骨可能被侵蚀，并发生传导性耳聋。

如果鼓膜穿孔，则描述其特点。鼓膜穿孔可发生于创伤或感染之后。

鼓膜的正确位置是倾斜于外耳道的。其上缘更接近检查者眼睛，且婴儿常比成人更明显。

正常耳中，附着于鼓膜的锤骨柄是主要标志。常常在锤骨后可以看到砧骨长突。司舌前三分之二味觉的鼓索神经常可以在后上象限中看到，它于鼓膜后在砧骨长突及锤骨柄中间水平穿过中耳。角化斑为正常鼓膜上多发的、散在的白斑，然而在光线不充足时可能看不到。鼓膜凹陷时，可明显看到锤骨的轮廓。

鼓膜的颜色、形状及轮廓千差万别，只能用经验识别。

检查完右耳后，用左手持耳镜检查左耳，同时用右手拉直外耳道。

（3）检查鼓膜的活动性

怀疑中耳感染时，应该进行鼓气耳镜检查。这项技术需要使用足够大的窥耳器紧贴外耳道，在外耳道及耳镜

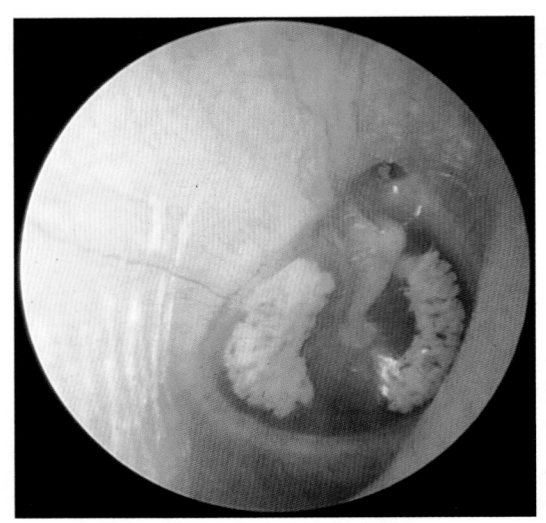

图 8-18　鼓膜硬化

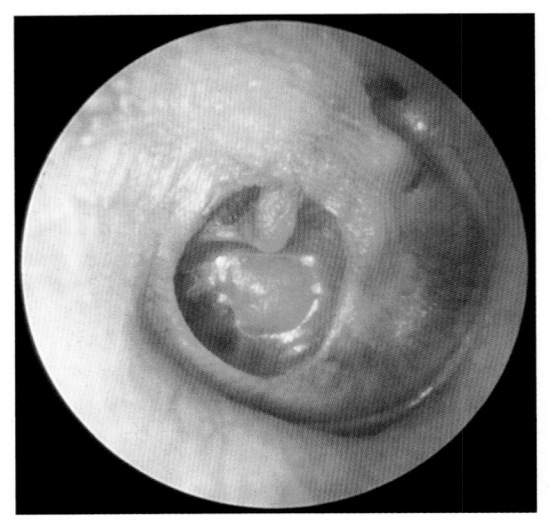

图 8-19　内陷囊袋

头内形成密闭的气室。将一个可挤压的橡胶球接于耳镜头。通过挤压球，检查者可增加外耳道内气压。鼓气耳镜检查必须轻柔地进行，且应该告知患者在检查过程中可能感受到吹风样的噪声。当通过挤压球增加了耳镜头的压力时，正常鼓膜会立即有内向运动。对于咽鼓管堵塞的患者，鼓膜会缓慢地向内运动。如果中耳内存在液体，可看到运动明显减弱或消失。鼓膜运动减少使中耳感染的可能性增加了 40%。这项简单的检查可为许多中耳病变的早期诊断提供宝贵的帮助。

（二）鼻

对鼻的体格检查包括：
- 外部检查
- 内部检查

1. 外部检查

（1）视诊鼻部

外部检查包括视诊鼻有无**肿胀**、**外伤**或**先天性畸形**。鼻部是否笔直？偏曲是在上部的骨性部分，还是下部的软骨性部分？

视诊外鼻孔，是否对称？

检查每个鼻孔的开放情况。轻柔地将一只手指放于开口处堵住一侧鼻孔，让患者用鼻吸气。不要大力压迫对侧鼻孔。

任何肿胀及变形均应该触诊其疼痛及硬度情况。

鼻赘是一种常见的鼻部皮脂腺明显肥大伴软组织增生的情况，男性比女性更常见。图 8-20 中的患者还患有**酒渣鼻**，是一种常见的伴有面部丘疹、脓疱及红斑的情况，病因不明。该皮疹会因热饮、辛辣食物及酒精而加重。

（2）触诊鼻窦

对额窦及上颌窦的触诊可能发现触痛，提示鼻窦炎。

2. 内部检查

内部检查的关键是头部合适的姿势。使患者向后仰头，检查者将左手固定于患者的额头，并用左手大拇指抬高患者的鼻尖。用这样的姿势改变患者的头位以看清鼻内结构，用光源照亮内部结构（图 8-21）。

视诊鼻中隔相对于两侧鼻外侧软骨的位置。检查鼻前庭有无炎症及鼻中隔前部有无偏曲及穿孔。检查鼻黏膜

二维码 8-7　视诊鼻部

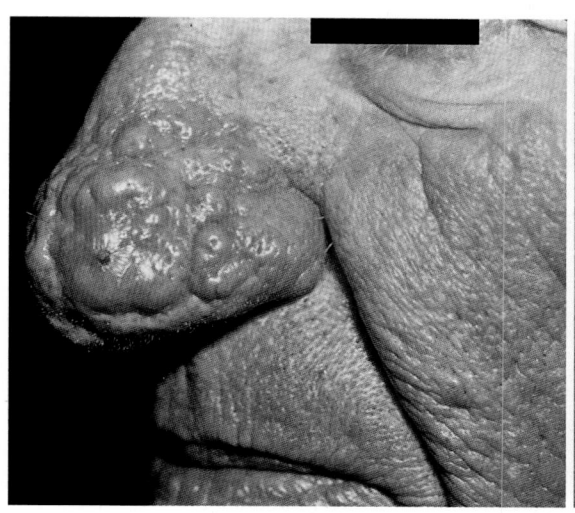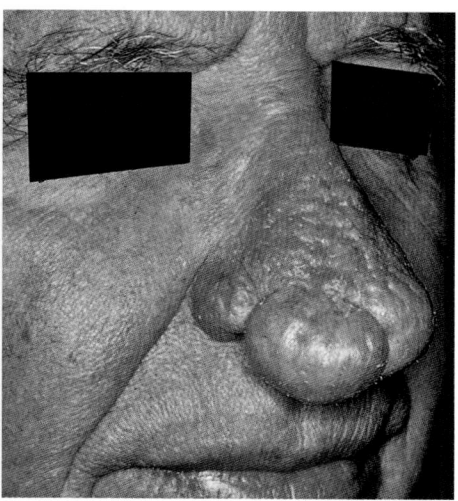

图 8-20 鼻赘

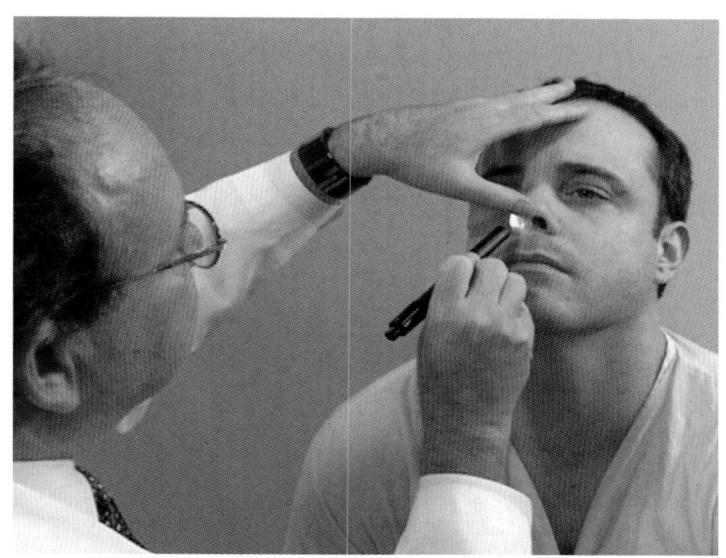

图 8-21 视诊鼻内结构

的颜色。正常鼻黏膜是淡红色、潮湿的，其表面平滑干净。鼻黏膜常比口腔黏膜色暗。视诊有无渗出、肿胀、出血及外伤。如果发生了鼻出血，检查利特尔区有无血管充血或结痂。

是否有溢液？如果有，则描述是否为脓性、水样、混浊或血性，是否存在结痂？是否存在肿块或息肉？

进一步将患者头部后仰，检查鼻中隔后部有无偏曲或穿孔。注意下鼻甲的大小及颜色。两侧下鼻甲很少对称。

视诊中鼻甲的大小、颜色及黏膜情况。是否有息肉？大部分息肉见于中鼻道。

（1）**使用鼻照明器**

使用鼻照明器时，检查者的左手大拇指放于患者的鼻尖，同时用手掌固定患者头部。将鼻照明器的窥器尖端插入鼻孔时，轻度伸展患者的颈部。检查完一侧鼻孔后，将鼻照明器放入另一鼻孔（图8-22）。

（2）**使用鼻窥器**

使用鼻窥器时，检查者以左手持仪器，垂直地将鼻窥器放入患者鼻孔（叶片垂直方向）。鼻窥器不应放于鼻中隔。叶片插入至前庭内约1cm，且患者的颈部应该轻度伸展。检查者左手示指放于患者鼻翼以固定鼻镜上叶，

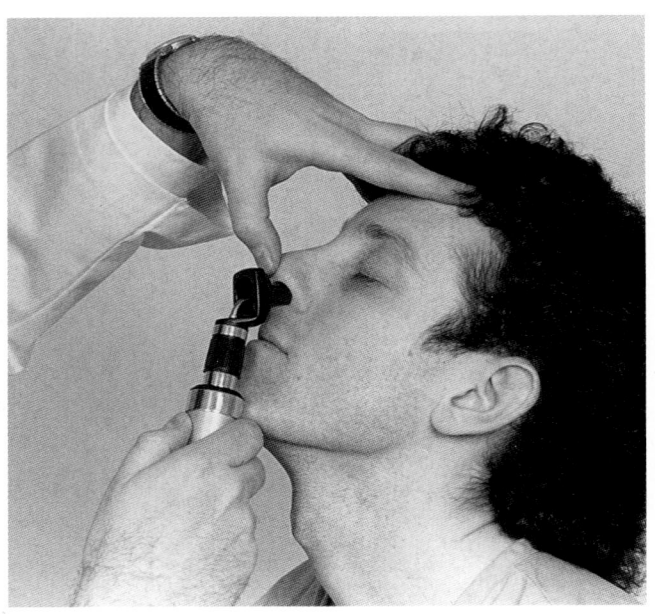

图 8-22 使用鼻照明器视诊鼻内部结构

同时检查者右手固定患者头部。右手用于改变头位以更好地看到内部结构。检查完一侧鼻孔后，检查者依然用左手持鼻镜并放入患者的另一侧鼻孔。图 8-23 显示了通过鼻窥器看到的一例患者的鼻息肉。

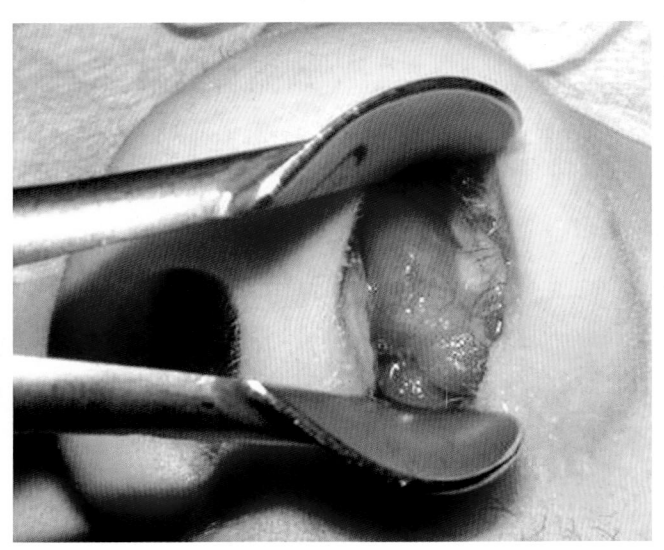

图 8-23 鼻息肉

（3）透视检查鼻窦

如果患者有与鼻窦疾病有关的症状，进行鼻窦透视检查。检查在暗室内进行，将一个明亮的光源置于患者口内一侧硬腭处。光线穿过上颌窦腔，可以在眼下方看到一新月形的暗光。随后检查另一侧。正常情况下，两侧光线是一样的。如果一侧鼻窦有积液、肿块或黏膜增厚，光线会减弱，提示该侧充气不足。另一种检查上颌窦的方法是从眼内侧下方向下发射光线，让患者张口，可在硬腭处看到光线（图 8-24）。可用类似的方法检查额窦，从眉毛内侧下方向上发射光线，并在眼睛上方观察光线。

筛窦及蝶窦不能使用透视检查。

不同患者间鼻窦透视检查的差异性很大。无鼻窦相关症状时，这些透视检查的差异是非特异的。

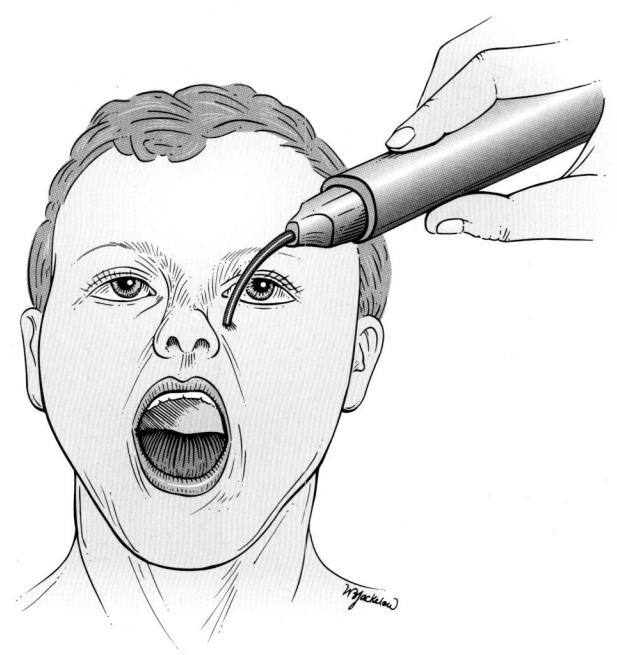

图 8-24 透视检查上颌窦。注意硬腭上可见红光

六、临床意义

感染性、炎症性、创伤性及肿瘤性疾病是耳和鼻的常见疾病。本部分将对一些常见的耳部感染进行讨论。

急性外耳道炎是外耳道一种常见的炎症状态，多由铜绿假单胞菌引起。其突出症状是严重耳痛，可在牵拉耳郭尤其是耳屏受压时加重。外耳道水肿、红斑及黄绿色渗出物是该疾病的显著体征。通常外耳道触痛及肿胀严重，不能充分观察整个外耳道及鼓膜。"泳者耳"是一种类型的外耳道炎，由于失去了保护性盯聍以及水和细菌的慢性刺激和浸泡。耳痛的常见前兆是瘙痒。图 8-25 显示了一例急性外耳道炎患者的外耳道，注意由于上皮肿胀导致的外耳道滤泡样的外观。随着病情进展，外耳道可堵塞，导致传导性耳聋。

大疱性鼓膜炎是外耳道炎的局限型，常与急性病毒性上呼吸道感染有关。存在严重耳痛，是由鼓膜及外耳道深部皮肤的大疱性、常为出血性病变引起。可能有血性的分泌物。幸而大疱性鼓膜炎为自限性疾病。图 8-26 显示了一例大疱性鼓膜炎患者的鼓膜，注意鼓膜上充满血的大疱。图 8-27 显示了另一例大疱性鼓膜炎患者的左耳，注意骨性外耳道底部的巨大的含有浆液血性液体的大疱。该大疱阻碍了对鼓膜的观察。

急性中耳炎是中耳的细菌感染，最常见于儿童。多达 50% 的儿童在 1 岁前经历过一次急性中耳炎发作，而 75% 的儿童在 2 岁生日前曾感染过，5 岁以后发病率迅速下降。患者有耳痛及全身性症状，如发热、不适，常伴有胃肠道异常及传导性耳聋。与外耳道炎不同，急性中耳炎患者牵拉耳郭及耳屏不会引发疼痛。鼓膜充血，整个鼓膜为火红色。中耳内黏液脓性分泌物使得鼓膜向外膨出。大多数情况下，抗生素治疗可消除病变并恢复听力。图 8-28 显示了一例幼儿的急性中耳炎典型特征的鼓膜，注意急性炎症造成的红斑，以及中耳渗出物导致的鼓膜的混浊及膨出。

压力增大可能导致鼓膜自发性破裂，伴黏液脓性渗出物溢出进入外耳道。这种情况称为进展性急性中耳炎。图 8-29 显示了中耳炎导致的鼓膜穿孔。

穿孔可能发生于**中央**或**边缘**，可能由中耳炎或创伤导致。中央型穿孔不涉及鼓膜边缘或鼓膜环，而边缘性穿孔涉及边缘。边缘性穿孔更严重，因为患者更易发生**胆脂瘤**，是一种中耳的慢性病变。边缘性穿孔使得外耳道的鳞状上皮长入中耳，在这些细胞侵入时会脱落，碎屑在中耳聚集而形成胆脂瘤（图 8-30）。胆脂瘤的缓慢增大导致听小骨受侵蚀并侵犯至乳突窦。

图 8-31 显示了右侧中耳前部的先天性胆脂瘤，为光滑白色，位于正常鼓膜的内侧。图 8-32 显示了右耳慢性鼓膜穿孔。注意由平滑上皮覆盖边缘的慢性穿孔，以及鼓膜硬化的斑块。

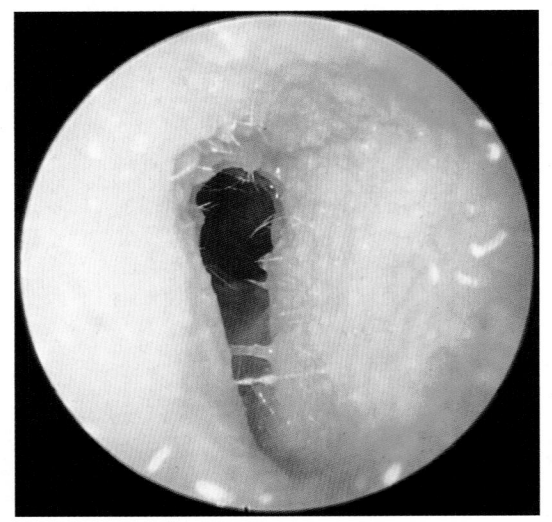

图 8-25 急性外耳道炎

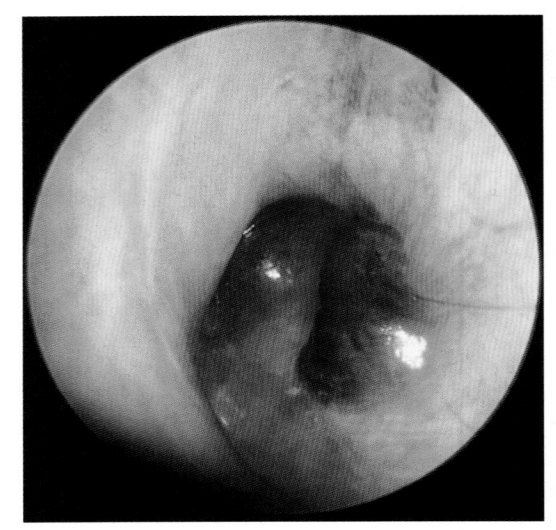

图 8-26 大疱性鼓膜炎

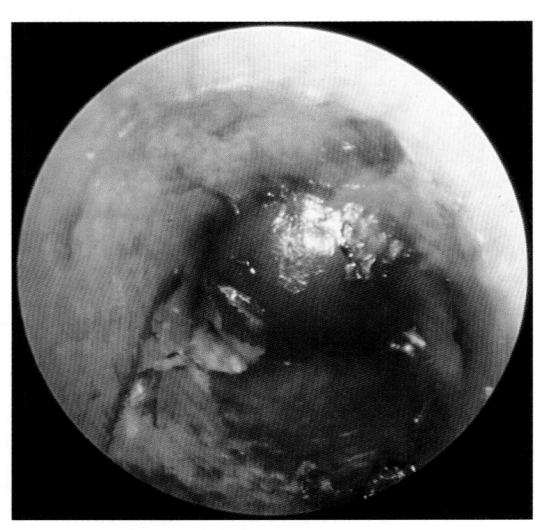

图 8-27 大疱性鼓膜炎

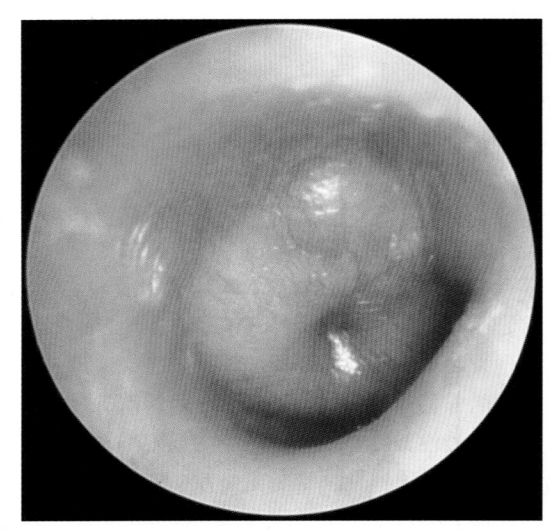

图 8-28 急性中耳炎

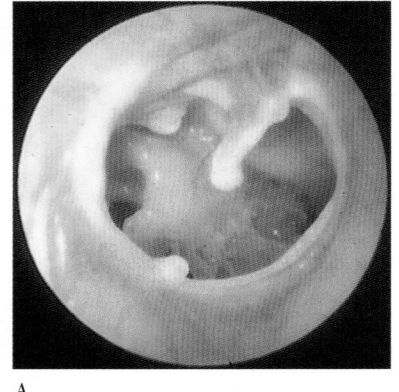

A   B

图 8-29 图（A）和标注的示意图（B）显示了右侧鼓膜的中央型穿孔

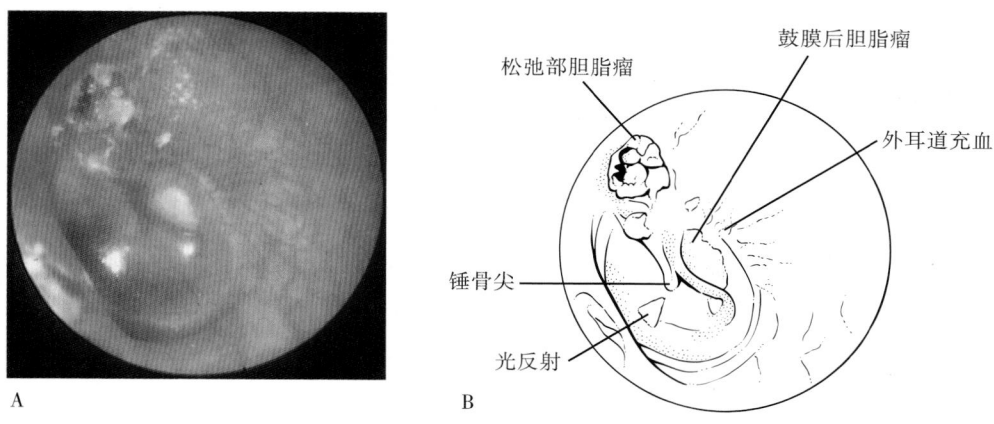

图 8-30 图（A）和标注的示意图（B）显示了鼓膜边缘性穿孔导致的左耳胆脂瘤，注意充血的远端外耳道

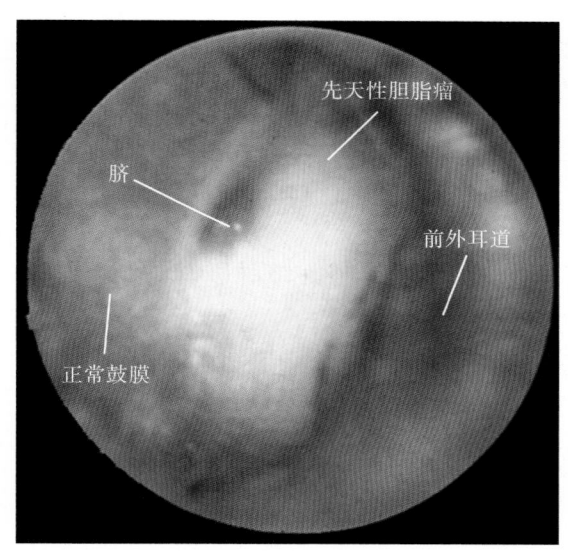

图 8-31 先天性胆脂瘤

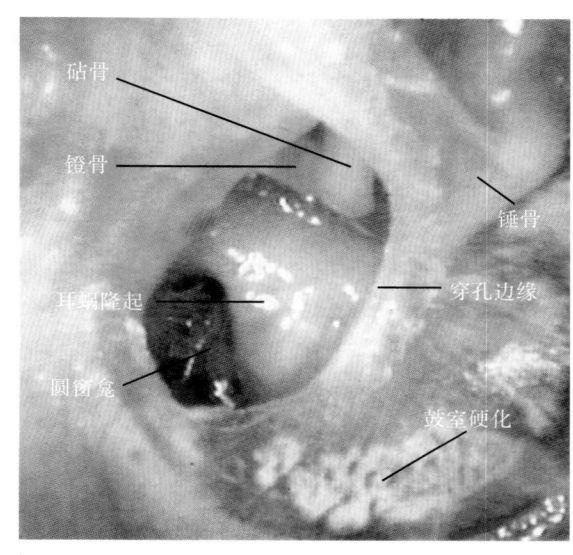

图 8-32 慢性鼓膜穿孔

浆液性中耳炎主要发生于病毒性上呼吸道感染或感受突然气压改变时的成人。咽鼓管堵塞时，空气被限制在内。中耳内的细小血管吸收大量气体，产生真空而将鼓膜吸入或收回，产生"耳堵"的感觉。如果该压力不解除，真空将从血管中吸出浆液性、非脓性的液体进入中耳。琥珀色液体使鼓膜为橘黄色，且其各标志变得明显，由于鼓膜被拉向这些结构。咽鼓管部分堵塞时，中耳内出现气泡或气液平面。图 8-33 显示了一例浆液性中耳炎患者的鼓膜。

反复中耳感染及鼓膜破裂可能导致**慢性中耳炎**。慢性感染可能产生一种恶臭味的分泌物，这是慢性中耳炎的主要症状，常无疼痛。可能侵蚀听小骨并出现瘢痕组织，从而导致传导性耳聋。

图 8-34 显示了一位慢性咽鼓管功能障碍成年患者的右侧鼓膜。可见早期松弛部内缩囊袋。这些回缩囊是由于中耳内的慢性负压，并可能进展为获得性胆脂瘤。鼓膜造口插管，是一种平衡气压的管子，或称为 T 管，已经被放置以减轻中耳负压。图 8-35 显示了另一例慢性咽鼓管功能障碍患者的右侧鼓膜，其中耳由长期 T 管通气，可见消退的轻度中耳炎，伴外耳道皮肤红斑及上皮脱屑。

表 8-4 总结了传导性及感音神经性耳聋特点的对比。表 8-5 列出了耳聋的常见病因。表 8-6 将急性外耳道炎与急性中耳炎进行鉴别。

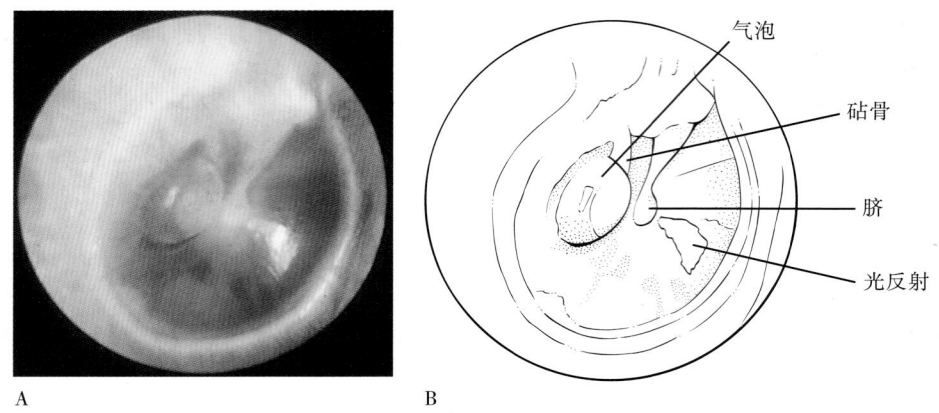

A   B

图 8-33　图（A）及标注的示意图（B）显示了右耳浆液性中耳炎。注意鼓膜后中耳内的气泡

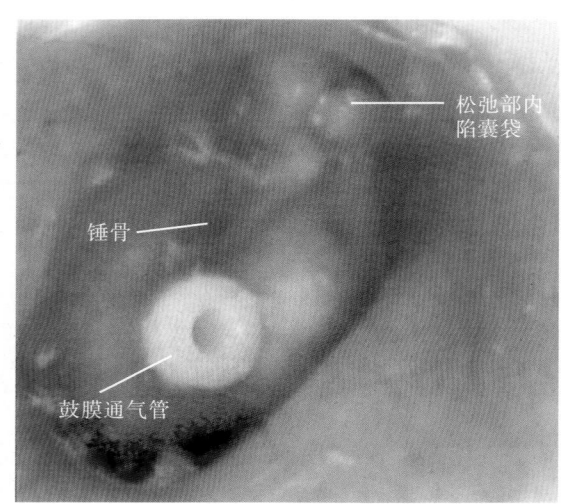

图 8-34　慢性咽鼓管功能障碍

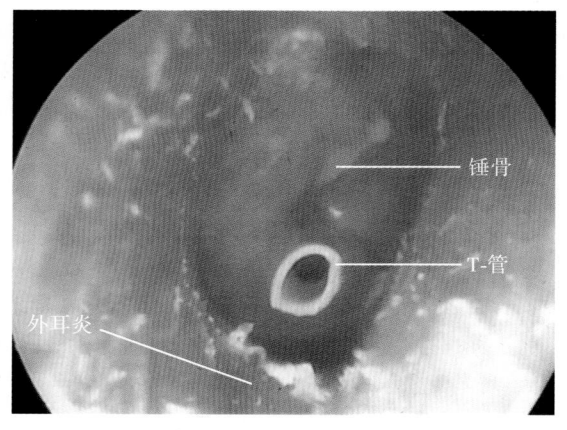

图 8-35　鼓膜置管（T 管）术后的鼓膜

表 8-4　传导性及感音神经性耳聋特点的对比

特点	传导性耳聋	感音神经性耳聋
病理过程	外耳道、中耳	耳蜗、耳蜗神经、脑干
说话音量	比正常轻柔	比正常响亮
外耳道	可能异常	正常
鼓膜	常异常	正常
林纳试验结果	阴性	阳性
韦伯试验结果	在"聋"侧听到	在听力较好侧听到（仅见于严重单侧听力损失）

表 8-5　耳聋常见病因

患者	传导性耳聋	感音神经性耳聋
儿童	先天性	先天性
	急性中耳炎	流行性腮腺炎迷路炎
	慢性中耳炎	孕妇妊娠前三个月感染风疹
	耵聍	产伤
	外伤	先天性梅毒
成人	浆液性中耳炎	迟发性先天性
	慢性中耳炎	梅尼埃病
	外耳道炎	耳毒性药物
	耵聍	病毒性迷路炎
	咽鼓管堵塞	听神经瘤
	病毒性鼓膜炎	老年性聋（年龄相关耳聋）
	胆脂瘤	
	耳硬化症	

表 8-6　急性外耳道炎与急性中耳炎的鉴别

症状和体征	急性外耳道炎*	急性中耳炎+
耳屏加压	疼痛	无痛
淋巴结肿大	常见	无
外耳道	水肿	正常
季节	夏季	冬季
鼓膜	正常	鼓膜后积液，可能穿孔
发热	是	是
听力	轻度损失或正常	下降

注：* 见图 8-25；
　　+ 见图 8-28

七、体格检查报告书写

以下列举的是耳和鼻检查报告的书写范例：

- 外耳外观正常，无炎症或损伤表现。患者可听到耳语。韦伯试验结果居中。林纳试验结果：AC>BC。外耳道及鼓膜正常，无充血。无分泌物。
- 右耳郭有一 1cm 大小的圆形质硬无痛包块。患者听力正常。韦伯试验结果无偏斜。外耳道及鼓膜正常。
- 耳的外部结构在正常范围内。左耳存在听力损失。韦伯试验结果偏向左耳。左侧鼓膜不透明。左侧听小骨不可见。右侧鼓膜正常，右侧听小骨外观正常。
- 鼻无偏斜，无肿胀。鼻中隔前部为粉红色，无分泌物或血管充血。鼻中隔居中。鼻窦无压痛。
- 鼻偏向右侧。鼻黏膜鲜红色、湿润。鼻中隔偏右，可见黄白色分泌物。鼻窦无压痛。

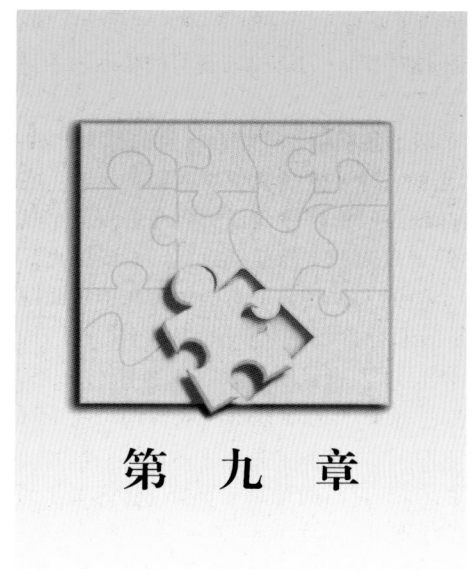

第 九 章

口 腔 及 咽

病从口入。

——George Herbert（1593–1632）

一、概述

嘴唇和口腔通常被用来表达各种情绪，早在婴儿时期，嘴唇就能提供满足与感官的愉悦。

就诊于初级医疗机构的患者中，约 20% 有口腔及咽喉部问题，其中，大多数患者表现为咽痛，可为急性，伴发热或吞咽困难。咽痛可为局部病变表现，也可为系统性疾病的早期表现。

据估计，超过 90%HIV 患者至少患有一种口腔疾病，随着免疫缺陷的进展，口腔疾病发生率增加。有一些特征性口腔表现可提示 HIV 早期感染，一旦出现这些表现，即需行 HIV 筛查。

口腔恶性肿瘤发生率占头颈部恶性肿瘤发生率之首。据估计，2013 年美国将有 42000 例新发口腔恶性肿瘤病例，包括发生在口腔、口咽部及嘴唇的肿瘤。口腔恶性肿瘤男女性别比为 2：1，占男性所有新发恶性肿瘤的 3%。口腔恶性肿瘤发病率已连续 5 年持续增长，仅 2007 年一年发病率大幅增加 11%。在全球该问题更严重，每年约有超过 60 万口腔恶性肿瘤的新发病例。

尽管有学者认为口腔恶性肿瘤很罕见，但在美国，平均每天有 100 人被诊断为口腔恶性肿瘤，每 1 小时有一人死于该病。2011 年有 7900 人死于口咽部恶性肿瘤。口腔恶性肿瘤死亡率相对较高，因为肿瘤诊断时多已处于晚期，伴远处转移或局部组织深度浸润。口腔恶性肿瘤危险性相对较高，还因为易伴发其他部位原发肿瘤。口腔恶性肿瘤的幸存患者发生另一种恶性肿瘤的风险较正常人群高 20 倍。然而在过去三十年，男性与女性口腔恶性肿瘤死亡率均在逐年降低。

各分期的口咽部恶性肿瘤患者确诊后 1 年生存率约 84%，5 年及 10 年相对生存率分别为 61% 和 51%。口腔恶性肿瘤病理类型多样，约 90% 为鳞状细胞癌。据估计，2010 年美国约投入 3.2 亿美元用于头颈部恶性肿瘤的治疗。

大多数口腔恶性肿瘤患者的发病多与两个诱发因素相关：其一是烟草和酒精的使用，其二是人乳头瘤病毒（HPV）。最近的研究表明，在小于 50 岁的白人男性中，口腔恶性肿瘤发生率的增加与感染 HPV16 相关。这种病毒与绝大多数女性宫颈癌的发生也有关。一小部分口腔恶性肿瘤患者（不到 7%）无明确病因。

尽管舌癌的病因目前未明，但通常多发于使用烟草制品（香烟、雪茄、烟斗、无烟烟草）、酒精（尤其是与烟草同时使用）或嚼槟榔的人群中。本章之后会提到，嚼槟榔这一习俗在美国并不多见，但在全世界多个地区都有，尤其是中国台湾和印度（图 9-15）。HPV 感染与扁桃体、舌底及口咽部其他恶性肿瘤均相关。

2012 年，美国有 12360 例新发喉癌病例，其中 3650 例死亡。吸烟，酗酒与喉部鳞状细胞癌的发生明确相关。

对吸烟者而言，戒烟后喉癌发生率降低，但若干年后仍高于不吸烟者。声门上喉癌主要表现为喉痛、吞咽疼痛、耳部放射痛、音调改变或颈部淋巴结肿大。早期声带癌通常可因声音嘶哑而被发现。无淋巴结转移的小喉癌预后极好，治愈率可达75%~95%，与肿瘤部位，大小及浸润深度相关。

阻塞性睡眠呼吸暂停综合征的临床表现已被熟知，但对于其病程发展却不甚明了。该综合征也被称为Pickwickian综合征，这个术语是由20世纪的著名医生Sir William Osler创造出的，他一定是狄更斯的忠实读者。在狄更斯的小说《匹克威克外传》中，对胖男孩Joe的描述是成人阻塞性睡眠呼吸暂停综合征的典型表现。早期医学文献中对于严重阻塞性睡眠呼吸暂停的患者是这样描述的：他们通常表现为严重的低氧血症、高碳酸血症及充血性心力衰竭。据Wisconsin Sleep Cohort Study统计，1993年每15个美国人中就有1人至少存在中度睡眠呼吸暂停。该研究同时表明在中年人群中，有9%女性及24%男性存在未行诊治的睡眠呼吸暂停。据The National Commission on Sleep Disorders Research统计，在美国有700万~1800万人患轻度睡眠呼吸暂停，约180万~400万人病情相对严重。该病患病率随年龄增加而增加。但约92%女性及80%男性睡眠呼吸暂停患者未被诊断。

未经治疗的睡眠呼吸暂停并不仅仅导致健康问题。据估计，在美国每个未经治疗的睡眠呼吸暂停患者每年的医疗花费平均比健康人多1336美元，这将导致每年多出3.4亿美元额外医疗支出。

许多因口腔问题就诊的患者可能有精神疾病。心身疾病的症状通常集中在口部，患者可有口舌的烧灼感或口干。磨牙征，即非咀嚼时的牙齿摩擦，在睡眠时尤为明显。这种咀嚼肌的过度运动通常被理解为平时不易表现出的狂野或进攻的表现，也可被理解为减少精神压力的原始幼稚表现。磨牙可导致面部疼痛，从而导致面肌痉挛与磨牙的持续存在，这样形成一种恶性循环。有些人习惯在嘴里含诸如烟斗、手指、铅笔等物，这种习惯也会对口腔造成损害。

尽管通常只有口腔科医生才会检查口腔，但其他专业的医疗工作者也需要评估这一重要的人体结构。医疗工作者应完成下述条目：

1. 评估口腔卫生。
2. 识别龋齿及牙周疾病。
3. 识别口腔病变，局部淋巴结、涎腺及骨结构的病变。
4. 识别全身疾病的口腔表现。
5. 识别由口腔疾病或口腔操作引起的系统性病变。
6. 评估下颌运动的幅度及平滑度。
7. 认识口腔科器械。
8. 知道何时需要咨询牙医或因某些基础疾病需要暂缓看牙医。

二、结构与生理

（一）口腔

口腔包括以下结构：

- 颊黏膜
- 嘴唇
- 舌
- 硬腭及软腭
- 牙齿
- 涎腺

口腔从牙齿内侧延伸至口咽部；硬腭及软腭构成口腔顶部，软腭向后终止于**悬雍垂（腭垂）**；舌位于口腔底部；口腔最后方为**扁桃体**，在前后腭弓之间（图9-1）。

颊黏膜是与牙龈相连，且分布于脸颊内侧的一层黏膜。**白线**，或称咬合线，是一条沿着牙齿咬合面的浅色或白色线性结构，它可轻微突起，显示牙齿的咬合情况。

嘴唇之所以是红色的，是因为该区域血管性真皮乳头数量增加，且表皮很薄。还原型血红蛋白增加，即**发绀**

时嘴唇表现为蓝色。在很冷的环境中嘴唇通常会发紫，这与血供减少、氧回收增加有关。

舌位于口腔底部，附着于**舌骨**上。它是味觉主要器官，且能辅助发声、在咀嚼时发挥重要功能。舌体包括固有肌及舌外肌，它拥有全身最有力的肌肉。舌由**舌下神经**（第Ⅻ对脑神经）支配。

舌背呈带有**正中沟**的凸起平面，图 9-2 展示了舌的上面观。正中沟的后部为盲孔，它是**甲状腺**起源部位的标志。

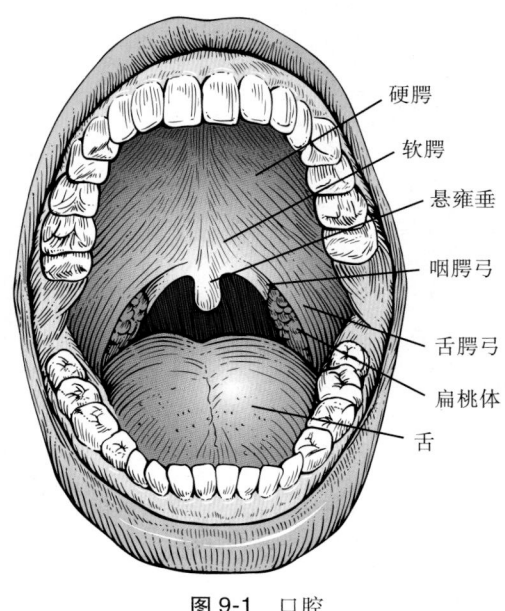

图 9-1 口腔

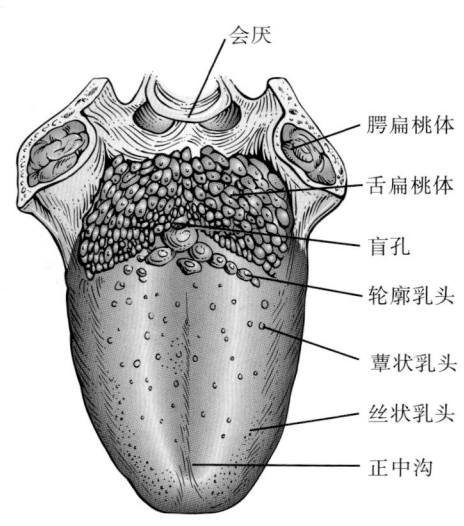

图 9-2 舌的上面观

盲孔后方为黏液分泌腺及淋巴组织聚集区，即**舌扁桃体**。因存在舌乳头，其质地比较粗糙，其中最大的乳头为**轮廓乳头**（图 9-3）。共有约 10 个类似的圆形乳头，主要分布在盲孔前方，将舌分为前 2/3 及后 1/3。**丝状乳头**是数量最多的乳头，它们散布在舌前部。蕈状乳头分布在舌尖及侧面，这种乳头可通过颜色较红及较宽的表面而被辨认出。

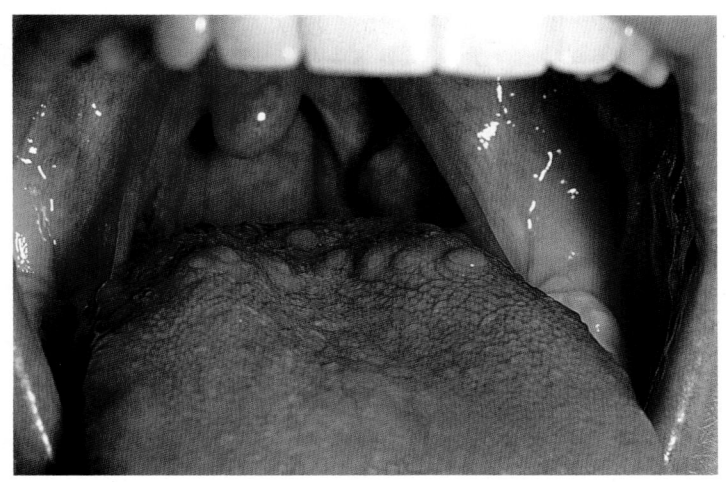

图 9-3 轮廓乳头

味蕾位于轮廓乳头及蕈状乳头侧面。舌前 2/3 的味觉感受由**鼓索神经**（面神经的一个分支）传入；**舌咽神经**，是第Ⅸ对脑神经，支配舌后 1/3 味觉传入。共有四种基本味觉感受：甜、咸、酸、苦。甜味由舌尖感受，咸味由舌的侧缘感受，酸味及苦味由舌后部感受，由舌咽神经传入。

舌抬起后露出位于舌下正中线上的黏膜性附属物，为**舌系带**，它将舌连于口腔底部。

硬腭是一个凹形骨结构，前部有凸起的褶皱，为**腭横襞**。图9-4展现了腭横襞。软腭是硬腭后方一肌性、灵活的部分，其后缘终止于**悬雍垂**。在吞咽时协助封闭鼻咽部。

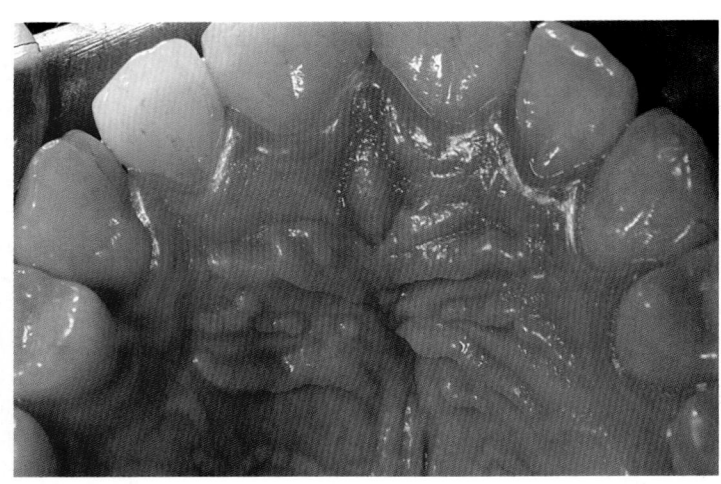

图9-4 腭横襞

牙齿由以下几个部分组成：牙釉质、牙本质、牙髓质及牙骨质。**牙釉质**覆盖在牙齿表面，是人体钙化程度最高的组织。牙齿的主体是**牙本质**。牙本质以下是**牙髓质**，其内有三叉神经（第Ⅴ对脑神经）分支及血管。牙骨质覆盖于牙齿根部，将其附着于骨。图9-5展示了一颗磨牙的横切面。

乳牙包括6~30个月萌出的20颗牙齿。位于下颌每一象限的乳牙包括两颗切牙、一颗尖牙及两颗前磨牙。这些牙齿在6~13岁之间脱落。恒牙包括32颗牙齿，这些牙齿在6~22岁之间萌出。位于下颌每一象限的恒牙包括两颗切牙，一颗尖牙，两颗前磨牙及3颗磨牙。图9-6展示了乳牙及恒牙，表21-4总结了牙齿的萌出顺序。

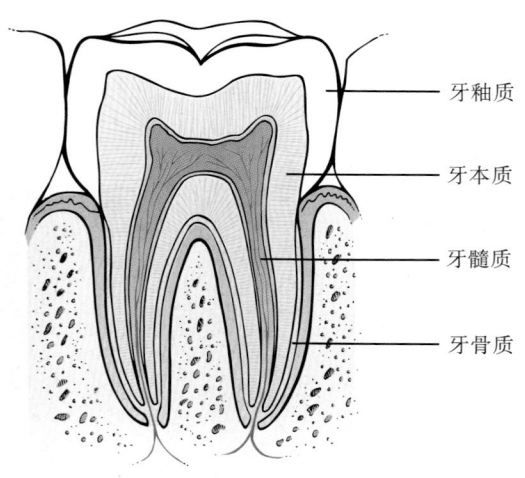

牙釉质

牙本质

牙髓质

牙骨质

图9-5 磨牙的切面观

尽管确切地说**涎腺**并不是口腔的组成部分，但它们通常被认为是口腔的一部分。大涎腺主要包括腮腺、颌下腺及舌下腺。腮腺是最大的涎腺，它位于耳前的面部侧面，面神经（第Ⅶ对脑神经）穿过该腺体。腮腺导管，通过一个小乳头开口于口腔，正对第一或第二上磨牙。颌下腺是第二大涎腺。它位于下颌角的前下方。颌下腺导管，通过一个小乳头开口于舌基底部舌系带的两侧。舌下腺是大涎腺中最小的腺体。它位于口腔底部、舌下，拥有数量众多的舌下腺导管，有一些可汇入**颌下腺导管**。除了上述这些大的涎腺，口腔内还有成百上千的小涎腺。

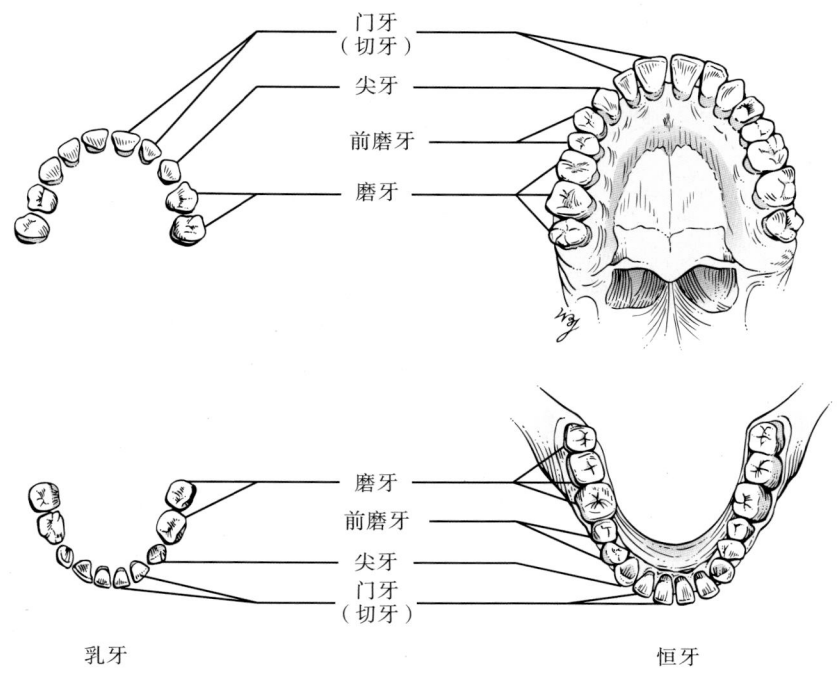

乳牙　　　　　　　　　　　　　　　　　恒牙

图 9-6　乳牙（左）及恒牙（右）

（二）咽

　　咽部分为鼻咽部、口咽部及喉咽部。**鼻咽部**位于软腭以上、鼻腔的后方，其后侧壁是**咽鼓管**开口处。**腺样体**即咽扁桃体，它从位于后上壁的咽鼓管开口旁垂下。口咽部位于软腭以下、口腔后方、舌骨以上，其后壁由咽上缩肌及颈椎构成。口咽部以下为**喉咽部**。喉咽部由三种缩肌包绕，为舌咽及迷走神经支配。喉咽部向下终止于环状软骨水平，它通过食管上括约肌与食管相连。图 9-7 展示了咽的功能组成部分。

　　咽的侧壁由缩肌构成，它们在吞咽动作时发挥作用，其血供来自颈外动脉。

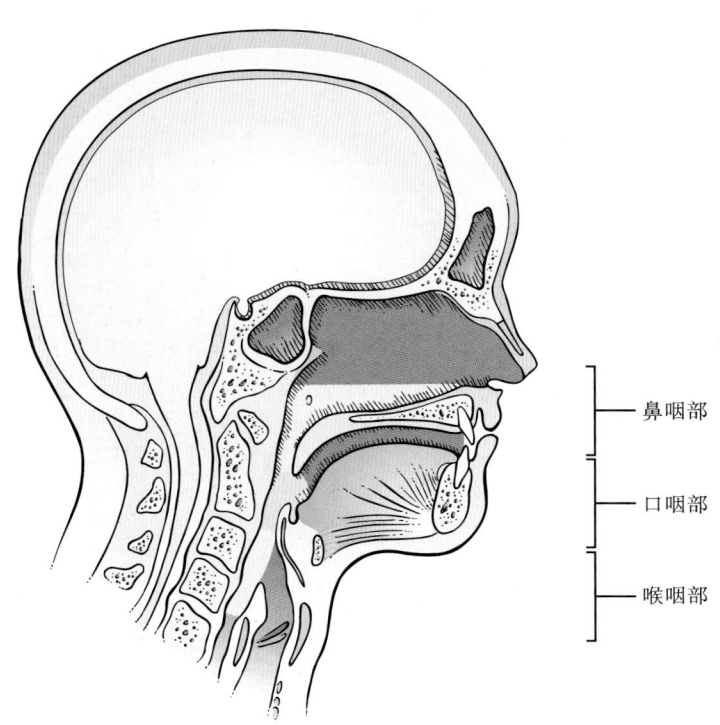

鼻咽部

口咽部

喉咽部

图 9-7　咽的功能组成部分

咽部有大量**淋巴组织**，包括**腭扁桃体**、**咽扁桃体**、**舌扁桃体**，这些组织构成咽淋巴环。腭扁桃体位于扁桃体窝，在前后腭弓之间。腭扁桃体为杏仁状，大小可有较大变异。咽扁桃体位于鼻咽部的后壁上，舌扁桃体位于舌基底部。咽的上部分淋巴回流入咽后淋巴结，咽的下部淋巴回流入颈深淋巴结。

咽部功能如下：

- 协助吞咽
- 协助发声
- 提供气道

吞咽包括三个过程：自主阶段是指食团在舌的作用下途经扁桃体、到达咽后壁；第二个阶段是咽部肌肉不自主收缩，将食团从咽部挤入食管；第三个阶段也是不自主的，食管蠕动将食团推送入胃。喉部原本为开放状态，在吞咽的前两个阶段呈关闭状态。咽鼓管在吞咽时是开放的，此时鼻咽部是关闭的。

咽部同时也是共鸣及发声的结构。**共鸣**是指某一结构的震动。**发音**是指改变某结构的形状而产生言语。咽部肌肉收缩导致音色的改变。咽部大小及形状的改变均可影响共鸣。软腭通过开放和关闭口咽及鼻咽部的通道影响共鸣，若不能完全关闭，则会产生鼻音。

（三）喉

喉部位于气管上缘、舌骨（位于舌基底部）以下。喉部处于第四~六颈椎水平。喉部具有防止液体及固体进入气管的保护功能，同时它也是发声器官。

喉上接**会厌**，会厌通常被认为在吞咽时有保护气道的功能。

喉的主体包括一系列软骨结构：甲状软骨、环状软骨及杓状软骨。甲状软骨构成喉部的主要构架，构成了颈部的突起，即喉结。甲状软骨上端为甲状软骨上切迹。甲状软骨下方有一个空隙，即环甲间隙及环甲膜，它将甲状软骨与环状软骨分隔开。环状软骨上连环甲膜，下接气管。它是喉部唯一一块完整的环形软骨。杓状软骨与声带相连。图9-8展示了颈部甲状软骨及环状软骨的位置示意图，图9-9展示了喉部骨性结构。

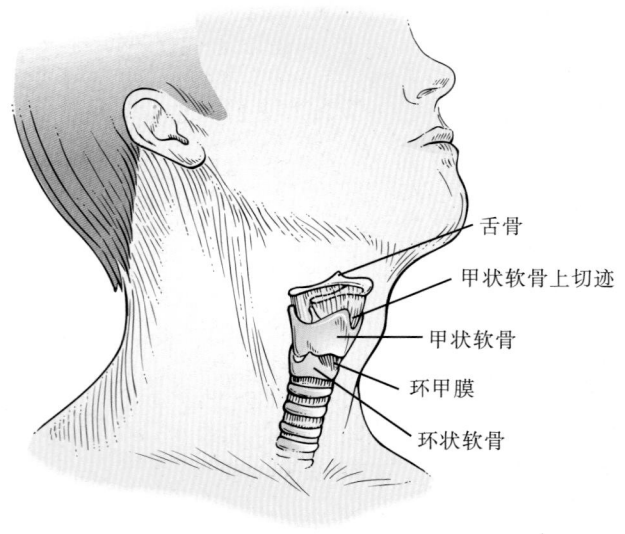

图9-8 喉部软骨

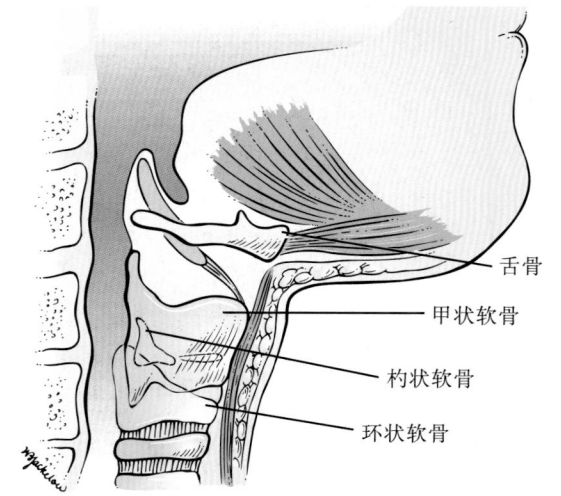

图9-9 喉部骨性结构

声带通过振动发声。呼出的气流使声带，快速振动从而发出声音。声带通过不同喉部肌肉的作用控制声门闭合和声带紧张度改变。喉部由迷走神经（第X对脑神经）的分支——喉上神经及喉返神经支配。在喉部发出的声音由咽部及口鼻腔进一步修饰。

三、特殊症状

（一）口腔

所有患者都必须被问如下问题：

"你上次见牙医是什么时候？"

"牙医做了什么？"

"你有牙龈出血吗？"

"你嘴唇上或嘴里有不能治愈的疼痛、疮或肿物吗？"

"你拔牙后有不适吗？"

（如果患者有义齿）"你注意到假牙变得不合适了吗？"

口腔癌多见于 45 岁以上的人群。唇癌在男性中更高发，且长时间暴露于阳光下的浅肤色人群中更常见。口腔内的恶性肿瘤更多见于嚼烟草或用烟斗的人群。口腔或牙龈恶性肿瘤的一个可能征象是假牙变得不合适。

口腔疾病最重要的症状包括：

- 疼痛
- 溃疡
- 出血
- 肿物
- 口臭
- 口干

1. 疼痛

当一个患者主诉口腔疼痛，需要询问以下问题：

"疼痛部位在哪里？"

"请描述疼痛。"

"其他部位也疼痛吗？"

"疼痛持续多久了？"

"疼痛是由什么诱发的？"

"有缓解及加重因素吗？"

"除了疼痛，你还有其他症状吗？"

牙痛可能提示潜在的牙龈疾病，需要记录口腔操作史及最近的口腔护理史。

牙痛有时也可以由胸部放射。心绞痛患者可主诉劳累后牙痛，此时需要格外仔细地询问患者。

2. 溃疡

口腔溃疡很常见，可为局部病变或全身疾病，如免疫性、感染性、恶性肿瘤或创伤相关疾病的口腔表现。患者的病史很重要，可提示溃疡急性或慢性、单发或多发、初发或复发。

口腔疼痛通常与唇舌溃疡相关。恶性肿瘤并非导致口腔溃疡的最常见原因，但要考虑该诊断可能。当一个患者主诉口腔溃疡时，需询问以下问题：

"以前得过溃疡吗？"

"是多发溃疡吗？"

"溃疡出现多久了？"

"身体其他部位如外阴、尿道及肛门出现过溃疡吗？"

"溃疡疼痛吗？"

"吸烟吗？如果是，吸烟量多少？"

"饮酒吗？"

"有性病史吗？"

医生需询问患者性生活习惯。这些问题在第一章"问诊"中提到。吸烟及饮酒将导致口腔癌前病变，如黏膜白斑病变及红斑病变。

3. 出血

出血可能是由于血液系统原发疾病、局部炎症或肿瘤导致的。许多药物也可导致出血或出血倾向。记得询问患者是否在服用药物。

4. 肿物

如果患者主诉或查体发现口腔内或涎腺肿物，询问其病程及是否为痛性。无痛性肿物通常是肿瘤征象。

是否有唾液分泌过多、口干等伴随症状？是否有吞咽困难？

5. 口臭

约50%成年人存在口臭问题，幸运的是，仅少数患者口臭会持续一整天。大多数口臭患者是被别人告知的，而他们自己并未意识到。有些患者口臭非常严重，可影响其社交及工作。

约90%口臭病例源自口腔疾患，其余10%源自鼻、肺及全身性疾病。胃肠道疾病是否导致口臭仍然存疑。

口臭通常被认为是讲话或呼吸时呼出气体中所含的挥发性硫化物及其他化合物所致。这些化合物由定植在舌背后方、牙周及牙科修复体和义齿上的革兰阴性腐生厌氧菌产生。细菌代谢含硫氨基酸后生成上述挥发性硫化物。口干燥症可增加挥发性硫化物水平。

患有糖尿病、肝硬化、尿毒症、恶性肿瘤、口周感染及三甲基胺尿症（臭鱼症）等全身性疾病的患者可有口臭。如果患者没有口腔及鼻窦方面疾患，则需考虑上述疾病。

口臭的治疗必须针对潜在病因。一旦确认口臭源自口腔，必须要求患者保持良好的口腔卫生，包括适当刷牙、使用牙线，最重要的是用特殊的擦除器械或牙刷清洁舌背后方。同时可使用合适的漱口水。每天至少2次上述操作方能清除细菌及积聚的代谢产物。

6. 口干燥症

口干燥症是涎腺分泌减少或消失导致的常见表现，多发于女性及老年人群。口干燥症常见于多种药物的副作用，包括抗组胺药、缓解充血药物、三环类抗抑郁药、降压药及不同种类的抗胆碱能药物，也可见于张口呼吸、神经系统疾病、头颈部放疗、HIV感染及自身免疫疾病患者。口干燥症患者唾液通常是黏稠的，口腔黏膜表面是干燥的，舌是皲裂及萎缩的。口腔干燥环境更易导致念珠菌病及龋齿的发生。

（二）咽

咽部疾病的常见症状有：

- 鼻塞
- 疼痛
- 吞咽困难
- 耳聋
- 打鼾

1. 鼻塞

鼻塞可由鼻咽部咽扁桃体增大或肿瘤导致。确定患者是否有变应性鼻炎、鼻窦疾患及长期鼻损伤是非常重要的。

2. 疼痛

疼痛可由扁桃体或咽后壁的炎症或肿瘤导致。急性咽喉痛可能为炎症或创伤所致。咽部异物通常会产生严重的疼痛，吞咽时加重。咽喉痛通常可放射至同侧耳。而慢性咽痛可由炎症或肿瘤导致。肿大的甲状腺结节或弥漫性甲状腺增大可导致吞咽时咽喉痛。癔病也可导致慢性咽喉痛。

3. 吞咽困难

吞咽困难即吞咽时费劲。需要确定梗阻部位。进食液体、固体还是药片时会感觉吞咽困难吗？扁桃体感染时可能导致吞咽困难，因为增大的扁桃体会影响吞咽。询问是否有食物的反流是非常重要的，因为可能存在异常咽部憩室。患者有可能会说"食物卡住了"，这通常说明该患者可能患有某种严重的疾病。

4. 耳聋

鼻咽部咽鼓管末端的肿瘤可导致传导性耳聋。良性肿物如肥大的咽扁桃体及鼻咽部恶性肿瘤均可导致传导性耳聋。中耳严重的渗出可导致咽鼓管功能障碍。

5. 打鼾

打鼾是常见主诉。重度打鼾可能导致的一个重要问题是阻塞性睡眠呼吸暂停。睡眠呼吸暂停是一种严重的，甚至可能威胁生命的疾病，在美国有超过二千万人受该病困扰。大量睡眠呼吸暂停患者未经诊断，仅有10%患者接受治疗。睡眠呼吸暂停是一种以睡眠中短暂呼吸暂停为特征表现的睡眠障碍。在阻塞性呼吸暂停时，身体努力试图吸进空气，产生的吸力引起气管塌陷。睡梦中的人试图呼吸，但这个气流阻断的过程可持续10秒钟至1分钟。当血氧水平下降，大脑做出反应，唤醒患者，使其上呼吸道肌肉紧张到足以打开气道。患者可发出喷鼻声或大喘气，然后等他入睡后继续打鼾。类似循环一晚可重复成百上千次。睡眠呼吸暂停患者的这种夜间频繁醒可使他们总是昏昏欲睡，甚至导致易怒、抑郁等人格改变。

该病确切的患病率无从得知，但据估计，在30~60岁人群中，男性患病率为4%，女性为2%。而在超过60岁的人群中，患病率更高。需询问如下问题：

"有人说过你打鼾吗？"

"你打鼾的频率是怎样的？"

"你打鼾会打扰到其他人吗？"

"曾经有过呼吸的暂停吗？"

"你一觉醒来会觉得累吗？"

"你白天会觉得疲乏吗？"

"你有过开车时睡着的经历吗？"

"你血压高吗？"

"你的体质指数超过28了吗？"

"你超过50岁了吗？"

"你是一个颈围超过17英寸（43厘米）的男性，或颈围超过16英寸（41厘米）的女性吗？"

"你注意过或别人告诉过你，你睡觉时经常翻来覆去吗？"

"在你通常醒着的时间内（白天或傍晚），在下面的情形中通常过多久你会不由自主地困倦或入睡"：

- 饭后
- 看书或看电视
- 坐着与人说话
- 工作中
- 作为乘客坐在车内
- 驾驶车辆

"一夜大概醒来几次？"

"夜间入睡有困难吗？"

"你睡几个小时？"

睡眠呼吸暂停同时可使患者缺氧，患者可有晨起头痛或大脑功能减低。它也与高血压、心律失常、心脏事件和脑卒中危险性的增加等相关。未经治疗的重度睡眠呼吸暂停患者发生车祸的可能性为普通人群的2~3倍。在一些高危人群中，睡眠呼吸暂停可诱发睡眠时呼吸停止、心脏事件或脑卒中而导致猝死。

打鼾、嗜睡及疲乏是提示睡眠呼吸暂停的症状。

为诊断睡眠呼吸暂停，医生可能需要使用睡眠监测系统如多导睡眠图。为了做多导睡眠图，患者通常需要在睡眠中心睡一整晚。这个系统记录大脑活动、眼动、心率、血压、氧饱和度、鼻气流活动、打鼾及胸廓运动。胸廓运动可显示患者是否在努力尝试呼吸。若多导睡眠图提示患者有睡眠呼吸暂停，则推荐使用持续正压通气（continuous positive airway pressure，CPAP）呼吸机。持续正压通气利用较小的气压保持气道的开放。

了解更多睡眠呼吸暂停的相关信息，参考第十章"胸部"。

（三）喉

1. 发声困难

喉部病变的主要表现为声音的改变，尤其是发声困难或声音嘶哑。询问如下问题：

"你声音嘶哑多久了？"

"有缓解、加重因素吗？"

"一天中哪些时候症状加重？"

"以前接受过全身麻醉的手术吗？"

"颈部受过伤吗？"

确定这个患者是否吸烟或曾经吸烟。新发生的声音嘶哑可能是由于喉返神经（绕过左主支气管）受损导致的，例如肿瘤或左心房增大所致。过度用嗓或声带肿物也是造成声音嘶哑的原因。某些操作诸如全身麻醉等需要使用气管内插管，这很有可能损伤声带，导致声音嘶哑。

四、发声障碍对患者的影响

发声是指气流通过声门及声带开闭相互作用产生声音的过程。音量与声门下气流压力成正比，音调与上述压力及声带长度相关，音色可随声带或咽腔振动（共鸣）改变而改变。

发声障碍可能与声带增大、喉部肿物、神经或精神疾患相关。发声障碍的定义是与同年龄、同性别、同种族的人相比，在声音的音调、音色、音量或灵活度方面有差异。异常的声音可能是某种疾病的症状或体征，必须找到其原因。

一项针对学龄儿童的研究显示，高达23%的儿童存在发声障碍。其中大多数与过度用嗓相关，而非器质性疾病。另一项研究显示在18~82岁人群中，有7%男性及5%女性有发声障碍，他们中的大多数与器质性疾病相关。

许多器质性发声障碍患者会被他人排斥。他们的嗓音可能非常尖锐或带有鼻音，因而使他们陷入尴尬的境地。通常这些人很自卑，因为说话方式令人不愉快而可能被他人排挤。

正如发声障碍可对一个人产生影响一样，一个人可以通过他或她的声音去影响他人。一个人说话的方式，包括音色、音调、音量、重音模式、语速等，可以反映他或她的人格。心因性发声障碍是一种功能性障碍，是**心理失衡**的表现。声音可以很好地表现情感障碍，如抑郁、躁狂状态、情绪不稳以及**精神分裂症**等。

五、体格检查

口腔检查必备的器械包括笔式手电筒、纱布、手套、棉签及压舌板。

（一）口腔

口腔查体包括以下部位的视诊及触诊：

- 嘴唇
- 颊黏膜
- 牙龈
- 牙齿

二维码 9-1 检查口腔

- 舌
- 口底
- 硬腭及软腭
- 涎腺
- 第Ⅻ对脑神经

患者取坐位，医生站在或坐在患者正前方。面向患者面部的照明光线必须充分。从前往后系统性地检查以避免遗漏。触诊口腔内任何结构之前戴上手套。发现病变后，观察它的质地及压痛。若患者戴义齿，嘱其摘下义齿。观察口面部是否有不对称及畸形。

评估患者的呼吸。患者呼吸时是否有明显的气味？若有，则提示其口腔卫生差或有全身性疾病。恶臭可能是由广泛的龋齿或牙周疾病导致的。

嘱患者张口。如果患者张口度远超过35mm，则可能提示下颌半脱位。下颌的移位提示神经肌肉疾患或颞颌关节病变。

1. 视诊嘴唇

观察嘴唇是否有局部或整体的肿胀，评估张口度。

评估嘴唇**颜色**。是否有发绀？嘴唇上是否有病变？如果发现病变，进行触诊以明确其特征及质地。图 9-10 展示了一例患者的嘴唇，该患者患有多发疱疹性溃疡，即唇单纯疱疹，疱疹分布在嘴唇及外鼻上。图 9-11 展示了继发于遗传性出血性毛细血管扩张症（Osler-Weber-Rendu syndrome）的舌体上多发毛细血管扩张。该综合征患者整个胃肠道均可有毛细血管扩张，它们可隐匿地出血，从而导致贫血。图 9-12 展示了**黑斑息肉综合征**（Peutz-Jeghers syndrome）患者嘴唇上典型的褐色色素沉着。该病为常染色体显性遗传，以广泛胃肠道错构瘤样息肉和黏膜皮肤色素沉着为特征。

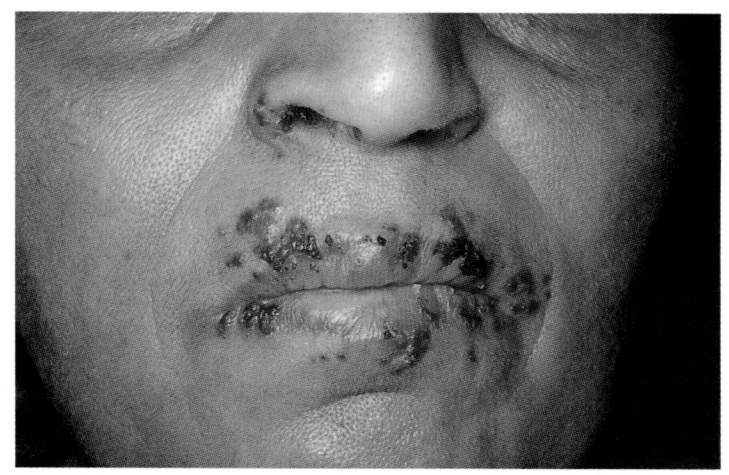

图 9-10 唇单纯疱疹

嘴唇黏液囊肿是一种常见的浅蓝色、囊性、无痛性、透亮的病变，由外伤所致。黏液囊肿最常见于下唇，大小从几毫米至几厘米不等，由于小涎腺阻塞或破坏所致。黏液囊肿破裂后可流出清亮、黏稠的液体。图 9-13 展示了下唇的黏液囊肿。

2. 视诊颊黏膜

嘱患者张大嘴，必须用光源照亮口腔，观察颊黏膜是否有病变或颜色改变，观察口腔是否对称、是否有充血区（扩张的血管通常提示炎症）。利用压舌板分开颊部及牙龈，这样可以很容易检查颊黏膜、牙齿及牙龈（图 9-14）。检查者必须观察是否有变色、损伤及腮腺导管开口的性状。

颊黏膜上是否有溃疡？是否有白色病变？**扁平苔藓**是口腔内无痛性**白色病变**，为网状或花边状，通常同时出现在双侧颊黏膜上。另有一种具有侵蚀性和疼痛的扁平苔藓，外观相似但会有出血和溃疡。图 9-15 展示了非侵蚀

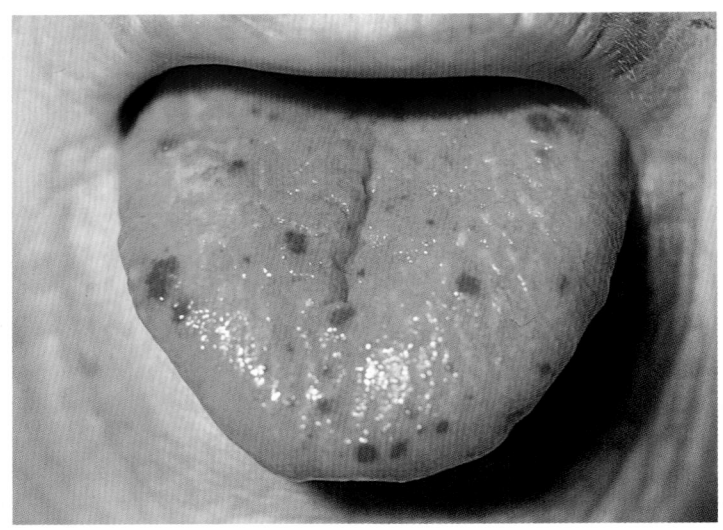

图 9-11 遗传性出血性毛细血管扩张症（Osler-Weber-Rendu syndrome），注意毛细血管扩张

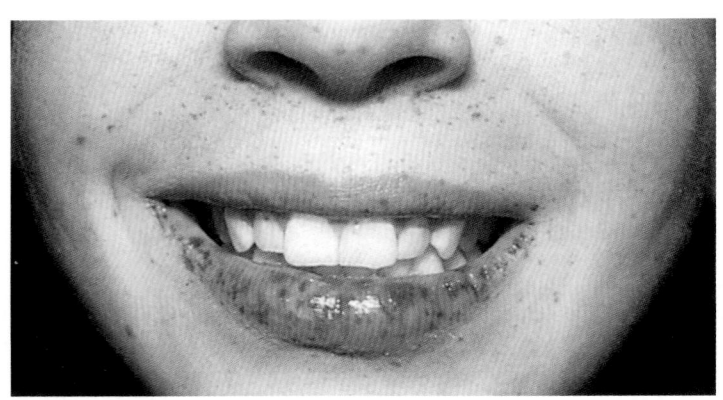

图 9-12 黑斑息肉综合征（Peutz-Jeghers syndrome），注意色素沉着

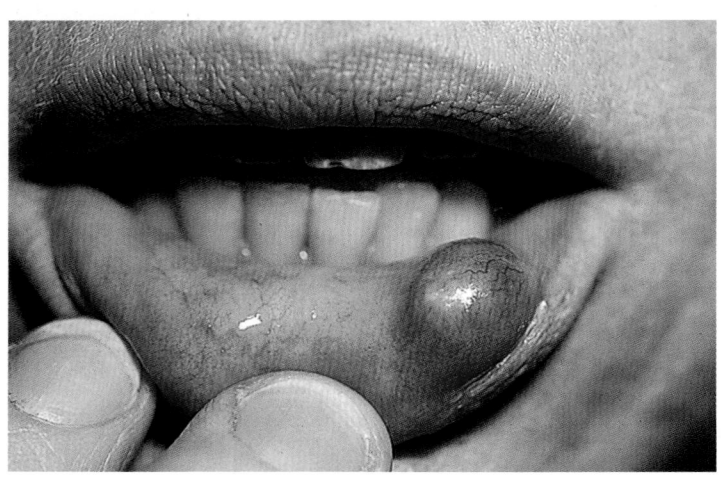

图 9-13 嘴唇黏液囊肿

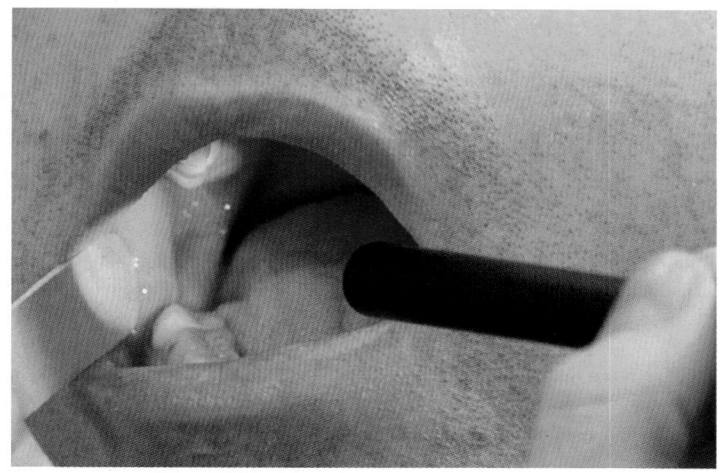

图 9-14 口腔视诊

性扁平苔藓。是否有黏膜白斑病？口腔内黏膜白斑病是一种位于颊、牙龈及舌上的无痛性癌前白斑。图 9-16 展示了牙龈黏膜白斑病。这一病变经过 15 年发展为疣状增生、疣状癌，最终发展为鳞状细胞癌，需行上颌及腭切除术。图 9-17 展示了另一例患者舌上的黏膜白斑病。这块较厚的附着性白斑与周围组织界限清晰，不能从舌上剥离。

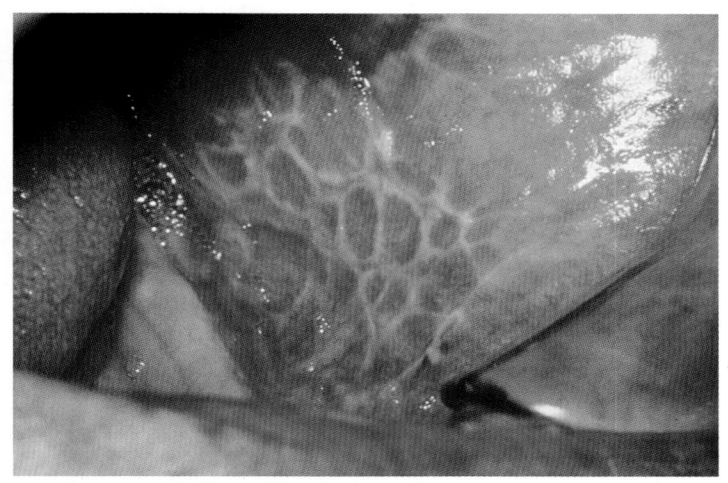

图 9-15 颊黏膜非侵蚀性扁平苔藓

位于颊黏膜上的针尖大小的黄色丘疹通常是福代斯斑点。福代斯斑点是明显可见的异位的正常皮脂腺，通常出现在嘴唇上或腮腺导管开口附近的颊黏膜上，它可能是口腔内最常见的病变。图 9-18 展示了颊黏膜上的福代斯斑点。异位福代斯斑点也可位于阴茎（图 15-11）及阴唇（图 16-13）。

图 9-19 展示了法布里病患者颊黏膜上的血管角质瘤（或称**弥漫性体血管性角质瘤**）。图 15-18 展示了同一例患者阴囊上的血管角质瘤。

3. 视诊牙龈

正常牙龈表面不平，颜色粉红且质地韧。牙龈组织是否完全覆盖了牙间隙？牙齿的根部是否可见？若可见，提示牙周组织萎缩。牙龈边缘有脓或血吗？牙龈肿胀吗？是否有出血征象？是否有牙龈炎症？是否有异常着色存在？**黏膜红斑病**是指黏膜上颗粒状的红色出血性斑丘疹。黏膜红斑病恶变的可能性高于黏膜白斑病。图 9-20 展示了 1 例患者的口腔同时患有牙龈黏膜白斑病（右边）及炎症性齿龈炎（左边）。

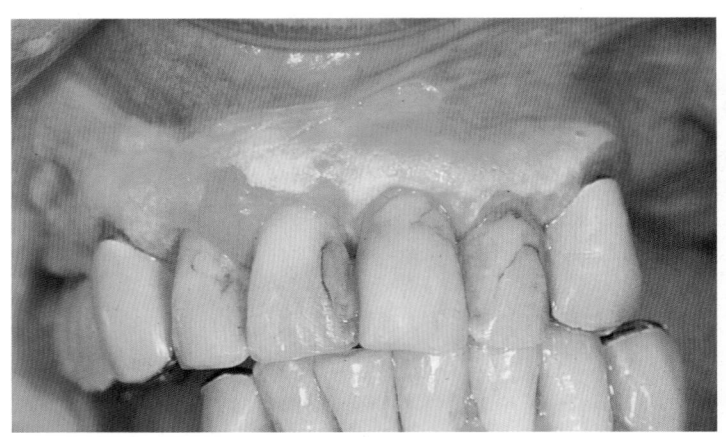

图 9-16 齿龈黏膜白斑病

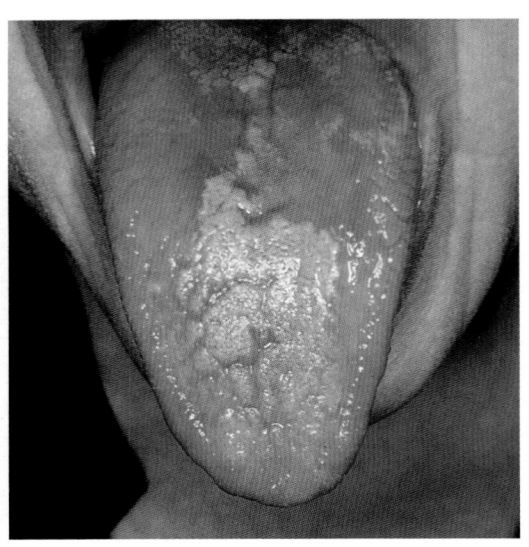

图 9-17 舌黏膜白斑病

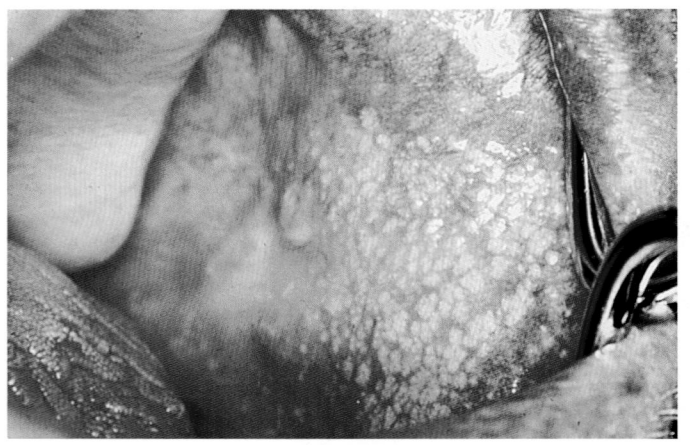

图 9-18 颊黏膜福代斯斑点

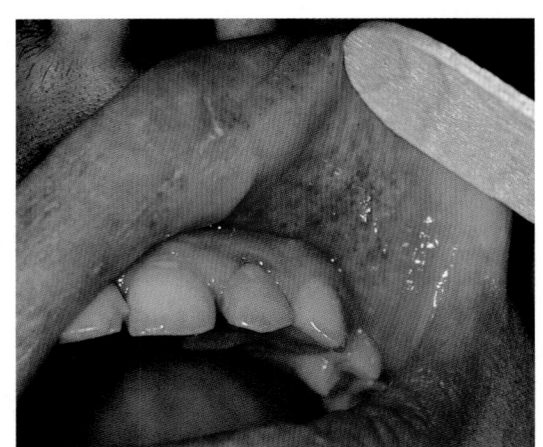

图 9-19 颊黏膜上的血管角质瘤

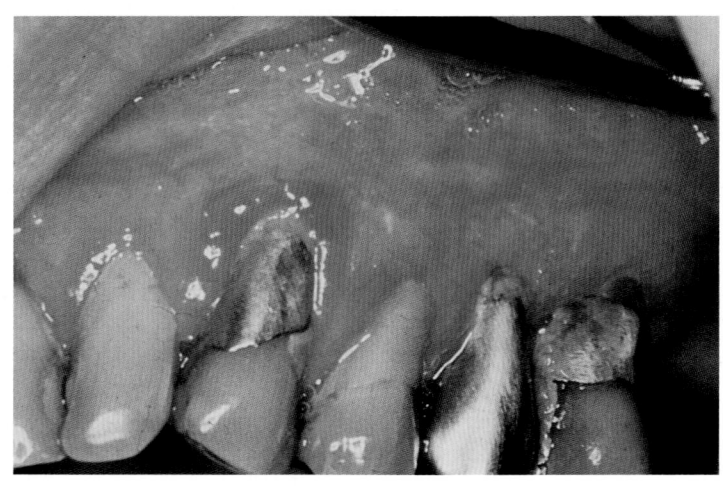

图 9-20 牙龈黏膜白斑病（右边）

　　牙龈增生的原因很多，包括遗传性、青春期及妊娠期激素改变、药物及白血病等。牙龈增生在使用抗癫痫药如苯妥英钠（Dilantin，大仑丁）及钙通道阻断剂如硝苯地平的患者中很常见。推测服用苯妥英钠的患者中出现牙龈增生的发病率为30%~50%。由激素改变导致的牙龈增生可在激素水平降到正常水平后恢复。图9-21展示了服用苯妥英钠的患者出现明显的牙龈增生。牙龈大量白细胞浸润通常见于急性单核细胞白血病及急性髓单核细胞白血病。图9-22展示了由急性髓单核细胞白血病浸润导致的牙龈增生及出血。

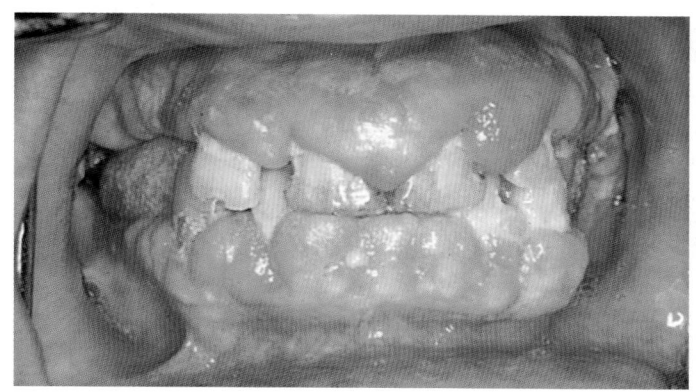

图9-21　服用苯妥英钠的患者明显的牙龈增生

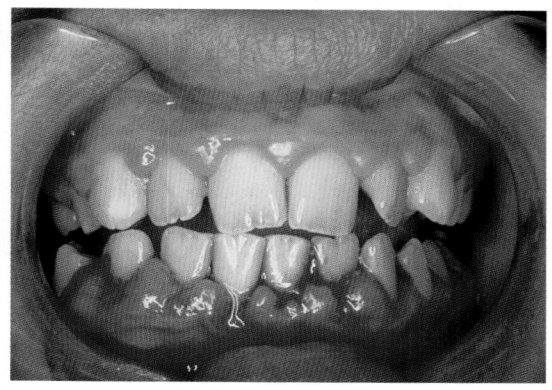

图9-22　急性髓单核细胞白血病患者的牙龈增生，注意正在出血的牙龈

4. 视诊牙齿

　　完整的成人牙列中共有32颗牙齿。患者的牙列相对于年龄来说正常吗？必须仔细检查是否有龋齿及咬合畸形。牙齿是清洁的吗，尤其是齿龈线附近？是否有牙齿变色？是否有缺齿？牙齿检查通常能看出患者对于个人卫生的态度。

　　牙齿排列整齐吗？嘱患者在用压舌板抬起颊黏膜时正常地咬合。有几颗牙齿在咀嚼时受力？在另一侧重复该检查。上颌牙是否覆盖下颌牙？它们彼此接触吗？如果是，那么咬合是正常的。

　　若患者戴有口腔矫治器，如义齿或牙桥，他或她需要摘下以完成整体的评估。

5. 视诊舌

　　检查黏膜，观察有无肿物或溃疡。舌是湿润的吗？嘱患者伸舌，如果舌头不能沿中线伸出或向各方向快速运动，提示神经肌肉病变的存在。舌的侧面及下面是否有肿物？嘱患者向上抵着口腔顶部，这样可以检查舌下部分。在老年人中，舌腹面的大静脉可以是迂曲的。这些曲张的静脉不会自发出血，故没有临床意义。图9-23显示了一例患者的舌下静脉曲张。图9-24显示了一例患者的舌良性脂肪瘤。

　　地图舌是一种良性病变，舌背面有局限的红色光滑的丝状乳头缺失区域，被界限清晰的、突起的、黄白色、有正常丝状乳头的区域包围。这些区域一起构成舌地图样外观。舌的外观随着乳头脱失区域的恢复以及新发乳头脱失区域的产生而改变。**黑毛舌**是另一种良性病变，舌背部的丝状乳头极度延长，这些增大的"毛状"乳头经由食物、烟草或产色微生物的繁殖而染上棕褐色。这种情况多见于男性，可能为抗生素治疗后遗症。**裂纹舌**是另一种正常的变异，人群中约5%的人有裂纹舌。裂纹最初在儿童后期出现，随着年龄增加逐渐加深。裂纹的形状可以多变。食物残渣可以残留在这些裂纹中，引起炎症，但病变通常是良性的，可能合并口臭。图9-25展示了这三种常见的舌变异。有**念珠菌病**吗？念珠菌病又称为**鹅口疮**，是一种机会性真菌感染，它通常可累及口腔、胃肠道、会阴或阴道。病变表现为白色疏松粘连的膜状物，它下面的黏膜是鲜红的。口腔念珠菌病是导致口腔白色病变的最常见原因，但在没有服用广谱抗生素或没有接受激素治疗的正常人群中并不多见。口腔念珠菌病可能是获得性免疫缺陷综合征的首发症状。念珠菌病是AIDS患者最常见的口腔感染。图9-26展示了AIDS患者的口腔念珠菌病。

　　有黏膜白斑病吗？**口腔毛状白斑**是黏膜白斑病的一种，与AIDS病情进展相关。这些突出的白色病变外观为多毛状，大小从几毫米至2~3厘米。它们最常见于舌的侧缘，但在颊黏膜上也可见到。

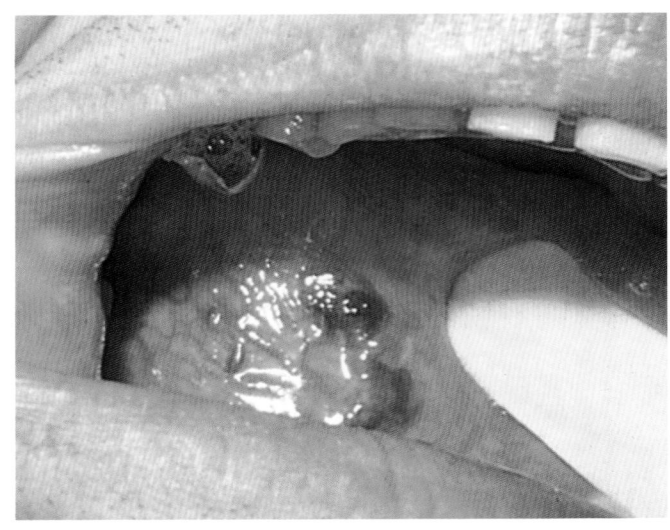

图 9-23 舌下静脉曲张

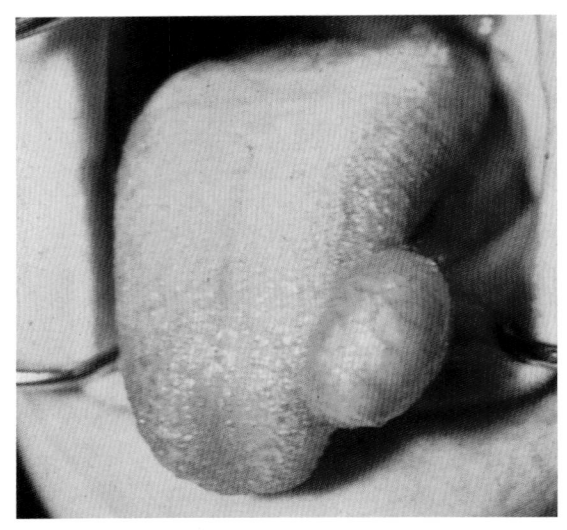

图 9-24 舌良性脂肪瘤

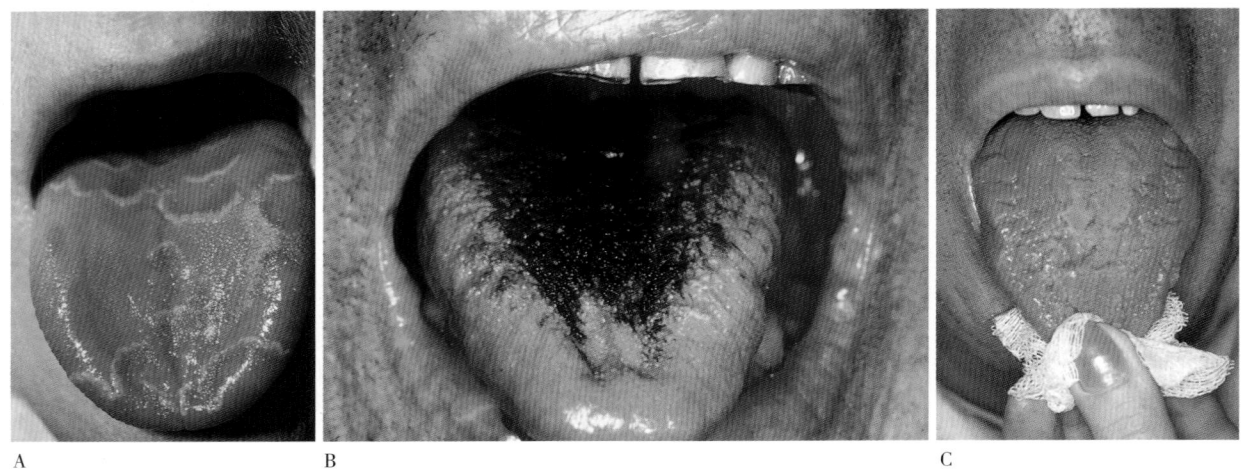

A

B

C

图 9-25 三种正常的舌变异

A：地图舌；B：黑毛舌；C. 裂纹舌

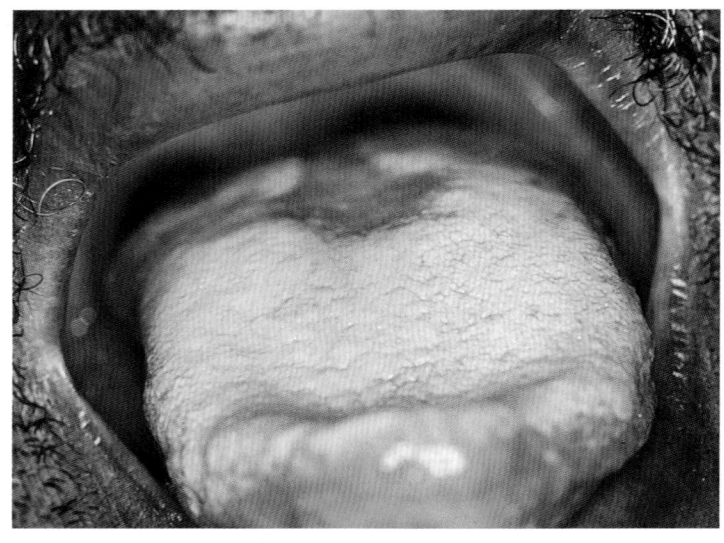

图 9-26 口腔念珠菌病

若患者没有其他免疫抑制的因素，则口腔毛状白斑对 HIV 感染有诊断价值。在超过 40% 的 HIV 感染者中可以见到这种病变。图 9-27 展示了 AIDS 患者的口腔毛状白斑。

在舌的正中及侧面观察是否有硬性溃疡或肿物。这些部位是口腔内鳞状细胞癌的好发部位。图 9-28 展示了经典部位的舌鳞状细胞癌。

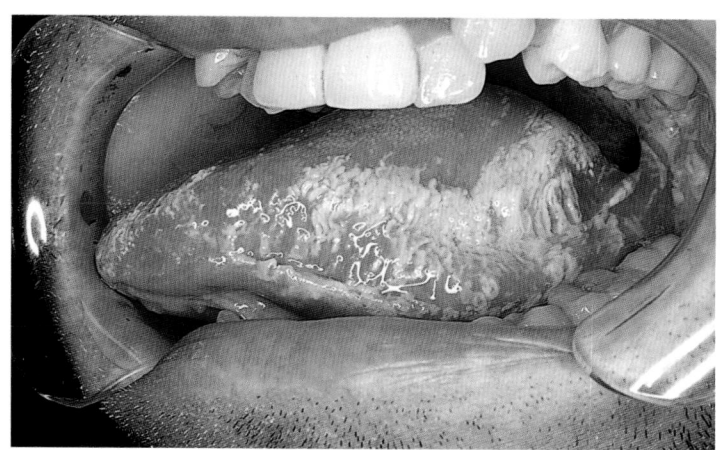

图 9-27 口腔毛状白斑

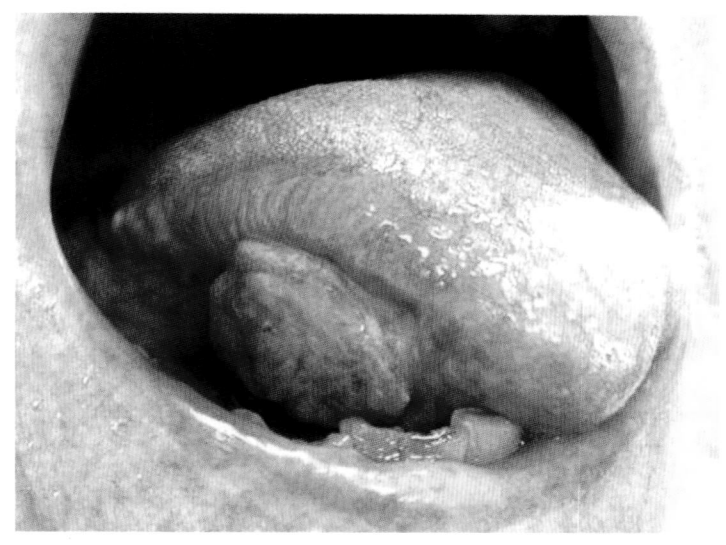

图 9-28 舌鳞状细胞癌

6. 触诊舌

舌的视诊完成后应行触诊。患者伸舌，置于纱布上。检查者用右手握舌，用左手触诊检查舌的侧面（图 9-29），然后换手检查舌的另一侧。

舌前 2/3 及侧缘的检查不会诱发咽反射。检查者需触诊舌的侧缘，因为超过 85% 的舌癌发生在该部位。所有的白斑病变都需要触诊，是否有硬结？硬结或溃疡强烈提示恶性肿瘤。完成触诊后，松开舌，丢掉纱布。任何持续超过 2 周的口腔病变，如溃疡或肿物，必须进行活检，请口腔病理学家评估。

二维码 9-2 触诊舌

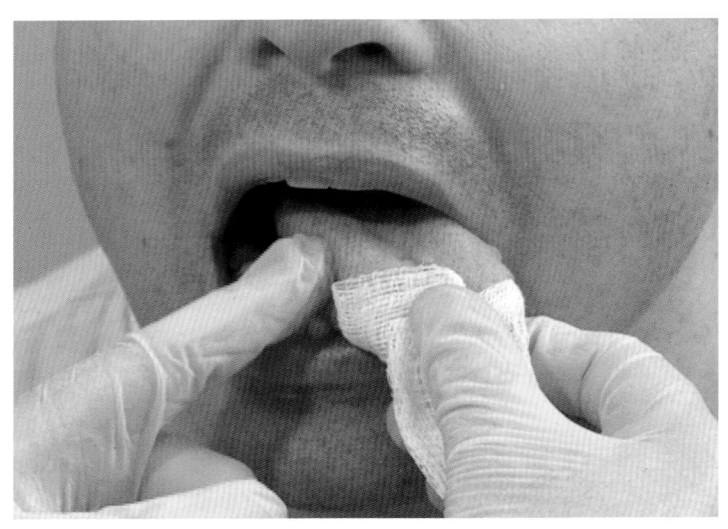

图 9-29 舌触诊

7. 检查口腔底部

嘱患者将舌抬高抵住口顶部，检查口腔底部。口腔底部是否有水肿？检查颌下腺开口。检查者需要查看是否有黏膜白斑、红斑或肿物。

舌下囊肿是口腔底部与颌下腺及舌下腺相关的较大的黏液潴留囊肿，通常是单侧、无痛性，呈浅蓝色。它位于舌系带的一侧，比黏液囊肿大得多。随着舌下囊肿体积的增大，舌的运动受限，造成发音与吞咽的困难。图 9-30 显示了一例舌下囊肿。

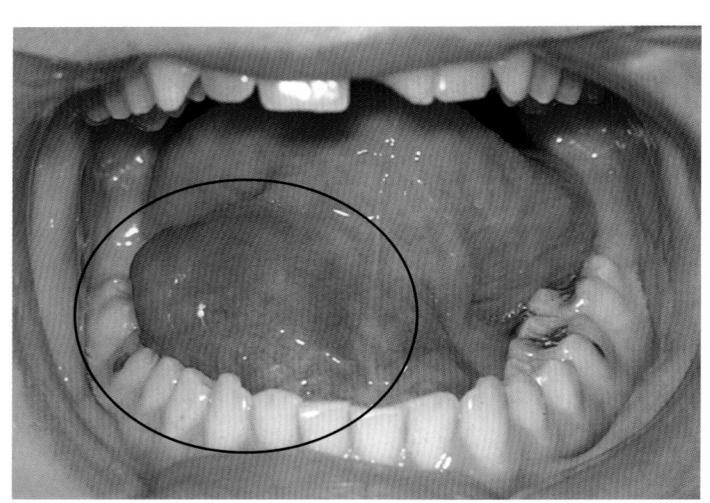

图 9-30 舌下囊肿

8. 触诊口腔底部

口腔底部的触诊需要双手一起完成。一根手指置于舌下，一根手指置于颏下，评估是否有增厚或肿物。在患者口腔内触诊时，检查者需要固定住患者的颊部（图 9-31）。这样做是为了防止患者突然说话或咬到检查者的手指。检查者的右手示指放在舌下；左手拇指及中指压住患者的颊部，防止其突然咬合；左手示指在患者颏下触诊。

二维码 9-3 触诊口底

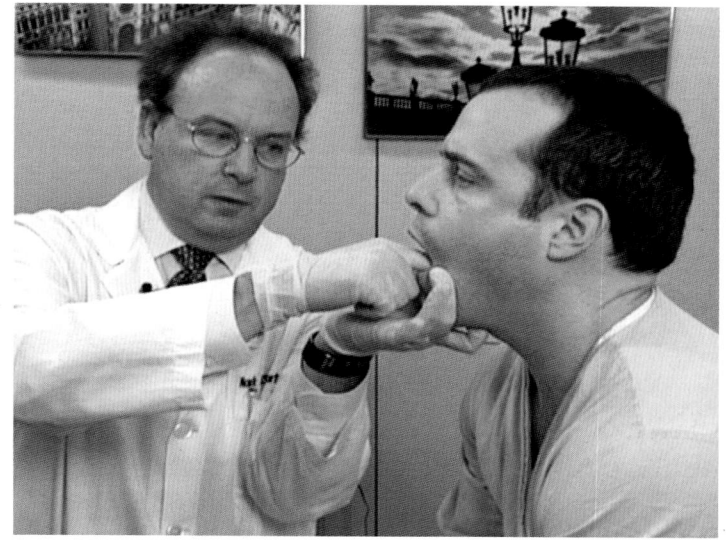

A

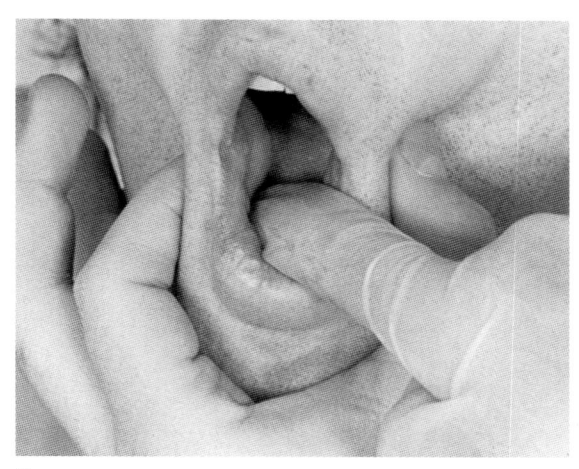

B

图 9-31 触诊口腔底部的手法

9. 视诊硬腭及软腭

检查腭横襞及腭穹隆外观，同时观察腭上是否有溃疡及肿物。肿物通常是小的涎腺肿瘤，大多为恶性。观察是否有白斑？软腭水肿？悬雍垂是否居中？

腭外观完整吗？图 9-32 显示了一例严重的腭裂。腭裂和唇裂从本质上来说并不一样，但它们在胚胎发育、功能及基因方面密切相关。单纯腭裂的发生率为 1/1000 个新生儿。腭裂在大小及形状方面可以相差很大。腭裂可以从软腭延伸至硬腭、门齿孔。通常可有反复发作的中耳炎、耳聋及发声障碍等并发症。

在免疫功能缺陷或因使用抗生素导致正常菌群失调的患者中，胃肠道正常的共生微生物——**白色念珠菌**可具有高度侵袭性，图 9-33 为一例 AIDS 患者腭及悬雍垂上**念珠菌病**的**假膜**。

有瘀点吗？瘀点通常见于感染性心内膜炎、白血病、口交及传染性单核细胞增多症等。口交可导致腭上的瘀点，最典型部位为硬腭与软腭交界处（图 9-34）。

腭隆突是常见现象，它是指位于硬腭后部正中的不连续的分叶状质硬肿物。这一良性病变，是腭骨的过度生长所致。它无痛且无症状，女性发病率为男性的 2 倍，可能只有当它影响义齿的契合时才会被发现。人群中超过 20% 的人至少有一处小的腭隆突。图 9-35 展示了 2 例患者的腭隆突。一个人有多处腭隆突的现象并不多见，图 9-36 展示了一例患者的 3 处腭隆突。**下颌隆突**是指由下颌骨舌面在前磨牙水平突出形成的硬的骨性肿物，通常为双侧。下颌隆突较腭隆突少见。人群中 5% ~ 10% 的人有下颌隆突，其中 1/5 为单侧。图 9-37 展示了两例患者的双侧下颌隆突。

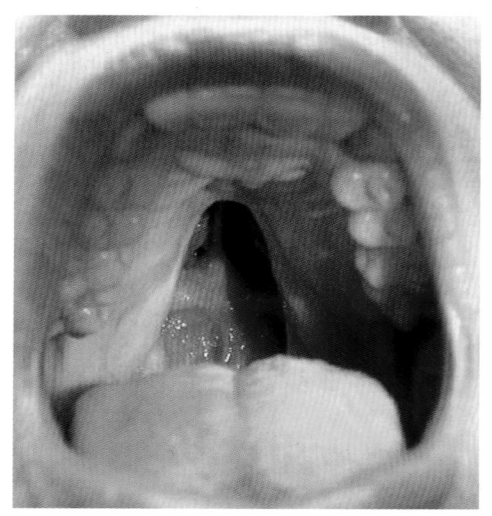

图 9-32 腭裂

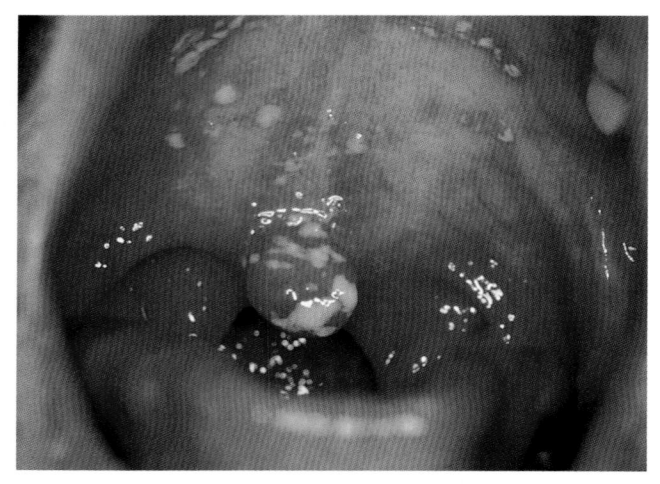

图 9-33 假膜性念珠菌病

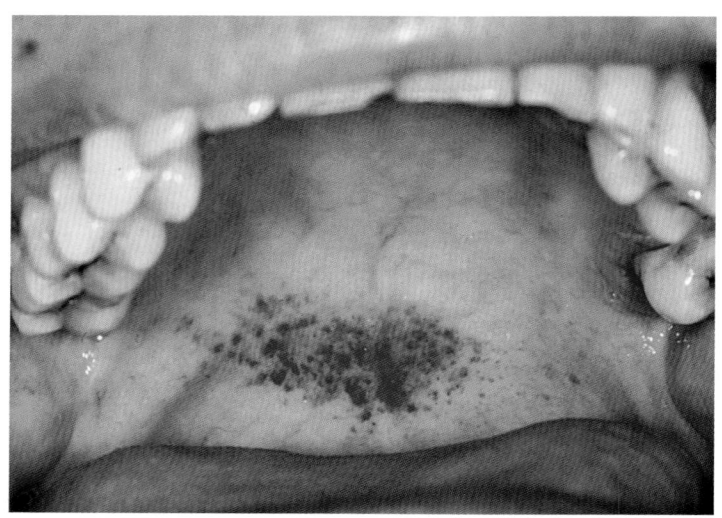

图 9-34 腭瘀点

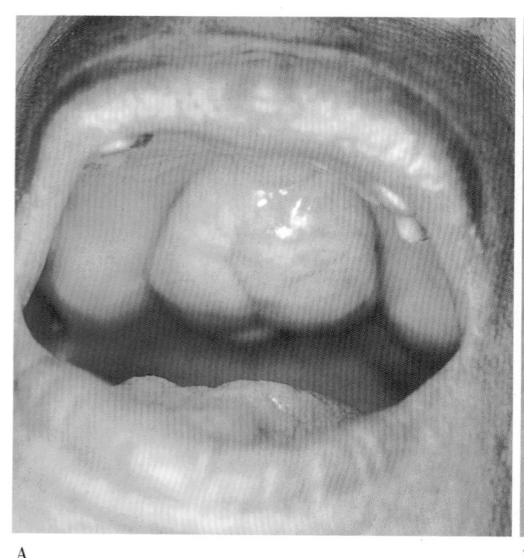

A

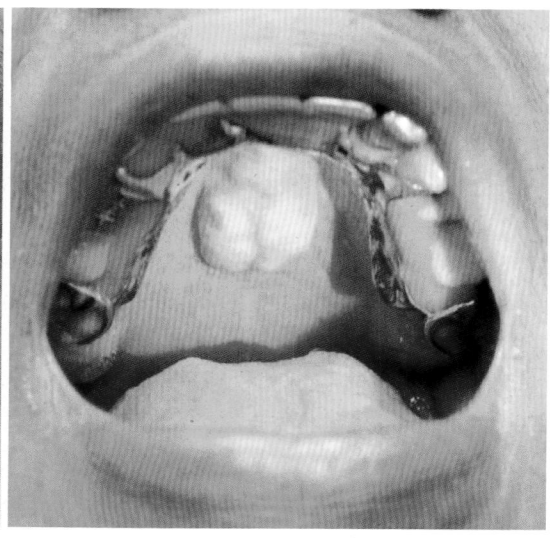

B

图 9-35 腭隆突

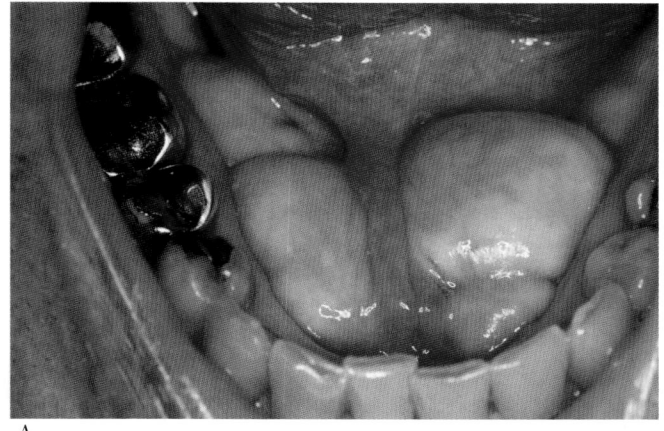

A

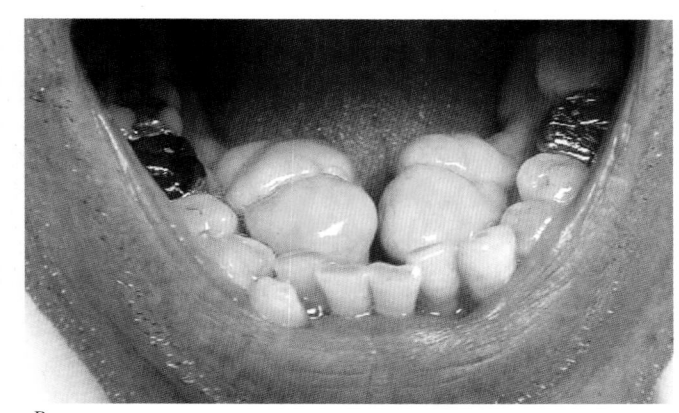

B

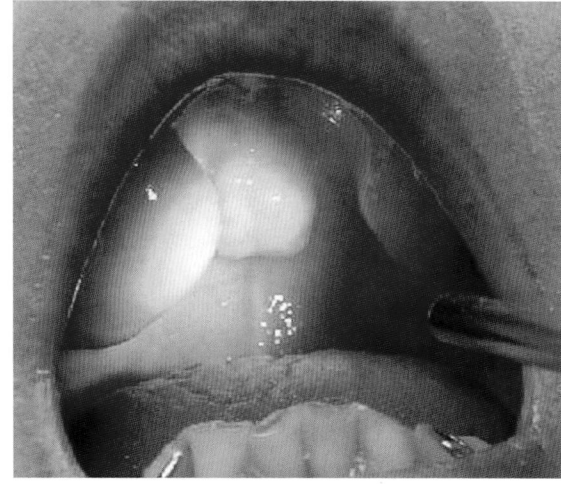

图 9-36 多发腭隆突

图 9-37 双侧下颌隆突

图 9-38 展示了一例患者腭部的早期侵袭性黏膜红斑病（红斑）

10. 视诊涎腺

观察腮腺及颌下腺的导管开口。检查乳头的状态。是否有唾液流出？最好的方法是用棉签拭干乳头，压迫腺体，观察是否有唾液流出。

涎腺通常不可见。仔细的面部检查可以发现由于一侧涎腺肿大导致的不对称。导管阻塞或腺体浸润可导致腺体肿大。图 9-39 展示了一例患者因为结石堵塞导管所致左侧腮腺肿大。

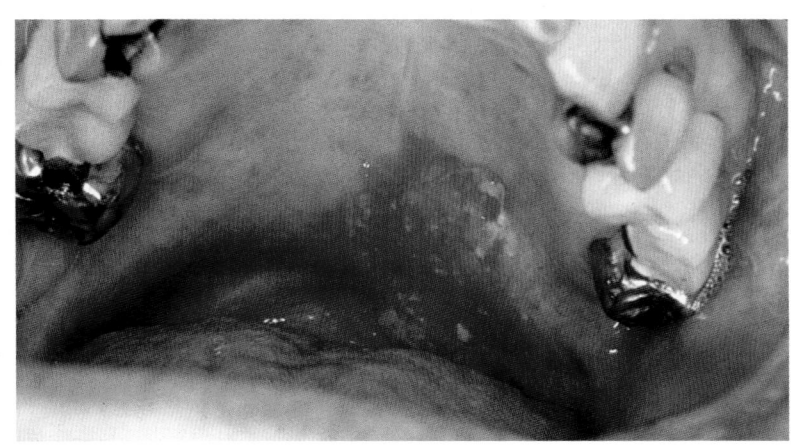

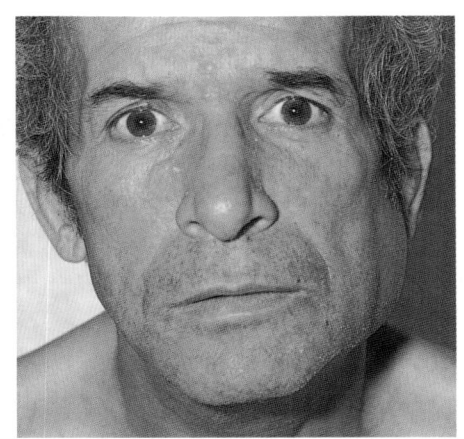

图 9-38 腭红斑病变

图 9-39 左侧腮腺肿大

触诊腮腺及颌下腺。观察每个腺体的质地，是否存在压痛？

11. 检查第Ⅻ对脑神经

嘱患者伸舌。舌偏向一侧吗？**舌下神经**（第十二对脑神经）麻痹使同侧舌肌不能正常收缩，致使对侧舌"推动"舌体向患侧偏斜。

二维码 9-4　检查第Ⅻ对颅神经（舌下神经）

（二）咽

1. 视诊咽

咽部检查仅限于视诊。为了充分观察腭及口咽部，必须使用压舌板。嘱患者张大嘴，伸舌，通过口腔缓慢呼吸。有些情况下将舌置于口底部更利于观察。检查者右手执压舌板，左手执光源。压舌板必须置于舌背中间 1/3。舌体被压下，在牙齿后方呈向前凹状。检查者需注意不要用压舌板压到患者的下唇或将舌压在牙齿上。如果压舌板位置太前，舌的后部会隆起，使咽部视诊难度增大；而若压舌板太靠后，可能会刺激咽反射。

是否有感染？有念珠菌病？

检眼（耳）镜的配件手柄有一个可固定于压舌板的光源，使检查更方便。图 9-40 展示了两种执压舌板的手法。

二维码 9-5　视诊咽部

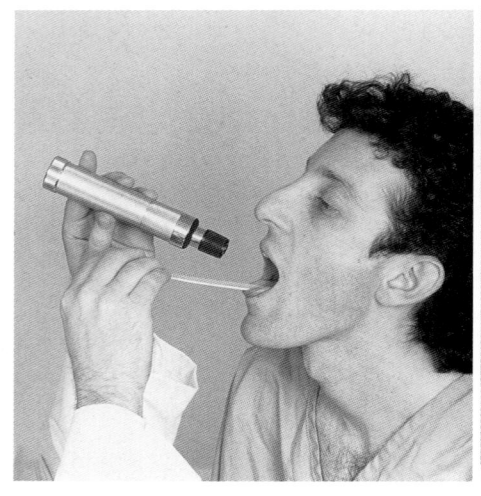
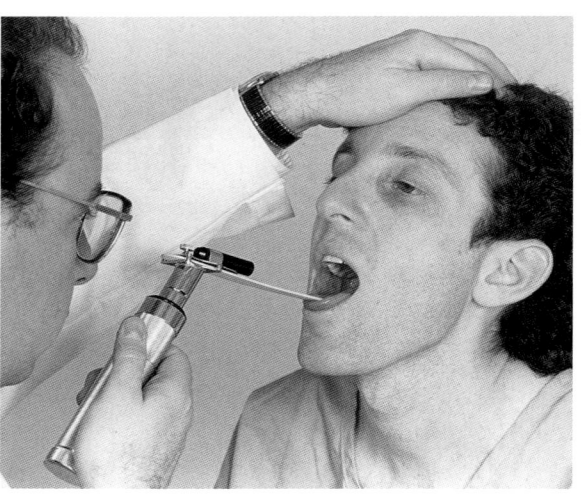

A　　　　　　　　　　　　　　B

图 9-40　A：使用压舌板检查咽部；B：利用压舌板固定装置检查口腔

2. 视诊扁桃体

观察扁桃体大小。扁桃体可因感染或肿瘤而肿大。慢性扁桃体炎时，深的扁桃体隐窝中可有干酪样残渣。图 9-41 展示了扁桃体极度肿大，又称"接吻的扁桃体"。图 9-42 展示了传染性单核细胞增多症患者扁桃体重度肿大，扁桃体隐窝中可见干酪样沉积物。

扁桃体上有假膜性斑块或薄膜吗？膜状物通常与急性扁桃体炎、传染性单核细胞增多症及白喉相关。

图 9-43 展示了一位白喉患者口腔内的红斑及灰色膜性渗出。

3. 视诊咽后壁

有渗出、肿物、溃疡或感染吗？嘱患者说"啊"以观察软腭上抬。

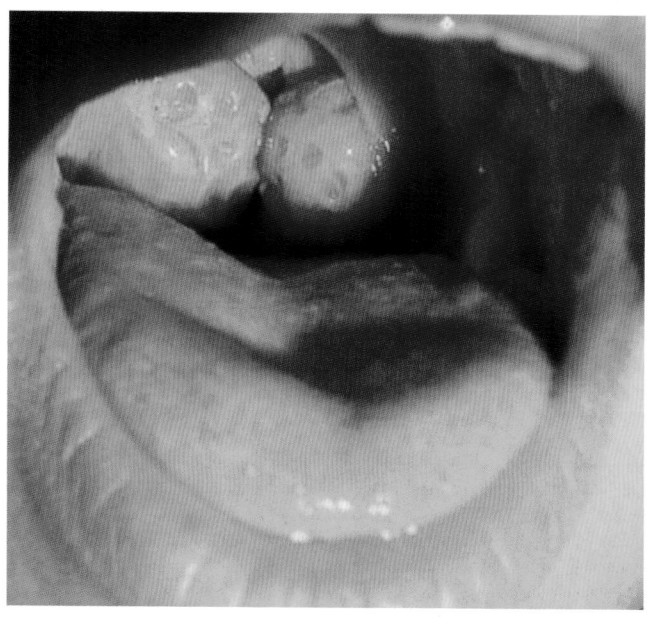

图 9-41 "接吻的扁桃体"（kissing tonsils），注意扁桃体隐窝

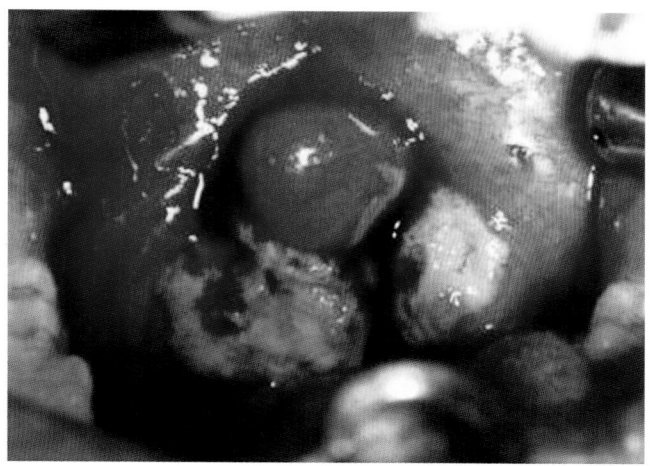

图 9-42 传染性单核细胞增多症，注意扁桃体重度肿大及隐窝内干酪样物质

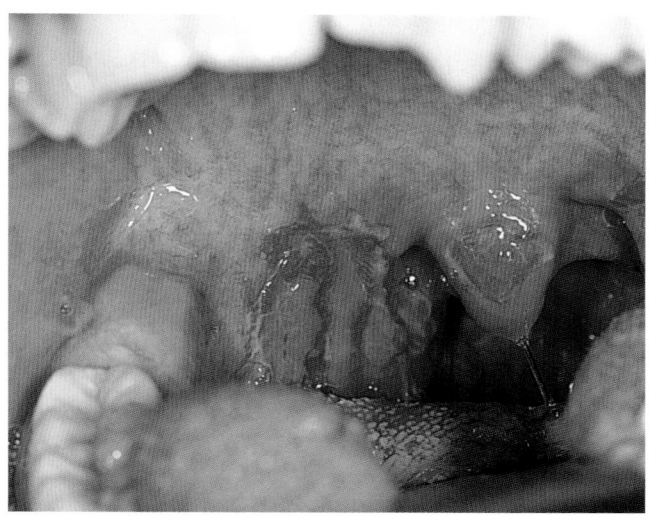

图 9-43 白喉继发的假膜

4. 检查咽反射

在视诊的最后，告诉患者将检查咽反射。用压舌板顶端轻触舌后部的表面或咽后壁，咽反射应很快出现。

（三）喉

1. 使用喉镜

握住舌，将加温过的小镜子伸入口中。镜子不能太热，且要避免与舌接触。嘱患者正常经口呼吸。镜子接近悬雍垂时向上抬高，将其置于口咽部。镜子可反射光线，照亮喉内的结构。图9-44展示了该手法。

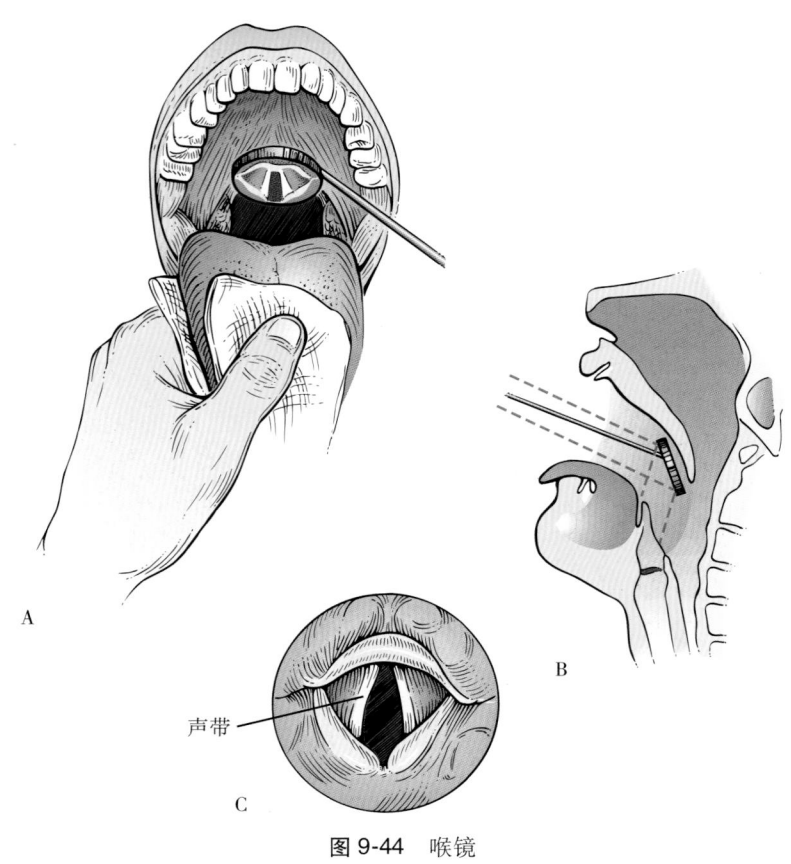

图 9-44　喉镜

A：握住舌的方法及镜子的摆放；B：咽部剖面图，说明镜子的摆放位置；
C：镜中的声带影像

尽管喉部的检查很重要，但间接喉镜通常仅由专科医师完成。患者若有喉部疾病的表现，应进一步检查。

六、临床意义

口腔病变很常见。最常见的急性口腔溃疡为**创伤性溃疡**，而阿弗他溃疡或口疮性溃疡次之。创伤性及阿弗他溃疡大小差别可以很大，但后者直径通常小于1cm。这两种病变均比较表浅，边缘隆起。阿弗他溃疡通常位于疏松的颊或唇黏膜上，而创伤性溃疡可发生于任何部位。尽管这两种溃疡并不大，但它们会非常疼。另外，很多患者阿弗他溃疡可以反复发生。这两种溃疡通常在2~3周内愈合，不留瘢痕。图9-45展示了位于腭的单发巨大的阿弗他溃疡。该患者患有复发性坏死性黏膜腺周围炎，即重型阿弗他溃疡。这种溃疡比多发阿弗他溃疡大，且通常以黏膜下病变起病，黏膜下组织破坏从而形成溃疡，这些溃疡需反复持续数周方能最终愈合。该溃疡可累及口腔内任何部位，但扁桃体及软腭是最常受累部位。

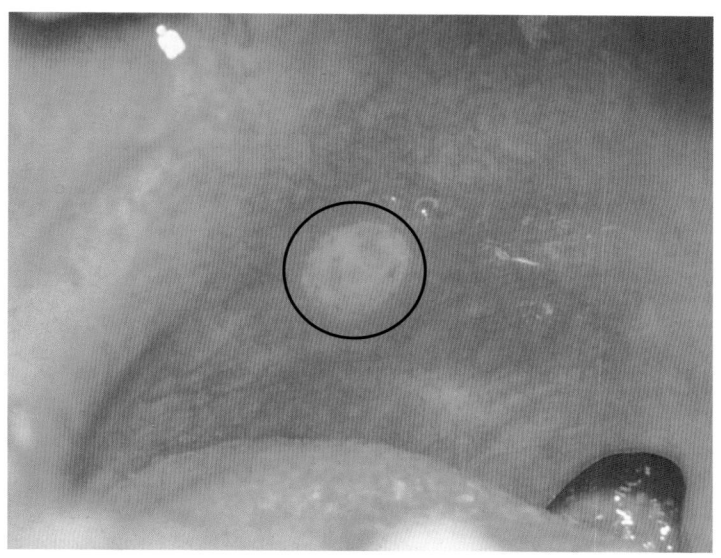

图 9-45　孤立阿弗他溃疡

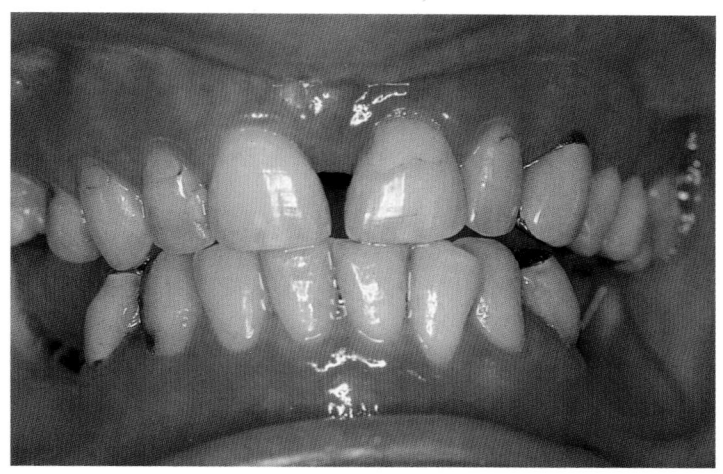

图 9-46　良性黏膜类天疱疮

　　急性多发溃疡伴水疱需考虑感染或免疫方面因素。原发性单纯疱疹、带状疱疹、柯萨奇病毒及 HIV 均可为致病病原体。变应性口炎、良性黏膜类天疱疮、寻常型天疱疮、贝赫切特综合征及多形性红斑为常见的免疫相关病因。放疗或化疗可增加急性多发性溃疡的易感性。

　　良性黏膜类天疱疮或瘢痕性类天疱疮发生在老年人群中，通常局限于口腔及球结膜的慢性皮肤黏膜大疱性疾病。患者可有表皮下大疱（直径可达 2cm）、存在抗基膜的自身抗体及糜烂等表现。皮肤受累很罕见，且通常不严重。尼科利斯基征[1]（Nikolsky sign）通常阳性，即大疱或皮肤黏膜的外层在轻微摩擦下即可与下层组织分离。图 9-46 展示了良性黏膜类天疱疮，注意牙龈的剥蚀。图 9-47 展示了瘢痕性类天疱疮，其最常见的口腔表现为斑片状剥脱性牙龈炎。

　　寻常型天疱疮累及口腔的比例为 75%，患者体内存在抗上皮细胞间质的自身抗体。尼氏征[1]阴性。病变几乎都很疼。图 9-48 展示了寻常型天疱疮，可见剥脱性牙龈炎。图 9-49 展示了另一例寻常型天疱疮，注意位于软腭上的大的痛性融合溃疡。

　　大的慢性单发溃疡可能由真菌感染如曲霉病、组织胞浆菌病等引起。单纯疱疹病毒、巨细胞病毒、分枝杆菌

　　1　尼科利斯基征是皮肤科检查方法，轻轻摩擦即可使皮肤表层与下层组织分开。

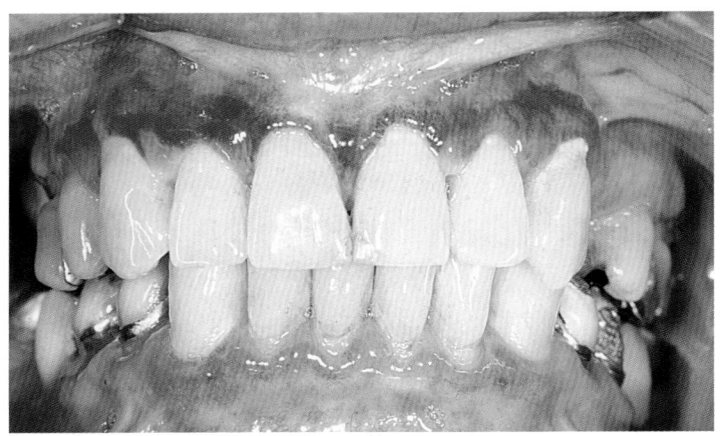

图 9-47 瘢痕性类天疱疮

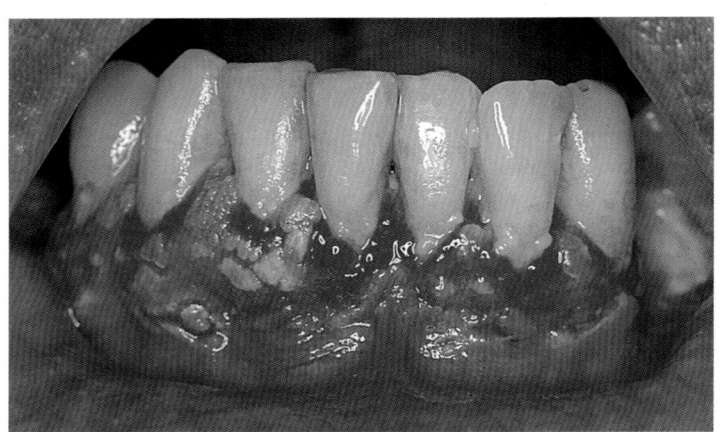

图 9-48 寻常型天疱疮

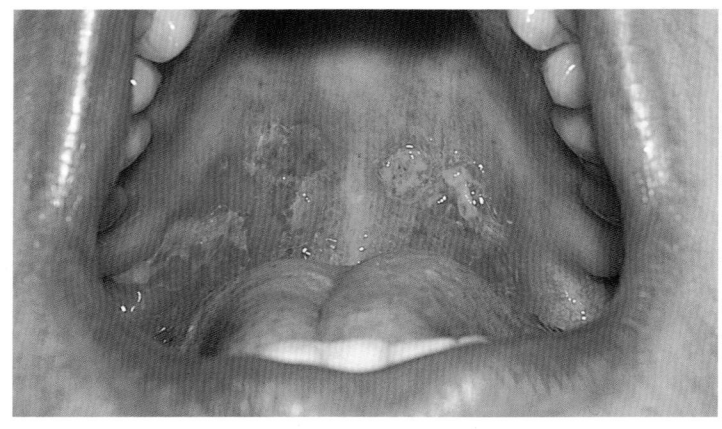

图 9-49 寻常型天疱疮

（可导致结核病）及苍白密螺旋体（可导致梅毒）也是导致这种类型溃疡的常见原因。免疫系统疾病如天疱疮、系统性红斑狼疮、大疱性类天疱疮及侵蚀性扁平苔藓等通常导致慢性多发溃疡。

口腔癌并不少见，唇癌占该部位所有恶性肿瘤的30%，占所有恶性肿瘤的0.6%。其中大多数恶性肿瘤为鳞状细胞癌。唇癌最常累及下唇（95%）。患者多为50~70岁，男性占据绝对多数（95%）。鳞状细胞癌表现为硬的浸润性无痛性溃疡。口腔鳞状细胞癌的危险因素与黏膜白斑病相同，包括吸烟（smoking）、饮酒（spirits）、嗜辣（spices）、梅毒（syphilis）、刺伤（spikes）（由不合适的义齿造成）——称为5s。图9-50展示了下唇的鳞状细胞癌。

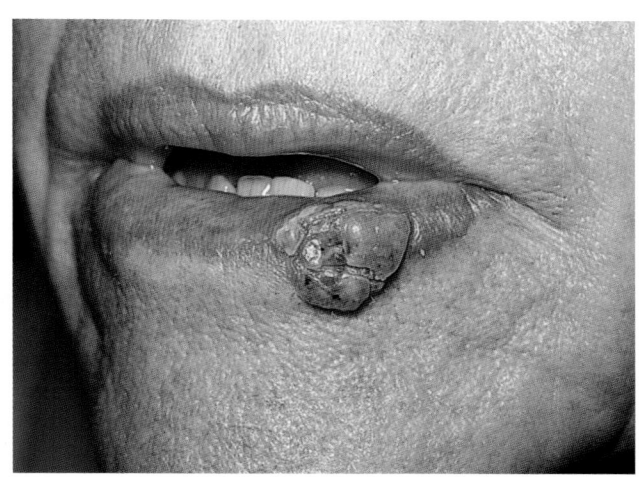

图9-50 下唇的鳞状细胞癌

本章曾提到，口腔恶性肿瘤的危险因素包括使用烟草、饮酒、嚼槟榔。槟榔是槟榔树的种子。嚼槟榔及树叶的习俗可追溯至几千年前。人们通过嚼槟榔可以获得轻微欣快的兴奋剂效应，这可能是因为槟榔中含有相对较高浓度的精神活性生物碱。嚼槟榔增加工作能力，使身体产生温热感，提高注意力，增加出汗。嚼槟榔是很多亚洲及太平洋地区的风俗，通常在仪式或聚会上会有这项活动；但槟榔及树叶常由有多彩霓虹装饰的路边售货亭出售，帮助出租车及卡车司机提神。在印度及巴基斯坦，包含或不包含槟榔叶的槟榔制品通常被称为paan。

国际癌症研究协会将槟榔列为已知的人类致癌物。在大量食用槟榔的亚洲国家及地区，口腔恶性肿瘤占所有恶性肿瘤的50%。在台湾，习惯嚼槟榔者患口腔恶性肿瘤的风险是普通人群的28倍，同时习惯嚼槟榔、吸烟及饮酒的人患口腔恶性肿瘤的风险是常人的123倍。据台湾卫生部门2008年患癌率及2010年死亡率的数据显示，口腔恶性肿瘤在台湾男性十大癌症致死率中排名第四，每年约有6000人被诊断为口腔恶性肿瘤。在台湾口腔恶性肿瘤患者中，10人中有9人有嚼槟榔的习惯。据估计，2006年台湾地区花费了至少50亿新台币（1.51亿美元）

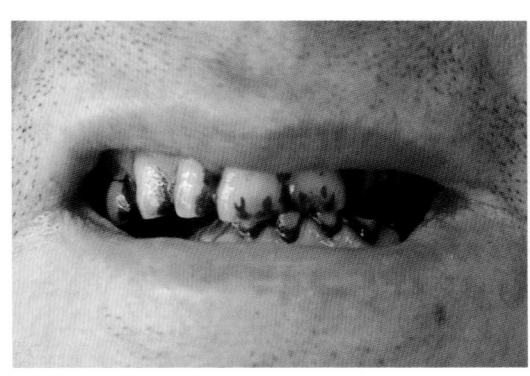 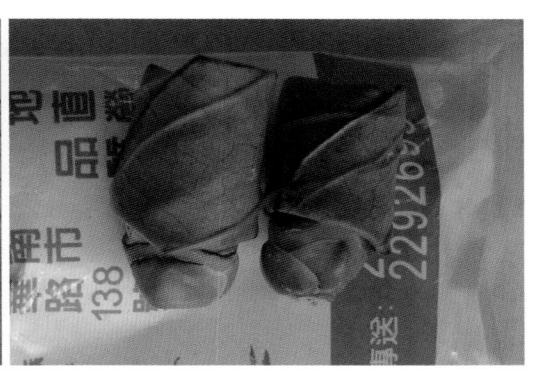

A   B

图9-51 A：嚼槟榔者牙齿红染；B：包在叶子里的槟榔

在槟榔相关疾病的医疗费用上。图 9-51A 展示了一位有长期嚼槟榔习惯的台湾地区患者的牙齿，注意他牙齿的红染，图 9-51B 展示了包在叶子里的槟榔。

除了上述危险因素，生物因素如病毒及真菌也与口腔恶性肿瘤相关。HPV 与某些口腔恶性肿瘤相关，尤其是 HPV16 型及 18 型。HPV 是一种常见性传播病毒，约 4000 万美国人感染了该病毒。HPV 共有 80 多型，大多数是无害的。其中，约 1% 患者感染的是 HPV16 型，它是导致宫颈癌的元凶，现在认为它与口腔恶性肿瘤也相关。另一个导致口腔恶性肿瘤的危险因素是扁平苔藓，一种口腔软组织的炎症性疾病。

舌癌往往会被忽略是因为早期通常是无痛性的。据估计，2007 年有 9800 例新发病例。它通常位于舌的侧面或底面，通常口腔底部的肿瘤会向上蔓延至舌。图 9-52 显示了位于舌右侧缘的癌灶。图 9-53 展示了另一例患者位于舌右侧缘的鳞状细胞癌，它蔓延到了口腔底部。

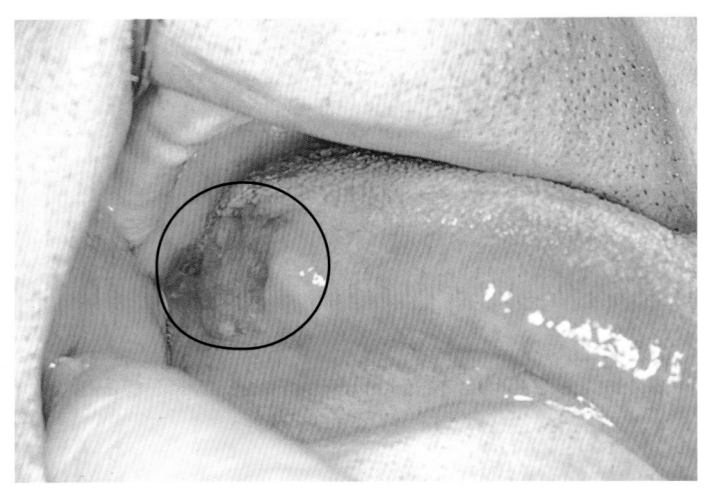

图 9-52　舌鳞状细胞癌

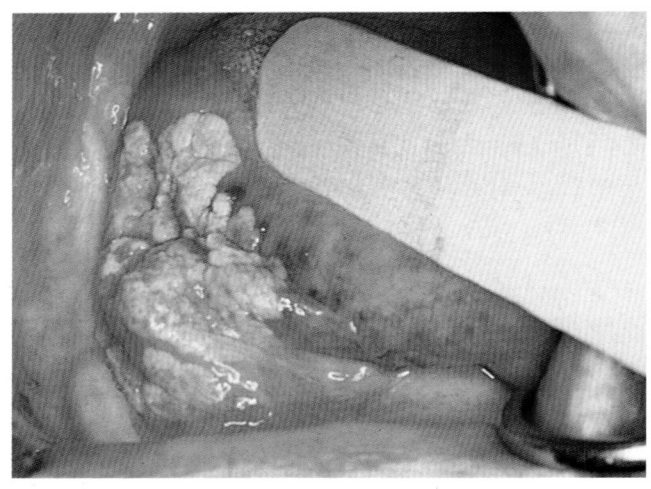

图 9-53　舌及口腔底部的鳞状细胞癌

口底癌约占所有口腔恶性肿瘤的 10%~15%，它是非裔美国人口腔恶性肿瘤的最常见部位。据估计，2007 年有 10660 例口底癌新发病例。口底癌好发于男性，平均年龄为 65 岁。约 20% 口底癌患者患有另一种原发肿瘤。检查最后一颗磨牙的后方区域、口底结合部及舌的基底部是非常重要的。图 9-54 展示了口底的鳞状细胞癌。

涎腺肿瘤并不常见，年发生率为 6/10 万。超过 70% 发生在腮腺。涎腺肿瘤超过 50 种。最常见的涎腺肿瘤是多形性腺瘤（65%），其中 20% 为恶性。颌下腺肿瘤少见得多，但其中 40% 为恶性。舌下腺肿瘤很罕见，但通常

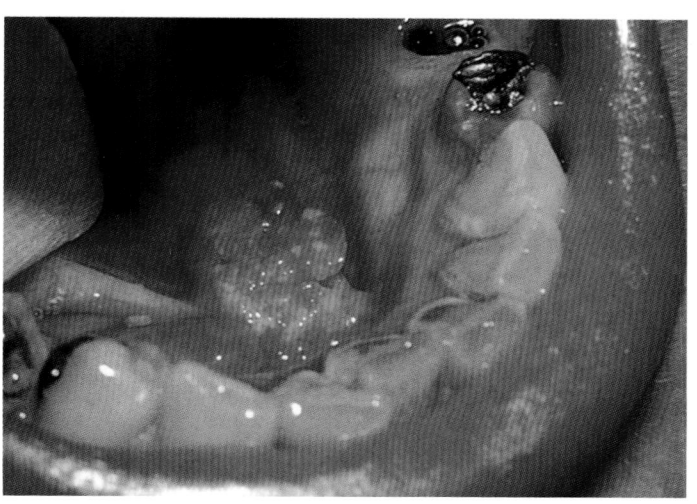

图 9-54 口底鳞状细胞癌

都是恶性的。

疱疹性龈口炎是牙龈及口腔黏膜单纯疱疹病毒感染所致。口腔黏膜形成小水疱，很快破裂，形成伴鲜红基底的痛性溃疡。图 9-55 展示了疱疹性龈口炎，可见明显的多发侵蚀灶及边缘性牙龈炎。图 9-56 展示了腭的疱疹样病变及溃疡。

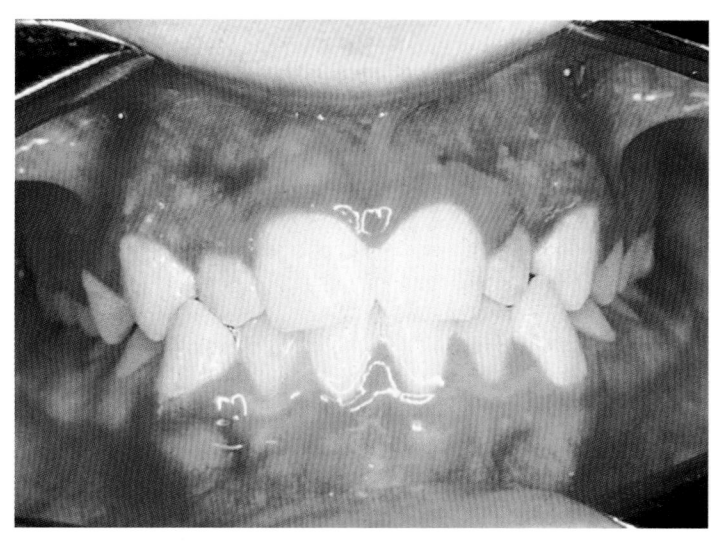

图 9-55 疱疹性龈口炎

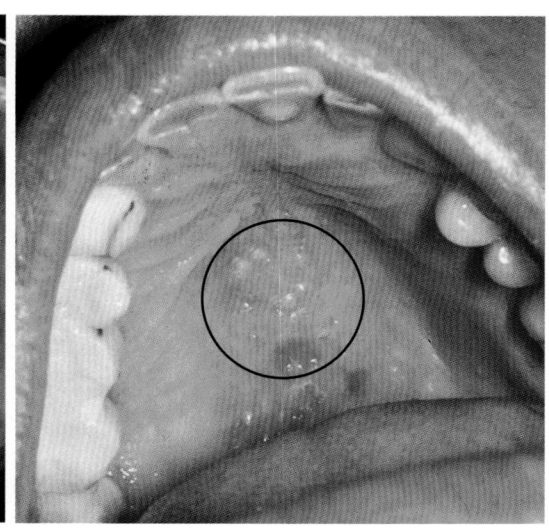

图 9-56 腭的疱疹性病变

急性坏死性龈口炎（溃疡性龈口炎，或 Vincent 龈口炎）是一种发生于青少年的严重的非传染性疾病，由具核梭杆菌或奋氏螺旋体感染所致。多数病例在春季或秋季突然发生。患者通常是口腔卫生很差的男性，表现为牙龈出血、味觉改变、牙龈疼痛、萎靡不振、发热及口臭。随着疾病进展，在牙龈边缘形成发白的假膜，伴溃疡及牙间乳头变钝。图 9-57 展示了急性坏死性龈口炎，它可能是 HIV 感染的早期征象。

2008 年 8 月 6 日，疾病预防与控制中心（Centers for Disease Control and Prevention，CDC）发布了对美国每年新发 HIV 感染病例的统计，显示 HIV 流行情况比之前预估的更严重。这个统计显示在 2006 年，美国约有 56300 人新感染 HIV，多于 CDC 之前预测的 40000 人。这项新的统计也证实了各个种族的男同性恋者及双性恋人群、非裔美国人及西班牙裔/拉丁裔是 HIV 感染最严重的人群。尽管最初 HIV 是在男同性恋人群中发现，但 HIV 目前正在异性恋人群中传播。这些病例与社交性毒品、污染的针头、卖淫及无防护的性生活相关。据估计，超过 90% 的

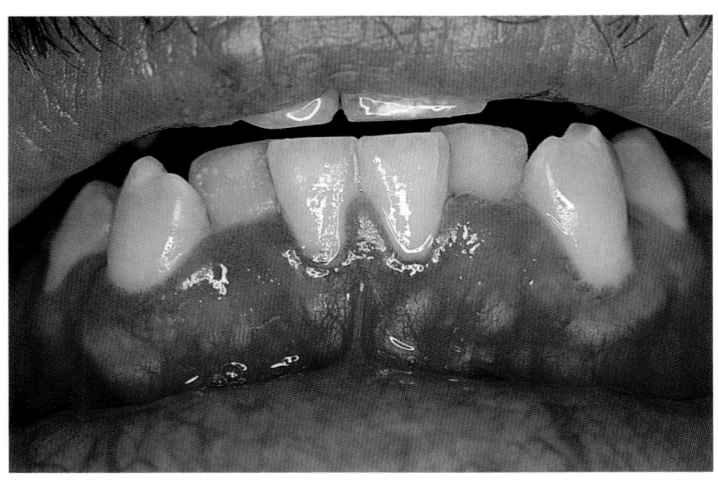

图 9-57　急性坏死性龈口炎

HIV 感染者会有至少一种口腔疾病表现。随着免疫缺陷的发展，发生口腔病变的风险增加。口腔表现可独立于 CD4$^+$ 的 T 淋巴细胞计数，作为免疫缺陷的标志。若不治疗，口腔病变可能影响咀嚼、吞咽及说话。许多患者疼痛非常严重，以致进食量减少，进而导致体重减轻、营养不良及进一步的消耗症状。

　　HIV 感染常见的口腔表现有**口角炎**，这种疼痛的疾病的特征为口角浸渍、裂开、侵蚀、形成硬壳和发白（偶尔出现红斑）。唾液在皮肤褶皱中积聚，随后白色念珠菌等真菌定植在该处。口角炎可能与口腔内念珠菌病相关。口角炎也可能发生在免疫正常的人群中，这些人可能戴着不合适的义齿或夜间仍戴着义齿。图 9-58 展示了一例口角炎。

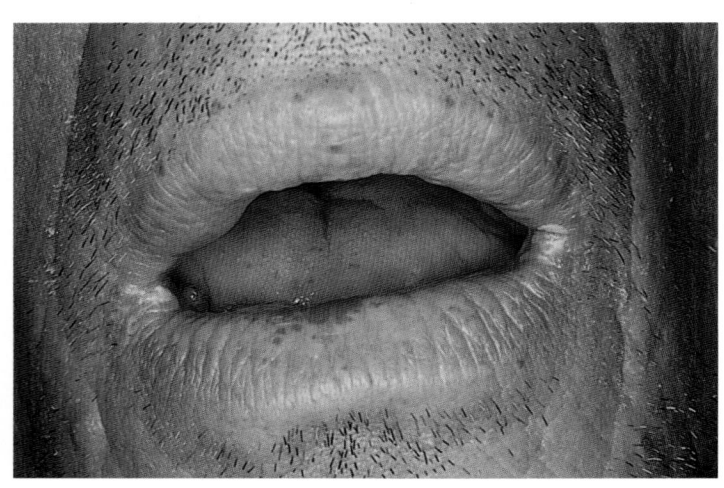

图 9-58　口角炎

　　图 9-26 及图 9-33 显示了患有口腔念珠菌病的患者。口腔念珠菌病是另一种与 HIV 感染相关的极其常见的疾病。口腔念珠菌病表现为咽喉的慢性严重疼痛，随吞咽或进食加重。凝乳样白斑柔软易碎，易被擦去，擦去后遗留鲜红的黏膜。

　　图 9-27 展示了患有口腔毛状白斑的患者。正如前文所说，这种病变最常见于单侧或双侧舌侧缘。这一病损为白色，不能擦去，偶尔见于口腔其他部位及口咽部。尽管口腔毛状白斑与 HIV 感染的分期不平行，但它可被视为感染的首发征象。它在感染 HIV 的同性及双性恋男性人群中最常见。EB 病毒可能是口腔毛状白斑发生的辅助因素。若发现口腔毛状白斑，则需进行 HIV 筛查。

　　在第 5 章"皮肤"中已讨论过，口腔卡波西肉瘤很常见。图 5-100 展示了一些典型的口腔病变。舌（图 9-59）及硬腭（图 9-60）卡波西肉瘤在 AIDS 患者中很常见。

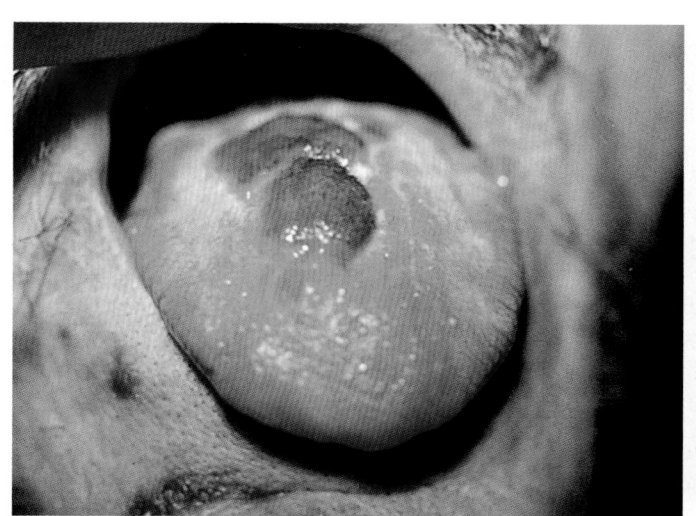

图 9-59 舌卡波西肉瘤

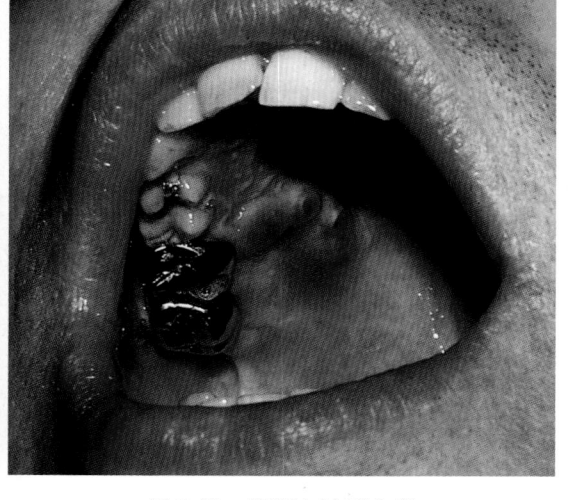

图 9-60 硬腭卡波西肉瘤

表 9-1 总结了一些最常见口腔病变的重要症状和体征。表 9-2 回顾了 HIV 感染不同期别中最常见的口腔病变。表 21-4 列举了出牙顺序。

表 9-1　口腔病变的症状及体征

病变	症状	体征	其他
阿弗他溃疡（口疮性溃疡，图 9-45）	嘴唇、颊内侧、舌尖及舌侧缘或腭上反复发作的痛性溃疡，边界发红	直径 0.5～2cm 的孤立病变，起初为斑丘疹，随后发展为溃疡，边界发红；病变通常出现在可活动的黏膜区	60% 的患者有周期性发作的口疮性溃疡，持续 2 周；病因未明
疱疹性溃疡（唇疱疹；热病性疱疹；图 9-10、图 9-55、图 9-56）	嘴唇上反复发作的痛性溃疡	黏膜皮肤交界处、硬腭或牙龈上多发水疱、丘疹或溃疡；大疱破裂后结痂	儿童原发性疱疹感染：固定黏膜上的成簇病变，初为白色独立的小水疱，后发展为溃疡；溃疡直径约 1mm，可融合；伴发热、疲乏不适、痛性淋巴结肿大等 常见于成年人的复发性疱疹感染：唇的病变 两种病变均为自限性，病程 1～2 周
下疳	唇或舌上的无痛性溃疡，持续 2 周～3 月	单发溃疡，边界为硬结；溃疡中心无坏死；可能有痛性淋巴结肿大	检查者需检查其是否有生殖器病变（图 15-13、图 16-33）
鳞状细胞癌（图 9-28、图 9-50、图 9-52、图 9-54）	唇、口底、舌（尤其是侧缘）上的溃疡；口底、软腭黏膜红斑病	单发硬性病损，边界隆起且坚硬；通常位于黏膜红斑或白斑部位；溃疡中心无坏死性物质；基底部发红；若病变很大，可影响发声；可有无痛性淋巴结肿大	常见于吸烟或饮酒者
多形性红斑	口腔内突发的多发性痛性溃疡	溃疡出血，基底发红，常有假膜；病变以大疱起病；皮肤受累常见（靶形皮损）	有许多诱因，如药物反应、疱疹病毒感染、内分泌疾病、潜在恶性肿瘤；冬春季年轻人常见；反复复发
义齿性增生	义齿边缘无痛性增生组织	义齿边缘柔软发红的增生组织；常见于下颌前缘黏膜	

续　表

病变	症状	体征	其他
念珠菌病（鹅口疮，见图 9-26、图 9-33）	舌部、颊内侧或咽喉部烧灼感	凝乳状白色假膜，可擦去，遗留新鲜红色出血性创面；红斑变异型继发于广谱抗生素的使用	常见于慢性虚弱、免疫抑制或接受长期抗生素治疗的患者；在艾滋病患者中常见
黏膜红斑病（图 9-20、图 9-38）	颊内侧、舌或口底无痛性红色病损	颗粒状红色出血性斑丘疹	高度恶变潜能
黏膜白斑病（图 9-16、图 9-17、图 9-27）	颊内侧、舌、下唇或口底无痛性白色病变	高度角化的白色病变，不能被擦去；像剥落的白色涂料；常伴红色斑点；伴发淋巴结肿大可能提示恶变	患者通常为超过 40 岁的男性，与吸烟、AIDS、饮酒及嚼烟草相关
脂肪瘤（图 9-24）	颊内侧面或舌上缓慢生长的无痛性肿物	颜色发黄的无痛性柔软肿物，活动度大	
扁平苔藓（图 9-15）	常无症状；侵蚀型病变可导致颊内侧或舌伴疼痛、烧灼感溃疡	双侧颊黏膜白斑病变，条纹状病损上有网状丘疹分布；侵蚀型表现为出血性溃疡伴白斑或大疱；病变表面可有假膜	非侵蚀型是引起口腔白斑的常见原因；10%～35% 患者可有皮肤表现，且在情绪紧张的患者中更常见
创伤性溃疡	疼痛性溃疡，病程短（1～2 周）	单发溃疡，边界为红色隆起；中心有坏死性碎渣；偶尔为化脓性；可能有轻度淋巴结肿大	通常患者知道病因（如吃东西时咬到颊部）
黏液囊肿（图 9-13）	下唇或颊内侧间歇性无痛性肿胀；轻微发蓝；偶尔破裂	直径 1～2cm 的半球状囊肿，活动度佳	与小的涎腺导管损伤相关
黑毛舌（图 9-25B）	恶心，与舌上多毛感相关；舌顶部大的棕色或黑色无痛性病变	舌背部丝状乳头延长，颜色变为黑色或棕色	大量抗生素使用史、漱口水使用过度、口腔卫生差、吸烟或饮酒是常见原因
福代斯斑点（图 9-18）	无	成簇隆起的黄色小病损，最易见于正对磨牙的颊黏膜上	在老年人群中常见；为正常增生的皮脂腺

表 9-2　HIV 感染不同阶段口腔病损的发生情况（1701）

口腔病损	HIV 感染初期发生率	AIDS 早期[*]发生率	AIDS 晚期[#]发生率
念珠菌病（图 9-26、图 9-33）	常见	偶尔	很常见
口腔毛状白斑（图 9-27）	无	偶尔	很常见
卡波西肉瘤（图 5-100、图 9-59、图 9-60）	无	少见	很常见
线状牙龈红斑	无	常见	很常见
急性坏死性牙龈炎（图 9-57）	无	少见	常见
坏死性口腔炎	无	无	常见
单纯疱疹相关疾病（图 9-10、图 9-55、图 9-56）	无	偶尔	常见
阿弗他溃疡（图 9-45）	常见	偶尔	很常见

注：HIV，Human immunodeficiency virus，人类免疫缺陷病毒。[*] CD4[+] 计数 >500cells/mm^3。[#] CD4[+] 计数 <200cells/mm^3。引用自 Weinert M，Grimes RM，Lynch DP. Oral manifestations of HIV infection. Ann Intern Med，1996，125：485

七、体格检查报告书写

这里列举了记录口咽部检查结果的范例：

- 唇外观正常。口腔黏膜红色，未见肿物、白斑及其他病变。齿列及口腔卫生可。伸舌居中，无偏斜。扁桃体无肿大。咽部外观正常。腭正常，无溃疡及肿物。

- 口腔右侧皮肤黏膜交界处可见一处1~2cm大小痛性水疱。双侧扁桃体肿大，隐窝内均可见脓性分泌物。双侧颈前三角淋巴结肿大，右侧为著。其他口腔查体无殊。

- 硬腭、软腭及舌上可见白色假膜。拭去假膜后，发红的基底部糟脆、出血。口腔其他部位及咽喉正常。

- 舌侧缘有一个边缘较硬的溃疡性病变，大小2cm×1cm。

- 腭中线右侧有一个3cm大小的穹隆状肿物。建议进行活检。

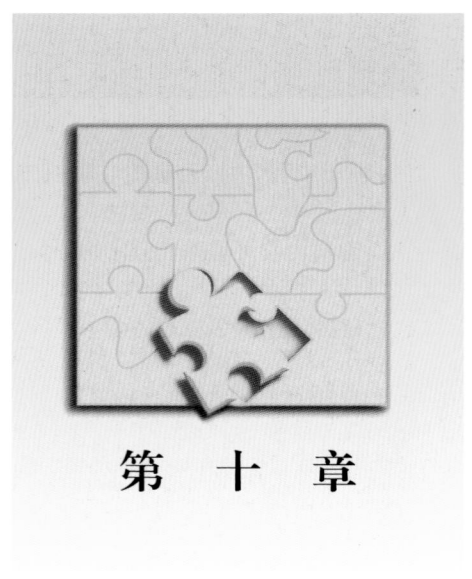

第 十 章

胸 部

疾病［结核］在初始阶段总是容易医治但难于诊断，而晚期却是容易诊断但难于医治。

——Niccolò Machiavelli（1469—1527）

一、概述

氧气使呼吸变得有意义，但如果没有足够的肺功能，生命便无法延续。肺部疾病的患者必须努力呼吸，以获得足够的氧气。这些患者总抱怨"气短"或"气不够用"。去过高原旅行的人，因高海拔地区空气稀薄，也会有气短的经历。

肺部疾病种类繁多。虽然心脏病和癌症是目前人类两大致死原因，但死亡率正在下降；而慢性阻塞性肺疾病（COPD）等肺部疾病的致死率却最大幅度上升。COPD现已超过脑卒中，成为美国第三大致死原因。

COPD的症状包括呼吸气促、慢性咳嗽（伴或不伴痰）、气喘、胸闷以及频繁的清嗓。以下是相关证据：

- 美国国家心、肺、血液研究中心估计有1200万成年人患有COPD，另有1200万人尚未被诊断或仍处于病情发展阶段。

- 每年因COPD死亡的女性比男性多，而近数十年女性死亡率的攀升与20世纪中期女性群体吸烟率增加有关。

- 在美国，平均每4分钟就有一例患者因为COPD去世。

- 2007年，美国财政对COPD治疗的直接、间接花费高达426亿美元。

- 据估计，世界范围内共有COPD患者6亿。

- COPD可以简单地通过肺量计测定被诊断，即通过一台仪器收集并分析患者用力呼气时的相关数据。

- 肺量计测定法是一种非侵入性检查，整个过程只需要5分钟即可完成，是目前广为使用的一种方法。但每年仅有三分之一甚至更少的COPD患者进行此项检查。

COPD是一种可预防和治疗的疾病。约90% COPD是由吸烟引起，任何年龄、任何程度COPD患者均可从戒烟中获益。

在美国，支气管肺癌在男性（占癌症死亡的28%）和女性（占癌症死亡的26%）均是癌症死亡的首要原因。2011年，美国癌症协会报道新发支气管肺癌患者221130例。它们在男性肿瘤发病中仅次于前列腺癌（占癌症总数的14%）居第二位，而在女性肿瘤发病中仅次于乳腺癌（占14%）同样居第二位。同年，支气管肺癌共造成156940例死亡，其中男性85600例，女性71340例。

尽管肺癌死亡率在男性、女性中均有所下降，但女性的下降速度却不及男性，这与女性吸烟群体的扩大，以及戒烟年龄晚于男性均有关。男性肺癌死亡率自1990年起开始下降，而女性肺癌死亡率的下降近几年才刚刚开始。肺癌占男性癌症死亡病例的 28%，女性为 26%。无论男性和女性，因肺癌死亡人数均要多于其他类型肿瘤。2011 年，估计肺癌死亡病例 156940 例，约占所有癌症死亡病例的 27%。自 1987 年起，女性中每年死于肺癌的人数便超过了死于乳腺癌的人数。男性肺癌死亡率首度下降发生在 1991 年，并随后保持增速下降，在 2005 年达到了每年下降 3%。而女性肺癌死亡率则在 2003 年才开始下降，每年下降 0.9%，在这之前追溯至 1930 年，女性肺癌死亡率则一直保持上升态势。肺癌死亡率在两性间的差异，是过去 50 年间男性和女性对香烟需求量不同所致。

1975–1979 年，肺癌 1 年相对生存率为 35%，而这一数字到 2003–2006 年增长到 43%，这很大程度上得益于手术方法及联合治疗方案的改进。然而，包括不同分期在内的肺癌 5 年生存率仅为 16%。倘若病灶局限，其 5 年生存率可达 53%，然而只有约 15% 的患者能在早期得到明确诊断。小细胞肺癌的 5 年生存率（6%）低于非小细胞肺癌（17%）。

当肺无法提供充足的氧气或及时排出体内二氧化碳时，肺部疾病便显现出来。任何这些功能的紊乱均提示肺部功能异常。

一天 24 小时中，肺总共要从 11400L 空气中摄取氧气，以供 5700L 血液氧合。肺泡的总表面积比一个网球场还要大。

二、结构与生理

胸腔就好比一个骨性容器，支持、保护着肺、心脏以及与胃相连的食管。胸部骨架由 12 块胸椎、12 对肋骨、1 对锁骨以及 1 块胸骨组成（图 10-1）。

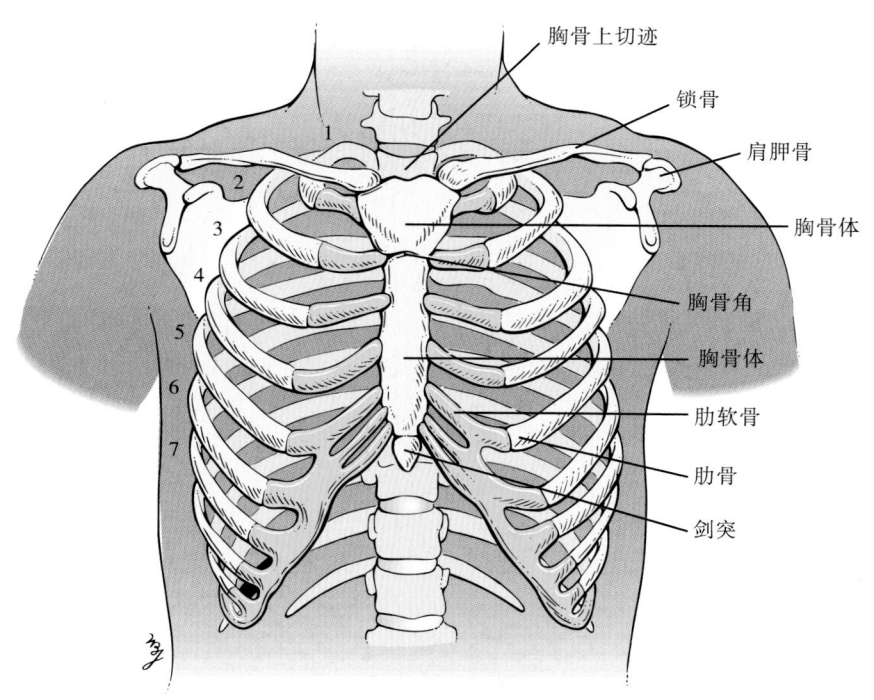

图 10-1 胸部的骨架

肺持续为循环系统提供氧气，并排出二氧化碳。呼吸的原动力来自肋间肌和膈肌。这些肌肉使胸廓像风箱一样活动，将空气吸入肺内。相比之下，呼气过程便显得更被动一些。人体对呼吸的控制十分复杂，但主要是通过位于大脑延髓的呼吸中枢所控制和调节的。

吸入的空气经上呼吸道加温、过滤和湿润。在通过喉部甲状软骨之后，空气便进入一套富有弹性的管道系统——气管。气管在第 4 或 5 胸椎水平分叉形成左、右支气管。右主支气管比左主支气管更加短、粗和直一些。支气管进一步分为小支气管，并在肺内分为细支气管。每一支呼吸性细支气管最终分为若干肺泡管，并分支出许多肺泡囊。据估计，肺部总共有超过 5 亿个肺泡。肺泡壁均含有弹性纤维，使得吸气时肺泡能扩张，而呼气时则因弹性而回缩。这一套气体传导系统详见图 10-2。

肺可分为以下几叶：右侧的上、中、下叶，左侧的上、下叶。整个肺被一层纤薄的胸膜所包裹，脏层胸膜包裹于肺实质表面，而壁层胸膜则衬于胸壁内侧。两层胸膜在呼吸过程中相对滑动，两层胸膜间的腔隙为胸膜腔。

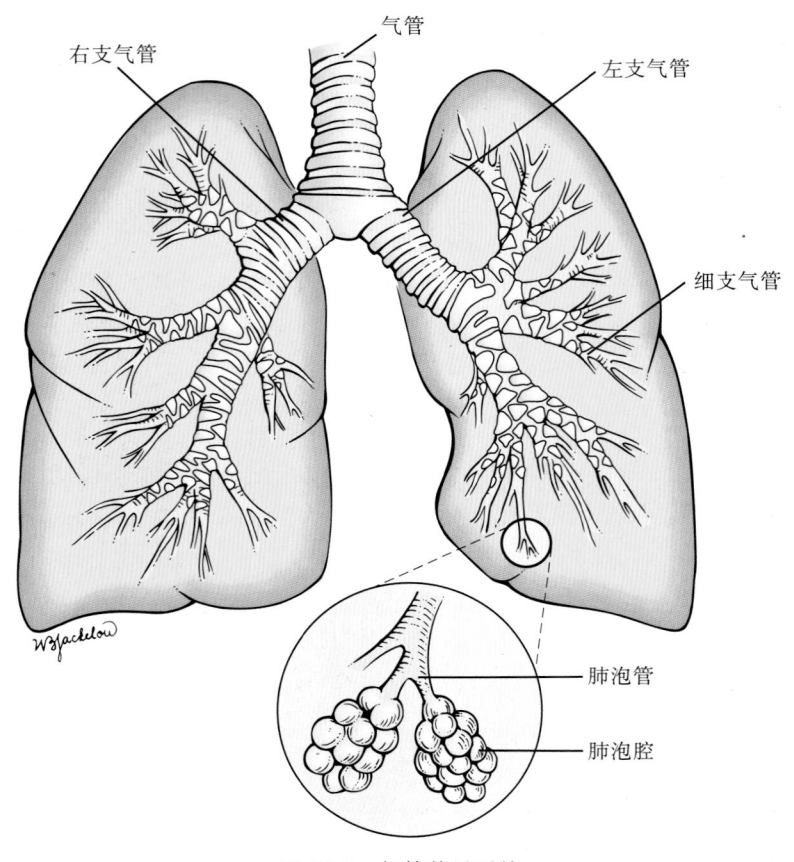

图 10-2 气体传导系统

为了精确描述胸部体征，检查者必须明确胸壁的体表标志。具有重要临床意义的体表标志包括：

- 胸骨
- 锁骨
- 胸骨上切迹
- 胸骨角
- 胸骨中线
- 锁骨中线
- 腋前线
- 腋中线
- 腋后线
- 肩胛线
- 脊柱中线

胸骨上切迹位于胸骨顶端，轻压颈根部即可感受到这一体表标志。胸骨角又称 Louis 角。这一骨性隆起位于胸骨上切迹以下约 5cm 处。当检查者沿着它向两侧滑动时，摸到的邻近肋骨便是第二肋，第二肋下方的间隙被称为第二肋间隙。以此为参照，检查者可以继续定位出其他肋骨以及肋间隙，可以在自己身上试一试。

为了定位不同区域，我们直观地在胸廓前、后壁上做出若干条假象线（图 10-3、图 10-4）。胸骨中线即沿胸骨中轴画出。锁骨中线则以锁骨中点为起点，平行于胸骨中线画出。腋前线是始于腋窝褶皱前端的垂线，并与胸骨中线平行。腋中线则以腋窝顶点为起点，平行与胸骨中线。腋后线与胸骨中线平行，是始于腋窝褶皱后端的垂

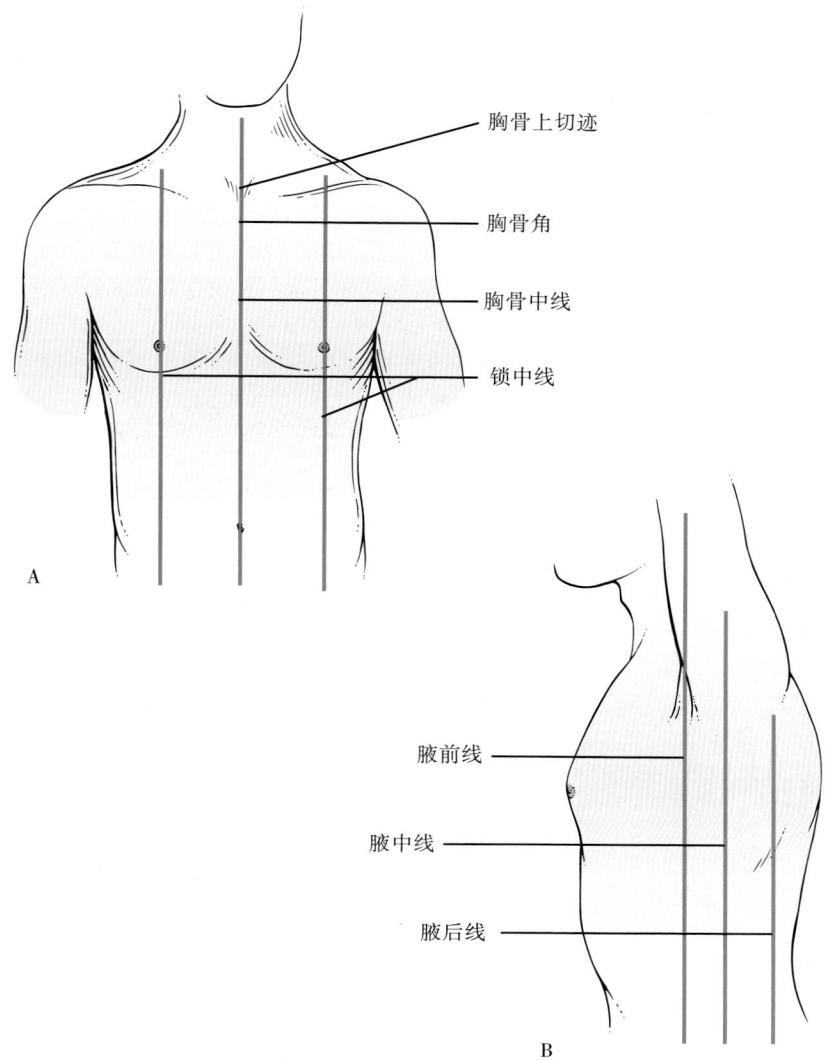

图 10-3 胸廓前、侧面观

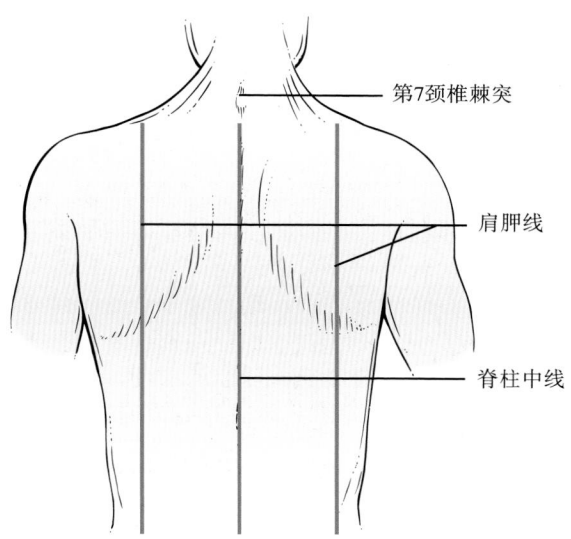

图 10-4 胸廓后面观

线。肩胛线与脊柱中线平行，并经过肩胛下角。脊柱中线则是连接椎体各棘突的垂线。

从胸廓后面数肋骨会相对复杂一些。肩胛下角位于第 7 肋或第 7 肋间水平，而另一个较容易寻找的骨性标志是第 7 颈椎棘突，也叫椎突，只要让患者低头，突起最明显的那一个棘突便对应着第 7 颈椎了。

只有前 7 对肋骨直接以关节形式与胸骨相连，第 8、9、10 对肋骨通过软骨与上一肋软骨相连，而第 11、12 对肋骨末端游离，称为浮肋。

图 10-5 所示的叶间裂，分隔各肺叶。左肺及右肺均有一条斜裂，起始于胸廓前面锁骨中线第 6 肋水平，向外向上走行至腋中线第 5 肋水平，终止于胸廓后面 T3 棘突附近。右肺下叶位于右侧斜裂下方，右肺上、中叶则位于右侧斜裂上方。相对应的，左肺上、下叶分别位于左侧斜裂两侧。水平裂仅存在于右肺，并将右肺分为上、中两叶，它延伸自胸骨右缘第 4 肋，止于腋中线第 5 肋水平。

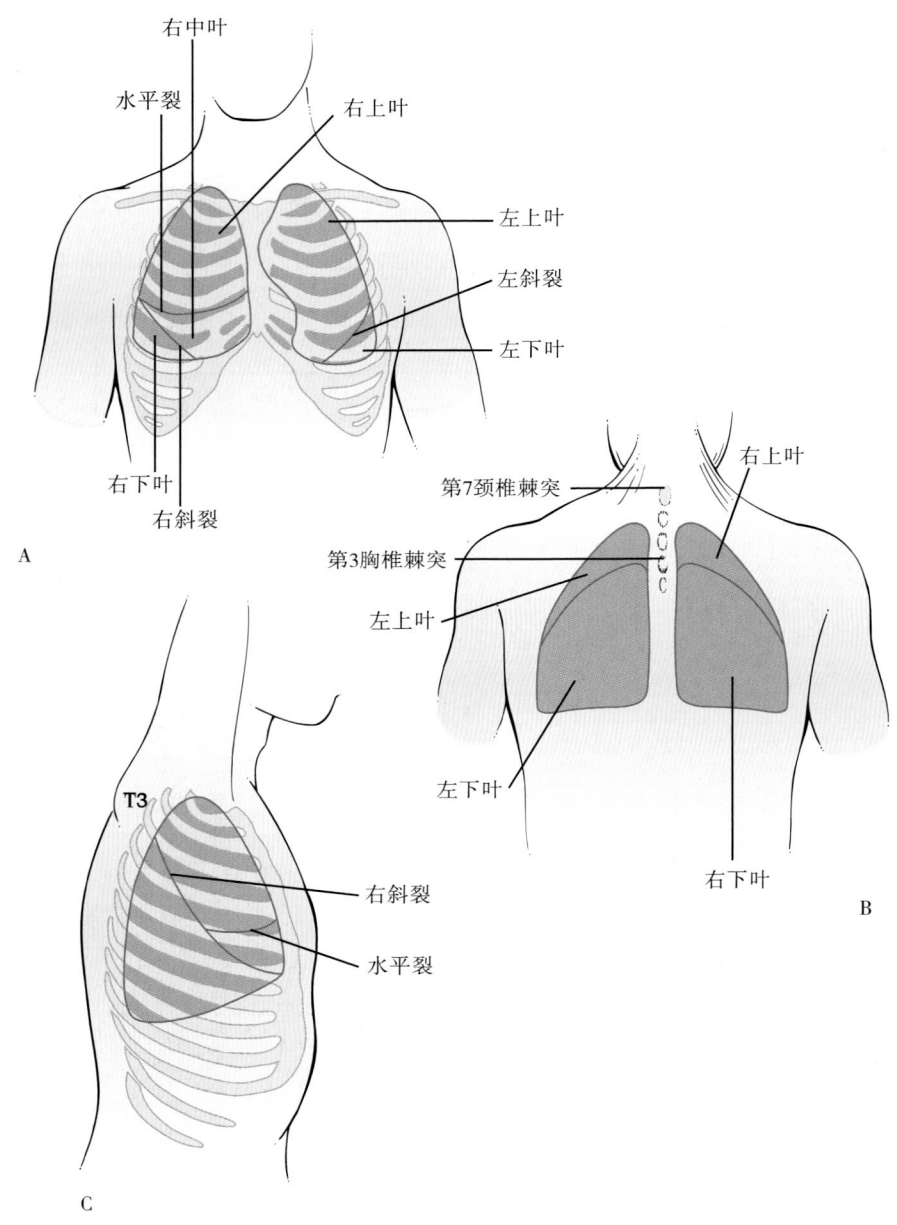

图 10-5　胸廓体表标志以及叶间裂
A：前面观；B：后面观；C：侧面观

肺上界要高于锁骨内侧止点，并向上延伸 3~4cm。而肺下界则前至锁骨中线第 6 肋水平，侧至腋中线第 8 肋水平，后至 T9~T12 水平。肺下界变化与呼吸相关。气管分叉处，即隆突，位于 Louis 角后，大约在 T4 水平。呼气末时，右半膈前面位于第 5 肋，后面位于 T9 水平。由于肝脏的存在，右半膈要比左侧稍微高一些。

平静呼吸时，肌肉仅在吸气时收缩，而呼气过程则由肺及胸廓的弹性回缩被动完成。

三、特殊症状

肺部疾病的主要症状有：

- 咳嗽
- 咳痰
- 咯血
- 呼吸困难（气短）
- 喘息
- 发绀（皮肤颜色变青紫）
- 胸痛
- 打鼾

（一）咳嗽

咳嗽是肺部疾病最常见的症状。也正因为常见，人们常常忽视咳嗽。咳嗽反射是肺部的一种正常防御机制，使其免于异物或自身过多分泌物阻塞。上呼吸道感染患者常会出现咳嗽，并会在 2~3 周内逐渐好转，但若咳嗽持续很久，则需要进行进一步检查。

咳嗽本质上是一个协调的、被声门反复闭合而中断的强行呼气过程。呼气肌的收缩与部分关闭的声门相对抗，使肺内压力升高。当声门突然开放时，气流暴发而出并清除呼吸道内分泌物。当患者主诉咳嗽时，我们应当询问以下问题：

"能否具体描述一下你咳嗽的特点吗？"

"你的咳嗽有多长时间了？"

"咳嗽是突然发作的吗？"

"你吸烟吗？"若为是，则问"你抽的是什么烟？每天抽多少？抽了多久？"

"你咳嗽时有痰吗？"若为是，则问"痰量大约有多少？痰是什么颜色的？有没有臭味？"

"咳嗽是否持续了很长时间？"

"是否在进食后出现咳嗽？"

"是否有某种体位会使咳嗽加重？"

"有什么能使咳嗽得到缓解？"

"除咳嗽外是否还有其他伴随症状？如发热？头痛？盗汗？胸痛？流涕？气短？体重减轻？声音嘶哑？意识丧失？"

"你是否养鸟？是否喂过鸽子？"

"你是否接触过结核病人？"

咳嗽可以是自主的或非自主的，有痰或无痰的。咳痰时，黏液或其他物质可被咳出。而干咳则不会有任何分泌物产生。

吸烟可能是导致慢性咳嗽最常见的原因。吸烟者的咳嗽是由烟草中刺激物引起，晨起时明显。夜间入睡时通常减轻。吸烟者醒来后，会通过咳痰的方式来清洁呼吸道。而戒烟的患者，咳嗽症状会减轻及消失。

咳嗽同样可以是心因性的，这种干咳通常出现在精神压力较大的患者身上。当患者将注意力放在咳嗽上时，症状便会加重，而在睡眠或注意力转移时，咳嗽便会停止。心因性咳嗽是一种除外性诊断，确诊前必须排除其他所有可能原因。

患者和医生可以用很多术语来描述咳嗽。表 10-1 列举了一些咳嗽常见的描述及可能的原因。

表 10-1 咳嗽的描述

描述	可能的原因
干咳，间断性	病毒感染、间质性肺病、肿瘤、过敏、焦虑
慢性，咳痰	支气管扩张、慢性支气管炎、肺脓肿、细菌性肺炎，结核
喘息	支气管痉挛，哮喘，过敏，充血性心力衰竭
犬吠样咳嗽	会厌疾病（如喉炎）
喘鸣	气管梗阻
晨起咳嗽	吸烟
夜间咳嗽	鼻后滴漏，充血性心力衰竭
与饮、食相关性咳嗽	上食管神经肌肉病
咳嗽无力	身体虚弱

（二）咳痰

随咳嗽排出体外的物质称为痰。人体支气管每日产生 75~100ml 痰液，它们通过纤毛摆动移至喉部，并随唾液被无意识咽下。支气管炎的最初症状便是痰量增多。同时痰中可能混杂有细胞碎片、黏液、血液、脓或微生物。

描述痰液应该从其颜色、黏稠度、痰量、昼夜咳痰次数以及是否带血等方面入手。完整的描述对判断疾病原因具有重要临床意义。非感染性痰液是无气味、清亮且灰白的，因性状似黏液，故被称为黏液样痰。而感染性痰液含脓液并被称为脓痰，痰液可呈黄、绿或红色。表 10-2 列出了痰液的常见性状以及产生原因。

表 10-2 痰液性状

性状	可能的原因
黏液样痰	哮喘、肿瘤、结核、肺气肿、肺炎
黏液脓痰	哮喘、肿瘤、结核、肺气肿、肺炎
黄绿色脓痰	支气管扩张、慢性支气管炎
铁锈色、脓痰	肺炎球菌肺炎
砖红色胶冻样痰	肺炎克雷伯菌肺炎
恶臭味痰	肺脓肿
粉色、带血丝痰	链球菌或葡萄球菌肺炎
含碎石的痰	支气管结石病
粉色、泡沫样痰	肺水肿
量多、无色水样痰（亦称为支气管黏液溢）	支气管肺泡癌
血性痰	肺栓塞、支气管扩张、肺脓肿、结核、肿瘤、心源性疾病、凝血功能障碍

（三）咯血

咯血是指咳出血液。它是少数几个能给患者带来极明显警示作用的症状。仔细地描述咯血十分重要，因为患者所说的咯血既可以是咳出凝血块，也可以是咳出带血丝的痰。这两者的临床意义完全不同。咳出凝血块是极为重要的症状，因为往往预示着非常严重的疾病。咳出凝血块通常说明肺内有空洞样病变、肺部肿瘤、某些心脏疾病或者肺栓塞。带血丝的痰则通常与吸烟或轻度感染相关，但也可在肿瘤和其他严重肺部疾病中出现。当患者以咯血为主诉前来就诊，检查者应当询问如下问题：

"你是否吸烟？"如果是，则问"你具体吸什么烟？每天吸多少，吸了多少年？"

"咯血是突然出现的吗？"

"既往是否有咯血？"

"是痰中带血丝的还是整口鲜血痰？"

"你发现自己咯血有多久了？"

"有什么诱因使你出现咯血症状吗？如呕吐？咳嗽？恶心？"

"你曾患过结核吗？"

"你家里还有其他人出现过咯血吗？"

"你最近是否做过手术？"

"你是否在服用任何抗凝类药物？"

"你是否有任何出血倾向？"

"你最近是否有乘飞机出游？"

"你是否有盗汗？气短？心悸？心律不齐？声嘶？体重下降或双下肢疼痛肿胀？"

"你咯血后是否觉得胸部有异常感觉？"如果是，则问"具体在哪里？"

（对咯血的女性患者）"你是否在口服避孕药？"

呼吸道或肺内的任何化脓性病变（与脓液产生相关）均可引起咯血。支气管炎可能是引起咯血的最常见原因。支气管扩张和支气管肺癌也是引起咯血的主要原因。咯血可由肿瘤浸润黏膜、肿瘤组织坏死以及支气管梗阻继发远端肺炎导致。肺炎球菌肺炎可产生典型的铁锈色痰，而肺水肿则可产生粉红色泡沫痰。

有时咯血后，患者会感到胸腔出血病变局部会有发热、温暖感觉。因此，仔细询问患者近期咯血时是否有类似感觉十分重要。因为这条线索可以指导我们对特定区域进行更仔细地查体及 X 线检查。

近期进行过手术或者长途飞行的患者，发生深静脉血栓性静脉炎伴肺栓塞的风险将会上升。而服用避孕药的女性同样有发生肺栓塞的风险。当栓子造成肺梗死，继而引发肺实质坏死时，便会发生咯血。

反复发作的咯血可能由支气管扩张、结核或二尖瓣狭窄所致。心房颤动是导致"心律不齐"和肺栓塞的一个常见原因。

有时我们很难鉴别患者究竟是咯血还是呕血。但大部分患者还是能提供相对清楚的病史。表 10-3 列举了两者的一些特点，可以帮助医生进行鉴别。

表 10-3　咯血和呕血的鉴别

特征	咯血	呕血
前驱症状	咳嗽	恶心和呕吐
既往史	可能有心肺疾病病史	可能有胃肠疾病病史
性状	泡沫样	非泡沫样
颜色	鲜红色	暗红色，棕色，或"咖啡渣"样
表现	与脓液相混	与食物相混
伴随症状	呼吸困难	恶心

（四）呼吸困难

"气短"是呼吸困难的主观感受。呼吸困难是心肺疾病的重要临床表现，亦可由神经源性、代谢性及精神性因素引起。鉴别呼吸困难与客观存在的呼吸急促或者呼吸频速十分重要。患者可能有呼吸急促的症状，但否认存在气短；相反，呼吸缓慢的患者也可以存在呼吸困难。切勿认为呼吸急促的患者就是呼吸困难。

对检查者来说，询问呼吸困难发生的时间及体位也十分重要。夜间发作性呼吸困难是指患者在夜间睡眠时突感气短。表现为突发的窒息感，他们通常会坐起，并会打开窗户透气。只要他们采取直立体位，呼吸困难便可逐渐缓解。端坐呼吸是指平躺时发生呼吸困难，患者通常需要两个或更多的枕头才能呼吸得舒服些。斜卧呼吸相对罕见，是指端坐时呼吸困难，而斜靠时缓解。转卧呼吸则是指患者斜向一侧躺时呼吸相对舒适。一些常见的可引起姿势性呼吸困难的病因列于表 10-4 中。

表 10-4　体位相关呼吸困难

类型	可能原因
端坐呼吸	充血性心力衰竭
	二尖瓣疾病
	严重哮喘（罕见）
	肺气肿（罕见）
	慢性支气管炎（罕见）
	神经源性疾病（罕见）
转卧呼吸	充血性心力衰竭
斜卧呼吸	肺叶切除后状态
	神经源性疾病
	肝硬化（肺内分流）
	血容量不足

对主诉为呼吸困难的患者，应询问以下问题：

"你发生气短有多长时间了？"

"气短是突然发生的吗？"

"气短症状是否持续？"

"气短症状是否在劳累、休息、平躺、端坐时出现？"

"有什么能使气短症状加重或缓解的因素吗？"

"你上几级台阶便会出现气短？"

"6 个月前你可以上几级台阶？"

"气短出现时是否伴有气喘、发热、咳嗽、咯血、胸痛、心悸或声嘶？"

"你是否吸烟？"如果是，则问"每天吸多少？吸了多久？"

"你是否接触过石棉、沙尘或饲养鸽子？"

"你是否接触过结核病人？"

"你的居住地是否接近圣华金河谷？在美国中西部或东南部？"

对呼吸困难进行定量十分必要。诸如"你能上几级台阶？"，为评估患者运动耐量提供了框架。例如，如果患者回答"两级"，便可将其活动耐量定为"仅上两级台阶"。医师接着可以询问，"你 6 个月之前能上几级台阶"，并以此大致评估疾病的进展情况或治疗效果。

对于原因不明的呼吸困难患者，需要仔细询问其是否有工业暴露史。关于如何询问职业及环境接触史，这些问题在第一章"问诊的技巧"中已经讨论过。鸽子的接触史可能引起鹦鹉热。发生球孢子菌病可能与居住在美国西南部有关，而住在美国中西部及东南部的人有感染组织胞浆菌病的可能。

（五）哮鸣

哮鸣是一种异常高调呼吸声响，是由气道部分梗阻造成的。它通常发生在呼气相，在轻度支气管收缩时发生。支气管痉挛、黏膜水肿、气道弹性支持结构丧失以及气道扭曲也是常见原因。哮喘引起支气管痉挛，进而造成哮鸣。吸入异物或分泌物过多造成管腔梗阻，是导致哮鸣的另一个重要原因。若哮鸣定位明确，且位置不随咳嗽而改变，提示可能是异物或肿瘤导致支气管部分梗阻。当患者主诉为哮鸣时，应当询问以下问题：

"哮鸣是多大时出现的？"

"哮鸣发生的频率如何？"

"有何诱发因素吗？比如食物、气味、情绪、动物等？"

"症状通常如何停止？"

"近些年症状是否有所加重？"

"有其他任何伴随症状吗？"

"是否有鼻息肉病史？"

"你是否吸烟？"如果是，则问"每天吸多少？吸了多久？"

"你是否有心脏病史？"

必须注意和明确的是：哮喘可出现喘息，但并非所有喘息都是哮喘。

不要只把哮鸣和哮喘联系起来。充血性心力衰竭（心衰）通常也会伴随异常呼吸音，称为捻发音。但有时心衰患者也会出现严重的支气管痉挛，主要查体发现为哮鸣音，而非捻发音。

哮鸣症状可因气道完全开放或者气道出现进行性闭塞而消失。急性哮喘发作的患者若呼吸音消失往往为不良征象，预示着梗阻进一步恶化。

（六）发绀

发绀通常会被家人或朋友首先察觉到。这种微微变蓝的体征往往不会被患者察觉。中央型发绀是由于肺内气体交换不足，继而导致动脉血氧合显著下降所致。先天性肺部疾病或其他可造成混合静脉血绕行肺部的疾病（如心内分流），均是中央型发绀的常见原因。口腔黏膜（系带部）和口唇部位最容易观察发绀。周围型发绀则是由外周血液循环中氧的过度摄取造成，常限于末梢部位（如手指、脚趾、鼻子）。检查者可询问以下问题：

"发绀出现在哪些部位？"

"发绀出现有多久了？"

"你是否患有任何肺部、心脏或血液疾病？"

"哪些因素会使发绀恶化？"

"是否伴发有气短、咳嗽、出血？"

"你从事什么工作？"

"家里还有人有发绀症状吗？"

生后即有发绀常由先天性心脏病所致。急性进行性发绀则可能由严重的呼吸系统疾病引起，特别是呼吸道梗阻。周围型发绀常在心排出量降低，且氧摄取增加的情况下发生，同时在身体体温较低的地方易见，如甲床、口唇等部位。当局部给予保暖，发绀症状便会消失。甲床出现发绀但手很温暖时，往往提示为中央型发绀。中央型发绀只有当氧饱和度低于80%才会发生。中央型发绀弥漫累及皮肤及黏膜，但并不会因为局部变暖而消失，每100ml血液中有2~3g还原型血红蛋白才会发生中央型发绀。运动会使中央型发绀症状加剧，因为肌肉的运动将会消耗更多氧气。严重贫血的患者，可因其血红蛋白水平显著下降而无法显现出发绀。杵状指可出现于中央型发绀和严重心肺疾病患者中（图5-12）。

某些行业的工人，如电焊工，可因吸入有毒剂量的含氮气体导致高铁血红蛋白血症，进而引起发绀。遗传性高铁血红蛋白症是一种先天的血红蛋白异常，可引发先天性发绀。

（七）胸痛

与肺部疾病相关的胸痛，常与胸壁或壁层胸膜受累相关，因为神经纤维末梢在这些部位广泛分布。胸膜炎性胸痛是壁层胸膜炎症常见症状。这种疼痛是一种尖锐性刺痛，往往在吸气时发生。疼痛可局限在一侧，患者常采取压迫患侧胸廓以减轻疼痛发生[1]。在第十一章"心脏"中，我们总结了询问胸痛患者的一些重要问题。

急性主肺动脉扩张同样会引起胸部压迫感，常与心绞痛很难鉴别。此症状主要是由于主肺动脉上神经末梢受牵拉所致。

尽管胸痛可见于肺部疾病，但其同样是心脏疾病的重要症状，之后会在第十一章"心脏"中详细讨论。

---

1 压迫患侧胸廓动作是指患者压迫胸壁使肌肉僵直，以避免胸廓移动。

（八）打鼾

打鼾是很常见的主诉。与严重打鼾相关的一种重要疾病是阻塞性睡眠呼吸暂停综合征。许多患者存在超重及白天嗜睡史。同寝者通常这样描述患者，起初睡得较平静，继而突然鼾声如雷，随后鼾声终止一段时间，在这段时间内，患者表现得不安，有喘息动作，并拼命试图呼吸。最终，这一阶段被一声响亮的鼻息打破，然后整个过程重新上演。睡眠呼吸暂停的患者每晚要经历许多次发作。更多关于打鼾及睡眠呼吸暂停综合征的信息，详见第九章"口腔及咽部"。

（九）其他症状

除了之前所述的肺部疾病常见症状外，以下症状相对少见。这些症状包括：
- 喘鸣（呼吸作响）
- 声音改变
- 踝部肿胀（坠积性水肿）

喘鸣是指吸气时发出嘈杂声响，通常与正气道梗阻有关。声音改变可由声带炎症或喉返神经病变所致。踝部水肿是坠积性水肿的一个表现，与右心衰竭、肾病、肝病或静脉回流受阻相关。如果上述情况恶化，体液异常积聚可产生广泛水肿，即全身性水肿。

四、肺部疾病对患者的影响

肺病种类不同以及患者对气短的主观耐受差异，导致肺部疾病对患者的影响也不尽相同。有的肺病患者几乎没有呼吸困难表现，甚至活动耐量下降也不明显，患者感觉不到任何异样。只有当检查者对呼吸困难进行定量评价时，这些患者才会意识到问题的存在。但另一些患者则会因呼吸困难进展迅速而严重焦虑。他们觉得已没方法能改善呼吸功能了，因而显著地改变了他们的生活方式。许多人因此丧失了劳动能力而被迫选择退休，他们不能进行任何轻微活动，否则气喘连连。

慢性肺病常可由职业危险因素导致。因职业原因患病的患者非常痛苦，内心充满愤恨和仇意。尽管有关职业暴露危害的公共宣传已铺天盖地，但部分企业对其员工健康防护仍少得可怜。

COPD 可分为两种类型：肺气肿型和慢性支气管炎型。两者特点均是慢性进展性病程、气流受限以及肺实质破坏。通常意义上，肺气肿患者属于"红喘型"。他们通常消瘦且虚弱，咳嗽咳痰症状轻，但呼吸困难十分严重。而经典的"紫肿型"则主要表现为支气管炎。他们通常有发绀，且咳痰相对严重，但呼吸困难症状较轻；身材通常较矮、较壮。这些经典描述虽然有趣，但大多数 COPD 患者会同时兼有两者特点。

很久以前，临床工作者便发现情绪因素在支气管哮喘发作及持续中扮演着重要角色。哮喘的发作可被许多情绪因素所激起，比如恐惧、愤怒、焦虑、抑郁、内疚、挫折及愉悦。然而，真正引起哮喘发作的不是这些情绪本身，而是患者试图抑制这些情绪。

曾有哮喘发作经历的患者会变得焦虑、恐惧，更容易引发下一次发作。焦虑患者的气喘在一定程度上是由过度通气造成的。还有些患者，尽管已经得到了充分的药物治疗，但仍然感到呼吸困难。对这样的患者，焦虑及引起焦虑的原因需要引起重视。这类患者在哮喘急性发作后，需要给予持续的药物治疗及精神支持。早在 12 世纪，梅蒙尼兹便意识到"仅靠食疗及药物是不能将这种疾病根治的"。

儿童哮喘存在一些特殊问题。焦虑、成绩不良、外界压力及不按时服药等都会使哮喘症状恶化。患儿逃课现象比非哮喘儿童更加频繁，课后作业也更难按时完成，形成恶性循环。处于学龄期的哮喘患儿，精神疾病的发病率比同龄其他人群要高 2 倍多。

哮喘也会从生理和心理方面影响一个人的性功能。哮喘患者会因性生活时的体能消耗增加而变得更加气喘吁吁。同时，由于兴奋、焦虑或恐慌，支气管痉挛可能被引发。正是因为害怕性生活时发病，这种焦虑加重患者呼吸困难，降低患者性生活质量，这又是一个恶性循环。最终患者选择尽量避免性生活。

五、体格检查

听诊器是进行胸部检查时所必需的。

在对患者的一般情况进行整体评估后，应趁患者保持坐位时，首先检查胸廓后壁。嘱患者双臂稍曲并置于膝盖上。后壁检查结束后，可令患者平躺，并开始检查胸廓前壁。检查过程中，检查者应试图想象肺部轮廓。

如果患者是男性，则将他的外衣褪至腰部；如果患者是女性，则外衣暴露的状态是能遮住胸部，避免不必要的尴尬。检查者应面向患者站立。

对患者前、后胸的检查应包含：

- 视诊
- 触诊
- 叩诊
- 听诊

（一）总体评估

1. 视诊患者面部表情

患者是否有急病面容？呼吸时是否有鼻翼扇动或缩唇呼吸？鼻翼扇动是指吸气时鼻孔向外运动。任何使呼吸费力的情况均可引起该体征。呼吸时是否可闻及声响，如哮鸣及喘鸣？这与气流阻塞相关。是否存在发绀？

2. 视诊患者体位

气道梗阻患者，通常会用上肢支撑身体并固定颈、肩部肌肉，使呼吸更加顺畅。气道支气管阻塞患者常常会紧抱一侧床沿，利用背阔肌的力量来助克服呼气时增高的阻力。端坐呼吸的患者，常采取坐位或者高枕卧姿势。

3. 视诊颈部

患者呼吸时是否需要呼吸辅助肌参与？呼吸时需要呼吸辅助肌参与，是气道梗阻的一个早期征象。发生呼吸窘迫时，斜方肌和胸锁乳突肌在吸气时参与辅助。呼吸辅助肌帮助通气，它们通过抬升锁骨及前胸以增加肺容积，并提升胸廓内负压。这会使锁骨上窝及肋间肌回缩。呼吸时若锁骨抬升超过 5mm，则可能存在严重的梗阻性肺病。

4. 视诊胸廓外形

许多因素都会影响正常通气，而胸廓外形可提示某些肺部疾病。胸廓前后径增加见于进展期 COPD 患者。胸廓前后径趋向和左右径相等，胸廓呈桶状。肋骨走形失去与地面呈 45°角，而呈水平状。连枷胸表现为在吸气时胸廓矛盾性向内移动，常见于多发肋骨骨折患者。脊柱后凸侧弯畸形患者胸廓前后径异常，脊柱侧凸会严重限制胸廓及肺的扩张。图 10-6 显示一例脊柱严重后凸侧弯畸形患者。下胸漏斗状，或漏斗胸，是由胸骨塌陷造成，但只有胸骨严重塌陷时才出现胸部限制性问题。漏斗胸患者常合并二尖瓣异常，尤其是二尖瓣脱垂。图 10-7 显示了一例漏斗胸患者。鸡胸是胸骨前突造成的一种常见胸廓畸形，多不影响呼吸。图 10-8 显示了一例鸡胸患者，注意观察突出的胸骨脊以及与胸骨两侧相连歪斜陡峭的肋骨。图 10-9 显示了各种胸廓外形。

5. 检查呼吸频率及节律

在检查呼吸频率时，切忌通过言语要求患者"自然地呼吸"。因为患者一旦意识到自己正在被检查呼吸时，那么主观意愿一定会影响呼吸频率和节律。正确的做法是在桡动脉搏动计数完成后，手仍置于患者腕部，仅用余光观察患者胸廓起伏，并予以计数。这样一来，患者会以为检查者仍在关注脉搏，便不会主观地调节呼吸了。计数 30 秒内患者的呼吸次数，然后乘以 2 得到准确的呼吸频率。

正常成年人的呼吸频率为每分钟 10~14 次。呼吸过缓是一种异常的缓慢呼吸，而呼吸急促则是呼吸频率异常增加。呼吸暂停是指暂时性呼吸停止；呼吸过强是指呼吸深度增加，通

二维码 10-1 评估呼吸频率和节律类型

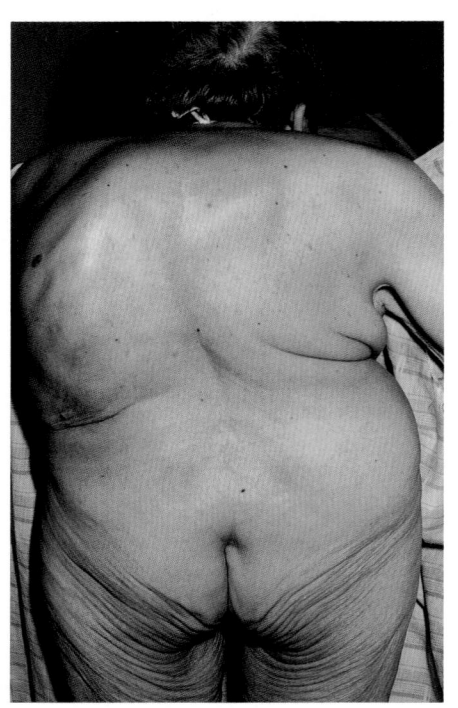

图 10-6 严重的脊柱后凸侧弯畸形

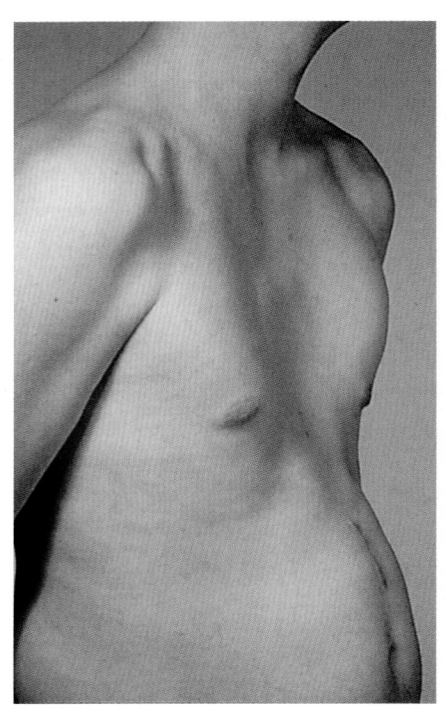

图 10-7 漏斗胸

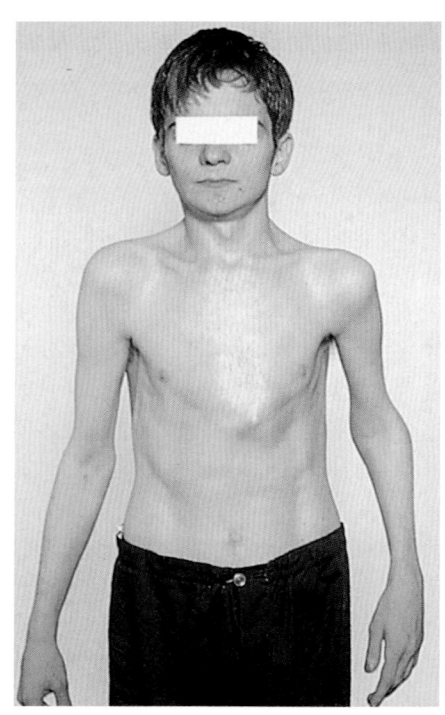

图 10-8 鸡胸

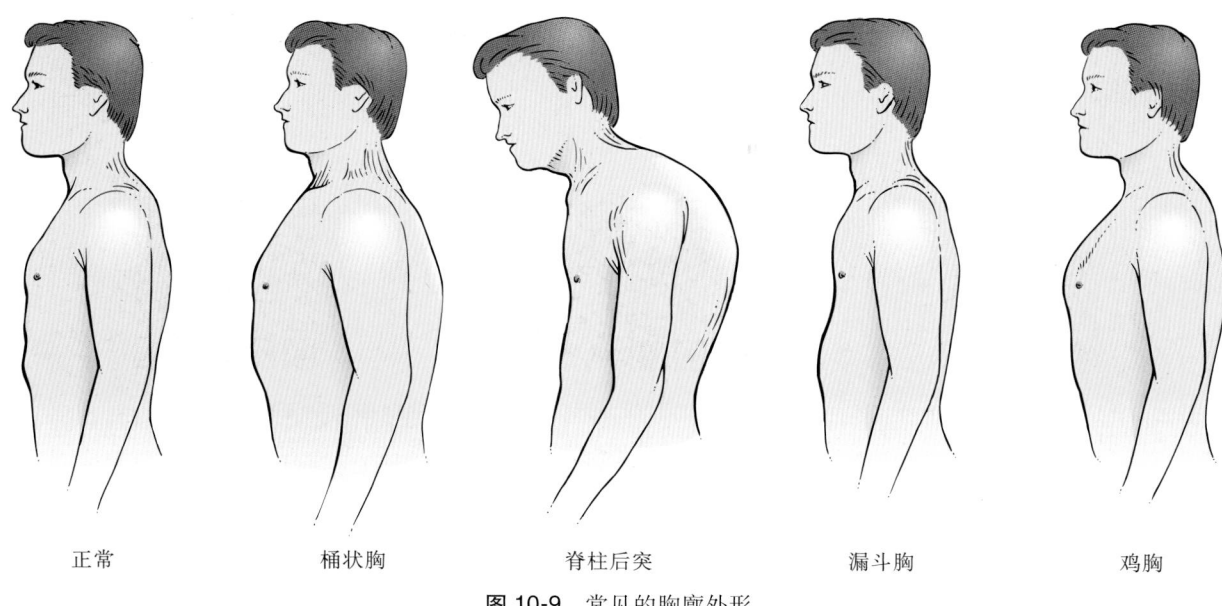

| 正常 | 桶状胸 | 脊柱后突 | 漏斗胸 | 鸡胸 |

图 10-9 常见的胸廓外形

常与代谢性酸中毒相关。这种呼吸亦被称为 Kussmaul 呼吸。还有很多种类的异常呼吸形式。图 10-10 显示和列举了常见的异常呼吸形式。

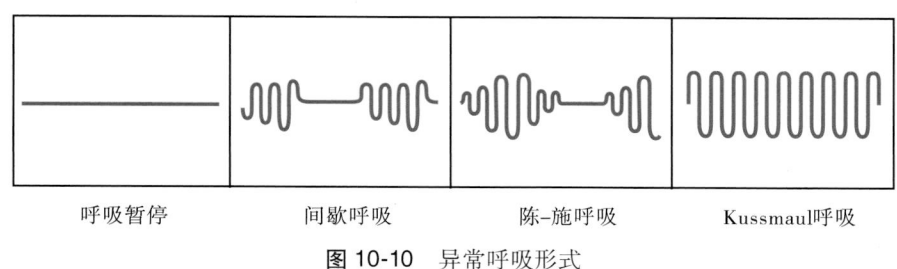

呼吸暂停　　间歇呼吸　　陈-施呼吸　　Kussmaul呼吸

图 10-10 异常呼吸形式

6. 视诊手部

　　患者是否有杵状指？在第 5 章 "皮肤" 中，我们讨论了检查杵状指的方法。杵状指最早期的表现是指甲与末段指骨之间夹角的消失。在图 5-12 中，比较了正常人示指指甲与支气管肺癌患者严重的杵状指。

　　杵状指与许多临床疾病相关，如：
- 胸腔内肿瘤
- 混合静脉-动脉分流
- 慢性肺疾病
- 慢性肝纤维化

　　杵状指的发病机制尚不明确，但在多数情况下，出现动脉血氧饱和度的下降。因此，这说明两者在一定程度上存在某种联系。而另一些人，他们的杵状指是遗传导致的，而非任何病理过程所致。

（二）背部

　　检查者站立于患者后方，以检查背部。

触诊

触诊主要用来检查:

- 局部疼痛
- 胸廓扩张是否对称
- 触觉震颤

二维码 10-2
背部触诊压痛

二维码 10-3
评估背部胸廓扩
张度

二维码 10-4
评估背部触觉
语颤

(1)疼痛部位的触诊

检查者用手指触压患者疼痛部位。若患者感觉"胸痛",则可判断疾患仅局限于肌肉骨骼,并非心肺疾病。检查疼痛区域时,手法应当谨慎。

(2)检查背部胸廓扩张度

在评估患者胸廓扩张是否对称时,检查者可采取以下方法:将双手平贴于患者背部,拇指置于患者约第十肋水平,平行于后正中线,将拇指下皮肤稍向正中线挤压。然后要求患者深吸气,同时观察自己双手运动。检查者双手运动应该对称。局限性肺疾病可能造成一侧胸廓活动度低于对侧。检查者双手的位置见图 10-11。

(3)检查触觉语颤

说话引起的振动能够被检查者通过听诊患者胸廓和肺部时听到,这些振动称为语音震颤。当检查者触诊患者胸壁时,嘱患者说话,这些振动能够被检查者感知,称为触觉语颤。声波经喉部,沿着支气管树传导至肺实质及胸壁。触觉语颤可以反映许多关于肺组织及胸腔的有用信息。使肺组织致密度增加和变实的因素,如肺实变,会导致触觉语颤增强。降低声波传导的临床因素能够使触觉语颤减弱。若患者胸壁脂肪过多、胸腔内有积气或积液,或肺过度膨胀,触觉语颤均会减弱。

评估触觉语颤的方法有两种:第一种方法需要检查者以右手尺侧置于患者胸壁(图 10-12),并要求患者发"99"音[2]。在评价完本侧触觉语颤后,检查者将手移至对侧相应位置,依相同方法评价并比较。通过从左到右、从上到下移动手,检查者能够检测声音传至胸壁的差异。99(ninety-nine)是英语中的一个词语,它能产生较好的振动音调。同样,检查者也可嘱患者发"1,2,3"或"yi"音。如果患者发音洪亮或低沉,触觉语颤均会相应增强。触觉语颤应评价 6 个部位见图 10-13。

另一种检查触觉语颤的方法是用指尖代替手掌尺侧。依照图 10-13 所示,由上及下、由一侧至对侧进行检查。触觉语颤评估必须使用两种方法中的一种。初学时,检查者均应对这两种方法进行练习,实践后选择更适合自己的方法。

表 10-5 列举了一些可以引起触觉语颤改变的重要病因。

叩诊

叩诊是用指轻敲待查区域表面,检查表层之下结构的方法。叩诊与雷达、超声探测的原理类似。敲击胸壁引起的振动向内传递,经反射后可被检查者的触觉和听觉感知。叩诊产生的声响和震颤的特点,取决于内部含气组织的比例。虽然叩诊所引起的震动仅能反映 5~6cm 深的肺组织情况,但这依然很有价值,因为含气组织比例的改变对叩诊结果的影响非常明显。

叩诊实质器官时,如肝脏,则会产生低沉、低幅、短促而无回响的声音。叩诊含气组织,如肺时,则会产生

---

2 发"90-9"音来源于德语单词,意思是 99。此德语单词发音时鼻音明显能产生很好的振动感觉。其他语言国家可采用其他单词或声音评价触觉语颤。

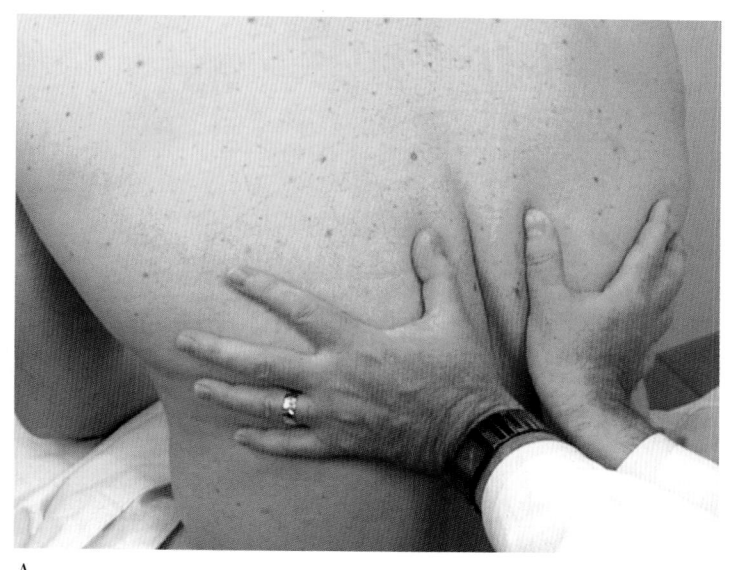

A

B

图 10-11 检查背部胸廓扩张度的方法

A，正常呼气时检查者双手位置；B，正常吸气后检查者双手位置

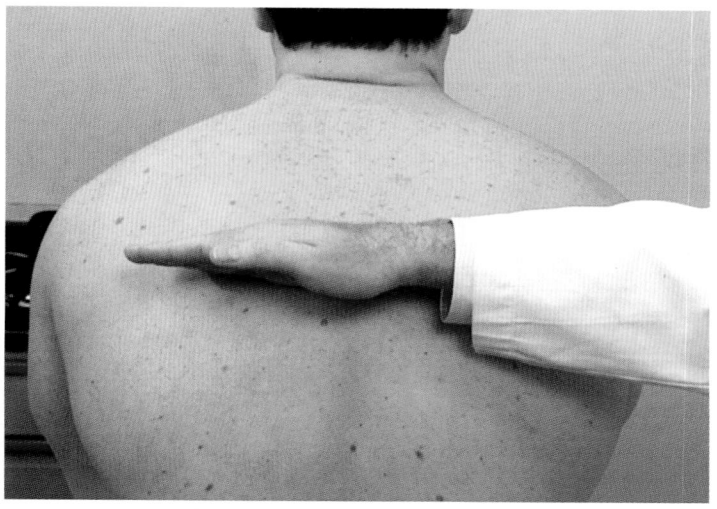

图 10-12 检查触觉语颤的手法

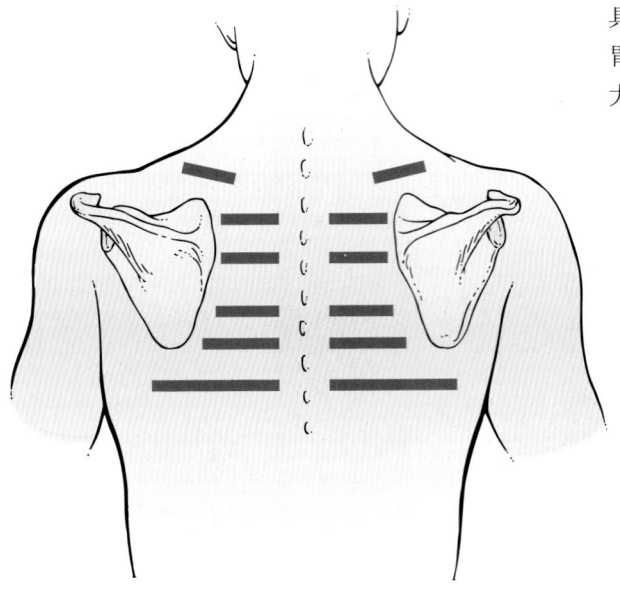

图 10-13　胸廓后壁触觉语颤的检查部位

具有共鸣、高幅、低调的声音。叩诊中空含气器官，如胃，则会产生鼓响样、高调、具有空响特性的声音。叩诊大块肌肉组织，如大腿，则可产生平坦、高调的声音。

表 10-5　引起触觉语颤改变的原因

触觉语颤增强
肺炎
触觉语颤减弱
单侧
● 气胸
● 胸腔积液
● 支气管阻塞
● 肺不张（肺组织膨胀不全）
双侧
● 慢性阻塞性肺病
● 胸壁增厚（肌肉、脂肪）

正常情况下，胸部叩诊时可在心、肺区域分别听到和感知到低沉和富有回响的声音。当肺部因渗出而变得致密时，如肺炎，肺部叩诊音便不再是清音，而会变得低沉。当肺组织密度减低时，如肺气肿，叩诊时便会闻及过清音。这是一种低调、具有空响特性的持续回响声音，类似鼓音。

在进行胸部叩诊时，检查者首先应将左手中指紧贴于患者胸壁，置于肋间隙并与肋骨平行，手掌和其他手指离开胸壁。右手中指指尖短暂而快速地叩击放在胸壁上的左手末端指节。叩诊用手腕发力，而非肘部。板球选手通常能自然而灵活地运用手腕力量，而网球选手则需要多下一番功夫了。叩诊的手法及技巧在图 10-14 和图 10-15 中进行了详细阐述。

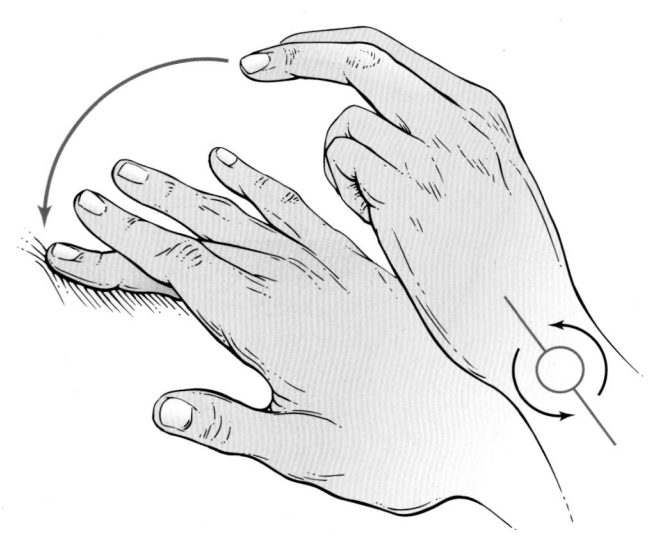

图 10-14　叩诊方法

检查者可以在自己身上练习叩诊，分别叩诊右肺、胃、肝、股等区域，分别听到清音、鼓音、浊音及实音。

（1）背部叩诊
背部的叩诊位置分别在肩胛骨上方、中间和下部区域的肋间隙（图 10-16）。肩胛骨本身

二维码 10-5　背部叩诊

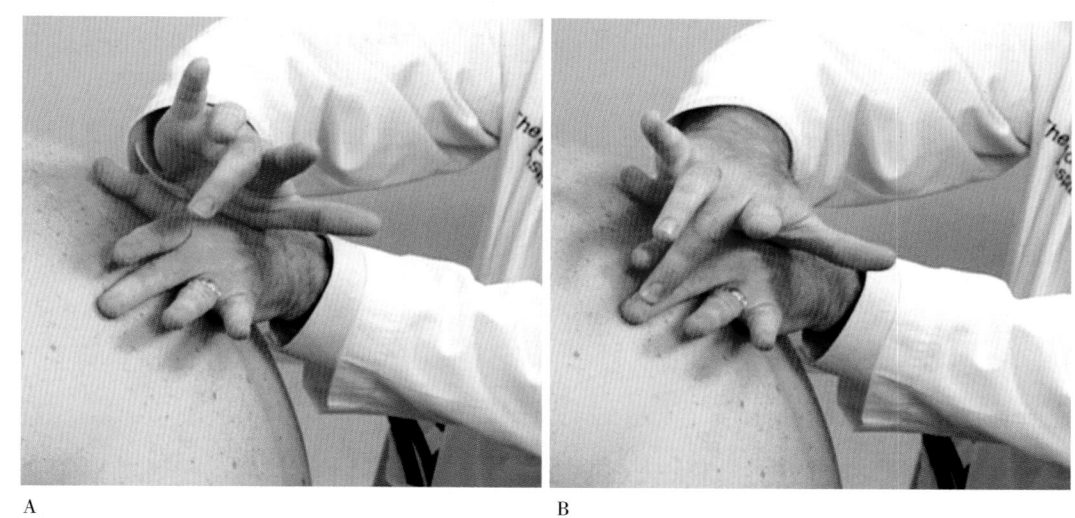

图 10-15　叩诊

A，准备叩诊时右手的姿势；B，叩击后手指的位置；注意是用手腕发力

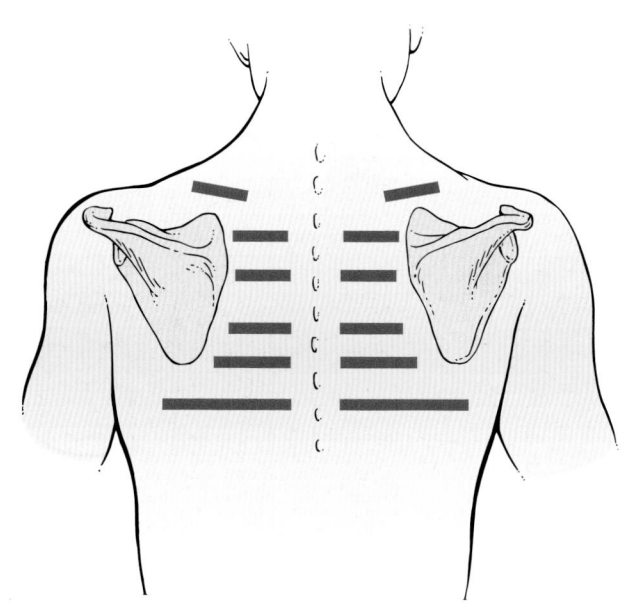

图 10-16　背部叩诊和听诊的位置

则不是叩诊区。检查者应当从上到下、从左到右进行检查，并对两侧叩诊结果进行对比。

（2）检查膈肌活动度

叩诊也可用来检查膈肌运动情况。首先让患者深吸气并憋住，在右肺底进行叩诊，清音区的下界即代表膈肌活动的最低点，低于此水平为从肝脏而来的浊音。然后让患者尽可能深呼气，同法进行叩诊（图 10-17）。呼气时，肺部回缩、肝脏上移，之前的清音区将变为浊音，即浊音界上移。呼气与吸气时浊音界的差异代表了膈肌的活动度，正常情况为 4~5cm。肺气肿的患者，膈肌活动度将会减小；而膈神经麻痹的患者，膈肌运动消失。

3. 听诊

听诊是听体内所产生声响的检查方法。胸部听诊是为了判断肺部呼吸音。听诊器通常有两种听件：钟型件和

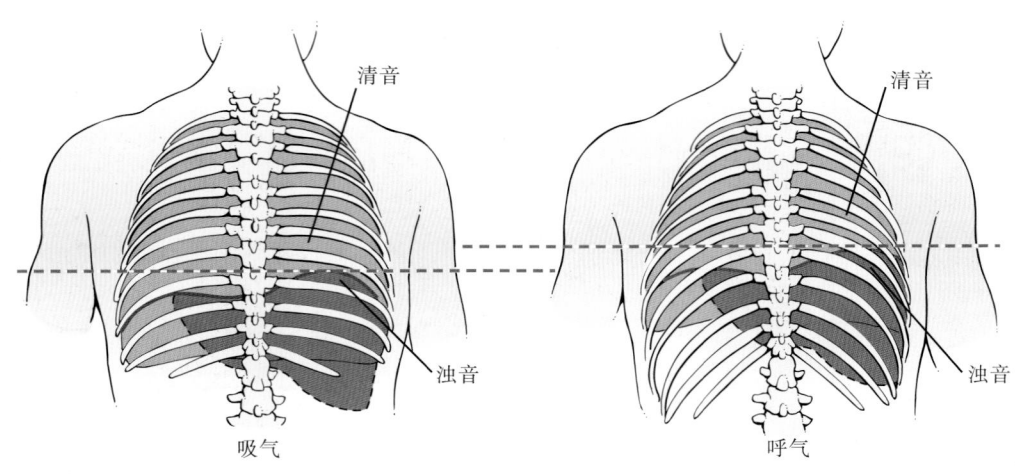

图 10-17 检查膈肌活动度的方法

吸气相时（左），在右后第七肋间、肩胛线位置可叩及清音，因为此处下面为肺。呼气相时
（右），肝脏与膈肌上移。相同区域的叩诊将会得到浊音，因为此处下面出现了肝脏

膜型件。钟型件通常用来听低频音，而膜型件则用来更好地听高频音。钟型件在使用时轻贴皮肤表面，如果按压
太紧，皮肤就会像一层膜过滤掉了低频音。相反，膜型件则需要紧贴于皮肤表面。检查恶病质患者时，钟型件通
常会更有用些，因为突出的肋骨会使膜型件很难紧贴于患者皮肤表面。听诊器听头正确使用方法见图 10-18。

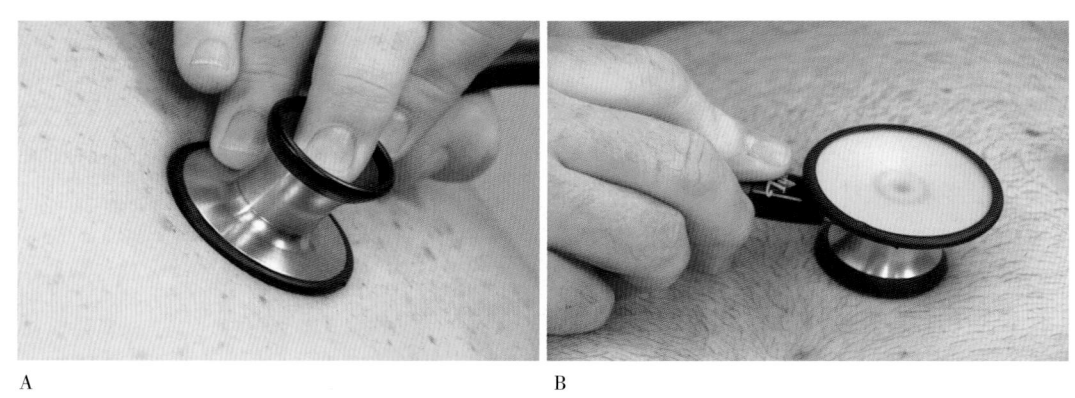

图 10-18 听诊器听件的使用方法

A，膜型件的正确放置方法，注意听诊器膜件紧贴皮肤表面；B，钟型件的放置方法，注意听诊器头轻贴
皮肤

绝对不要隔着衣服进行听诊。听诊时钟型件或膜型件都必须直接与患者皮肤相接触。

（1）呼吸音的种类

肺野绝大部分可闻及呼吸音。它由吸气相和呼气相组成。正常的呼吸音分有四类：

- 气管呼吸音
- 支气管呼吸音
- 支气管肺泡呼吸音
- 肺泡呼吸音

气管呼吸音为粗糙、响亮、高频的声音，可在气管的胸廓外段闻及。其吸气相、呼气相时长大致相当。当检
查者在气管上方进行听诊时，气管呼吸音容易闻及，但由于其并不能代表任何临床肺部疾病，故很少进行评估。

支气管呼吸音响亮、高频，而且声音好似气流快速通过管道。呼气相较吸气相更响亮、持续时间更长。当检
查者在胸骨柄上方进行听诊时，正常情况下可闻及此呼吸音，而且吸气相和呼气相之间有明显停顿。

支气管肺泡呼吸音是支气管呼吸音和肺泡呼吸音的混合。吸气相与呼气相时长相当。此呼吸音通常仅在前胸壁第一、二肋间隙，以及后胸壁肩胛间区闻及。其所对应隆突及主支气管部位。

肺泡呼吸音柔软、低频，可在肺野绝大部分部位闻及。吸气相明显长于呼气相，且呼气相呼吸音更弱，常不可闻及。

四种类型呼吸音的解释及总结详见图 10-19。

（2）背部听诊

听诊需要在安静的环境中进行，同时要求患者经口呼吸。检查者首先应注意吸气相的时长，然后是注意呼气相。呼吸音非常柔和是指呼吸音遥远。呼吸音遥远常见于肺过度充气，如肺气肿患者。

肺部听诊应由上至下、从左到右对比进行。具体听诊位置详见图 10-16。由于大多数呼吸音高调，故应用膜型件进行听诊。

二维码 10-6　背部听诊

特点	气管呼吸音	支气管呼吸音	支气管肺泡呼吸音	肺泡呼吸音
响度	很响	响	中等	弱
音调	很高	高	中等	低
I：E 比 *	1：1	1：3	1：1	3：1
描述	粗糙的	管状	瑟瑟的管样音	轻柔的瑟瑟音
正常分布区域	气管胸外段	胸骨柄	主气管区域	大部分周围肺野

注：* 吸气相及呼气相的时长之比

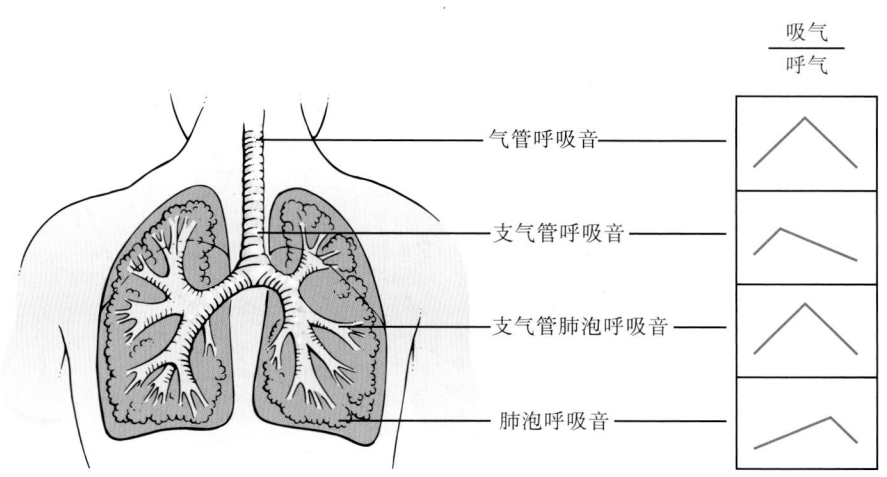

图 10-19　不同呼吸音的特点

（三）前胸部

检查者现在应该面向患者。患者前胸部查体的第一部分仍采用坐位，检查完毕后嘱患者平躺继续检查。

1. 检查气管位置

检查气管时，检查者可将右手示指放置于患者胸骨上切迹，稍向一侧移动，以感觉气管位置。检查者重复此方法将手指由胸骨上切迹移动到另一侧。正常情况下，气管与两侧锁骨间隙应当相等。当纵隔偏移时会导致气管移位。检查方法详见图 10-20。

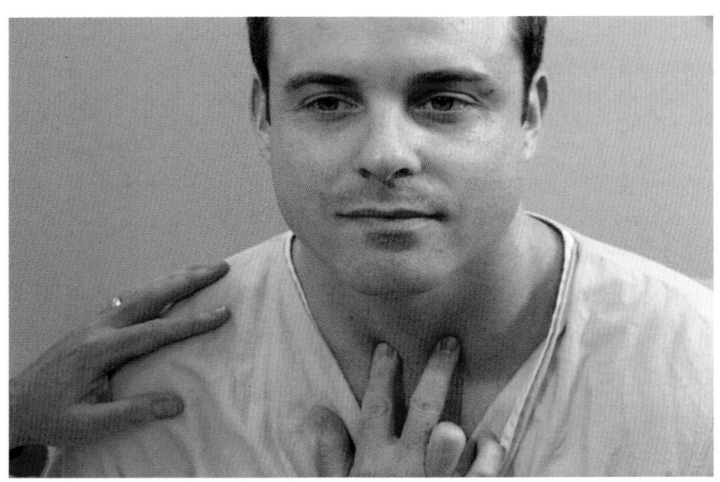

图 10-20　检查气管位置的方法

图 10-21 为一例恶病质女患者，气管明显向右偏移。诊断考虑可能是肿物牵拉或推挤引起气管右侧移位

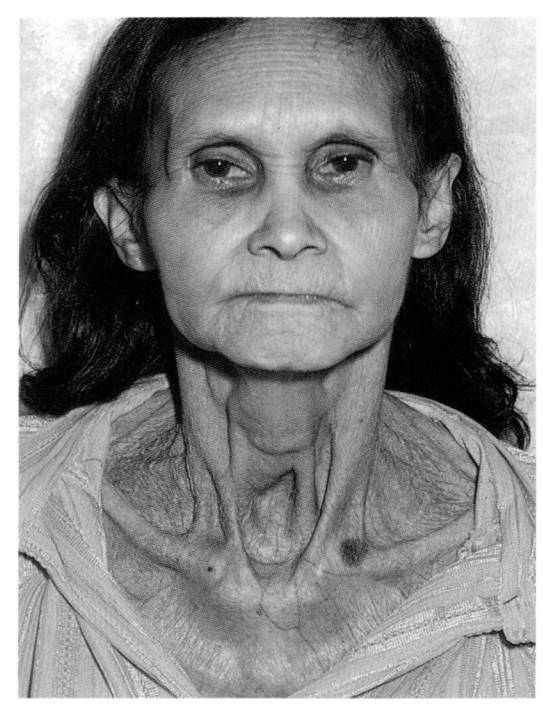

图 10-21　气管偏斜。注意该患者气管明显地偏向右侧

　　然后要求患者平躺，完成前胸部剩余部分检查。将患者双臂置于身体两侧。若患者为女性，可在必要时让患者自己托住胸部或检查者推开乳房进行触诊、叩诊和听诊。这些检查均不应该直接在乳房上进行。

二维码 10-7　评估
气管位置

二维码 10-8　评估
前胸部触觉语颤

二维码 10-9　前胸
部叩诊

2. 检查触觉语颤

触觉语颤检查应在锁骨上窝，从锁骨开始，两侧前胸部肋间隙交替进行。具体检查方法已在前面讨论过。在检查时应当从锁骨上窝开始，由上至下、由左至右对比进行。

3. 前胸部的叩诊

前胸部的叩诊应当包括锁骨上窝、腋窝以及前胸部肋间隙（图 10-22）。在进行叩诊时，始终需要进行双侧对比。胸骨左侧第 3~5 肋间叩诊呈浊音，与心脏出现有关。腋窝部位叩诊时位置应稍高，因为这是更好评价肺上叶的部位。有时腋窝部的叩诊在患者取坐位时更易进行。

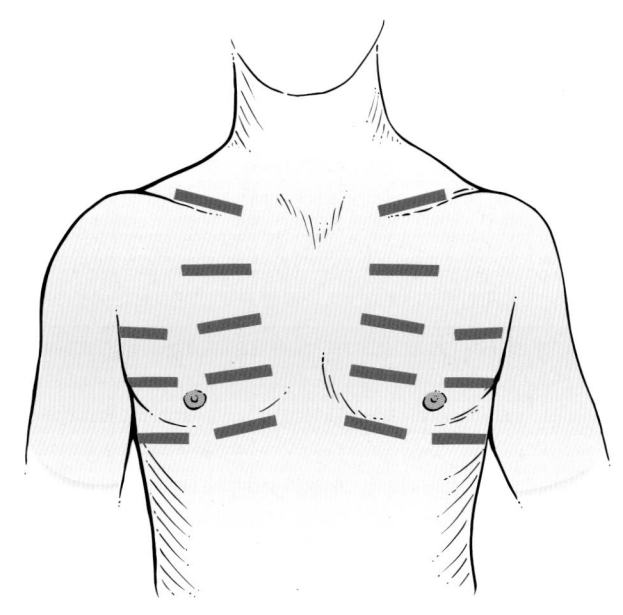

图 10-22 前胸部叩诊和听诊部位

4. 前胸部听诊

前胸部听诊应在锁骨上窝、腋窝部位及前胸壁肋间隙进行（图 10-22）。听诊方法已讨论过。检查时需要进行双侧呼吸音对比。

二维码 10-10 前胸部听诊

六、临床意义

除了正常呼吸音，肺部异常时可闻及异常呼吸音。这些听诊时的异常呼吸音称为附加音。附加音包括：

- 湿啰音
- 哮鸣音
- 干啰音
- 胸膜摩擦音

湿啰音主要在吸气相闻及，其特点为短促、不连续、非乐音性音。湿啰音是由于塌陷的远端气道及肺泡重新开放所致，也被称作水泡音或捻发音。肺泡突然压力平衡导致产生湿啰音。粗湿啰音产生与较大气道有关。湿啰音似在耳边轻捻头发，或分开搭扣带时所发出的声音。湿啰音根据吸气相中具体闻及的时间，分为早发型或迟发型湿啰音。有关吸气相常见早发、迟发型湿啰音的总结详见表 10-6。产生湿啰音最常见的原因包括肺水肿、充血性心衰和肺间质纤维化。

哮鸣音主要在呼气相闻及，特点为持续、乐音性及高调声音。它是气流通过狭窄支气管产生的。气道狭窄可由黏膜肿胀、分泌物、痉挛、肿瘤或异物引起。哮鸣音往往与哮喘时支气管痉挛有关。

干啰音则是音调偏低、更响亮的声音。在暂时性黏液栓阻塞或分泌物较多时更易出现。

胸膜摩擦音是胸膜活动时，因阻力所产生的摩擦音，吸气末、呼气初最为明显。胸膜摩擦音好似摩擦皮革时所发出的声音。当胸膜表面因炎症、肿瘤细胞浸润或纤维素性物质沉积而增厚或变得粗糙时，则可闻及胸膜摩擦音。

当听到附加音时，应描述其发生部位、出现的时相及响度。与附加音相关的术语常被混淆。表 10-7 总结了所有附加音。

表 10-6　常见吸气相湿啰音出现时相

疾病	早发型湿啰音	迟发型湿啰音
充血性心衰	非常常见	常见
阻塞性肺病	有	无
肺间质纤维化	无	有
肺炎	无	有

表 10-7　附加音

推荐名称	既往名称	机制	原因
湿啰音	水泡音 捻发音	过多的气道分泌物	支气管炎、呼吸道感染、肺水肿、肺不张、肺间质纤维化、充血性心衰
哮鸣音	哨音 乐音样啰音 鼾音 低调哮鸣音	高速气流通过阻塞的气道	哮喘、肺水肿、支气管炎、充血性心衰
干啰音		一过性气道栓塞	支气管炎
胸膜摩擦音		胸膜炎症	肺炎、肺梗死

有时，呼吸音的传导可发生异常。体现在听诊上可表现为：
- 羊语音
- 耳语音
- 支气管语音

羊语音（支气管羊语音）是指从肺部听及患者发音时，其响度会增加，且声音带有鼻音或"咩音"的特质。在可疑肺实变区听诊，要求患者发"yi"。若羊语音存在，则"yi"音会更像"ah"音。这种"yi"到"ah"改变见于出现肺实变时。胸腔积液压迫肺组织的区域常可闻及羊语音。

耳语音是指肺实变时耳语音在听诊时会有增强。嘱患者用耳语发"一、二、三"音，检查者在可疑肺实变区域进行听诊。正常情况下，耳语时产生的高调音会被肺组织过滤掉。因而检查者在听诊正常肺部时仅能听到微弱声音，或根本听不到声音。但如果存在实变时，耳语音的传导便会增强，耳语内容便能清晰地被听到。

支气管语音则是肺实变时，患者的发音在肺内传导增加所闻及的声音。听诊时要求患者发"99（ninety-nine）"音，如果存在支气管语音，则声音比正常情况更响亮。

进行胸部查体的一条重要原则是要将叩、触和听诊所得结果综合起来分析。浊音、湿啰音、呼吸音增强、触觉语颤增强均提示实变，浊音、呼吸音减低、触觉语颤减低则提示存在胸腔积液。

许多体征均与阻塞性肺病有关。体征包括呼吸音减弱、桶状胸、胸廓扩张度减低、心浊音界缩小、呼吸辅助肌参与呼吸、心脏搏动感消失、发绀以及膈肌活动度减低。尽管以上体征很重要，但前三条的诊断价值最高。

表 10-8 列举了呼吸困难的常见原因及其伴随症状。表 10-9 总结了常见肺部疾病的重要表现。

表 10-8 与呼吸困难相关的常见疾病

疾病	呼吸困难	其他症状
哮喘	反复发作；发作间期无症状	哮鸣、胸痛、咳痰
肺水肿	突然发作	呼吸急促、咳嗽、端坐呼吸、夜间阵发性呼吸困难
肺间质纤维化	进行性发展	呼吸急促、干咳
肺炎	劳力性，隐匿起病	咳痰、胸膜炎性胸痛
气胸	突然发作，病情中度或重度	突发胸膜痛
肺气肿	隐匿起病，严重	疾病进展时出现咳嗽
慢性支气管炎	随疾病进展及合并感染时出现	慢性咳痰
肥胖	劳力性	

表 10-9 常见肺部疾病的鉴别

疾病	查体发现				
	生命体征	视诊	触诊	叩诊	听诊
哮喘*	呼吸急促、心动过速	呼吸困难、呼吸辅助肌参与呼吸、可能有发绀；高通气	通常正常触觉语颤减低	通常正常、过清音、膈肌运动减低	呼气相延长、哮鸣、呼吸音减低
肺气肿	稳定	胸廓前后径增大、呼吸辅助肌参与呼吸、消瘦	触觉语颤减低	过清音、膈肌活动度下降	呼吸音减低、语音震颤减低
慢性支气管炎	心动过速	可能有发绀、患者身材多矮壮	通常正常	通常正常	早发型湿啰音、干啰音
肺炎	心动过速、发热、呼吸急促	可能有发绀，采取压迫患侧胸廓以减轻疼痛	触觉语颤增强	浊音	晚发型湿啰音、支气管呼吸音**
肺栓塞	心动过速、发热、呼吸急促	通常正常	多正常	多正常	多正常
肺水肿	心动过速；呼吸急促	可有右心压力升高的相关体征***	常正常	常正常	早发型湿啰音、哮鸣音
气胸	心动过速；呼吸急促	常正常，患侧呼吸动度减弱	触觉语颤消失、气管健侧移位	过清音	呼吸音消失
胸腔积液	心动过速；呼吸急促	常正常，患侧呼吸动度减弱	触觉语颤减低；气管健侧移位	浊音	呼吸音消失
肺不张	呼吸急促	常正常，患侧呼吸动度减弱	触觉语颤减低；气管同侧移位	浊音	呼吸音消失
急性呼吸窘迫综合征	心动过速；呼吸急促	呼吸辅助肌参与呼吸，发绀	通常正常	多正常	初期正常，后期出现湿啰音和呼吸音减低

注：* 哮喘查体发现不能预测其病情严重程度

　　** 常同时存在支气管语音、耳语音增强及羊语音

　　*** 颈静脉怒张、双下肢水肿及肝大

七、体格检查报告书写

以下列举的是胸部检查报告的书写范例：

- 气管位置居中。胸廓外形正常。触诊正常。叩诊及听诊均无特殊。
- 气管位置居中。轻度漏斗胸。左下三分之一背部触觉语颤增强。此区域叩诊浊音。此区域存在支气管呼吸音以及湿啰音。此区域亦可闻及支气管语音及耳语音增强。
- 气管向左偏移。胸廓外形正常。右上四分之一背部触觉语颤减低。此区域叩诊浊音。此区域未闻及呼吸音，但存在羊语音。
- 气管位置居中。触觉语颤及叩诊均正常。听诊呼吸音正常，双侧肺底可闻及捻发音。

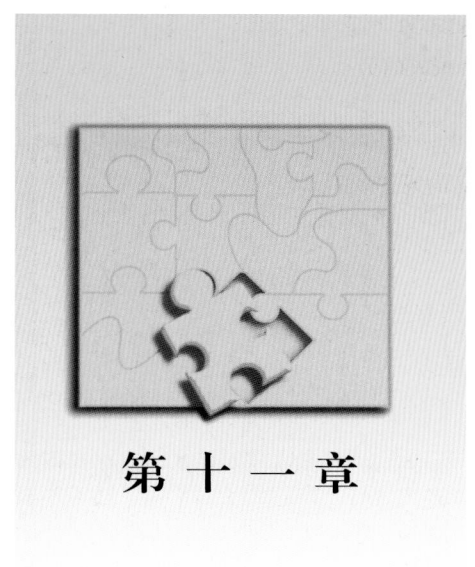

第 十 一 章

心 脏

正是由于心脏不停地有规律地搏动，推动血液循环，才能满足机体对营养的需求，防止机体的腐化……心脏是生命的基础，是所有生理活动的源泉。

——William Harvey（1578-1657）

一、概述

人的心脏一刻也不会停息。在人的一生中，它收缩超过 40 亿次。为了维持心脏的活性，冠状动脉为心肌供应了超过 1000 万升血液，为体循环提供了超过 2 亿升血液。根据不同的生理状态，心排出量可以从 3 升/分到 30 升/分不等，局部血流量的变化可高达 200%。如此大的变化在正常情况下并不会引起心脏效率的降低。

心脏疾病非常常见，主要包括冠心病（CHD）、高血压、风湿性心脏病（RHD）、细菌性心内膜炎以及先天性心脏病（先心病）。这些疾病的后果往往非常严重。

在过去的 40 年里，我们对于心血管、肺、血液系统疾病的预防、诊断和治疗都取得了长足进步，心血管疾病（CVD）死亡率也显著下降，美国人生活得更长、更健康。尽管有这些巨大的成就，心血管、肺、血液系统疾病依旧是患者及其家庭和整个卫生系统的主要负担，经济成本不可小觑。

近 6500 万美国人有一种或多种形式的心血管疾病。尽管疾病死亡率已经下降，心血管疾病目前仍是全国最主要的死亡原因。以下是美国心血管疾病医疗和经济负担的一些资料：

- 美国每年约 100 万人死于心脏病，占死亡人数的四分之一。
- 美国每 33 秒就有一个人死于心血管疾病。
- 死于心脏病的总人数超过获得性免疫缺陷综合征（AIDS）和癌症死亡人数的总和。
- 无论男女，心脏病都是最主要的死因。由心脏病导致死亡的人数中，超过一半都是男性。
- 冠心病是最常见的心脏疾病，每年有 385000 人死于冠心病。
- 至 2020 年，心脏病会成为全世界范围内的首要死亡原因。
- 在 2013 年，超过 920000 个美国人有心脏病发作史，其中几乎一半没有任何征兆。
- 每年有 250000 个美国人死于心脏性猝死，平均每天 680 人。
- 心脏性猝死人群中，一半人年龄小于 65 岁。
- 估计 8000 万美国人有 1 种或者多种类型的心脏病。
- 约有 890 万美国人有过胸痛发作（心绞痛）。
- 有过心脏病发作的美国人中，约有 790 万人现在仍在世。

- 每年约有 935000 美国人有心脏病发作，其中 610000 人是初发，325000 人是再次发作。
- 冠心病每年耗费美国 1089 亿美元，包括医疗服务成本、药物以及损失的劳动力。

冠心病的主要高危因素包括：高血压、高水平的低密度脂蛋白（LDL）胆固醇以及吸烟。大约半数（49%）的美国人有一项以上危险因素。一些临床疾病以及生活方式也增加心脏病的发生风险，包括：

- 糖尿病
- 超重和肥胖
- 不良的饮食习惯
- 缺乏体育锻炼
- 过量酒精摄入

心脏病占到全部死亡的 38.5%，每 2.6 个死亡中就有 1 个死于心脏病。冠心病死亡人数超过包括癌症在内的接下来 7 种死亡原因人数的总和。自 1900 年以来，除了 1918 年的流感世界大流行，冠心病、脑卒中、高血压和充血性心力衰竭已经成为美国最主要的死亡原因。

据国立卫生研究院-国家心肺和血液研究所估计，2012 年美国有 82600000 人患一种或多种类型的心血管疾病，其中 7640 万人患高血压，1630 万人患冠心病，700 万人患脑卒中。

在美国，冠心病是死亡的主要原因，该病的病程似乎在人生早期就开始发生。越南战争的尸检研究发现，在二十出头死亡的美国士兵中，40% 有一支或多支冠状动脉的粥样变。

冠心病在美国女性中也是死亡的主要原因，以下有一些资料：

- 尽管许多女性依旧认为心脏病为男性的疾病，但其实女性占到了美国心脏病死亡人数的一半以上。
- 全世界每年有 860 万名女性死于心脏病，占到女性全部死亡的三分之一。
- 有过心脏病发作的女性，42% 在一年内死亡，而这一数字在男性中为 24%。
- 在小于 50 岁的人群中，有心脏病发作的女性死亡概率是男性的两倍。
- 美国现在有 800 万女性患有心脏病，35000 人小于 65 岁，400 万名女性患有心绞痛。
- 在美国，每年有 435000 名女性心脏病发作，83000 人小于 65 岁，25000 人小于 55 岁。
- 在美国，每年有 267000 名女性死于心脏病发作，该数字是美国女性每年死于乳腺癌人数的 6 倍。

不像其他类型的心脏病，冠心病即使体格检查、心电图和胸片完全正常，病情也可能严重甚至致命。值得庆幸的是，1994—2004 年，冠心病的死亡率下降了 33%，这归功于对高血压、胆固醇异常和吸烟更好地控制和管理。

高血压影响着美国约 20% 的人口。它是冠心病的一项主要危险因素，也是充血性心力衰竭和脑卒中的主要原因。现在我们非常明确，收缩压和舒张压水平越高的人群，高血压所导致疾病的发病率和死亡率就越高。

因为抗生素的应用，发达国家风湿性心脏病的发病率持续下降。目前罹患风湿热和风湿性心脏病的人群主要是低收入国家的儿童和年轻人，每年大约有 233000 人死于风湿性心脏病。估计至少有 1560 万人受风湿性心脏病的影响，其中一大部分在未来 5~20 年里需要反复住院，接受昂贵的心脏手术。撒哈拉沙漠以南非洲地区、中南亚和太平洋地区是风湿性心脏病的重灾区，澳大利亚和新西兰的土著人群也深受影响。在非洲、亚洲、地中海东部区域和拉丁美洲有多达 1% 的学龄儿童患有该疾病。

尽管抗生素已经广泛应用，细菌性心内膜炎仍旧是一个显著的医疗问题。病例的增多与街头静脉吸毒的增多有关。除非患者出现严重的后遗症，否则医生很难发现患者心内膜炎的存在。除了引起瓣膜损害，持续菌血症还能导致大脑、心肌、脾、肾和身体其他部位的感染。

先心病的发病率为千分之五，如果囊括其他常见的先天性心血管疾病，如主动脉瓣二叶畸形及二尖瓣脱垂，先心病的发病率能达到百分之一。

心脏疾病的重要性毋庸置疑，医疗成本与其患病率和死亡率也息息相关。

二、结构与生理

心血管系统的主要功能是向机体的细胞运输氧并清除代谢产物。这种代谢交换系统是由高压输送、交换场所和低压回收三个部分组成的。高压输送系统是由左心及动脉系统构成，而低压回收系统包括了静脉系统和右心。心脏的血流循环如图 11-1 所示。

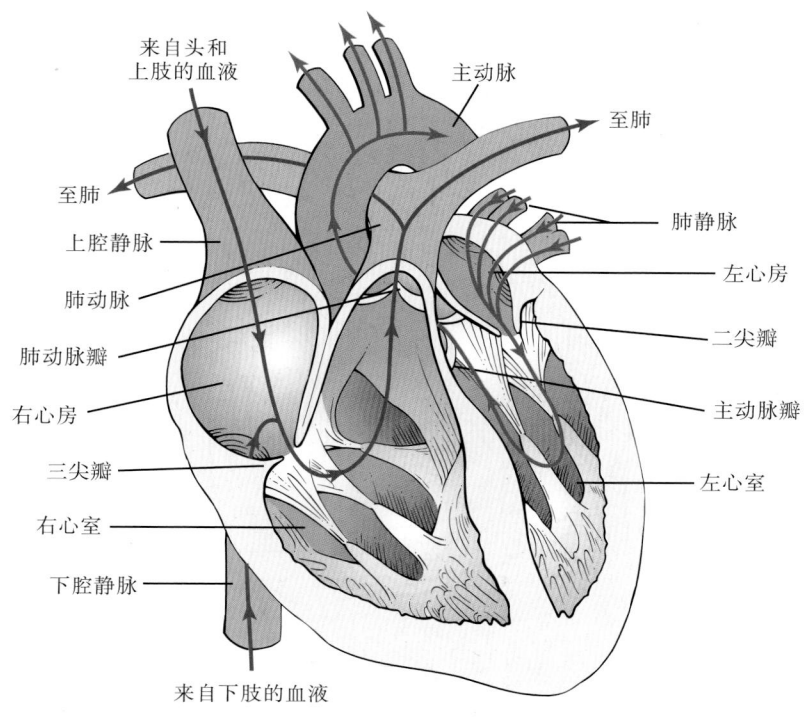

来自头和
上肢的血液 主动脉
至肺
至肺
肺静脉
上腔静脉
左心房
肺动脉
二尖瓣
肺动脉瓣
主动脉瓣
右心房
左心室
三尖瓣
右心室
下腔静脉
来自下肢的血液

图 11-1 心脏的血流循环

心脏由一层薄薄的心包囊包裹，囊底部附着于横膈，顶部则松弛地附着于胸骨上段。脏层心包膜是心脏的心外膜，为心脏的最外层；壁层心包膜为外囊，两层之间为心包腔，内有少量的心包液，润滑持续搏动的心脏。壁层心包膜由含有痛觉纤维的膈神经支配，而脏层心包膜对疼痛不敏感。

窦房结产生冲动并由传导系统向下传导，产生心肌的同步收缩。窦房结位于上腔静脉与右心房的连接部，其产生的冲动由窦房结向周围传导。房室结位于房间隔靠近冠状静脉窦入口处。当冲动传导至房室结时将会变慢，然后再传导至专门的传导组织——右束支和左束支，再传到另一种心室中的传导通路——浦肯野纤维。最后冲动由心内膜传导到心外膜（图 11-2）。

自主神经系统的分支广泛分布于心脏中，交感和副交感纤维都存在于窦房结和心房肌中，而心室肌主要由交感神经支配。

副交感纤维走行于迷走神经（第 X 对脑神经）。交感纤维于脊髓中下行至 T1～T5 水平，由腹侧根分出，在胸和颈交感神经节中形成突触。节后纤维走行于颈心脏神经，与副交感纤维共同形成心脏神经丛，位于主动脉弓和气管分叉附近（图 11-3）。

交感神经兴奋分泌去甲肾上腺素，可以显著增加心率和心肌收缩力。副交感神经兴奋分泌的乙酰胆碱介导的作用则相反。

此外，一些感受循环状态的感受器可以传递信息至延髓心血管调节中枢，后者包含有激动性和抑制性的区域来调节交感和副交感的支配。位于主动脉弓和颈动脉窦的压力感受器监测血压的变化。当血压下降时，这些压力感受器会下调他们传递至延髓的冲动，延髓在感知到这种变化之后，会增加交感输出纤维的活性，下调副交感输出活性，总的效果则是增加了心率和心肌收缩力。血压升高则会引起相反的变化。

为了更好地描述体征，查体者需要掌握第 10 章"胸部"中介绍的重要的体表解剖标志（图 11-4）。

心脏的前面大部分是右心室，右心房投影为细长的边缘，位于胸骨右侧第 3～5 肋。左心室位于右心室左后方。左心室尖部通常位于左锁骨中线第 5 肋间，该位置简写为 5ICS-MCL。心尖搏动称为最大搏动点。其他房室和血管通常无法通过查体确定体表位置。

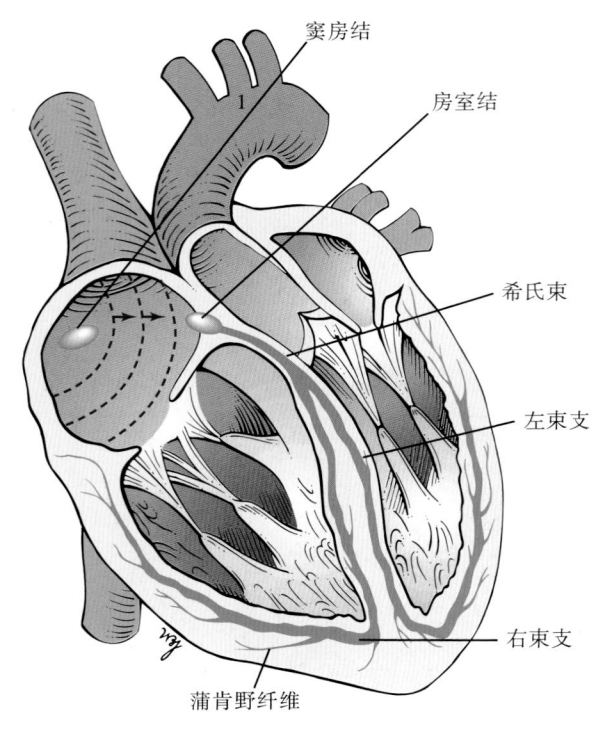

图 11-2　心脏传导通路

　　四个最经典的听诊区对应心前区瓣膜音最容易听到的地方。值得注意的是：各听诊区并不一定直接对应解剖结构，所听到的声音也不一定由相应听诊区命名的瓣膜直接产生。四个听诊区为：

主动脉瓣听诊区：胸骨右缘第 2 肋间（2ICS-RSB）。

肺动脉瓣听诊区：胸骨左缘第 2 肋间（2ICS-LSB）。

三尖瓣听诊区：胸骨左下缘（LLSB）。

二尖瓣听诊区：心尖部（5ICS-MCL）。

　　除这四个听诊区，第 3 肋间（Erb's 点）是肺动脉和主动脉瓣音最容易听见的地方。这五个区域位置见图 11-5。胸骨右缘至左缘第 2 肋间水平的部分叫作心底部。

　　记住：左心房是心脏最后方的部分。当左心房增大时，它向右后方突出。

（一）心动周期心动周期【cardiac cycle】

　　为了更好地理解心动周期，我们需要复习一下瓣膜运动及心腔内的压力，瓣膜运动的相互关系尤其重要。只有理解了心动周期的相关知识，临床医师才能完全理解心脏查体和心音。压力曲线和瓣膜运动见图 11-6。

　　正常情况下，我们只能听到瓣膜关闭的声音。房室瓣（三尖瓣和二尖瓣）的关闭产生第一心音（S_1）。半月瓣（主动脉瓣和肺动脉瓣）的关闭产生第二心音（S_2）。

　　只有在瓣膜病变的情况下，我们才能听到瓣膜开放的声音。房室瓣狭窄时可以听到开瓣音，半月瓣狭窄可以听到喷射性喀喇音。注意，在图 11-6 中，"开瓣音"指舒张期病变的房室瓣开放发出的声音，"喷射性喀喇音"指收缩期病变的半月瓣开放发出的声音。

　　四个瓣膜开放顺序：

$MV_cTV_cPV_cAV_oAV_cPV_cTV_oMV_o$

　　MV = 二尖瓣，TV = 三尖瓣，PV = 肺动脉瓣，AV = 主动脉瓣，c = 关闭，o = 开放。

　　S_1 的二尖瓣部分是左心室压升高，超过左心房压时二尖瓣关闭产生，写作 M1。S1 的三尖瓣部分是右室压力升高，超过右房压力时三尖瓣关闭产生，写作 T1。

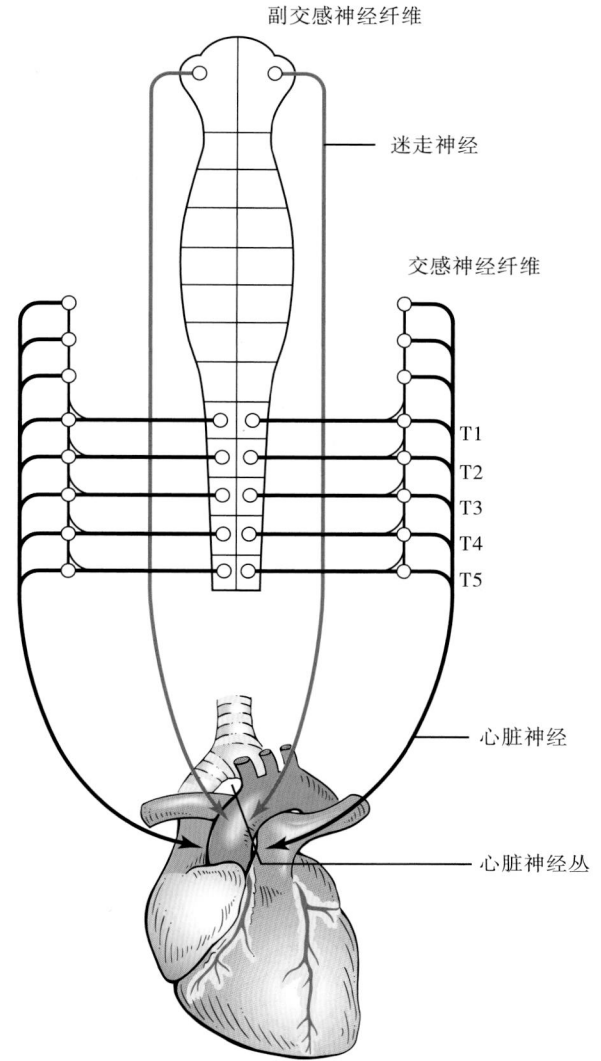

副交感神经纤维

迷走神经

交感神经纤维

T1
T2
T3
T4
T5

心脏神经

心脏神经丛

图 11-3 心脏的自主神经通路

房室瓣关闭到半月瓣开放的这段时间叫等容收缩期。当右心室压超过肺动脉的舒张压时，肺动脉瓣开放，如果肺动脉瓣狭窄，就会听到肺动脉瓣喷射性喀喇音。当左心室压超过主动脉的舒张压时，主动脉瓣开放，如果主动脉瓣狭窄，就会听到主动脉瓣喷射性喀喇音。

半月瓣开放到关闭的这段时间是射血期。射血完成的时刻，主动脉压和左心室压曲线分离的点叫作切迹或重搏切凹，同时伴随着 S_2 的主动脉瓣部分或者主动脉瓣关闭，写作 A2。在右心室压降低到低于肺动脉舒张压时，肺动脉瓣关闭，这是 S_2 的肺动脉瓣部分，通常写作 P2。

半月瓣关闭到房室瓣开放的这段时间叫等容舒张期。当右心房压超过右心室压时，三尖瓣开放，如果三尖瓣狭窄，此时可以听到三尖瓣开瓣音。当左心房压超过左心室压时，二尖瓣开放，如果二尖瓣狭窄，此时可以听到二尖瓣开瓣音。

房室瓣开放标志进入心室快速充盈期，此期完成约 80% 的心室充盈。在快速充盈期结束时，可能会听到第三心音（S_3），S_3 出现在 S_2 之后 120~170 毫秒。这段时间跟用英语说 "me too" 所需的时间差不多，"me" 是 S_2，"too" 是 S_3。在儿童和年轻人常可以听到 S_3，为正常现象。超过 30 岁的人出现 S_3 则表明心室容量负荷过大，可能由瓣膜反流和充血性心力衰竭引起。

舒张后期，心房收缩完成心室 20% 的充盈，此时可能会听到第四心音（S_4）。S_4 到 S_1 之间的时间间隔与用英语说 "middle" 所需的时间相当。"mid-" 是 S_4，"dle" 是 S_1。注意 "mid" 的声音比 "dle" 要柔软些，与 S_4-S_1

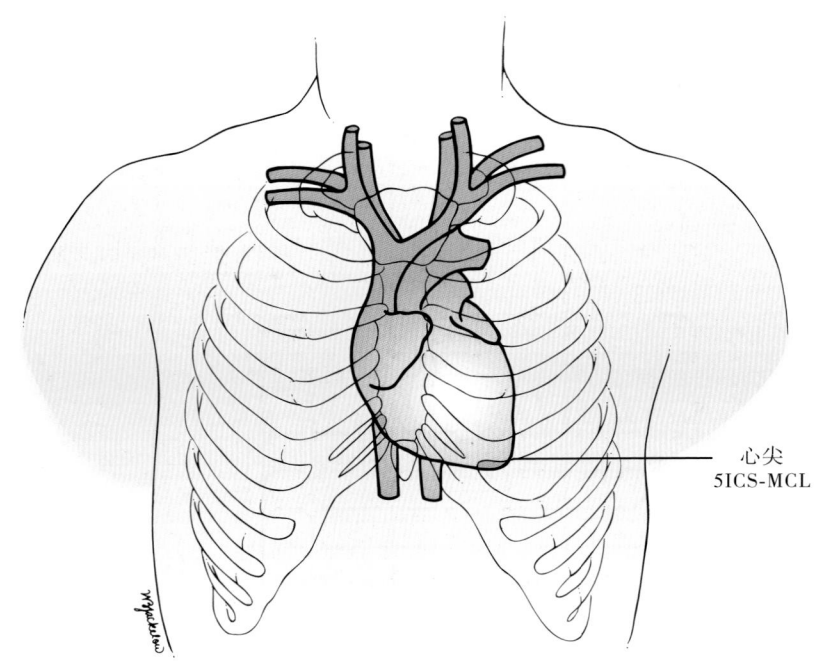

图 11-4 心脏的体表投影。5ICS-MCL：锁骨中线第 5 肋间隙

心尖
5ICS-MCL

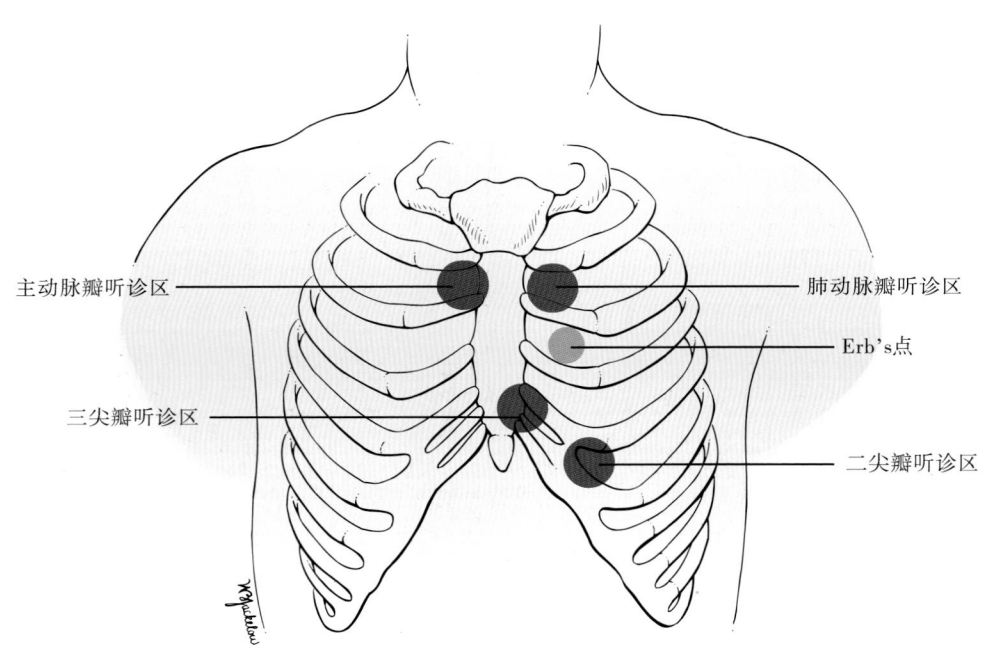

主动脉瓣听诊区

肺动脉瓣听诊区

Erb's点

三尖瓣听诊区

二尖瓣听诊区

图 11-5 听诊区

的音律非常相似。S_4 在儿童和年轻人出现是正常的，在超过 30 岁的人出现则意味着心室的顺应性降低。心室压力负荷过大导致心室向心性肥厚，可造成心室顺应性降低。而冠心病也是导致心室顺应性降低的一个主要原因。

两条实用的记忆法可以帮助记忆第三心音和第四心音的音律和病理生理特征：

SLOSH'-ing-in   SLOSH'-ing-in   SLOSH'-ing-in

S_1 S_2 S_3 S_1 S_2 S_3 S_1 S_2 S_3

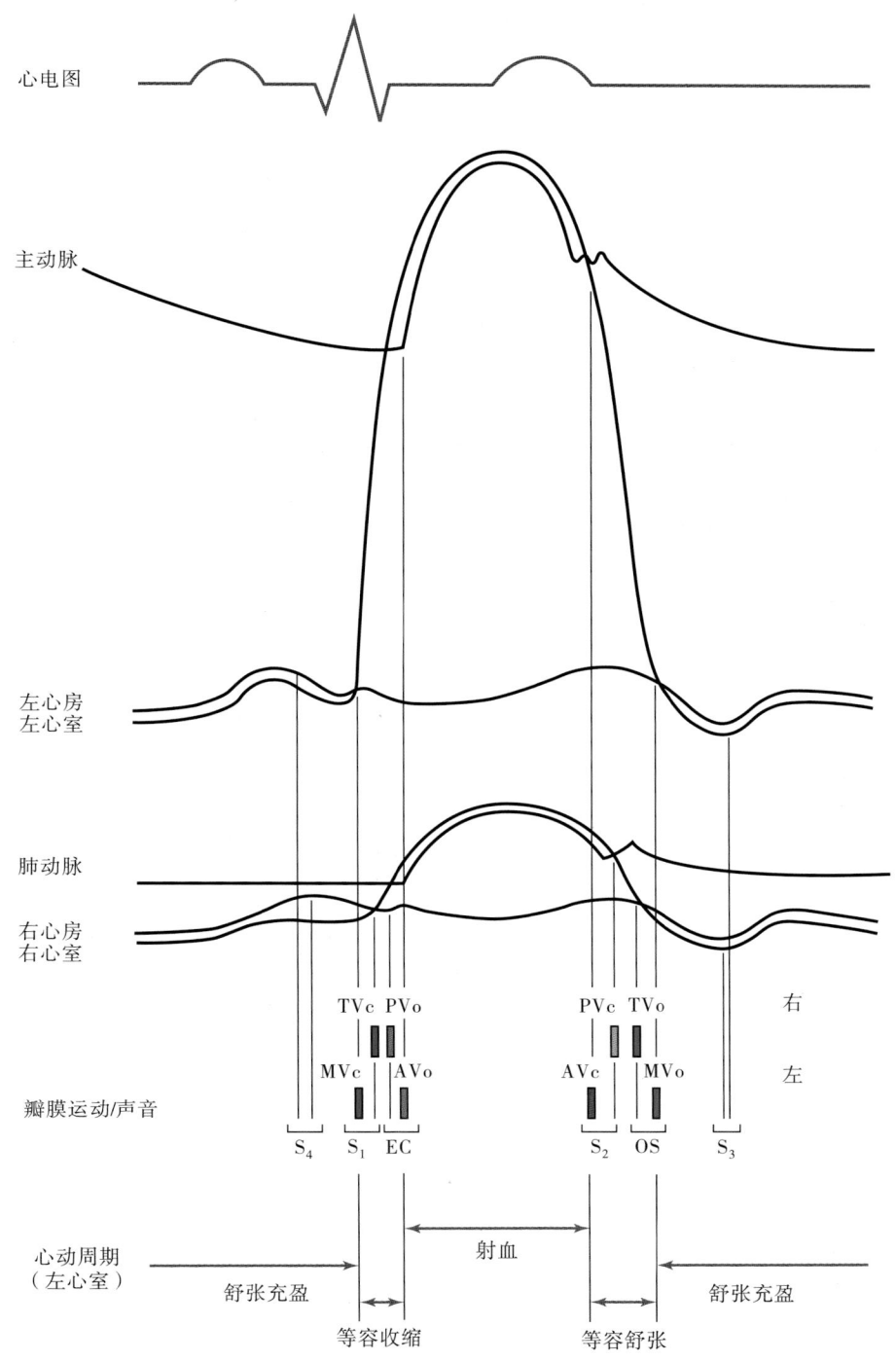

心电图

主动脉

左心房
左心室

肺动脉

右心房
右心室

TVc PVo　　　　PVc TVo　　右

MVc　AVo　　AVc　MVo　　左

瓣膜运动/声音

S₄　S₁　EC　　　S₂　OS　S₃

心动周期
（左心室）　　　　　　射血

舒张充盈　　　　　　　　　　　舒张充盈

等容收缩　　　等容舒张

图 11-6 心动周期

AVo：主动脉瓣开放；EC：喷射性喀喇音；MVc：二尖瓣关闭；OS：开瓣音；PVo：肺动脉瓣开放；S₁ to S₄：第一心音到第四心音；TVc：三尖瓣关闭

a-STIFF′-wall　　a-STIFF′-wall　　a-STIFF′-wall

S₄　S₁　S₂　　　S₄　S₁　S₂　　　S₄　S₁　S₂

S_3 或 S_4 和 S_1、S_2 一起形成的声音很像奔跑的马蹄声，所以也叫作奔马律。

第一心音在心尖部最为响亮。第一心音分裂可以在三尖瓣听诊区听到。第二心音在心底部最为响亮。

A2 和 P2 分别是 S_2 的主动脉瓣部分和肺动脉瓣部分。A2 一般出现在 P2 之前，表明主动脉瓣关闭先于肺动脉瓣。吸气时，胸腔内压力降低，导致更多的血液通过上腔静脉和下腔静脉回流到右心内。右心室增大，将所有血液射入肺动脉所需的时间延长，肺动脉瓣开放的时间增加，因此 P2 在吸气时将会更加滞后，A2 和 P2 的分裂较呼气时也更明显。这是 S_2 生理性分裂的原因（图 11-7）。

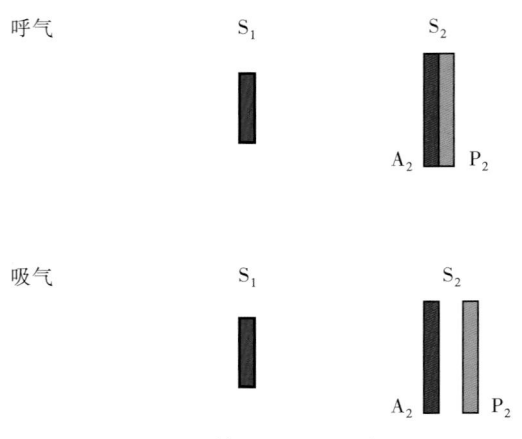

图 11-7　第二心音生理分裂

　　吸气时右心室的血液泵入肺部的容量血管床增多，从肺部回流到左心的血流减少，左心房和左心室减小。左心房的感受器则会触发反射性心动过速来代偿左心室容量的降低，引起吸气时心率增快，这就是窦性心律不齐。这个说法具有误导性，因为它并不是真正的心律不齐，而是对吸气时左室容量降低的正常生理反应。

（二）动脉搏动

　　动脉搏动由血液射入主动脉产生。动脉搏动的正常波形初始为一平滑的快速上升的升支，在 S_1 第一个组分 80ms 之后出现。临近快速射血期结束时，在动脉搏动波中有时会出现一个微小的切凹，叫作升支切凹。动脉搏动的峰值出现在搏动发生后约 100ms，是一条平滑的穹顶状曲线。曲线的下降支较上升支平缓，它逐渐下降，直到出现重搏切凹，这代表着主动脉瓣的关闭。有许多因素影响动脉搏动的形状和容量，如左心室每搏量、射血速度、动脉的相对顺应性和容量以及血流压差。图 11-8 图示一个典型的动脉搏动。

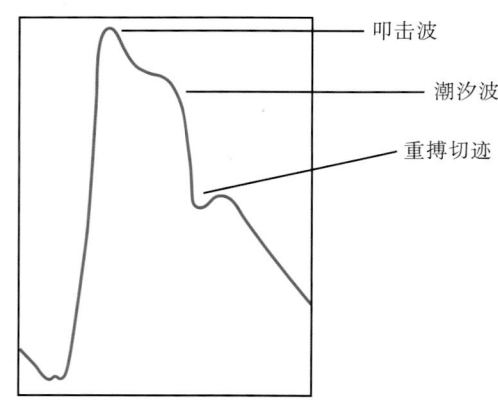

叩击波

潮汐波

重搏切迹

图 11-8　动脉搏动

　　动脉搏动传到外周时将发生若干变化。初始上升支将变得更加陡峭，收缩峰也更高，升支切凹变得不明显。此外，重搏切凹将会延迟至搏动发生后约 300ms。重搏切凹后出现的上升波形叫作重搏波。

　　通常，在重搏切凹之前会出现两个波形。叩击波首先出现，与动脉血流速度有关，在血流速度达峰时出现。第二个波叫作潮汐波，与血管压力有关，在收缩压达峰时出现。潮汐波通常低于叩击波，然而在高血压患者和老年人中，潮汐波会升高。

（三）血压

动脉血压是血流对动脉壁的侧压力，由心排出量和外周血管阻力共同决定。它受射入动脉的血流量、射血速度、动脉管壁弹性、血液的黏滞度和射血后血管内压力共同影响。

收缩压是动脉血压的最高值，由每搏量及血管顺应性所决定。舒张压是动脉血压的最低值，由外周阻力决定。两者差值叫作脉压。即使在平躺的情况下，下肢收缩压也比上肢高出15~20mmHg，其中部分原因是由于泊肃叶（poiseuille）定律：并联血管的总阻力比单一大血管的阻力大，故已分支的下肢血管的血压比主动脉的动脉血压高。

根据患者兴奋程度、活动程度、吸烟习惯、疼痛、膀胱张力、饮食习惯的不同，血压也会有很大变化。在平静呼吸情况下，吸气时收缩压将会下降10mmHg。

（四）颈静脉搏动

因为颈静脉系统与右心房直接相连，颈静脉搏动直接反映了右心的情况。舒张期，三尖瓣开放时，颈静脉与右心室也是延续的。如果没有肺动脉瓣或二尖瓣瓣膜狭窄，右心室也可以间接反映左心房和左心室的压力。引起右心衰竭最常见的原因是左心衰竭。颈静脉还可以提供心脏节律的信息。

要理解颈静脉搏动，就必须掌握其形成的正常生理特性。图11-9是图11-6中心房和心室压力曲线的放大版。

颈静脉搏动波形中的"a波"由右心房收缩产生。当用心电图来比对a波产生的时间时可以发现，它出现在心电图上P波后90毫秒。这段延迟反映了心房电活动与机械收缩间的间隔以及搏动由心脏传递到颈部所需时间。"x下降"是在心室收缩前由心房松弛产生，终止于"c波"，此时右心室收缩引起三尖瓣关闭，由此带来右心房压上升。随着心室继续收缩，右心室游离壁靠近室间隔，房室瓣环朝心尖部移位，导致右心房体积增大，右心房压下降形成"x'下降"。在心室收缩期，随着腔静脉的血液充盈心房，右心房压升高，表现为升支"v波"。在心室收缩结束时，右心室压快速下降，当低于右心房压时三尖瓣开放，引起右心房压下降，产生"y下降"。

正常情况下，检查只能发现"a波"和"v波"。因为"c波"一般观察不到，"x下降"和"x'下降"常合并成一个单独的"x下降"。偶尔，c波末段有时可因颈动脉搏动假象而放大。

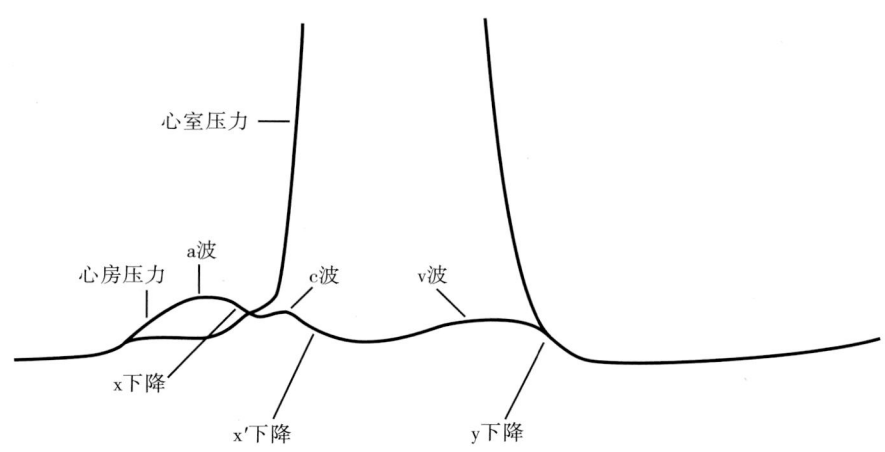

图11-9　放大的心房压和心室压曲线

颈静脉搏动的评价包括颈静脉压力的信息及颈静脉波形的变化。这将会在后面的"颈静脉搏动"部分中详述

三、特殊症状

心脏疾病重要的症状如下：

- 胸痛
- 心悸
- 呼吸困难
- 晕厥
- 乏力
- 坠积性水肿
- 咯血
- 发绀

（一）胸痛

胸痛是心脏疾病中最重要的症状，但它并不是心脏疾病所特有的症状。众所周知，肺部疾病、肠道疾病、胆囊疾病以及骨骼肌肉疾病均可以引起胸痛。对于主诉胸痛的患者，检查者都需要询问以下的问题：

"你哪个地方痛？"

"你疼痛到现在有多久了？"

"你的疼痛是反复发作的吗？"

"每次疼痛能持续多久？"

"疼痛的发作频率如何？"

"你觉得怎样能使疼痛有所减轻？"

"你觉得什么情况会使疼痛感加剧？例如呼吸、平躺、活动手臂或者活动颈部？"

"你能描述一下是什么样的疼痛吗？[1] 烧灼感？压榨感？撕裂样？钝痛？搏动性疼痛？刀割样？锐痛？紧缩感？刺痛？"

"你疼痛发生在什么时候？休息时？活动时？餐后？活动手臂时？情绪激动时？睡觉时？性生活时？"

"你疼痛时伴有其他症状吗？例如气短、心悸、恶心、呕吐、咳嗽、发热、咯血或下肢疼等？"

心绞痛是冠心病典型的症状，它是由于冠状动脉供血与心肌需求失衡引起心肌缺氧所致。表 11-1 列举了心绞痛区别于其他胸痛的特征。

表 11-1　胸痛的特征*

特征	心绞痛	其他胸痛
位置	胸骨后，弥散	左侧乳房下，局限
放射痛	左臂、下颌、背部	右臂
性质	绞窄性、钝痛、压榨感、紧缩感、钳夹感	锐痛、刺痛、切割样痛
程度	中度到重度	极度
持续时间	数分钟	几秒、几小时或数天
诱发因素	劳力，情绪，进餐，寒冷	呼吸，姿势，运动
缓解因素	休息，硝酸甘油	无特定缓解因素

注：*心绞痛和其他胸痛的表现可以非常多样，此处列举的为仅为常见表现，该列表并不代表全部，仅供参考

患者描述心绞痛发作时常常表现为紧握拳头，放于胸骨前，这是描述心绞痛特有的肢体语言，也叫作 Levine 征（图 11-10）。

1　一般而言，应鼓励患者自己描述胸痛的特点，以上有关胸痛特征的描述仅在患者自己不能描述时提醒患者。

冠状动脉粥样硬化和主动脉瓣疾病是心源性胸痛最常见的原因。表 11-2 列举了胸痛的常见原因。

表 11-2 胸痛的常见原因

器官/系统	原因
心脏	冠状动脉疾病
	主动脉瓣疾病
	肺动脉高压
	二尖瓣脱垂
	心包炎
	特发性肥厚性主动脉瓣下狭窄
血管	主动脉夹层
肺部	肺栓塞
	肺炎
	胸膜炎
	气胸
骨骼肌肉系统	肋软骨炎 *
	关节炎
	肌肉痉挛
	骨肿瘤
神经系统	带状疱疹 †
胃肠道	溃疡性疾病
	肠道疾病
	食管裂孔疝
	胰腺炎
	胆囊炎
心因性	焦虑
	抑郁

注：* 痛性非化脓性肋软骨肿胀（Tietze 综合征）：肋软骨炎；

† 带状疱疹：病毒侵犯周围神经及分布区域的皮肤

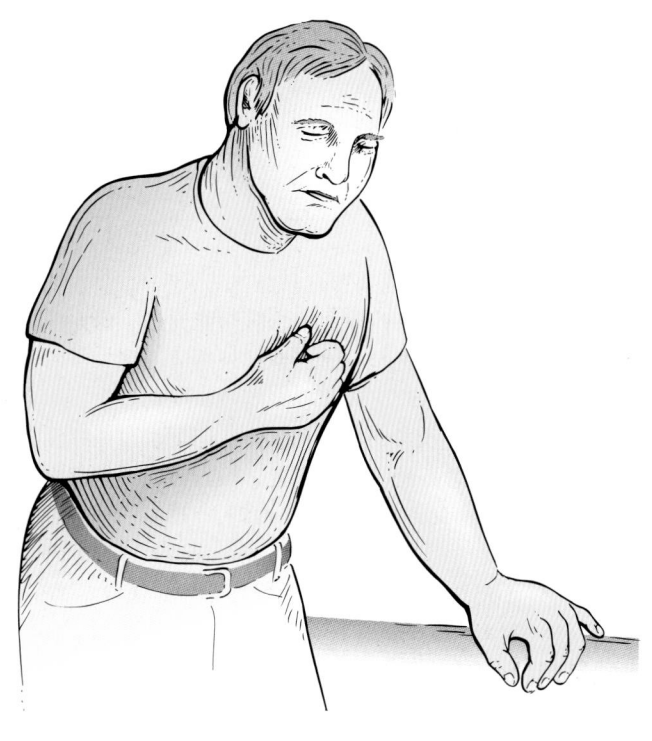

图 11-10 Levine 征

（二）心悸

心悸是与多种心律失常有关的胸部不适感。患者可能将其表述为"心脏扑动感"、"漏跳"、"怦怦跳动"、"跳动感"、"停跳"、"心跳不规则"。检查者需要明确患者以前是否有过类似感觉，以及怎样可以终止心悸。心悸是一种常见的症状，并不提示严重心脏疾病。任何引起每搏量增加的情况，如主动脉瓣反流，都可以引起"强有力收缩"的感觉。当患者主诉心悸时，检查者需要询问以下问题：

"你心悸的感觉出现多长时间了？"

"你的心悸是反复发作吗？"如果是"大概多久发作一次？"

"最近一次心悸是什么时候？"

"心悸持续多长时间？"

"发作时你是什么样的感觉？"

"你有什么方法或者姿势能够终止它吗？"

"心悸是突然中止的吗？"

"心悸发作时，你能数清楚脉搏吗？"

"你能在桌上打节拍，模拟你心悸发作时心跳的节奏吗？"

"你心悸出现在什么情况下？例如剧烈运动后？活动当时？左侧卧位？进餐后？劳累时？"

"心悸发作时，你的晕倒过吗？有胸痛吗？"

"心悸时出现过脸部潮红、头痛或者大汗吗？"[2]

"你有过怕热或者怕冷的情况吗？"

"你正在服用什么药物？"

"你有服用过治疗肺部疾病的药物吗？"

"你正在服用治疗甲状腺疾病的药物吗？"

"你以前有过甲状腺的疾病吗？"

"你平时喝茶、咖啡、可乐或者吃巧克力吗？每天喝多少？"

"你吸烟吗？吸什么烟？"

"你平时喝酒吗？"

"你有过心悸之后想要排尿的情况吗？"[3]

除了原发性心血管疾病，甲状腺功能亢进、低血糖、发热、贫血、嗜铬细胞瘤以及焦虑状态也是心悸的常见病因。甲状腺功能亢进是心血管系统外造成心律失常的一个重要原因。咖啡因、烟草以及药物也是引起心律失常的重要因素。用于治疗支气管收缩的"拟交感胺"类药物也能诱发心律失常。有惊恐性精神障碍或处于其他焦虑状态的患者即使在正常的心率和节律状态下也可能感觉到心悸。

对于以前有过心悸发作的患者，检查者需要询问以下问题：

"你上次心悸发作是如何终止的？"

"你多久发作一次？"

"你自己有办法终止心悸发作吗？是什么样的方法？"

"你有得过预激综合征吗？"[4]

表 11-3 列举了心悸的常见原因。

表 11-3 心悸的常见原因

期外收缩	缓慢性心律失常
房性期前收缩	传导阻滞
结性期前收缩	窦性期前收缩
室性期前收缩	药物
快速性心律失常	支气管扩张剂
阵发性室上性心动过速	洋地黄
心房扑动	抗抑郁药
心房颤动	吸烟
多源性房性心动过速	咖啡因
室性心动过速	甲状腺功能亢进

（三）呼吸困难

呼吸困难的主诉非常重要，患者常表述为"气短"、"气不够用"等。呼吸困难经常和心脏疾病、肺部疾病有关（表 11-4）。呼吸困难的相关问题在第 10 章"胸部"已经讨论过，这里主要讨论心源性呼吸困难的相关知识。

2　嗜铬细胞瘤患者可出现该症状。

3　阵发性房性心动过速发作之后，患者经常想要排尿。病理原因尚不十分清楚，但两者有明确的关系。

4　此处可以使用医学术语，因为有预激综合征的患者可能听说过该名词。

夜间阵发性呼吸困难（PND）[5] 是指患者在夜间睡眠平卧的情况下发生呼吸困难。平卧时回流至胸腔内的血流量增加，而收缩力减弱的心脏无法胜任增加的容量负荷，此时可发生充血性心力衰竭。患者常在入睡 2 小时后惊醒，出现显著的呼吸困难、咳嗽，常奔向窗户以寻求"更多空气"。PND 为充血性心力衰竭相对特异的症状。

PND 还常常和**端坐呼吸**的症状一起出现。患者睡觉时需要垫更多的枕头才能入睡。对于所有有症状的患者我们都需要问："你需要垫高几个枕头才能入睡？"借此来量化端坐呼吸的程度。这样在描述时才能更准确，例如"3 枕高的端坐呼吸 4 个月"。

劳力性呼吸困难（DOE）通常为慢性充血性心力衰竭或严重肺部疾病的表现。为了量化，我们可以询问患者："你现在可以行走几个街区？你 6 个月前可以行走几个街区？"之后就可以量化其呼吸困难的程度了，例如"患者近半年行走 1 个街区后出现劳力性呼吸困难"，而半年前该患者行走 4 个街区无呼吸困难，此外，近 3 个月患者出现端坐呼吸，夜间需要垫 4 个枕头。

转卧呼吸是一种少见的体位性呼吸困难，患者需要左侧或右侧卧位才能减轻呼吸困难的程度，其病理生理原因尚不十分清楚。

表 11-4　呼吸困难的常见原因

心源性	左心室功能衰竭
	二尖瓣狭窄
肺部疾病	阻塞性肺病
	哮喘
	限制性肺病
	肺栓塞
	肺动脉高压
心因性	焦虑
高海拔环境	氧气压力降低
贫血	氧携带能力降低

（四）晕厥

晕倒或晕厥，是由于大脑灌注不足引起的一过性意识丧失。对于患者表达的"晕倒"和"眩晕"一定要弄清楚他们表达的确切意思。引起晕厥可以是心源性和非心源性的原因。当患者表述晕倒时，需要明确以下问题：

"你晕倒前在做什么？"

"你有反复晕倒过吗？多久发作一次？"

"晕倒是突然发生的吗？"

"你晕倒时有意识吗？"

"你晕倒时是什么姿势？"

"你晕倒之前有什么症状吗？例如恶心、胸痛、心悸、意识障碍、四肢麻木、饥饿感？"

"你晕倒之前有什么征兆吗？"

"你晕倒之后有过黑便或者柏油样便吗？"

患者晕厥发生之前的行为非常重要，因为一些心脏疾病会出现活动中晕厥（例如主动脉瓣狭窄、特发性肥厚型主动脉瓣下狭窄、原发性肺动脉高压）。如果患者晕厥之前出现心悸，心律失常可能是晕厥的原因。心律失常或者梗阻性病变均可导致心排出量降低。

患者晕厥前的体位也非常重要，可以帮助寻找晕厥的原因。例如，如果患者是在夜间突然起身时发生的晕厥（比如起身接电话），晕厥的原因可能是直立性低血压。直立性低血压是一种常见的体位性晕厥，是外周自主神经功能障碍的结果。在直立位时，患者自主神经不能完成适应性反射进行代偿，引起循环血压骤然下降。直立性低

5　注意术语缩写的使用。PND 常用来指代**夜间阵发性呼吸困难**，但还可以表示**鼻后滴流**。

血压的症状包括眩晕、视物模糊、全身乏力以及晕厥。许多药物也可因为改变血容量或血管张力引起直立性低血压。老年患者是直立性低血压的易患人群。一些男性患者常常在夜间用力排尿时发生排尿性晕厥，也可在大量饮酒后发生。

血管迷走性晕厥是最常见也是最难处理的类型，占晕厥病例数的40%。血管迷走性晕厥发生在突然的应激或者痛苦的经历中，例如听到噩耗、外科操作、创伤、失血甚至在见到血的时候。它发生之前常有前驱症状，例如皮肤苍白、恶心、虚弱、视物模糊、头晕、大汗、打哈欠、过度通气、上腹不适或"虚脱感"。血管迷走性晕厥的发生是由于迷走神经兴奋性增高，导致全身血管阻力骤减，而心排出量却没有代偿性增加引起血压下降。如果患者注意坐下或躺下的姿势，则可避免晕厥的发生。

颈动脉窦晕厥是一种与颈动脉窦高敏有关的疾病，是老年人群中晕厥的常见原因。当颈动脉窦晕厥患者穿着衣领比较紧的衣服或者以某种方式转头时，会刺激颈动脉窦，引起全身血压的下降造成晕厥。颈动脉窦晕厥分为两种类型：心脏抑制型（心动过缓型）和血管减压型（低血压不伴心动过缓型）。咳嗽后晕厥常发生在患有慢性阻塞性肺疾病的患者。现有几种发病机制被提出，其中被广泛接受的观点认为咳嗽引起胸腔内压力的升高，从而减少了静脉回流量和心排出量。还有可能是因为咳嗽造成脑脊液压力的升高从而减少了大脑的血流灌注。

如果怀疑患者是神经源性晕厥，检查者还可以有针对性地问另外一些问题，这部分将在第十八章"神经系统"中详述。表11-5列举了晕厥的常见原因。

表 11-5　晕厥的常见原因

系统或疾病	原因
心源性	心律失常引起的大脑灌注不足
	左心室流出道梗阻
代谢性	低血糖
	过度通气
	低氧血症
心因性	癔症
神经源性	癫痫
	脑血管疾病
直立性低血压	血容量不足
	抗抑郁药
	抗高血压药
血管迷走性	血管张力下降
排尿	内脏神经反射（血管张力下降）
咳嗽	慢性肺病
颈动脉窦	颈动脉窦高敏引起血管张力下降

（五）乏力

乏力是心排出量下降的常见症状。充血性心力衰竭和二尖瓣瓣膜病患者常有乏力的主诉，但乏力并非心脏疾病的特异性症状。引起乏力最常见的原因是焦虑和抑郁，其他情况包括贫血、慢性病等。我们需要区分是器质性疾病还是心理精神因素，向患者询问：

"你感觉疲劳多长时间了？"

"乏力的感觉是突然出现的吗？"

"你整天都觉得疲劳吗？还是只有在早上或者晚上出现？"

"你感觉什么时候最有劲儿？"

"你觉得在家里比在工作时更疲劳吗？"

"你的乏力在休息之后能好转吗？"

心因性的乏力常表现为"持续性乏力"，家里更明显，偶尔会觉得早上更重。他们在晚上会觉得乏力最轻，而有器质性疾病的患者在晚上会觉得乏力最明显。

（六）坠积性水肿

坠积性水肿常常表现为下肢水肿，是心脏病患者常见的主诉。检查者需要询问患者以下问题：

"你第一次发现水肿是什么时候？"

"双下肢水肿的程度一样吗？"

"水肿是突然出现的吗？"

"你一天当中水肿的情况有什么变化吗？"

"你睡一晚上第二天晨起时，水肿能消退吗？"

"你抬高腿时，水肿能消退一些吗？"

"你正在服用什么药物吗？"

"你以前得过肾脏、心脏或是肝脏方面的疾病吗？"

"你有气短的症状吗？水肿和气短哪个症状先出现？"

"你有过腿痛吗？"

"你腿上有过溃疡吗？"

对女性患者，还需要问：

"你有服用过口服避孕药吗？"

"你的水肿跟月经有什么关系吗？"

充血性心力衰竭的患者通常表现为对称性双下肢水肿，在一天内进行性加重，睡觉后第二天晨起水肿最轻。如果患者还主诉呼吸困难，判断水肿和呼吸困难哪一个症状出现在前将很有帮助。如果是心脏疾病继发呼吸困难和水肿，呼吸困难的症状通常先出现。卧床患者可能会有骶区的坠积性水肿。

（七）咯血

我们在第十章"胸部"讨论过咯血。除了肺部疾病，二尖瓣狭窄也是咯血的重要病因。它造成肺静脉的压力升高，引起支气管静脉的破裂，从而导致咯血。

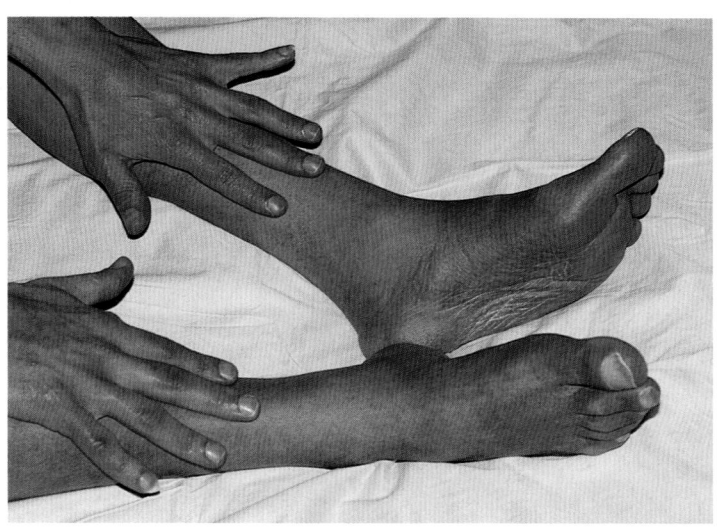

图 11-11 上下肢差异性发绀：动脉导管未闭

(八) 发绀

发绀也在第十章"胸部"讨论过，发绀的相关问题见相关章节。

有时只能在下肢观察到发绀，叫作差异性发绀。这在动脉导管未闭（PDA）存在右向左的分流的患者中可以观察到。因为肺动脉高压引起的右向左分流，肺动脉的血液通过未闭合的动脉导管，在低于颈动脉和左锁骨下动脉的水平进入主动脉。未氧合的血仅供应下肢，引起下肢发绀。一些血液则可以到达肺部进行氧合，最终泵入主动脉供应上肢，上肢肤色正常。

图 11-11 所示是一例 30 岁移民的双足照片，在美国因发绀就诊。在 20 岁的时候，他的下肢出现明显的发紫，而上肢肤色正常。在接下来的 10 年间，他的上肢肤色也逐渐发暗，注意该患者四肢和甲床的发绀。该患者为 PDA 合并显著的肺动脉高压。

四、心脏疾病对患者的影响

心脏病患者都非常恐惧，一旦被诊断为心脏病，患者可出现一系列的反应：恐惧、抑郁、焦虑等。一些因为冠状动脉闭塞以猝死发病的患者之前无任何前驱症状，这会让患者非常恐惧。通过复苏抢救过来的患者会担心猝死是否会再一次发生、何时发生。在住院恢复期间，他们不愿离开重症监护病房（ICU），担心离开之后"没人再监测他们的病情"。尽管他们归心似箭，但出院时他们仍然异常焦虑，他们会想："如果我在家发生了胸痛会怎样？谁能给我提供医疗救助？"经历一段时间的抑郁之后，他们会逐渐接受病情。恢复期之后，他们会害怕日常生活可能诱发心脏病发作。忧虑他们能重返日常活动吗？他们还能否安全进行性生活吗？尽管临床医师会给他们适当安慰，但焦虑仍会比较严重。

许多心脏病患者在目睹同病房的其他患者发生致死性心脏病发作后往往拒绝承认该事件对他们的巨大打击。患者之间会讨论心脏急救医生的水平，或者抱怨病房里的噪声影响其睡眠。他们拒绝承认病友的离去。

需要外科干预的心脏病患者，与其他手术患者有着同样的忧虑，这在第二章"患者的应答"中已经讨论过。然而，心脏外科涉及身体的"核心"。一个负责任的医生应该耐心向患者解释疾病和手术的方法，也应该允许患者，尤其是他的家庭，在术前能够参观术后 ICU。医生应该向患者保证一切以患者利益为重。患者的勇气和决心，和医生的支持一样都非常重要。

五、体格检查

心脏查体所需要的工具有：听诊器、笔型电筒和标记棒。

心脏查体包括：

- 视诊
- 血压的评估
- 动脉搏动的评估
- 颈静脉搏动的评估
- 心脏叩诊
- 心脏触诊
- 心脏听诊
- 坠积性水肿的检查

检查时，患者取平卧体位，检查者站在患者床边的右侧。按照患者要求床头可以适度摇高。

(一) 视诊

1. 评价一般情况

一般情况的观察可以为心脏病的诊断提供线索。患者是否呈急性病容？患者呼吸情况如何？呼吸费劲吗？辅助呼吸肌参与呼吸吗？

2. 皮肤视诊

心脏病患者可以有许多皮肤变化。检查皮肤颜色，是否有发绀？如果有，它是出现在中心还是外周？有没有皮肤苍白？

皮温也可以反映许多心脏的问题。严重的贫血、脚气病和甲状腺毒症可以使皮温升高；有间歇性跛行患者往往伴随患侧下肢皮温降低。

皮肤是否有**黄色瘤**是一种坚硬的，略带黄色的结节，常出现在患者手指伸肌肌腱上，是家族性高胆固醇血症特异性的表现。跟腱和足底跖面的肌腱是腱黄色瘤好发部位。图 11-12 展示了一例患者的黄色瘤，位于手指伸侧面。该患者血清总胆固醇浓度超过 450 mg/dl [6]。

图 11-13 展示了另一例患者手部的多发结节性黄色瘤。该患者患有**原发性胆汁性肝硬化**（PBC），血胆固醇水平非常高。原发性胆汁性肝硬化是一种少见的、进展性的、致命性肝脏疾病，主要见于女性。皮肤瘙痒是其常见的症状。在 15%～20% 的 PBC 患者中可以发现黄色瘤，主要位于手掌、足底、膝盖、肘部及手。其血清胆固醇，尤其是低密度脂蛋白水平（LDL），经常高达 1000～1500 mg/dl。90% 的 PBC 患者抗线粒体抗体为阳性。

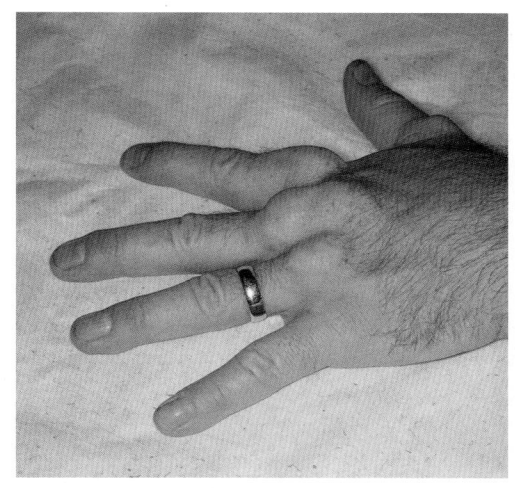

图 11-12　腱黄色瘤

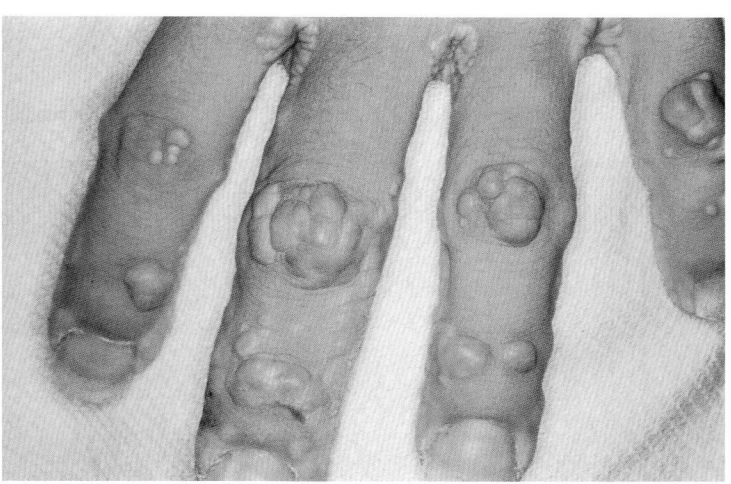

图 11-13　手的多发结节性黄色瘤

发疹性黄色瘤可见于一些家族性血脂代谢障碍患者，尤其是 I 型和 IV 型高脂血症患者。胸部、臀部、腹部、背部、面部和手臂是最常受累的部位。图 11-14 展示了一例患者腹部的发疹性黄瘤，该患者有未控制的糖尿病及高甘油三酯血症。发疹性黄色瘤由血浆甘油三酯水平升高引起，常超过 1500 mg/dl。图 11-15 则是另一例患者面部发疹性黄色瘤 [7]。这些病变在患者大量饮酒之后出现；其血清甘油三酯浓度超过 2000mg/dl。发疹性黄色瘤通常位于腹部、臀部、肘部、膝部、背部，一般较小（直径 1～3mm），为红斑上的黄色丘疹。血浆甘油三酯水平下降后，病灶可以消退。

皮肤是否有皮疹？发热患者若出现环形红斑（边缘隆起的盘状红色斑疹），则需要考虑风湿热的可能。

患者手指或脚趾是否有痛性结节？Osler 结节是出现在手指和脚趾指（趾）垫处的一种痛性结节，为感染性心内膜炎患者的体征。它们消退得很快，在 10%～25% 的感染性心内膜炎患者中可以见到。

3. 指甲视诊

在感染性心内膜炎的患者经常可以看到**裂片状出血**，表现为甲床下近游离缘处的细小的棕红色条纹状出血。但该体征并不特异，也可以在其他疾病出现，包括指甲局部的创伤。图 11-16 是一例感染心内膜炎患者的甲下裂片状出血。

6　成年人总胆固醇浓度理想值为小于 200mg/dl。冠心病患者理想值为小于 170mg/dl。

7　成年人甘油三酯浓度理想值为小于 150mg/dl。

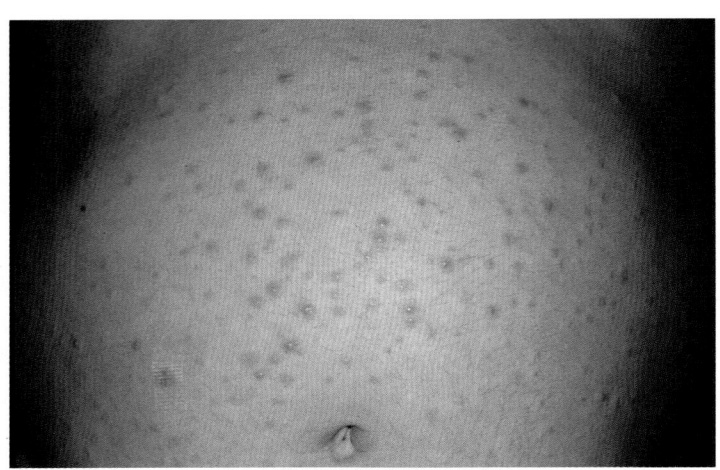

图 11-14 腹部的发疹性黄色瘤

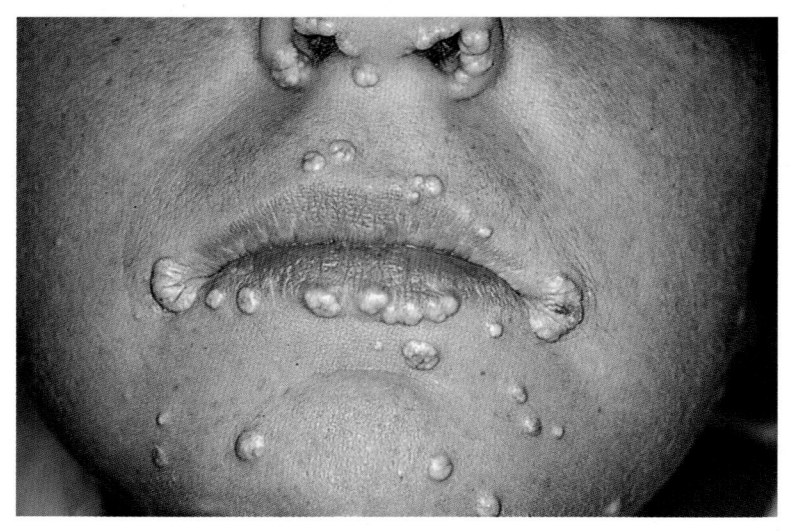

图 11-15 面部的发疹性黄色瘤

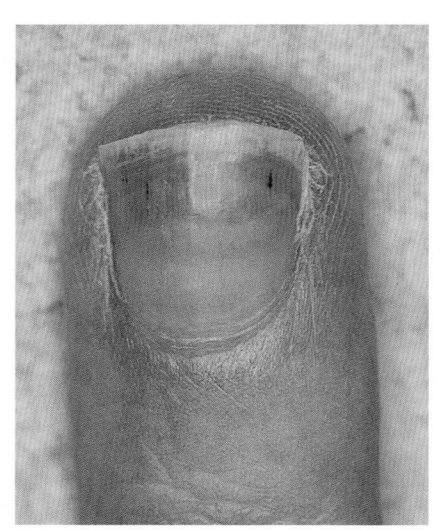

图 11-16 甲下裂片状出血

4. 面部视诊

　　颜面和头颅的一些异常体征也可以提示心脏病的存在。主动脉瓣上狭窄是一种先天性疾病，患者常会出现眼距增宽、斜视、低位耳、鼻上翘及下颌发育不良。满月脸及宽眼距提示肺动脉瓣狭窄。表情淡漠、眼睑肿胀以及外侧三分之一眉毛脱落见于甲状腺功能低下患者，患者还可能会出现心肌病。**耳垂折痕**，或叫 Lichtstein 征，是位于双侧耳垂的一条斜形折痕，常见于 50 岁以上的冠心病患者。图 11-17 展示了该体征，虽然它很有用，但因其较高的假阳性率和假阴性率降低了它的可靠性。

5. 眼部视诊

　　眼睑上的黄色斑，叫作睑黄色瘤，提示患者可能存在的高脂蛋白血症，虽然其特异性低于其他黄色瘤。图 11-18 展示了一例高胆固醇血症患者的睑黄色瘤。

　　眼部的检查还可能会发现**老年环**。对于 40 岁以下的患者，如果发现了老年环（图 7-57、图 7-58），则需要警惕高胆固醇血症。角膜出现的浑浊可能是结节病的表现，后者可累及肺和心脏。晶状体脱位可见于**马方综合征**的患者。马方综合征是主动脉瓣反流的重要原因之一（图 7-74）。结膜出血常见于感染性心内膜炎患者。常与先天性心脏病相关，尤其是肺动脉瓣狭窄和主动脉瓣上狭窄。视网膜的检查可以提供关于糖尿病、高血压和动脉粥样硬化的重要信息。Roth 斑可见于感染性心内膜炎患者（图 7-114）。

6. 口腔视诊

让患者张大嘴，观察上腭。注意其腭弓是否过高，高腭弓可能与先心病如二尖瓣脱垂相关。

上腭是否有瘀点？上腭瘀点与感染性心内膜炎有关（图 11-19）。

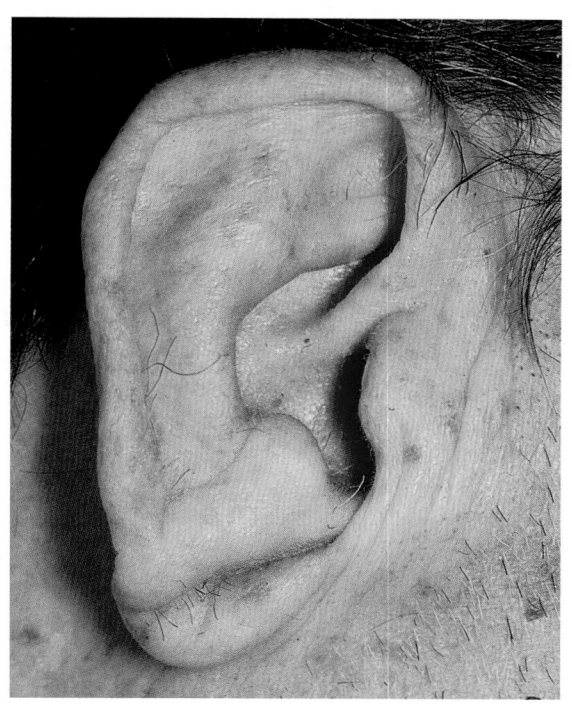

图 11-17　耳垂折痕

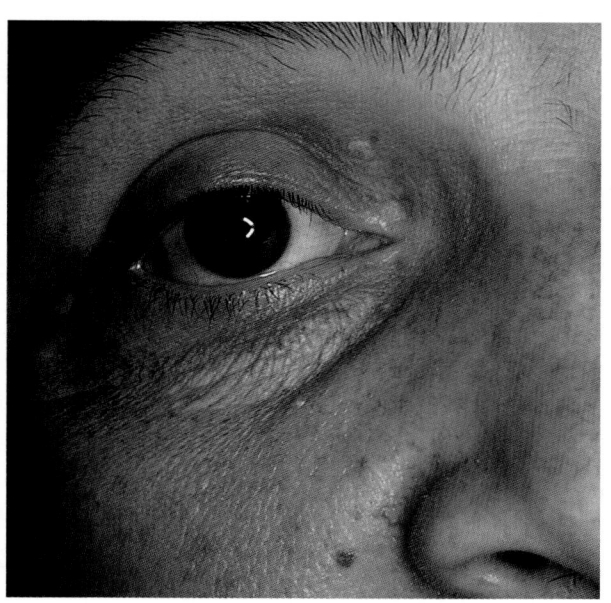

图 11-18　睑黄色瘤

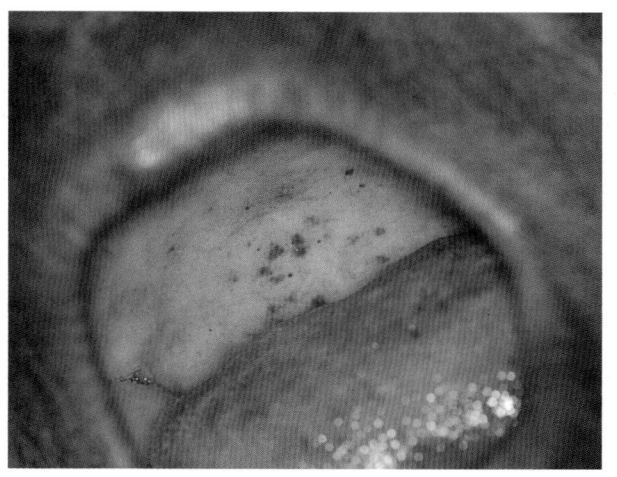

图 11-19　上腭瘀点

7. 颈部视诊

颈部视诊可以观察有没有颈蹼。颈蹼常见于特纳综合征[8]（先天性卵巢发育不全）的患者，可能出现主动脉缩窄。颈蹼还可以见于努南综合征[9]，可能出现肺动脉瓣狭窄。

---

[8] 女性，矮小身材，性发育迟缓，颈蹼，与性染色体异常有关（45，XO）。

[9] 男性的特纳综合征患者。

8. 胸部视诊

胸部视诊也可以提供心脏的信息，因为在胚胎时胸部和心脏同时发育，因此影响胸部发育的因素也可以影响到心脏的发育。**漏斗胸**，或称凹陷胸，见于马方综合征或二尖瓣脱垂患者（图 10-7）。**鸡胸**也与马方综合征有关（图 10-8）。

确定胸部视诊能否看到心前区搏动。

9. 肢体视诊

一些先天性的心脏异常可以与肢体异常一起出现。房间隔缺损的患者可能会出现多指（趾）。细长的手指可能提示马方综合征和主动脉瓣反流。身材矮小、肘外翻和伸展的前臂向内倾斜是特纳综合征患者的典型体征。

（二）血压评估

1. 原理

血压可以通过动脉内导管直接测量或者由血压计间接测量。血压计由一个袖带（布料包裹的充气橡胶气囊）、一个用于充气的球囊和一个测量气囊内压力的压力计组成。间接测量法是通过听诊受压迫动脉的 Korotkoff 音的出现和消失来检测血压的。袖带部分阻塞动脉，引起血液在血管内发生湍流，从而发出低调的 Korotkoff 音。随着阻断压下降，人为按时间顺序分为几个期。1 期发生在阻断压降低至收缩压时，拍击音非常清楚，并且随着阻断压下降变得更响亮。2 期发生在比 1 期低 10~15 个 mmHg 时，由拍击音和紧跟的杂音组成[10]。

3 期发生在阻断压降低到允许大量血液通过被部分阻塞的动脉时。声音与 2 期很相似，不过仅能听到拍击音。4 期是阻断压接近舒张压时，拍击音突然减弱。5 期是声音完全消失时，此时血管完全通畅，不再出现湍流。

成年人正常血压应该是收缩压低于 120mmHg，舒张压低于 80mmHg。临界（正常高值）高血压定义为收缩压 120~139mmHg 或舒张压 80~89mmHg。两者分级不一致时，以较高级为准。对于测量舒张压来说，Korotkoff 音消失时的读数较减弱时更加准确。但是如果消失时的读数比减弱时的读数低 10mmHg 以上时，减弱时的读数可能更准确。同时记录减弱和消失时的读数有利于相互之间的交流。血压可以记录为 125/75~65：收缩压为 125，减弱时读数为 75，完全消失时读数为 65（舒张压）。

成年人高血压分期（mmHg）

分级	收缩压		舒张压
正常	<120	且	<80
正常高值	120~139	或	80~89
高血压			
1 期	140~159	或	90~99
2 期	≥160	或	≥100

注：表中血压的范围适用于大部分无短期严重疾病的成年人（≥18 岁）

血压的读数末尾只能是最接近的 5mmHg，因为血压计有 ±3mmHg 的精度极限。此外，正常血压时刻在变化，读数末尾小于 5mmHg 会造成精度错误。

我们还需要认识两种类型的高血压。**白大衣高血压**是一种常见的现象（1 期高血压患者中占 15%~20%）。患者在诊室测量的血压会高于其在家或在工作场所的测量值。此部分患者心血管风险不大。相对而言，**隐匿性高血压**则更加危险，因为这些患者在医疗机构测量的血压正常，然而在全天大部分时候血压可能都很高，患者患心血管疾病风险很高。据估计，人群中约有 10% 为隐匿性高血压。

袖带的尺寸对于准确测量血压非常重要。推荐使用可以紧贴手臂的袖带，其下缘应该距肘窝 1 英寸（2.54cm）。袖带宽度应该比肢体的直径宽约 20%。气囊应该覆盖动脉。如果袖带偏小会导致血压测值偏高。

---

[10]　杂音是由血流湍流产生的吹风样声音。发生在心脏或血管的血流动力学改变均可产生杂音。

　　另一个造成血压测量偏高的因素是患者被测量的上肢没有很好的支撑。袖带应该放置于心脏水平以获得准确的测量值。如果手臂未能得到良好的支撑，患者手臂会处于等长收缩状态，使血压值升高。相对的，作用于听诊区膜件上的额外压力会降低舒张压的测量，而不影响收缩压。如果患者手臂处于正确的位置，则不应该出现皮肤的压痕。

　　听诊间隙是 Korotkoff 音首次出现之后消失，在较低压时再次出现时两者之间的无音时段。听诊间隙的原因是肢体血流灌注减低，见于高血压或主动脉瓣狭窄时。它的存在可能导致将再次出现 Korotkoff 音时的血压当做收缩压，导致收缩压测值偏低。

二维码 11-1　血
压测量

二维码 11-2　触
诊法血压测量

2. 触诊法测量血压

　　患者取仰卧位，将袖带缠绕右臂，气囊位于肱动脉正中。如果患者手臂较为肥胖，使用大号袖带或者下肢袖带。患者手臂微屈，放置于心脏水平，并使其得到良好支撑。为了消除听诊间隙带来的收缩压测量误差，应该首先做触诊。气囊充气的同时触诊桡动脉或肱动脉至脉搏搏动消失，然后气囊缓慢放气，当肱动脉搏动再次出现时为收缩压。一旦触到搏动，气囊即可快速放气（图 11-20）。

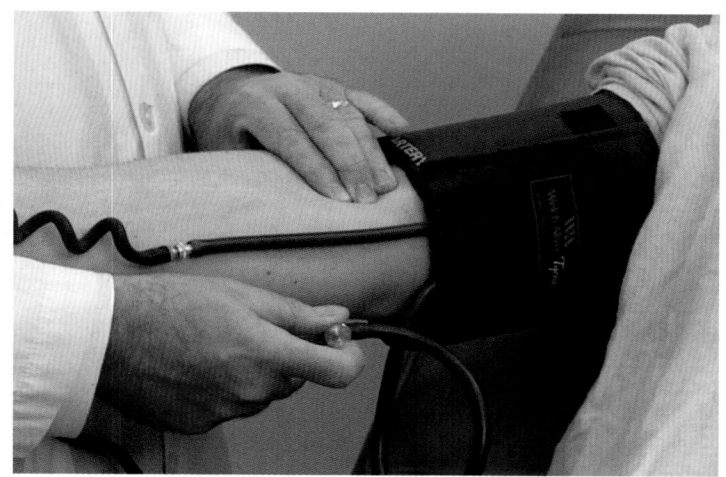

图 11-20　触诊测量血压的方法

3. 听诊法测量血压

　　听诊法测量血压的方法：首先将气囊充气，用触诊法确定患者收缩压，充气高于收缩压约 20mmHg 水平。听诊器的膜件应该置于动脉上，并尽可能靠近袖带边缘，最好直接位于袖带边缘处。缓慢放气并关注 Korotkoff 音，确定收缩压，Korotkoff 音突然减弱时的血压以及消失时的血压。听到第一声拍击音时的血压为收缩压。听诊法测量血压见图 11-21。如果测量所测血压过高，应在查体最后患者平静时再次测量血压。

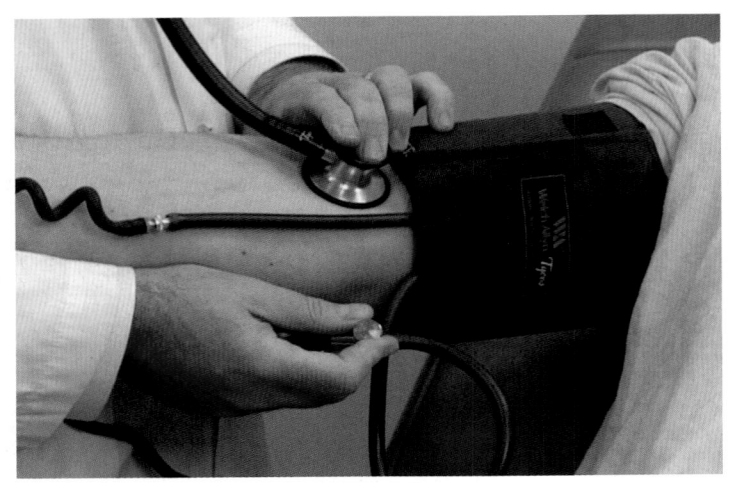

图 11-21 听诊法测量血压

4. 除外直立性低血压

让患者平躺 5 分钟以上，测量基线血压和脉率。再让患者处于站立位并立即重复测量血压和脉率。

直立性低血压定义为当患者改为站立位时，收缩压下降 20mmHg 以上并伴有眩晕、晕厥的症状。多数患者的心率会增加。

5. 除外主动脉瓣上狭窄

如果患者右臂出现高血压，需要行以下测试：将袖带置于患者左臂，使用听诊法测量血压。没有必要再用触诊法重新测量收缩压和站立位血压的变化。主动脉瓣上狭窄患者两臂血压会有差异，即右上肢为高血压而左臂可能出现低血压。

二维码 11-3 听诊法判断血压   二维码 11-4 评估直立性低血压   二维码 11-5 评估主动脉瓣上狭窄

6. 除外主动脉缩窄

如果上肢测量血压偏高，测量患者下肢的血压可以帮助除外主动脉缩窄。让患者取俯卧位，并将下肢袖带环绕患者股中部，气囊放置于后侧。下肢袖带比上肢袖带宽 6cm。听诊器放置于腘窝腘动脉上。与上肢血压测量一样，利用 Korotkoff 音确定血压。如果没有下肢袖带，也可以使用普通袖带放置于小腿靠近踝处，而听诊器则放置于胫后动脉或足背动脉处，采用听诊法测量血压。若下肢血压低于上肢血压，则需怀疑主动脉缩窄。

7. 除外心脏压塞

如果患者动脉血压低，且脉搏细速，则需要除外心脏压塞。**奇脉**（也叫**逆脉**）是提示心脏压塞的很重要的体征，表现为吸气时收缩压大幅下降。有时，正常奇脉概念不十分明确。一般正常奇脉定义为吸气时动脉收缩压下降约 5mmHg。下降幅度是区别正常与异常奇脉的关键。

测量奇脉幅度的方法：让患者正常呼吸，给气囊充气直到拍击音消失。逐渐放气，直到只能在呼气时听到拍击音，记录此时的血压。继续缓慢放气直到在吸气时也能听到拍击音，并记录此时的血压。如果两次血压相差超过 10mmHg，则认为是异常奇脉，患者有可能是心脏压塞。心脏压塞是由于心包内压力升高，影响了心脏舒张期的充盈。异常奇脉并不是心脏压塞特异性体征，也可见于大量心包积液、缩窄性心包炎，或者呼吸阻力增大的疾病如哮喘和肺气肿。

（三）动脉搏动

通过触诊动脉搏动可以获得以下信息：

- 心率和心律
- 脉搏的形状
- 脉搏的强度

正常动脉搏动

1. 测量心率

常规会通过触诊桡动脉搏动测量心率。检查者站在患者前面，将双手示、中、环指放于患者桡动脉上触诊（图 11-22）。检查者需计数 30 秒，并乘以 2 以得到每分钟搏动数。这种方法在患者节律规整时是准确的。但如果患者有心律绝对不齐，例如在心房颤动（房颤）时，则可能出现短绌脉。房颤时有许多冲动传导到房室结和心室，由于舒张充盈期的长短不同，某些心室收缩可能非常弱，不能产生足够的动脉搏动，此时则会发生短绌脉，表现为脉率小于心尖部或心前区心率。在这种情况下，只有心脏听诊能测出准确的心率，桡动脉触诊则不准确。

2. 评估心律

在触诊脉搏时需要仔细评估其节律是否规整。心率越慢，触诊所需要的时间也越长。如果节律不规整，它们是否有固定的模式？

心律可以描述为整齐、相对不齐、绝对不齐。相对不齐指脉搏虽然不齐，但是它们有一定的模式；绝对不齐则没有任何固定的模式。

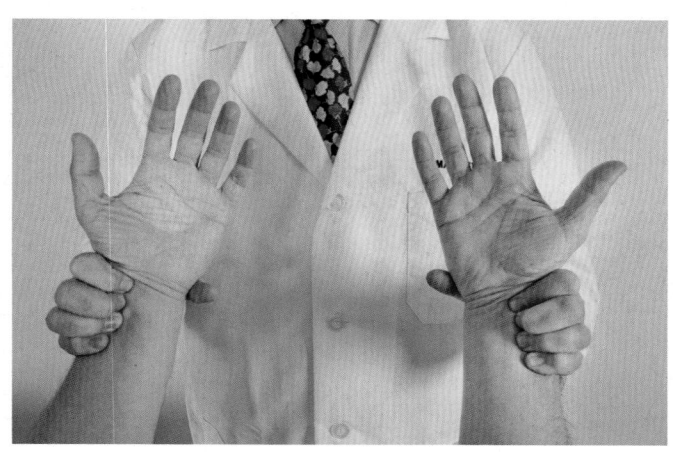

图 11-22 触诊桡动脉搏动

判断心脏节律最好的方法是心电图，但是查体可以给检查者提供一些线索。期前收缩（早搏）可以表现为规律搏动的节律中出现的独立的额外收缩。二联律是一种成对出现搏动的节律现象，其中第一个搏动为窦性心搏，紧跟着一个期前收缩，常为室性。如果期前收缩出现在舒张期很早期，检查者通过触诊很可能漏掉该异常。没有固定模式的不规则节律为绝对不齐，见于心房颤动。

3. 颈动脉触诊

患者取仰卧位，检查者站在患者右侧评估颈动脉。首先听诊患者的颈动脉有无杂音（第十二章"外周血管系统"）。如果有杂音，则不能触诊颈动脉，因为触诊可能造成胆固醇斑块的破裂或脱落形成栓子。

触诊颈动脉时，首先将示指和中指放于患者的甲状软骨上，并侧向滑动，至气管与胸锁乳突肌之间，这时可以在胸锁乳突肌内侧感受到颈动脉搏动。触诊应该在颈部稍下方一些，以避免刺激颈动脉窦引起反射造成患者血压和心率的下降。两侧颈动脉需分别触诊。绝不能同时触诊两侧颈动脉。触诊右侧颈动脉之后，仍然站在右侧，将相同的手指放置于患者的气管上向左侧滑动触诊左侧颈动脉（图 11-23）。

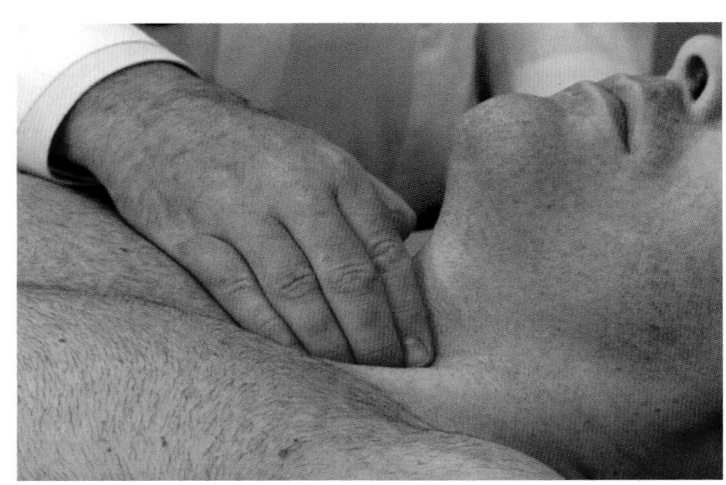

A

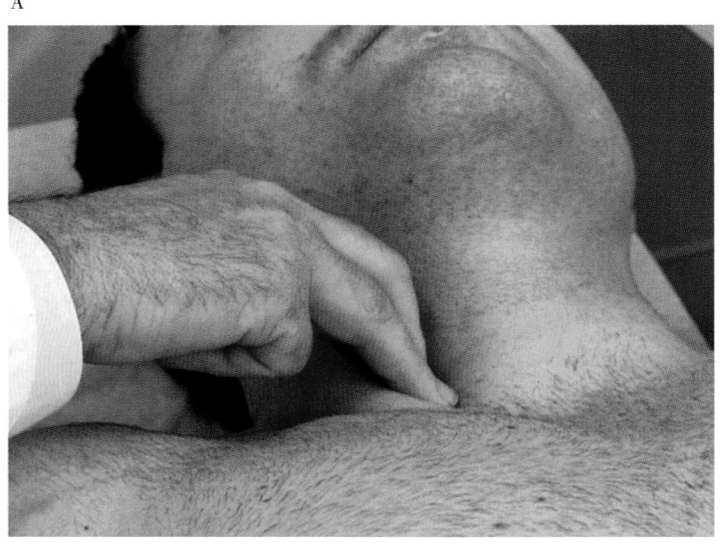

B

图 11-23　触诊颈动脉搏动的方法

4. 评价搏动特点

触诊颈动脉可用于评价动脉搏动的形状和强度。形状指搏动波形的形状，主要包括上升速度、下降速度以及波形的周期。向颈动脉加大力量触诊，直到感受到最大的搏动，此时可以识别波形。我们可以将搏动描述为"正常"、"减弱"、"增强"和"双峰"。正常颈动脉搏动波形应该是平滑的，上升波较下降更加快速、陡峭。搏动减弱指搏动细小、微弱，触诊可以感受到压力缓慢地上升和一个清晰的搏动峰。搏动增强指搏动波宏大、力量增强，有高动力的感觉，触诊可以感受到压力上升很快，峰搏动很清晰。双峰指同时感受到明显的叩击波和潮汐波，伴或不伴重搏波。图 11-24 总结了动脉搏动的异常。

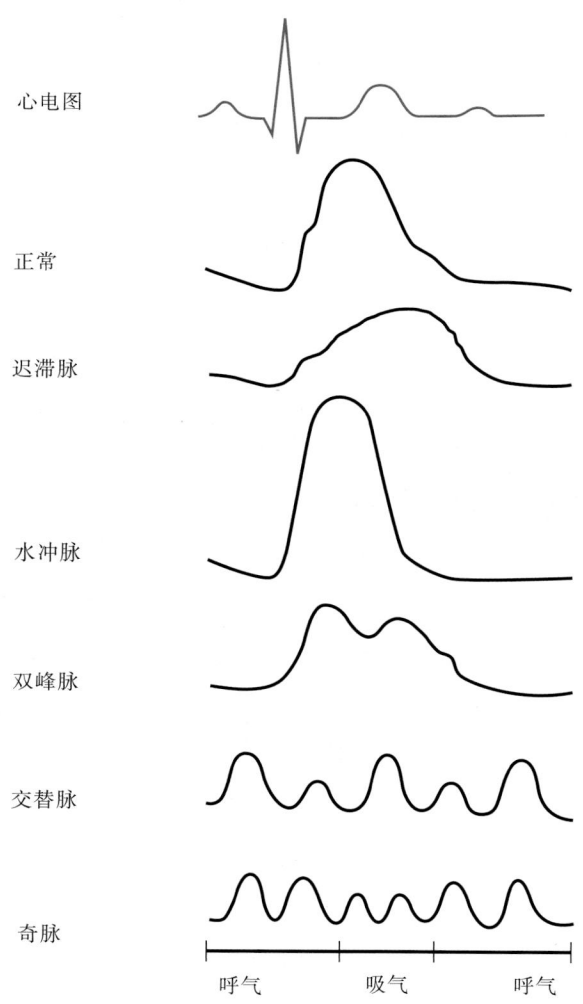

心电图

正常

迟滞脉

水冲脉

双峰脉

交替脉

奇脉

呼气   吸气   呼气

类型	描述	病因
迟滞脉 *	小，缓慢上升，延迟脉，升支有切凹或者肩形	主动脉瓣狭窄
水冲脉（Corrigan 脉）	快速而突然的收缩	主动脉瓣反流
双峰脉	双峰，收缩期中间有小凹陷	主动脉瓣反流
交替脉	大小振幅的搏动交替出现	充血性心力衰竭
奇脉（显著）	需要测量血压发现。吸气时收缩压显著下降	心脏压塞
		缩窄性心包炎
		慢性阻塞性肺病

注：* 也叫徐脉、细脉、迟脉

图 11-24 动脉搏动异常（ECG：心电图）

（四）颈静脉搏动

颈外静脉和颈内静脉都可以提供波形和右心房压的相关信息。颈外静脉比颈内静脉更容易看见。颈内静脉的搏动位于胸锁乳突肌下方，当它搏动传导到周围组织时可以看见，不过静脉本身是无法看见的。由于相对于上腔静脉而言，右颈内静脉走行比左侧更直，因此我们只评价右侧颈静脉。

1. 观察颈静脉波形

为了更清晰地显示颈静脉波形，患者应去枕平卧，使颈部伸直以免影响静脉搏动。患者躯干应抬高，与水平成25°。颈静脉压越高，抬高的幅度越大。患者头部应向右侧轻微偏斜，并稍微向下以放松胸锁乳突肌。检查者站在患者右侧，用其右手拿一把小手电，放置于患者胸骨上，并向颈部右侧切线位照射。颈静脉搏动的阴影会投射到患者背后的床单上并放大（图11-25）。如果没有看见波形，则降低患者床头的高度。为了确定波形，检查者可以用右手触诊心脏搏动或者用左手触诊左侧颈动脉搏动来判断心动周期。波形的下降比波形本身更容易观察到。如果患者取坐位时可以在其下颌缘看到颈静脉，检查者应当在患者坐位时在下颌角处观察其波形。

二维码 11-8 颈静脉检查

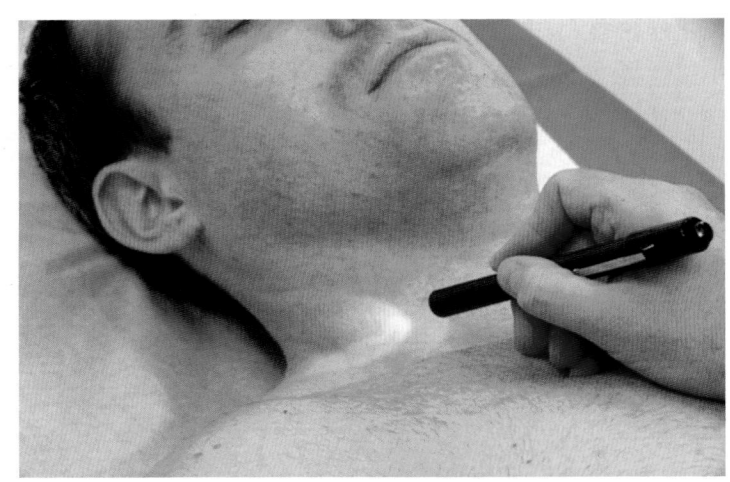

图 11-25 评估颈静脉搏动波形的方法

颈静脉的搏动需要与颈动脉搏动相区别，表11-6列举了鉴别要点。

表 11-6 颈静脉搏动和颈动脉搏动的鉴别

特点	颈内静脉	颈动脉
触诊	不可及	可触及
波形	多形：2个或3个成分	单个
性质	柔和，波状	强烈
加压*	闭塞波形	无影响
吸气	波形高度下降	无影响
坐立位	波形高度下降	无影响
Valsalva 动作	波形高度上升	无影响

注：*在胸骨锁骨连接处轻微施加压力

2. 估测颈静脉压

为了评估右心压力，需要建立一个参考标准。标准参考是胸骨角。无论患者床头摇高多少度，检查者都用该参考位置来测定颈静脉系统和右心的压力。患者应该取平卧位到直立位间最能显示颈静脉的角度。想象一条从胸骨角水平至颈静脉充盈上缘虚拟线。心脏大约在胸骨角下5cm，因此如果颈静脉充盈上缘在胸骨角上3cm，则估测颈静脉压力3+5cm水柱为8cm水柱。颈静脉充盈上缘在胸骨角上3cm以上提示患者中心静脉压升高。该方法特异性为93%~96%（Sankoff & Zidulka, 2008）。如果患者取直立坐位，颈静脉延伸至了下颌缘，则右心房压通常已经超过 15mmHg[11]。图 11-26 显示了一例患者端坐位时颈静脉延伸至下颌缘，其右心房压为 21mmHg。

3. 评估肝颈静脉回流

　　评价颈静脉压升高的另一个有用方法是肝颈静脉回流征试验，也叫腹部加压试验。通过对肝脏加压，检查者可以粗略估计右心室功能。右心衰竭患者肝脏血窦扩张，对肝脏施加压力会挤压血窦内的血液，使其回流至下腔静脉和右心，导致颈静脉向上延伸。试验之前需要让患者平躺，张嘴平静呼吸，避免 Valsalva 动作的影响。检查者将右手放置于患者右上腹肝区，并逐渐用力按压，压力持续 10 秒。正常情况下，颈内静脉和颈外静脉会有一过性上升，其后逐渐下降至基线水平。在右心衰竭或者肺动脉楔压升高的患者中，颈静脉上升会持续存在于整个按压过程中，而在解除压力时会有突然快速地下降（至少 4cm）。如果在试验过程中错误地未让患者张口，Valsalva 动作可能导致肝颈静脉回流试验结果的误差。

　　与其他临床体征一样，肝颈静脉回流试验需要按照标准来施行。正确实施的试验对床旁评估患者有很大价值。因为反映了中心血容量的增加，试验结果与肺动脉楔压有良好的相关性。Ewy（1988）评估了该试验，认为在没有右心室衰竭的情况下，阳性的试验结果提示患者肺动脉楔压达到 15mmHg 或更高。

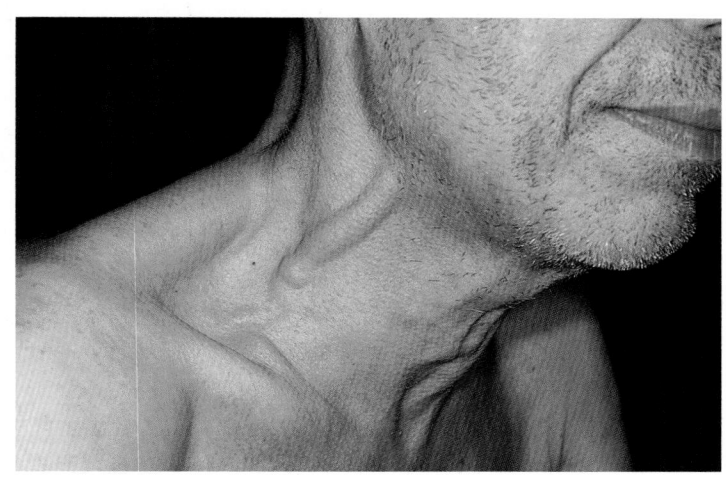

图 11-26　颈静脉怒张

（五）叩诊

1. 叩诊心界

　　在第十章"胸部"已经讨论过如何叩诊。心脏叩诊的范围从左侧腋前线到右侧腋前线第三、四、五肋间。正常情况下，因为心脏的存在，叩诊音大约从胸骨左缘 6cm 处由清音变成浊音。

　　若在左侧第五肋间叩诊的浊音界距离超过 10.5cm 则表明患者左心室舒张末期容积（LVEDV）或左心室质量增加，其敏感度高达 91.3%，特异度为 30.3%。第五肋间叩诊心界超过 10.5cm 诊断心脏增大的敏感度为 94.4%，特异度为 67.2%。当患者取左侧卧位，触诊其心尖搏动点范围超过 3cm，则诊断左心室舒张末容积增大或左心室质量增加的敏感度为 100%，特异性为 40%。

（六）触诊

　　触诊可用于评估心尖搏动、右心室、肺动脉以及左心室运动，还可以发现震颤[12]的存在。PMI（心尖搏动点）

---

[11]　正常呼气末右心房压为 3~7mmHg。

[12]　低频率的皮肤震动，且与响亮的心脏杂音相关。

可以描述心尖向外的运动。在等容收缩期时，从心底观察，心尖逆时针方向旋转冲击前胸壁。

1. 触诊心尖搏动点

检查者应站在患者右侧，将床摇至合适的位置。在患者取坐位时最容易触诊 PMI。检查者仅将指尖（触诊局部运动最为敏感）放在患者胸部第五肋间锁骨中线处，此处最易触及 PMI（图 11-27）。如果没有触到心尖搏动，检查者应该在心尖区域移动其指尖，PMI 一般在距胸骨中线 10cm 内，且直径不超过 2~3cm。如果 PMI 左侧移位或在相同的呼吸相中，2 个肋间隙都可以触到则表明患者心脏增大。

二维码 11-9   心尖搏动触诊

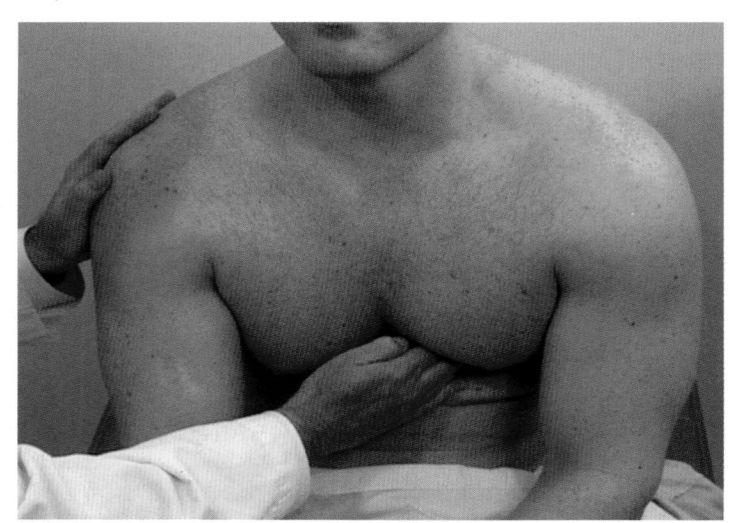

图 11-27   触诊最大搏动点

坐位时 70% 的正常人都可以触到 PMI。如果在坐位不能触到 PMI，则需要让患者取左侧卧位，但此时正常的心尖搏动已经向左侧轻度偏移了。如果患者左侧卧位时 PMI 没有发生侧向移位，则患者无心脏增大。

如果患者没有左心室肥厚的高危因素，左侧卧位触诊心尖搏动范围超过 3cm 诊断左心室增大的敏感性和特异性分别为 92% 和 91%。心尖搏动直径超过 3cm 可以预测 86% 的 LVEDV 增大。当心尖搏动直径不超过 3cm 时，正常 LVEDV 的阴性预测值为 95%。

PMI 通常反映了**左心室**心尖部，但在右心室增大的患者中，其心脏顺钟向旋转（从下观），PMI 可能是由右心室产生的。旋转使得左心室转向后方，所以很难触及。右心室的心尖搏动更加弥漫，而左心室的心尖搏动相对较为局限。

在慢性阻塞性肺病的患者中，肺的过度充气使得 PMI 向右下位移，通常在上腹区、胸骨末段可触及。如果该类患者的 PMI 出现在正常位置则表明心脏增大。

2. 触诊局部运动

患者取卧位以便触诊心脏四个主要的区域。检查者用指尖触诊局部运动（图 11-28）。

在第二肋间胸骨左缘触到的收缩期搏动提示可能有肺动脉高压，搏动由肺动脉瓣在高压的情况下关闭产生。该搏动还表明肺动脉扩张。但也可以在没有肺动脉高压的消瘦患者触到。

3. 触诊整体运动

在使用指尖触诊胸部完毕后，检查者需使用手的近端部分来感受胸壁大面积的持续外向运动，也叫抬举运动。检查者逐次检查四个区域（图 11-29）。右心室摇摆（rock），表现为持续的胸骨左侧搏动和侧向回缩，提示右心室扩大。

二维码 11-10   心脏抬举样搏动触诊

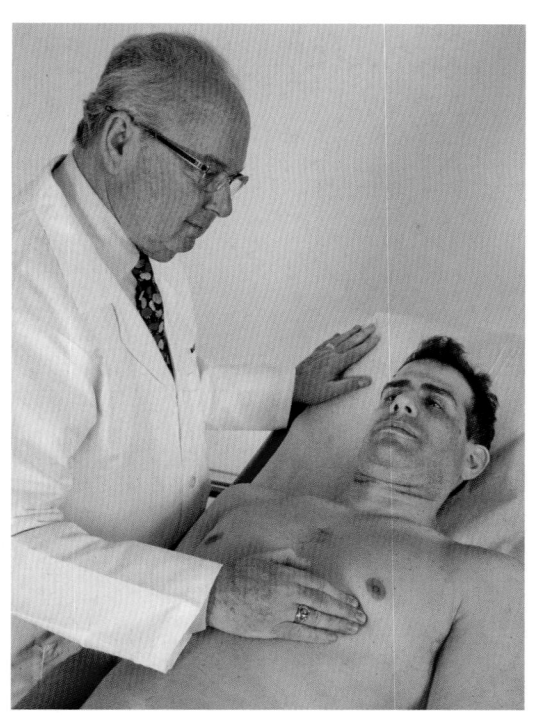

图 11-28　触诊局部运动

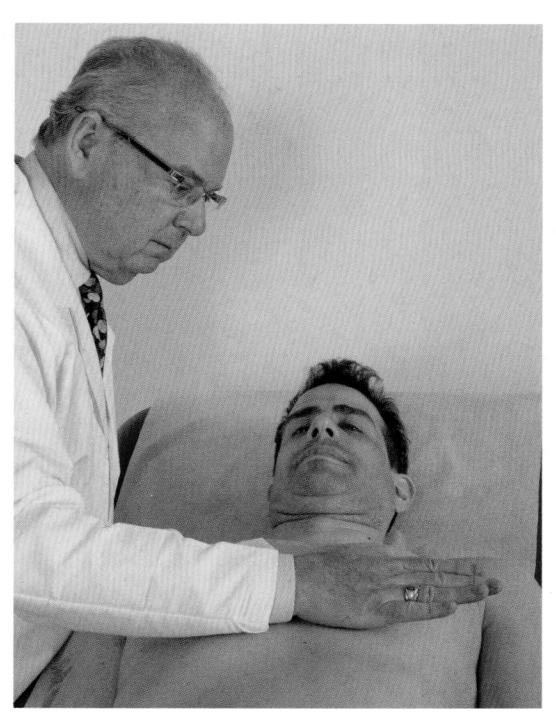

图 11-29　触诊整体运动

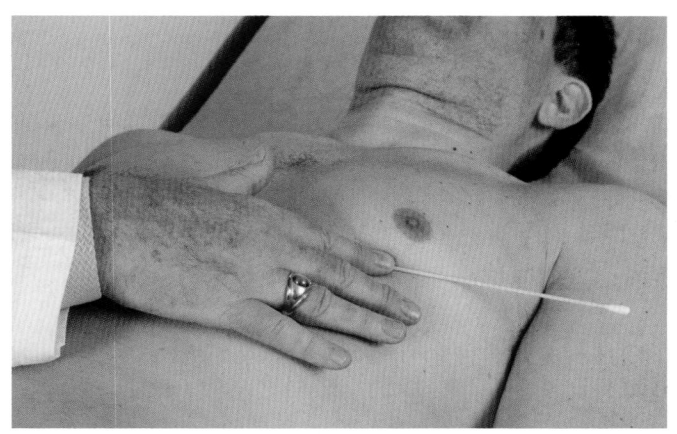

图 11-30　放大心脏搏动的方法

　　任何导致舒张早期心室充盈速度上升的因素都可以在主要的左心室搏动后再次产生搏动，在 PMI 区触诊到的第二个搏动常与 S_3 相关联。一般来说，触诊到 S_3 比听诊更加容易。

　　使用压舌板或敷药棒可以用来放大触诊以便观察。棒的一端直接放在触诊区域，并用指尖固定，以此作为支点，心脏的运动则可以通过棒来观察（图 11-30）。

4. 触诊震颤

　　震颤是由于血管内的湍流在表浅位置产生的震动，可以在皮肤触到。震颤的出现意味着响亮的杂音。将掌骨而不是指尖轻微用力放在皮肤上，最容易触到震颤。如果用力过大也不能触到震颤。对于引起了震颤的杂音，听诊都可以发现。因此，震颤的实际临床意义不大，但可以提示医生将会听到的杂音。

二维码 11-11

心脏震颤触诊-Ⅰ

二维码 11-12

心脏震颤触诊-Ⅱ

（七）听诊

1. 方法

正确的听诊必须在安静的环境下进行，尽可能减少收音机、电视等干扰。听诊器的耳塞向前或平行外耳道的方向。如果耳塞的方向向后，耳塞的开口会朝向外耳道壁，减低了声音的强度。耳塞应该与耳道贴合，感觉舒适而又足够紧以滤过噪音。

听诊心脏时闭上眼睛常常很有用。睁开眼时，很难听到比闭眼时更大的声音。因为视觉信息更为重要，其次则是听觉信息，最后是触觉信息。睁眼时，大脑会优先处理大量的视觉输入，从而干扰了大脑对听觉信息的关注和处理，听诊会更加困难。如果消除了视觉刺激的干扰，大脑则更专注于听觉输入，听诊音也变得更加明显。

听诊区的钟型件需轻微接触皮肤，而膜型件则需紧紧压在皮肤上。高音调的声音例如瓣膜关闭、收缩期杂音和反流杂音更适合于用膜型件听诊，而低音调的声音如奔马律、房室瓣狭窄的杂音，则更适合于用钟件听诊。

许多国家都存在隔着患者衣服或住院服听诊的现象。在美国，决不允许隔着任何类型的衣服听诊。

听诊还存在若干误区。确保听诊器处于良好的状态。传音管的裂缝会干扰听诊。听诊时检查者和患者都应处于舒服的位置。如果检查者紧张或处于难受的姿势，他只会想要尽快结束听诊而不管听诊质量。听诊前都应先视诊和触诊。听诊前尽可能收集更多的信息。

二维码 11-13

心脏听诊Ⅰ

二维码 11-14

心脏听诊Ⅱ

2. 听诊心脏区域

患者取仰卧位，检查者站在患者右侧，调整患者床的高度至检查者最舒服为止。检查者需要听诊主动脉瓣、肺动脉瓣、三尖瓣和二尖瓣听诊区，但不应仅仅局限于这几个区域。检查者应当从任意地方开始，并在心前区逐渐移动听诊器。上述四个区域仅是标准化的听诊区。

在用钟件听诊心尖部和三尖瓣听诊区胸骨左下缘（LLSB）时，检查者需要关注是否有 S_3 和 S_4 出现。

心脏杂音可以广泛传导。检查者需要确定何处心脏杂音最响亮。胸部不能隔音，心尖部听到的杂音常传导至腋下，如果足够响亮，在颈部也可以听见。

3. 标准听诊体位

四个标准听诊体位（图 11-31），包括：

* 平卧位

- 左侧卧位
- 坐立位
- 坐立前倾位

患者取平卧位时检查心前区所有区域。检查者从主动脉瓣区或者心尖部开始，按照系统的顺序，仔细听诊心音。完成所有区域的听诊后，指导患者改为左侧卧位。此时检查者应使用钟件在心尖部听诊二尖瓣狭窄低调的舒张期杂音。然后让患者取坐立位，使用膜件听诊所有区域。最后，让患者取坐立前倾位，让其呼气并屏住呼吸。检查者用膜件分别在左侧和右侧的第二、三肋间听诊主动脉瓣反流发出的高调舒张期杂音。

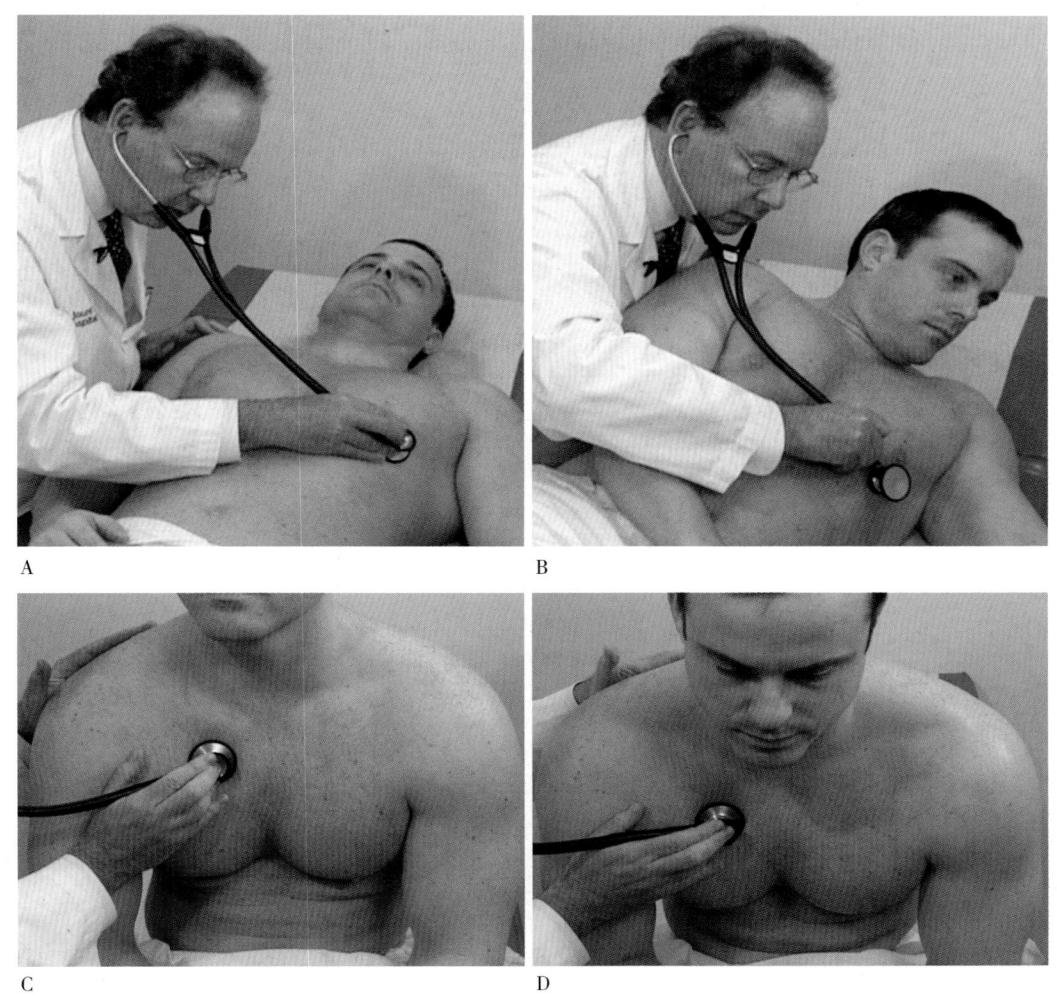

图 11-31　听诊体位

A：平卧位，用于所有区域听诊；B：左侧卧位，用于钟件听诊二尖瓣区；
C：坐立位，用于听诊所有区域；D：坐立前倾位，用于膜件听诊心底部

呼吸的影响

检查者需要特别注意患者呼吸对于心音强弱的影响。大部分右心来源的杂音和心音都会在吸气时增强。这与吸气时回心血量增加，增大了右心室排出量有关。此外，右心来源的 S_3 和 S_4 也会在吸气时增强。

4. 分辨心动周期

为了更准确地解释心音，检查者需要分辨心动周期的各个时期。分辨 S_1 和 S_2 最可靠的办法是依靠触诊颈动脉。检查者右手持听诊器，同时将左手放于患者颈动脉处（图 11-32）。颈动脉搏动之前的心音为 S_1，之后为 S_2。该方法只能使用颈动脉而不能使用桡动脉，因为桡动脉搏动延迟太明显，会造成误判。

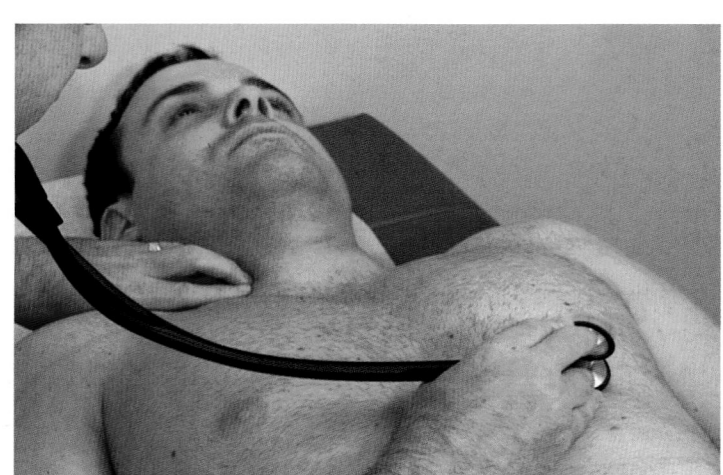

图 11-32　确定心音的方法

5. 仔细听诊的方法

除非检查者已经很有经验，听诊都应该按照表 11-7 推荐的方式进行，在每个听诊区都应听诊足够的时间，需要听诊几个心动周期来确定听诊所得，包括呼吸的影响。

表 11-7　心脏听诊的方法

体位	听诊
平卧位	所有区域的 S_1
	所有区域的 S_2
	所有区域的收缩期杂音和心音
左侧卧位	钟件听诊心尖部舒张期心音
坐立位	所有区域的 S_1
	所有区域的 S_2
	所有区域的收缩期杂音和心音
	所有区域的舒张期杂音和心音
坐立前倾位	膜件听诊心底部舒张期杂音

6. 杂音的描述方法

如果听到了杂音，检查者需要注意以下特征：

- 杂音在心动周期中出现的时间
- 部位
- 传导
- 时长
- 强度
- 音调
- 性质
- 与呼吸的关系
- 与体位的关系

杂音出现的**时间**，与收缩期和舒张期的关系至关重要。收缩期杂音和 S_1 的关系如何，是一起出现还是在 S_1 之后，其结束是与 S_2 一起还是在 S_2 之后？杂音是否出现在整个收缩期？整个收缩期都存在的杂音叫作**全收缩期杂音**，它们以 S_1 开始并在 S_2 之后结束。收缩期喷射性杂音开始于 S_1 之后，且结束于 S_2 之前。杂音是仅在收缩早期、中期还是晚期出现？杂音是否持续存在于整个舒张期？如果是此类杂音叫作**全舒张期杂音**。

杂音在哪个区域最为响亮？

杂音的传导可以作为其原因的线索。杂音是否传导到腋下？颈部？背部？

杂音可以根据其响度分为 I 级到 Ⅵ 级。下面的分级方法虽然古老，但仍旧作为临床交流常用的方法：

I：最低的响度，初学者常常忽略。

Ⅱ：较低的响度，初学者可以听到。

Ⅲ：中等响度，但没有震颤。

Ⅳ：中等响度并出现震颤。

Ⅴ：较强的响度，听诊器贴于皮肤可以听见，有震颤。

Ⅵ：最大的响度，听诊器离开胸壁也可以听见，有震颤。

检查者可以这样描述杂音，例如"Ⅱ/Ⅵ级"、"Ⅳ/Ⅵ级"、"Ⅱ-Ⅲ/Ⅵ级"。任何有震颤的杂音都在Ⅳ/Ⅵ级以上。Ⅳ/Ⅵ级杂音比Ⅱ/Ⅵ级更加响亮，因为湍流更明显，两种级别的杂音可能都有或都没有临床意义。写出"/Ⅵ"是因为还有另一套更为少见评级系统，仅仅分为 4 个级别。需要记住一个重要原则：通常来说，杂音强度与临床严重程度没有关系。

杂音的性质可以描述为"隆隆样"、"吹风样"、"粗糙"、"乐音样"、"机器样"、"刺耳"等。

7. 心包摩擦音

摩擦音是一种短促的额外心音，与划砂纸的声音很相似。摩擦音可以因为胸膜（如胸膜摩擦音）或心包（心包摩擦音）受刺激产生。典型的心包摩擦音有三部分：一个收缩期成分和两个舒张期成分。收缩期成分在射血时发生；舒张期成分在快速充盈期和心房收缩时发生。让患者取坐位呼气并屏住呼吸，此时最易听到心包摩擦音。有心包摩擦音的患者常常有胸痛，且在前倾坐位时可以减轻。如果患者屏气时摩擦音消失则说明其来源于胸膜。

8. 听诊的目的

听诊结束时检查以下目的是否完成：

* 所有听诊区的 S_1 强度
* 所有听诊区的 S_2 强度
* 所有收缩期心音的特征
* 所有舒张期心音的特征

富有经验的检查者可以分辨某个听诊区心动周期的各个时间，并将其与其他听诊区进行比较。正常情况下，S_1 在心尖部最响亮，S_2 在心底部最响亮。患者平卧位吸气时静脉回流增加，使得 A_2-P_2 分裂增宽，S_2 分裂在肺动脉瓣听诊区更加明显。

（八）检查水肿

当患者发生充血性心力衰竭时，外周静脉压力升高，静脉内压力逆行传导到更小的血管，引起液体的漏出，因此身体的低垂部位会发生水肿。这种组织间液增多的水肿是可凹性水肿。坠积性水肿最常见于心脏、肾脏或者肝脏衰竭的患者，也可见于静脉补液过度的患者。

1. 水肿的检查

为了检查水肿是否为可凹性，检查者应该将手指按压在患者坠积部位如胫前 2~3 秒钟。如果患者有水肿，检查者的手可以按压进去，当手指离开时，皮肤上将会留下手指的按压痕迹（图 11-33）。

根据按压的深度和凹痕持续的时间可以将可凹性水肿定量分为 1+ 到 4+：

* 1+：大约 2mm 深，很快恢复。
* 2+：大约 4mm 深，10~15 秒可恢复。

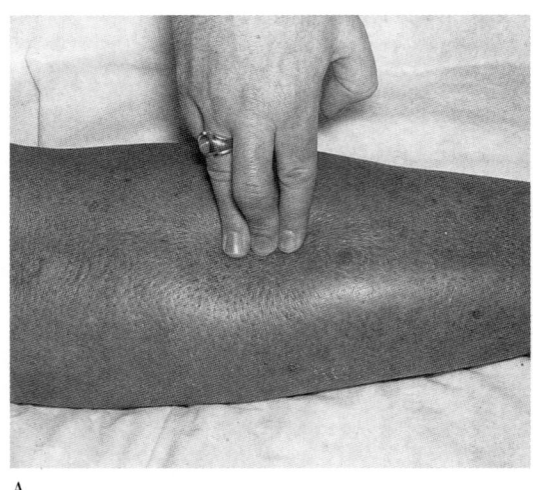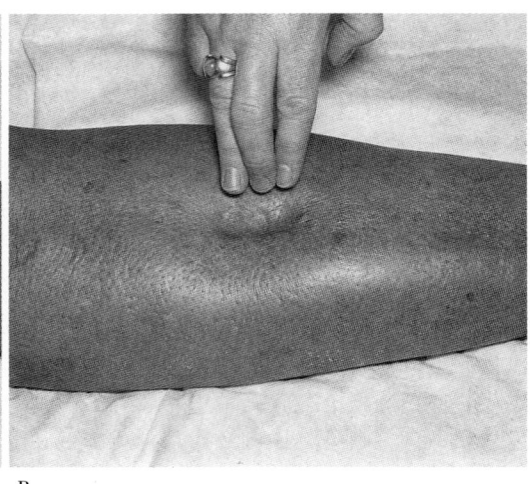

A   B

图 11-33 检查可凹性水肿的方法
A：检查者用力按压患者胫骨前；B：检查者抬手，可见可凹性水肿

- 3+：大约 6mm 深，可能超过一分钟才能恢复，肢体肿胀。
- 4+：8mm 或更深，可能持续 2~5 分钟，肢体肿胀变形。

对于卧床患者，其坠积区常为骶区而非胫前，对这一部分患者应当检查其骶区。图 11-34 为一例卧床患者，其骶区水肿为 4+。

六、临床意义

代谢综合征是诸多引起心血管疾病和糖尿病发病危险上升的危险因素的组合。根据美国心脏协会和国家心肺血液研究所，代谢综合征包括 5 个危险因素：血压升高、高血糖水平、腰部脂肪堆积（向心性肥胖）和血胆固醇及甘油三酯水平异常。如果患者有 3 个或 3 个以上下列征象，即为代谢综合征：

- 血压 ≥130/85mmHg
- 空腹血糖 ≥100 mg/dl
- 腰围增加[13]：
  - 男性：≥40 英寸（≥102cm）
  - 女性：≥35 英寸（≥88cm）
- 高密度脂蛋白胆固醇低：
  - 男性：小于 40 mg/dl
  - 女性：小于 50 mg/dl
- 甘油三酯水平 ≥150 mg/dl

根据美国心脏协会，有 4700 万美国人患有代谢综合征，大约每 6 个人就有 1 例患者。代谢综合征有家族聚集倾向，在非洲裔、西班牙裔、亚裔和美洲本土居民中都很常见。年龄越大，患代谢综合征的风险越高。在美国 20 岁以上的人群中，该综合征的患病率为大约 34%。

现在我们讨论引起以下听诊音变化的病理改变：

- S_1 异常
- S_2 异常
- 收缩期咯喇音
- 舒张期开瓣音
- 杂音

---

13 对于美国的亚裔，男性的标准为 35 英寸（≥90cm），女性的标准为 32 英寸（≥80cm）。

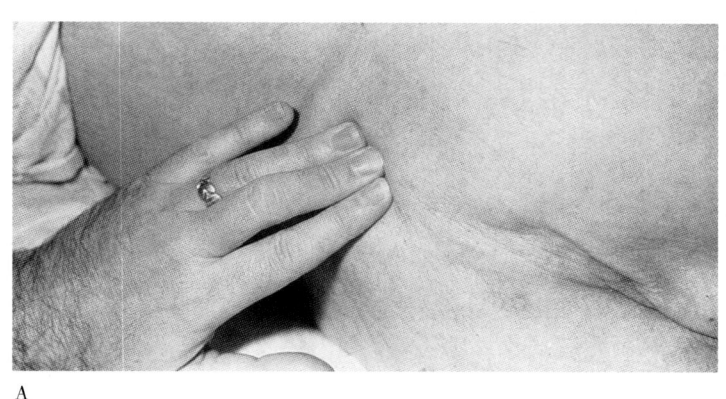

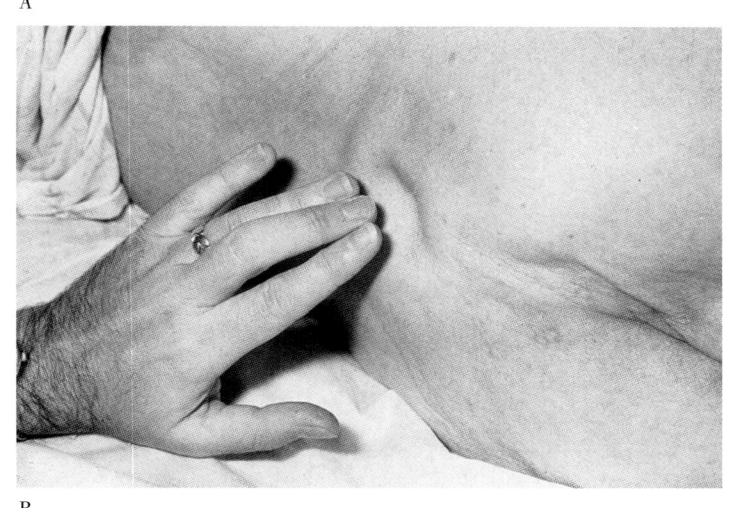

图 11-34　检查骶区可凹性水肿的方法
A：检查者按压卧床患者的骶区；B：明显的可凹性水肿

（一）第一心音的异常

影响第一心音强度的因素如下：
- 心室压上升的速度
- 瓣膜的情况
- 瓣膜的位置
- 心脏距离胸壁的距离

左心室压**上升的速度**越快，二尖瓣的 S_1 成分就越响亮。收缩力的增强会升高 S_1 的强度，而收缩力的减弱会使 S_1 变得更柔和。

当房室瓣因为纤维化或者钙化而变得僵硬时，其关闭时的声音更响亮。二尖瓣狭窄引起二尖瓣变形，使 S_1 增强。而数年之后，瓣膜钙化程度进一步加重，瓣膜运动受限，此时 S_1 将变得柔和。

心室收缩时**瓣膜的位置**也影响 S_1 的强度。瓣膜闭合角是瓣膜关闭产生的角度变化。如果瓣膜处在半开放的位置，则它在关闭时运动角度将小于它从全开放的位置关闭。开放程度越大，瓣膜闭合产生的角度越大，S_1 就越响。这与当左心室压超过左心房二尖瓣关闭时左心房压直接相关，即左心房压越大，二尖瓣开放幅度也越大。这种情况也发生在心电图上 PR 间期缩短时。二尖瓣在舒张期心室快速充盈期正常开放。心电图的 P 波代表心房收缩，这引起左心房压的升高（左心房压力曲线中的"a"波），使得二尖瓣在舒张晚期进一步开放。如果 PR 间期缩短，心房收缩到心室收缩之间的时间变短，在左心室压快速上升时，心房的压力仍然处于较高水平，二尖瓣保持开放的时间变长，关闭延迟，因此 S_1 增强。

一般来说，PR 间期越长，S_1 也越柔和。PR 间期的延长见于文氏现象[14]，使得 S_1 变得柔和，直到漏搏发生。

当心脏离胸壁越远时，S_1 也变得更加柔和。在肥胖或有慢性阻塞性肺病患者中，S_1 会更加柔和。相同道理，有大量心包积液患者的 S_1 也会很柔和。

（二）第二心音的异常

1. 第二心音强度的异常

影响 S_2 强度的因素如下：

- 收缩压改变
- 瓣膜状况

任何导致收缩压升高的因素都会增强 S_2 的强度，相反，引起收缩压降低的因素会使得 S_2 更柔和。高血压升高了主动脉内的收缩压，因此使得 S_2 的 A_2 成分更响亮。

半月瓣的**钙化**或**纤维化**使其关闭时的 S_2 更柔和。由于半月瓣形态学上与房室瓣不同，纤维化不会增强其响度。

2. 第二心音分裂的异常

S_2 的正常生理分裂已经在"心动周期"这一部分讨论过了。此处仅讨论异常的分裂。

任何导致右心室收缩延迟的因素，无论是电生理性还是机械性，都会引起 P_2 的延迟，使 S_2 的分裂增宽。右束支传导阻滞或肺动脉瓣狭窄会延迟右心室的排空。S_2 的肺动脉瓣成分在吸气相和呼气相都会延迟，因此 S_2 分裂增宽。

任何导致左心室收缩期缩短的因素都会导致 A_2 更早，使得分裂增宽。例如二尖瓣反流、室间隔缺损和动脉导管未闭（PDA）的都会缩短左心室收缩期，使 S_1-A_2 间期更短。在这些情况下，左心室有"双出口"存在，因此收缩期会更短。室间隔缺损的患者存在左心室向右心室的分流，因此不单是左心室收缩期变短，而且右心室收缩期也会因此延长。两者都参与了 S_2 的分裂增宽。

任何导致左心室排空延迟的因素，无论是电生理性还是机械性，都会引起 S_2 的**反常分裂**。左束支传导阻滞或主动脉狭窄都会延迟左心室排空。在这些情况下，主动脉瓣关闭延迟至右心室收缩期的 P_2 以后，导致正常 A_2-P_2 的顺序颠倒。在吸气时，P_2 会远离 S_1 并靠近 A_2，分裂变得狭窄。在呼气时 P_2 会靠近 S_1，使得 P_2-A_2 分裂增宽。呼气时的分裂增宽则为反常分裂。在其他情况诸如左心室衰竭、严重的高血压，都会导致左心室射血的延迟从而引起 S_2 的反常分裂。

S_2 的固定分裂是房间隔缺损标志性的听诊特征。在房间隔缺损的情况下，分裂较宽，且不受呼吸影响。这是因为吸气增加了右心房的回心血量，导致右心房压升高。呼气时，虽然右心房压降低，但是其左向右的分流保持了右心房容量的恒定，因此不发生生理性分裂。

S_2 生理性分裂和其他异常的分裂如图 11-35 所示。

（三）收缩期喀喇音

喷射性喀喇音是一种在收缩早期心室射血时由于病变的半月瓣开放产生的短促、高调且似"喀喇"的额外心音，肺动脉瓣或主动脉瓣狭窄可以产生。肺动脉喷射性喀喇音在肺动脉瓣听诊区易闻及，主动脉喷射性喀喇音则在主动脉瓣听诊区闻及。随着钙化的进展，瓣膜活动性降低，喀喇音也逐渐消失。

收缩中期的喀喇音不是喷射性喀喇音。收缩中期的喀喇音在收缩中期发生，可以是单发或多发的，其位置可因心动周期中心室形状的变化而发生改变。产生收缩中期喀喇音的最常见原因是二尖瓣或三尖瓣脱垂。

14　PR 间期逐渐延长，直到出现一次漏掉的心室收缩。

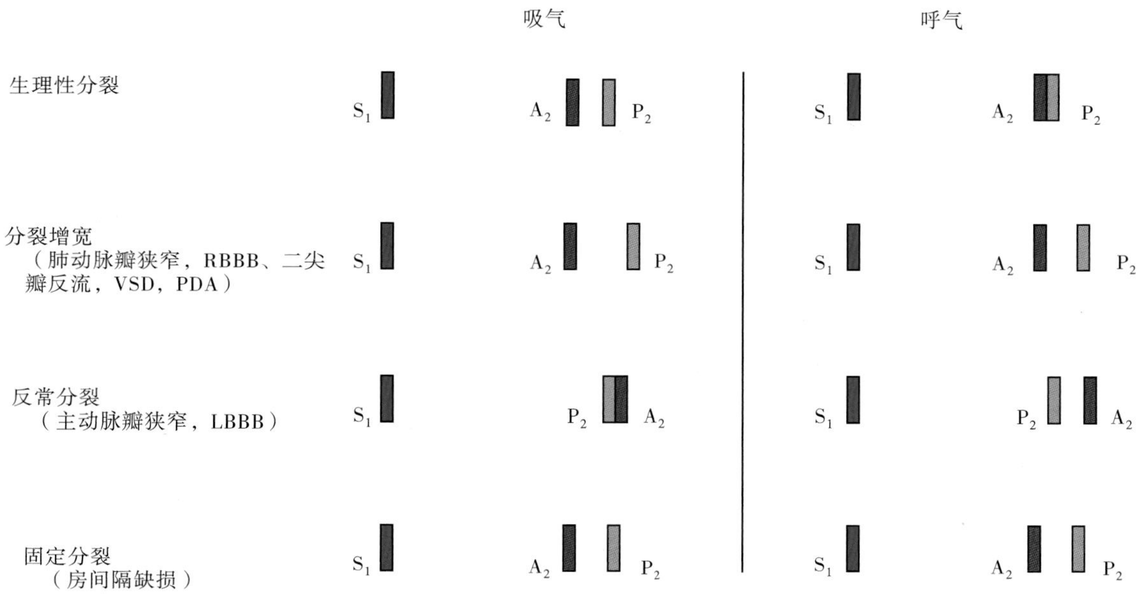

图 11-35 第二心音的异常分裂

LBBB：左束支传导阻滞；PDA：动脉导管未闭；RBBB：右束支传导阻滞；VSD：室间隔缺损

（四）舒张期开瓣音

房室瓣的开放通常是无声的，发生于 S_2 后 100ms 左右，此间隔约为快速默念"ma-ma"所用的时长。当房室瓣发生病理性改变时，可在舒张期闻及尖锐、高调的开瓣音。二尖瓣狭窄导致的开瓣音在 A_2 之后出现，三尖瓣狭窄导致的开瓣音则在 P_2 后出现。

S_2 与开瓣音的间期被称为 S_2-OS 间期，对评估瓣膜狭窄的严重程度有重要意义。二尖瓣狭窄加重时，二尖瓣血流阻力相应增加，跨二尖瓣处压力梯度增加。因此，二尖瓣会更早地开放，即 S_2-OS 间期随着狭窄的加重而缩短，此间隔如尽可能快地默念"ma-da"，这一时长为 50~60ms，即在严重二尖瓣狭窄时所闻及的 S_2-OS 间期长度。

（五）杂音

杂音是由湍流冲击心脏壁或血管壁所产生的。血流受阻或血流通过狭窄部位时均可产生湍流，湍流形成的漩涡冲击心腔壁、血管壁引发振动，即可被检查者辨识为杂音。杂音也可以由大量血液流经正常通道导致，这种情况下，正常的通道变得相对狭窄。"吹风样"杂音可由高压力梯度，且流速多变的血流产生；"隆隆样"杂音的产生取决于血流，多在压力梯度较小的地方产生；"粗糙样"杂音则在高压力梯度、高速血流的情况下发生。

喷射性杂音是心脏收缩时，湍流通过半月瓣时所产生的杂音，可见于主动脉瓣或肺动脉瓣狭窄。杂音形态为钻石型，亦被描述为"递增-递减"型。喷射样杂音稍晚于 S_1，结束早于 S_2，半月瓣狭窄导致的喷射性喀喇音，在喷射性杂音之前被闻及。喷射性杂音音调中等，更易用听诊器膜件闻及。由于杂音的产生基于血流本身，因而其强度并不能反映狭窄的严重程度。增加的血流通过轻度狭窄的主动脉瓣时，也可产生响度很大的杂音；而减少的血流通过重度狭窄的主动脉瓣时，杂音可能不可闻及。任何导致血液流速或流量增加的因素均可能产生喷射性杂音，甚至在正常瓣膜处也是如此。因此喷射性杂音对诊断主动脉瓣狭窄而言，敏感度较高，但特异度较低（图11-36）。

收缩期反流性杂音是在心脏收缩时，血流从高压区域反流至低压区域而产生的相应杂音，可见于二尖瓣或三尖瓣反流（图11-37）。此类杂音是一种全收缩期杂音，与 S_1 一同出现，并终止于 S_2 之后。杂音之所以延长至 S_2 之后，是因为即使半月瓣关闭，心室内压力仍然高于心房。S_3 常在心室容量负荷过大的情况下被闻及。收缩期反流性杂音高调，更易用听诊器膜件闻及。"反流"、"关闭不全"等术语均常用来描述此种杂音，但"反流"一词更

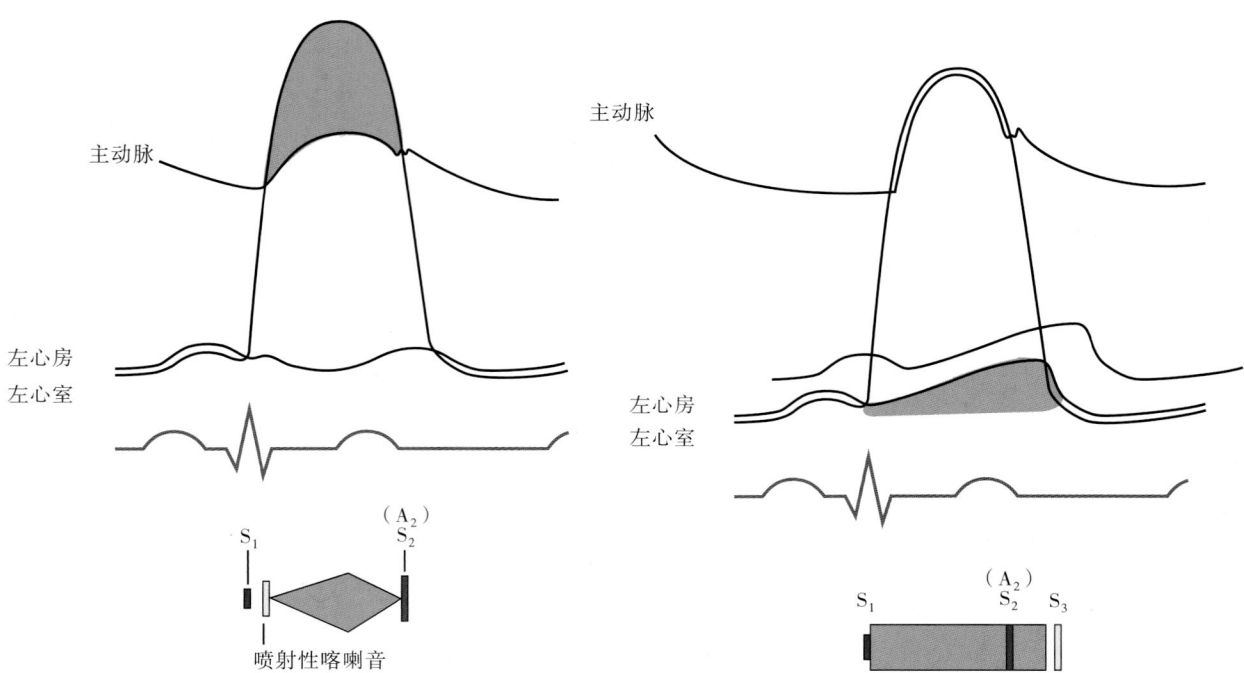

図 11-36　在主动脉狭窄时发生的收缩期喷射性杂音　　　图 11-37　二尖瓣反流等原因导致的收缩期反流性杂音

为贴切，因为它描述出了血液反向流动的特征。房室瓣反流造成的全收缩期杂音是一个具有较高敏感性的体征。

　　舒张期的房室瓣杂音始于 S_2 之后，为瓣膜开放所致，二尖瓣、三尖瓣狭窄是此类杂音的典型代表（图 11-38）。杂音与 S_2 之间存在短暂的停顿，其间是心室的等容舒张期。若瓣膜活动性尚可，则在开瓣音之后，出现强度递减的杂音。杂音呈低调，在患者取左侧卧位时，更易通过听诊器钟件闻及。由于房室瓣存在狭窄，心室并不会发生快速充盈，舒张期房室间压力梯度始终存在。若患者为窦性心律，心房的收缩会增加舒张末期（或收缩期前）的跨二尖瓣压力梯度，导致这一时期杂音强度增加。舒张期的房室瓣杂音是房室瓣狭窄的一个特异且敏感的体征。

　　第一心音最强，为了便于记忆这些心音和杂音的节律与重音，可默读下列口诀：

MIT'-ral-vaaalve　　MIT'-ral-vaaalve

S_1　　S_2 OS DM　　S_1　　S_2 OS DM

　　其中，OS 代表开瓣音，DM 代表舒张期杂音。正常窦性心律的二尖瓣狭窄患者，在收缩期前，可闻及"aaaalve"样的杂音加重。

　　舒张期半月瓣杂音紧接着 S_2 出现，在主动脉瓣或肺动脉瓣反流时可以闻及。与房室瓣舒张期杂音不同，此杂音与 S_2 之间没有延迟。此杂音呈高调、强度递减，在患者取前倾坐姿时，用听诊器膜件更易闻及。舒张期半月瓣杂音敏感度低，但特异度高。图 11-39 阐述了舒张期半月瓣杂音产生有关的压力曲线变化。

　　表 11-8 根据心动周期列举了一些比较重要的心音。图 11-40 列举了主动脉瓣狭窄及二尖瓣反流时收缩期杂音的重要特点。表 11-9 总结了收缩期附加杂音的鉴别要点。图 11-41 列举了二尖瓣狭窄和主动脉瓣反流时舒张期杂音的重要特点。

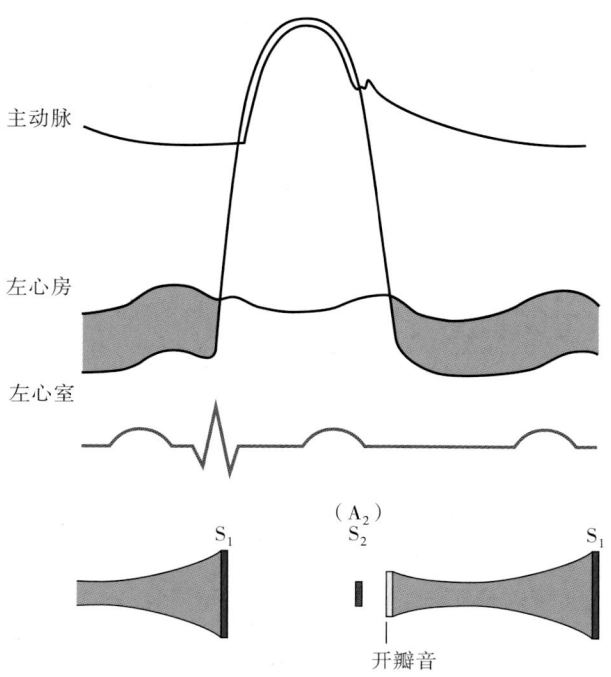

图 11-38　二尖瓣狭窄等原因导致的舒张期杂音

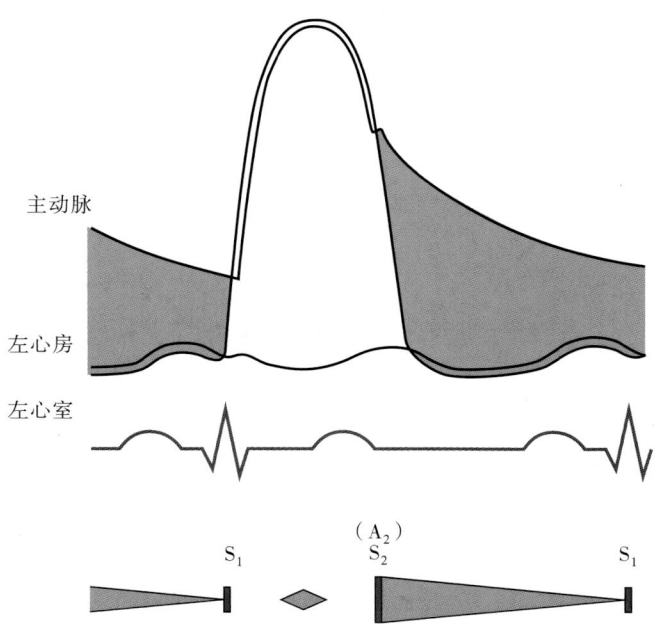

图 11-39　主动脉瓣反流等原因导致的舒张期半月瓣杂音
注意收缩期喷射性杂音，与血液的流量、流速增加有关

表 11-8 心音

心动周期	声音
收缩早期	喷射性喀喇音
	人工主动脉瓣开瓣音*
收缩中期至晚期	收缩中期喀喇音
	摩擦音
舒张早期	开瓣音
	S_3
	人工二尖瓣开瓣音**
	肿瘤扑落音***
舒张中期	S_3
	重叠型奔马律****
舒张晚期（有时称收缩期前）	S_4
	起搏器音

注：* 人工主动脉瓣的开、闭音在许多人工瓣膜中均可听及。开放音与喷射喀喇音相似，而关闭音则称"假S_2"音；
  ** 人工二尖瓣的开、闭音在许多人工瓣膜中均可听及。开放音与开瓣音相似，而关闭音则称"假S_1"音；
  *** 有蒂的左心房黏液瘤可随血液在二尖瓣环处反复扑动，听诊上与二尖瓣狭窄相似；
  **** 心率较快时，舒张期缩短，若S_3和S_4存在，其可在听诊时融合为一个声音，即重叠型奔马律。

收缩期主动脉瓣狭窄与二尖瓣反流杂音的鉴别

特点	主动脉瓣狭窄	二尖瓣反流
位置	主动脉瓣听诊区	心尖听诊区
放射	颈部	腋下
杂音形态	钻石型	全收缩期
音调	中等	高
性质	粗糙	吹风样
合并体征	A_2减低	S_1减低
	喷射喀喇音	S_3
	S_4	心尖搏动点弥散并侧向移位
	脉压下降	
	迟脉	

舒张期二尖瓣狭窄与主动脉瓣反流杂音的鉴别

特点	二尖瓣狭窄	主动脉瓣反流
位置	心尖	主动脉瓣听诊区
放射	无	无
杂音形态	递减型	递减型
音调	低	高
性质	粗糙	吹风样
合并体征	S_1增强	S_3
	开瓣音	心尖搏动点侧向移位
	右心室摇摆*	脉压增大†
	收缩期前增强	水冲脉
		奥斯汀-弗林特（Austin-Flint）杂音‡
		收缩期喷射性杂音§

注：* 右心室冲击胸骨左缘下方；
  † 主动脉瓣反流引起的脉压增大可导致多种体征：毛细血管搏动征、点头征、舒张期收缩期双重杂音征、水冲脉等；
  ‡ 与主动脉瓣反流相关的心尖区舒张期杂音，类似二尖瓣狭窄；
  § 主动脉瓣反流导致左心室容量增加，增加的血流通过相对狭窄的正常瓣膜，继而产生杂音。

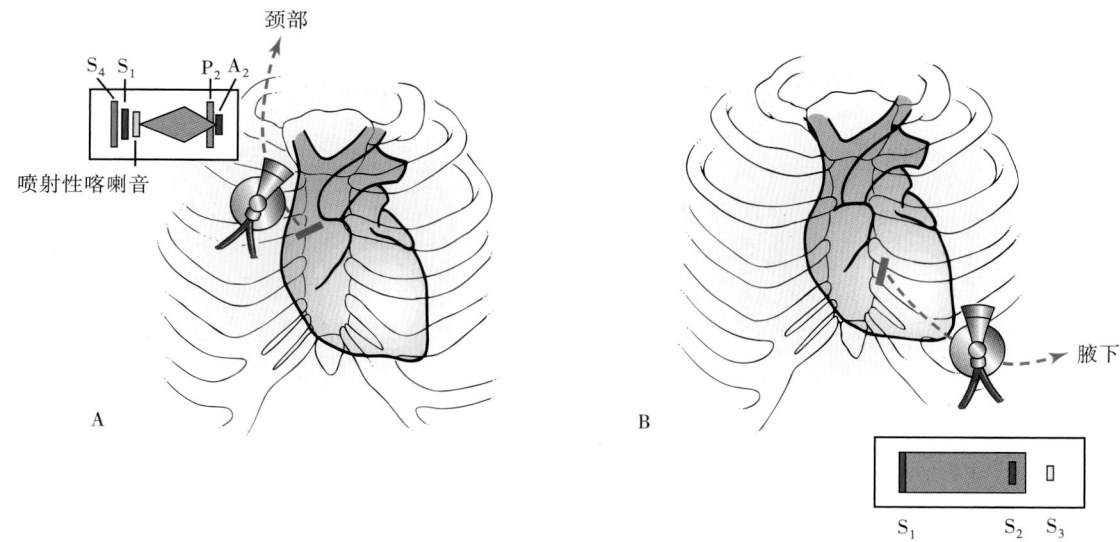

图 11-40 收缩期杂音

A：主动脉瓣狭窄的病理生理，注意第二心音（S_2）的反常分裂、S_4以及喷射性喀喇音；

B：二尖瓣反流，注意杂音的终止晚于S_2，并注意S_3的存在

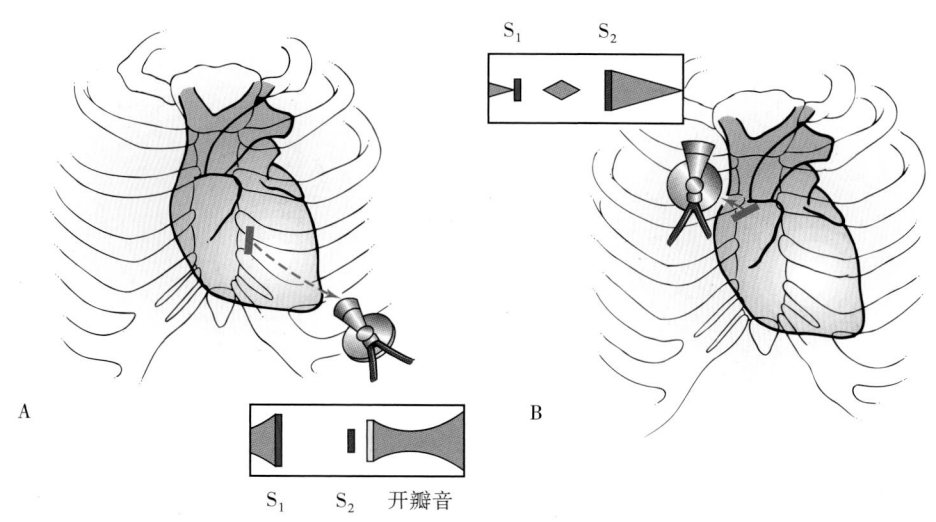

图 11-41 舒张期杂音

A：二尖瓣狭窄的病理生理，注意S_1的强度，以及舒张期杂音在舒张期末的增强；

B：主动脉瓣反流，注意收缩期血流的杂音

表 11-9 其他收缩期杂音的鉴别

特点	肺动脉瓣狭窄	三尖瓣反流	室间隔缺损	静脉嗡嗡音	无意义杂音
位置	肺动脉区	三尖瓣区	三尖瓣区	锁骨上	广泛分布*
放射	颈部	胸骨右侧	胸骨右侧	右颈部	极少
杂音形态	钻石型	全收缩期	全收缩期	持续性	钻石型
音调	中	高	高	高	中
性质	粗糙	吹风样	粗糙	哮鸣；嗡嗡音	弦音；振动

注：* 通常位于心尖与胸骨左下缘之间。

七、体格检查报告书写

心脏查体结果的记录范例:

- 无异常颈静脉充盈或曲张,无异常颈静脉搏动。心尖搏动点位于第 5 肋间隙锁骨中线处。S_1、S_2正常[*]。

- 生理性分裂存在。未闻及杂音、奔马律、心包摩擦音。未见杵状指、发绀或水肿。

- 颈静脉压增高。颈静脉搏动见明显"v"波。在 45°半卧位时,颈静脉充盈至胸骨角上方 8cm。心尖搏动点位于第 6 肋间腋前线处。S_1轻柔,S_2在吸气及呼气相呈显著分裂。心尖处可闻及Ⅲ/Ⅳ级、高调、全收缩期杂音,并向腋部放射。心尖处可闻及明显 S_3。双侧胫前 2+级可凹性水肿。无发绀、杵状指。

- 无颈静脉曲张,心尖搏动点位于第 5 肋间锁骨中线处。S_1正常,S_2轻柔。心尖处可闻及 S_4。主动脉听诊区可闻及Ⅳ/Ⅵ级、粗糙、中等音调、递增-递减型杂音,起始稍晚于 S_1,结束早于 S_2。杂音向双侧颈动脉传导。无杵状指、发绀或水肿。

- 颈静脉压升高,患者呈 90°端坐时,颈静脉仍充盈至下颌下缘。心尖搏动点位于第 5 肋间锁骨中线处。S_1增强,S_2正常。胸骨左侧下缘存在右心室摇摆。心尖处可闻及舒张期Ⅱ/Ⅵ级、低调的隆隆样杂音,在患者左卧位时明显。胸骨下缘左侧可闻及Ⅲ/Ⅵ级、高调、全收缩期杂音,吸气时增强。胸骨下缘左侧似可闻及右心室 S_3[**]。骶部 4+级可凹性水肿。无发绀或杵状指。

注: [*]对 S_1、S_2的描述有正常、增强、减弱、显著分裂、窄分裂、固定分裂、反常分裂,切勿简单地描述"S_1、S_2存在"。

[**]注意本例中,检查者提及可能存在某些体征。

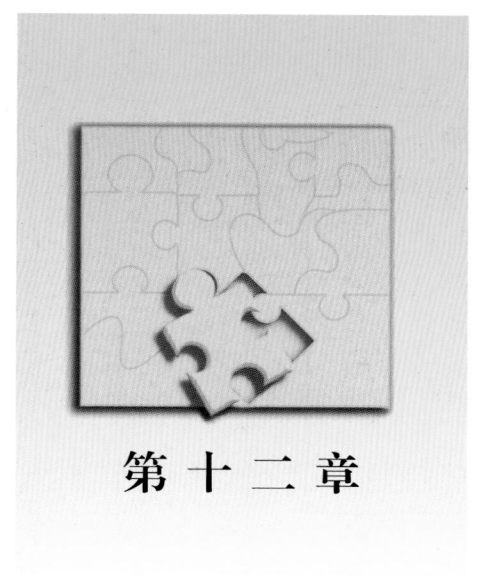

周围血管系统

第十二章

老年人血管壁增厚会限制血液通过，由此导致营养缺乏将危害他们的生命，在没有发热的情况下，老年人将会一步一步慢慢走向死亡。

——Leonardo da Vinci（1452-1519）

一、概述

周围血管系统疾病很常见，常累及动脉、静脉以及淋巴管。动脉方面包括脑血管、主髂动脉、股腘动脉、肾动脉、主动脉的闭塞以及动脉瘤样病变。周围动脉最重要的两个疾病是大血管动脉粥样硬化和微血管病变。周围血管病（PVD）是一个广为流行的疾病，可能致残，甚至危及生命。

周围动脉闭塞疾病最常见的原因是动脉粥样硬化，多累及四肢中到大血管。血管狭窄导致血供减少，造成缺血。PVD 多发生于 50 岁以上的男性。高危人群具有如下因素：

- 胆固醇异常
- 糖尿病
- 冠状动脉疾病
- 高血压
- 行血液透析的肾脏疾病
- 吸烟
- 卒中

图 12-1 根据 Framingham 心脏研究总结的 PVD 危险因素。[1]

PVD 典型症状有疼痛、沉重、乏力、烧灼感以及脚、小腿、大腿肌肉的不适。以上症状通常在行走或锻炼时出现，且在休息数分钟后缓解。早期，这些症状可能只在患者爬山、快走或行走较长距离时出现。后期，这些症状迅速进展，少量运动即可出现。小腿或脚可能在休息时感到麻木。腿部也可能触之发凉，且皮肤发白。当周围动脉疾病加重时，患者可能出现：

- 勃起功能障碍
- 夜间疼痛和痉挛
- 足或脚趾胀痛或刺痛，即使衣物或床单的重量都可能使之疼痛
- 当抬举大腿时疼痛加剧，而将大腿悬于床外可以缓解疼痛
- 皮肤发黑发蓝

---

1 国家心脏研究所（现改名为国家心、肺、血液研究所）和波士顿大学的一个研究项目（1948）。

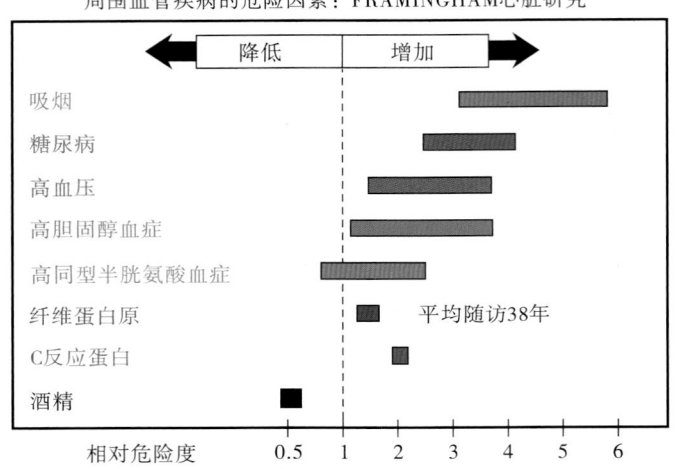

图 12-1 周围血管疾病的危险因素：Framingham 心脏研究

- 溃疡不愈合

动脉瘤样扩张常常是动脉粥样硬化的表现。腹主动脉常常受累。动脉瘤通常在肾动脉水平下方，可延伸至髂外动脉。动脉瘤常常无症状或仅表现少许症状。医生在查体时可偶然发现一个搏动性肿块。灾难性破裂常常是动脉瘤的最早表现。直径大于 5cm 的腹主动脉瘤（AAA）在发现的第一年内有 20% 破裂风险，5 年内有 50% 破裂风险。

Vesalius 在 16 世纪描述了第一例腹主动脉瘤。在针对该疾病的手术技术发展前，内科保守治疗均告失败。最初采取的手术方法为主动脉结扎，但效果不佳。1923 年，Rudolph Matas 在一例患者身上成功地完成了第一例主动脉结扎术，通过在血管腔内插入金属丝造成血栓栓塞。1948 年，C. E. Rea 通过在动脉瘤周围包裹反应性胶膜诱发血管周围纤维化，并限制其扩张。这种技术 1949 年被用在阿尔伯特·爱因斯坦身上，他在动脉瘤破裂之前存活了 6 年。然而，直到 1951 年腹主动脉瘤手术才采取切除联合移植的方式治疗。同年，C. Dubost 完成了第一例采用自体移植物修补腹主动脉瘤的手术。此后，在对血管疾病的自然史研究以及开发新的诊治技术均取得了巨大进展。

在尸检研究中，腹主动脉瘤的发生率为 0.5% ~ 3.2%。在一项大型美国退伍军人管理局的筛查研究中，腹主动脉瘤的患病率为 1.4%。破裂率为 4.4/10 万人。腹主动脉瘤在男性的发病率是女性的 5 倍，在白人男性的发病率是黑人男性的 3.5 倍。疾病发生的可能性为 3 ~ 117/10 万人年。

微血管病变多发生在糖尿病患者中。小血管的改变减少了皮肤以及神经的血液循环，尤其是下肢，导致产生缺血症状。周围神经病变是微血管病的常见并发症。这种神经病变可表现为感觉、运动或自主神经功能的缺损。

在美国有超过 1500 万微血管病变患者。而在糖尿病患者中，有一个神奇的 "15 法则"：

- 15% 的糖尿病患者可能在病程中出现足部溃疡
- 15% 的足部溃疡患者可能导致骨髓炎
- 15% 的足部患者可能需要截肢

同时，在糖尿病患者中还有 "50 法则"

- 50% 的截肢发生在大腿或小腿水平
- 50% 的截肢糖尿病患者会在 5 年内进行第二次截肢
- 50% 的截肢糖尿病患者将会在 5 年内死亡

周围静脉血管病变通常会发展为静脉瘀血和血栓病变。血栓性疾病严重并发症之一是肺栓塞。在美国，每年有超过 17.5 万人死于急性肺栓塞。

二、结构与生理

周围**动脉**系统的疾病会导致肢体缺血。当人体处于静息状态时，侧支循环能够提供足够的供血。而在运动状

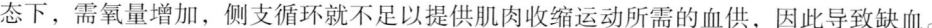

态下，需氧量增加，侧支循环就不足以提供肌肉收缩运动所需的血供，因此导致缺血。

静脉系统是由一系列低压容量血管组成，容纳了近70%的血容量。虽然静脉系统阻力小，但受大量神经和体液因素来支配以增加右心回流。此外，静脉瓣可帮助血液回流。

当人体处于直立姿势时，下肢的静脉压最高。长年累月，静脉壁薄弱导致其扩张。由于静脉壁扩张，静脉瓣难以完全闭合，产生血液反流。同时促进血液回流的静脉泵效率也下降。这些因素共同导致慢性静脉功能不全患者出现静脉瘀血。静脉瘀血的并发症包括色素沉着、皮炎、蜂窝织炎、溃疡和血栓形成。

淋巴系统是一个广泛的脉管网，负责将组织液（淋巴液）送回静脉系统。四肢有丰富的淋巴组织分布。大部分淋巴结于主要的近端关节之间，在淋巴液进入血液前能辅助过滤淋巴液。淋巴梗阻最重要的临床体征有**淋巴水肿**和**淋巴管炎**。

三、特殊症状

很多PVD患者都是无症状的。但当患者出现症状，其表现如下：

- 疼痛
- 皮肤温度和颜色的改变
- 水肿
- 溃疡
- 血栓
- 卒中
- 眩晕

（一）疼痛

疼痛是动脉粥样硬化最主要的症状。当患者主诉行走时小腿、足弓、股或臀部疼痛时，必须要考虑到周围动脉疾病。运动时下肢疼痛而休息时缓解的症状称为**间歇性跛行**，疼痛的部位通常在闭塞病变的远端，血液供应满足不了需求。随着疾病的进展，休息时也出现疼痛。这通常提示疾病较严重，且症状能在低温及抬高肢体时加重，尤其是夜间入睡时。深静脉血栓时也可能出现疼痛，这种情况称为**"静脉性跛行"**。静脉性跛行是由静脉瓣膜功能不全，流出径路梗阻以及小腿肌肉泵功能紊乱共同所致，并随着病情的进展常产生相关血流动力学改变。静脉性跛行的特征为安静站立比行走更加困难。这是因为行走时我们腿部肌肉收缩可以促进血液经静脉回流至心脏。**神经源性跛行**是腰椎管狭窄或脊髓神经炎最常见症状。疼痛通常与姿势相关。腰椎管狭窄，在特定背部姿势时，如弯腰，将导致腰骶神经根和马尾受压。表12-1描述了间歇性跛行、静脉性跛行和神经源性跛行的区别。

当一例男性患者主诉行走时臀部、髋部或大腿疼痛时，检查者需询问是否有勃起功能障碍。患者同时可能伴有大腿部麻木无力。**Leriche综合征**是指慢性髂总动脉闭塞，患者表现为间歇性跛行和勃起功能障碍，腹主动脉末端和双侧髂总动脉在动脉分叉水平有严重动脉粥样硬化。

患者偶尔主诉行走及休息时双腿疼痛或麻木，称为**"假性跛行"**，是腰部区域肌肉骨骼病变所致的临床症状。

（二）皮肤改变

血管性疾病出现皮肤颜色改变很常见。在慢性**动脉供血不足**时，受累肢体表现为发凉和苍白。在慢性静脉功能不全时，受累肢体皮温高于健侧。由于表皮脱落，下肢皮肤表面出现红斑样皮疹、糜烂。慢性静脉功能不全时，静脉血流淤滞导致下肢皮肤色素沉着增加、肿胀和"疼痛感"或"沉重感"。这些变化特征性地发生在肢体下三分之一处，且内侧更为明显。当静脉功能不全时，相关部位将会发生水肿。

表 12-1　间歇性跛行的鉴别诊断

项目	间歇性跛行	静脉性跛行	神经源性跛行
疼痛性质	痉挛性疼痛	疼痛感，沉重感，发紧感	针刺感，并向腿部放射，无力
发作形式	渐进性，连续过程	渐进性，但也可突然出现	可突然出现
缓解方式	停止行走	活动，抬腿	坐下、屈身、弯腰
部位	肌群（臀部、股、小腿肌肉）	整侧肢体	少为局部受累，可影响整侧肢体
受累肢体	通常单侧	通常单侧	通常双侧

急性深静脉血栓患者易继发静脉周围组织炎症。此炎症表现为局部温暖、发红和热感。静脉阻塞最可靠的症状和体征是肿胀。这一发现提示严重的深静脉阻塞，因为下肢浅静脉仅承载血液回流量的 20%，阻塞不会引起肢体肿胀。应对患者四肢周径进行比较，当在踝关节部位或小腿中部所测周径出现 2cm 差异，则认为是有临床意义的。

（三）水肿

淋巴水肿可由先天性淋巴系统发育异常或获得性回流受阻引起。无论是先天性或是获得性的病变，结果都使淋巴液淤滞在组织内，导致**紧绷的非可凹性水肿**。数年后，皮肤会似猪皮样粗糙。由于淋巴水肿通常是无痛性的，因而唯一的症状就是下肢的"沉重感"。

（四）溃疡

肢体持续性缺血与缺血性溃疡和坏疽密切相关。若出现皮肤增厚，循环受阻，溃疡就难以避免。在脚趾和足跟外伤后，将发生因动脉供血不足导致的溃疡。此类溃疡常伴有疼痛，边缘不规整，呈"穿凿样"外观，表面覆痂皮。一旦感染，就易出现局部组织发红。

与动脉供血不足导致溃疡不同，静脉回流障碍引起的瘀滞性溃疡是无痛性的，且多发于踝部或内踝上方的小腿。典型临床表现为内踝上方皮肤弥漫性发红和增厚。由于纤维组织增生和静脉瘀滞，皮肤呈鹅卵石样外观。只要轻微的损伤就易导致溃疡。快速进展的溃疡多由动脉供血不足引起，而缓慢发展的溃疡通常由静脉回流障碍导致。图 12-2 和图 12-3 显示内踝上方瘀滞性皮炎和溃疡。下肢溃疡的患者需注意询问：

"溃疡最早出现的时候是什么样的？"

"你认为溃疡是怎么开始的？"

"进展快吗？"

"溃疡疼吗？"

"用了哪些药？"

"有基础疾病吗？如贫血、类风湿关节炎？"

"腿部溃疡有家族史吗？"

（五）血栓

血栓病史非常重要。静脉瘀滞和高凝状态易导致血栓形成。一般认为，静脉瘀滞是血栓形成的重要原因。长期卧床、充血性心力衰竭、肥胖、妊娠、近期乘坐飞机远途旅行和口服避孕药都认为与血栓形成和栓塞密切相关。

继发于血栓的症状有肺栓塞引起的气促，脾动脉、肠系膜动脉和肾动脉栓塞引起的腹部疼痛，颈动脉或椎基底动脉栓塞引起的神经系统症状，以及周围动脉栓塞引起的疼痛和感觉异常。

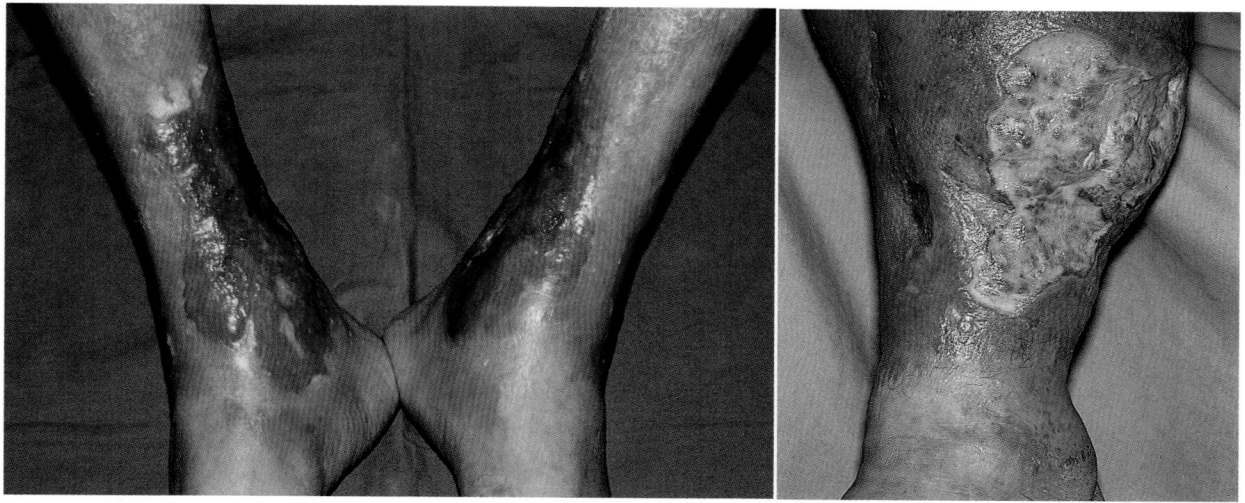

图 12-2　内侧髁上方淤滞性皮炎和双侧溃疡　　　　图 12-3　内踝上方淤滞性皮炎和溃疡

（六）神经系统症状

脑血管闭塞性疾病可导致多种神经系统症状，包括脑卒中[2]、眩晕及意识改变。颈内动脉闭塞可造成对侧偏瘫，对侧感觉缺失和语言障碍等症状。而复视、小脑功能障碍、意识改变和面神经麻痹则与椎基底动脉疾病相关。

四、血管性疾病对患者的影响

慢性动脉供血不足的患者在行走时症状加重。随着疾病进展，足趾、双足以及小腿胫部等易受损部位可能出现溃疡。疼痛也将难以忍受。足趾坏疽也可能出现，足趾截肢术后常常会再进行足部和小腿截肢术。此外，进行性的身体损毁也将逐步造成患者抑郁。

五、体格检查

周围血管系统查体所需的工具包括听诊器、止血带和卷尺。

周围血管系统的体格检查包括视诊和动脉搏动的触诊，如果怀疑相关疾病还有一些辅助检查。所有检查与其他部位的体格检查一并完成。

患者呈仰卧位，检查者站在检查床右侧。周围血管系统的评估包括：

- 视诊
- 动脉搏动检查
- 淋巴系统检查
- 其他特殊方法

（一）视诊

1. 检查四肢的对称性

需对比四肢的大小、颜色、温度，以及静脉走行。图 12-4 示 18 年前右侧乳房全切除术后继发严重的右上肢淋巴水肿。

2　卒中即**脑血管意外**。

2. 下肢检查

下肢检查包括色素异常、溃疡、水肿和静脉情况。是否有发绀？是否有水肿？如果有水肿，是可凹性的吗？图 12-5 示患者双下肢皮肤颜色改变以及水肿。该患者是慢性静脉回流障碍，她在拍摄此照片 1 天后死于大面积肺栓塞。

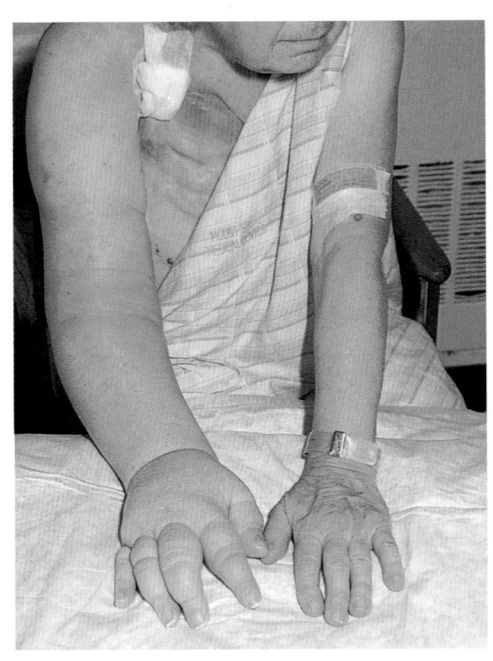

图 12-4　淋巴水肿图

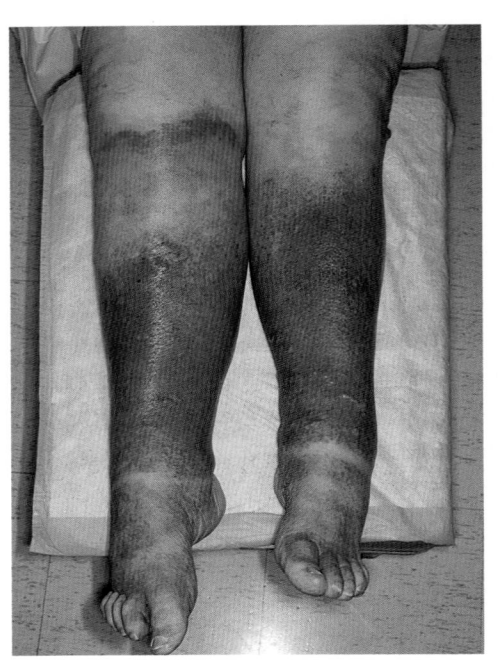

图 12-5　慢性静脉回流障碍

3. 评估皮肤温度

使用手背来评估皮肤温度。对比每个肢体对应部位皮肤温度。肢体发凉通常见于动脉供血不足。

4. 静脉曲张检查

令患者站立，检查下肢静脉曲张情况。注意观察近端股环以及下肢远端部位。这些部位的静脉曲张在患者卧位时可能难以观察到。

图 12-6 中是一例 37 岁女性患者，严重右心衰竭。其腘窝处明显扩张和迂曲的血管，同时还能看到双下肢皮肤色素明显沉着。图 12-7 是另外一例 65 岁患者，可见明显的双下肢静脉曲张，从腹股沟往下到整个下肢，但没有其他症状。

5. 动脉搏动检查

外周动脉检查最重要的发现在于是否有动脉搏动减弱或消失。常规检查包括桡动脉、肱动脉、股动脉、腘动脉、足背动脉和胫后动脉搏动，动脉搏动检查还是可能漏掉 50% 的周围血管病（PVD）。

二维码 12-1　桡动脉触诊

6. 桡动脉触诊

检查者面对患者站立。桡动脉搏动评估时握住患者双侧腕部，用双手的示指中指和环指按住脉搏（图 11-22）。检查者的左手握住患者的右手腕，右手握住患者的左手腕。注意评估双侧脉搏的频率和强度是否对称。

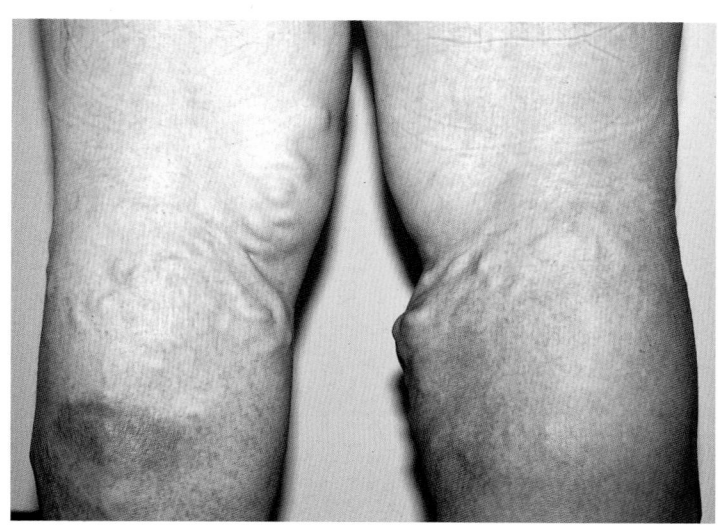

图 12-6 腘窝处明显的静脉曲张

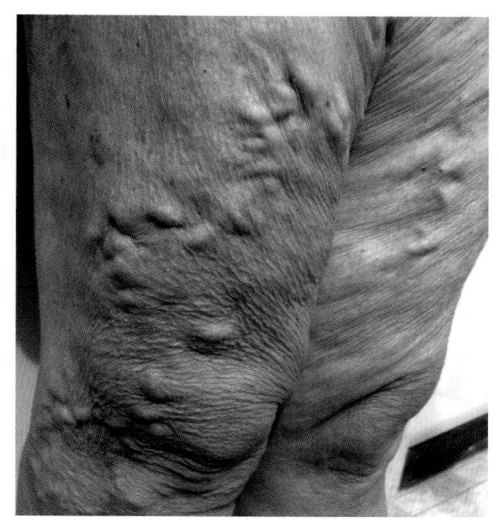

图 12-7 双下肢明显静脉曲张

7. 肱动脉触诊

由于肱动脉搏动强于远端脉搏，检查者需要拇指来触诊患者肱动脉搏动。在肱二头肌肌腹或肌腱的下方靠内侧可以摸到肱动脉搏动。检查者仍是面对患者站立，双侧肱动脉能同时触诊。检查者左手握住患者右臂，右手握住患者左臂。当检查者感受到肱动脉搏动时，需要加压直到感受到肱动脉最大搏动。图 12-8 显示了一种可同时评估双侧肱动脉搏动的检查方法，检查者能够评估其搏动情况。

二维码 12-2 肱动脉触诊

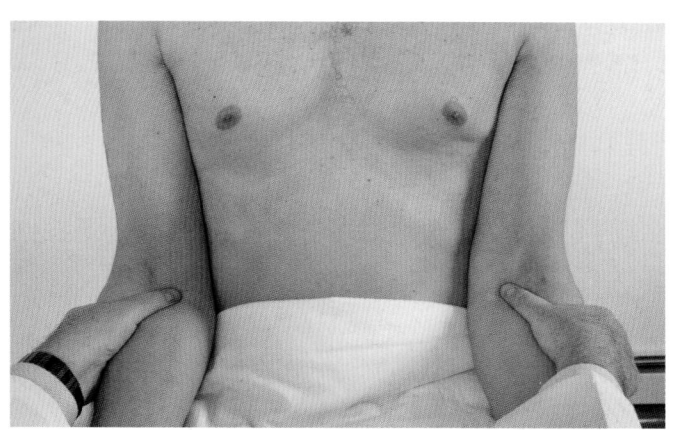

图 12-8 肱动脉触诊方法

8. 颈动脉听诊

听诊颈动脉杂音[3]时令患者仰卧，将听诊器膜件放置在患者颈动脉上方（图 12-9）。患者头部置于枕头上略微抬高，同时使头部略向颈动脉听诊侧的对侧偏转。患者屏息有助于听诊。正常情况下，听不到声音或仅听到传过来的心音。当一侧颈动脉听诊后，再听诊另一侧颈动脉。当双侧颈动脉听诊完成后，可进行触诊（第十一章"心脏"）。

听诊时需要注意是否有杂音。杂音可能由颈动脉粥样硬化所致。偶尔，由心脏产生的响

二维码 12-3 颈动脉听诊

---

3 杂音是指由于血管内湍流增加导致的声响。

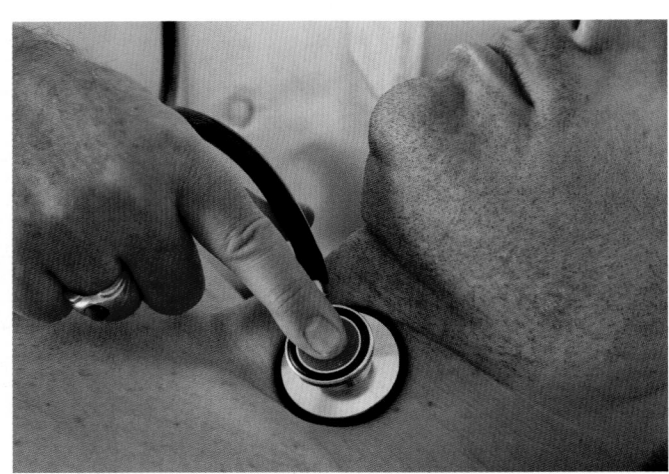

图 12-9　颈动脉听诊方法

亮杂音可传导至颈部。检查者根据经验来判断病变部位是局限在颈部还是在远端的心脏部位。

9. 腹主动脉触诊

　　美国每年约有 1 万人死于腹主动脉瘤。如果患者知道存在腹主动脉瘤，大部分是可以避免死亡的。一旦诊断腹主动脉瘤，未破裂腹主动脉瘤手术死亡率小于 5%，且手术后生存率与正常人群相同。当腹主动脉瘤破裂后，死亡率就接近 90%。即使少数患者能够及时进入手术室，手术死亡率也达到 50%。

　　查体时需要深压中腹部进行触诊，但要轻柔。当触及一个侧向搏动性肿物时提示腹主动脉瘤。动脉触诊诊断腹主动脉瘤的敏感性达 60%，同时确诊腹主动脉瘤破裂的患者中发现搏动性肿物的敏感性仅有 50%。对于消瘦的人，诊断腹主动脉瘤需要谨慎，因为此类人群的正常腹主动脉搏动易触及。检查的假阳性率高可能不是一个严重的问题，因为可通过安全便宜的腹部超声来确诊。

　　腹主动脉瘤的其他查体发现包括腹部杂音、股动脉杂音和股动脉搏动消失。不到 10% 腹主动脉瘤患者会出现杂音。当出现杂音伴腹部或背部严重疼痛，且远端动脉搏动消失或减弱后又出现时，高度提示腹主动脉瘤的急性破裂。

　　表 12-2 总结了用于诊断腹主动脉瘤体征的价值。

表 12-2　检查腹主动脉瘤的体征特点

体征	敏感性（%）	特异性（%）
明确的搏动性肿物	28	97
明确的或提示存在搏动性肿物	50	91
腹主动脉杂音	11	95
股动脉杂音	17	87
股动脉搏动消失	22	91

　　数据来自：Lederle FA, Walker JM, Reinke DB. selective screening for obdominal aortic aneurysms with physical examination and altrasound. Arch Intern Med, 148：1753, 1988.

10. 听诊腹部杂音

　　患者仰卧位，检测者将听诊器膜件置于患者腹中线，脐上方约 2 英寸（5cm）位置，注意听诊是否存在**动脉杂音**（图 12-10）。

　　肾动脉杂音可能是肾动脉狭窄的唯一征象。听诊部位在脐上约 2 英寸（5cm），中线往左和往右旁开 1～2 英寸（2.5～5cm）处。

　　仅在收缩期出现的腹部杂音临床意义有限，因为正常人及原发性高血压患者也存在该杂音。当收缩期、舒张

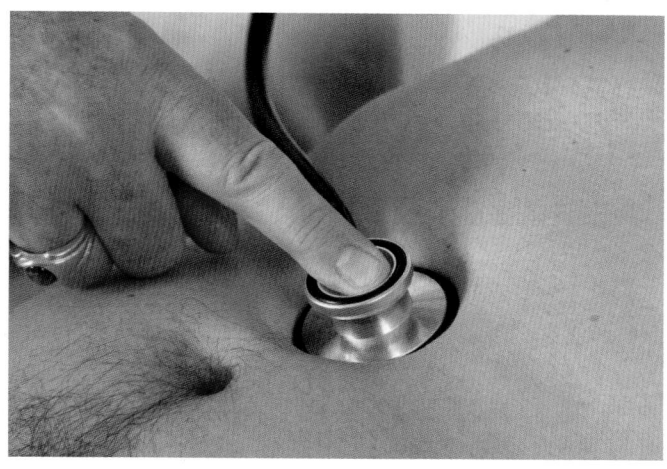

图 12-10 腹主动脉听诊方法

期同时存在腹部杂音时，需要警惕肾血管源性高血压。约60%肾血管源性高血压患者中有此杂音。

同时存在收缩期、舒张期腹部杂音在诊断肾血管源性高血压的敏感性为39%，而特异性高达99%。此类杂音的阳性似然比（LR+）为39，如无此杂音，则阴性似然比（LR-）为0.6。在一项评估上腹部或腰部杂音与肾血管源性高血压关系的研究中，其敏感性为63%，但特异性下降至90%。任意部位出现的腹部杂音提示为肾血管源性高血压的LR+更低（如6.4）。

11. 股动脉触诊及除外主动脉缩窄

股动脉搏动检查时，令患者仰卧，检查者位于患者右侧。阴毛三角的侧角处为观察和触诊部位。股动脉斜向走行于腹股沟韧带下方阴毛三角的侧角部位，位于耻骨结节和髂前上棘的中点处。双侧股动脉搏动要同时触诊比较（图12-11）。

若一侧股动脉搏动减弱或消失，需要听诊是否有杂音。将听诊器的膜件置于股动脉上方。当存在杂音时提示可能有主髂股动脉阻塞性疾病。

同时触诊股动脉和桡动脉搏动非常重要。正常情况下，两者同时搏动或股动脉搏动稍早于桡动脉。检查者将一只手置于患者股动脉上，另一只手置于患者桡动脉上来判断动脉搏动最强时点。这个方法仅适用于检查同侧动脉（图12-12）。一旦股动脉搏动延迟，需要注意有无主动脉缩窄，尤其在高血压患者中更需警惕。

二维码 12-4　股动脉触诊，评估主动脉狭窄

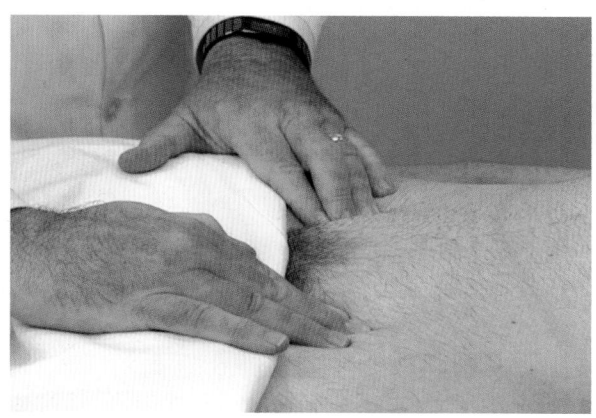

图 12-11　股动脉触诊方法

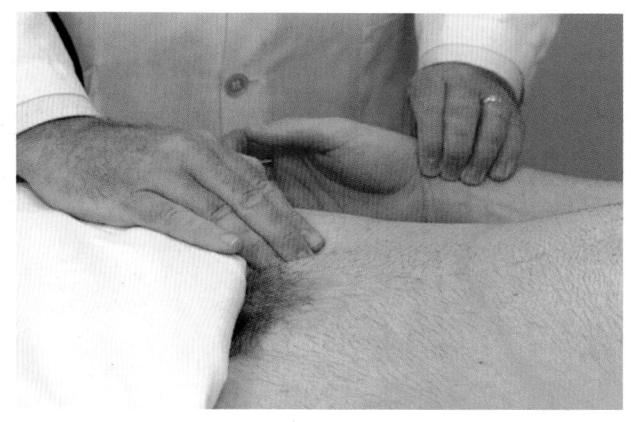

图 12-12　同时触诊股动脉和桡动脉搏动的方法

12. 腘动脉触诊

腘动脉一般较难检查，每根动脉需要分开检查。令患者仰卧，检查者双手拇指置于髌骨上，其余手指压紧股二头肌肌腱内侧腘窝处（图 12-13）。检查者使患者的腿呈轻度屈曲状态。患者无需抬腿，因为抬腿会使肌肉收紧导致搏动更难触及。检查者应双手都紧按住腘窝，必须采用深压触诊。

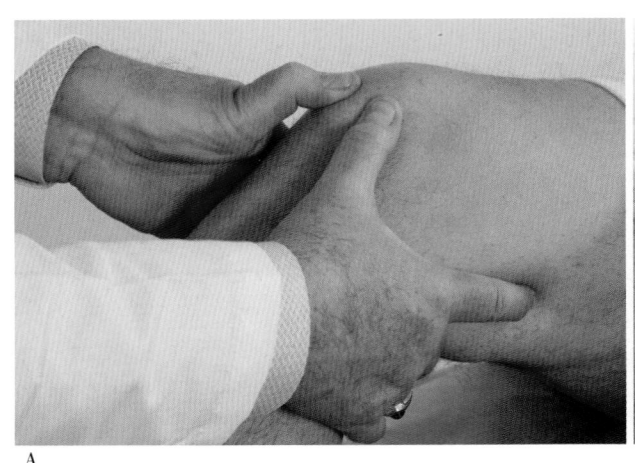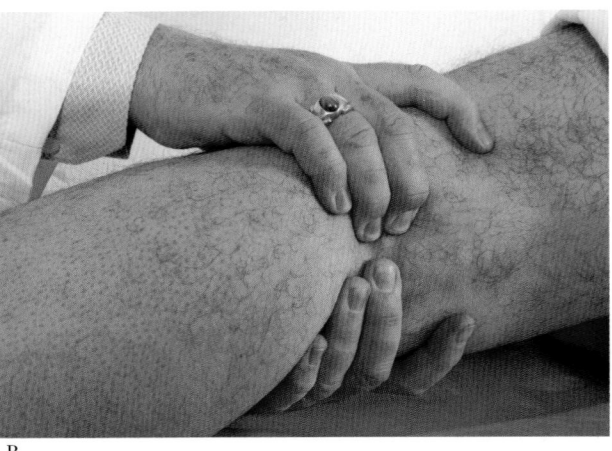

图 12-13　腘动脉触诊方法

A：双手正确姿势正面示意图；B：腘窝背面示意图

13. 足背动脉触诊

足背屈时，足背动脉最好触诊。足背动脉沿着踝关节伸肌支持带到大脚拇趾伸肌腱内侧走行。在趾长伸肌和拇长肌肌腱沟中最易触及足背动脉。双侧足背动脉同时触诊（图 12-14）。

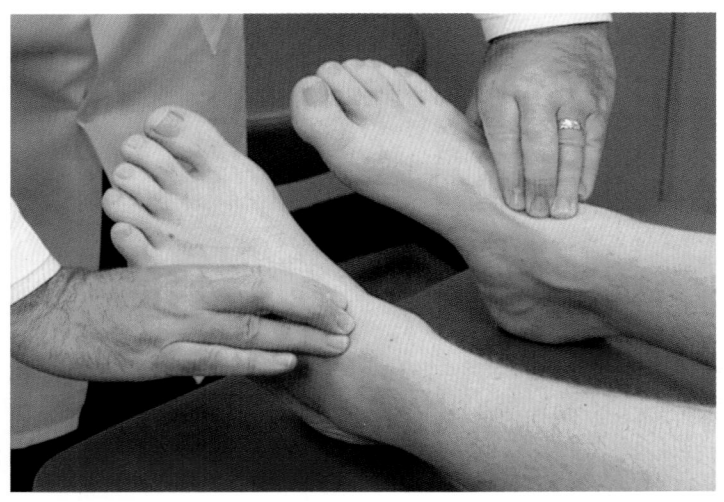

图 12-14　双侧足背动脉触诊方法

二维码 12-5　腘
动脉触诊

二维码 12-6　足
背动脉触诊

14. 胫后动脉触诊

胫后动脉在内踝后方，胫骨后肌肌腱和趾长屈肌肌腱之间可触及。双侧胫后动脉可同时触诊（图 12-15）。虽然 15% 的正常人可能触不到胫后动脉搏动，但大于 60 岁的周围动脉闭塞性疾病患者最敏感的体征就是胫后动脉搏动消失。

二维码 12-7　胫后动脉触诊

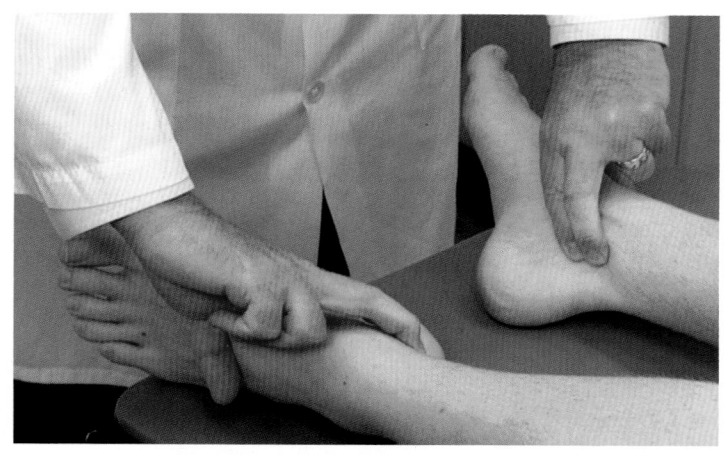

图 12-15　胫后动脉触诊方法

15. 搏动分级

搏动幅度的描述非常重要，最广泛使用的搏动分级系统如下：

0　消失

1　减弱

2　正常

3　增强

4　洪脉

当检查者评估患者下肢周围血管搏动时需要脱掉患者袜子。当检查者不确定所触及的搏动是患者脉搏还是自己的脉搏时，检查者可以用右手触诊患者脉搏同时用自己左手触诊自己右手桡动脉搏动。如果二者搏动不一致，说明检查者右手触及的是患者脉搏。

（三）淋巴系统

淋巴系统疾病的体征包括：

- 可触及淋巴结肿大
- 淋巴管炎
- 淋巴水肿

触及淋巴结应描述是否**疼痛**、**质地**、**数量**和是否**融合成团**。全身淋巴结肿大与局部淋巴结肿大考虑的疾病不同。**全身性**淋巴结肿大是指有 3 处或以上的淋巴结群肿大或可触及，见于淋巴瘤、白血病、胶原血管病以及全身性细菌、病毒和原虫感染。**局部**淋巴结肿大多由局灶感染或肿瘤引起。

淋巴管炎为淋巴管的炎症，多为淋巴管以远处感染所致。当病原体直接从皮肤创伤处侵入淋巴管，引起局部的炎症和继发感染，临床表现为皮肤出现红色线条，这是淋巴管炎的特征表现。炎症或感染随后向邻近淋巴结扩展。细菌可在淋巴系统中迅速繁殖。淋巴管炎患者多有发热、寒战、乏力不适，部分患者可有头痛、食欲不振和肌肉疼痛等。淋巴管炎可能迅速发展为菌血症和播散性感染，特别是由 A 组 β 溶血性链球菌感染所致淋巴管炎更易出现。糖尿病、免疫缺陷、水痘、长期应用类固醇激素及其他系统性疾病患者发生严重或快速播散的淋巴管炎的风险更高。

淋巴液回流受阻将导致**淋巴水肿**，通常与其他类型的水肿难以区分。图13-8中患者左臂出现继发于炎性乳腺癌的明显淋巴水肿。

淋巴结肿大的查体包括头、颈、锁骨上区（具体内容见第六章"头颈部"和第十章"胸部"）。在第十三章中的乳腺部分，介绍了触诊腋窝淋巴结肿大的查体方法。在第十五章的男性生殖器和疝中，介绍了触诊腹股沟淋巴结的方法。剩下唯一重要的淋巴结群还有滑车上淋巴结。

1. 滑车上淋巴结触诊

触诊滑车上淋巴结时，令患者肘部弯曲约90°。在肱骨内上髁近端约3cm处，肱二头肌和肱三头肌肌间沟内触诊淋巴结（图12-6）。滑车上淋巴结一般很少触到，但是当触到滑车上淋巴结，需要描述其大小、硬度以及是否有压痛。前壁尺侧部位和手部的急性感染可能与滑车上淋巴结肿大相关。滑车上淋巴结还可见于非霍奇金淋巴瘤患者。

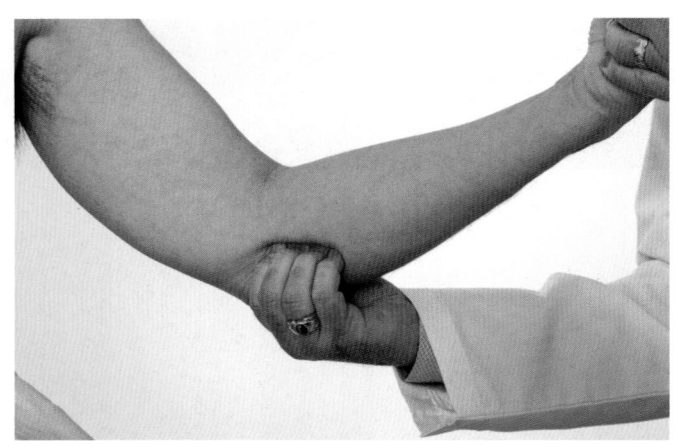

图 12-16　滑车上淋巴结触诊方法

（四）其他特殊检查

以下特殊检查方法都应与其他形式检查相结合。这些特殊的血管检查方法都有假阳性和假阴性情况，因此，只能将查体结果作为血管总体评价的补充内容。

1. 下肢动脉血供评估

动脉供血不足最重要的体征是脉搏搏动减弱。对怀疑下肢动脉供血不足的患者，还有一些有用的检查方法。下肢抬高后的苍白程度和缺血肢体下垂试验能大致反映肢体血供减少的程度。**抬高试验**时令患者仰卧，检查者抬高患者双腿，与床成约60°角。要求患者活动脚踝帮助促进下肢血液回流，使得颜色改变更明显。约60秒后，检查双足颜色苍白情况。正常情况下，双足不苍白（0级），60秒时出现苍白为1级，30~60秒出现苍白为2级，30秒内出现苍白为3级，不抬腿已有苍白为4级。然后嘱咐患者坐下并将双脚悬于床边，检查者评估颜色恢复时间（**下垂试验**）。正常情况下，下肢颜色恢复需要10~15秒，浅静脉充盈需要15秒。如果颜色恢复时间为15~30秒，提示存在中度闭塞性疾病且有足够侧支循环；如果颜色恢复时间>40秒，表示有严重的缺血，还可能出现暗黑或青紫色。这一检查方法仅适用于浅静脉瓣功能完整的患者。表12-3总结了上述检查方法。

表 12-3 检查下肢动脉供血不足的下垂实验

	颜色恢复（秒）
正常	10~15
中度缺血	15~30
严重缺血	>40

踝臂指数（ABI）或踝臂压力指数是一个快速无创性的检查，也是下肢血管评估最重要的内容。它是指小腿和上臂的血压之比。与上臂相比，下肢血压偏低表明存在周围血管病。ABI 是由踝部收缩压除以上臂收缩压计算得到。ABI 测量是周围血管病无创性评估中一个广泛使用的工具。研究表明，对于下肢主要血管存在血流动力学显著狭窄，并经血管造影确定狭窄程度超过 50% 的患者而言，ABI 检测诊断此类患者的敏感性达 90%，特异性可达 98%。

表 12-4 总结了根据患者疼痛部位定位闭塞性周围血管病的病变部位

表 12-4 闭塞性周围血管病的病变部位

疼痛部位	累及动脉
臀部和髋部	主髂动脉（Leriche 综合征）
大腿	股总动脉（疼痛也可位于小腿或同时出现在大腿及小腿）
小腿	小腿上 2/3—股浅动脉
	小腿下 1/3—腘动脉

2. 下肢毛细血管再充盈时间评估

对指甲下小动脉毛细血管加压使甲床变白，当不加压时，血液能够重新流入血管，甲床恢复正常的颜色。**毛细血管再充盈时间**是指皮肤恢复正常颜色所需时间，一般为 3~5 秒。

毛细血管再充盈时间可以通过压紧足趾直到足趾发白来判定。松手后恢复正常颜色所需的时间延长，提示动脉供血不足。毛细血管再充盈时间检查最好在室温环境下进行。寒冷环境可能导致周围血管收缩，从而影响检查结果。在没有动脉供血不足时，脱水、低体温以及多种类型休克也可能导致毛细血管再充盈时间延长。

3. 上肢动脉血供的评估

上肢慢性动脉供血不足较下肢少见。**Allen 试验**可以检查桡动脉和尺动脉的通畅情况，用于评估上肢是否存在动脉供血不足（尺动脉通常不可触及）。Allen 试验利用了桡尺动脉环。检查者首先通过在桡动脉上深压使其闭塞。然后嘱咐患者握紧拳头，再令患者松开拳头，观察手掌颜色。同样阻断尺动脉后重复该试验。当一条动脉受压时手掌发白表明另一条动脉闭塞。

4. 大隐静脉功能不全评估

检查大隐静脉静脉瓣功能不全较为容易。令患者站立，此时扩张迂曲的静脉明显可见。检查者用一只手压住曲张静脉的近端，同时将另一只手置于该静脉远端 15~20cm 处。当检查部位的大隐静脉静脉瓣膜功能不全时，将有搏动传递至检查者手指。

5. 逆行充盈试验

评估交通静脉和大隐静脉的瓣膜功能时可采用**特伦德伦堡试验**。令患者大腿抬高 90° 并维持 15~20 秒后，在患者股上方扎上止血带，止血带使得大隐静脉受阻而动脉搏动不受阻。然后令患者站立，此时检查者观察静脉充盈情况。因股动脉通过毛细血管床将血液推入静脉系统，所以可观察到大隐静脉缓慢从下端充盈，约需 30 秒。浅静脉的快速充盈提示交通静脉的瓣膜功能不全导致血液逆流。30 秒后，松开止血带。突然意外充盈也提示大隐静脉瓣膜功能不全。

六、临床意义

急性动脉闭塞的征象为"**5P**"：疼痛（pain）、苍白（pallor）、感觉异常（paresthesia）、麻痹（paralysis）以及无脉征（palselessness）。

慢性进行性小血管病变是糖尿病的特点。尽管存在肢端坏疽，但经常还能摸到动脉搏动。图 12-17 显示了一例糖尿病患者足趾的干性坏疽。

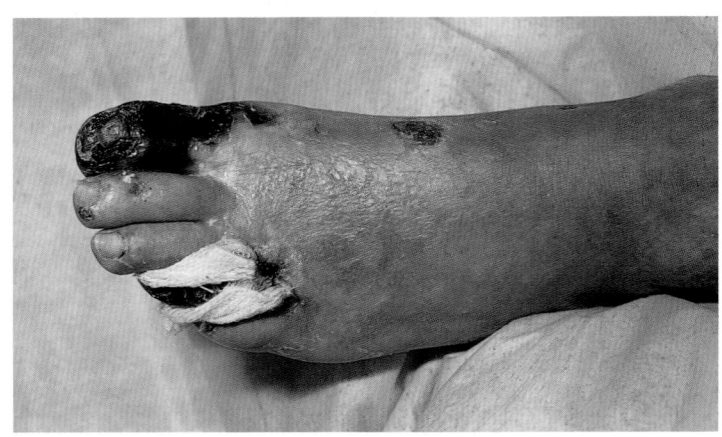

图 12-17 糖尿病性坏疽

糖尿病与许多皮肤病变相关。糖尿病特征性的皮肤改变为蜡样、黄色或赤褐色，边界清楚的，斑块样病变，称为**糖尿病脂性渐进性坏死**。病变通常位于下肢伸侧。病变局部皮肤有光泽且萎缩样改变，表面伴有显著毛细血管扩张。病变倾向于出现溃疡，而且一旦出现溃疡，愈合会非常缓慢。糖尿病脂性渐进性坏死通常早于糖尿病的发展。皮肤病变的严重程度与糖尿病的严重程度无关。图 12-18 显示了糖尿病脂性渐进性坏死，图 12-19 显示了另一例糖尿病患者病变的特写镜头。

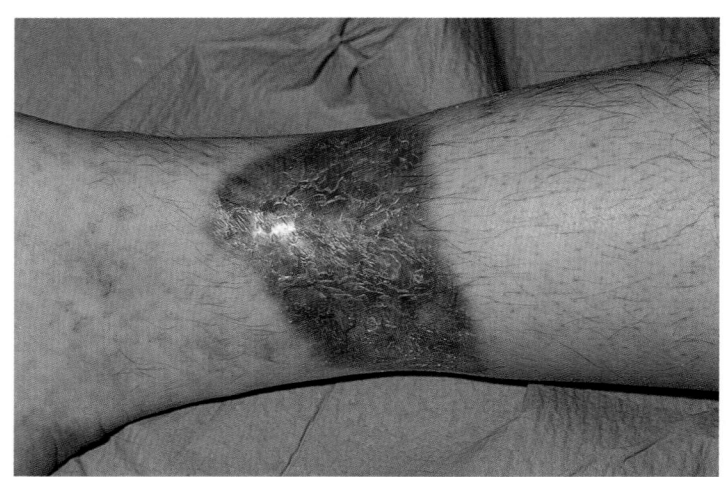

图 12-18 糖尿病脂性渐进性坏死，注意病变皮肤呈现有光泽的蜡样改变

诊断下肢深静脉血栓时可出现单侧肢体显著肿胀、静脉扩张、皮肤红斑、下肢疼痛、皮肤变暖以及压痛。通常还存在踝关节背屈受限。大部分股静脉或腘静脉血栓的患者可出现小腿肿胀，而髂股静脉血栓的患者表现为大腿肿胀。

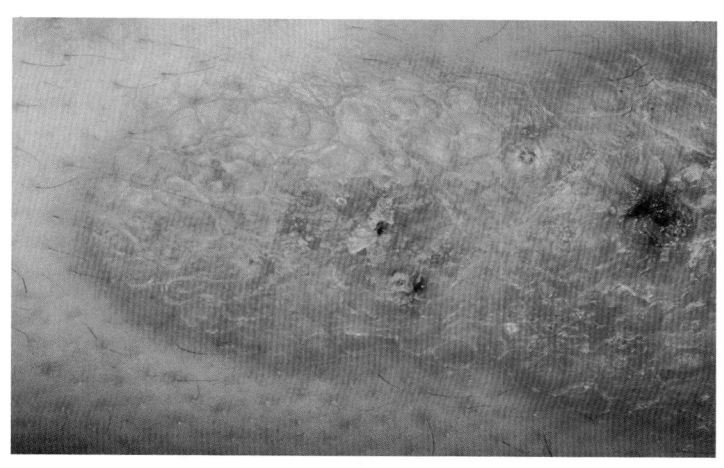

图 12-19 糖尿病脂性渐进性坏死病变特写

图 12-20 显示的是继发于肿瘤的股静脉血栓，注意左腿显著肿胀。

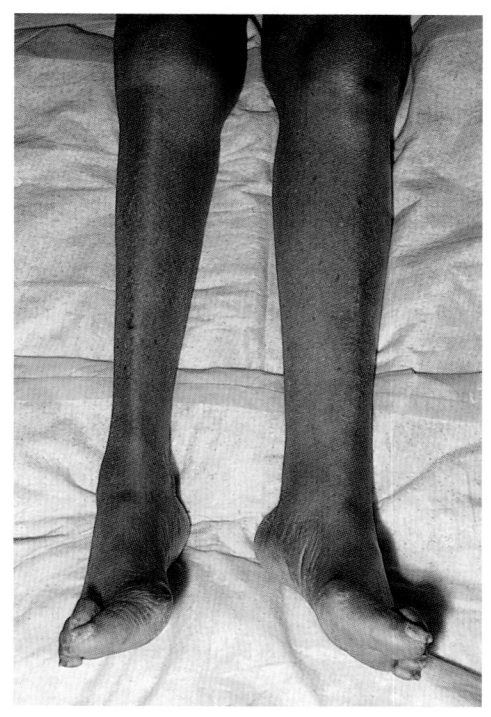

图 12-20 左腿深静脉血栓

轻轻挤压受累小腿或使踝部缓慢背屈，可能导致大约 50% 股静脉血栓患者出现小腿疼痛。用此种方法引出疼痛称为 Homan 征。但由于 Homan 征敏感性低，因此不能作为深静脉血栓性静脉炎单一诊断标准。很多不相关的因素也可能导致出现假阳性的检查结果。

静脉周围炎可继发于深静脉血栓。皮肤红斑，局部皮温升高，然后出现发热，表现为**血栓性静脉炎**。在多数病例中，检查者可在腹股沟或股内侧触及压痛变硬的静脉。这通常被描述为条索。

约 10% 深静脉血栓性静脉炎出现症状性**肺动脉栓塞**。如果栓子较大，可能出现主肺动脉栓塞，进而导致死亡。据估计，约 45% 血栓性静脉炎患者伴有无症状性肺动脉栓塞。

表 12-5 中列出了多个预测血栓栓塞的重要因素。

表 12-5　血栓栓塞的预测因素

因素	原因
血液瘀滞	心律失常
	心衰
	长期卧床
	肥胖
	静脉曲张
	脱水
血管损伤	外伤
	骨折
血液高凝	肿瘤
	口服避孕药
	妊娠
	红细胞增多症
	既往血栓栓塞史

　　雷诺病或**雷诺现象**是重要且常见的周围血管病表现。典型情况下，这一现象与远端手指或脚趾 3 种颜色改变有关：白（苍白）、蓝（发绀）、红（皮肤发红）。这些颜色改变与动脉痉挛和血供减少（苍白）、周围摄氧增加（发绀），以及血供恢复（皮肤发红）密切相关。患者可能感到受累部位由苍白或发绀导致的疼痛或麻木。在充血或皮肤发红阶段，患者可能主诉烧灼样感觉异常。在发作间期，可能没有任何症状或体征。

　　原发性或特发性雷诺病，需要与继发性的雷诺现象鉴别。表 12-6 列出这两种情况的鉴别点。

　　坏疽是由于血供减少导致深部组织的坏死。导致下肢坏疽的主要血管疾病的特点总结在表 12-7 中。

表 12-6　雷诺病和雷诺现象的鉴别诊断

特征	雷诺病	雷诺现象
性别	女性	女性
双侧对称	是（通常对称）	±（不对称）
寒冷刺激诱发	常见	症状加重
缺血改变	少见	常见
坏疽	少见	更常见
相关疾病*	否	是

注：* 例如硬皮病、系统性红斑狼疮、皮肌炎或类风湿关节炎

表 12-7　导致坏疽的主要血管病变的鉴别诊断

特征	糖尿病	动脉粥样硬化	闭塞性血栓性脉管炎	雷诺病	动脉栓塞
年龄	任意	大于 60 岁	小于 40 岁	小于 40 岁	任意
性别	两者均可	两者均可	男性	女性	两者均可
发病形式	渐进性	渐进性	渐进性	渐进性	突然起病
疼痛	中等	中等	严重	中等	通常严重
远端脉搏	可能消失	可能消失	可能消失	存在	消失*

注：* 受累动脉没有搏动

七、体格检查报告书写

周围血管系统检查的书写范例：

- 四肢颜色、大小及温度正常。上下肢脉搏搏动 2 级，双侧对称。无杂音。无杵状指、发绀或水肿表现。

- 两侧小腿伸侧有黄色、蜡样、边界清楚的病变。双侧小腿轻度发凉，左侧较右侧更严重。左踝侧面有穿凿样溃疡。左足拇趾发黑，界限明显。双侧股动脉搏动 2 级。远端无脉搏。双侧胫前水肿 1+。无杵状指和发绀。

- 髌下 4cm 处测量，右下肢比左下肢粗 3cm。右侧小腿紧绷，温暖伴红斑。右侧腹股沟处可触及条索物。双下肢水肿伴色素沉着。右侧胫前水肿 3+，左侧胫前水肿 2+。左内踝上方有一个小溃疡。双侧股动脉搏动 2 级，腘动脉搏动 1 级。腘动脉远端未触及脉搏。无杵状指和发绀。

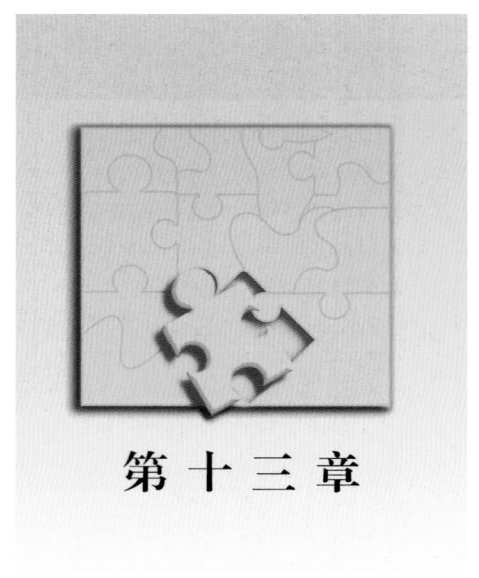

第十三章

乳 房

乳房的形状类似葫芦。它们呈圆形，并将血液转变为乳汁……乳房上有乳头，是新生儿吮吸的部位。

——Mondino De'Luzzi（1275-1326）

一、概述

美国的国家癌症研究所估计每 8 名女性中就有一名（约 12.5%）将发生乳腺癌。在女性的恶性疾病中，乳腺癌是最容易发生的，而且在导致死亡的癌症中名列第二，仅次于肺癌。2011 年，美国共有230480新发乳腺癌病例（占所有新发的癌症病例的 30%），并且占所有癌症死亡病例的 15%。有39970例死于乳腺癌：其中39520例为女性，450 例为男性。另外还在女性中诊断出乳腺癌的早期形式——乳腺原位癌共57650例。

乳腺癌在美国的发病率高于欧洲及亚洲国家。现在普遍认为不发达国家的女性患乳腺癌的风险比富足社会的女性较低。在种族和人种方面，白人及非洲裔美国妇女乳腺癌的发病率最高（分别为每 10 万人 113.2 例和 99.3 例）。亚洲太平洋岛妇女及拉丁美洲妇女的风险较低（分别为每 10 万人 72.6 例和 69.4 例）。女性乳腺癌的发病率自 2000 年起开始下降，2002-2003 年大幅度降低了近 7%，主要归功于 2002 年美国妇女健康倡议行动发表的结果，雌、孕激素联合治疗与乳腺癌和冠状动脉疾病的发生率增加密切相关，因此减少了激素替代疗法的使用。自 2003 年起，乳腺癌发病率较为稳定。

当一个家族出现乳腺癌患者，家族中其他妇女患乳腺癌的风险会显著增加。如果该患者在绝经后出现一侧乳腺癌症，她的一级亲属，如姐妹和女儿患乳腺癌的风险将较一般人群高 2 倍。有绝经前一侧乳腺癌家族史的女性患乳腺癌的风险将为一般人群 3 倍。如果该患者在绝经后出现双侧乳腺肿瘤，她的一级亲属患乳腺癌的风险将大于 4 倍。而在绝经前出现双侧乳腺癌症的一级亲属患乳腺癌的风险将接近 9 倍。

月经初潮年龄和生殖周期可能与乳腺癌的发生有关。月经初潮早于 12 岁的女性，乳腺癌的发病率较高。第一次生育年龄在 30 岁及以上的女性患乳腺癌的风险是生育年龄较年轻的女性的 3 倍。

大部分乳腺癌为无痛性肿块，多为患者和检查者在常规体格检查中发现。越早诊断，乳腺癌的预后越好。乳腺癌的筛查最好通过一系列临床乳腺的检查、乳腺自查（BSE）、乳腺钼靶成像来完成。乳腺钼靶成像是检测乳腺癌最敏感的方法，同时已证明其可以降低乳腺癌的死亡率。

二、结构与生理

乳腺是所有哺乳动物的特征。人类的乳房呈圆锥形，且通常大小不等。乳房从第二或第三肋水平延伸至第六或第七肋水平，从胸骨缘至腋前线。乳房的"尾部"可以延伸到腋窝，且往往比其他部位的乳腺更厚。外上象限含有最大体积的乳腺组织，通常为肿瘤好发的部位（图 13-1）。

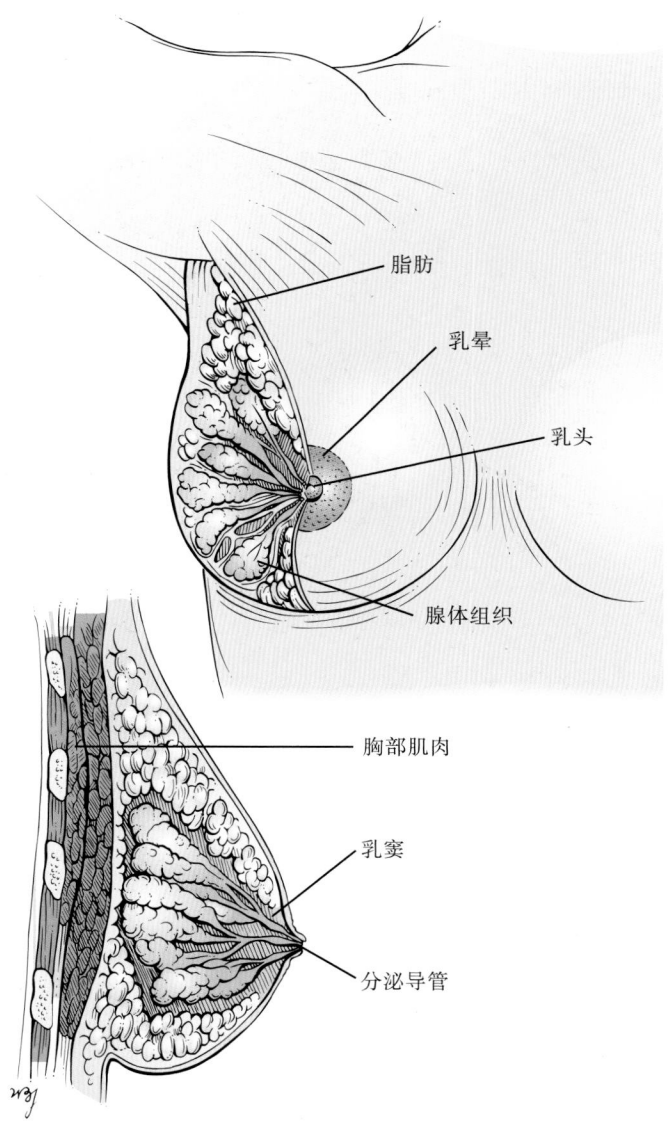

图 13-1 正常乳房解剖

正常的乳房有腺体组织、导管、支持的肌肉组织、脂肪、血管、神经和淋巴管组成。腺体组织由 15~25 个腺叶构成，每个腺叶分别汇入一根止于乳头的分泌导管。每一根导管在进入乳头部位扩张形成一个乳窦。在哺乳期，它可作为储存乳汁的容器。每个腺叶可再分为 50~75 个腺小叶，每个腺小叶通过其导管汇入小叶的分泌导管。

乳头和乳晕都含有平滑肌，可以缩小乳晕、压缩乳头。平滑肌细胞的收缩使乳头挺立且固定，因此可以协助**乳窦**的排空。

乳头的皮肤为深色、无毛发的。乳头真皮含有许多皮脂腺，成组分布于在乳窦开口附近。乳晕的皮肤也是深色的，但不同于乳头皮肤，偶尔可有毛发和毛囊。乳晕的皮脂腺通常认为是乳晕表面的小结节，称为**蒙格马利（Montgomery）结节**。

Cooper 韧带是乳腺组织连接浅筋膜外层，起悬吊作用的突起结构。

乳房的血液由乳内动脉供应。乳房有丰富的静脉网和淋巴回流。大多数淋巴回流进入腋窝淋巴结。其淋巴结位于胸大肌外缘下方，沿着腋窝中间面以及锁骨下区域分布。乳房主要的淋巴结链以及淋巴引流如图 13-2 所示。

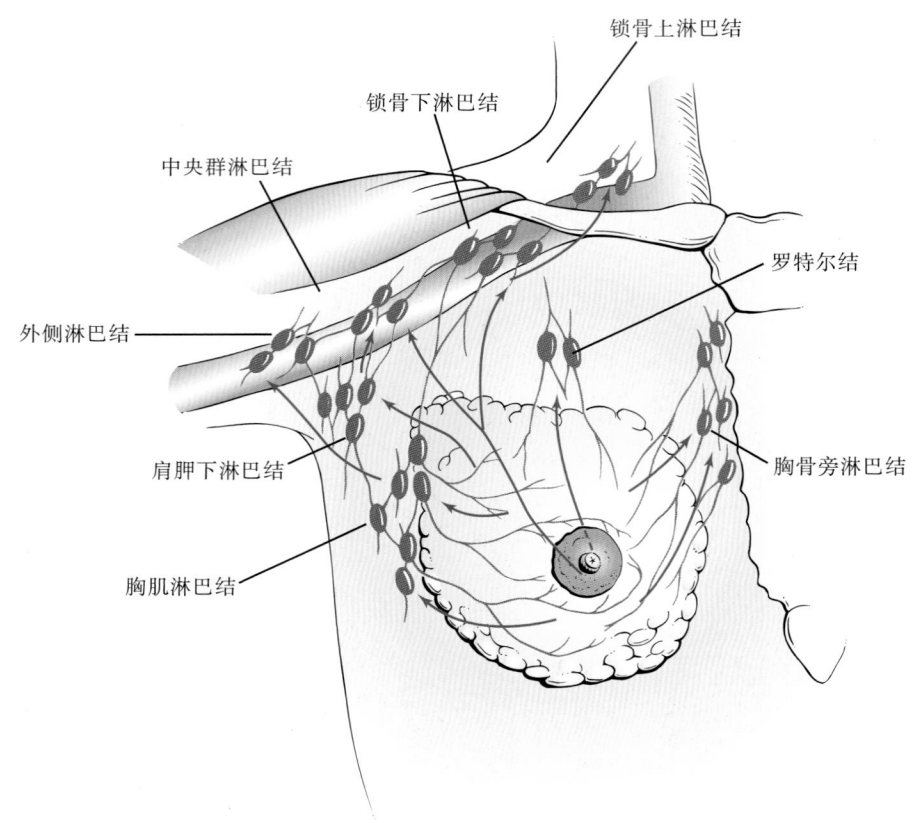

图 13-2　乳房的淋巴回流

许多发生在乳房的生理性改变是由以下因素引起的：

- 生长及衰老
- 月经周期
- 妊娠

出生时，乳房含有导管的分支系统都汇入一个发育的乳头。在这一阶段仅有乳头发育。出生后不久，有少量乳汁样物质分泌。出生 5~7 天后，分泌活动停止。青春期前，乳房和乳头突起，称为**乳腺芽期**，乳晕增大。青春期开始时，乳晕进一步增大，颜色加深。明显的腺组织在乳晕下开始发育。在月经来潮前，乳房发育良好，乳头和乳晕在乳房尖部向前凸出。当乳房成熟 1~2 年后，只有乳头向前凸出，乳晕回到正常的乳房轮廓。乳房从出生至成人的发育过程如图 13-3 所示。图 21-47 进一步描述乳房发育过程。

成人乳房的结节、密度和饱满情况受多方面因素影响。最重要的影响因素是过量的脂肪组织。因为乳腺由大量脂肪组织组成，超重的女性多有较大乳房。妊娠和哺乳也会改变乳房的特征。通常哺乳后的妇女乳房更柔软，结节更少。然而，由于腺组织在女性中基本相等，乳房的大小与哺乳无关。绝经时，乳房体积减小，密度减低。随年龄增大，弹性组织减少。

月经周期相关的生理改变为月经前 3~5 天出现乳房充血，乳房将增大、密度增加、结节明显。此时乳房的敏感性也会增加。由于乳房的结节增加，在此期间检查者不应试图诊断乳腺肿块，需要下一个月经间期重新检查患者。

妊娠期，乳房更加饱满和紧实。乳晕颜色加深，乳头增大且挺立。当女性近孕晚期时，可观察到薄层微黄色的分泌物，称为**初乳**。当孩子出生后，如果母亲 24 小时内开始哺乳，初乳分泌停止，继而开始乳汁的分泌。哺乳期，乳房明显充血。当女性停止哺乳后，短时间内还会持续泌乳。

乳房的神经内分泌控制可概括为，吮吸产生神经冲动传至下丘脑，下丘脑刺激腺垂体分泌**催乳素**，可作用于乳房的腺组织产生乳汁。下丘脑同时还刺激神经垂体产生**催产素**，可刺激腺组织周围的肌肉组织收缩，使乳汁进入导管系统。

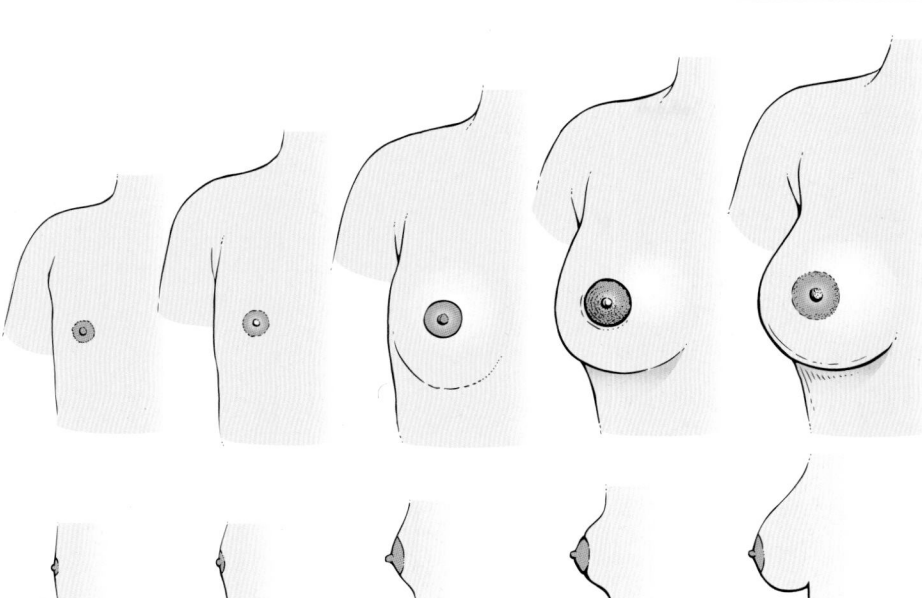

| 儿童 | 青春期前 | 早期青春期 | 晚期青春期 | 成人 |

图 13-3 乳房发育的阶段

乳房异常多与其胚胎学特征相关。上皮嵴，称为**乳线**，沿身体两侧从腋窝至腹股沟分布。

　　沿乳线分布的是多个将来乳房发育的雏形。人类只有在胸部的一对雏形保留并最终发育为正常的乳房。副乳或副乳头在白人妇女中出现的概率达 2%。副乳能以腺体组织、乳头或仅以乳晕的形式存在。腋窝是这些异常结构最常出现的部位，其次是正常乳房下方的位置。存在副乳的患者中超过 50% 是双侧的。总体而言，副乳一般没有临床意义。它通常没有生理功能，也极少与疾病相关。图 13-4 示乳线。图 13-5 示副乳头。

三、特殊症状

　　乳房疾病最重要的症状如下：

- 肿块或肿胀

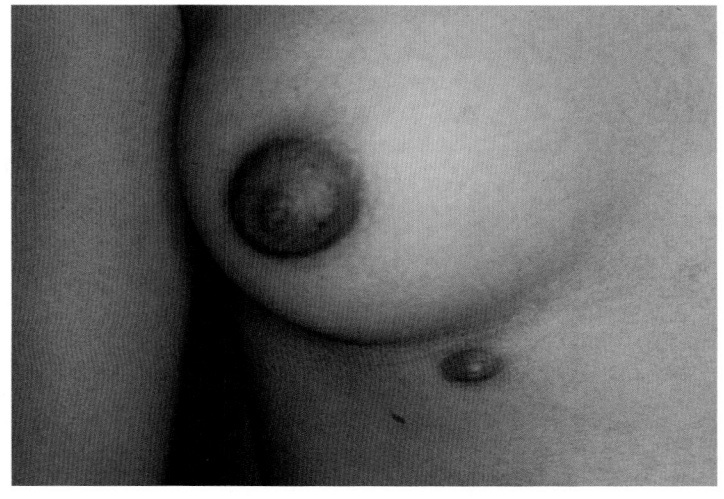

图 13-4 乳线　　　　　　　　　　　　　**图 13-5** 副乳头

- 疼痛
- 乳头溢液
- 乳房表面皮肤改变

（一）肿块或肿胀

患者可能在自我检查的时候发现一个乳房肿块。考虑询问以下问题：

"第一次注意到这个肿块是什么时候？"

"你注意到在月经周期这个肿块的大小有改变吗？"

"肿块有触痛吗？"

"之前有发现过乳房肿块吗？"

"有发现任何乳房皮肤的改变吗？"

"近期乳房有受过外伤吗？"

"有乳房溢液吗？有乳头内陷吗？"

"有乳房植入物吗？"如果有，"它们是什么材料的？"

如果肿物在月经前或月经周期时增大，可能只是生理性结节。乳头溢液、乳头内陷以及肿物上方皮肤改变强烈提示肿瘤可能。图 13-6 示一个在自检时发现的巨大乳房肿块。

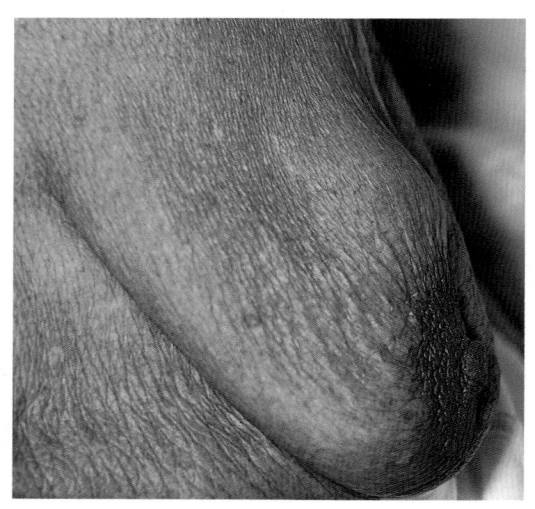

图 13-6　自检时发现的巨大乳房肿块

（二）疼痛

乳房疼痛或触痛是常见症状。这些症状常是由正常生理周期引起。患者有乳房疼痛时询问以下问题：

"你能描述一下这疼痛吗？"

"第一次感到疼痛是什么时候？"

"疼痛随着你的月经周期改变吗？"

"是双侧乳房都疼吗？"

"乳房受过伤吗？"

"疼痛和乳房的肿块有关系吗？乳头溢液？乳头内陷？"

"你的胸罩的大小有改变吗？"

快速增大的囊性肿物可引起疼痛。乳房囊性疾病通常是无痛的。虽然乳房疼痛是乳腺癌较为少见的表现，但疼痛的出现并不能除外肿瘤的诊断。千万不要延误痛性乳房肿物的诊断。

（三）乳头溢液

乳头溢液并不是一个常见症状，但它出现后，尤其是当乳头自发溢液时更需要怀疑乳腺疾病。向乳头溢液的患者询问以下问题：

"溢出的液体是什么颜色的？"

"是双侧乳头都有溢液吗？"

"你第一次注意到溢液是什么时候？"

"溢液和你的月经周期有关吗？"

"你最近一次月经周期是什么时候？"

"乳头溢液与乳头内陷有关吗？乳房肿块呢？乳房触痛呢？"

"有头痛吗？"

"有吃任何药吗？"

"有用口服避孕药吗？"

如果女性患者近期生过孩子，要问：

"你生上一个孩子的时候有任何问题吗？"

最常见的乳头溢液的类型是浆液或血性。浆液性溢液是稀薄的、水性的，且可能在患者的衣服上呈一个淡黄色的痕迹。这通常是由乳晕下某个大导管内的导管内乳头状瘤造成的。口服避孕药的女性可能主诉双侧浆液性溢液，浆液性溢液也会在乳腺癌患者中出现。

血性溢液与导管内乳头状瘤有关，通常发生在妊娠或行经的妇女。然而，它也可能与恶性导管内乳头状癌相关。乳头溢液的存在比溢液的特征更重要，因为两种类型的溢液都和良、恶性疾病相关。

乳性溢液通常为乳汁。非哺乳期的乳汁分泌称为乳漏。女性停止哺乳后持续几个月泌乳的现象很常见。在少数情况下，泌乳可持续一年。异常的哺乳期可能是存在干扰正常的下丘脑－垂体反馈环的垂体肿瘤或使用特定的镇静药物造成。机械刺激或吮吸可能导致生理性刺激。

（四）乳房皮肤改变

乳房或乳晕上方皮肤颜色或质地的改变是乳腺癌的重要症状。凹陷、皱褶或多鳞状的表现需要进一步检查。异常突显的毛孔，提示皮肤水肿，是恶性疾病的重要征象，该体征称为橘皮样改变。在乳腺癌早期，乳房淋巴管扩张，偶尔含有癌细胞栓塞。乳晕下半部分局限性的**橘皮样改变**可能出现。随着疾病进展，更多的淋巴管被癌细胞堵住，导致更广泛的水肿。典型的橘皮样改变如图13-7所示。

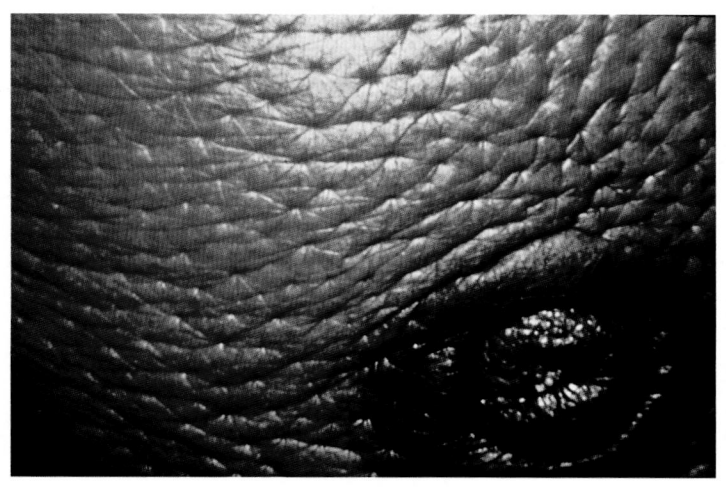

图13-7　橘皮样改变

（五）一般性建议

检查者需要特别注意女性乳房疾病的家族史。如前所述，乳腺癌可能是一个家族性问题。

近亲中出现乳腺疾病以及其患病年龄与患者的疾病密切相关。询问患者以下问题：

"照过乳房 X 线吗？"如果有，"什么时候？结果如何？"

"你患过乳腺癌症吗？"

"你有过乳腺肿瘤但未切除乳房吗？"

"有乳房植入物吗？"

"做过乳房活检或乳房手术吗？"

"乳房接受过放射治疗吗？"

"亲生母亲有过乳腺癌症吗？"如果有，"绝经前还是绝经后？她什么年龄时诊断的？"

"有患乳腺癌症的姐妹或女儿吗？"如果有，"绝经前还是绝经后？她什么年龄时诊断的？"

"服用避孕丸吗？"

"在使用雌激素替代疗法吗？"

四、乳房疾病对女性的影响

乳腺癌导致的社会心理问题影响深远。尽管缺少一个肢体在日常生活中更显伤残，但缺少乳房可能造成强烈的女性身份缺失感。许多缺少一侧乳房的女性出现抑郁，因为她们认为她们缺少了女性气质的象征。她们害怕自己再不能被认为是一个"完整的"女性，因为她们的身体已经受伤。她们害怕自己再也不能有正常的爱情，她们害怕再也不能体验到性生活的愉悦。她们害怕在镜子中看到自己，她们认为自己是丑陋的。不对称的胸部外观常被称为"毁损"或"弹坑"。乳房切除术后，女性常常遭受性压抑和性挫折。

一旦一个女性发现她的乳房有肿块时，她将非常恐慌。对于乳腺癌症的担忧是双倍的。如果这是一个癌症，有时预后不良，它常常会导致外形的毁损。基于上述原因，患者可能否认肿块的存在并且延迟就医。这是最为不幸的，因为许多早期的乳腺肿瘤是可以治愈的。

乳房切除术后，患者可能感到抑郁和自尊心低落。必要时患者需要支持和接受咨询。开放沟通，同其他病人、丈夫、医生、家人及其他重要的人分享感受，对于女性的心理康复至关重要。

图 13-8 为左侧的炎性乳腺癌患者，伴有左臂严重的淋巴水肿。患者留意到在过去的几个月里，她的左臂出现肿胀，现在需要帮助才能举起左臂。她的主诉仅有左臂的沉重。检查发现乳房病变时，她说几天前才注意到乳房

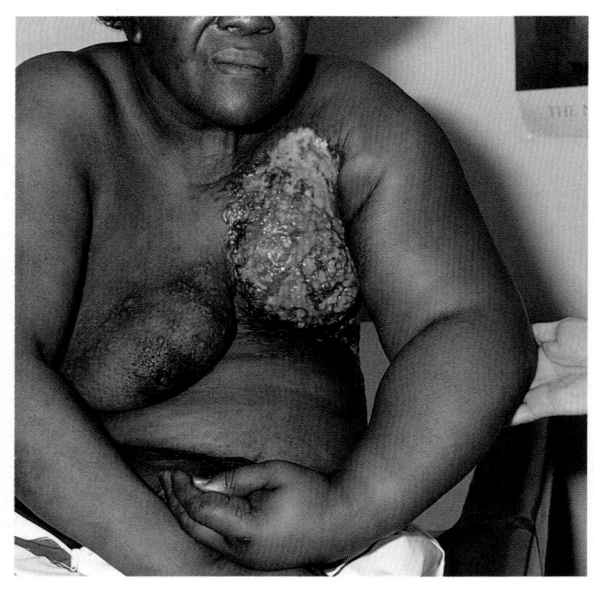

图 13-8　炎性乳腺癌

的改变。这是否认疾病的另外一个例子（还有一个见图 2-1）。

在过去 30 年里，随着手术及放疗的进步，除乳房切除术外，保留乳房和术后乳房重建已成为许多患者的治疗选择。乳房肿瘤切除术联合放疗对病灶小、早期肿瘤获得了与乳房切除术相似的生存率。所以乳腺癌的治疗选择是复杂且个性化的。患者与医生必须考虑到所有选择，并且理解这些选择，因为匆忙做出一个未被充分告知的选择，将来可能后悔。

五、体格检查

乳房的检查无需特殊的器械。检查包括：

- 视诊
- 腋窝检查
- 触诊

乳房的查体包括两部分。第一部分是患者保持坐位进行检查。坐位时完成乳房视诊和淋巴结触诊。第二部分是患者保持卧位进行检查。检查者指腹而不是指尖施加稳定、柔和的压力来系统地触诊整个乳房。

为了方便交流，乳腺被形象化地划分为四个象限。两条假想的直线穿过乳头以直角交汇。将乳房看作一个钟面，一条为"12 点到 6 点"直线，另一条为"3 点到 9 点"直线，划分成外上、内上、外下和内下四个象限（图 13-9）。外上象限延伸为"尾部"。

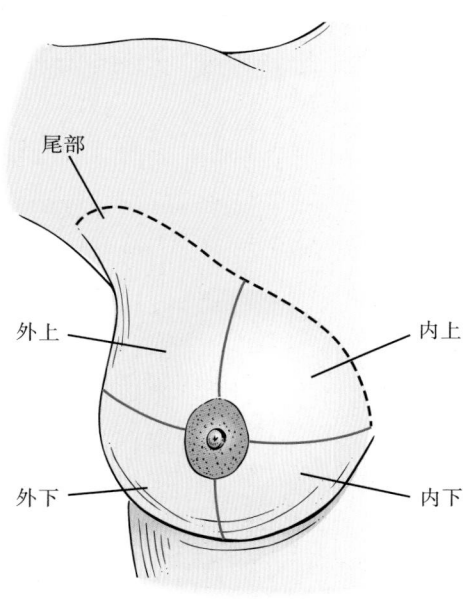

图 13-9 乳房的四个象限

（一）视诊

患者坐在检查床的边缘，面对检查者。检查者应让患者将衣服脱至腰部。

1. 视诊乳房

嘱患者将双手置于身体两侧，完成视诊（图 13-10）。告诉患者"我将要检查乳房是否有皮肤、轮廓及对称性的改变。"观察乳房的大小、形状、对称性、轮廓、颜色和水肿情况。检查乳头的大小、形状、内陷、外翻或溢液，双侧乳头要对称。是否有异常隆起？

注意观察乳房皮肤的水肿情况。恶性病变上方乳房皮肤的水肿可能表现为橘皮征。

是否有红斑？红斑与感染及炎性乳腺癌密切相关。图 13-11 显示继发于炎性乳腺癌的乳

二维码 13-1 视诊乳房

房红斑，乳晕上方的瘢痕是之前良性乳房肿块活检时留下的。

　　是否有凹陷？检查者必须观察是否存在**凹陷现象**。凹陷是由深处的肿瘤及其纤维化反应导致。皮肤回缩现象通常与恶性疾病有关，系 Cooper 韧带异常牵拉所致。肿瘤引起乳腺大导管缩短造成乳头平坦或内陷。乳头位置改变也有重要意义，因为许多女性表现为先天性单侧或双侧乳头内陷。图 13-12 显示乳腺癌造成的乳头凹陷与血性溢液。

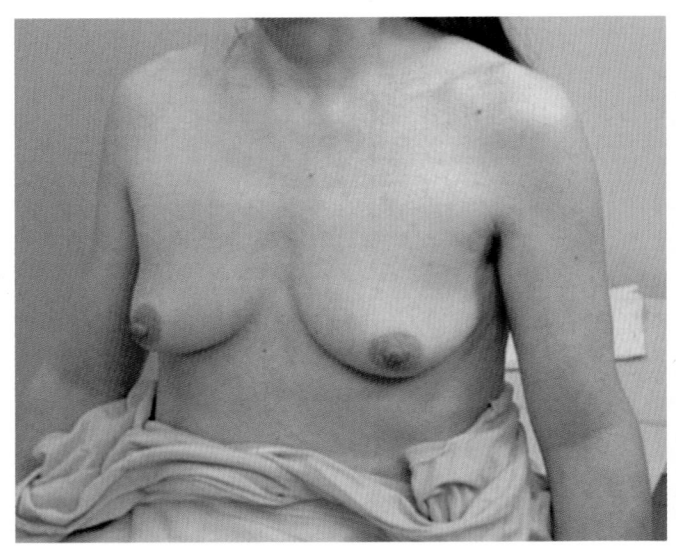

图 13-10　视诊乳房时患者的体位

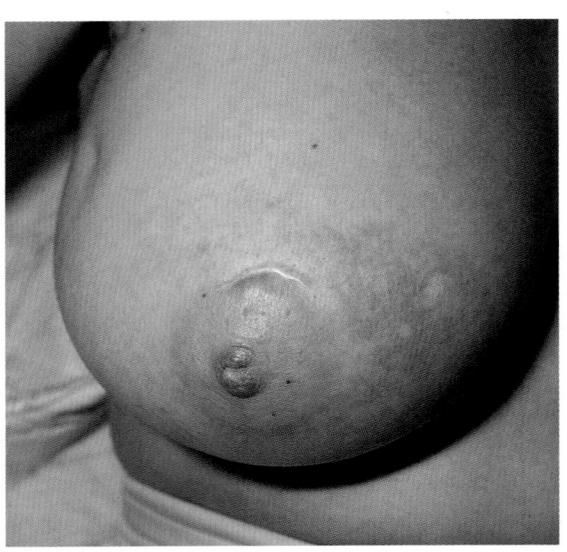

图 13-11　乳房红斑

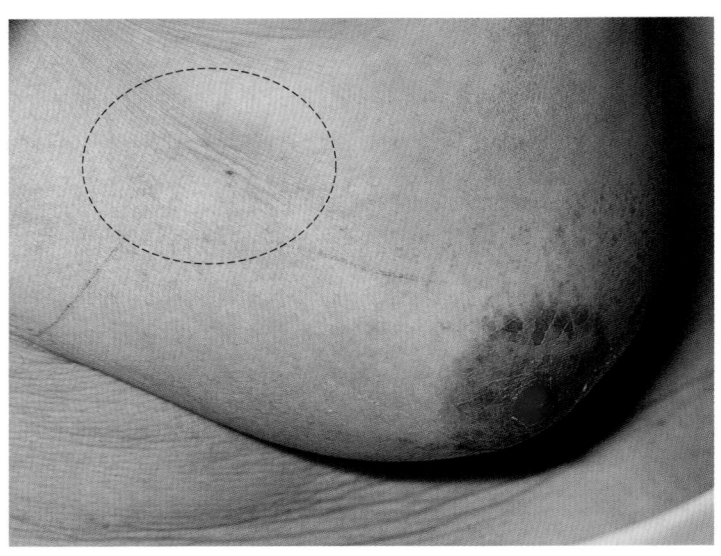

图 13-12　乳腺癌。注意乳房的凹陷及血性乳头溢液

　　乳晕或周围皮肤是否有红色、脱屑或结痂斑块？乳腺**佩吉特病**（Paget's disease）是与浸润性或导管内癌相关的皮肤改变。病灶类似湿疹，但与湿疹不同，多为单侧。皮肤会渗出或侵蚀。乳腺外的佩吉特病不常见，通常出现在肛周和生殖器周围，与附件区、肠道或泌尿生殖道的恶性疾病相关。图 13-3 示乳腺佩吉特病，并发导管腺癌。

2. 不同体位下乳房的视诊

　　接下来的视诊要让女性患者处于不同的姿势，这样可以突显出之前不太明显的回缩征象。令患者双手按住髋部。这个动作可以使胸肌紧张，可以突显乳房固定于深处肌肉而导致的凹陷（图 13-14）。如果存在恶性病变，恶

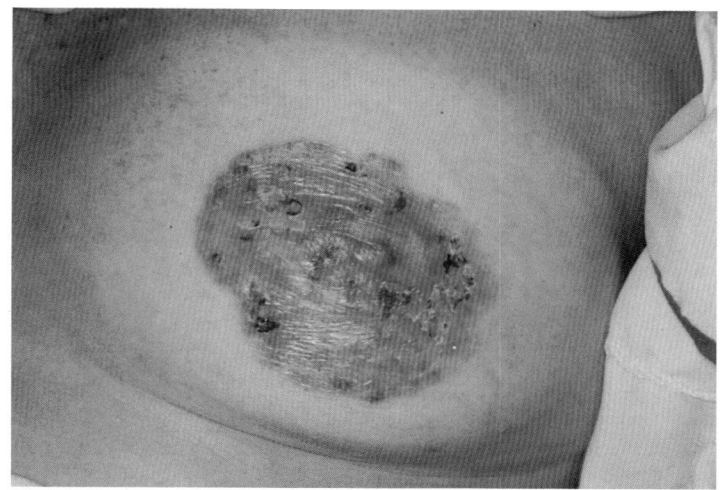

图 13-13　乳腺佩吉特病

性病变黏附于筋膜和胸肌会牵拉皮肤，导致皮肤凹陷。隆起也说明下方存在肿块。

另一个姿势主要用于乳房下垂的女性，令她弯腰，使乳房悬于胸壁下方（图 13-15）。肿瘤导致一侧乳房的纤维化会造成乳房轮廓的改变。

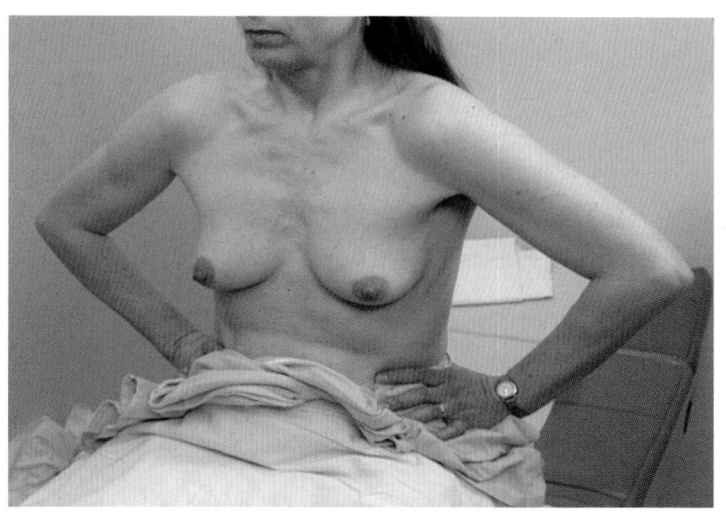

图 13-14　紧张胸肌的方法

（二）腋窝检查

检查腋窝时嘱患者面对检查者保持坐位，尽量放松胸部肌肉。检查右侧腋窝时，将患者的右前臂由检查者右手支撑。由于患者右臂向内侧牵拉，检查者左手手指的指尖可以从腋窝下方开始，慢慢向上到进入腋窝（图 13-16）。需触诊锁骨上、锁骨下及腋窝区。

用手指在肋骨上方画圈的动作来发现淋巴结。直径 3～5mm 的可移动的结节很常见，通常提示存在继发于手和手臂创伤的淋巴结炎。一侧腋窝检查完毕后，检查者用另一只手检查对侧腋窝。

二维码 13-2　腋窝检查

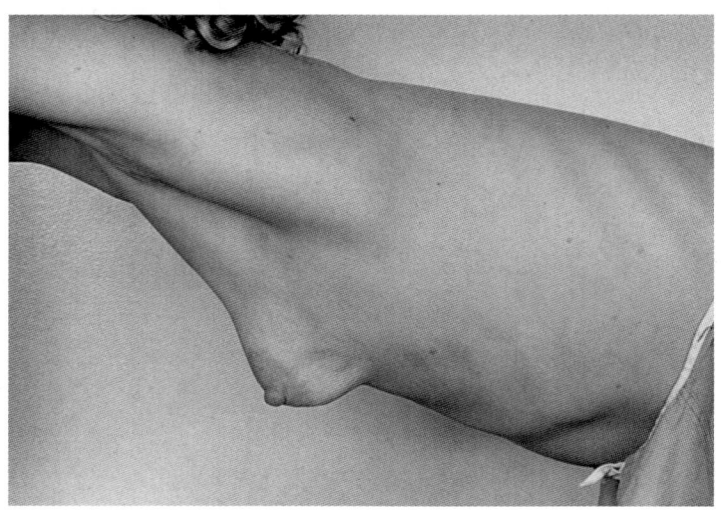

图 13-15 乳腺视诊的体位

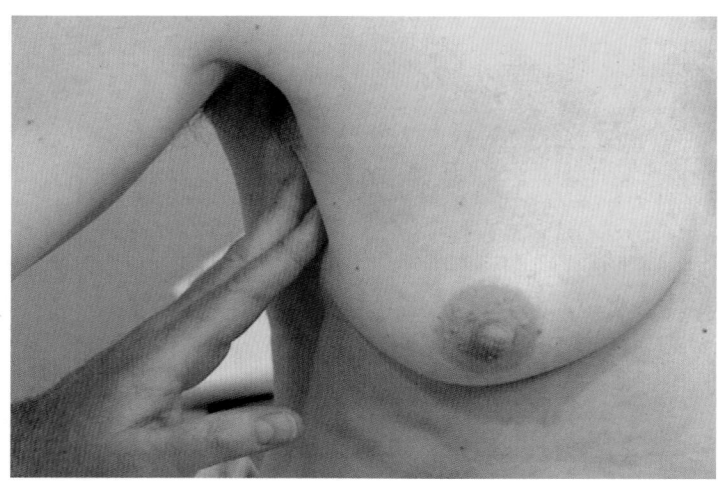

A

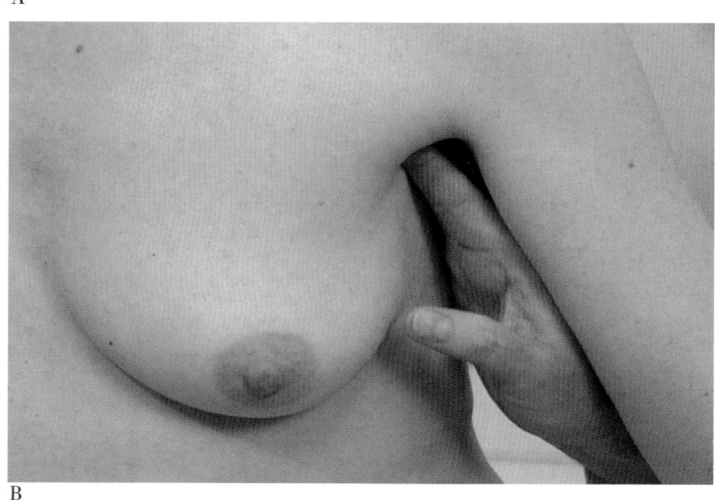

B

图 13-16 腋窝检查方法

A，下腋窝（右侧）；B，上腋窝（左侧）

（三）触诊

嘱患者仰卧并告知接下来进行乳房触诊。检查者站在检查床的右侧。虽然检查者可能在患者的右侧触诊双侧乳房，但是对于胸部丰满的女性检查最好站在左侧检查左侧乳房。

触诊乳房时最好能使乳房在胸壁上均匀分布。胸部较小的女性可将双手置于身体两侧；胸部较丰满的女性需将双手置于脑后。在检查侧肩部下方垫一个枕头有利于查体。

二维码 13-3 触诊乳腺

1. 触诊乳房

触诊乳房时，检查者要同时用掌侧和手指尖（图 13-17）。触诊时可按照"轮辐"法、同心圆法或垂直线条法进行。"轮辐"法从乳头开始（图 13-18A），检查者从乳头开始向外到 12 点终位置；然后检查者再回到乳头，沿 1 点钟方向继续触诊乳房。同心圆法（图 13-18B）也是从乳头开始，但检查者从乳头开始沿连续的环线绕乳房移动。这两种方法发现的病变都描述成为时钟方向与乳头的一定距离。例如"沿 1 点钟方向距乳头 3cm"。

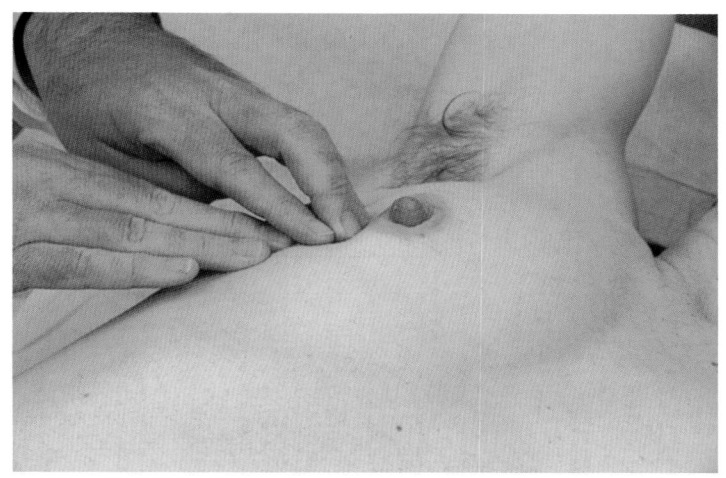

A

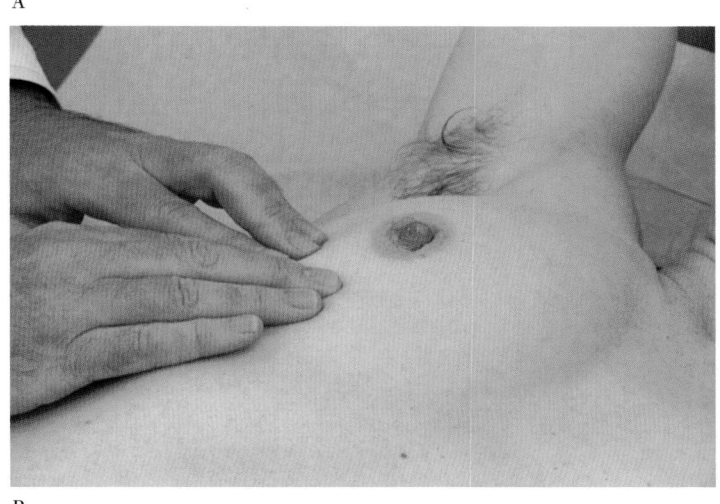

B

图 13-17 乳腺触诊
A："轮辐"法；B：同心圆法

另一种方法为垂直线条法或格子法。将乳房分为 8 或 9 个垂直的条带（线条），每一个条带约为手指的宽度。检查者并拢并微屈中间三根手指，确保与皮肤接触。应用指腹而非指尖进行触诊。加压出现硬币大小的圆形，检查者用浅、中和深三种不同压力检查乳房。每个条带包含 9 或 10 个触诊区域，与前一个区域稍微重叠，且每个区

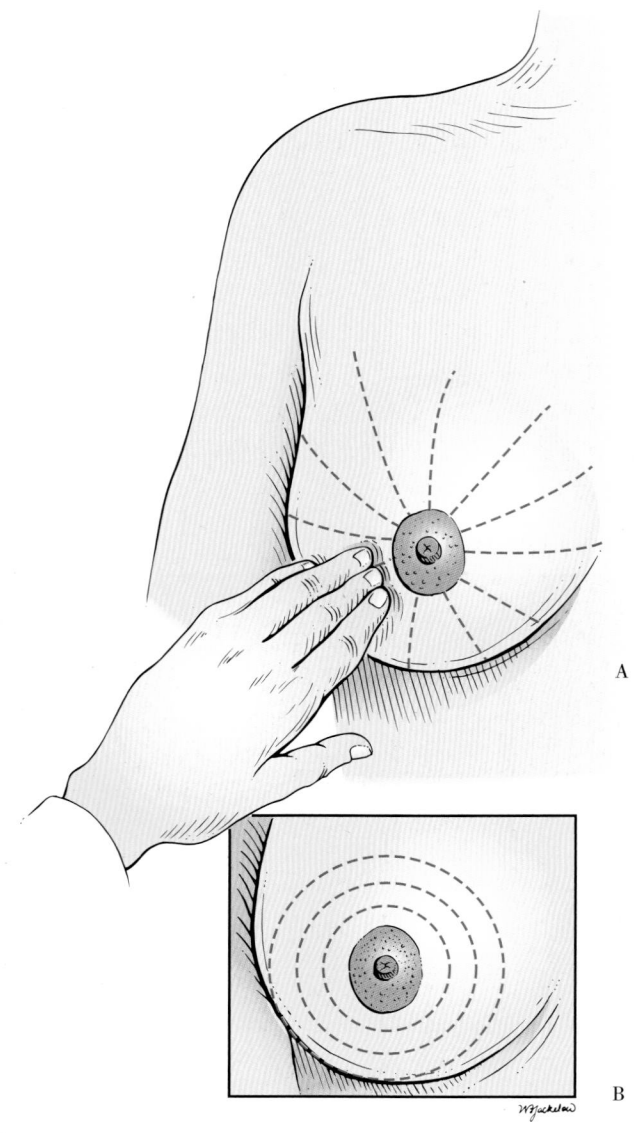

图 13-18　乳房触诊方法示意图
A："轮辐"法；B：同心圆法

域都要用三种压力进行检查。虽然已经证实这个方法优于其他传统乳房触诊的方法，但太耗时，用于乳房自检可能更好。

　　医生检查**乳房下皱襞**时应该谨慎。皱襞常在老年妇女中见到，是乳腺组织紧贴胸壁的部位。皱襞经常被误诊为乳腺疾病。

2. 描述结果

　　如果触及肿块，需要描述下列特征：

1. 肿块**大小**（厘米）和位置。

2. 肿块的**形状**。

3. **界限**，即肿物的边界。界限清晰（明确），考虑囊肿？界限不清，考虑肿瘤？

4. **性质**，描述肿块的"硬度"。肿瘤（癌）通常坚硬如石头，囊肿有弹性。

5. 病变的**移动性**，病变可在周围组织中可移动吗？良性肿瘤和囊肿可自由移动。肿瘤（癌）通常固定于皮下、肌肉和胸壁。

3. 评估回缩现象

当发现一个肿块时，**塑形**皮肤有助于判断是否存在凹陷现象。检查者抬高肿块周围的乳房，存在肿瘤时可能会出现凹陷。图 13-19 介绍了乳房塑型的方法以及乳腺癌患者的表现，注意乳房明显的凹陷。该患者在她的手臂也有乳腺癌的转移性病变，同时合并淋巴水肿。她来到门诊说她前一天发现手臂肿胀。

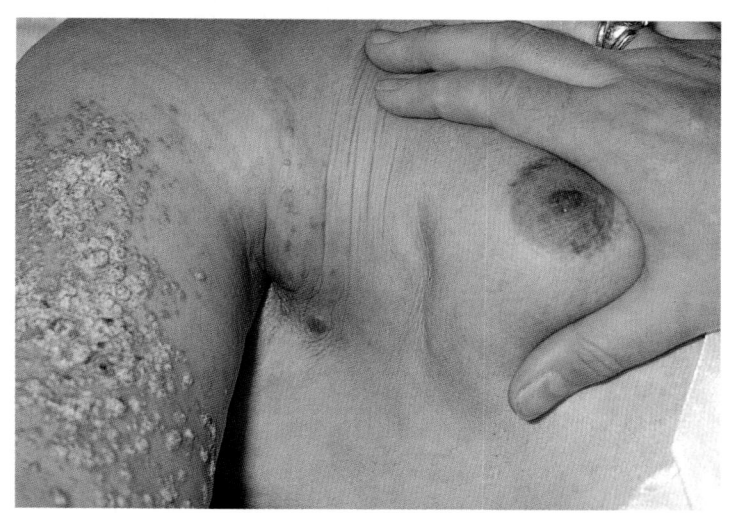

图 13-19 乳房凹陷
注意乳腺癌转移患者的上臂卫星皮肤损害

4. 触诊乳晕下区

乳晕下区，即乳晕正下方的区域，应在患者仰卧位时触诊。乳晕下方的乳房组织密度降低。乳晕的 Montgomery 腺体脓肿可能导致该区域出现触痛的肿块。

5. 检查乳头

乳头检查是乳腺检查的最后一步。视诊乳头是否有内陷、裂隙、结痂。检查是否有溢液时，将双手置于乳头两侧，轻压乳头，注意观察乳头溢液的特点（图 13-20）。询问女性患者是否愿意自己进行这方面的检查。

二维码 13-4 检查乳头

（四）男性乳腺检查

所有的男性应进行乳腺检查。视诊乳头是否有肿胀、溢液及溃疡。触诊乳晕及乳晕下组织是否有肿块。腋窝检查同女性。

（五）乳腺自检[1]

虽然多年来一直推荐每月进行一次乳房自检，但现已证实乳房自检对发现早期肿瘤的价值有限。美国癌症协会、美国妇产科学院和美国预防服务工作组等组织没有找到足够的证据来推荐或否定乳房自检。对每月一次乳房自检的强调已经被"乳房自我觉察"的概念取代，即超过 20 岁的女性应该对乳房的正常表现有足够的认识，但

---

[1] 乳房自检的重要性已经被认可了 60 年。然而，现在发现这一检查的有效性并不确定。1997 年，Thoma 和上海的合作者进行了一个大规模的随机对照试验。试验针对267040名女性，一半的女性进行乳房自检的严格训练；另一半女性则参加可预防下背部疼痛的训练活动。5 年内对这些女性的乳房疾病发展情况进行密切随访。研究表明两个小组在乳房疾病的死亡率方面无差异，同时经过乳房自检训练的小组也不能早期发现乳房疾病。研究者们得出结论"没有足够的证据推荐或反对乳房自检的教育。"

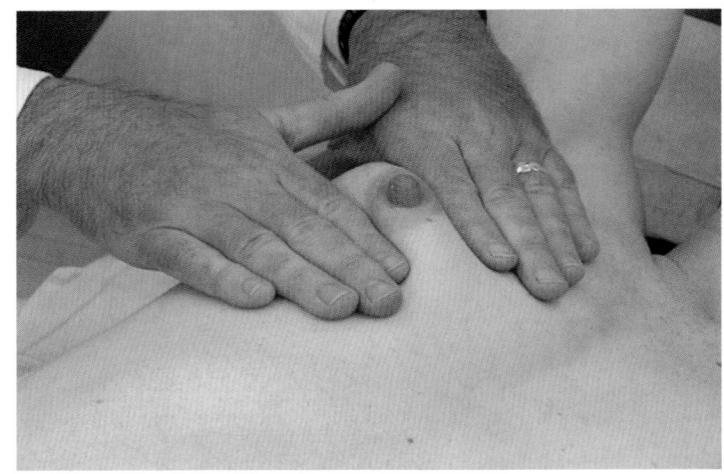

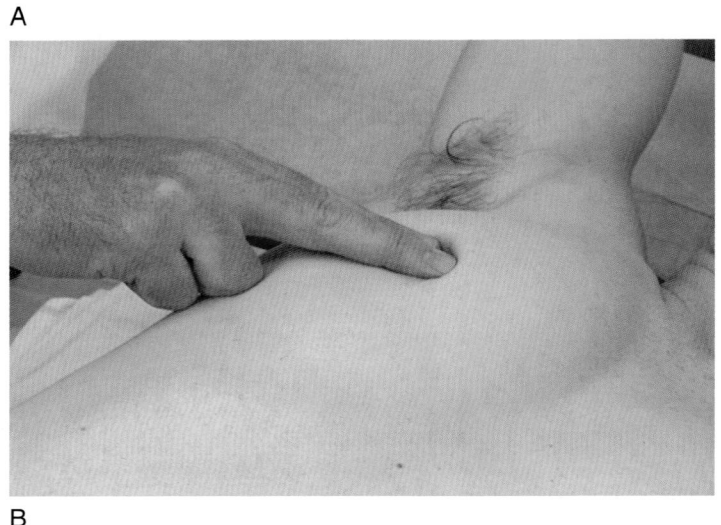

图 13-20 乳头检查方法
A：检查溢液；B：检查乳头下方肿块

没有具体的时间表和检查方法。医生应该加强对女性的教育，使她意识到要及时报告任何的皮肤改变、凹陷、乳头溢液或新发的肿块或突起的存在。

虽然上述发现应该寻求医学关注，但女性患者可以放心的是大部分发现并不是肿瘤。

许多女性都想知道如何最好地进行乳房检查。适用于患者教育的乳房自检技术如下：

1. 站在镜子前将双手置于双侧。视诊双侧乳房是否有异常，例如凹陷、皮肤发红、皱褶、乳头溢液或皮肤脱屑。

2. 举起双手并将双手在脑后握紧。将双手向前压。观察镜子中乳房组织是否有改变。

3. 放下双手置于臀部。稍向前弯腰同时将肩部和肘部向前拉伸。

4. 举起右手，用左手指腹仔细按压右侧乳房。从外上缘开始，沿小圆圈方向慢慢向内。特别注意乳房和腋下之间的乳房组织。使用按摩式的运动。

5. 轻轻挤压乳头并观察是否有任何溢液。

6. 躺下，在右肩下垫一枕头，重复步骤 4 和步骤 5。将右手臂置于头上。

7. 重复左侧乳房检查。

8. 在坐位或站立位时检查两侧腋下区时，仅轻抬手臂，使得腋下区更加容易触及。直举手臂会使得皮肤紧绷，增加检查难度。

六、男性乳腺

男性乳房发育是指男性一侧或双侧的乳房增大。通常出现在青春期、衰老或与药物有关。图 13-21 显示一例 90 岁的老年男性，由于前列腺癌接受己烯雌酚治疗后出现男性乳房发育。

美国每年约有 1000 例男性乳腺癌患者。每年死于转移性乳腺癌的男性超过 300 例。诊断的平均年龄是 59 岁。最常见的临床表现为无痛的质硬的乳晕下肿块或乳房外上象限肿块，约在 75% 的病例中发生。

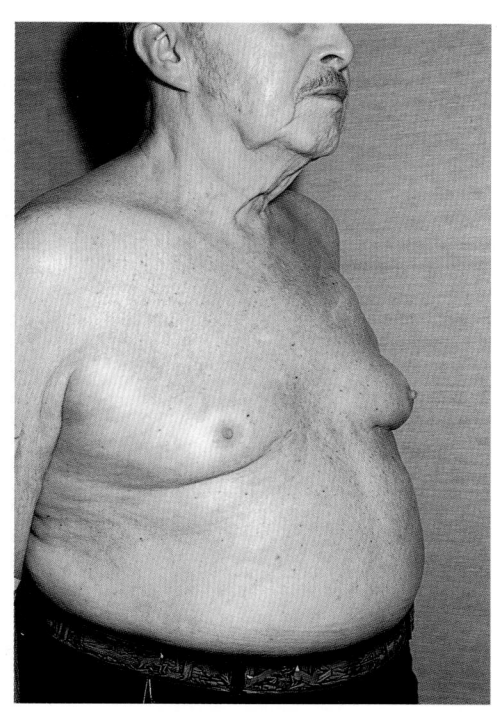

图 13-21 男性乳房发育

与女性乳腺癌一样，男性乳腺癌在北美和不列颠群岛的发生率最高；在日本和芬兰最低。同女性一样，男性乳腺癌最常转移到骨、肺、肝脏、胸膜、淋巴结、皮肤以及其他内脏部位。

七、临床意义

（一）乳腺癌

越来越多的证据表明 DNA 修复缺陷是乳腺癌发生的重要因素。BRCA1 和 BRCA2 这两个基因被确认为**抑癌基因或乳腺癌易感基因**，且涉及基因修复。肿瘤抑制基因维持细胞可控性生长，但当它们功能被阻断时可导致癌症。已经报道的抑癌基因有 2000 多种突变。当这些抑制基因发生突变或缺失时，肿瘤性转化的发生率大大提高。BRCA1 和 BRCA2 与蛋白相关，如 p53 和 RAD51，它们参与 DNA 修复和转录激活过程。在 17 号染色体上的 BRCA1 基因或 13 号染色体上的 BRCA2 的种系突变的携带者中，早发乳腺癌、家族性乳腺癌或卵巢癌的发生率增加。50% 的遗传性乳腺癌是由于突变的 BRCA1 和 BRCA2 基因造成。

仅在 5%～10% 早发性乳腺癌的女性中找到这些抑癌基因的突变。但是，如果一例女性有 *BRCA*1 基因突变，据估计，其一生发生乳腺癌的风险是 60%～80%，同时她有 33% 的概率发生卵巢癌。男性如果有等位基因突变，前列腺癌的发病率会增加。BRCA2 与男性和女性乳腺癌的发病率升高相关。有些人群，如有德系犹太人血统的人，携带 BRCA1 和 BRCA2 突变的概率增加。研究人员已发现，在这些妇女中，2.5% 可能携带突变基因，其乳腺癌发生率高出一般人群约 5 倍。尽管近 10% 的乳腺癌存在这些突变，但它们在普通人群中是非常罕见的，因此**不推荐广泛的基因检测**。

触诊时发现乳腺肿块，即使钼靶成像检查正常，也必须活检。然而，乳房触诊的真阳性率（灵敏度）比钼靶成像更低。乳房触诊的假阴性结果更多。其原因包括在较大的乳房触诊小肿块比较困难、乳腺组织的固有性质，以及检查技术不佳。体格检查和钼靶成像的局限性如表 13-1 所示。

体格检查对于确定肿块是否为恶性肿瘤至关重要（表 13-2）。任何由患者或检查者发现的肿块有 20% 的可能性为肿瘤。良性病变通常可自由移动，边界清晰，同时较为柔软或呈囊性。但是，乳腺癌中，60% 是可自由移动的，40% 边界清晰，同时 50% 较为柔软呈囊性。一个固定的病变有 50% 的恶性可能。如果这个病变边界不清，恶性的概率升高到 60%。评估恶性乳房肿块的体征的敏感性与特异性如表 13-3 所示。

表 13-1 体格检查和钼靶成像的局限性

操作特点	体格检查	钼靶成像
敏感性	24	62
特异性	95	90

引自 Data from Bond WH. The treatment of carcinoma of the breast. In Jarrett AS, editor：*Proceedings of a symposium on the treatment of carcinoma of the breast*, Amsterdam, 1968, Excerpta Medica.

表 13-2 乳房肿块的鉴别

特征	囊性疾病	良性腺瘤	恶性肿瘤
患者年龄	25~60 年	10~55 岁	25~85 岁
数量	一个或多个	一个	一个
形状	圆形	圆形	不规则
硬度	弹性，软到硬	坚硬	硬如石
界限	边界清晰	边界清晰	边界不清
活动性	可活动	可活动	固定
触痛	存在	不存在	不存在
皮肤回缩	不存在	不存在	存在

表 13-3 疑为肿瘤的乳腺肿块的特征

特征	敏感性（%）	特异性*（%）
固定性肿块	40	90
边界不清的肿块	60	90
坚硬的肿块	62	90

注：* 基于非恶性肿瘤表现为良性特点的假设。

引自 Venet L, Strax P, Venet W, et al. Adequacies and inadequacies of breast examination by physicians in mass screening. Cancer, 1971, 28：1546.

（二）乳腺癌早期检测的筛查指南

1. 美国国家癌症研究所推荐女性从 40 岁开始每 1~2 年接受一次钼靶成像筛查，到 50 岁开始每年进行一次，如果女性的健康状况保持良好可以持续保持这样的频率。筛查性的钼靶成像包括从两个视角进行低剂量的放射学检查每侧乳腺，通常为头位（头尾位视图）和斜位（斜位视图）。钼靶成像可以发现约 85% 的乳腺癌。如果钼靶成像提示异常，女性患者很可能被要求进行下一步的乳腺影像学检查（例如，乳腺钼靶点成像、超声检查或其他影像学检查）。如果进一步的影像学检查证实或提示异常，女性患者需要进行活检来确定是否有乳腺癌。筛查性钼靶成像可能漏诊 10%～15% 的乳腺癌。如果这些肿瘤很小、在不易成像部位（如腋窝）或被其他阴影遮蔽，可能被漏诊。

2. 临床乳房检查应被列为周期性的健康检查的项目之一，在女性 20～40 时应大约每 3 年检查一次，而当 40 岁后应每年进行。

3. 女性应该知道乳房正常的状态。她们需要立刻将乳房的任何改变告诉医护人员。在 20 岁时应对女性进行乳房自检的教育。

4. 医护人员应告知高危女性（如家族史、基因倾向、既往乳腺癌病史）早期开始钼靶成像筛查，进行其他检查（如乳腺超声、磁共振）或增加检查频率的收益和局限性。

八、体格检查报告书写

乳房体格检查的书写范例：

- 双侧乳房对称，双侧乳头外凸。乳房表面皮肤正常。没有凹陷。无肿块无溢液。腋窝查体无淋巴结肿大。
- 左侧乳房较右侧稍增大。左侧乳头有血性溢液。当患者将左手置于臀部时，在左侧乳房 2 点钟方向距乳头 4cm 处可见一个凹陷。在凹陷下方可触及一个 2×3cm 的坚硬如石的肿块。肿块固定于下方肌肉和表面皮肤。左侧腋窝查体提示许多硬性、固定的淋巴结。
- 右侧乳房较左侧乳房增大。皮肤发红且皮温较高，乳晕处更为明显。右侧乳头内陷。左侧无肿块。未发现小凹。腋窝淋巴结无肿大。
- 双侧乳房对称下垂。双侧乳头外翻。双侧乳房有多发（许多）圆形，可移动的肿块，右侧更多。肿块直径 2～3cm，有弹性，稍感触痛。无皮肤回缩。无乳头溢液。无腋窝淋巴结肿大。

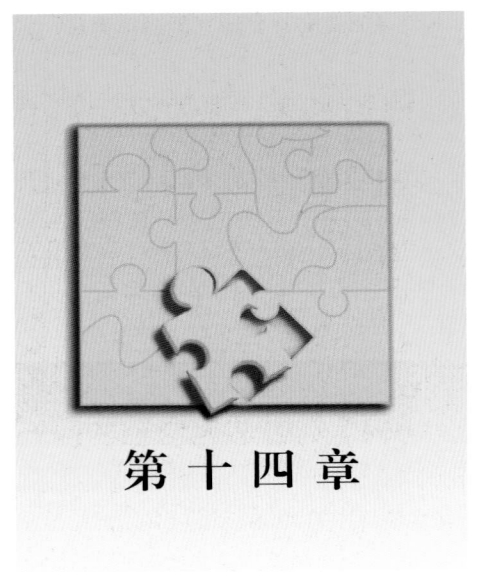

第十四章

腹　　部

善食者必健达，因其好食必胃肠佳，胃肠佳则需良德立。

——Benjamin Disraeli（1804-1881）

一、概论

腹部疾病很常见。美国有将近 10% 的男性患消化性溃疡，5% 的 40 岁以上人有消化道憩室。直肠癌是美国第三常见的恶性肿瘤（占所有癌症的 9%），是第三大常见癌症死因（男性 8%，女性 9%）。2011 年诊断了将近 141210 例新发结直肠癌，有49380例结直肠癌死亡病例。

在美国总人口中，患结直肠癌的终生概率是 5.5%，也就是说 18 个人中就有 1 人罹患结直肠癌。不同个体患此类癌症的风险变异大。非裔美国人发病率最高（50.4/10 万），其次是白人（43.9/10 万），美洲原著人发病率最低（16.4/10 万）。一些患者，比如先天性息肉病或溃疡性结肠炎患者，患结肠癌风险增高，且常常发病较早。结肠息肉病患者罹患结肠癌的终生危险度是 100%，而美国息肉病的发病率为 1/7000～1/10000。溃疡性结肠炎患者发生结肠癌的风险为 20%/10 生命年。结肠癌的发病率也与饮食相关，低纤维、高脂肪饮食结构的人风险更高。早期诊断可以明确降低结直肠癌的死亡率。

2011 年，除了结直肠癌导致的死亡之外，因肝癌或肝内胆管癌死亡的男性有19590例，占了男性癌症死亡总数的 4%，其中肝细胞起源的超过 80%。从 1992 年起肝癌发病率在男性中每年增长 3.4%，在女性中每年增长 3%。与大多常见肿瘤相反，肝癌在亚裔美国人、太平洋岛民和西班牙裔中发病率最高。在美国等西方国家，酒精性肝硬化和可能与肥胖有关的非酒精性脂肪性肝病是肝癌的主要原因。在美国，与乙型肝炎病毒（HBV）和丙型肝炎病毒（HCV）慢性感染相关的肝癌不到肝癌病例的 1/2，而在世界范围内却是肝癌的主要危险因素。肝癌的其他危险因素（特别是在发展中国家）包括寄生虫感染（如血吸虫和肝吸虫）和食用含黄曲霉毒素的食物（在温暖而潮湿环境中储存的农产品中的霉菌会产生黄曲霉毒素）。

同样 2011 年报道男性及女性的胆囊癌及胆管癌有 9250 例，死亡病例 3300 例。胰腺癌新发病例44030例，死亡病例37660例，占美国男性癌症死亡病例的 6%、女性癌症死亡病例的 7%。2003-2007 年，男性胰腺癌死亡率每年增长 0.7%，女性每年增长 0.1%。吸烟或使用无烟烟草增加罹患胰腺癌的风险，吸烟者的胰腺癌发病率约为非吸烟者的两倍。新发食管癌有16980例，男：女＝4：1，死亡病例14710例，食管癌已成为男性第七大癌症死因（占癌症总死亡病例的 4%）。

二、结构与生理

为了便于描述，常把腹部分成 4 个象限。由两条在脐垂直相交的假想线将腹部分为右上、右下腹部和左上、左下腹部。第一条线从胸骨过脐延伸至耻骨，另一条线在脐水平与第一条线呈直角。4 个象限的划分及各象限范围内的腹部器官见图 14-1。

另一种方法可将腹部划分为 9 个区域：上腹部、脐部、耻骨上部、左右季肋部、左右腰部和左右髂部（图 14-2）。向下延长双侧锁骨中线至腹股沟韧带中点可形成两条假想线，划分出腹直肌外侧区域。另两条相互平行的假想线与上述两条线相垂直：一条位于肋缘水平，另一条位于髂前上棘水平。

检查者应能识别位于腹部各区域内的腹内结构。腹部四象限内器官分布见表 14-1。

肾脏、十二指肠和胰腺是腹膜后器官，因此在成人中很难触及这些器官的异常。而儿童的腹肌欠发达，肾区肿物常常能被触及，尤其是右侧肾区的肿物。

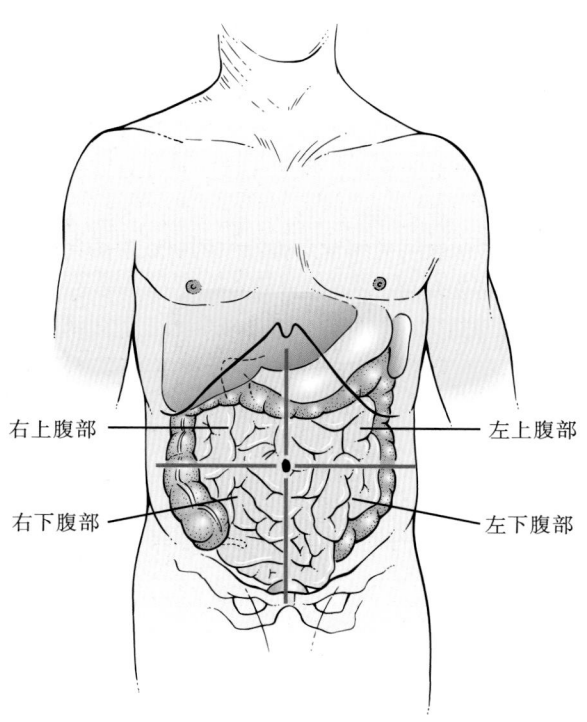

图 14-1　腹部 4 象限

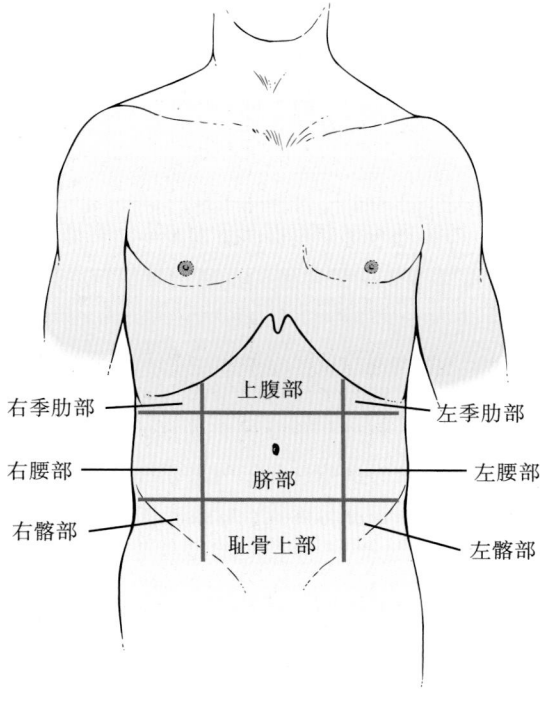

图 14-2　腹部 9 区分划法

表 14-1　腹部四象限及器官结构

右	左
上象限	
肝脏	肝脏，左叶
胆囊	脾
幽门	胃
十二指肠	胰腺：体部
胰腺：头部	左侧肾上腺
右侧肾上腺	左侧肾脏：上极
右侧肾脏：上极	结肠脾曲
结肠肝曲	横结肠：部分
升结肠：部分	降结肠：部分
横结肠：部分	
下象限	
右侧肾脏：下极	左侧肾脏：下极
盲肠	乙状结肠
阑尾	降结肠：部分
升结肠：部分	左侧卵巢
右侧卵巢	左侧输卵管
右侧输卵管	左侧输尿管
右侧输尿管	左侧精索
右侧精索	子宫（增大时）
子宫（增大时）	膀胱（充盈时）
膀胱（充盈时）	

本书不详细讨论胃肠道系统病理生理学特点。为了将腹部疾病的症状和体征整合，先基于其基本生理学特征作简要说明。

当食物通过食管遇到梗阻性病变，将会导致吞咽困难。胃食管反流会导致胃灼热（烧心）。当部分消化的食物进入胃时胃会松弛，若这种松弛功能出现障碍可导致早饱感或疼痛。胃有储存食物、分泌胃液和胃壁肌层的蠕动功能，胃黏膜每日产生 2~3L 胃液用于蛋白质的消化。胃消化食物产生的半流质脂状物称为食糜。当患有胃溃疡时，胃液的分泌可导致疼痛。当胃内压力超过幽门括约肌的阻力时会发生间歇性胃排空，胃排空一般发生在进食后 6 小时内。任何妨碍胃排空的因素都可导致呕吐。

食糜从胃进入十二指肠时会刺激胰酶分泌和胆囊收缩。胰液分泌最长会持续至饭后 2 小时，每天会分泌胰液 1~2L。脂肪酶、淀粉酶和胰蛋白酶分别消化脂肪、淀粉和蛋白质。胰腺功能低下时，粪便颜色变白，便量增多，发出恶臭。食糜和酶的中和作用可降低十二指肠内容物的酸度，减轻十二指肠溃疡的疼痛；但有急性胆囊炎症或胰腺炎时，疼痛加剧。

消化的食物在小肠进一步消化并吸收。胆汁分泌不足或胆囊分泌障碍会减少脂肪的消化和吸收，导致腹泻。胆结石的形成因素包括饮食和遗传。

肝脏可产生胆汁、降解食物消化产生的毒素以及进行蛋白质、脂肪和碳水化合物的代谢。每日分泌胆汁约 1L。肝功能出现异常时，可出现黄疸、腹腔积液以及昏迷。

空肠和回肠进一步消化、吸收营养。胆汁酸和维生素 B_{12} 在回肠被吸收。粪胆素是胆汁中的胆红素的代谢产物，是粪便呈深色的原因。如果胆汁不能进入小肠，粪便颜色变成浅棕至灰色，称为无胆色粪。

结肠的功能是吸收粪便中多余的水和电解质。每日约有 600ml 液体进入结肠，但只有 200ml 水在粪便中被排出。结肠功能异常可导致腹泻和便秘。结肠囊状动脉瘤可导致出血，感染时会产生疼痛。结肠梗阻时可有剧痛。肿瘤可导致梗阻或出血。

三、特殊症状

腹部疾病最常见的症状有：

- 腹痛
- 恶心、呕吐
- 大便习惯改变
- 便血
- 黄疸
- 腹胀
- 腹部包块
- 皮肤瘙痒
- 食欲减退

（一）腹痛

腹痛可能是腹部疾病最重要的症状。尽管腹部肿瘤可以是无痛的，但大多数腹部疾病都表现为一定程度的疼痛。疼痛的原因可以是黏膜刺激、平滑肌痉挛、腹膜刺激、包膜肿胀或直接刺激神经。腹痛需要快速诊断和治疗。

腹痛分为三大类：内脏性、躯体性和牵涉性。内脏痛是因胆囊、胃或肠道等腹部空腔脏器强有力的收缩或其腔壁受牵拉导致的；如肝脏或脾脏的包膜受到牵拉，也可产生内脏痛；患者对疼痛的定位较困难，疼痛可为啃食样、烧灼样或钝痛，严重时可伴恶心、呕吐、出汗。躯体痛起源于腹膜炎症，程度非常剧烈，患者常可将疼痛定位于具体脏器。患者平躺时常呈木板样一动不动，任何动作都可加剧疼痛。牵涉痛指起源于内部脏器但患者描述为存在于腹壁或胸壁的疼痛，范围往往较局限，如急性胆囊炎可导致右肩或右肩胛区疼痛，肾绞痛或阑尾炎可表现为睾丸痛。牵涉痛的常见位置见图 14-3。腹部疾病疼痛位置的总结见表 14-2。

腹痛患者问诊内容：

"疼痛部位在哪？"

"从疼痛开始到现在疼痛部位变化过吗？"

"还感到身体其他部位疼痛吗？"

"这次疼痛有多久了？"

"腹痛经常发生吗？"

"疼痛是突然发生的吗？"

"能描述疼痛性质吗？是锐痛、钝痛、烧灼样痛还是压榨样痛？"

"疼痛是持续性还是阵发性的？"

"从疼痛开始到现在疼痛程度、性质变化过吗？"

"什么可使疼痛加重？"

"什么可使疼痛减轻？"

"疼痛伴随恶心、呕吐、出汗、便秘、腹泻、血便、腹胀、发热、寒战吗？与进食、月经周期相关吗？"

"得过胆结石、肾结石吗？"

"当腹痛出现的同时，身体其他部位痛吗？"

若为女性患者，则需问：

"末次月经是什么时候？"

若患者为育龄期、性生活活跃的女性，则需问：

"你有怀孕的可能吗？"

表 14-2　腹部疾病的疼痛部位

疼痛部位	受累器官	临床实例
胸骨后	食管	食管炎
肩	横膈	膈下脓肿
上腹部	胃	消化性胃溃疡
	十二指肠	消化性十二指肠溃疡
	胆囊	胆囊炎
	肝脏	肝炎
	胆管	胆管炎
	胰腺	胰腺炎
右肩胛区	胆道	胆绞痛
后背中部	主动脉	主动脉夹层
	胰腺	胰腺炎
脐周	小肠	梗阻
下腹部	结肠	溃疡性结肠炎
		憩室炎
骶部	直肠	直肠炎
		直肠周围脓肿

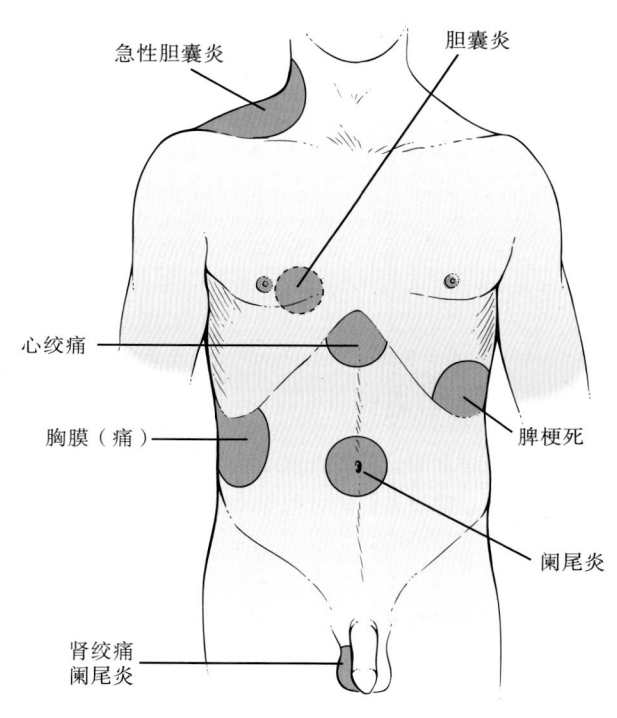

图 14-3　牵涉痛的常见区域（虚线区域为背部区）

注意疼痛开始的确切时间和当时患者的活动状态，认真评估疼痛的时间顺序。使患者从睡眠中觉醒的突然发作的剧烈疼痛可能与急性穿孔、炎症或腹腔脏器的扭转有关，胆道或泌尿道结石也会导致剧烈疼痛。注意疼痛的缓急程度，异位妊娠导致的急性输卵管破裂、胃溃疡穿孔、腹膜炎以及急性胰腺炎可导致剧烈疼痛甚至昏迷。

确定疼痛开始时的定位、疼痛范围、疼痛性质和有无放射非常重要。腹腔脏器破裂的疼痛一般是"全腹"的，不能定位在某一特定区域。源于小肠的疼痛通常表现在脐部或上腹部，如急性阑尾炎疼痛最先在脐部。

疼痛部位可能随时间改变。急性阑尾炎的疼痛期初在脐部，1~3小时后可转移至右下腹。胸痛后出现腹痛应警惕主动脉夹层动脉瘤。

注意疼痛的性质。胃溃疡穿孔常为"烧灼感"，夹层动脉瘤常为"撕裂感"，肠道梗阻常为"钳夹感"，肾盂肾炎常为"隐痛"或"钝痛"，胆道或肾脏结石常为"痉挛样"或"绞榨样"。

腹痛出现的时间、使症状加重或缓解的因素（如进食、排便）特别重要。进食后出现持续半小时至1小时的周期性上腹痛是消化性胃溃疡的典型症状。十二指肠消化性溃疡患者的疼痛常在饭后 2~3 小时或饭前出现。食物可使疼痛减轻，特别是在十二指肠溃疡时。十二指肠溃疡穿孔累及胰腺时可有后背痛，类似于骨性疼痛。夜间痛是十二指肠消化性溃疡疾病的典型症状。进食后的腹痛也可与腹部脏器血管疾病有关，患者往往年龄较大，有餐后痛、厌食和体重减轻，此三联征常见于腹腔干或肠系膜上动脉的血管梗阻性疾病造成的"腹绞痛综合征"。表14-3 总结了减轻腹痛的因素。

要判断腹痛与进餐等因素的关系，如发生于进餐前、进餐时及进餐后。

耻骨上区域的疼痛可能是膀胱感染或膀胱炎等泌尿系膀胱异常造成的，疼痛往往为压力性钝痛，可伴排尿时烧灼感、尿失禁、尿频、侧腹痛、发热、恶心或呕吐。

输尿管相关的疼痛是绞榨样剧痛，患者不能找到可使疼痛缓解的体位。疼痛是因为输尿管和肾盂的突然扩张，往往是结石等急性梗阻事件造成的。一定要询问是否伴有发热、寒战或血尿。更多针对女性腹痛的问诊内容详见第十六章"女性生殖系统"。

表 14-3　减轻腹痛的因素

因素	受累器官	临床实例
呃逆	胃	胃扩张
进食	胃、十二指肠	消化性溃疡
呕吐	胃、十二指肠	幽门梗阻
前倾	腹膜后结构	胰腺癌、胰腺炎
屈膝	腹膜	腹膜炎
屈曲右股	右侧腰大肌	阑尾炎
屈曲左股	左侧腰大肌	憩室炎

（二）恶心、呕吐

呕吐可由胆道、输尿管或小肠的梗阻、腹腔脏器穿孔以及毒素等导致的严重腹膜刺激引发。穿孔导致的呕吐通常量不大；胆道及其他管腔梗阻使肌层受到牵拉，导致间歇性疼痛达峰时的呕吐；肠道梗阻阻碍了肠内容物向远端通行，导致肠内容物呕出；毒素导致的呕吐一般是顽固性的。并非所有急腹症都会呕吐，如腹腔出血可无呕吐。频繁呕吐也见于腹腔炎症及腹外因素，如药物中毒、中枢神经系统异常、心肌梗死、妊娠。

恶心、呕吐患者问诊内容：

"恶心或呕吐有多久了？"

"呕吐物是什么颜色的？"

"呕吐物有异常的腐臭味吗？"

"呕吐频率如何？"

"呕吐与进食相关吗？"若相关，则问"进食后多久呕吐？只是进食特定食物后才呕吐吗？"

"是只感到恶心而没有呕吐吗？"

"恶心或呕吐伴随腹痛、便秘、腹泻、食欲减退、粪便颜色改变、尿色改变、发热、胸痛吗？"

"感觉自己听力有变化吗？"

"有耳鸣吗？"

若为女性患者，则需问：

"末次月经是什么时候？"

若患者为育龄期、性生活活跃的女性，则需问：

"你有怀孕的可能吗？"

腹痛与呕吐的关系很重要，可能有助于诊断，如急性阑尾炎往往腹痛后数小时出现呕吐。呕吐物性质可帮助判断病因，如急性胃炎呕吐物为胃内容物，胆绞痛呕吐物为胆汁或呈黄绿色，肠道梗阻常先呕出胆汁，随之呕出粪臭液体。恶臭的呕吐物通常都由肠道梗阻导致。

不伴呕吐的恶心是肝细胞疾病、妊娠及恶性转移性疾病的常见症状。呕吐伴听力减退、耳鸣见于梅尼埃病。更多针对女性恶心、呕吐的问诊内容详见第十六章"女性生殖系统"。

（三）排便习惯改变

要仔细询问有关排便习惯的病史，若有排便习惯的改变必须进一步细致问诊。急性腹泻患者问诊内容：

"腹泻有多久了？"

"每天排便多少次？"

"腹泻是突然发生的吗？"

"腹泻是发生在餐后吗？"若是，则问"你当时吃了什么？"

"粪便是水样、带血或恶臭的吗？"

"腹泻伴随腹痛、食欲减退、恶心、呕吐吗？"

餐后发生的急性腹泻提示急性感染或毒素相关。水样便常与小肠和结肠的炎症发展有关。志贺菌病累及结肠，腹泻呈血性。阿米巴病也常为血便。

慢性腹泻患者问诊内容：

"腹泻有多久了？"

"是否有腹泻与便秘交替发生？"

"粪便是否是水样、稀散、可漂浮、带恶臭？"

"便中有血、黏液、未消化食物吗？"

"粪便是什么颜色的？"

"每天排便多少次？"

"腹泻是发生在餐后吗？"

"禁食后症状有何变化？仍旧腹泻吗？"

"腹泻伴随腹痛、腹胀、恶心、呕吐吗？"

"食欲怎么样？"

"体重有什么变化？"

结肠癌或憩室病患者可有腹泻与便秘频繁交替发生。稀便常见于左半结肠疾病，而水样便见于炎性肠病和失蛋白肠病。粪便漂浮可见于吸收不良综合征。溃疡性结肠炎患者常有黏液脓血便。小肠或结肠的炎症时有鲜血混于粪便或未消化食渣中。典型的肠易激综合征早晨腹泻更重。

便秘患者问诊内容：

"便秘有多久了？"

"多久排便一次？"

"排便量如何？"

"粪便是什么颜色的？"

"便中混有血或黏液吗？"

"是否有便秘与腹泻交替发生？"

"粪便粗细有变化吗？"

"排气多吗？"

"食欲怎么样？"

"体重有什么变化？"

粪便粗细的改变很有提示意义，如铅笔粗细的粪便可能由肛门或远端直肠癌导致。粪便颜色改变很重要，之前提到过浅棕至灰色便提示胆汁缺失，可由胆道梗阻或胆汁产生减少导致。体重变化对于有便秘症状的患者很重要。体重增加可能提示甲状腺功能减退时的代谢低减，体重减轻可能与结肠癌或其他高代谢状态有关。

一些药物也导致黑色便，如碱式水杨酸铋（胃药 Pepto-Bismol® 的活性成分）和口服铁剂，一些食物如黑甘草和蓝莓也能导致黑色便。

（四）便血

便血可表现为鲜血便、血便相混或黑色柏油样便。鲜血经直肠排出常称为便血，可见于结肠肿瘤、憩室性疾病或溃疡性结肠炎。血便相混可见于溃疡性结肠炎、憩室性疾病、肿瘤或痔疮。

便血患者问诊内容：

"发现便中带鲜血多久了？"

"血是与便混合的吗？"

"粪便表面有血丝吗？"

"排便习惯有变化吗？"

"是否有持续想排便却排不出的感觉？"

里急后重指一种持续性的腹痛、粪便排不尽感，见于炎症或空腔占位病变，如肛门或远端直肠肿瘤。痔疮出血是便血和便覆血丝的常见原因。

黑便因血红蛋白的部分消化而呈黑色柏油样粪便，见于十二指肠以上消化道的出血。要询问是否有黑便，有一种好方法是给患者看听诊器上的黑色管子，问"你的粪便曾出现这种颜色吗？"如果被直接问粪便是否曾为黑色，患者可能会将普通深色便当做黑色便。黑便患者问诊内容：

"有过1次以上的黑色柏油样便吗？"若回答肯定，则问"在什么时候出现的？"

"有黑色柏油样便多久了？"

"出现过头晕吗？"

"伴随过恶心、呕吐、腹泻、腹痛、出汗吗？"

患者对这些问题的回答能为出血的缓急和出血量的判断提供信息。头晕、恶心、出汗可见于胃肠道快速出血和低血压。

银色便很少见，是无胆色便合并黑便的特征性表现，对十二指肠乏特壶腹癌有强提示。壶腹癌可导致胆道梗阻（产生无胆色便），当癌性组织脱落可导致出血（产生黑便），二者的共同作用使的粪便颜色呈铁锈-银色或铝漆色。

（五）黄疸

出现黄疸必须警惕肝实质病变或胆道梗阻。黄疸是因结合胆红素排泄到胆汁的过程出现障碍造成的，可见于肝内胆管梗阻即内科黄疸，或肝外胆道梗阻即外科黄疸。对任何存在黄疸的患者，检查者都应询问以下问题来获得线索：

"黄疸出现多久了？"

"黄疸发展得快吗？"

"黄疸伴随有腹痛、食欲减退、恶心、呕吐、厌恶烟味吗？"

"黄疸伴随有寒战、发热、皮肤瘙痒、体重减轻吗？"

"在过去的一年里有过输血、纹身、疫苗接种吗？"

"服用过消遣性毒品吗？"若是，则问"静脉注射过毒品吗？"

"食用过生海鲜吗？"

"在过去的一年里出过国吗？"若是，则问"去过哪里？喝过不洁净的水吗？"

"过去也出现过黄疸吗？"

"出现黄疸以来尿色有改变吗？"

"粪便颜色如何？"

"朋友和亲人中有谁也出现黄疸吗？"

"你的职业是什么？曾经做过其他什么工作？"

"你有什么兴趣爱好？"

病毒性肝炎可有恶心、呕吐、食欲减退以及厌恶吸烟。甲型肝炎病毒通过粪-口传播，潜伏期2~6周，可能与食用生的贝类有关。HBV经血液传播，潜伏期1~6个月。卫生专业人员有更高的肝炎风险。与病毒性肝炎患者的任何接触都会增加病毒性肝炎的患病风险。在美国，HCV 是最常见的慢性血源感染，疾病防控中心估算 20 世纪 80 年代美国有230000例新发 HCV 感染。目前有多达 390 万美国人抗 HCV 抗体阳性而暂无症状，但他们都处于美国第十大死因——慢性肝病的患病危险中。慢性肝病中将近 40% 与 HCV 相关，每年有8000至10000人死于慢性肝病。终末期肝病是继 HCV 感染之后的最常见的肝移植指征。因为目前这些人大多小于 50 岁，推测在 2020 年前，慢性肝病的患者数将明显增加。

肝内或肝外梗阻性黄疸为慢性进展的黄疸，表现为无胆色便和可乐色尿。黄疸伴随发热、寒战要考虑胆管炎，除非被证实为其他疾病，胆结石或胰头癌使胆汁淤积于胆道可导致胆管炎。要判断患者的工作和生活中是否接触化学制品，因为化学制品可能是黄疸的原因，很多工业化学制品和药物已被证实与肝病相关，它们可能导致类似病毒性肝炎的疾病、胆汁淤积、肉芽肿或肝癌。四氯化碳或氯乙烯的职业暴露可导致肝脏疾病已被大众熟知。要询问酗酒相关问题，详见第 1 章"问诊"。

（六）腹胀

腹胀可因胃肠道内气体增多或存在腹腔积液导致。气体增多见于吸收不良、结肠激惹或吞气症，腹腔积液可由肝硬化、充血性心力衰竭、门脉高压、腹膜炎和肿瘤等多种疾病导致。为明确腹腔积液成因，需询问以下问题：

"腹胀出现多久了？"

"腹胀是间歇性的吗？"

"腹胀与进食有关吗？"

"打嗝或肛门排气能使腹胀减轻吗？"

"腹胀伴随有呕吐、食欲减退、体重减轻、排便习惯改变、气短吗？"

与进食相关的气性腹胀为间歇性，排气或呃逆可使腹胀减轻。腹腔积液患者腹围可在不知不觉中进行性增大，直到被患者注意到。食欲减退常见于肝硬化和恶性肿瘤，也可见于充血性心力衰竭终末期。气短和腹腔积液可见于充血性心力衰竭，气短还可能是其他原因的腹腔积液所致的肺容量下降所致。有关酗酒的问诊详见第 1 章"问诊"提问。

（七）包块

腹部包块的原因可为腹部肿瘤或疝。腹部疝是腹膜腔内容物受挤压时向腹膜腔外的膨出，膨出的内容物可为大网膜、肠或膀胱壁等，根据膨出位置可分为腹股沟疝、股疝、脐疝或内部疝等。疝最常见的症状是肿胀，可不伴疼痛。腹股沟疝可表现为腹股沟或阴囊处的包块。血供受到影响导致的肠梗阻和肠绞窄是疝的主要并发症。通过压迫或改变体位能自行消失的疝称为可复性疝。

若有博动腹部性包块的征象，检查者应警惕主动脉瘤的可能性。

（八）皮肤瘙痒

皮肤瘙痒是一种常见症状。全身瘙痒可见于皮肤弥漫性病变[1]、慢性肾病或肝病。50%的全身瘙痒是由系统性疾病导致的。奇痒可见于淋巴瘤或霍奇金病，也可见于胃肠道肿瘤转移。甲状腺功能减退亦可有全身瘙痒。阿片类、羟氯喹、阿司匹林、非甾体类抗炎药以及任何在肝脏代谢的药物都能导致全身瘙痒。

老人的皮肤瘙痒可单纯因皮肤干燥导致。肛门瘙痒指局限于肛门皮肤的瘙痒，可由多种原因导致，包括肛瘘、肛裂、银屑病、肠道寄生虫、频繁稀便、肛周出汗、HIV 感染和糖尿病。也可由一些食物、吸烟、酒精类饮料（特别是啤酒和红酒）导致。已证实与肛门瘙痒相关的食物包括咖啡、茶、碳酸饮料、乳制品、西红柿及番茄酱等西红柿制品、乳酪、坚果和巧克力。肛周清洁度与肛门瘙痒的关系微乎其微。

1　例如，疱疹样皮炎（水疱主要分布在臀部、肩、肘和膝）或扁平苔藓。

（九）食欲减退

明确食欲减退以及对某种或大多食物不耐受的病因很重要。肝炎患者的食欲减退常表现突出，若为吸烟者，对吸烟也丧失兴趣。患者常主诉食欲不佳或少量进食即有饱腹感。

四、炎性肠病对患者的影响

炎性肠病包括一系列原因不明的疾病，其症状取决于炎性损伤的位置、范围和缓急。常见表现有发热、食欲减退、体重减轻、腹部不适、腹泻、里急后重和便血。这种慢性、潜在致残的疾病可导致瘘管形成，多次外科手术介入治疗，甚至癌变。

炎性肠病患者可有吸收障碍、营养不良，需要多次住院，导致长时间的休学或误工，影响家庭生活。患者每天可有 10~30 次水样或血性便，因此，炎症性肠病患者，特别是年轻患者可能有不少心理问题。因为营养吸收障碍，40%~50% 的炎症性肠病患者有骨质疏松，发生髋部、脊柱或桡骨末端的骨折。研究表明，炎性肠病患者的骨折发病率比普通人群高 40%。

营养不良可导致性发育延迟，还能阻碍社交活动。不得不时常身处卫生间旁边，使得患者很难找到约会对象。许多患者在社交上不成熟，常常表现得内向。因此，他们不得不"宅"在家中，他们的生活是围绕着排便习惯运转的。

多数情况下，疾病的严重程度和情绪的波动程度呈正相关。**依赖性**是炎症性肠病患者最常见的心理特点。被压制的愤怒、被压抑的感受和焦虑也较常见。据报道，许多患者常常有想从生活中逃脱的欲望，这种特点可以通过腹泻得以表现。这些患者的另一个特点是**强迫性神经官能症**，当患者发病时这种显著的强迫症特点会更加明显。患者越来越担忧他们的肠道情况是很典型的表现。聪明的患者常常会阅读大量如医学教科书等有关疾病的文献。

否认通常不是一种突出症状，相反，患者对其排便习惯的细节相当关注。

性方面的问题是常见的。患者对性行为的兴趣和参与度趋于一个低水平状态。许多患者更喜欢像一个孩子一样被爱抚，并抗拒绝大多数的生殖器接触。他们倾向于将性行为与肛门术语联系起来，比如"肮脏"、"不洁"或"玷污"。他们厌恶身体接触、体味和分泌物。性欲和性能力的减退可能与患者担心性交时排便、会阴疼痛或性交可能对肠道产生一定程度的损伤有关。

频繁住院可引发焦虑和抑郁，使疾病加重。抑郁的根本原因可能是对患癌症的担忧，这也是对该病的通常反应。现已明确情绪因素对稳定和延缓疾病进展很重要。对于不得不丢下越来越多课业的年轻患者，学业的退步进一步加重了他们的焦虑。

许多溃疡性结肠炎患者需要行回肠造口术。患者通常会担心形象损毁、自信丢失、清洁度不足，也会害怕粪便意外溢漏。

耐心地倾听和关心患者的主诉对增强患者的信心非常重要。情绪问题可能是患者肠道病情加重的原因，而倾听可以发现和帮助缓解患者的情绪问题，与患者交谈可能比常规的抗炎药物或镇静药更有效。仔细、关切地讨论病情强化了医患关系，宜于疾病的治疗。

五、体格检查

腹部和直肠查体的必备品包括：听诊器、手套、润滑剂、纸巾以及潜血试纸和潜血显影剂。

患者取平卧位，自胸骨下缘至膝充分暴露，双臂置于两侧，双腿平伸。患者往往会把手臂枕在头下，这会拉伸腹部肌肉，增加查体难度，而在患者膝盖下放一个枕头或弯曲两膝有助于腹部肌肉的松弛。检查者应站在患者的右侧。用被单或毛巾盖住外阴（图 14-4）。最好能穿一条盖住胸部的长袍。

若患者有腹痛，则最后检查腹痛区域。如果检查者触摸到痛感最强的区域，腹部肌肉紧缩，将加大查体难度。

腹部体格检查包括以下内容：

- 视诊
- 听诊

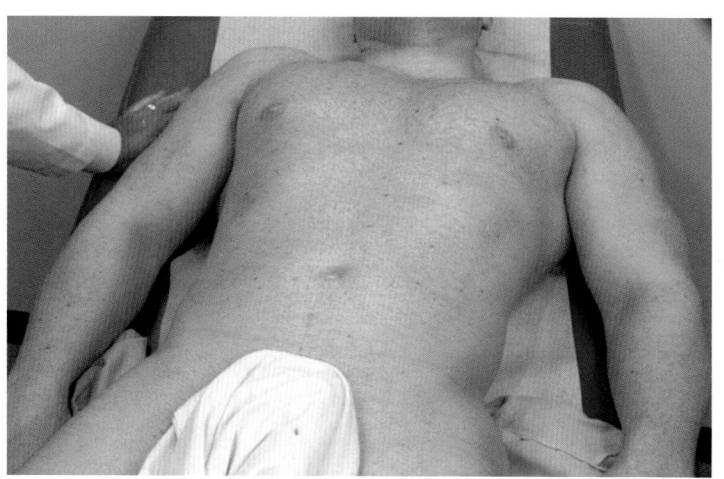

图 14-4　腹部视诊技巧

- 叩诊
- 触诊
- 直肠检查
- 特别技法

（一）视诊

1. 评估一般情况

评估一般情况常可提供很有价值的关于患者情况的本质信息。肾绞痛或胆绞痛患者会痛得在床上打滚，他们不管怎么动也找不到可缓解的体位；而腹膜炎患者在活动时会感到剧烈疼痛，典型表现是在床上一动不动，因为任何细微的活动都会加重疼痛，他们可能双膝蜷曲，这有助于松弛腹部肌肉和降低腹内压。面色苍白伴出汗的患者可能处于胰腺炎或胃溃疡穿孔后的早期休克状态。

2. 测定呼吸频率

呼吸频率增加见于弥漫性腹膜炎、腹腔内出血或肠梗阻。

3. 皮肤视诊

查看皮肤和巩膜是否黄染。任何时候都应在自然光下查看患者是否有黄疸，因为白炽灯的光线常会掩盖黄疸的存在。当血清胆红素水平在成人中超过 2.5mg/dl 或在新生儿中超过 6mg/dl 时为显性黄疸。图 14-5 为一例黄疸

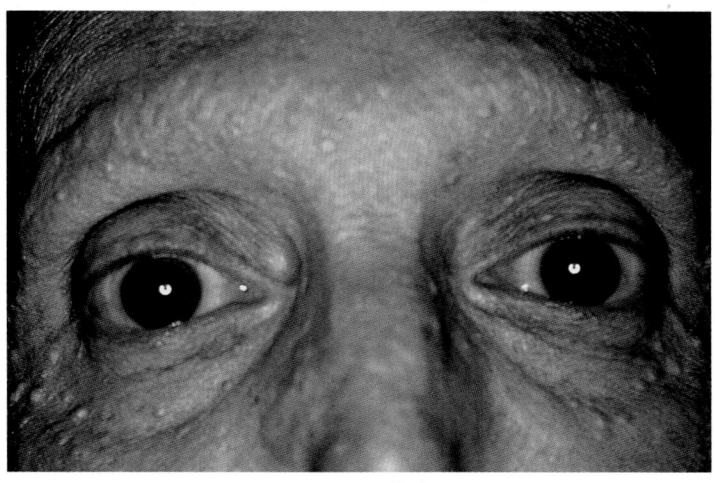

图 14-5　黄疸

患者，注意黄染的巩膜和皮肤。高胆红素血症也可导致皮肤弥漫性瘙痒。

检查是否有蜘蛛痣。蜘蛛痣是酒精性肝硬化患者的一种高度敏感性的表现，但并不特异，在妊娠或胶原血管疾病时也可出现（图5-81）。

图14-6是坏疽性脓皮病患者的小腿，注意其带脓的坏死性、破坏性溃疡。这些溃疡常出现在下肢，与炎症性肠病尤其是溃疡性结肠炎相关。通常情况下，坏疽性脓皮病的发生在炎症性肠病发病之后。坏疽性脓皮病也可见于类风湿关节炎、髓样化生及慢性髓系白血病。

4. 手部视诊

观察手部小肌肉是否有萎缩。手部小肌肉的萎缩与消耗有关。

检查指甲时要看甲床的改变，尤其是甲半月面积的增大。图14-7是肝硬化患者的甲半月"各半"指甲。

5. 面部视诊

观察眼是否凹陷，是否存在消耗状态。有一些体征可提示消耗状态和营养不良。口周皮肤和口腔黏膜可为胃肠道疾病提供证据，口周和口腔内尤其是颊黏膜的色素沉积提示黑

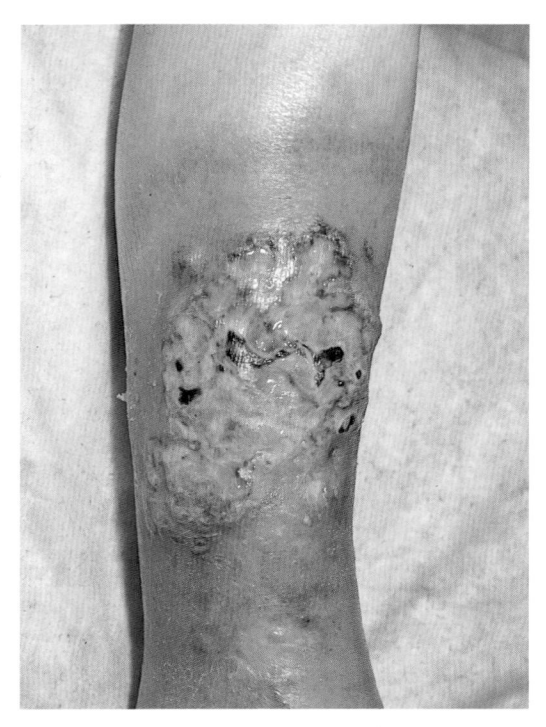

图 14-6　坏疽性脓皮病

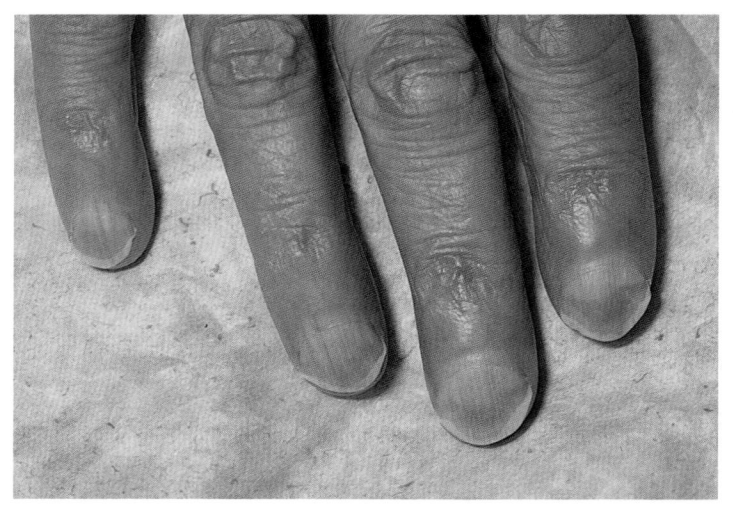

图 14-7　林赛甲

二维码 14-1　视诊腹部外形和疝

斑息肉综合征（Peutz-Jeghers syndrome）。图9-12是黑斑息肉综合征典型的棕色色素沉积的嘴唇。黑斑息肉综合征是一种常染色体显性遗传病，弥漫的胃肠道错构型息肉病和皮肤黏膜的色素沉积是其特点。这些良性息肉最易发生于空肠，且极少恶变，但可出血，导致肠套叠或梗阻。唇和舌的毛细血管扩张提示遗传性出血性毛细血管扩张症（Osler-Weber-Rendu syndrome）（图9-11），该病患者的胃肠道也存在毛细血管扩张，可有隐匿性出血，导致贫血。图14-8中舌和下唇的病变为遗传性出血性毛细血管扩张症典型的口部损害表现。

皮质醇增多症，即库欣综合征的一系列的临床表现中最常见的是肥胖、多血质面容、多毛和高血压，其中肥胖见于90%的患者。大多皮质醇增多症患者的脸圆、鼓、红，被称为"满月脸"，有大量脂肪沉积于锁骨上和颈后区域（水牛背）。图14-9为库欣综合征患者的典型满月脸体征。

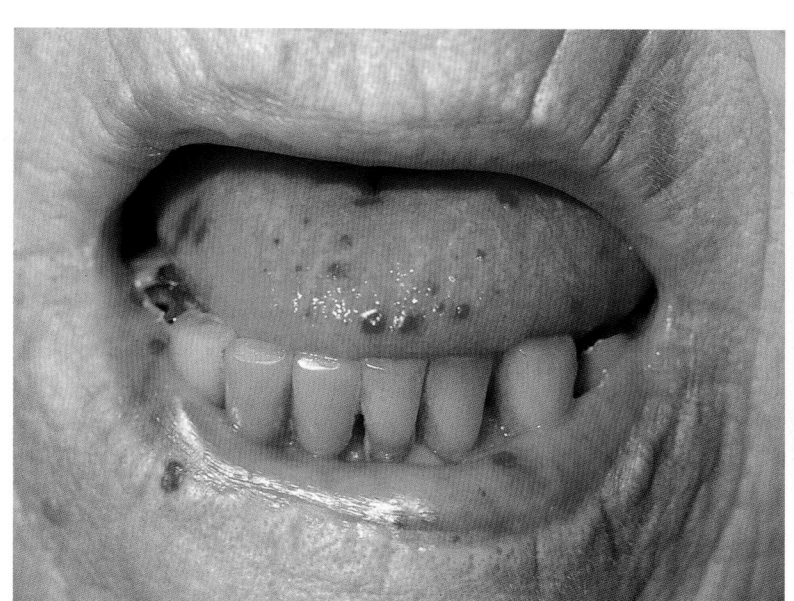

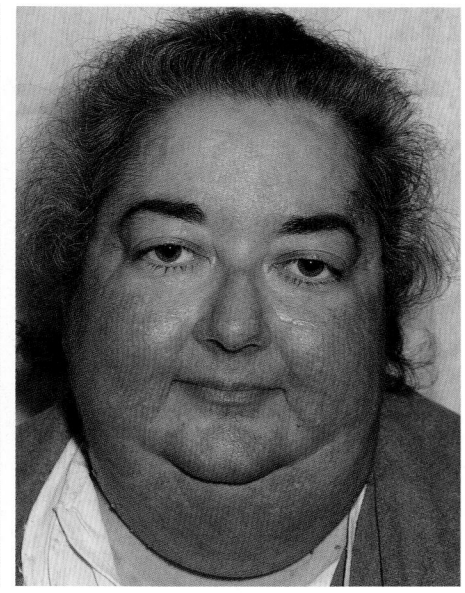

图 14-8　遗传性出血性毛细血管扩张症　　　　　　　　　**图 14-9**　库欣综合征

6. 视诊腹部外形和疝

　　检查腹部外形，腹部凹陷称为舟状腹，与恶病质有关；腹部膨隆见于肠道胀气、腹腔积液、脾大或肥胖等。腹腔积液患者站立时积液会流到腹部低垂部位，平卧时积液会积聚在腹部两侧，侧卧时积液流向腹部较低一侧。图 14-10 为癌性腹腔积液导致的腹部膨隆。

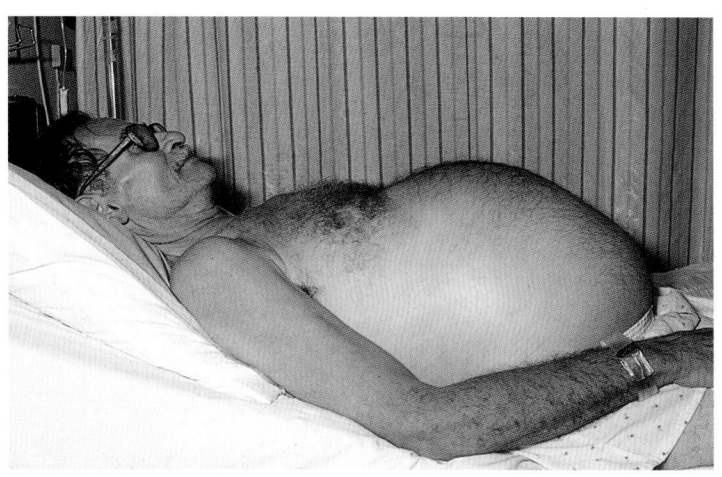

图 14-10　腹腔积液

　　检查者应关注和恰当地描述腹部是否有形态不对称、膨胀、包块或可视性蠕动波，然后再从腹部上方观察是否有相应体征。腹部瘢痕和皮纹的视诊很有意义，银色的皮纹与持续的体重下降有关，紫纹是肾上腺皮质激素过多的典型表现。图 14-11 为库欣综合征患者典型的紫纹。

　　检查脐是否外翻。外翻的脐常提示腹压增高，往往由腹腔积液或腹腔巨大包块导致。脐疝也可导致脐外翻。

　　检查腹部及腹部两侧是否有淤斑，腹部及腹部两侧的大片淤斑称为 Gery-Turner 征，可见于出血性胰腺炎或肠绞窄。

　　脐周呈蓝色为卡伦征，见于任何原因导致的腹腔积血。

　　识别典型手术瘢痕是有意义的。图 14-12 标示了一些常见手术瘢痕的位置。

　　检查腹股沟、脐和股区域时，检查者应让平卧的患者咳嗽，这个动作可增加腹内压，若咳嗽后这些部位有膨

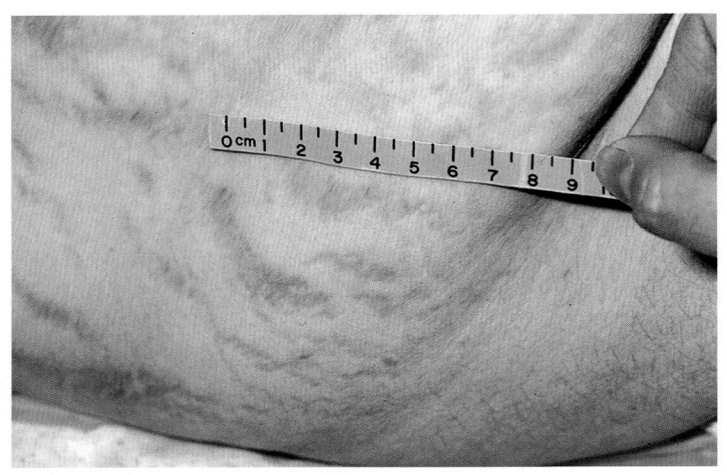

图 14-11 腹部紫纹

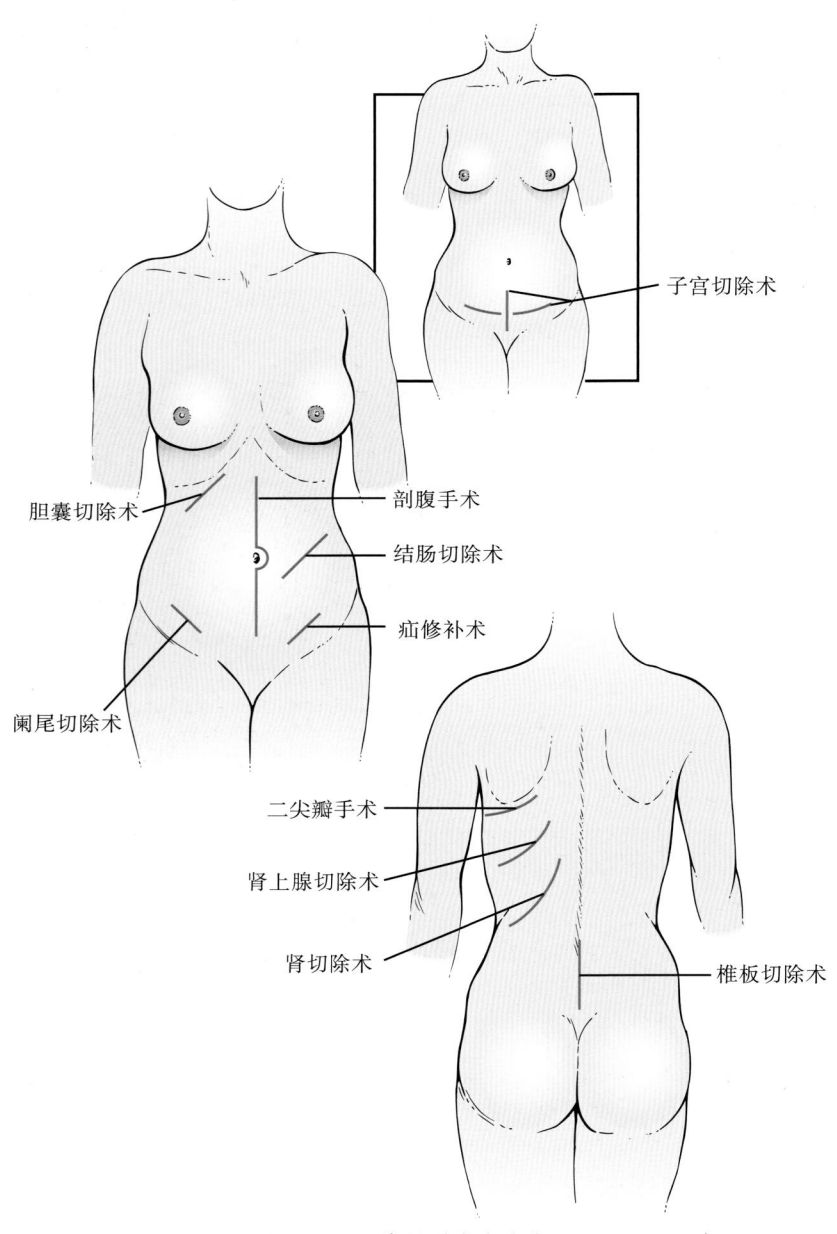

子宫切除术

胆囊切除术

剖腹手术

结肠切除术

疝修补术

阑尾切除术

二尖瓣手术

肾上腺切除术

肾切除术

椎板切除术

图 14-12 常见手术瘢痕位置

出，说明可能有疝。如果患者曾做过手术，咳嗽后可能出现沿腹部切口瘢痕的膨出。另外，咳嗽还能引出特定区域的疼痛，让检查者能够定位压痛最明显的区域，在给患者带来最少不适的情况下充分完成腹部查体。图 14-13 为继发于乳腺癌转移的腹腔积液和脐疝。

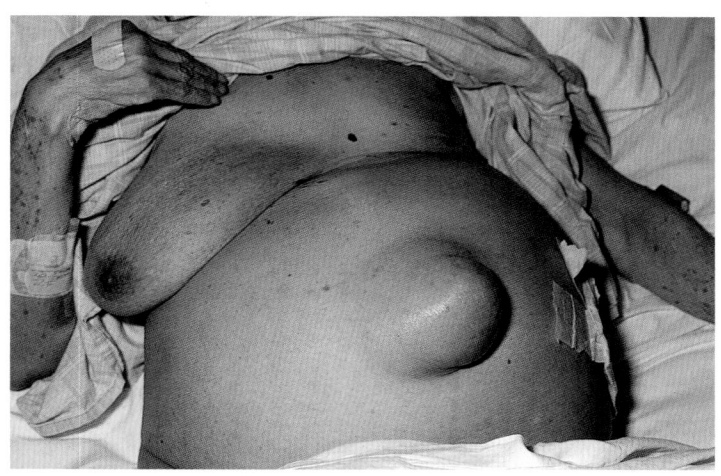

图 14-13　腹水合并脐疝

7. 浅表静脉视诊

腹壁浅表静脉的走向通常是几乎观察不到的。如果在正常人身上看到了腹壁静脉，其下 2/3 腹壁的静脉血流方向是向下的，当存在下腔静脉阻塞时，浅表静脉扩张，向头侧（向上）回流。门静脉高压患者扩张的静脉以脐为中心向脐周放射，称为海蛇头征，是由通过镰状韧带内的侧支静脉回流导致的。

若有腹壁浅表静脉扩张，要通过下面的手法来明确其血流方向：将两手示指指尖置于一纵行静脉上并按压，持续施压的同时滑动示指，使两手示指间距 7~10cm，移开一个示指并观察血流重新充盈的方向；重复以上步骤，但此次移开另一示指并观察血流方向。图 14-14 为肝性门脉高压患者的腹部，注意脐周曲张充盈的静脉，其血流方向为背向脐朝向下腔静脉。

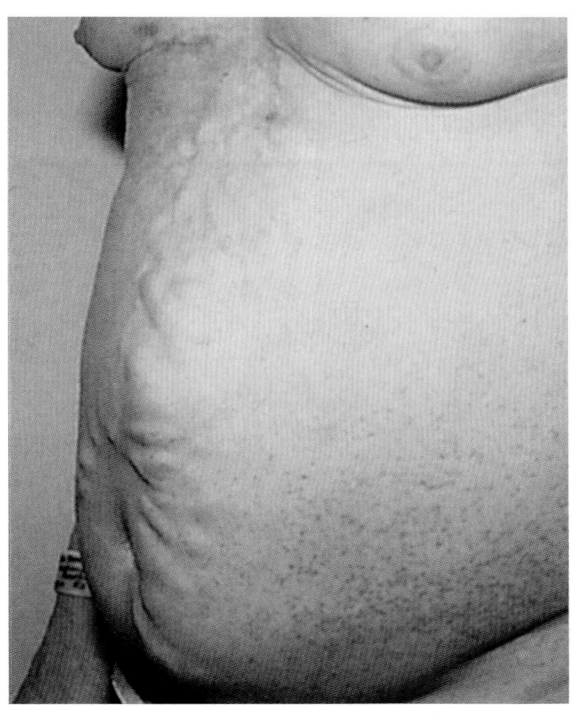

图 14-14　腹壁静脉走向

（二）听诊

肠鸣音的听诊可反映胃肠道内气体和液体的移动情况。与一般的查体顺序不同，**腹部听诊要在叩诊和触诊之前进行**，因叩诊和触诊会改变肠道原本的运动状态，所以为了更准确地评估肠鸣音应先行听诊。

1. 评价肠鸣音

患者呈仰卧位，检查者将听诊器膜件置于腹中线上听肠鸣音（图14-15）。

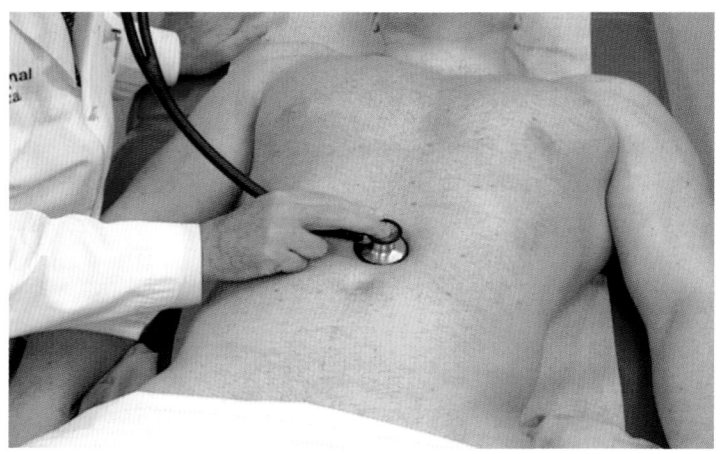

二维码14-2 评价肠鸣音

图14-15　肠鸣音听诊手法

正常肠鸣音每5~10秒出现一次，音调高。若2分钟内未听见肠鸣音，可能为肠鸣音消失，提示弥漫性腹膜激惹（腹膜炎）导致的麻痹性肠梗阻。若在听诊前行触诊，肠道刺激，肠鸣音消失这一重要体征可能不被查到。

有时可听到一长串低调的隆隆音，称为异常肠鸣音或腹鸣音，与蠕动亢进有关，听起来和borborygmi这一单词本身的发音相近。常见于急性肠梗阻早期。

2. 脏器梗阻

脏器梗阻时存在的气体或液体可导致腹部膨隆和振水音。检查者将听诊器置于患者腹上，同时从两侧摇晃患者腹部，可听见液体摇晃的声音，往往提示胃或结肠的扩张膨胀。振水音检查手法，如图14-16所示。

3. 腹部血管杂音

听诊也可发现血管杂音，检查时应涵盖腹部每个象限。血管杂音可见于肾动脉或腹主动脉狭窄，详第十二章外周血管部分对腹部血管杂音的讨论。

4. 腹膜摩擦音

腹膜摩擦音与胸膜摩擦音和心包摩擦音类似，是一种粗糙、摩擦样音，由腹膜壁层和脏层相互摩擦产生，提示腹膜炎症。呼吸时，在腹部右上或左上象限听到的腹膜音提示肝脏或脾脏炎症。

二维码14-3 评价腹部血管杂音

（三）叩诊

叩诊可分辨腹部气性膨隆、液性或实性包块。正常情况下往往只有肝、脾的大小和位置可被叩出。一些检查者习惯在叩诊前行触诊，特别是当患者有腹痛时；但叩诊和触诊的顺序并无绝对。叩诊手法见第十章"胸部"。

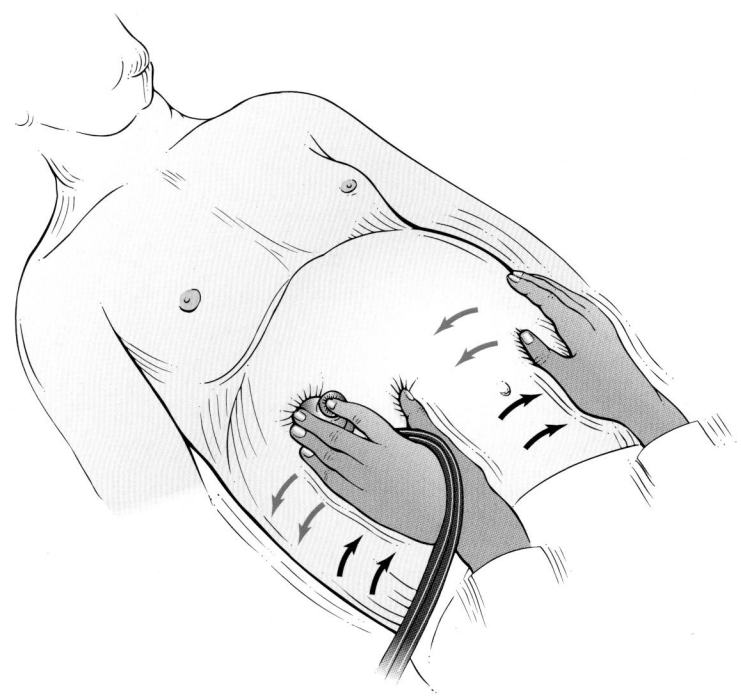

图 14-16 腹腔脏器扩张时的振水音检查手法

1. 腹部叩诊

患者仰卧位，叩诊腹部四个象限。鼓音在腹部叩诊中最常见，是因胃、小肠和结肠中存在气体而产生。当膀胱充盈或女性子宫增大时，叩诊耻骨上区域可叩及浊音。

2. 肝脏叩诊

肝上界可从右侧胸部开始，沿右侧锁中线叩及。当从胸部向下叩诊，叩诊音从清音变为浊音时即为肝上界；继续向下叩诊，当浊音变为鼓音时为肝下界，已到达结肠上方（图 14-17）。肝上下界距离不应超过 10cm。靠叩

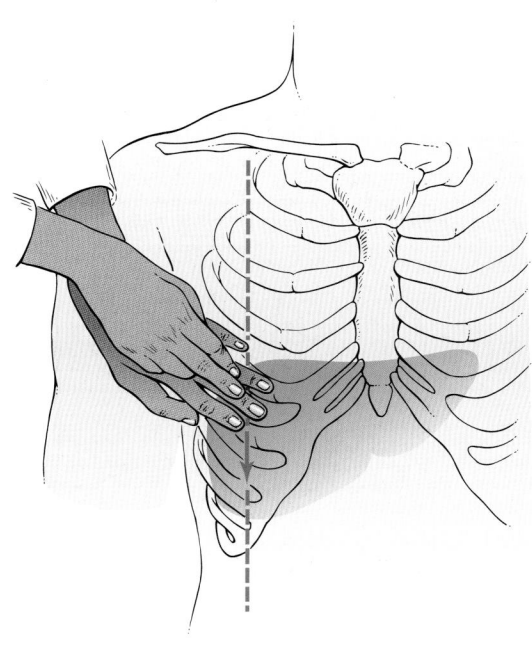

图 14-17 肝脏叩诊手法

诊来估计肝脏大小也存在一些问题。当有腹腔积液存在时，检查者只能推测肝脏的实际大小（不能靠叩诊得到肝脏的确切大小）。叩诊肝界偏大（假阳性检查结果）的一个更常见的原因是慢性阻塞性肺病，会导致肝上界较难叩出。肥胖患者不易叩诊和触诊。结肠扩张时肝浊音界会变模糊，会导致肝界偏小（假阴性检查结果）。

3. 脾脏叩诊

尽管脾脏的大小通常较难限定，但叩诊仍是检查脾脏的初始步骤。正常人脾脏在肋骨包围下紧靠腹壁左后侧，位于腹腔的特劳贝间隙（Traube space）中。特劳贝间隙上界为第六肋、左侧界为左侧腋前线、下界为肋缘。脾脏增大时，其仍然紧靠腹壁，尖端向中线方向下移。早期脾脏向前后方向增大，即使有明显增大也不能在肋缘下触及。脾脏增大时充气的结肠和胃的鼓音消失，导致特劳贝间隙叩诊呈浊音，这一体征对检查脾脏增大有意义。

患者仰卧位，平静呼吸，叩诊左侧腋前线上最低的肋间隙，正常可闻及清音或鼓音，闻及浊音则为脾大的阳性体征。以超声检查为影像学检查标准，脾脏叩诊的敏感度为 62%，特异度为 72%，在禁食 2 小时的较瘦患者中，脾脏叩诊敏感度可达 78%，特异度可达 82%。

4. 腹腔积液

对怀疑有腹腔积液的患者可进行一种特殊的叩诊——移动性浊音。患者仰卧位，检查者叩诊患者腹部鼓音界和浊音界，在浊音区上方的鼓音区是由浮在腹腔积液上的肠道中的气体产生的。让患者向一侧侧卧，检查者再次叩诊，若有腹腔积液，浊音会发生移动；最初呈鼓音的脐周区域变为浊音（图 14-18）。移动性浊音的敏感度为 83%~88%，特异度为 56%。

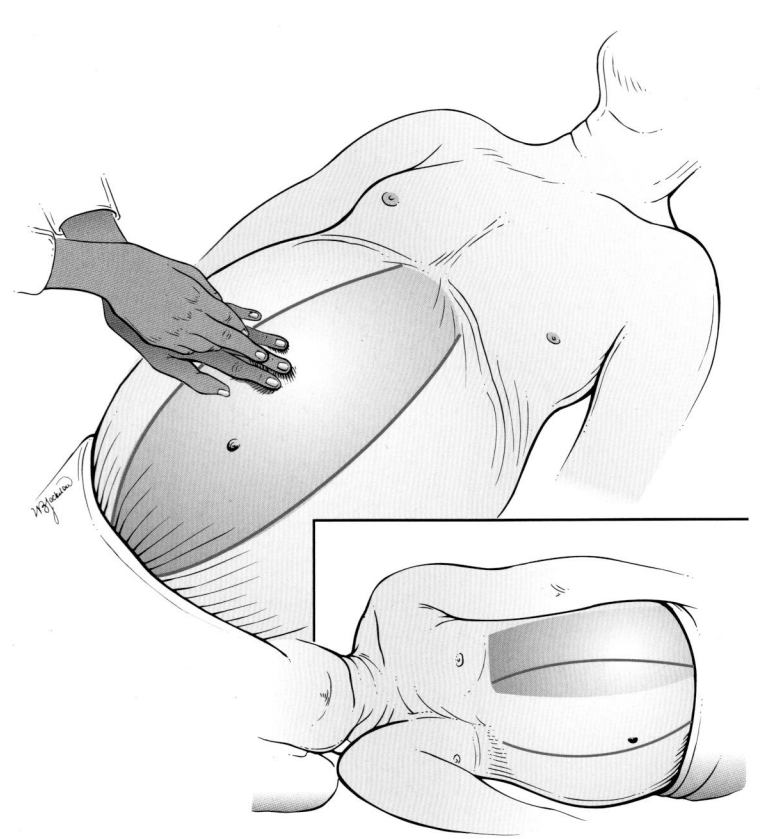

图 14-18 移动性浊音检查手法（阴影部位为鼓音区）

另一种检查腹腔积液的方法是液波震颤。将检查者或患者的一只手置于患者腹部中间，压住腹壁可阻止皮下脂肪组织将震动传送，检查者再将一手掌面贴于患者腹壁，另一手叩击对侧腹壁，出现液体波动感提示有腹腔积液（图 14-19）。有研究表明，明显的液波震颤是所有腹腔积液的体格检查中最特异的，特异度为 82%～92%。肥胖患者查体易得到假阳性结果，腹腔积液量为小至中量时易得到假阴性结果。

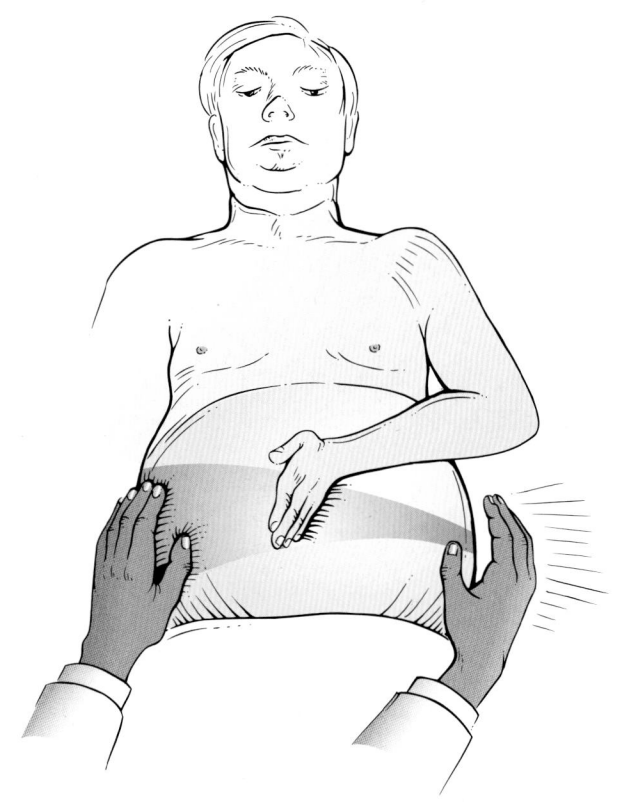

图 14-19　液波震颤检查手法

　　还有一种检查是否存在腹腔积液的体征是蛙状腹，是因腹部游离液体的重力将两侧腹壁向外推。其敏感度为 93%，特异度为 54%。

　　腹腔积液敏感度最高的体征是移动性浊音，而特异度最高的是液波震颤。对于一个特定的患者，检查者必须了解疾病的患病率及相应检查的敏感度和特异度。有几项研究评价了腹腔积液体格检查的几种手法的特性，其敏感度、特异度和似然比的合并数据总结见表 14-4。液波震颤或移动性浊音的阳性似然比最高，而无蛙状腹、侧腹部浊音或移动性浊音阴性提示腹腔积液可能性小。

表 14-4　腹腔积液检查体征（合并数据）的特性*

体征	敏感度（Se）		特异度（Sp）		似然比（LR）	
	%	范围	%	范围	LR+	LR−
蛙状腹	81	69～93	59	50～68	2.0	0.3
侧腹部浊音	84	80～94	59	47～71	2.0	0.3
移动性浊音	66	64～90	72	63～81	2.7	0.3
液波震颤	62	47～77	90	84～96	6.0	0.4

注：* 95%可信区间；数据合并来源于 Cummings 等（1985）、Simel 等（1988）、Cattau 等（1982），Williams 和 Simel（1992）

　　在病史方面，腹围增加与近期体重增加最可能与腹腔积液相关。腹围增长的阳性似然比 LR+ 为 4.16；近期体重增加的 LR+ 为 3.20；患者无踝部水肿的 LR− 为 0.10。所以关于腹腔积液的体格检查，LR+ 最高的是液波震颤和移动性浊音（分别为 9.6 和 5.76），无蛙状腹或水肿阴性提示腹腔积液的可能性最小，其 LR− 分别为 0.12 和 0.17。

（四）触诊

腹部触诊通常分为：

- 浅部触诊
- 深部触诊
- 肝脏触诊
- 脾脏触诊
- 肾脏触诊

触诊时患者呈仰卧位。**从离腹痛部位最远的区域开始触诊。**

1. 浅部触诊

浅部触诊用以发现压痛及肌肉痉挛或紧张的部位。检查者不应用指尖，而应用右手掌面或指垫对称地触诊整个腹部。触诊时手指应并拢，避免突然的戳刺，移动时手应抬起而不是在腹壁上滑动（图 14-20）。

对于怕痒的患者，触诊时可将患者的一只手夹在检查者的双手之间（图 14-21）。

二维码 14-4　腹部浅触诊

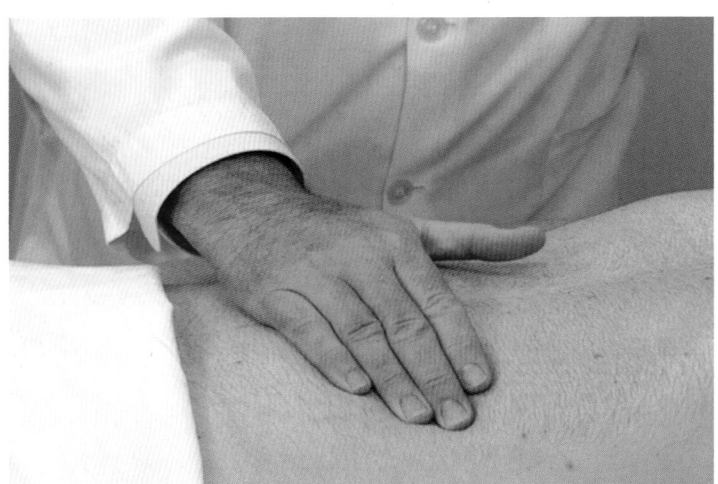

图 14-20　浅部触诊手法

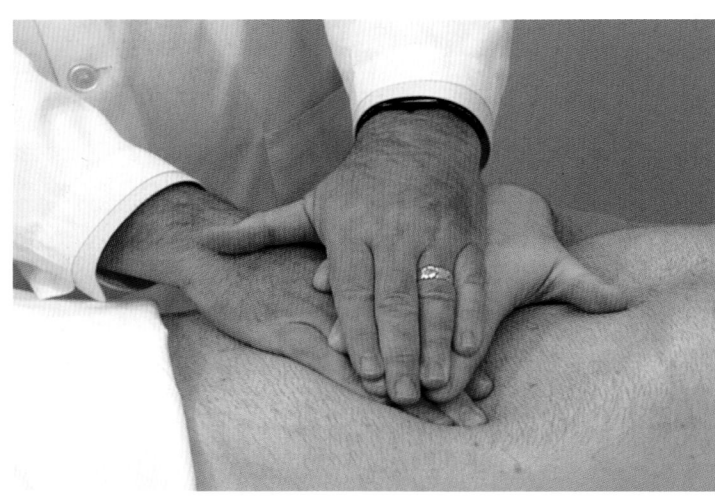

图 14-21　怕痒患者触诊手法（患者的一只手夹在检查者双手之间）

腹直肌在呼气时松弛变软，如果呼吸时腹肌紧张度没有变化提示有肌紧张。肌紧张是一种腹壁肌肉非随意性的痉挛，提示腹膜激惹。肌紧张可为弥漫性的，如弥漫性腹膜炎时，也可为局限性的，如阑尾或胆囊炎症时。弥漫性腹膜炎患者腹壁肌肉广泛紧张，称为板状腹。

腹痛患者的触诊应更轻柔。用大头针轻划腹壁可发现有腹膜脏层或壁层炎症的敏感度升高的区域，这种敏感度升高称为感觉过敏。询问患者腹部对称的两部位被大头针划过的感觉是否相同。存在感觉过敏与否的临床意义还要结合其他查体结果综合考虑。

2. 深部触诊

深部触诊用以检查器官大小和有无异常腹壁包块。深部触诊时，检查者将右手掌面置于患者腹部，将左手叠于右手之上，左手指尖用力下压，用右手感受患者腹部触感（图 14-22）。加压应轻柔而持续。深部触诊时患者应张口平静呼吸，双臂置于两侧。让患者张口呼吸有助于腹部肌肉的广泛松弛。触诊时手应温暖，因冰冷的手可导致肌肉自发痉挛，称为防御反应。和患者交谈常能帮助松弛患者的腹部肌肉。腹直肌发达的患者需要通过屈膝来放松腹部肌肉。要明确任何有压痛的部位。

二维码 14-5　腹部深触诊

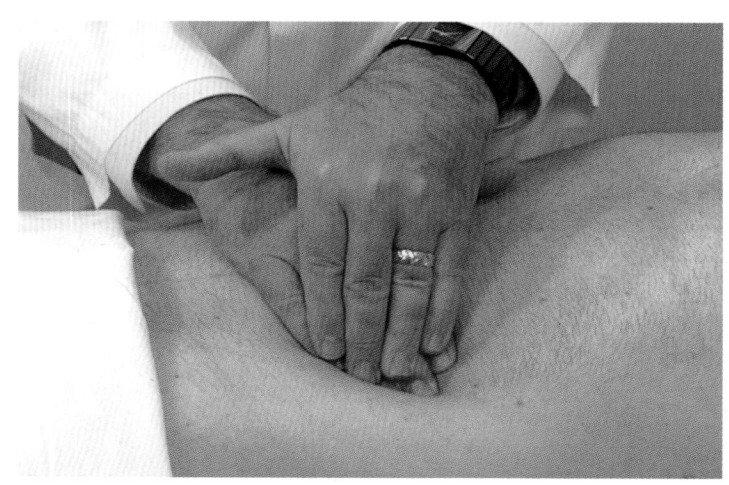

图 14-22　深部触诊手法

识别反跳痛

腹痛患者应检查有无反跳痛。反跳痛是腹膜激惹的体征，检查时要慢而深地触诊远离局部有可疑炎症的区域，然后迅速抬起手。有炎症的区域因压力的骤减而产生的疼痛感即为反跳痛。弥漫性腹膜炎时，疼痛感出现在触诊部位。询问患者是手向下压时更痛还是抬起来时更痛。这是一项很有用的检查，但因为腹膜炎患者有广泛的腹痛，反跳痛应在腹部查体最后查。

3. 肝脏触诊

触诊肝脏时，将左手置于患者右侧第十二肋和髂嵴之间的后方、椎旁肌的旁边，将右手置于患者腹部右上象限的肝浊音界以下，使右手紧靠并平行于腹直肌。让患者深呼吸，同时右手向内、向上触压，左手向上托，在患者呼吸时可以感觉到肝缘滑过右手指尖（图 14-23）。从盆骨边缘水平开始触诊并逐渐向上移动，如果开始触诊的位置不够低，可能不能触及明显增大的肝脏。肝脏触诊的手法见图 14-23。

正常肝脏边缘坚实、规则，表面光滑。若没有感觉到肝缘，则将右手置于更靠近肋缘的部位重复触诊。肝脏增大可见于血管充血、肝炎、肿瘤或肝硬化。

另一种肝脏触诊的方法是钩指触诊法。检查者站在患者近头侧，将双手置于患者右侧肋缘和肝浊音界之下，当患者深吸气时检查者双手手指向内、向上"钩"，触及肝缘（图 14-24）。

二维码 14-6　肝脏触诊

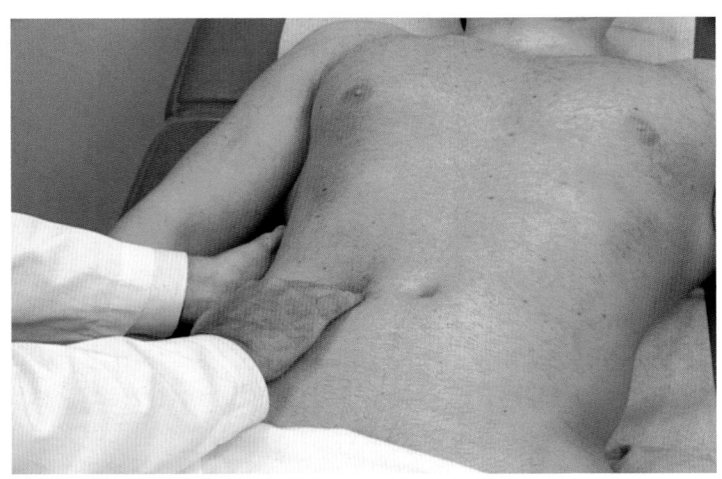

图 14-23　肝脏触诊的手法

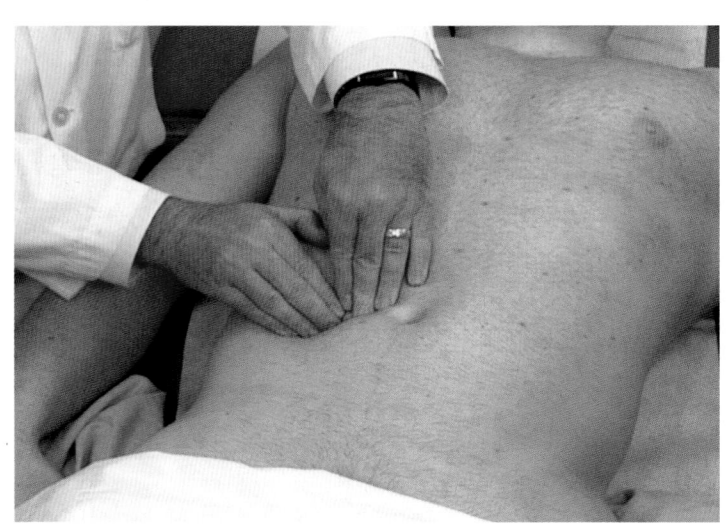

图 14-24　肝脏钩指触诊法

　　有一种情况，肝脏是增大的，但其确切的边缘很难触及，此时搔刮试验可有助于明确肝缘。检查者左手持听诊器膜件，将其置于患者右侧肋缘下，右手示指在离听诊器膜件等距的圆弧上逐点搔刮腹壁，同时关注声音的变化。当指尖在肝脏边缘搔刮时，搔刮的声音会明显增强（图 14-25）。

　　肝脏可被触及并不一定就是增大或有疾病的，然而可被触及的肝是肝脏异常增大的可能性更高。肝脏未被触及也不能除外肝大，但肝大的可能性较低。触及肝脏对于肝大的 LR+ 为 2.5，肝脏未触及的 LR- 为 0.45（闪烁扫描法检测）。

肝区叩击痛

　　将左手掌面置于右上腹并用手掌尺侧轻击，可引出肝区叩击痛，可见于炎症进展累及肝脏或胆囊（图 14-26）。

　　肝脏触诊有时疼痛可在吸气相出现在右上腹，患者会突然停止吸气动作，这称为墨菲征，提示急性胆囊炎。吸气时肺膨胀，将膈肌、肝和发炎的胆囊向下推入腹腔，当触诊的手触及发炎的胆囊即产生疼痛，使得吸气突然停止。

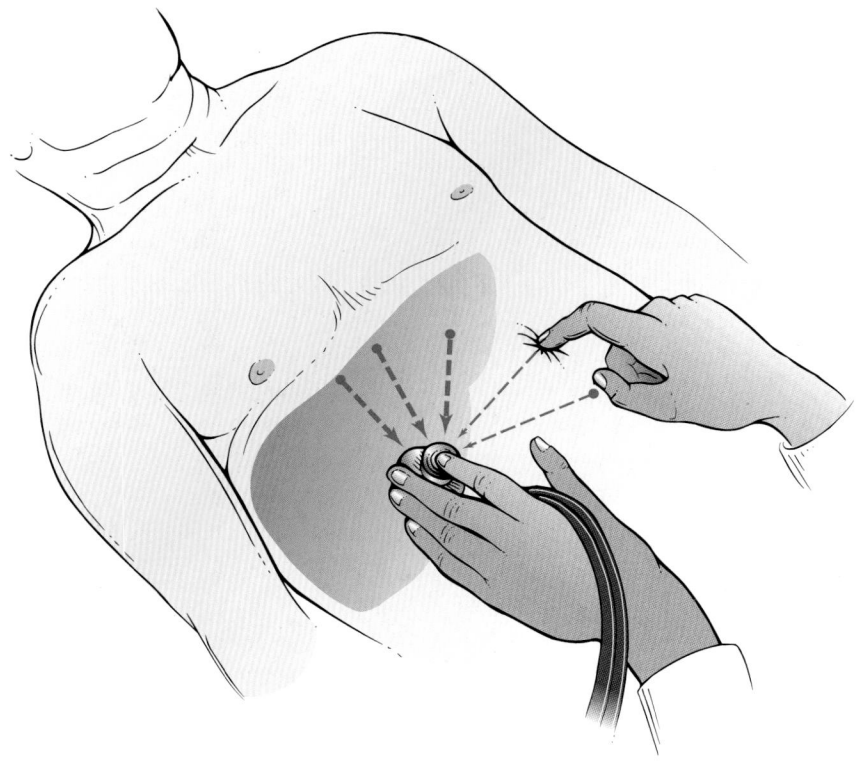

图 14-25 搔刮试验测定肝脏大小

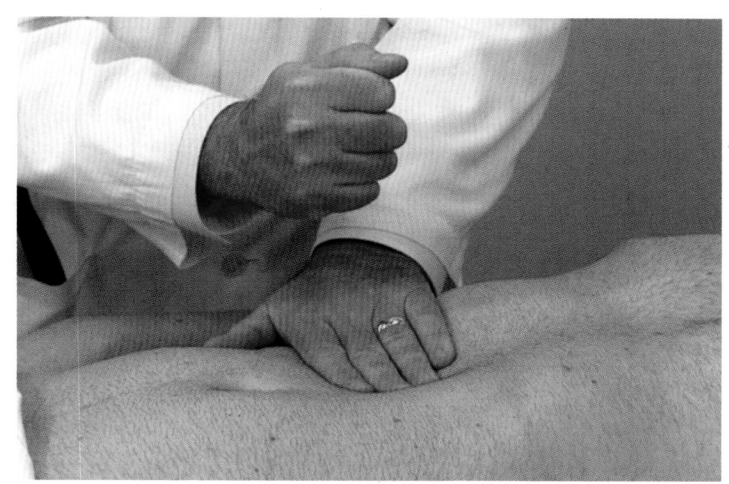

图 14-26 肝区叩击痛的叩击手法

4. 脾脏触诊

　　脾脏触诊比肝脏触诊更难。患者仰卧，检查者站在患者右侧，将左手置于患者左胸，上抬患者左侧肋弓，右手平放于患者左侧肋缘之下朝腋前线方向并向内、向上触压。左手施加一前向的力使脾脏位置前移。脾脏触诊时的双手位置见图 14-27。

　　让患者深呼吸，同时检查者右手向内压，在患者吸气脾脏下移时去感觉脾脏的尖端，脾大时脾脏尖端会上抬检查者上移的右手手指。

　　让患者右侧卧位，再重复一次脾脏触诊。右侧卧位可靠重力使脾脏向前、向下移位，更适宜触诊。检查者将

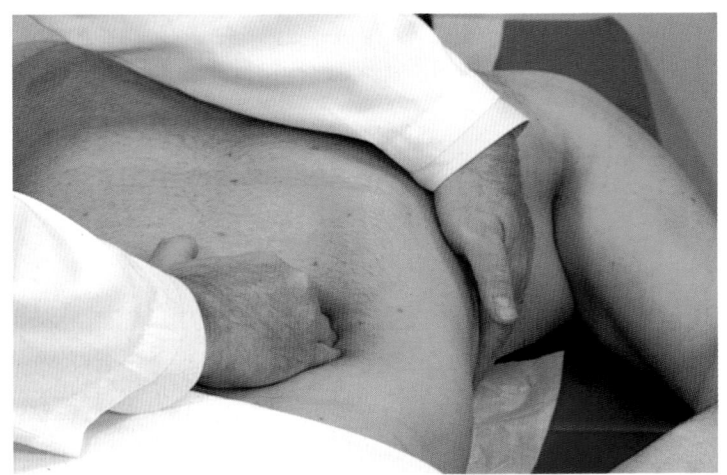

A

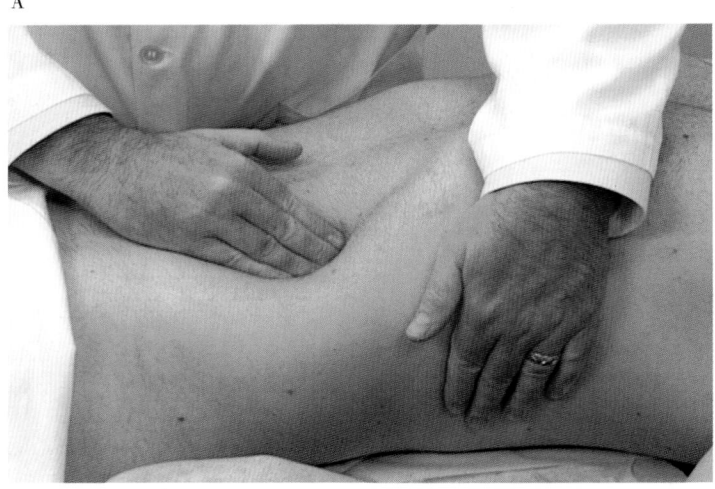

B

图 14-27　脾脏触诊手法（患者仰卧位）

左手置于患者左侧肋缘，右手触诊左上腹（图 14-28）。

　　因为诊断学上脾大表现为从左上腹向脐部增大，检查者的右手应从靠近脐部的地方逐渐移向左上腹，当脾明显增大时这一点尤其重要，因开始触诊时位置太高会触不到脾脏边缘。

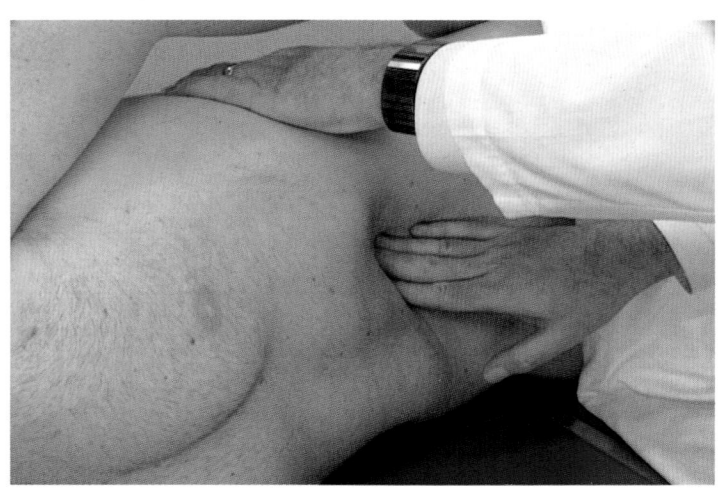

图 14-28　脾脏触诊手法（患者右侧卧位）

正常情况下脾脏不能被触及，但需用两种触诊方法触诊脾脏。脾大见于异常增生、充血、感染以及被肿瘤或髓样物质浸润。图 14-29 是慢性髓系白血病患者的巨脾。

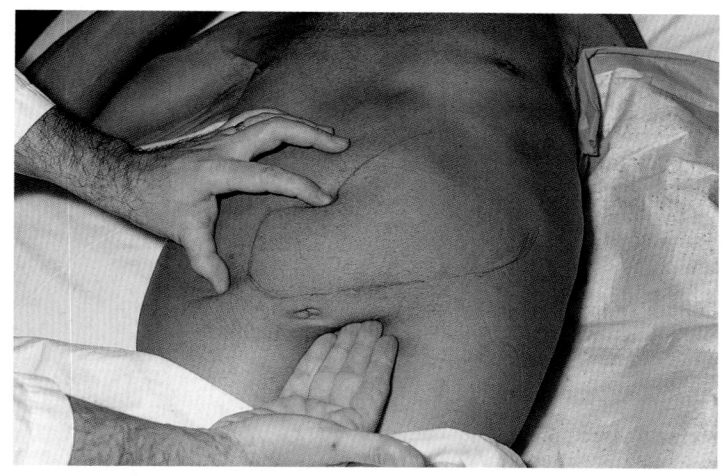

图 14-29　脾大（标记脾切迹）

5. 肾脏触诊

　　通常成人的肾脏不能被触及。这是与肾脏是腹膜后结构有关，成人因为有大量脂肪组织和肌肉肾脏极度难触及。但肾脏触诊的手法仍然很重要，尤其是对于新生儿。

　　触诊右肾是在右侧肋缘下的深触诊。检查者站在患者右侧，将左手置于患者右侧肋缘和髂嵴之间的侧腹后方，右手置于患者右侧肋缘下，指尖指向检查者的左侧（图 14-30）。

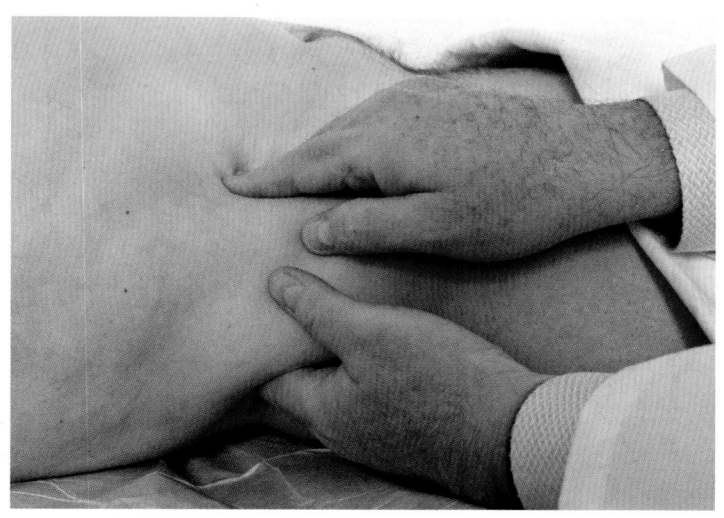

图 14-30　肾脏触诊手法

　　在患者吸气时，非常深的触诊可触及右肾下极，为光滑、圆形包块。

　　左肾触诊时除了检查者应站在患者左侧外，方法与右肾触诊相同。因为左肾比右肾位置高，正常情况下不能触及左肾下极。有时脾脏会被误认为是增大的肾，脾脏的内侧切迹有助于与左肾区分（图 14-29）。

肾区叩击痛

　　此时患者应取坐位，检查者一手握拳，轻敲两侧肋脊角部位（图 14-31）。即使叩击非常轻，肾盂肾炎患者也能感到剧痛。若怀疑肾盂肾炎，可只用手指轻压该部位。根据第十九章"综合体检检查"一节，腹部查体的这部分往往和后胸查体一同进行。

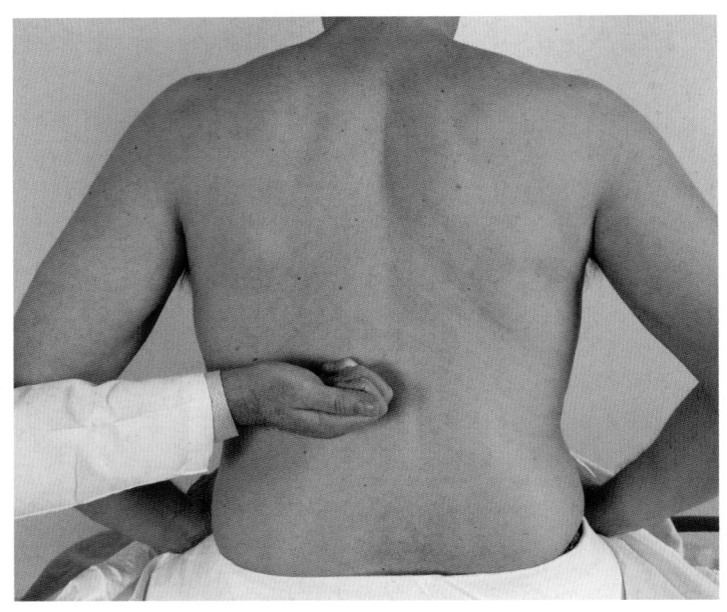

图 14-31　肋脊角叩痛手法

（五）直肠检查

　　腹部常规查体包括直肠指诊。因为直肠前壁紧贴腹膜，腹膜炎症时直肠指诊可有触痛。查体前应让患者排尿、排便。
　　本节讲述的是男性直肠指诊的方法，女性直肠指诊见第十六章"女性生殖系统"。

1. 患者体位

　　男性直肠指诊可取仰卧位、左侧卧位，或站立前屈趴伏在检查床上。若患者站立困难或不要求细查时可取改良截石位（仰卧屈膝）。检查者右手从患者右股下穿过，示指触诊直肠，左手置于患者腹部加以配合。这种双手触诊法很有用，对虚弱患者产生的影响也最小。
　　虚弱或卧床的患者检查时常取 Sim 体位，即左侧卧位，且要屈曲处于上方的右腿同时伸直处于下方的左腿。左侧卧位及改良截石位见图 14-32。
　　男性直肠指诊最常用的是站立位，在触诊直肠的同时还便于视诊肛门。患者站着腰向前屈，将肩膀或手肘支撑在床或桌子上，检查者双手戴手套，右手触诊肛门及其周围组织，左手将臀瓣分开。视诊肛门应观察是否有炎症、皮肤剥脱、皲裂、结节、瘘道、瘢痕、肿瘤及出血等，应触诊任何有异常的部位，视诊肛门出血或皲裂时应让患者做排便动作。图 14-33 为内痔脱垂。

2. 检查手法

　　检查者应先告知患者将行直肠检查，告诉患者会使用润滑剂，会感到凉，会产生排便感，让患者注意不要排便。肛门视诊见图 14-34A。
　　检查者戴好手套，润滑右手示指，将左手放在患者臀部，然后右手示指轻放在肛门边缘，用指腹轻轻按压可放松括约肌（图 14-35A）。
　　让患者深呼吸，当肛门括约肌放松时检查者的右手示指插入患者肛管（图 14-34B），触诊的手指应被括约肌

二维码 14-8　直肠指检

二维码 14-9　Sim 体位直肠指检

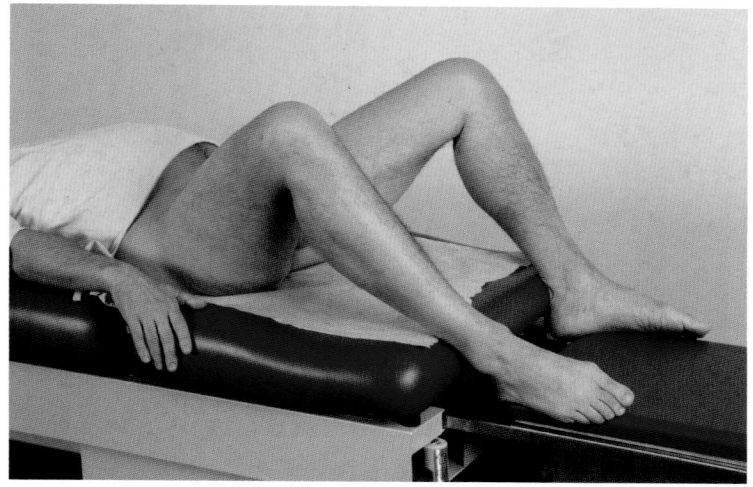

A

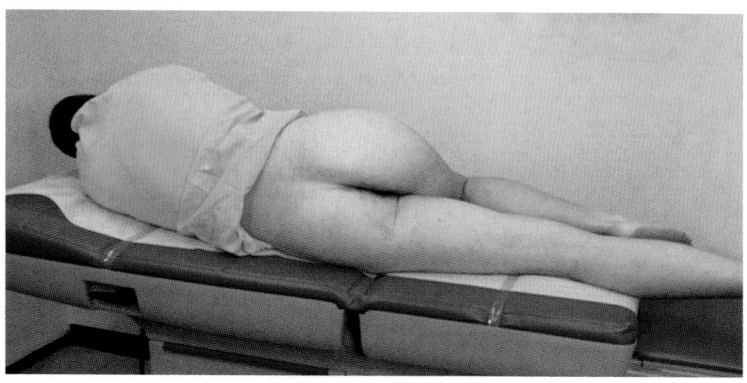

B

图 14-32　直肠检查体位
A：改良截石位；B：Sim 体位

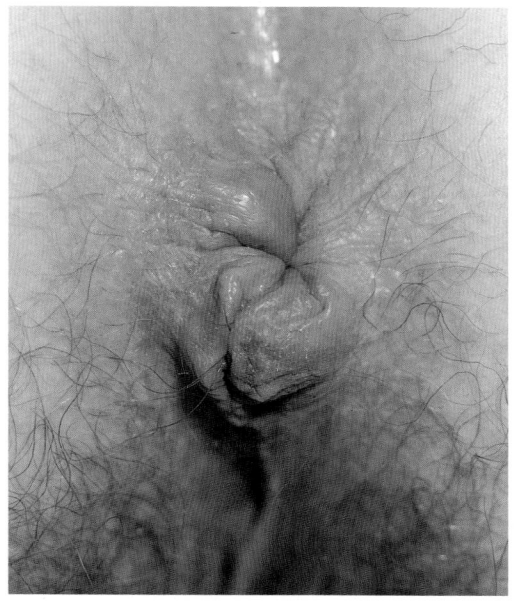

图 14-33　内痔脱垂

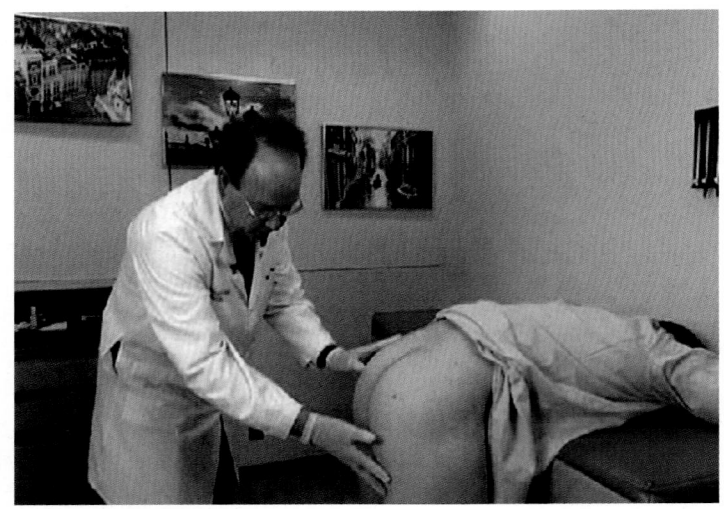

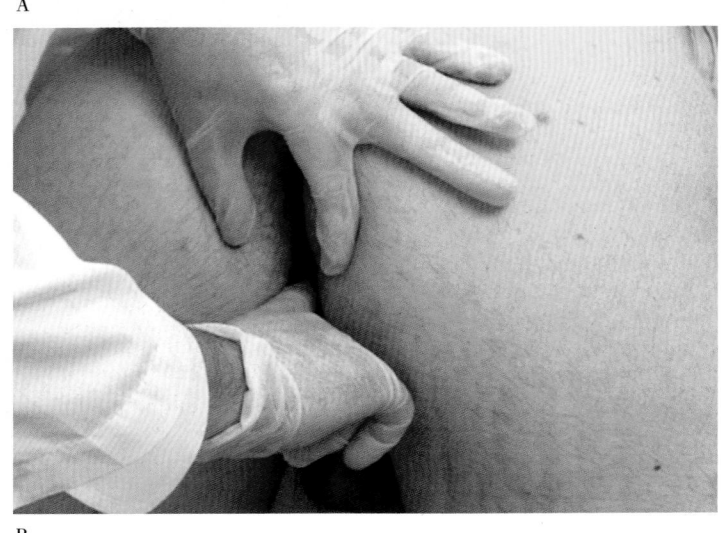

图 14-34　直肠检查方法
A：视诊；B：触诊，检查者掌面朝下将手指插入

完全包裹，检查括约肌的弛张度（图 14-35B）。

尽管手指触诊的范围最远约为 10cm，检查时手指应尽可能远地深入直肠。检查者右手示指检查直肠时，其左手可置于患者左臀。

3. 触诊直肠壁

触诊应包括直肠侧壁、后壁和前壁。触诊侧壁时手指顺着患者直肠转动（图 14-36）。坐骨棘、尾骨及骶骨下部易被触及。触诊直肠壁是否有息肉，是固着的（附着肠壁处呈宽基底）还是有蒂的（附着肠壁处呈柄状）。任何异常或过度的疼痛都应注意。充分检查整个环腔直肠壁的唯一方法是将检查者背部转向患者，使触诊的手能够充分旋转，若不这样做，则不能查到 3 点至 12 点方向的直肠壁。该象限内的小病变易被漏诊。

直肠前方可触及腹腔内的转移性病变，由于癌细胞浸润道格拉斯窝，可触及质硬、向直肠突出的搁板样结构，成为"Blumer 搁板征"。

4. 触诊前列腺

前列腺位于直肠壁前方，应其评估大小、表面情况、质地、触诊时的敏感度以及形状。

前列腺直径约 4cm，呈心形二分叶状，正常情况下是光滑、固定的，质地类似硬橡胶球。其心形的"心尖"朝向肛门。要识别中央沟和侧叶。注意有无包块、触痛和结节等。可被触及的只有前列腺的下部尖端，其上缘因

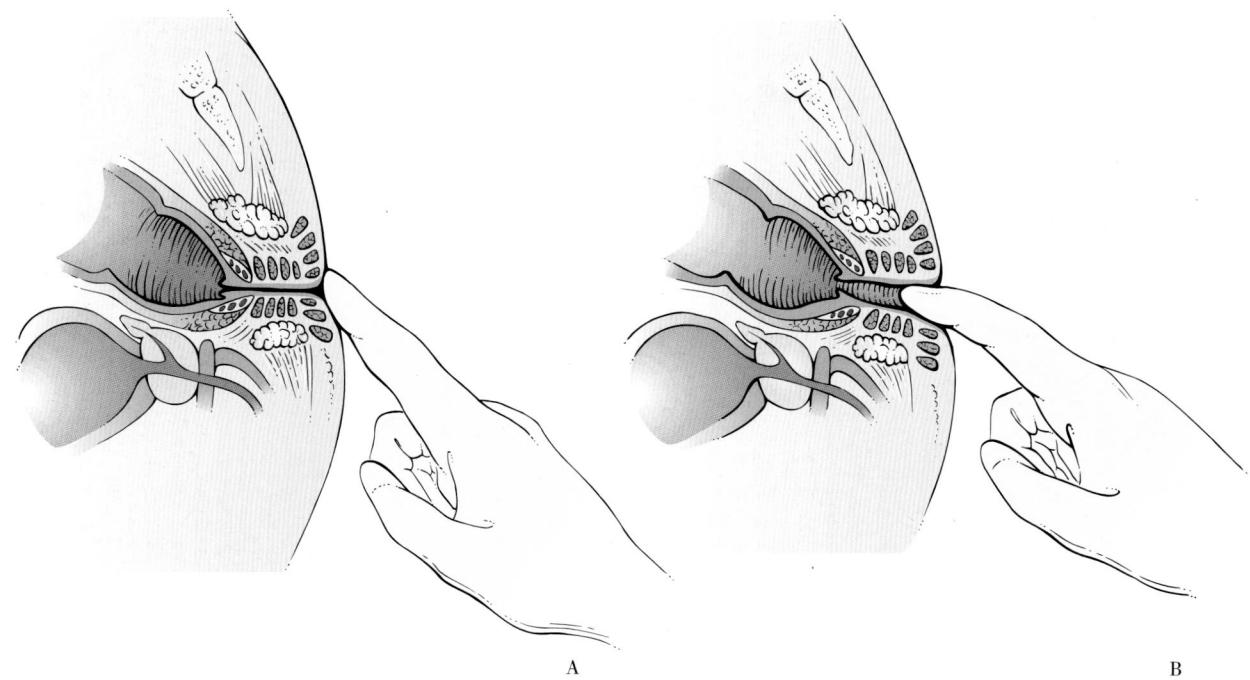

图 14-35 直肠指诊图解

A: 检查者指腹轻压肛门可放松括约肌; B: 检查者右手触诊直肠时左手分开患者臀瓣

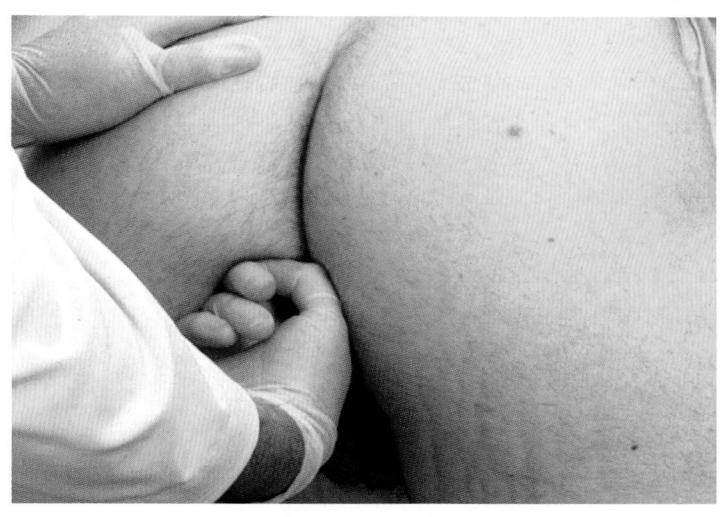

图 14-36 直肠检查手法, 注意检查者左手的位置

位置太高难以触及。前列腺检查手法见图 14-37。前列腺与检查者手指的相对大小见图 14-38。

前列腺上非对称的质硬、不规则结节提示恶性肿瘤。前列腺癌常累及前列腺后叶, 易在直肠指诊时触及。前列腺癌是美国男性死亡的第三大原因 (占所有肿瘤死亡病例的 9%)。2011 年美国有 240890 例新发前列腺癌及 33270 例前列腺癌死亡病例。前列腺癌的早期发现往往依赖直肠指诊。

良性前列腺肥大时, 对称性增大、质软的腺体突向直肠腔, 这种前列腺的弥漫性增大通常见于 60 岁以上男性。触诊泥沼感、波动感或有触痛提示可能有急性前列腺炎。前列腺前方有精囊, 除非精囊增大, 否则不能触及。

结束直肠指诊时要告知患者将要退出手指了, 将手指轻柔退出后给患者擦拭用纸巾。

5. 粪便潜血试验

视诊触诊手指指套, 注意粪质颜色。将指套上的粪质涂在粪便潜血实验卡上, 加上潜血显影剂以检验。

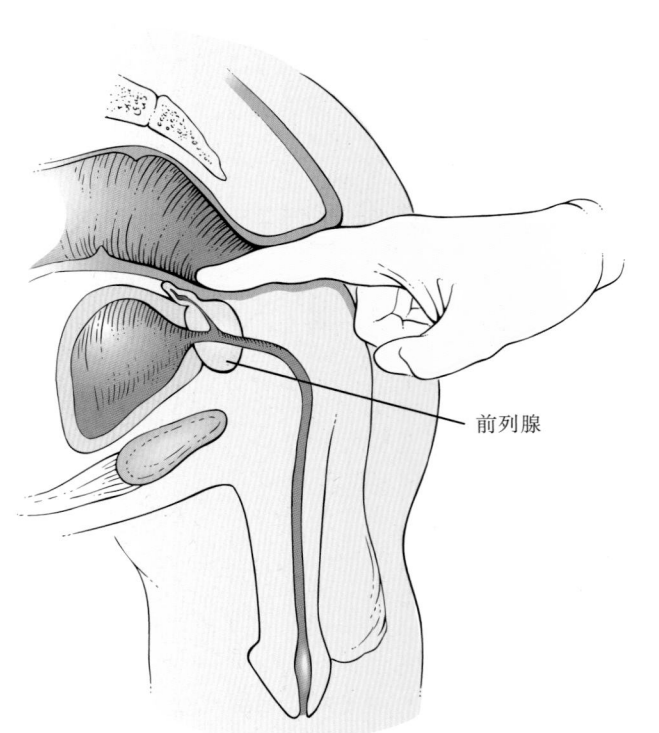

图 14-37　前列腺触诊

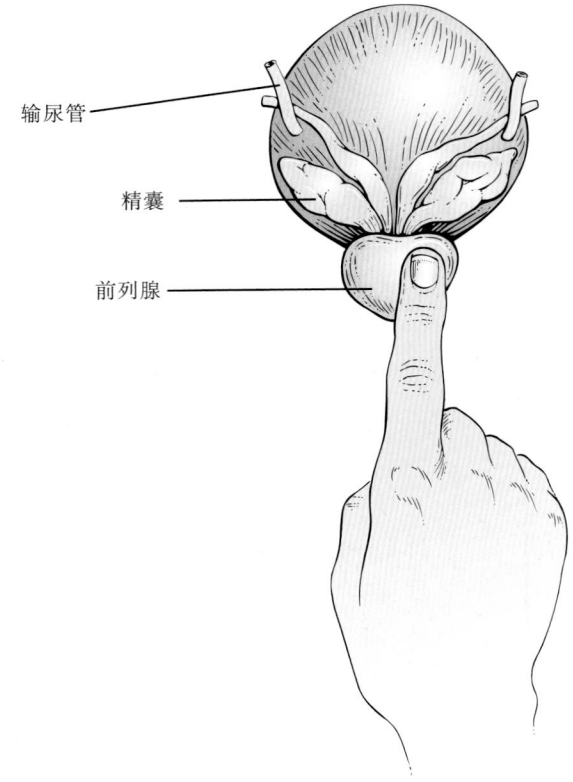

输尿管

精囊

前列腺

图 14-38　前列腺与触诊手指的相对大小

　　愈创木脂试验或对二氨基联苯试验可检测潜血，若有潜血，经过化学反应卡片会变蓝，蓝色的深浅可表示反应强度级别，浅蓝色为弱阳性，而深蓝色为强阳性（＋＋＋＋）。

　　腹股沟疝的检查虽然属于腹部查体，但其详细内容见第十五章"男性生殖系统与疝"。

（六）特殊技法

　　腹内炎症，如腰大肌旁的阑尾发炎，可有一些体征。怀疑有腹内炎症可行一个特殊检查——髂腰肌试验，患者取健侧卧位，并抵抗检查者的阻力伸髋，此时出现腹痛则为腰肌试验阳性（图 14-39）。急性阑尾炎刺激右侧腰大肌时可有右侧腰大肌刺激征。

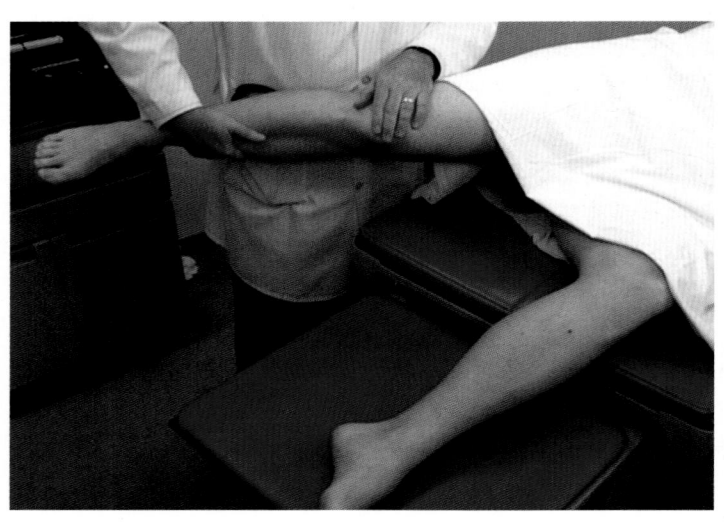

图 14-39　髂腰肌试验

闭孔肌试验也可用于检查炎症。患者仰卧，检查者使患者屈膝、屈髋，将患者的腿内旋、髋外旋，若邻近闭孔肌处存在炎症，则有疼痛引出（图 14-40）。

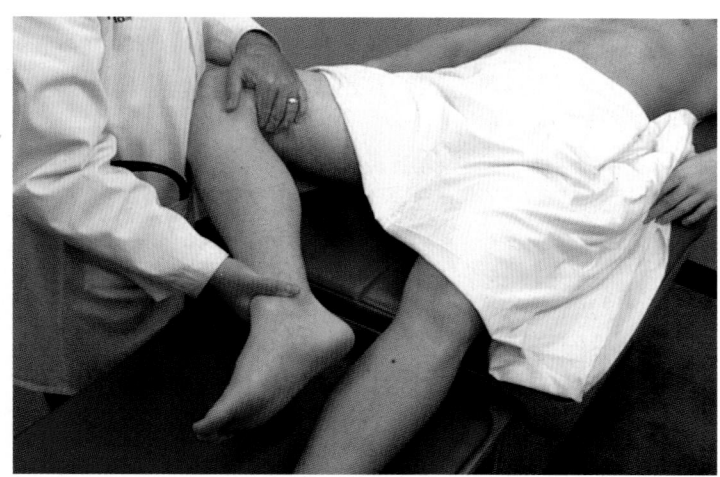

图 14-40 闭孔肌试验

六、临床意义

有证据表明，发现和去除肠道息肉可降低直结肠癌的发病率，早期发现肠道癌症可降低结直肠癌的死亡率。美国癌症学会提出以下非高危风险的人群中结直肠癌早期筛查指南。凡是满 50 岁，不论性别，均应遵循以下至少一条：

（一）筛查息肉和肿瘤

- 每 5 年行一次乙状结肠镜[2]，或
- 每 10 年行一次结肠镜，或
- 每 5 年行一次气钡双重造影[2]，或
- 每 5 年行一次结肠 CT 重建[2]

（二）筛查肿瘤

- 每年行粪便潜血试验[2,3]
- 每年行粪便免疫化学试验[2,3]

根据患者病史和家族史可改进具体检查时间。

粪便潜血试验和对其阳性结果的诊断性评估及治疗，可将结直肠癌死亡率降低 15%～33%，相比于每两年筛查一次，每年都筛查粪便潜血试验可使结直肠癌的死亡率下降幅度更大。可屈式乙状结肠镜可检出几乎所有直径大于 1cm 的息肉和癌性病变，可检出所检查肠段 75%～80% 的小息肉。可屈式乙状结肠镜筛查可降低所检肠段60%～80%的结直肠癌死亡风险。有非直接证据支持气钡双重造影用于结直肠癌筛查，气钡双重造影可使结肠全段显影，可发现癌性病变和较大的息肉。结肠镜筛查既能确诊也能去除直肠和结肠的癌性及癌前病变。但是暂无研究得出结肠镜筛查与结直肠癌死亡率降低之间的确切关系。

2　若检查结果为阳性，应行结肠镜。

3　应行多次家庭便潜血试验。在医院行的一次试验并不足够可信。若为阳性，应行结肠镜。

肛门癌的发病率在世界范围的男性和女性中均呈上升趋势。男男性行为者、HIV 阳性患者、器官移植受者及患宫颈肿瘤的女性相比普通人群有更高的患肛门癌的风险。男男性行为者患肛门癌的风险高于普通人群 44%（中国香港，2008）。肛门癌，类似宫颈癌，是可预防的。研究表明，肛门细胞学检查有助于肛门癌检出。有证据表明男男性行为人群中很大一部分（66%）为肛门人类乳头瘤病毒感染者。

表 14-5 比较了溃疡性结肠炎和克罗恩病的临床表现。表 14-6 列出了右半结肠癌、左半结肠癌及直肠癌的症状对比情况。表 14-8 比较了肝硬化时肝细胞功能受损与门脉高压的症状和体征。

表 14-5　溃疡性结肠炎与克罗恩病的临床比较

特征	溃疡性结肠炎	克罗恩病
腹泻	有	有
便血	常见	罕见
肠外表现	常见	常见
直肠周围病变	肛裂	瘘管、脓肿
直肠病变	有	无
肛门病变	无	有

表 14-6　胃癌、胰腺癌和结肠癌的临床比较

胃癌	胰腺癌	结肠癌
主要症状		
上腹痛	上腹痛	排便习惯改变
粪便潜血	背痛	消化道出血
体重减轻	体重减轻	下腹痛
呕吐	黄疸	
厌食		
吞咽困难		
危险因素		
腺瘤性息肉	吸烟	腺瘤性息肉
恶性贫血	酗酒（？）	溃疡性结肠炎
家族史		家族性息肉病
日本移民		加德纳综合征（Gardner's syndrome）
		绒毛状腺瘤

表 14-7　右半结肠癌、左半结肠癌及直肠癌的症状对比

症状	右半结肠癌	左半结肠癌	直肠癌
疼痛	性质难以明确	绞榨性*	持续、咬噬性
梗阻	少见	常见	少见
出血	砖红色	红色，与粪便混合	鲜红色，包覆粪便
乏力[†]	常见	少见	少见

注：* 消化食物时加重；

　　[†] 继发于贫血

表 14-8　肝硬化的症状体征

肝细胞功能受损	门脉高压
蜘蛛痣	腹腔积液
男性乳房发育	食管静脉曲张
肝掌	出血
腹水	痔疮
黄疸	海蛇头征
睾丸萎缩	脾大
勃起障碍	
出血	
月经异常	

将近 9/10 的前列腺癌（86%）是在局限期被诊断的，此时其 5 年生存率可达 100%。但是目前前列腺癌发病率持续上升，有一部分原因是筛查试验的增加。前列腺癌常可通过直肠指诊和血前列腺特异性抗原（prostate-specific antigen，PSA）检测被发现，如果一名每年行常规体检的男性出现了其中一项检查的异常，不论他可能得的是什么癌，都能在较早的、可治疗性更高的时期被发现。

前列腺特异性抗原（PSA）是由正常前列腺产生的一种物质。尽管大部分的 PSA 存在于精液中，但在血液中也少量存在。大多数男性血液中 PSA 水平低于 4ng/ml，前列腺癌患者血液的 PSA 水平往往高于 4ng/ml。若血 PSA 水平高于 4ng/ml 且低于 10ng/ml，患前列腺癌的可能性为 25%；若高于 10ng/ml，患前列腺癌的可能性则高于 67% 并随 PSA 水平升高而增加。

PSA 水平受多种因素影响，因此常有假阳性结果。PSA 水平升高可见于前列腺非癌性增大（如良性前列腺肥大）和前列腺炎。正常情况下 PSA 水平也随年龄增长而升高。射精可导致血液中 PSA 水平暂时升高，所以常让患者避免在检查前 2 天内射精。假阳性结果可能让患者和家属不安，导致一些另外的医疗问题，如前列腺活检可能对身体有一定损害，可继发严重的感染、疼痛和出血等。也可能出现假阴性结果，使患者、家属和医生误以为他未患前列腺癌，而错过治疗时机。

最近有许多医生和专业组织不再推荐男性从 50 岁起每年行 PSA 筛查。一些组织曾推荐非裔美国人、有前列腺癌家族史等高危人群从 40 或 45 岁起开始筛查 PSA。但在 2013 年，由于前列腺癌筛查的益害被更多地了解[4]，不少组织开始反对常规人群筛查。尽管一些组织仍然在推荐 PSA 筛查，但业内广泛认为患者在接受检查前应被详细告知潜在的益害。

从动机晤谈法转换而来的"询问-告知-询问"的方法有助于向患者解释 PSA 筛查的益害。这是患者与临床医生之间的一个"后退-前进"的双向转换，传递的内容主要有 4 部分：患者的观点、患者应了解的信息、对患者情绪的反馈，以及临床医生的建议。询问患者对其目前病情的了解情况，如：

"为了让我们有共识，能说一下你对你疾病的了解情况吗？"

"我们上次谈话后，还有其他人告诉过你什么有关你病情的事宜吗？"

"你考虑过你是否想行前列腺癌筛查吗？"

治疗方案、坏消息及其他需要和患者交流的信息需要用简明直白的语言告知患者，而不是长篇大论或给患者一堆细枝末节的信息。最后要向患者确认他是否充分理解了你刚才说的话。[5]

研究者们正在探寻能改进 PSA 试验辨别癌性与良性病变、癌症缓慢进展与快速进展能力的方法，包括：

- 游离 PSA 比[6]

4　有 76693 名男性研究对象的前列腺、肺、结直肠和卵巢癌筛查研究［Prostate, Lung, Colorectal, and Ovarian（PLCO）Cancer Screening Trial］和有 182000 名男性研究对象的欧洲前列腺癌随机化研究［European Randomized Study of Screening for Prostate Cancer（ERSPC）trial］的结果相互冲突。PLCO 的结果显示 PSA 筛查不能降低前列腺癌死亡率，而 ERSPC 的结果显示 PSA 筛查可将 55 至 69 岁男性的前列腺癌死亡率降低 20%，但根据活检，其假阳性率为 76%，造成了过度诊断。

5　"询问-告知-询问"的方法尤其有助于与女性患者的交谈。

6　即血液中 PSA 含量（游离量）除以 PSA 总量（游离量和结合量）。有证据提示较低的游离 PSA 比可能与更具侵蚀性的癌相关。

- 移行区 PSA 密度[7]
- 基于年龄的 PSA 参考范围[8]
- PSA 速率和 PSA 倍增时间[9]
- Pro-PSA[10]

七、体格检查报告书写

此处所列为腹部查体范例：

- 舟状腹，未见瘢痕。可闻及肠鸣音。右肋缘下 2 指触及肝脏，触及范围为 10cm。未触及脾脏或包块；未触及肾脏。直肠指诊括约肌收缩正常，前列腺质软、无包块，直肠壁光滑、无包块。粪便潜血实验阴性。无肋脊角压痛。
- 右上腹见一瘢痕。未闻及肠鸣音。全腹叩诊明显鼓音。全腹肌紧张。腹部压痛明显，左下象限为著。直肠指诊引出左下腹痛，粪便愈创木脂试验（4+）。肝、脾、肾脏未触及。无肋脊角压痛。
- 腹部肥胖。可闻及肠鸣音。听诊无异常。右下腹腹股沟韧带中点上方压痛明显。直肠检查在上述部位引出剧痛。右侧闭孔肌试验、直腿抬高试验阳性。粪便愈创木脂试验阴性。右侧肋脊角压痛。未触及脏器肿大。
- 腹膨隆，腹中线上见一愈合良好瘢痕。可闻及肠鸣音。移动性浊音和液波震颤阳性。右上腹触及一 8cm×15cm 包块。粪便愈创木脂试验弱阳性，余直肠检查无特殊。未查及肝脾肿大。
- 舟状腹，触诊腹软，无压痛、反跳痛、肌紧张。可闻及肠鸣音。锁中线上肝脏可触及范围为 12cm。左侧肋缘下触及脾尖。未触及包块。直肠检查于前列腺后叶触及一 2cm 大小质硬结节，无触痛。粪便愈创木脂试验阴性。

7　即血液 PSA 水平除以前列腺移行区的体积。移行区为包绕的前列腺的内侧部分。有证据提示在检测前列腺癌方面，该检查可能比标准 PSA 试验更精确。

8　因男性 PSA 水平有随年龄增长而升高的趋势，有人建议制订年龄特异的 PSA 参考值可能增加 PSA 试验的准确度。但年龄特异的参考值并未被广泛青睐，因其使用可能会推迟许多患者前列腺癌发现的时间。

9　PSA 速率是男性体内 PSA 水平随时间的变化率，单位为 ng/ml/年。PSA 倍增时间为男性体内 PSA 水平升高一倍的时间间期。有证据提示男性体内 PSA 水平升高的速率有助于预测其是否患有前列腺癌。

10　Pro-PSA 指的是几种无活性的 PSA 前体。有证据表明 pro-PSA 与前列腺癌的相关性强于与良性前列腺肥大的相关性。最近有一种已被批准的试验，它将一种形式的 pro-PSA 的测定与 PSA 及游离 PSA 的测定结合，得出的"前列腺健康指数"有助于决定 PSA 水平为 4~10ng/ml 的患者是否应行活检。

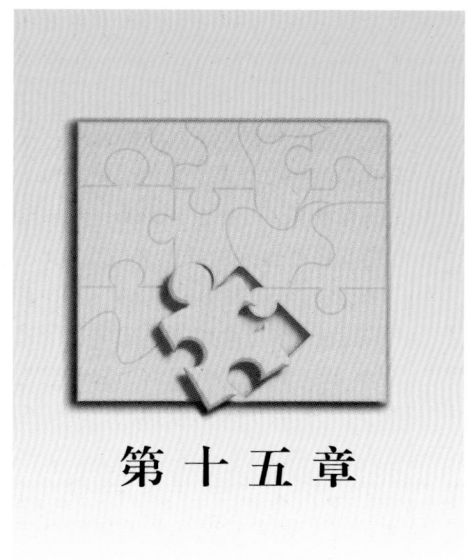

男性生殖系统与疝

第十五章

如果一个男人的尿液像驴尿、像啤酒酵母、像葡萄酒酵母或清漆，那这个人一定是病了……通过插入阴茎的青铜管灌注油、啤酒和甘草。

——The Sushruta Samhita（约公元前 3000 年）

一、概论

自有历史记录以来，人类对于外生殖器和泌尿系统就有着独特的兴趣。肾结石和泌尿手术在古代就有详细记载。最早报道的一例肾结石发生在一名生活在公元前 7000 年的年轻男性身上。

包皮环切术是医学历史上最古老的手术之一。自古以来，男性包皮环切术被广泛应用于宗教仪式。割礼不仅仅是犹太人的入会仪式，也被穆斯林视作精神洗礼。其最初的来源尚不清楚，但自公元前 3000 年，割礼仪式就经常出现在寺庙的墙上。《埃及死亡书》上写到，"血从太阳神的阴茎上流下来，他开始'切割'自己。"在公元前 30 年罗马占领埃及时，割礼已经有了仪式性的意义，并且只有经过割礼的神父才能进行特定的宗教仪式。印度教把阴茎和睾丸视作生命中心的象征，因此将包皮作为一份特殊的礼物献给神灵。

圣经中有许多泌尿学知识的引用。在创世纪 17 章第 7 节中，亚伯拉罕为犹太人与神达成一项契约。在创世纪 17 章第 14 节中，神说："但不受割礼的男子，必从民中剪除，因他背了我的约。"利未记 12 章第 3 节中，神说："第八天要给婴孩行割礼。"利未记 15 章 2-17 节中阐释一个不洁净的男性如何处理。目前，全世界大约有 1/6 的男性进行过包皮环切术。每年至少有 1500 万出生不久的男童接受包皮环切，这项操作也因此成为最常见的外科手术之一。

圣经、印度文学以及埃及纸莎草文献均描述过一种现今被认为是淋病的疾病。美索不达米亚的古碑上描述了一系列的治疗方法，比如："如果一个男人在某些快乐的场合（指性活跃时）觉得阴茎疼痛，则将啤酒和牛奶煮沸，从耻骨处开始涂抹。"阿维森纳（著名伊斯兰医学家）的《医典》（公元 1000 年）在几个世纪以来均被视作权威的医学典籍，其中就描述了用虱子放在阴茎来消除阴茎分泌物的方法。

淋病可能是由盖伦在公元 2 世纪首次命名的。淋病在希腊语中的意思是"源源不断的后代"。盖伦显然以为脓性分泌物是渗漏出的精液。从那之后很多词语被用来描述淋病。可能最常见的是 clap，过去 400 年一直在使用。clap 这个词被认为是源自巴黎特殊"红灯区"——Le Clapier。

梅毒这个灾难仍然不清楚是何时暴发的。梅毒与淋病很容易混淆。淋病被认为是梅毒的第一阶段。但这些疾病的病因仍然未知。很多人认为梅毒是由于洪水、吃加工过的人肉或者喝污染的水。直到 1500 年梅毒在欧洲全面暴发时，人们才了解这两种疾病的性传播来源。现在人们认为梅毒是在 1492 年由曾经跟随哥伦布环游世界的水手在返乡时引入欧洲大陆的。而在 1495 年法国入侵意大利、围攻那不勒斯之后，梅毒开始在欧洲大陆蔓延开来。"国王痘"和"法国痘"都是用来描述梅毒的常见词语。

前列腺良性增生是老年男性中最常见的良性肿瘤。60 岁以上的人群中预测发病率高于 50%，而 85 岁以上的人群则高达 90%。此外，在 80 岁以上的人群中，1/4 的男性需要某些形式的治疗来缓解 BPH 的症状。每年在美国有多于 30 万 BPH 相关手术，大部分为经尿道前列腺切除术。

泌尿生殖系统的癌症很常见。2011 年，前列腺癌占美国男性所有癌症的 29%，占所有癌症死亡的 11%，是次于肺癌及支气管癌的癌症死亡常见病因（28%）。2011 年，美国前列腺癌新增病例240890例，死亡33720例。

前列腺癌在美国黑人及非裔牙买加人中发病率最高（54.8/100000）；白人的发病率为 23.7/100000。发病率最低的是亚裔和太平洋岛民（10.7/100000）。对于预期寿命为 50~70 岁男性，镜下前列腺癌的罹患风险为 42%；而有临床表现的前列腺癌的风险为 10%；致死性前列腺癌的风险为 3%。遗传学研究显示前列腺癌中 5%~10% 具有明显的家族遗传性因素。近期部分研究显示加工肉类或奶类含量高的食物也可能是一个危险因素，肥胖也会增加进展性前列腺癌的患病风险。大约 95% 的前列腺癌来源于可被直肠指诊检测的区域。多于 90% 的前列腺癌在局限期被发现，此时 5 年生存期接近 100%。在过去的 25 年里，所有期的 5 年相对生存率从 69% 上升到 99.6%。根据最新的数据，10 年生存率为 95%，15 年为 82%。肥胖和吸烟可增加前列腺癌的死亡风险。

膀胱癌占总数的 6%，但只占男性癌症死亡总数的 4%，占女性癌症死亡总数不到 1%。2011 年美国膀胱癌共有新病例69250例（其中男性52020例，女性17230例），疾病死亡14990例。膀胱癌在男性常见恶性肿瘤中排名第四，女性中排名第八。每年膀胱癌的新增确诊病例将近260000例。膀胱癌发病率最高的国家主要集中在发达国家，例如美国、加拿大、法国、丹麦、意大利和西班牙。发病率最低的主要在亚洲和南美洲，这些地方的发病率只有美国发病率的 30%。已经明确吸烟是膀胱癌的危险因素。据估计在男性和女性患者中，与吸烟有关的分别占 50% 和 30%。职业暴露约占膀胱癌的 25%。大部分职业累积风险归因于对芳基胺的暴露。对芳基胺的高暴露职业人群主要包括染工、橡胶工人、皮革加工者、卡车司机、画家以及制铝工人。居住在高砷含量饮用水附近的居民罹患膀胱癌的风险也会增高。

尽管睾丸癌只占男性癌症的 1%，但在 15~35 岁年龄组的男性中是最常见的癌症。2011 年新增 8290 例睾丸癌病例，其中 350 例死亡。睾丸癌在美国黑人中的患病率为美国白人的 1/4。睾丸癌在男性一生中的发病风险大约为 1/500。约 90% 的睾丸癌表现为无症状的睾丸肿物。若一旦发现肿瘤即开始治疗，即使肿瘤在睾丸内扩散，治愈率也可高达 90%。很多患者在治疗开始前有精子减少或精子异常。而事实上在铂类化疗后几乎所有都会发生精子减少。但很多患者的精子生成均可恢复，并成功当上父亲，而不需要冷藏精液的帮助。在一个基于人群的研究中，70% 的患者都有了孩子。而被治愈的睾丸癌患者会在未来 25 年内有 2%~5% 的累积概率患另一侧睾丸癌。最重要的影响预后的因素是通过传统查体和自检来早期检测睾丸癌的发生，应该教会所有男性如何自检。

2011 年新增肾癌病例60920例。其中包括肾细胞癌 92%，肾盂癌 7% 和肾母细胞瘤（5 岁前发病的儿童癌症）1%。美国癌症协会报道了13120例各类型肾癌的死亡病例。吸烟也是肾癌的重要危险因素，并且对肾盂癌的影响最大，特别是重度吸烟者更要引起重视。

勃起功能障碍（ED）是十分常见的疾病。据估测超过三千万的美国男性有不同程度的 ED，每年新增病例一百万左右。研究表明 ED 不仅影响男性的生理和性满意度，同时影响他的生活质量，特别是与抑郁症有很大关系。在麻省男性老龄化研究中，40~70 岁的男性中 52% 有不同程度的 ED。其中 17% 为轻度，25% 为中度，10% 为完全障碍。此项研究还表明随着年龄增长，ED 也会进展。40 岁左右的美国男性中，5% 有完全 ED，而在 70 岁左右则有 15%。70 岁左右的男性中 67% 有不同程度的 ED。当人群老龄化程度提高，在未来医生们治疗的 ED 患者也将越来越多。

二、结构与生理

阴茎由三个细长的可膨大的部分组成：两条成对的阴茎海绵体及一条尿道海绵体（图 15-1）。尿道在尿道海绵体中穿过。阴茎有两个面——背面和腹面（尿道面），组成了阴茎根部、体部及头部。体部由海绵组织构成，充血后能使阴茎勃起进行性交。阴茎海绵体还包括平滑肌，可使射精时收缩更有节律。

阴茎的背面中线走行的是阴茎背静脉，两边各有一动脉和神经伴行。尿道海绵体的远端膨大形成阴茎头部，也称龟头。龟头覆盖尿道海绵体的末端。龟头在阴茎背部的明显边界称为冠状沟。龟头末端的裂缝样开口称为尿道外口。

阴茎的皮肤光滑、薄且无毛。阴茎远端的无皱褶皮肤为包皮，包裹龟头。在龟头与包皮之间有阴茎垢，为阴

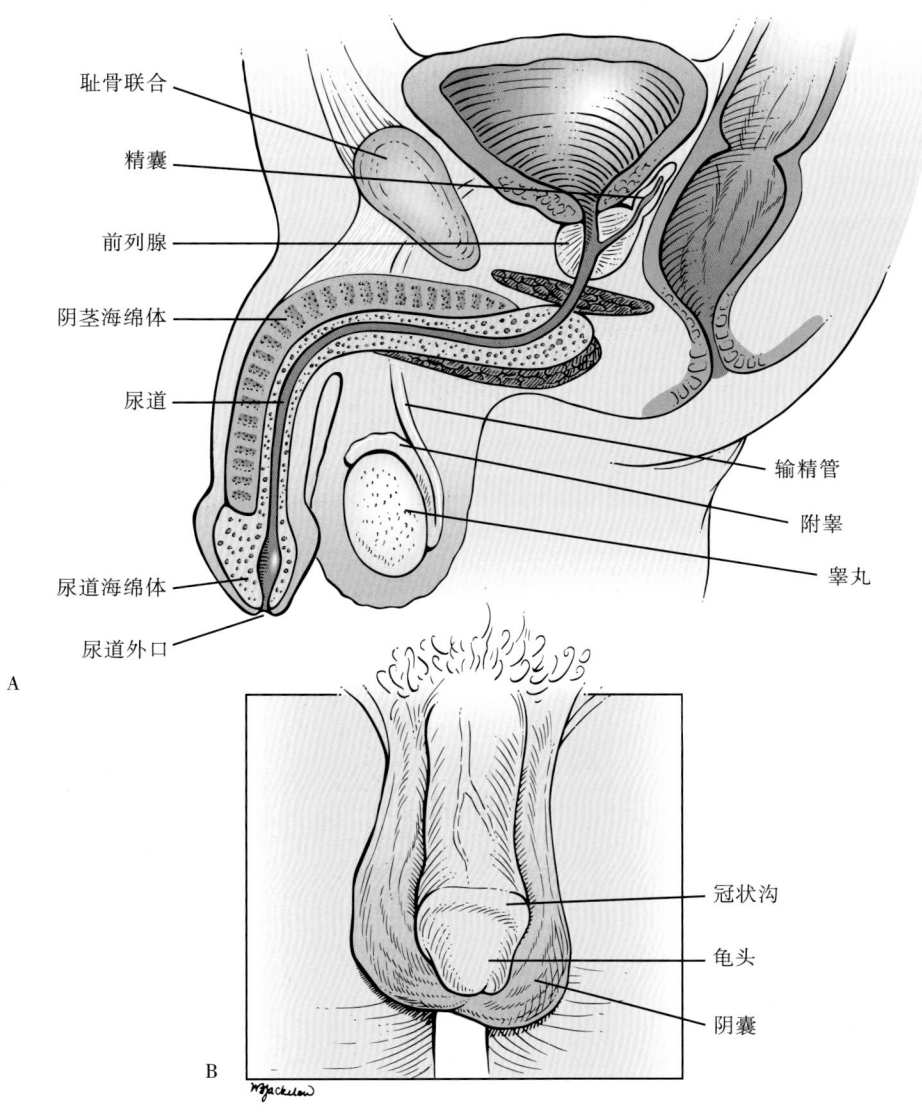

图 15-1　男性生殖器的断层解剖（A）及前视图（B）

茎分泌的黏液及蜕去的上皮细胞，在性交中起到润滑作用。包皮可以回缩至冠状沟，暴露龟头。包皮环切术是将包皮切除。

　　阴茎根部在阴囊深处的会阴区。阴茎海绵体在根部分离，均被包裹在致密且有弹性的白膜中。这些膜融合后形成阴茎的中隔。阴茎的断层解剖见图 15-2。

　　阴茎的血供来自阴部内动脉，阴茎背动脉及深动脉由此发出。静脉回流至阴茎背静脉。在阴茎肌肉处于松弛状态时，静脉及动静脉吻合较显露，而动脉则部分收缩。

　　勃起有着非常复杂的血流动力学及神经生理学因素（图 15-3）。阴茎松弛时，阴茎动脉及血窦的平滑肌是收缩的。勃起反应源于大脑，它需要阴茎肌肉的松弛。大脑中心合成和释放神经递质一氧化氮（NO），神经信号由此传导至阴茎海绵体。NO 是内皮及海绵体平滑肌松弛的主要作用介质。NO 活化鸟苷酸环化酶合成环鸟苷酸（GMP），它能降低细胞内钙离子水平，使平滑肌松弛，增加阴茎动脉血流，加强静脉闭塞。血窦扩张压迫静脉于坚硬的白膜内层。在勃起状态时，动静脉吻合通道关闭，而动脉广泛开放。动脉、静脉及动静脉吻合的内壁上的肌柱收缩时可使管腔闭塞。阴茎组织中的 V 型磷酸二酯酶可催化环 GMP 转化为 GMP，使肿胀消除。一些新药可以选择性阻断 V 型磷酸二酯酶。这些药剂通过增强 NO 介导环 GMP 升高的效应，继而有效增强男性勃起功能和性功能。

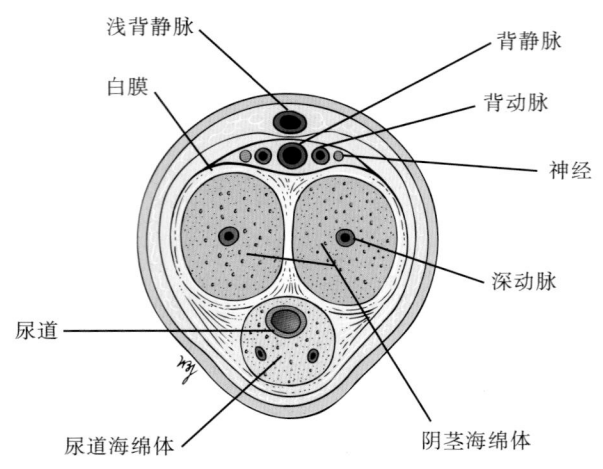

图 15-2　阴茎的断层解剖图

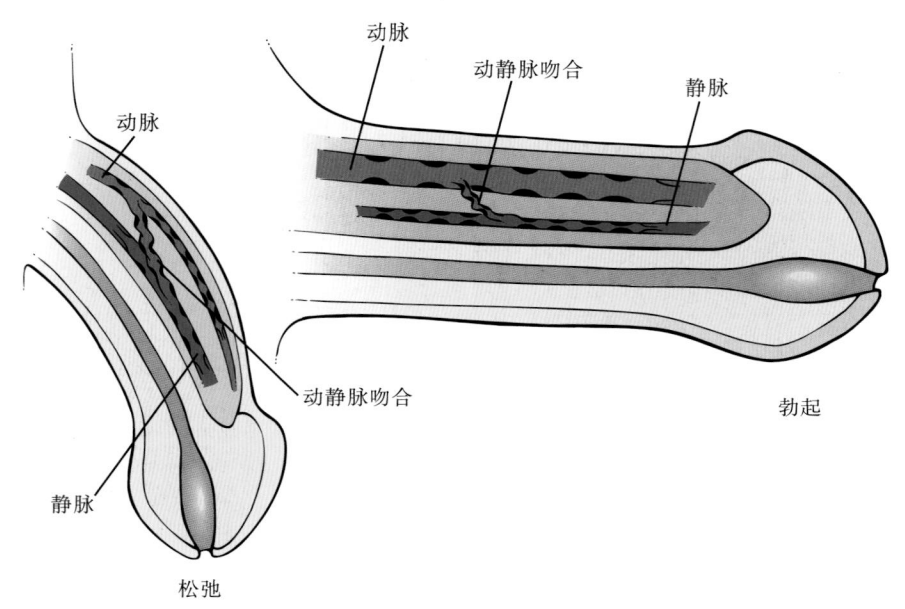

图 15-3　勃起的解剖示意图

尿道从膀胱的尿道内口一直延伸至阴茎的尿道外口。尿道可分为三部分：前列腺部（后部）、膜部以及海绵体部（前部）。后部极短，穿过前列腺。射精总管及前列腺管从后部远端进入尿道。尿道外括约肌包绕膜部尿道，两边各有一个尿道球腺。尿道前部是最长的部分，穿越海绵体。尿道球腺的腺管在近尿道远端处进入尿道前部。

阴囊是一个装有睾丸的"袋子"，它从会阴一直延伸至外部。阴囊被阴囊内膜分成两部分，左右各有一个睾丸。阴囊壁包含非随意肌和随意横纹肌。阴囊的主要作用是调节睾丸温度。睾丸的温度始终比腹腔温度低大约2℃，这样的条件适于精子生成。阴囊的大小取决于不同的人以及他对周围温度的反馈。暴露在寒冷的环境中时，阴囊会皱缩；而在温暖的环境下，阴囊则变得松弛而光滑。

睾丸是卵圆形且光滑的，长 1.5~2 英寸（3.5~5.0cm）。左睾丸通常比右睾丸低一些。睾丸由一层致密的纤维组织包被，称为睾丸白膜。睾丸的长轴偏前偏上，在显微镜下，内含长长的曲细精管，可产生精子。曲细精管止于附睾，它的形状类似逗号，位于睾丸的后部边缘。附睾的头部膨大，悬于睾丸的上极。附睾的下部，也叫尾部，与输精管相连。睾丸动脉从中后部进入睾丸。睾丸的静脉回流网络密集，称为精索静脉丛，将血液回流至睾丸静脉。右睾丸静脉直接回流至下腔静脉，而左睾丸静脉回流至左肾静脉。睾丸淋巴回流至主动脉前及下腔静脉淋巴结，而非腹股沟淋巴结。认识这一点很重要，因为在胚胎学上睾丸是腹腔内器官，睾丸的肿瘤或炎症均会导致这些淋巴结链的肿大。一般而言，腹股沟淋巴结肿大很少见。

睾丸与附睾的关系见图 15-4。

输精管为一带状结构，在阴囊中易触及。输精管、睾丸动静脉一起构成精索，进入腹股沟管。输精管穿过内环，经过一弯曲通道，最终到达膀胱底部。它从直肠与膀胱之间穿过，并在精囊附近靠近另一输精管。在前列腺基底部，输精管与相应的精囊腺管交汇，形成射精管，穿过前列腺后进入尿道后部。

前列腺约为两个杏仁大小，长 1.5 英寸（3.5cm）宽 1.2 英寸（3cm）。尿道后部从前列腺的中间穿过。两边各有一射精管。前列腺通常分为 5 叶。前列腺后叶在临床上很重要，因为前列腺癌通常累及此处。当有癌症时，两侧叶中间的腺沟可能会消失。中叶及侧叶在射精管之上，通常会良性增生。前叶在临床上无显著意义。

图 15-5 展示了男性精液的来源及运行方向。

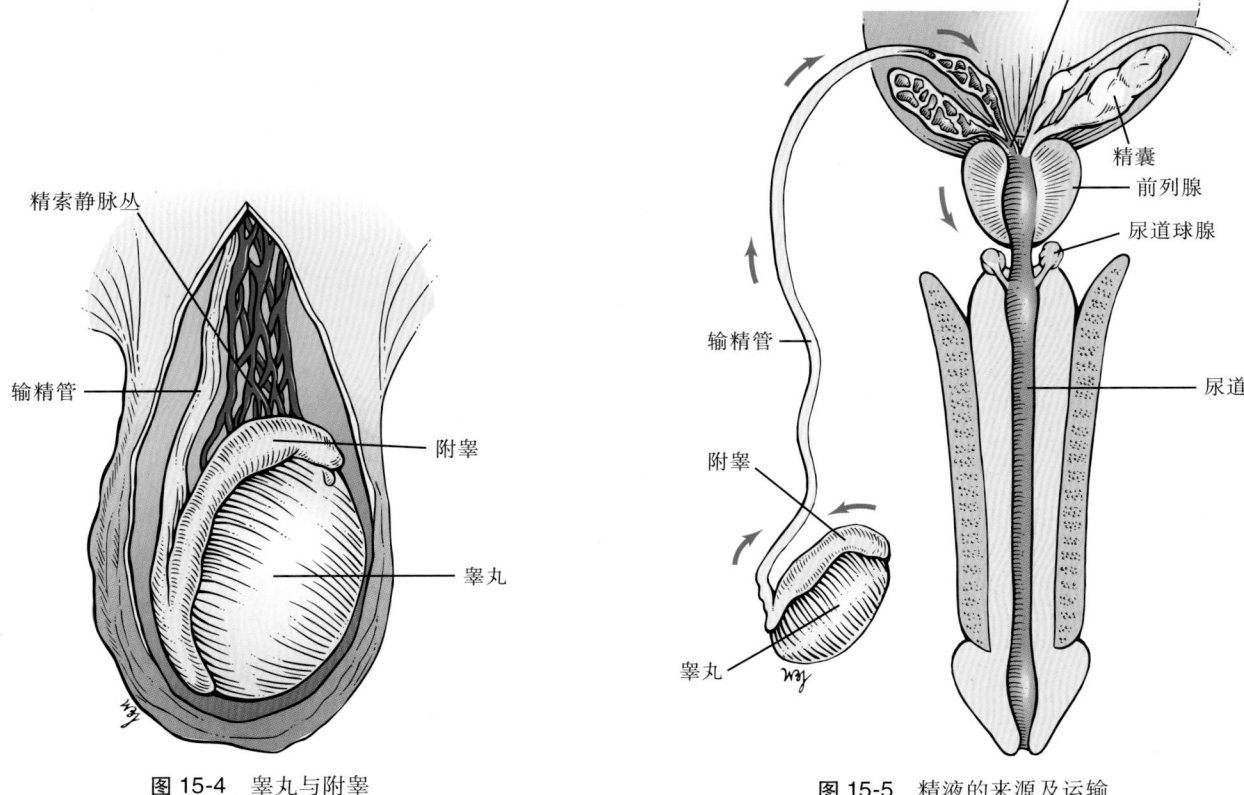

图 15-4　睾丸与附睾　　　　　　　　图 15-5　精液的来源及运输

此时来回顾睾丸的下降是非常有意义的。在男性正常足月新生儿中，出生时睾丸均在阴囊内。出生前睾丸恰好降落至该位置。大约妊娠 12 周时，睾丸引带在腹股沟褶处生成并穿过体壁最终到达阴囊中的某片区域。它预示了未来腹股沟管的位置。鞘状突在腹膜内形成，并将跟随睾丸引带的通道进入阴囊。妊娠第 7 个月时，鞘状突到达外斜肌的腱膜。睾丸从腹腔内通过内环开始下降，到达腹壁。在第 8 个月时，睾丸在腹股沟管内下降；出生时，睾丸恰好在阴囊中。而此时睾丸引带不易区分出来，鞘状突在精索内也开始逐渐消失。在约 5% 的男性婴儿中，睾丸下降并不能顺利完成（隐睾）。图 15-6 所示为睾丸下降过程。

图 21-42 展示了男性生殖系统发育的过程（在 21 章 "儿科患者" 中会详细讨论）。

三、特殊症状

男性泌尿生殖系统疾病最常见的症状主要有：

- 疼痛
- 排尿困难或尿痛

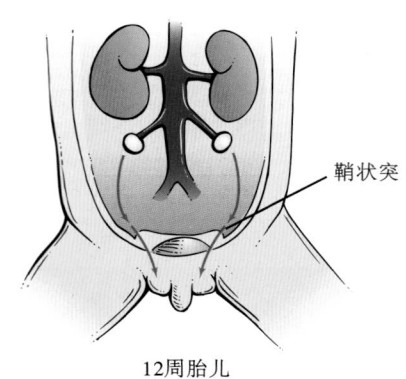

鞘状突

12周胎儿

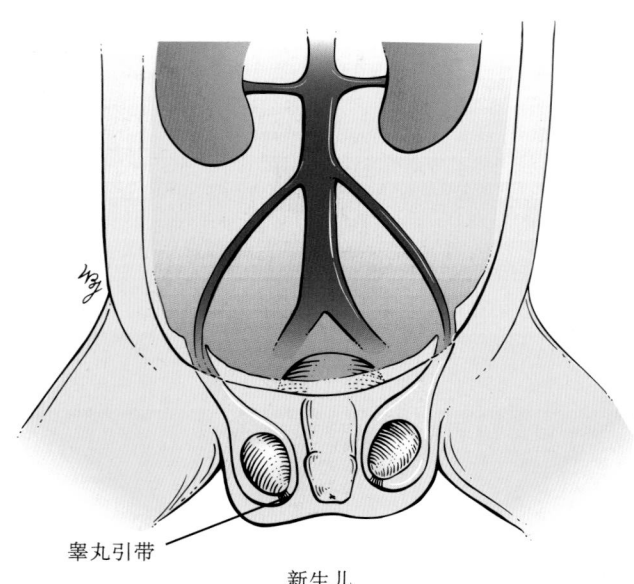

睾丸引带

新生儿

图 15-6 睾丸下降过程

- 尿流改变
- 尿色变红
- 阴茎分泌物
- 阴茎病变
- 生殖器皮疹
- 阴囊增大
- 腹股沟肿物或水肿
- 勃起功能障碍
- 不育

（一）疼痛

输尿管、肾盂或膀胱的突然扩张可能会导致侧腹疼痛。对于任何侧腹疼痛患者应该问到下列问题：

"疼痛是什么时候开始的？"

"从哪里开始疼的？可以指一下疼痛的位置吗？"

"其他地方还有疼痛吗？"

"疼痛是突然发生的吗？"

"以前有过类似疼痛吗？"

"疼痛持续存在吗？"

"什么会加重或缓解疼痛？"

"尿色有改变吗？"

"疼痛有任何伴随症状吗？恶心？呕吐？腹胀？发热？寒战？排尿时灼痛？"

器官缓慢增大通常疼痛不显著。肋脊角的疼痛可能与肾囊的突然扩张有关，可能由急性肾盂肾炎或阻塞性肾盂积水导致。输尿管上段扩张引起的痉挛性绞痛可能会导致同侧睾丸牵涉痛。输尿管下段扩张则可能会引起同侧阴囊的牵涉痛。输尿管扩张的疼痛非常显著，患者在任何体位都会觉得烦躁不安。膀胱扩张会导致下腹部胀满感及耻骨上疼痛，尿意强烈。腹股沟的疼痛可能由精索、睾丸或者前列腺的疾病导致；可能由淋巴腺炎导致；可能由疝导致；可能由带状疱疹导致；可能由精神疾病导致。

睾丸疼痛可能由任何睾丸或附睾的疾病导致，包括附睾炎、睾丸炎、鞘膜积液、睾丸扭转和肿瘤。同时要注意同侧输尿管的牵涉痛。阴茎异常勃起是一种疼痛剧烈的阴茎持续勃起，但其并非由性兴奋引起。持续勃起是由海绵体静脉血栓导致，在镰状细胞贫血或白血病患者中常见。可能原因是由于静脉回流阻塞，但其确切致病机制仍然未知。慢性阴茎异常勃起通常导致器质性勃起功能障碍。

（二）排尿困难或尿痛

排尿时疼痛，也称为排尿困难，通常被描述为"烧灼感"。尿痛是下尿路感染的证据。患者可能会描述阴茎或耻骨上区域的不适感。排尿困难提示排尿障碍。这可能由尿道外口狭窄或输尿管狭窄引起。排尿疼痛通常与尿频、尿急有关。当患者描述排尿时疼痛或困难时，可以询问以下问题：

"你注意到排尿时灼痛感有多久了？"

"你每天排尿多少次？"

"你觉得排尿时与平时有何不同？"

"尿色清亮吗？"

"尿液是否有异味？"

"阴茎有异常分泌物吗？"

"尿液中是否有气泡？"

"尿液中有固体颗粒吗？"

"尿液中有脓液吗？"

气尿是指尿液中有一小段空气，表现为患者通常描述的尿中"泡沫"。气泡和（或）空气通常在排尿的最后被排出。正常情况下，尿路中没有气体。气尿的症状可能表明器械引入了空气、肠瘘或产气菌的尿路感染，例如大肠杆菌或梭状芽胞杆菌。

粪尿症是指尿液中出现粪便，十分少见。有异味的物质来源可能是由于小肠膀胱瘘或尿路直肠瘘。这些瘘管通常由从肠道到尿路的溃疡导致。最常见的病因包括憩室炎、癌症以及克罗恩病。

尿中有脓，或称脓尿，是机体对于尿路炎症的应答反应的反馈。虽然肿瘤和肾结石患者也会出现脓尿，细菌导致的炎症仍是脓尿最常见的原因。导致脓尿最常见的疾病包括膀胱炎和前列腺炎。

（三）尿流改变

尿流改变包括尿频和尿失禁。尿频是泌尿生殖系统最常见的症状。尿频定义为相对于正常情况的排尿次数增多。夜尿是指晚上的尿频。尿频的病因有膀胱体积变小、膀胱壁刺激、尿量增多。若梗阻的膀胱不能每次排尿时排空膀胱，它的有效容积会降低。除了在"排尿困难"中提到的相关问题，以下问题也会对疾病诊断有所帮助。

"你觉得晚上必须起夜吗？"

"你能估测一下每次排尿的量大约是多少吗？"

"你会有突然的尿意吗？"

"除了突然的尿意之外，你会有无法排尿的感觉吗？"

"尿线有改变吗？"

"你是否需要等待很久才开始排尿？"

"你是否有过停止排尿后仍想排尿的感觉？"

"你在排尿的最后是否会觉得吃力？"

"你最近喝水很多吗？"

前列腺增生是男性有效膀胱容积下降的最常见病因。症状包括尿频、夜尿、尿急、尿流无力、尿流间断和尿不尽感。长期前列腺增生可导致排尿功能完全丧失，需要插入尿管（尿潴留时），否则会引起尿路感染或膀胱结石。大多数膀胱疾病，例如膀胱炎，会刺激膀胱黏膜而造成尿频。多尿症经常伴随烦渴。糖尿病和尿崩症是导致多尿的常见原因。

尿失禁是指自主控制排尿能力下降。尿急的感觉太强烈则可能会发生尿失禁。除了有关排尿困难和尿频的问题之外，以下问题也需要问询：

"你会不自主地少量排尿吗？"

"你会持续尿失禁吗？"

"你在搬重物时是否会尿失禁？大笑时？咳嗽时？弯腰时？"

"你是否需要按压腹部来排尿？"

慢性扩张性膀胱的患者，就像前列腺增生患者一样，也会有大量潴留的尿。膀胱内压力持续增高。此时，腹内压的轻度增高即会增加膀胱内压力，使之超过膀胱颈的阻力，于是发生尿失禁。尿流稳定或间断，这一类尿失禁称为充溢性尿失禁。压力性尿失禁仅为患者用力时发生的尿失禁，主要原因是尿道功能缺失。残余尿并没有太多意义。任何造成腹内压增高的行为均会造成尿失禁。这一类的尿失禁在女性中更为常见，将会在第 16 章"女性生殖系统"中详细讨论。

多尿症是指尿量增多，通常多于 2~3L/天。正常人每天的尿量为 1~2L。多尿症最重要的鉴别诊断是糖尿病、尿崩症和心理性尿崩症。问询以下问题：

"你大量排尿有多久了？"

"起病突然吗？"

"你晚上起夜多少次？"

"你有烦渴的表现吗？"

"你更喜欢喝水还是其他的饮料？"

"若你不喝水会有什么表现？还会不断排尿吗？"

"你的食欲如何？"

"你的视力有问题吗？有头痛吗？"

"你有任何情绪方面的问题吗？"

糖尿病患者体内的渗透负荷很高，因而多尿。食欲增加也很常见。尿崩症是由下丘脑或垂体病变造成抗利尿激素缺乏导致的。虽然这些患者的血浆渗透度升高，但尿液不能被浓缩。心理性尿崩症患者更为多见，他们多是由于饮用过多的水导致多尿。通常在心理疾病患者中多见。心理性尿崩症患者起病突然，而对于饮用的液体并无偏好。相反，对于真性尿崩症的病人，他们更偏爱饮水。真性尿崩症与颅内病变有关，因此患者有头痛、视力障碍甚至是视野缺损也并不少见。

（四）尿色变红

尿色变红通常提示血尿。然而还有很多原因会导致尿色变红，因而不能机械地认为尿色变红就意味着出血。植物染料，药物如非那吡啶（马洛芬），以及食用过量的甜菜均会导致尿色变红。当确认尿色变红的原因是由于出血，则血尿被称为肉眼血尿。血尿可能是尿路严重疾病的首发症状。询问尿色变红的患者以下问题：

"你注意到尿色变红有多长时间了？"

"你以前有过尿色变红吗？"

"你注意过尿色是刚开始为红色之后变无色，还是刚开始是无色之后变成红色？还是一直都是红色的？"

"你注意过尿中有血块吗?"

"你最近是否进行过剧烈的体育活动,例如长时间的远足、跑步或步行?"

"你一周之前是否有过上呼吸道感染或咽喉痛?"

"尿色变红与腰痛相关吗?腹痛呢?小便时有灼痛感吗?近期是否有发热?体重下降呢?"

"你是否注意到任何出血的问题呢?"

"你在服用什么药物吗?"

"你常吃甜菜吗?"

激烈的体育活动时,红细胞通过足部周围的小血管时可能会受到损伤与破坏,这可能会造成行军性血红蛋白尿症,并导致血管内溶血及血红蛋白尿。排尿时,血液出现的位置对病变有很重要的提示作用。初始血尿中的血通常来源于尿道。终末血尿则提示膀胱颈或后部尿道可能有病变。血液在尿中均匀分布则称全程血尿,它提示病变高于前列腺水平,或任何部位的大量出血。内裤上有血染而尿中无血则说明尿道外口有病理性改变。肾细胞癌可见体重降低和血尿。上呼吸道感染后10~14天出现尿色变红则可能预示着急性肾小球肾炎。

(五) 阴茎分泌物

阴茎分泌物是指来自尿道的连续或间断的液体。询问患者是否有过分泌物,若有,是血性的还是脓性的。血性分泌物通常与溃疡、肿瘤或尿道炎相关。脓性分泌物呈浓厚的黄绿色,可能与淋球菌性尿道炎或慢性前列腺炎有关。确认首次发现分泌物的时间。图15-7所示为淋球菌性尿道炎的脓性分泌物。淋病是由淋球菌导致的。约25%的男性和50%的女性在暴露后感染淋球菌。男性暴露后2~10天内发生排尿困难及阴茎脓性分泌物的急性症状。女性则在暴露后数天至数周发生阴道分泌物及排尿困难;然而对于50%的女性而言,感染可能是无症状的。

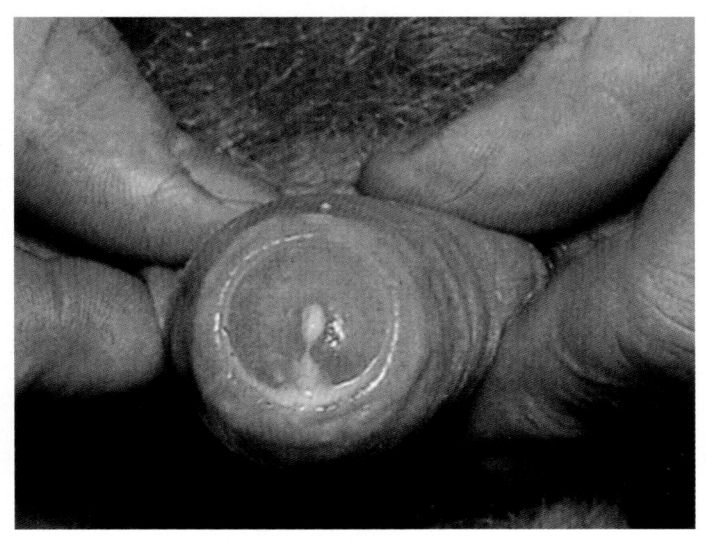

图 15-7　淋球菌性尿道炎

如何巧妙而直接地问询关于性传播疾病的暴露史是非常重要的。问诊者需要确认患者的性取向[1]及性暴露类型——口、阴道或者肛门,因为这样的信息可以帮助确认所需的细菌培养类型。需要询问患者是否有多个性伴侣以及性伴侣是否有任何已知的疾病。第1章中性生活史问诊相关问题可供参考。

(六) 阴茎病变

患者的阴茎病变史需引起重视,提示其可能患有性病。鉴别诊断包括良性病变,也包括没有治疗方法的疾

1　询问患者,"你的同伴是男性、女性还是都有?"

病。获取详尽的病史是十分重要的，特别要注意近期性暴露史、近期旅行史、卫生习惯、病变是否瘙痒及疼痛以及先前的皮肤疾病可能性等。询问患者是否有淋病、梅毒、疱疹、滴虫、尖锐湿疣或其他性传播疾病。

（七）生殖器皮疹

男性生殖器皮疹是非常常见的。皮疹通常很难识别且治疗起来比较困难。有些皮疹只发生在生殖器；身体其他部位有典型表现的皮疹，可能会在生殖器部位有不典型的表现。生殖器部位的皮肤薄且潮湿，所以典型的干燥鳞屑可能不会出现在此处。

最常累及男性生殖器的炎性疾病是**银屑病**。患者出现鲜红色、边界清楚的鳞屑样斑块。通常整个阴囊、腹股沟褶以及阴茎都会受累。阴茎是银屑病的常见受累部位，在有些病例中，阴茎甚至是唯一受累的区域。阴茎的银屑病性病变为龟头及阴茎上典型的红色鳞屑样丘疹或高出皮面的斑块（图 15-8），而对于未进行过包皮环切的男性，当病变在龟头时则没有鳞屑。当身体其他部位存在银屑病性斑块时可以帮助确诊。支持性证据包括肘部、膝盖（图 5-53）、臀裂部（图 5-54）、头皮（图 5-56）、脐周以及指甲的凹陷部（图 5-14）出现红色鳞屑斑块。

另一种生殖器皮疹为**接触性皮炎**。发病原因可能是由于肥皂或消毒剂。用于治疗面部日光性角化症的有刺激性的药剂可能会由于患者的疏忽而影响到生殖器。最主要的症状是瘙痒。

固定性药疹为特定药物给予后身体相同部位出现特定反应的一种疾病。固定性药疹表现为突然出现的、多发的、边界清晰的点状大疱样斑块（图 15-9）。当生殖器受累时，皮疹表现为典型的阴茎远端及龟头受累，疼痛可较明显。能引起此类反应的药物包括非甾体类抗炎药、磺胺、含酚酞类通便剂、四环素和巴比妥。可能引起固定性药疹的药物超过 500 种；因此，检查者需获取患者详细的用药史。

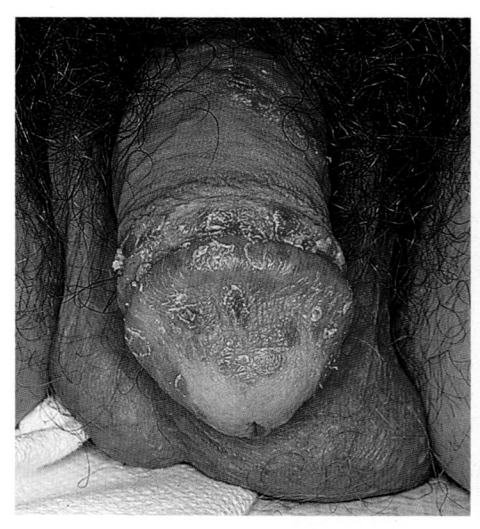

图 15-8　阴茎的银屑病

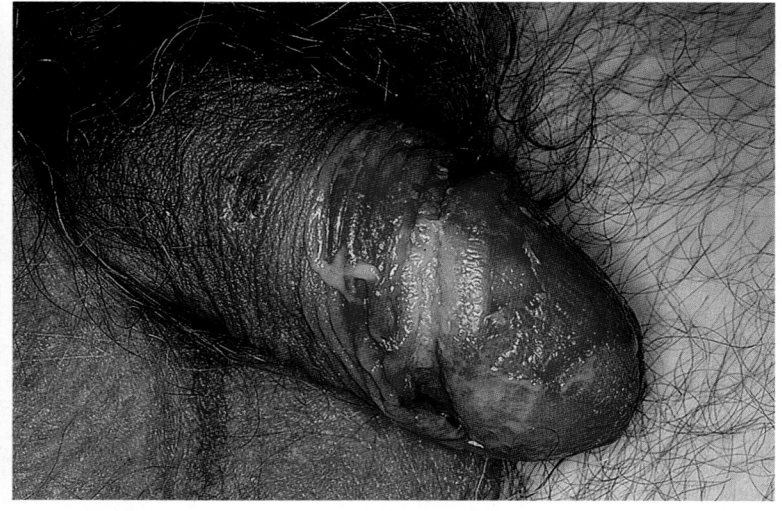

图 15-9　固定性药疹

扁平苔藓是一种炎症性疾病，皮疹的主要特点为紫色、扁平、有光泽的丘疹，直径 0.75～3 英寸（2～8mm），颜色介于淡红色和紫罗兰色之间。典型的阴茎扁平苔藓并无明显症状，通常治愈后残留色素沉着。口腔检查可发现颊黏膜处有经典的波状白色条纹（图 9-15）。

（八）阴囊增大

男性患者主诉阴囊增大并非少见，但患者通常很难界定阴囊的哪个解剖结构发生增大。询问以下问题：

"你何时第一次发现阴囊变大的？"

"是否造成疼痛？"

"你的腹股沟处是否受过伤？"

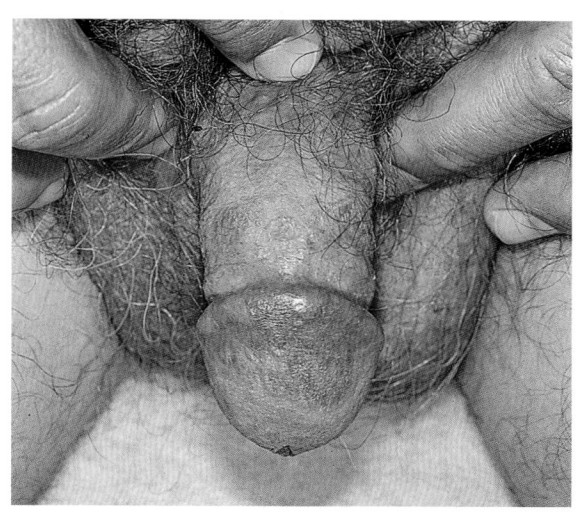

图 15-10　阴茎的扁平苔藓

"阴囊增大的大小是否改变过？"

"你以前有过这样的经历吗？"

"你是否有过疝？"

"你在生育方面是否有过障碍？"

阴囊水肿可能与睾丸或附睾的增大、疝、精索静脉曲张、鞘膜积液有关。睾丸增大可能由炎症或肿瘤导致。大多数时候，增大是单侧的。疼痛的阴囊增大可能由附睾或睾丸的急性炎症、精索扭转或绞窄性疝所致。精索静脉曲张通常导致男性生育能力下降。

（九）腹股沟肿物或水肿

若患者主诉腹股沟肿物，则询问以下问题：

"你何时第一次注意到肿物？"

"肿物是否疼痛？"

"不同体位时肿物大小是否改变？"

"你是否有过性病？"

造成腹股沟水肿最常见的原因是疝。当患者躺下时疝会变小。任何外生殖器感染所致的淋巴结肿大可造成腹股沟水肿。仅当阴囊皮肤受累时睾丸癌症才会导致腹股沟淋巴结肿大。

（十）勃起功能障碍

勃起功能障碍（ED），或称阳痿，定义为阴茎持续不能达到和维持足够的勃起来获得满意的性生活。典型患者通常大于 50 岁，已经结婚或长期处于一夫一妻制关系，并且有超过一年的逐渐进展的 ED 病史。除此之外生理及心理均很健康。因为阴茎勃起是一种神经血管现象，因而，很多神经及血管问题可导致 ED 的发生。血管疾病如海绵体动脉的动脉粥样硬化性狭窄或阻塞，或吸烟所致的血管问题，均可导致 ED。抗高血压药物、抗抑郁药物、抗雄激素药物、组胺 H_2 受体阻滞剂以及消遣性毒品通常与 ED 有关。糖尿病、高血压、高血脂以及酒精（乙醇）是 ED 的危险因素。ED 常常可反映患者内心世界的情感问题。

ED 患者问诊需要运用巧妙的方法以及灵活、恰当且能够被患者理解的语言。整个问诊的基调是需要向患者解释 ED 是一个常见的疾病。更深层次的问题需要更小心谨慎地问诊。问诊者可能发现潜在的同性恋。生活早期经历过犯罪，可能对人遗留长期影响，并进而影响其性功能。针对 ED 的不同病因有特定的治疗方法，因而对 ED 的来源进行分类非常重要。

可通过以下问题开始问诊：

"如果你以后的性功能一直维持在现在的水平，你觉得你会有怎样的想法？"

"你对你现在的性功能满意吗？"如果不是，"原因是什么呢？"

"你与伴侣的关系处在怎样的状态呢？你觉得开心吗？"

"你的伴侣对你的性功能满意吗？"如果不是，"原因是什么呢？"

"你最后一次有过满意的勃起是在什么时候？"

"在过去的4周中，你如何评价你可获得并维持勃起的自信？"

"当你有性刺激并勃起时，有多少频率可使该勃起强度足够插入（进入你的伴侣）？"

"性交时，当你已进入你的伴侣身体后，可维持勃起多久？"

"性交时，你维持勃起来完成性交有多困难？"

在评估ED时，一份细致的病史是最基本的部分。关键且直接的问题很重要：

"你对性生活的享受程度如何？"

"当你有性刺激/性交时，你射精的频率是多少？"

"你是否容易达到高潮？"

"你的性冲动有多强烈？"

"你是否容易性唤醒？"

"你对性高潮是否满意？"

还有一些问题或许可以帮助诊断ED的病因。对于曾有不寻常的焦虑、压力或性虐待的病史，或有种族、文化、性或宗教抑制的患者，要考虑心理性因素。年龄低于40岁的ED患者通常为心理性的。询问以下问题：

"你是否有过早晨勃起或遗精的现象？"

"是否有除了你的性伴侣以外的人将你性唤醒？"

"你是否能通过手淫来勃起或达到高潮？"

若患者对任何一个问题有肯定的答案，问诊者则可推断ED很有可能是心理性的原因。与患者讨论病情可缓解患者的焦虑情绪，但首先需要向患者保证会对其病情保密。问诊者也需要缓解其自身性焦虑，以进行自信而直接的讨论。关于性交焦虑的开放性对话可能会有效。然而问诊者需要小心，切忌以自己的道德标准来要求患者。促进伴侣之间的交流也非常有帮助。

（十一）不育

不育是指没有能力妊娠或没有能力导致妊娠。不育很常见，在已婚人群中占10%。夫妻同居未采取避孕措施1年以上而女方未妊娠者称为不育。据估计30%左右的不育症归因于男方。若患者有不育病史，则应当询问关于流行性腮腺炎、睾丸受伤、性病、糖尿病、精索静脉曲张（图15-27）、放射线暴露或泌尿系外科手术的病史。男性糖尿病患者患不育症是由于逆行射精，即精液进入膀胱。确认性交的频率以及达到或维持勃起的任何困难。记录一份详尽的病史，包括日常工作习惯、用药史、饮酒史以及睡眠习惯。

四、勃起功能障碍对男性的影响

勃起功能障碍（ED）是指阴茎持续不能达到和维持足够的勃起来完成性交。ED可能是勃起障碍或射精障碍。这种能力缺失可能是部分或全部。患者可能会主诉"达到或维持勃起有困难"或"早泄"。不同程度的ED在已婚人群中的发病率从20%到30%不等。当男性逐渐衰老，性欲和性能力会有自然减退。总体而言，ED在50岁之前不会发生。有些男性在老年仍保持旺盛的性欲。若ED患者偶尔可勃起或在手淫时达到性高潮，则他主要的问题可能出在情绪上。在近90%的主诉ED的患者中，功能障碍主要由情绪导致，而不是解剖因素。

若患者听到朋友的性生活，尤其是夸张的描述，则会使他自信减退，并会增强他对自己患功能障碍的疑虑。患者所生活的文化环境决定了人们对于能力的标准。单纯比较东方和西方的文化形式是不现实的。1948年，Alfred Kinsey和他的同事获得了英裔美国人的性行为方式的真实资料。性交的频率从1~4次/周不等。性行为次数最多的年龄段是20~30岁。资料显示不同社会经济阶层以及不同的个人之间差距很大。社会经济阶层越低，性交越频繁。

厌烦、焦虑、同辈压力、衰老、男性主导观念的退化以及女性"崛起"均是心因性 ED 的危险因素。而糖尿病则是导致器质性 ED 最常见原因。多发性硬化、脊髓肿瘤、脊髓退化性疾病以及局部损伤均会造成性能力的逐渐缺失。能导致 ED 的特殊药物：β 受体阻滞剂、碳酸酐酶抑制剂及抗高血压药，等。

内疚、焦虑和疑病症在心因性 ED 的患者中很常见。女性性冷淡可能会使伴侣对自身的婚姻调适更加没有安全感，从而加重病情，该男性往往也缺乏自信。对于有临界症状的男性，他会不断地担心自己在下一次性交中的表现，这是很常见的现象。他的担心与害怕会造成强烈的焦虑，从而加重功能障碍，这就是恶性循环的开始。每次失败就会使下次情况更糟。如果患者或他的伴侣对于性交不满意，那么就会令患者更为尴尬和内疚。

有些男性患者可以保持勃起但不能发生射精。他们会变得焦虑，在射精前必须停下性交。射精管会发炎甚至溃烂，如果发生射精，精液中会出现血液。由此产生的焦虑和失望情绪会使症状加重。

除去病因外，ED 的发生还有很多线索。患者可能会有被阉割感和自卑感。愤怒和抑郁很常见。若患者的 ED 与解剖结构的缺陷相关，那么这可能导致相关生理疾病、自我定位的额外改变，害怕失去其性伴侣的担忧会干扰正常工作，睡眠和休息也会被扰乱。如果性失调的情况持续，神经症状会紧接着发生。若没有适当的引导，患者可能会发生完全性 ED，则可能形成自杀倾向。

严重的精神紊乱必须由经过严格训练的心理师或性治疗师进行治疗。治疗的成功与否在很大程度上取决于临床医师以及患者的性伴侣以及他的鼓励和自信。

五、体格检查

男性生殖系统查体所需要的唯一的工具就是一双一次性的乳胶手套。即便戴上保护性的手套会降低检查者手的敏感性，乳胶手套仍是必需的。

很多医学生可能会担心在检查时患者会发生勃起。尽管这是可能的，但让一名男性在这样的情形下发生性兴奋是很罕见的，因为这环境通常让他感觉不放松。如果检查通过客观的方式来进行，则不会造成对患者的性刺激。若患者的确发生了勃起，则不要继续进行检查。

在进行男性生殖系统检查时，首先让患者躺下，然后站立。这样的体位改变是非常重要的，因为疝或阴囊肿物在卧位时不明显。

男性生殖系统检查包括以下几个方面：

* 卧位时的视诊和触诊
* 站立位时的视诊和触诊
* 疝的检查

（一）卧位时的视诊和触诊

1. 皮肤和毛发的视诊

当患者处于卧位时，首先要检查腹股沟处的皮肤，确定是否有浅表性真菌感染、表皮脱落或其他皮疹。表皮脱落可能提示疥疮感染。

观察毛发的分布。观察阴部的毛发，确认是否有阴虱或幼虱（卵囊）附在毛发上。是否有疥疮巢附着？

2. 阴茎和阴囊的视诊

在进行阴茎和阴囊的检查时，注意：

* 患者是否进行过包皮环切
* 阴茎和阴囊的大小
* 阴茎是否存在病变，阴茎是否存在水肿

图 15-11 所示为阴茎上异位的皮脂腺。皮脂腺如针头大小，为黄白色丘疹。这在正常男性的冠状沟、包皮内面及阴茎上多见。此种表现与口腔黏膜的 Fordyce 斑很类似（图 9-18）。异位皮脂腺也可在正常女性的大小阴唇上出现（图 16-13）。

二维码 15-1　外生殖器视诊

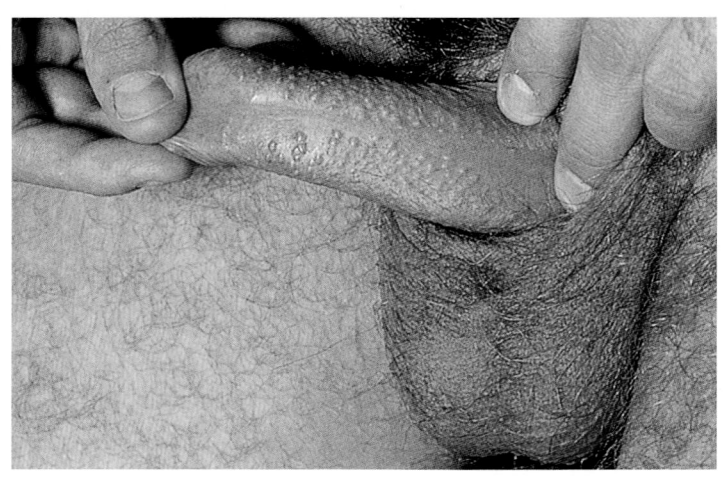

图 15-11　阴茎上的异位皮脂腺

　　阴茎珍珠样丘疹在冠状沟周围很常见，不同种族间并无分布差异。它们被认为是一种适于抓握的性交器官的胚胎学残留物。这些细小的丘疹为无症状的病变，在 10%~15% 青春期后男性中形成。丘疹颜色接近皮肤，呈纤维状，在冠状沟和阴茎连接处排列成行（图 15-12）。在未进行包皮环切的男性中更常见。需与尖锐湿疣相鉴别。

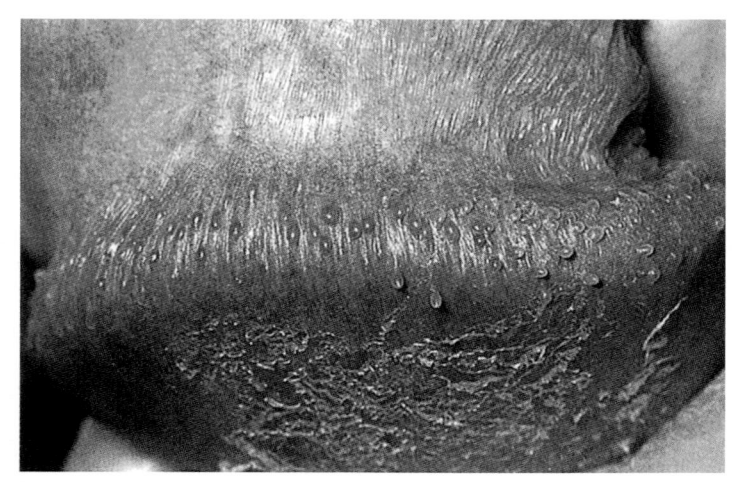

图 15-12　阴茎珍珠样丘疹

　　图 15-13 所示为一患者阴茎的初期梅毒硬下疳。虽然典型的梅毒硬下疳是无触痛的，但有 30% 的初期梅毒患者主诉有疼痛或压痛。通常只有单一病变。硬下疳的边界通常为硬化的。该患者还有无触痛淋巴结中度肿大。
　　与梅毒的硬下疳不同，软下疳的溃疡疼痛明显。溃疡的表面为脓性的浅灰色，呈颗粒化。特征性的是，溃疡基底部及其边缘均无受累。生殖器病变的患者通常有中度触痛淋巴结肿大。软下疳溃疡与梅毒硬下疳的另一不同点为前者常发生多发病变（图 15-14A）。图 15-14B 中的患者在其阴茎另一侧有相似的病变。
　　尖锐湿疣通常发生在尿道口附近、龟头上、会阴处、肛门处以及阴茎上。尖锐湿疣是感染人乳头瘤病毒的典型病变。这些丘疹的疣状表面构成典型的菜花状病变。它们有极高的传染性，单次暴露后的传播概率为 30%~60%。图 15-15 所示为一尖锐湿疣患者的阴茎病变，另参见图 15-40。
　　阴茎或阴囊上是否有丘疹？图 15-16 所示为经典的疥疮患者生殖器丘疹[2]。
　　龟头炎是龟头的炎症。通常由念珠菌感染所致，在未进行包皮环切的男性中多见。该区域的温度和湿度非常

2　见第五章"皮肤"。

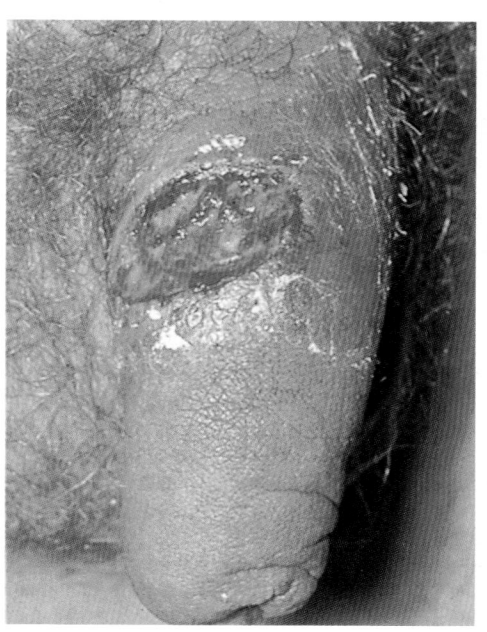

图 15-13　阴茎的初期梅毒硬下疳

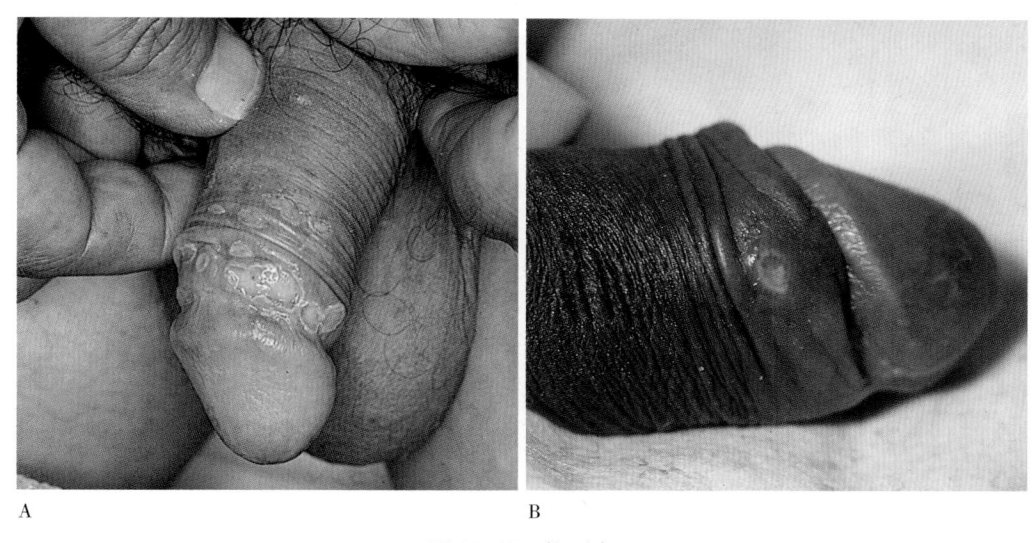

图 15-14　软下疳

A：多发病变；B：另一侧的相似病变

适宜真菌的生长。感染初始时为龟头及包皮内侧的片状红斑。脓疱形成后发生破裂，使病变表面变得潮湿、鲜红而溃烂。若感染累及龟头和包皮，则为龟头包皮炎（图 15-17）。注意阴茎远端及龟头处的溃烂。包皮是回缩的。

　　阴囊视诊主要看溃疡及皮疹。年龄大于 50 岁的男性通常可见阴囊上有针头大小的、暗红色稍突起的毛细血管扩张性病变，这些是良性的血管角质瘤。法布里病是一种罕见的先天性连锁的鞘糖脂代谢异常疾病，主要特征有疼痛、发热、呈"泳衣"分布的弥漫性血管角质瘤，尤其在脐周及阴囊处多见。图 15-18 所示为一例 15 岁的法布里病患者，图中可见多发血管角质瘤。

　　图 15-19 中的患者有获得性免疫缺陷综合征和卡波西肉瘤。注意阴茎和阴囊的显著水肿，以及股和阴囊处的卡波西肉瘤病变。

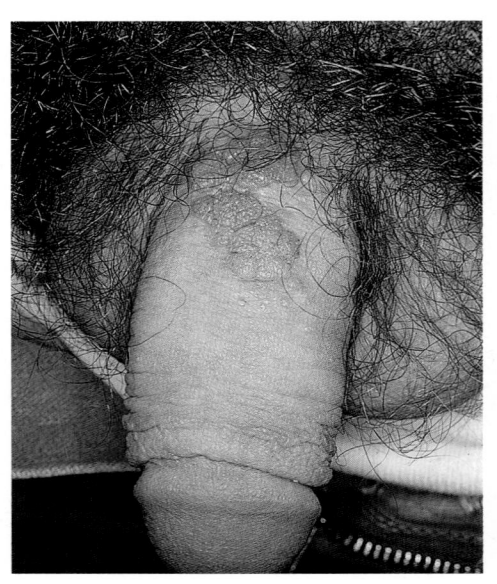

图 15-15 阴茎的尖锐湿疣

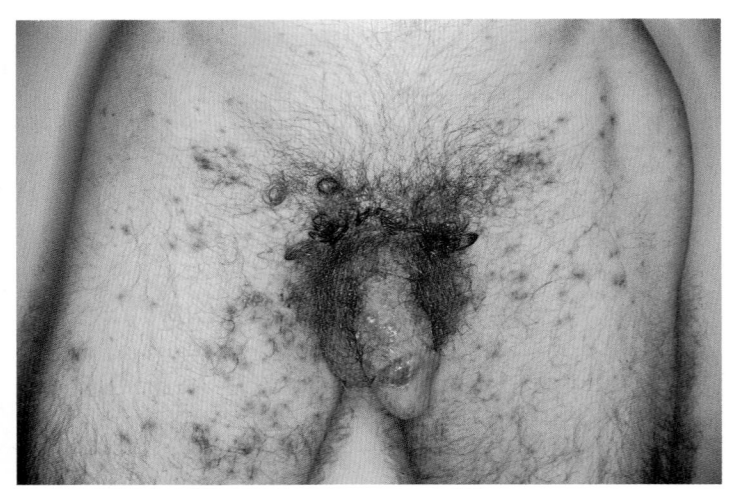

图 15-16 疥疮患者生殖器丘疹

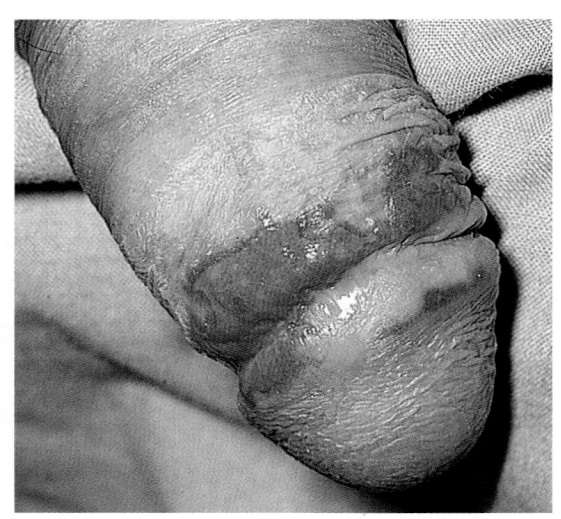

图 15-17 念珠菌龟头炎

（二）会阴部的视诊

检查者抬升患者的阴囊以仔细观察会阴部，确认有无炎症、溃疡、湿疣、脓肿或其他病变。

检查者沿腹股沟韧带用手指可触及腹股沟淋巴结肿大。通常此区域有小的（0.5 厘米）活动度好的淋巴结。由于会阴部、腿及足部的淋巴管均回流至此区域，因而触及小的淋巴结并不少见。

1. 腹股沟肿物视诊

当检查腹股沟时请患者咳嗽或用力憋气，突然凸出的肿物提示腹股沟疝或股疝的可能。

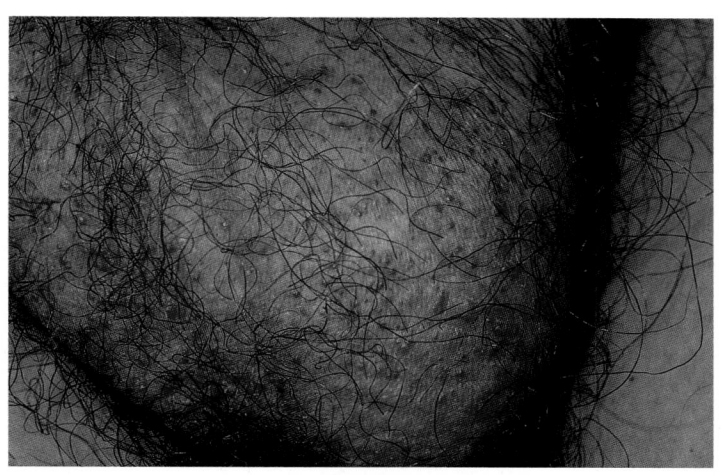

图 15-18　法布里病患者的多发血管角质瘤

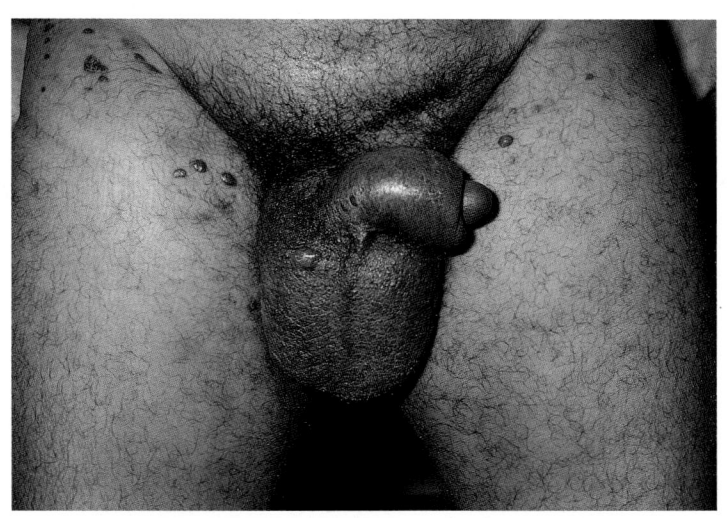

图 15-19　获得性免疫缺陷综合征和卡波西肉瘤相关的阴囊水肿

（三）站立位时的视诊和触诊

当你站在患者面前时请他站立。

1. 阴茎的视诊

若患者未进行包皮环切，则包皮需翻出。有些检查者习惯让患者将包皮翻出，有些则习惯于自己来控制包皮的张力。包皮下干酪样的白色物质为阴茎垢，这是正常的。

包茎是指包皮不能翻出，导致龟头检查不能很好地进行。由于龟头不能被很好地清洁，阴茎垢堆积，从而可能导致龟头和包皮的炎症（阴茎包皮炎），这种慢性刺激可能导致阴茎癌的发生。

2. 外尿道口视诊

检查者需注意尿道外口的位置。它应该处于龟头的中央。检查尿道口时，检查者将手置于阴茎龟头的两边，打开尿道口。图 15-20 所示为检查尿道口的示意图。

二维码 15-2　阴茎视诊

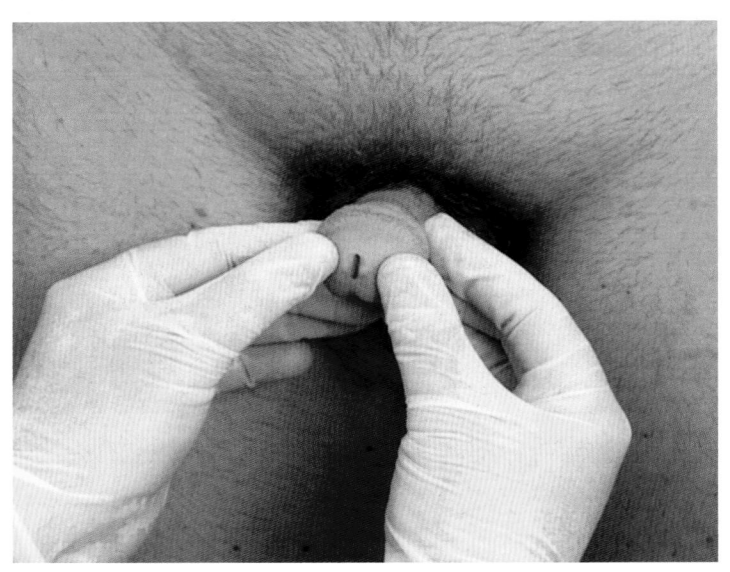

图 15-20 检查尿道口的方法

观察尿道口是否有分泌物、湿疣或狭窄。图 15-21 所示为一例尿道口尖锐湿疣的患者。

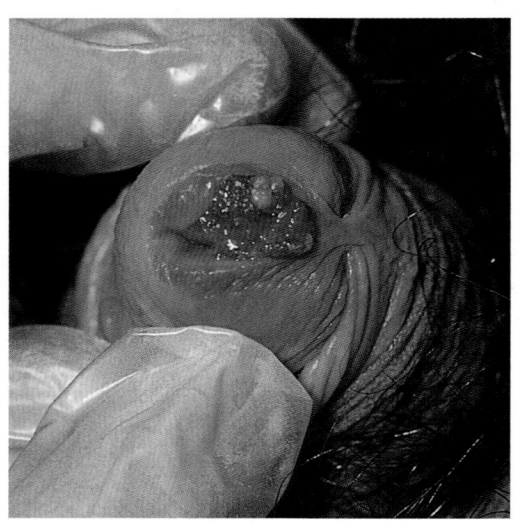

图 15-21 尿道口的尖锐湿疣

尿道外口有时开放于阴茎的腹侧面，这种先天性缺陷叫作尿道下裂。尿道下裂的尿道口会在从阴茎顶端至阴茎与阴囊或会阴连接处的腹侧面尿道沟的任一位置开口。轻度尿道下裂大多数时候作为单一的出生缺陷存在，而没有其他生殖或内分泌系统的缺陷。然而在少部分婴儿中，特别是那些重度尿道下裂的婴儿，会合并其他生殖泌尿道的解剖结构异常。另一不太常见的出生缺陷是尿道上裂，即尿道口开口于阴茎的背面。

3. 阴茎及尿道的触诊

触诊需从龟头开始至阴茎基底部。需注意是否有瘢痕、溃疡、结节、硬结以及炎症的征象。触诊阴茎海绵体时，用两只手固定住阴茎，并用示指触诊，确认是否有硬结。图 15-22 所示为阴茎触诊的示意图。

阴茎皮下触诊到无压痛的硬结或纤维化区域提示为 Peyronie 病（纤维性海绵体炎）。患者可能还会主诉勃起时阴茎弯曲。勃起的阴茎偏离阴茎长轴，使性交变得困难或难以进行。患者或其伴侣也许还会主诉性交痛。好发

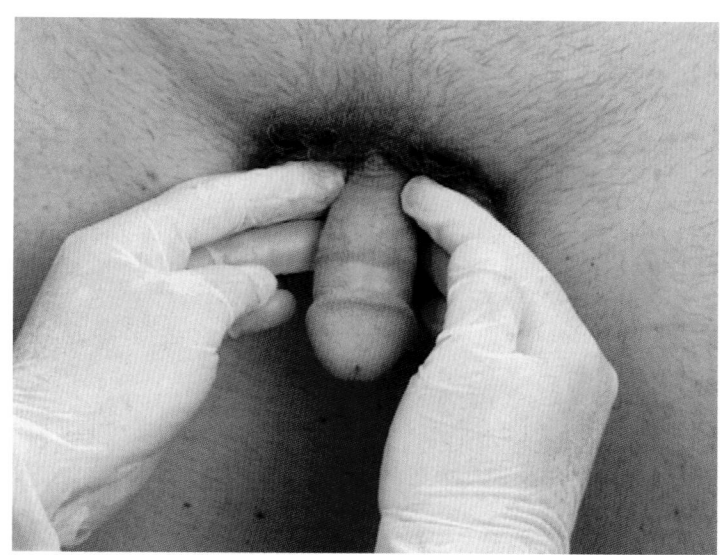

图 15-22　触诊阴茎的方法

部位在阴茎的背面，特别是在阴茎中间或外 1/3 的位置。图 15-23 所示为 Peyronie 病患者勃起的阴茎。

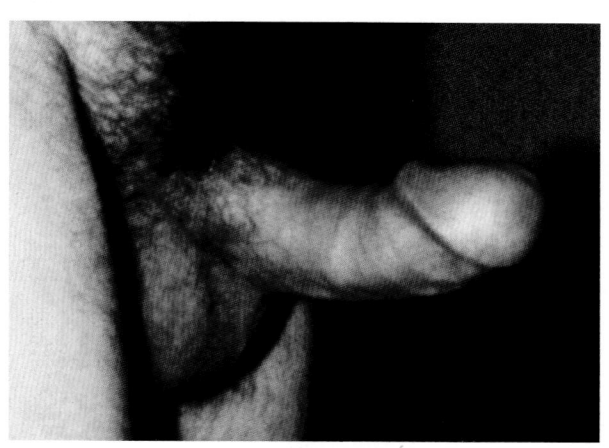

图 15-23　阴茎纤维性海绵体炎

尿道触诊应从尿道外口开始，经由尿道海绵体至其基底部。触诊尿道基底部时，检查者用左手抬升阴茎，用右手示指从中线推向阴囊，并触诊尿道海绵体基底部的深处。右手示指的指腹可触诊从尿道外口至基底部的整个尿道海绵体。图 15-24 为尿道触诊方法示意图。若尿道口有分泌物，则用力"挤"尿道，取一滴分泌物于玻璃片上用于镜检。

4. 阴囊的视诊

当患者站立时需重新检查阴囊。观察阴囊的外形及内容物。需观察到两个睾丸。正常情况下左侧睾丸略低于右侧。若有任何卧位时未见的饱满感，则需引起重视。

5. 睾丸的触诊

每个睾丸需分别触诊。轻柔地用双手握住患者的睾丸。当用左手握住睾丸的上极和下极时，用右手触诊睾丸的前面和后面。图 15-25 为睾丸触诊示意图。

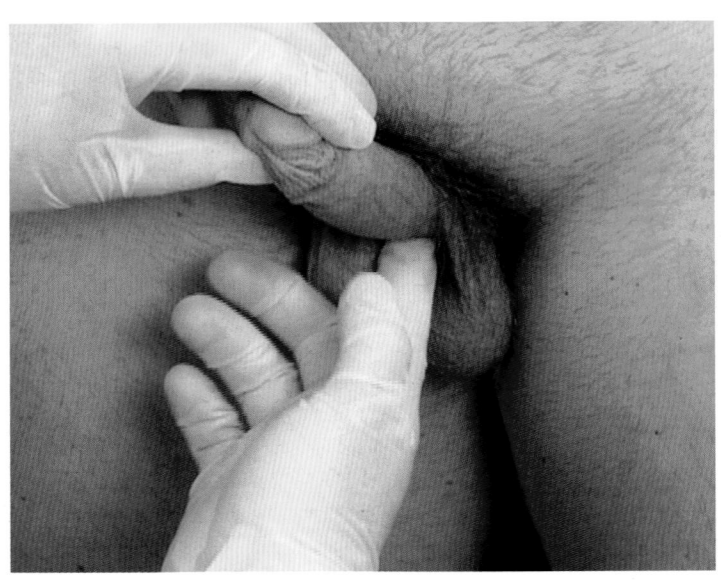

图 15-24　尿道触诊的方法

　　注意睾丸的大小、形状及质地。不应有压痛或结节感。正常的睾丸质地是韧而固定的。一侧的睾丸大小和质地需与另一侧相比较。一侧的睾丸是否比另一侧重？若存在肿物，检查者的手指可否在阴囊内触及肿物上缘？由于腹股沟疝来自于腹腔，检查者的手指不能在阴囊内触及肿物上缘。相反的，如果肿物来自于阴囊内，那么检查者可在阴囊内触及肿物上缘。

二维码 15-6　睾丸
触诊

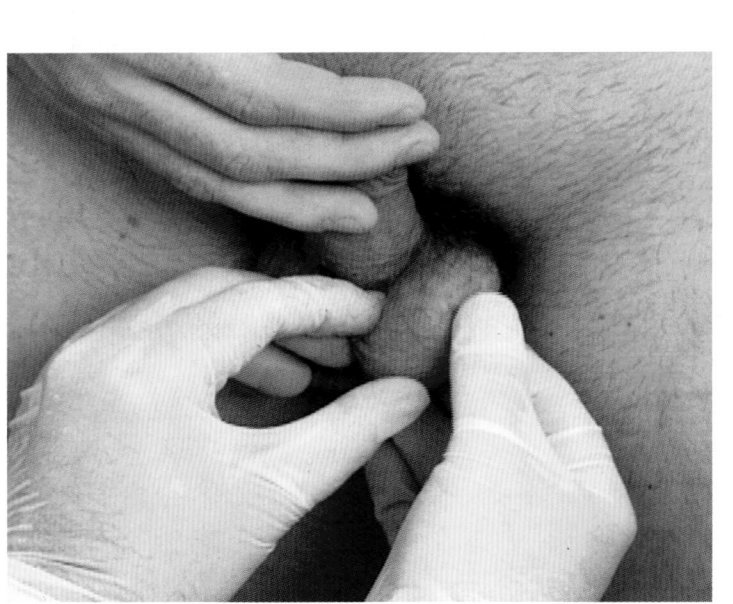

图 15-25　睾丸触诊方法

6. 附睾及输精管的触诊

　　接下来，定位并触诊睾丸后方的附睾。需仔细触诊附睾头部及尾部是否有压痛、结节及肿物。

　　精索触诊需从附睾开始向上至腹外环。请患者将阴茎轻柔抬起。从中线处固定住阴囊，将双手拇指置于阴囊前方，双手示指置于阴囊会阴侧。当检查者手指从阴囊表面分别向两侧滑动时，将在拇指和示指之间触及精索。精索内最突出的结构是输精管。输精管较韧，直径 0.08~0.15 英寸（2~4mm），感觉像是煮过的意大利面。比较双侧输精管大小，注意有无压痛及珠状突起。一侧输精管缺失通常提示同侧肾缺失。图 15-26 为输精管触诊示意图。

二维码 15-7　附睾
与输精管触诊

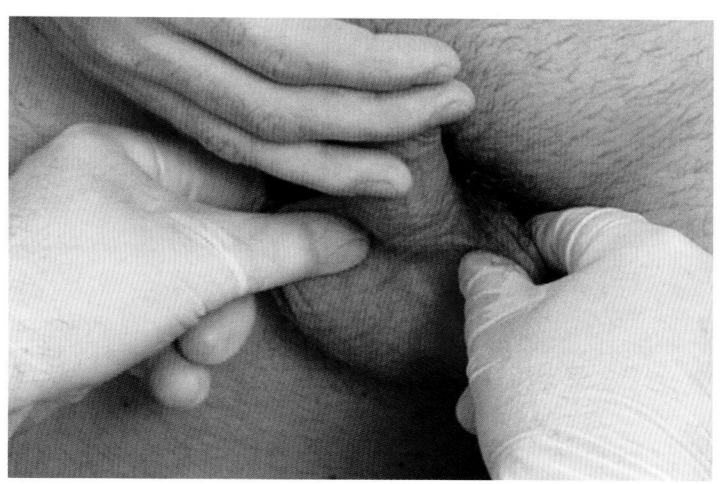

图 15-26　输精管触诊方法

　　精索静脉丛扩张导致的精索增大叫作精索静脉曲张。这些静脉曲张通常在左侧，触诊的感觉就像是一袋蠕虫。由于精索静脉曲张是重力决定性的，因而通常只在站立位或用力屏气时才明显。当检查者用手指固定住精索后，请患者转过头去并咳嗽，像之前提到过的那样。若精索出现突然的搏动，尤其是左侧，则可诊断为精索静脉曲张。尽管此病通常由触诊来诊断，但巨大的静脉曲张可仅由视诊发现（图 15-27）。

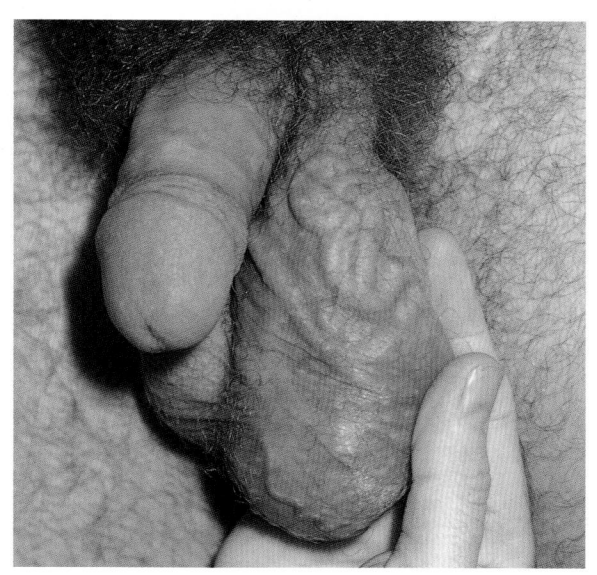

图 15-27　精索静脉曲张

7. 阴囊肿物的透光试验

　　若发现阴囊肿物，则需进行透光试验。在一个黑暗的房间，光源投照至增大的阴囊侧。血管结构、肿瘤、血液、疝及正常的睾丸在透照下均不透明。透射光为红色光晕则提示腔内有浆液，例如鞘膜积液或精液囊肿。鞘膜积液是睾丸鞘膜内不正常的清亮液体积聚。睾丸处于该囊性包块内，因而不能被很好地触及。在透照下则可看到积水的阴囊内正常大小的睾丸及其位置。精液囊肿是指一个内含精子的豌豆样大小的无压痛肿物，通常与附睾的

上极相连。图 15-28 所示为鞘膜积液，看到的只是单纯阴囊增大。图 15-29 是在透照下的另一鞘膜积液患者。图 15-30 为鞘膜积液横截面的示意图。

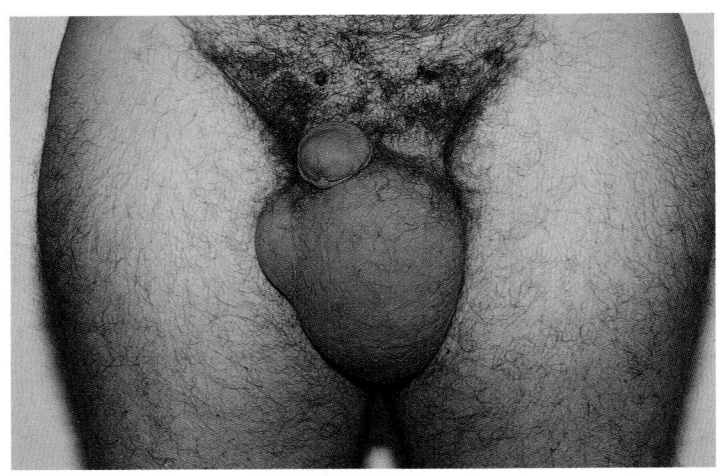

图 15-28 鞘膜积液

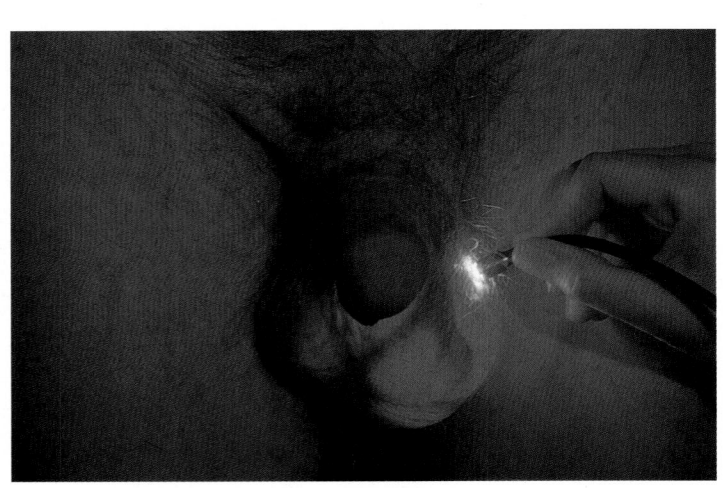

图 15-29 透照下的鞘膜积液

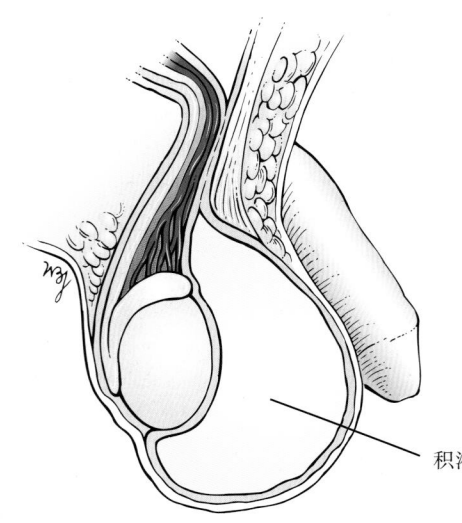

图 15-30 鞘膜积液横截面示意图

（四）疝的检查

1. 腹股沟及股区的视诊

虽然疝被定义为内脏或其一部分经由一正常或异常的通道突出于外，但 90% 的疝其实都位于腹股沟区。查体时，疝的突起通常更易见到而非感觉到。

请患者侧过头去并咳嗽或用力屏气。观察腹股沟及股区以确认咳嗽时是否有突然的肿胀，若有则提示为疝。若看到突然的突起，则请患者再次咳嗽，并将此搏动与对侧的比较。若患者在咳嗽时主诉疼痛，则确认疼痛定位，并重新评估该区域。

2. 腹股沟疝的触诊

触诊腹股沟疝时，检查者将其右手示指置于左侧睾丸上方，并将阴囊的皮肤往上推。阴囊的皮肤应该足够到达腹股沟外环。手指的位置应是指甲面朝外，指腹面朝内（图 15-31）。检查者的左手可放在患者右臀上，以便检查更好地进行。

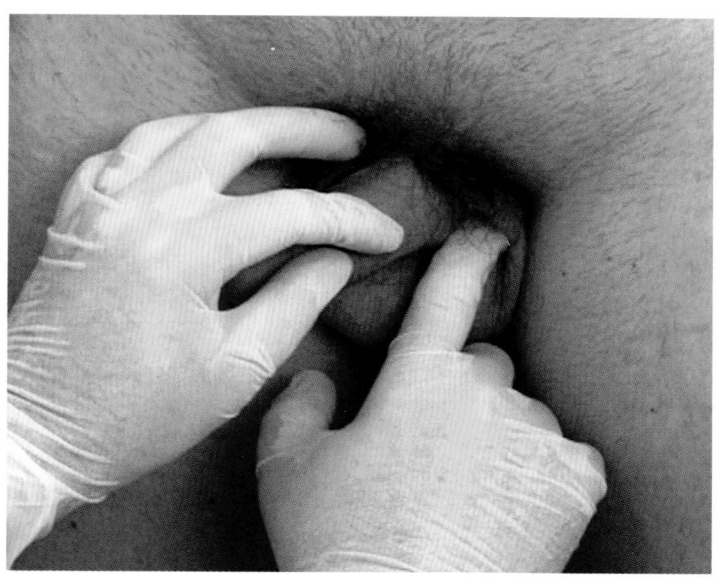

图 15-31 腹股沟疝检查方法

　　检查者的右手示指可沿着精索侧面，经由腹股沟外环进入与腹股沟韧带平行的腹股沟管，继而上升至腹股沟内环，其处于耻骨结节的外上方。外环若扩张则可使手指更易进入。图 15-32 所示为右手的正确位置，图 15-33 是具体图解。

　　当检查者示指置于外环或腹股沟管时，请患者侧过头去并咳嗽或屏气向下用力。若存在疝，则手指尖或指腹会感觉到突然的冲击感。若感觉到疝，则请患者躺下，并观察疝是否可经轻柔而持续的压力复位。若有足够的阴囊皮肤进行疝的检查，并进行得很缓慢轻柔，则疼痛并不明显。疝的特征在另一部分会详细讨论。

　　左侧检查完毕后，用右手示指重复检查步骤以检查右侧。有些检查者倾向于用右手示指检查患者右侧，而用左手示指检查患者左侧，可尝试这两种方法来决定哪一种更适合。

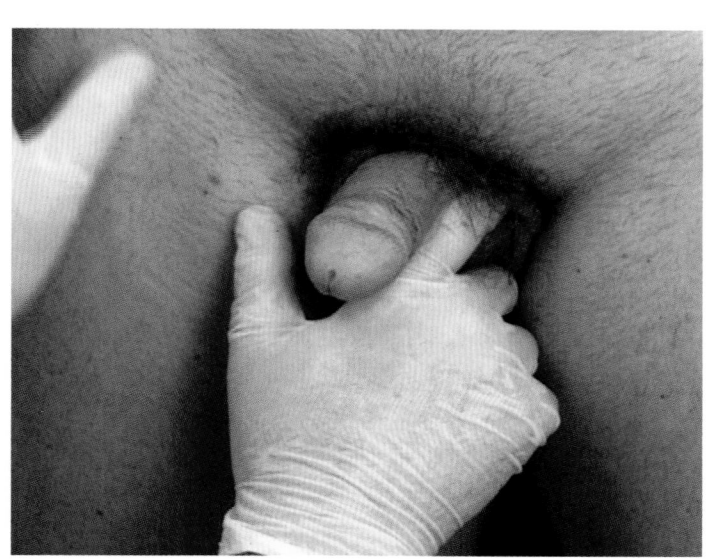

图 15-32 腹股沟疝触诊方法

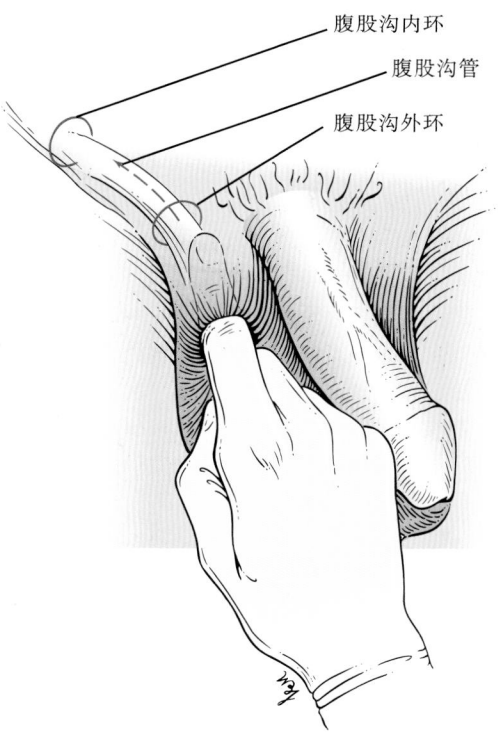

腹股沟内环
腹股沟管
腹股沟外环

图 15-33 手指在腹肌沟管的位置示意图

若透光试验发现一巨大的不透明阴囊肿物，则可能为阴囊内的腹股沟斜疝。可进行肿物听诊以确认阴囊内是否有肠鸣音，这对于腹股沟斜疝的诊断很有帮助。

在第十四章"腹部"中讨论了前列腺的检查。若之前并未进行直肠指诊，则此时可进行直肠及前列腺的检查。

六、临床意义

无痛的肉眼血尿通常首先提示泌尿道肿瘤，常定位于膀胱。表15-1列举了不同年龄组及性别的肉眼血尿常见原因。

表 15-1　不同年龄及性别的血尿原因

年龄（岁）	男性	女性
<20	先天性泌尿系异常 急性肾小球肾炎 急性泌尿系感染	-
20~40	急性泌尿系感染 肾结石 膀胱肿瘤	-
40~60	膀胱肿瘤 肾结石 急性泌尿系感染	急性泌尿系感染 肾结石 膀胱肿瘤
>60	前列腺疾病 膀胱肿瘤 急性泌尿系感染	膀胱肿瘤 急性泌尿系感染

阴囊疾病相对较常见。对于阴囊肿胀的男性患者，详细的病史及体格检查通常足以进行正确的诊断。查体时阴囊肿物很常见。虽然大多数肿物是良性的，但对于35岁以下的男性，睾丸癌排在实体恶性肿瘤的首位。

病史中比较重要的信息包括患者年龄、症状出现的时间（如果有的话）、伴随症状（例如发热、体重降低、排尿困难）、既往史、性生活史。

阴囊内肿物可分为急性或非急性、睾丸内或睾丸外，以及肿瘤性或非肿瘤性。

在急性、非肿瘤性病变的分类中最常见的疾病包括睾丸扭转、附睾炎和外伤。睾丸扭转是一种外科急症，扭转的睾丸造成静脉阻塞、水肿以及最终的动脉阻塞。在70%~90%的病例中，快速（10~12小时内）识别此类疾病有助于医师及时抢救睾丸。睾丸扭转在12~18岁的青少年中最常见。患者常主诉急性单侧睾丸疼痛，并常伴随有恶心、呕吐。查体时，睾丸增大且异常敏感。睾丸也可回缩并处于水平位。

睾丸炎是急性阴囊肿胀最常见的原因。在美国每年有超过60万患者就诊。它常发生于性生活活跃的年轻男性以及有泌尿生殖系统疾病的老年男性。患者常主诉近期发生的睾丸疼痛，伴随发热、排尿困难及阴囊肿胀。查体时，附睾压痛且变硬，睾丸可能增大，有压痛，这种情况叫作附睾睾丸炎。

外伤是急性阴囊肿胀的第三大主要病因。外伤可能产生阴囊或睾丸的血肿。有一点非常重要且需要谨记的是，10%~15%的睾丸肿瘤患者是外伤后发现的。

阴囊内病变最常见的类型是非急性、非肿瘤性病变。这些病变包括鞘膜积液、精液囊肿和精索静脉曲张。鞘膜积液（图15-28）是指睾丸鞘膜内液体积聚。临床主要表现为无痛性阴囊肿胀。鞘膜积液可为先天性、获得性或特发性。获得性鞘膜积液可由外伤、感染、肾移植以及肿瘤导致。特发性鞘膜积液最常见，患者可无症状，或主诉阴囊钝痛或沉重感。一般来说，鞘膜积液均位于睾丸前方，病变表面光滑，可透光。图15-29为透光试验的鞘膜积液。

精液囊肿为附睾中囊液积聚。由于其症状不明显，病变常由体格检查发现。因为其中含有液体，所以可被透照。

精索静脉曲张是由精索静脉丛的异常静脉扩张所致的常见阴囊内肿物。精索静脉曲张患者通常无症状，但可能有不育、睾丸处沉重感或阴囊疼痛的病史。精索静脉曲张常在 15~30 岁患者中诊断，40 岁后少见。男性中发病率为 15%~20%，是导致男性不育的常见原因。精索静脉曲张在患者处于站立位时更易被发现。肿物看起来像是一袋蠕虫，触诊时其位于睾丸前方。用力屏气时这些静脉曲张会有典型的增大，而当患者躺下时则减小。病变在左侧更明显。右侧精索静脉曲张提示下腔静脉部分梗阻，而急性左侧精索静脉曲张则可能提示左侧肾癌或其他左侧肾肿瘤。图 15-27 所示为一精索静脉曲张患者，注意其阴囊上显著扩张的静脉。

大多数睾丸肿瘤并无症状，但部分患者因为外伤、出血、鞘膜积液及附睾炎所致的急性疼痛而仍需治疗。其他患者可能表现为由进展的转移性疾病所致的体重减轻、发热、腹痛、下肢水肿或骨痛。隐睾症的病史很重要，因为这与睾丸恶性肿瘤有密切的关系。查体最常见的发现是一个睾丸上的小结节或无痛性肿胀。1%~3% 的睾丸肿瘤是双侧的。若早期发现，睾丸癌基本可以治愈。睾丸外肿瘤不常见，但通常都是良性的。精原细胞瘤约占所有睾丸癌病例的 40%。40% 的睾丸癌有混合性组织病理学特点。根据美国癌症协会建议，所有 15~35 岁的男性应该每月进行睾丸自检[3]。患者在浴中或浴后会被指导如何进行自检。此时阴囊皮肤是温暖且放松的。最好在站立位进行此项检查：

1. 轻柔地触摸阴囊袋并定位睾丸所在的位置。

2. 用一只手握住睾丸，另一只手轻柔地紧贴睾丸表面来检查整个睾丸。

3. 另一侧睾丸重复以上步骤。

若睾丸形状有任何改变，或存在无痛性包块，或阴囊内有肿胀，则应由临床医师进行评估。

表 15-2 提供了常见阴囊肿胀的鉴别诊断。

表 15-2　常见阴囊肿胀的鉴别诊断

诊断	常见年龄（岁）	是否可被透照	阴囊红斑	疼痛
附睾炎	任何年龄	否	是	严重，且严重程度逐渐增加
睾丸扭转	<20	否	是	严重，突发的
睾丸肿瘤	15~35	否	否	轻度或没有
鞘膜积液（图 15-28）	任何年龄	是（图 15-29）	否	无
精液囊肿	任何年龄	是	否	无
疝（图 15-42、图 15-43）	任何年龄	否	否	无到轻度*
精索静脉曲张（图 15-27）	>15	否	否	无

注：* 若疝为嵌顿疝，则疼痛剧烈

性传播疾病是常见的。在皮肤性病门诊每 100 例患者中，25% 的男性有淋病，25% 有非淋病性尿道炎，4% 有尖锐湿疣，3.5% 有疱疹，1.7% 有梅毒，0.1% 有软下疳。从 20 世纪 80 年代早期开始，淋菌性和非淋菌性尿道炎的发病率均大幅增加。在大学校园里，85% 的尿道炎在初始时均为非淋菌性。

由性病导致的生殖系统损害可为溃疡性或非溃疡性的。从 20 世纪 50 年代开始，生殖系统损害的发病率就有很显著的改变。曾经，软下疳非常常见而疱疹很少见；而现在，2 型单纯疱疹病毒感染很常见，而软下疳已十分少见。图 15-34 所示为疱疹病毒感染的水泡期。图 15-35 所示为另一 2 型单纯疱疹病毒感染的例子。肛门溃疡性病变已越来越常见，特别是男性同性恋者。

二维码 15-9　睾丸自检的资料

传染性软疣很常见，通常是自限性的，是一种累及皮肤及黏膜的皮疹。此病在儿童中很常见，常由一巨大的 DNA 痘病毒致病。成年人可由性接触而感染此病。病变特点为肉色丘疹，直径大小从针头大小至 0.4 英寸（1cm）之间不等。中央凹陷的皮疹是最重要的诊断征象。疼痛的病变可能出现在身体的任何位置，儿童可出现在脸部和躯干，成人可出现在生殖器周围。任何患此病的成年人还需筛查其他性传播疾病。所以，就像该疾病的名字一样，此病具有很高的传染性。疾病逐渐发展后，可能会出现大片的湿疹。对于获得性免疫缺陷综合征患者，病变

3　睾丸自检。见 http://www.nlm.nih.gov/medlineplus/ency/article/003909.htm2013 年 1 月 24 日更新。2013 年 9 月 20 日可访问。

范围很广，病变直径大小可达 0.8 英寸（2cm）。图 15-36 所示为传染性软疣在阴茎的病变。图 15-37 所示为传染性软疣经典的病变特写，"脐凹"状丘疹。表 15-3 列举了生殖系统常见皮疹的鉴别诊断。

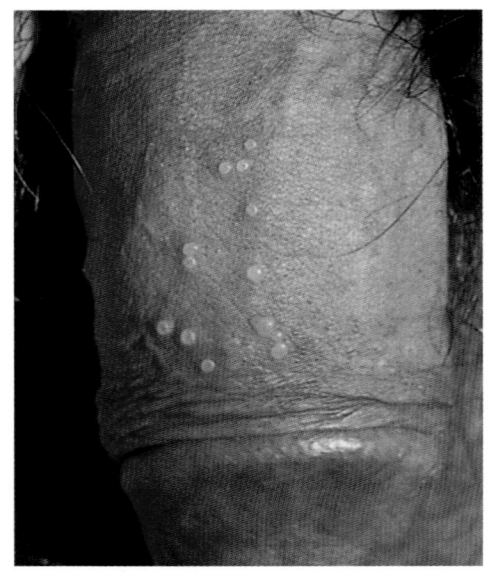

图 15-34　2 型单纯疱疹病毒感染

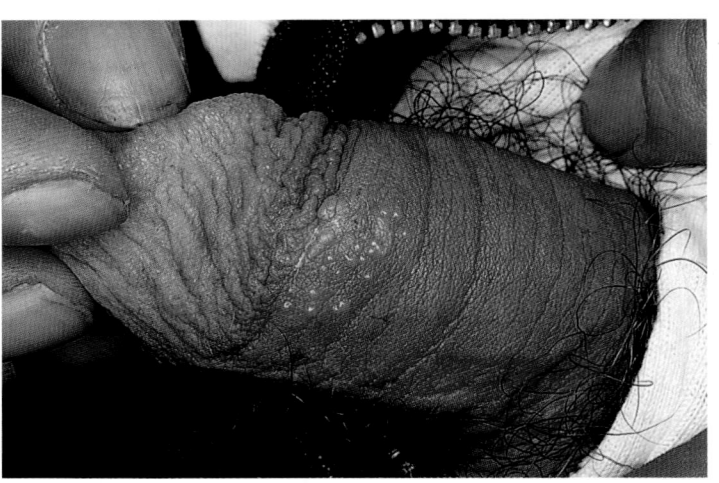

图 15-35　2 型单纯疱疹病毒感染

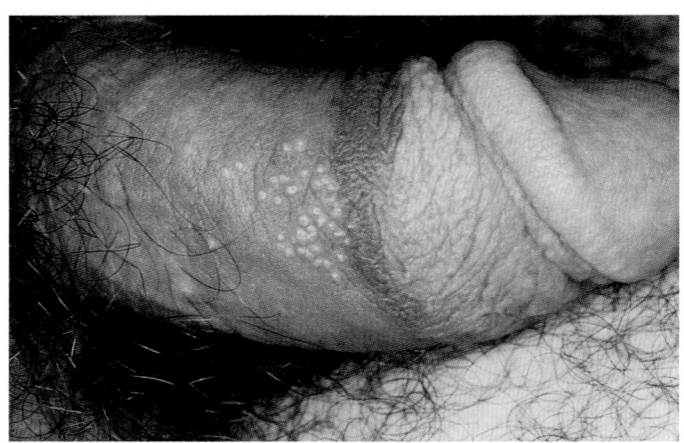

图 15-36　阴茎的传染性软疣

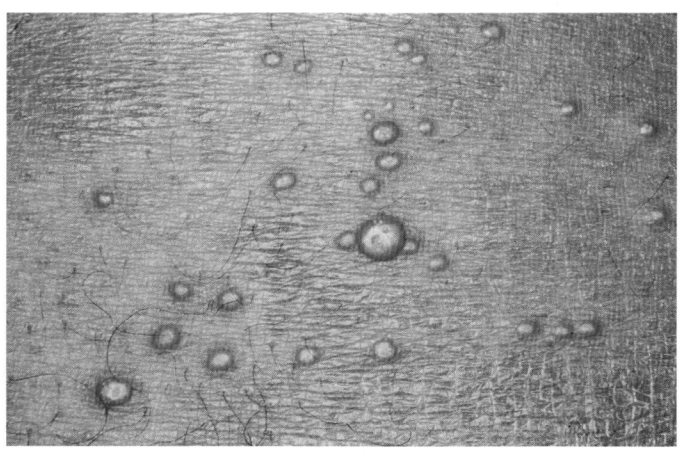

图 15-37　传染性软疣的"脐凹"状丘疹

表 15-3　生殖系统丘疹的鉴别诊断

疾病	表现	是否疼痛	淋巴结肿大
疱疹（图 15-34、图 15-35）	多发、溃疡、水泡	是	有
扁平湿疣（图 15-39）	多发、潮湿、扁平、圆形	是	有
尖锐湿疣（图 15-15、图 15-21、图 15-40）	多发、疣状物	否	无
传染性软疣（图 15-36、图 15-37）	1~5mm 脐凹状丘疹，常聚集；从中心可挤出干酪样物质	是	少见

　　梅毒的初期病变为硬下疳（图 15-13），在感染后 10 天至 3 周出现在接种部位。硬下疳是无痛的溃疡，边缘硬化。一个月后可逐渐自愈。若患者未得到及时治疗，则疾病将进展至第二个阶段。这个阶段会在硬下疳出现后大约 2 个月左右发生。患者表现为外生殖器、躯干、手掌以及脚底的弥漫性非化脓性斑丘疹。愈合后的硬下疳仍会很明显。患者还会有广泛的淋巴结肿大。在外生殖器及肛周区域，丘疹可融合和溃烂。这些巨大、潮湿且疼痛的丘疹叫作扁平湿疣，看起来就像是"粘"到皮肤上一样。丘疹表面被渗出液覆盖，其中聚集了大量活跃的螺旋体。若不治疗，患者会自愈，但 2 年内病情可能会再次暴发。这个阶段之后，患者将会经历很长一段时间的潜伏期，在此期间疾病可能进展至心血管梅毒或神经梅毒，这一阶段就是三期梅毒。

　　梅毒皮肤病变的识别很重要。图 15-38 所示为二期梅毒患者足部的典型皮肤病变。图 15-39 所示为同一患者会阴部的扁平湿疣。该患者的阴茎上还可看到正在愈合的初期梅毒硬下疳。

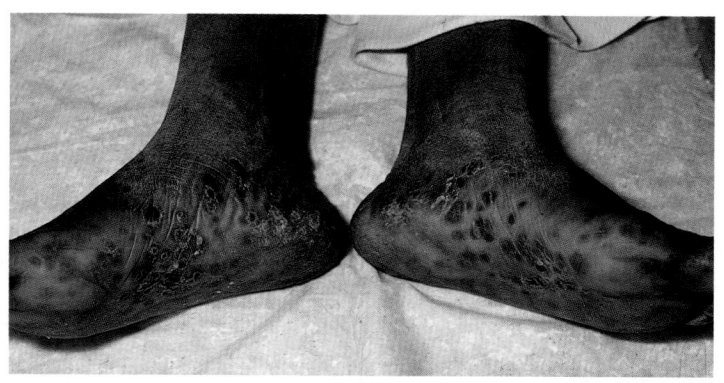

图 15-38　二期梅毒的足部病变

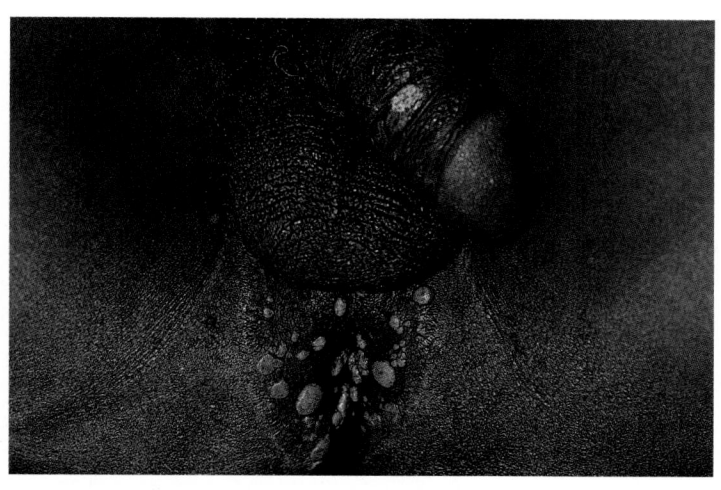

图 15-39　扁平湿疣，注意正在愈合的初期梅毒硬下疳

生殖系统的人乳头瘤病毒（HPV）感染是青年男性中最常见的性传播疾病，是导致尖锐湿疣的原因。据估计，在美国，在任何一个时间段内有 2000 万患有生殖系统 HPV 感染的患者，每年增加病例约 550 万。HPV 相关的危险因素包括年轻人、少数民族、酒精以及高频率的肛交或阴道性交。在美国，每年由生殖系统 HPV 感染所产生的费用负担是 60 亿美元，使之成为仅次于 HIV 感染的花费最多的性传播疾病。典型的尖锐湿疣由 6 型或 11 型 HPV 感染所致，由于其菌株与生殖系统异常增生或侵袭性癌无显著关联，因而其均为低危型 HPV。免疫缺陷患者对于持续的 HPV 感染和进展性疾病的危险度更高。图 15-40 所示为一肾移植接受者阴茎上的典型"菜花样"尖锐湿疣病变，亦见图 15-15 和图 15-21。

赖特（Reiter）综合征定义为非淋病性尿道炎、关节炎和结膜炎三联征。常累及 40~60 岁男性（20∶1），人类白细胞抗原 B27 的阳性率很高。此病为导致男性急性关节炎最常见的病因。最常见的肠道病原菌为志贺菌、沙门菌、耶尔森菌和弯曲杆菌；最常见的泌尿生殖道病原菌为衣原体和尿素原体。赖特综合征常伴有脓溢性皮肤角化病，表现为手掌和脚底的银屑病样皮炎。图 15-41 所示为无痛的丘疹鳞屑型"藤壶样"皮疹。

疝是很常见的。外疝最主要的类型为腹股沟直疝和斜疝及股疝。图 15-42 所示为一左侧腹股沟斜疝患者。图 15-43 所示为右侧腹股沟斜疝患者。图 15-44 列举了各类疝的主要鉴别点。

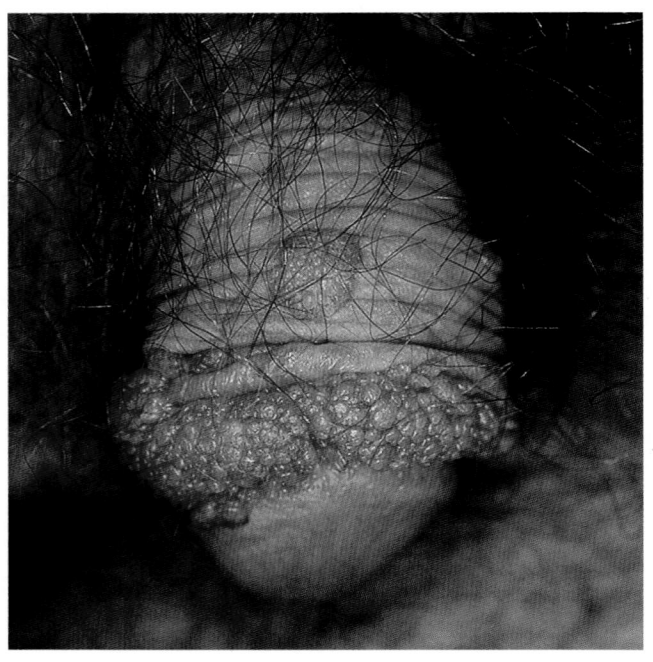

图 15-40　阴茎的尖锐湿疣

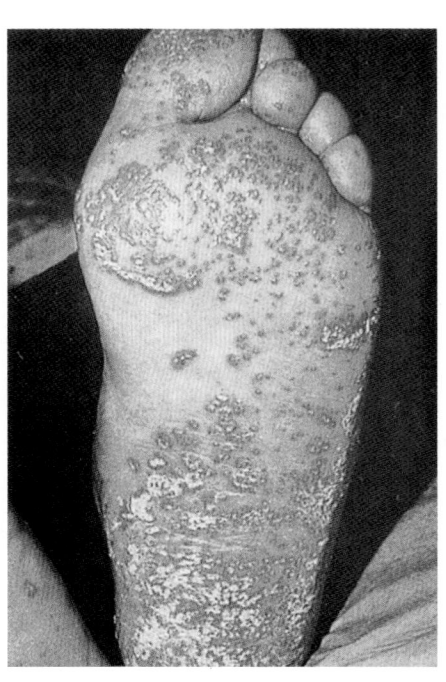

图 15-41　赖特综合征的银屑病样皮炎

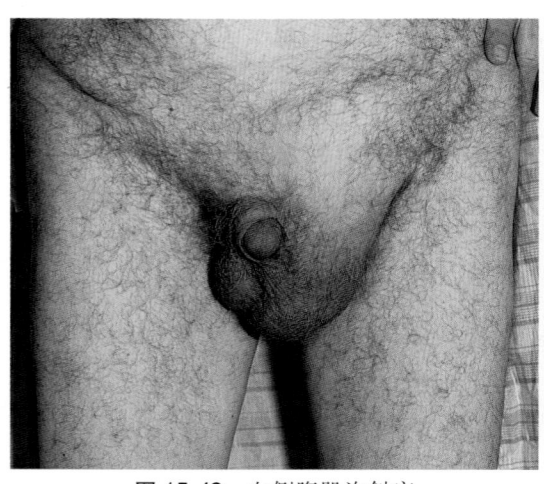

图 15-42　左侧腹股沟斜疝

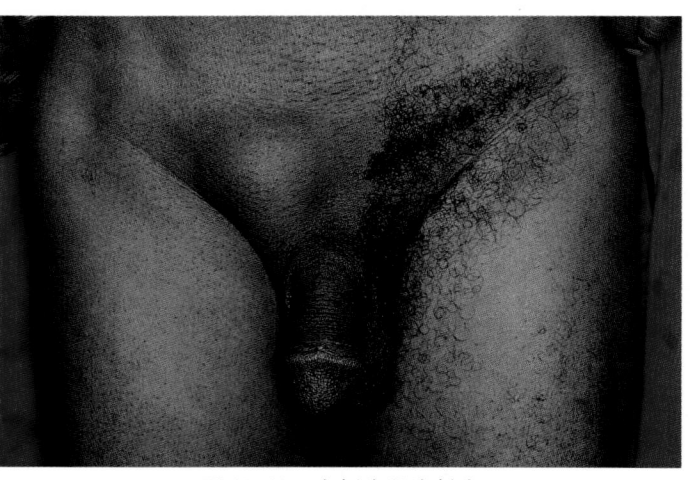

图 15-43　右侧腹股沟斜疝

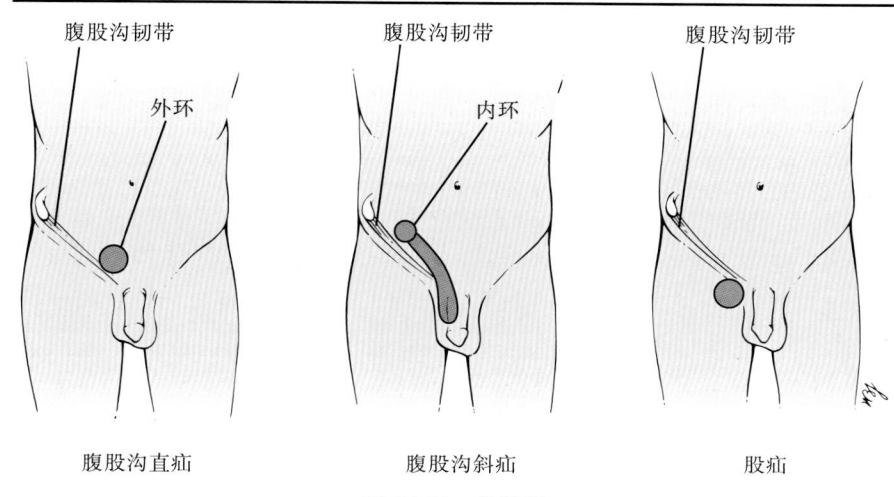

图 15-44 各类疝

特点	腹股沟直疝 *	腹股沟斜疝 †	股疝
好发人群	中老年男性	任何年龄	不常见：女性多见
双侧发病	55%	30%	少见
肿胀来源	腹股沟韧带上方；从外环后方直接穿过外环	腹股沟韧带上方；疝囊从内环进入腹股沟管，从外环穿出	腹股沟韧带下方
阴囊累及	少见	常见	无
冲击感位置	腹股沟管内，检查手指侧面	腹股沟管内，检查手指指尖	腹股沟管内的检查手指无法感觉到；肿物在腹股沟管下方

注： * 见图 15-43；
　　 † 见图 15-42

七、体格检查报告书写

男性生殖系统体格检查书写范例：
- 阴茎包皮已切。双侧睾丸位于阴囊内，大小正常。阴囊未触及异常肿物。未及腹股沟疝，腹股沟区未及肿大淋巴结。
- 阴茎包皮未切，包皮易收回。左侧阴囊明显肿大，可及一肿物，无触痛，可透照。左侧睾丸未触及。右侧睾丸大小正常。未及腹股沟疝。右侧腹股沟区可及一直径 2cm 淋巴结，质软，活动度可，无压痛。
- 阴茎包皮已切。尿道口表面可见 1~2cm 的疣状肿物，尿道口有黄色黏稠脓性分泌物溢出。阴囊内容物大小正常。未及腹股沟疝。
- 阴茎包皮未切，包皮紧，虽然能被患者自己收回，冠状部可见大量包皮垢。患者站立位左侧阴囊上部可见一肿物，无压痛，表面有扩张的静脉。咳嗽时左侧精索可触及搏动。未及腹股沟疝。
- 阴茎包皮已切。左侧睾丸大小 2cm×3cm，质软，右侧大小正常。阴囊内容物正常。患者咳嗽时左侧腹股沟可及上下滑动的肿块，检查者的指尖可触及下降的肿块。
- 阴茎包皮已切，冠状部可见一 1cm 左右无痛溃疡，表面清洁，无脓性分泌物，溃疡质地硬，边界光滑清晰锐利。双侧腹股沟可及质硬无压痛活动度可的淋巴结。睾丸及阴囊内容物正常。未及腹股沟疝。

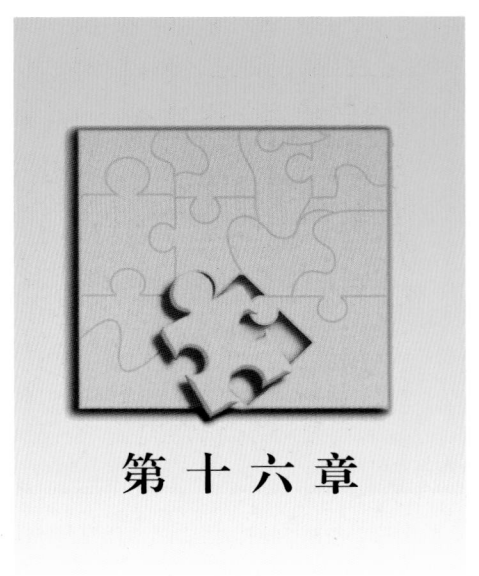

第十六章

女性生殖系统

正如我所提到的，在幼女以及过了生育年龄的妇女中，它（子宫）不会周期性出血，且只有豆子大小。在适龄的处女中，它的大小与形态和梨类似。而在已经生育且仍具有生育能力的妇女中，它的体积约为小葫芦或者鹅蛋大小；与此同时，同乳房一样，它体积增大、质地变软，肉质更丰富并且温度更高。

——William Harvey（1578–1657）

一、概述

产科的记录最早可以追溯到公元前 400 年的希波克拉底时期。希波克拉底很可能是第一位对助产术、月经、不育、妊娠症状以及产褥期（分娩后的一段时期）感染进行过描述的医生。妇科学的早期历史大多来自于公元 2 世纪的索兰纳斯，他的工作覆盖范围极广，包括解剖、月经、不育、妊娠症状、分娩、婴儿的护理、痛经（经期疼痛）和子宫出血，甚至阴道窥具的使用也有所涉及。

威廉·哈维不仅提出了血液循环理论，还发表了妇产科学上里程碑的著作，这篇著作发表于 1651 年，其中详细评估了女性一生中子宫的变化。

18 世纪，人们开始对妊娠、分娩和生育有了更进一步的认识。但是直到 19 世纪，女性生殖系统疾病才得到更好地理解。早在 1872 年，埃米尔就发表了关于淋病的研究，最终改变了医学界对于淋病重要性的认识。埃米尔首次提出"'潜伏期淋病'可能与妇女不孕有关"这一观点。尽管早在 1596 年，希皮奥内·默丘里奥就报道了世界上首例剖宫产，但是直到 1882 年马克思·桑格才提出现代剖宫产技术。

2011 年，子宫体的癌症，又称子宫内膜癌，成为女性生殖器官最常见的癌症，约占美国癌症发病人数的 6% 以及女性癌症死亡人数的 3%。仅次于乳腺癌、肺癌和结直肠癌，子宫内膜癌是女性第四常见的癌症。肥胖和更多的腹部脂肪很可能通过升高体内雌激素水平，增加了子宫内膜癌的风险。雌激素暴露的增加是很强的子宫内膜癌的危险因素，能够增加雌激素暴露的因素包括：绝经后的雌激素（不使用孕激素）替代疗法、绝经延迟、未生育以及多囊卵巢综合征病史。2011 年新增了 46470 例子宫内膜癌患者，同年，8120 例患者死于子宫内膜癌。女性一生中发生子宫内膜癌的概率约为 1/38，对于所有的子宫内膜癌患者来说，5 年的相对生存率约为 84%。尽管自从 1980 年以来，白人女性中子宫内膜癌的致死率逐年降低，但是在其他种族和民族中致死率居高不下。虽然拉丁美洲女性中子宫内膜癌的发病率低于白人女性，但是其致死率几乎为白人女性的 2 倍。1 年和 5 年的相对生存率分别为 92% 和 83%。并且，如果诊断时癌症处于不同分期，如局限的、局部的或是远处转移的，其 5 年生存率分别为 96%、68% 和 17%。同一期别的癌症的相对生存率在白人女性中较拉丁美洲女性高 8%。

在 20 世纪 50 年代中叶到 1992 年期间，美国浸润性宫颈癌的死亡率下降了 74%。通过体格检查实现的早期诊断，对于该下降做出了很大贡献。据估计，非浸润性宫颈癌（原位癌）的发病率约为浸润性宫颈癌的 4 倍。自从 20 世纪 70 年代中叶，巴氏涂片法[1]在美国广泛推广，使得宫颈癌的发病率和致死率降低了 40%。大多数的浸润性宫颈癌主要见于未常规进行巴氏涂片检查的妇女中。2011 年新增了 12710 例浸润性宫颈癌患者，同年，4290 例患者死于该疾病。此后，该疾病的死亡率以每年 2% 的速度下降。一名美国女性一生中有 0.78%（1/128）的概率患上宫颈癌，以及 0.27% 的概率死于该疾病。对于极早期的浸润性宫颈癌患者，5 年相对生存率为 92%，而该疾病总的（包含所有期别）5 年生存率约为 71%。

在评估过的所有危险因素中，过早开始性生活、多个性伴侣、感染人类乳头瘤病毒（HPV）、感染单纯疱疹病毒、感染人类免疫缺陷病毒（HIV）、免疫抑制以及宫颈不典型增生病史是最常见的增加宫颈癌发病率的相关因素。其中，HPV 感染是最重要的危险因素。因为从初次感染 HPV 到发展为不典型增生需要几年时间，所以指南提示女性需要在开始性生活 3 年后即进行筛查。HPVs 是一组病毒，包含了 100 多种不同类型，有的病毒能够引起疣或者乳头状瘤，但这些都属于非癌性（良性）的肿瘤。而有的病毒类型却能够引起宫颈癌，这些病毒类型被称为高危的或致癌的 HPV 类型，大约 70% 的宫颈癌是由于 HPV16 和 18 型导致的。在超过 30 岁的女性中，HPV 检测可以与巴氏涂片检查同时进行。

目前针对某些特殊类型的 HPV 预防性疫苗已经研发成功，在将来也许能够减少宫颈癌的发病率。其中，2 种疫苗被推荐用于预防能够引起宫颈癌的最常见 HPV 类型的感染，它们分别是四价的 HPV 重组疫苗（Gardasil®）和二价的 HPV 疫苗（Cervarix®），前者适用于 9~26 岁的女性，而后者主要用于 10~25 岁女性。Gardasil 预防的是 HPV6、11、16 和 18 型的感染，而 Cervarix 预防的是 HPV16 和 18 型的感染。Gardasil 疫苗需要连续注射 3 次，耗时约 6 个月，并且为了保证疫苗的高效性，疫苗应该在开始性生活前注射。2010 年 11 月，Gardasil 被批准可用于 9~26 岁人群肛门癌及相关癌前病变的预防；约 90% 的肛门癌均与 HPV 感染相关。但需要注意的是，这些疫苗对于已经存在的感染没有保护功能，并且它们并非对所有的 HPV 类型有效。

尽管卵巢癌只占女性所有肿瘤发病率的 3%，但其引起的死亡率占女性肿瘤死亡率的 6%。在美国，卵巢癌是引起女性死亡第五位的癌症，以及最严重的妇科恶性肿瘤。卵巢癌引起的死亡率约占妇科恶性肿瘤引起的总死亡率的 50%。卵巢癌最重要的危险因素是乳腺癌或卵巢癌的明确家族史。2011 年新增了 21990 例卵巢癌患者，同年，15460 例患者死于该疾病。女性一生中卵巢癌的发病概率约为 1/59；小于 40 岁女性的发病率约为 1.4/100000，而大于 60 岁者发病率可高达 45/100000。自从 1992 年，卵巢癌的发病率以每年 1% 的速度下降，而细致的盆腔检查被证实是诊断卵巢癌的重要基础。

二、结构与生理

图 16-1 显示的是女性外生殖器。外阴包括阴阜、大阴唇、小阴唇、阴蒂、阴道前庭及其腺体、尿道口和阴道口。阴阜是耻骨联合上方脂肪组织形成的圆形隆起。大阴唇是两片宽大的皮肤皱褶，二者构成了外阴的外界，并且向前在阴阜处汇合形成前连合。大阴唇和阴阜均有毛囊和皮脂腺。女性大阴唇在发生学上与男性的阴囊相当，小阴唇是两片窄的有色素的皮肤皱褶，位于大阴唇之间，覆盖阴道前庭，而阴道前庭指的就是小阴唇之间的区域。小阴唇向前汇合形成阴蒂包皮。阴蒂，类似男性的阴茎，由勃起组织构成且富含神经末梢，包括一个头部和两个海绵体。尿道外口位于阴道前庭前部、阴蒂下方。尿道旁腺又称斯基恩腺，是开口于尿道外侧的小腺体。该区域皮脂腺的分泌有助于保护周围易感组织不受尿液损害。

前庭大腺，又称巴氏腺或外阴阴道腺，约豌豆大小，对应于男性的库珀腺。每一个巴氏腺均位于阴道口的后外侧。性交时，巴氏腺会分泌水样液体作为阴道的润滑剂。

小阴唇在后联合处汇合形成阴唇系带，阴唇系带与肛门之间的区域称为会阴。

处女膜是一个圆形的皱褶组织，能够部分封闭阴道口。不同个体之间，处女膜的大小和开口的数量存在显著差异。阴道口位于阴道前庭的下部，是内外生殖器的交界。

外生殖器和会阴的血供主要来自于阴部内动脉，而淋巴引流则主要回流到腹股沟浅、深淋巴结。

图 16-2 显示的是女性的内生殖器。阴道是一个肌性的空心管道，向上且轻微向后走行，与子宫形成一直角。阴道位于膀胱与直肠之间，前为膀胱、后为直肠。阴道壁上布满环形皱褶。宫颈的下部突入阴道上部，并将之分

1　命名参考乔治·帕帕尼古拉，是它发明了巴氏筛查这一手段，只要操作规范，巴氏试验能够精确诊断 98% 的宫颈癌病例。

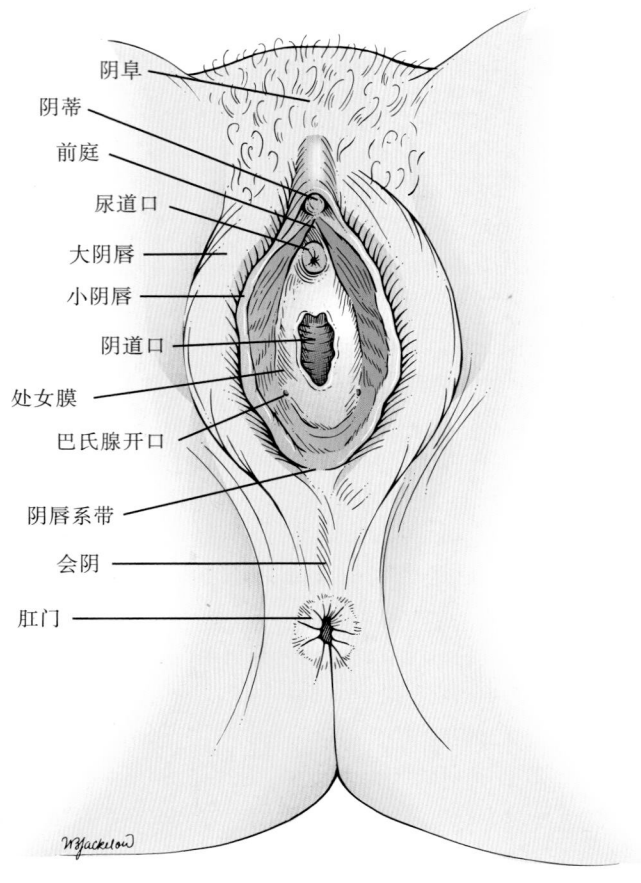

阴阜
阴蒂
前庭
尿道口
大阴唇
小阴唇
阴道口
处女膜
巴氏腺开口
阴唇系带
会阴
肛门

图 16-1　女性外生殖器

为四个穹隆。前穹隆浅，恰好位于膀胱后方；后穹隆深，恰好位于直肠子宫陷窝的前方，又称道格拉斯陷窝，而盆腔的脏层腹膜恰好位于该陷窝的上方。外侧穹隆包含了子宫阔韧带。在触诊时，输卵管和卵巢可能在外侧穹隆区域被触及。阴道表皮细胞富含糖原，能够辅助阴道的正常菌群产生乳酸，为阴道对感染的抵抗力做出部分贡献。

阴道的动脉血供主要来源于髂内动脉、子宫动脉和直肠中动脉。阴道下 1/3 的淋巴回流至腹股沟淋巴结，上 2/3 的淋巴回流至腹下和骶淋巴结。

子宫是一个容积较小的肌性空腔器官，其下部末端称为宫颈，上部为宫底。在女性生命的不同时期子宫大小是不断改变的。刚出生时，子宫仅有 3~4 cm 长，一个成年的子宫 7~8 cm 长、3.5 cm 宽且子宫壁的平均厚度为 2~3 cm。图 16-3 显示了子宫的生长情况以及生长过程中子宫底与子宫颈大小的关系。

子宫腔为三角形，长 6~7 cm，向下以宫颈内口为界，向上以输卵管开口为界。一般来说，子宫的长轴相对于阴道长轴是向前弯曲的，这就是子宫前倾。同时，子宫底相对于宫颈轻度向前弯曲，这就是子宫前屈。

子宫是位于盆腔中央，能够自由活动，主要由阔韧带、宫骶韧带以及盆底共同支撑。腹膜覆盖宫底并且向前、向下延伸至宫颈内口水平，向后、向下延伸道格拉斯陷窝。子宫的功能是生育，图 16-4 详细地描绘了子宫的解剖结构。

宫颈就是子宫的阴道部，大部分宫颈没有腹膜覆盖，宫颈管从宫颈外口延伸至宫颈内口，宫颈内口连接子宫腔。未经历阴道分娩的女性的宫颈外口小且圆，经过阴道分娩的女性的宫颈外口是线性的或者卵圆形的。

随着雌激素水平的升高，宫颈外口逐渐变大，宫颈分泌的黏液逐渐变稀薄、清澈。在高雌激素水平的情况下，如果将宫颈黏液置于两块玻片之间并且拉开的话，会发现宫颈黏液在断裂之前能延伸 15~20 cm。宫颈黏液的这种特性——能够拉伸为细线状的能力——就是黏液拉丝现象。当宫颈黏液被置于玻片上风干后，在低倍镜下可以观察到羊齿状的盐类结晶。宫颈黏液拉丝现象和最典型羊齿状结晶在月经周期的中期达到最高点，这些特性使

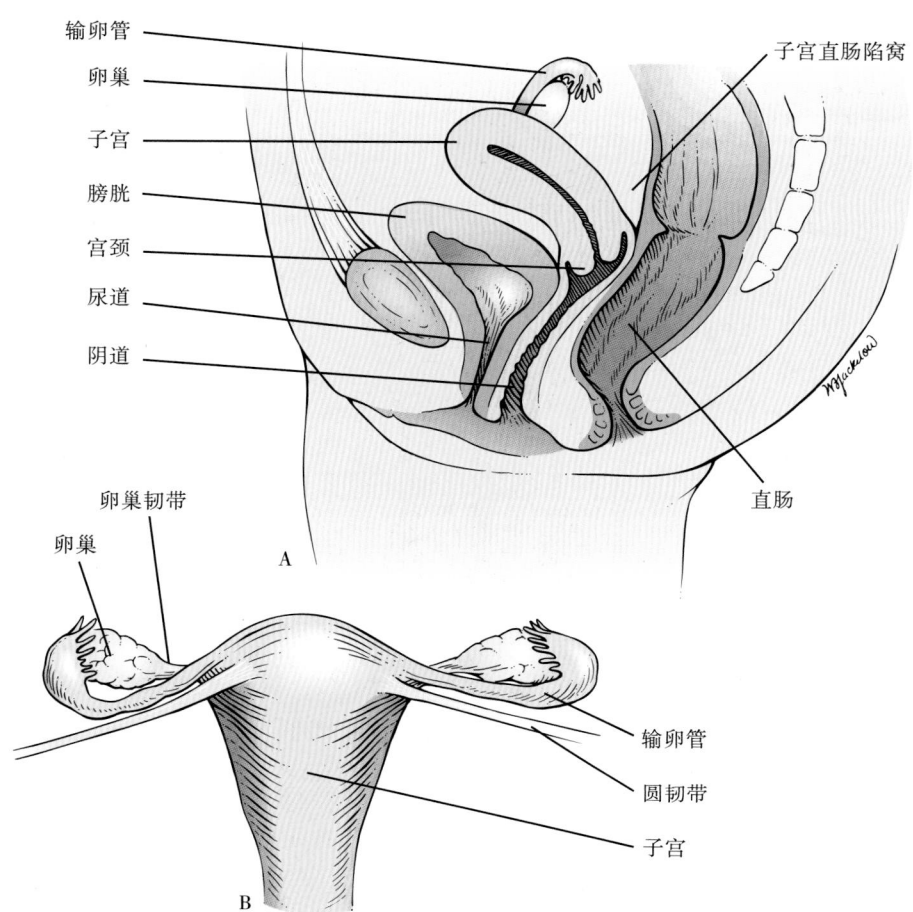

图 16-2　女性内生殖器的剖面图（A）和子宫、输卵管和卵巢的前面观（B）

宫底-宫颈比例

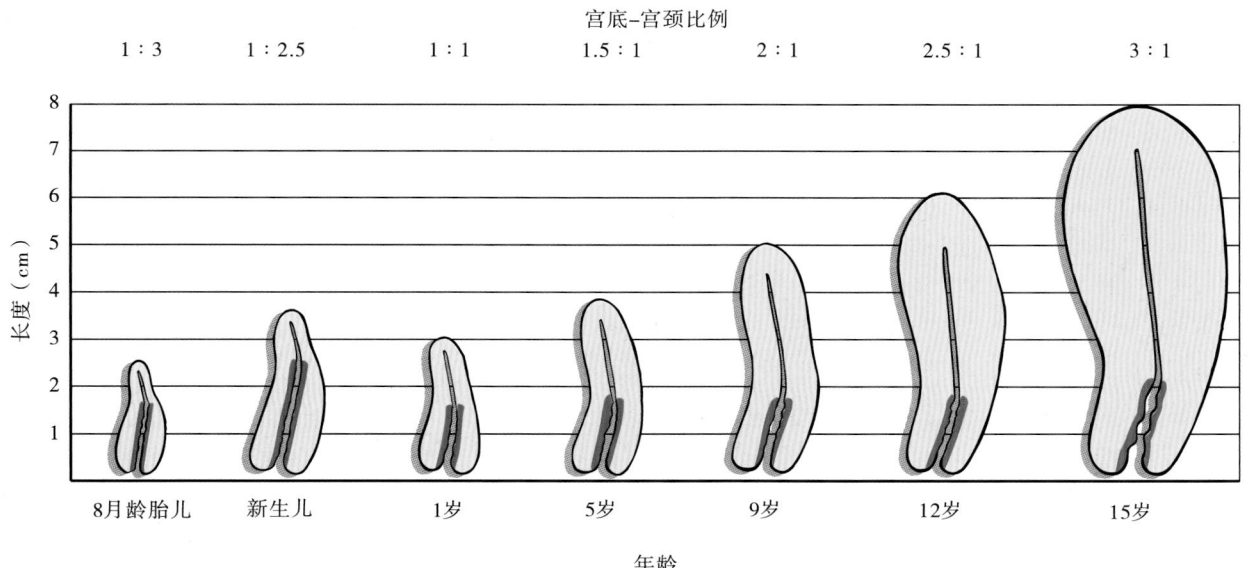

图 16-3　女性发育过程中，子宫的生长以及宫底-宫颈比例变化。暗红色区域代表宫颈长度

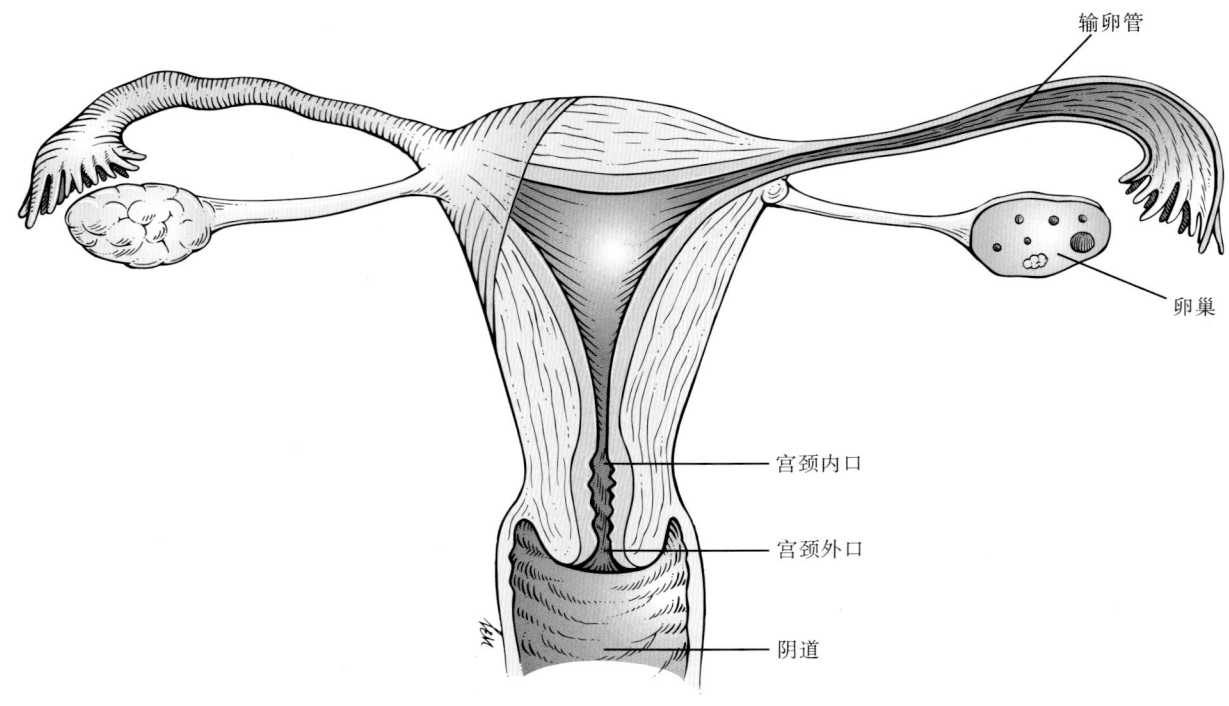

输卵管

卵巢

宫颈内口

宫颈外口

阴道

图 16-4 子宫解剖图

得精子能够轻易穿透宫颈黏液。

子宫的血供来源于子宫和卵巢动脉，子宫的淋巴回流至腰淋巴结。

输卵管是小的肌性管道，从上方进入宫底，向外进入阔韧带并延伸至盆壁。输卵管的另一端开口于卵巢附近的腹膜腔，该末端由指状突起环绕，称为输卵管的伞部。输卵管最主要的功能是为卵细胞提供通道，使得卵细胞能够从同侧卵巢到达子宫，这个过程一般需要数天时间。而精子则从相反方向进入输卵管，因此受精一般都是在输卵管中发生的。

卵巢呈扁桃仁状、长 3~4 cm，与阔韧带相连。其主要功能为生成卵细胞和产生激素。

卵巢、输卵管和支撑的韧带统称为附件。

女性生殖系统受到下丘脑的影响，下丘脑产生的释放因子能够控制垂体前叶促性腺激素的分泌，包括促卵泡生成素和促黄体生成素。在这两种激素的作用下，卵巢的格拉夫卵泡分泌雌激素并且释放卵子。排卵完成后，卵泡就被称为黄体，黄体能够分泌雌激素和孕酮。随着孕酮的分泌，基础体温也逐渐升高，故基础体温是排卵的可靠指标。在卵巢分泌的激素的影响下，子宫和乳腺也随着月经周期进行着特征性改变。

如果没有发生妊娠，黄体则逐渐退化，卵巢分泌的激素水平也逐渐下降。此时，在月经期开始前，很多女性会出现乏力、抑郁、易怒等症状。乳房疼痛也是常见现象。这些统称为女性经前期综合征。激素水平下降约 5 天后，月经期开始，约持续 5 天，月经量为 50~150 ml，其中一半是血、一半是黏液。因为经血不含有纤维蛋白，故不会凝固。但经血量非常大时即经期的前两天，也许能够观察到凝块，这些凝块并非纤维蛋白凝块，而是红细胞、糖蛋白、黏性物质的混合物，被认为是在阴道中而非宫腔中形成的。

图 16-5 显示了月经周期中某些激素依赖的变化。

大约在青春期前 1.5 年，女性的尿中可测得促性腺激素。平均 8~9 岁时，卵巢进入快速生长期，标志着青春期的开始。11 岁时雌激素开始快速分泌。随着雌激素的分泌，性器官也开始发育成熟。进入青春期后，第二性征开始发育，乳房变大、阴毛发育、外阴增大、小阴唇开始着色和躯体轮廓开始改变。青春期一般持续 4~5 年。第一次月经周期，又称为初潮，一般发生于青春期的末期，平均 12.5 岁。但是初潮发生的年龄在不同个体中差别很大。月经周期一般为 28 天，其中月经期为 3~5 天。月经期的第一天被定义为月经周期的第一天。一般来说，月经周期很难是完全规律的，25~34 天的周期均认为是正常的。

初潮时的月经周期往往是无排卵的[2]、不规律的，一般1~2年后才开始排卵。当周期稳定后，对于一个周期规律的女性而言，排卵一般发生在月经周期的中期。

绝经标志着月经的结束，是由卵巢诱发的最后一次子宫出血界定的，一般发生于45~55岁期间。排卵和黄体形成过程不再发生，卵巢也逐渐变小。绝经后的时期则称为绝经后期。

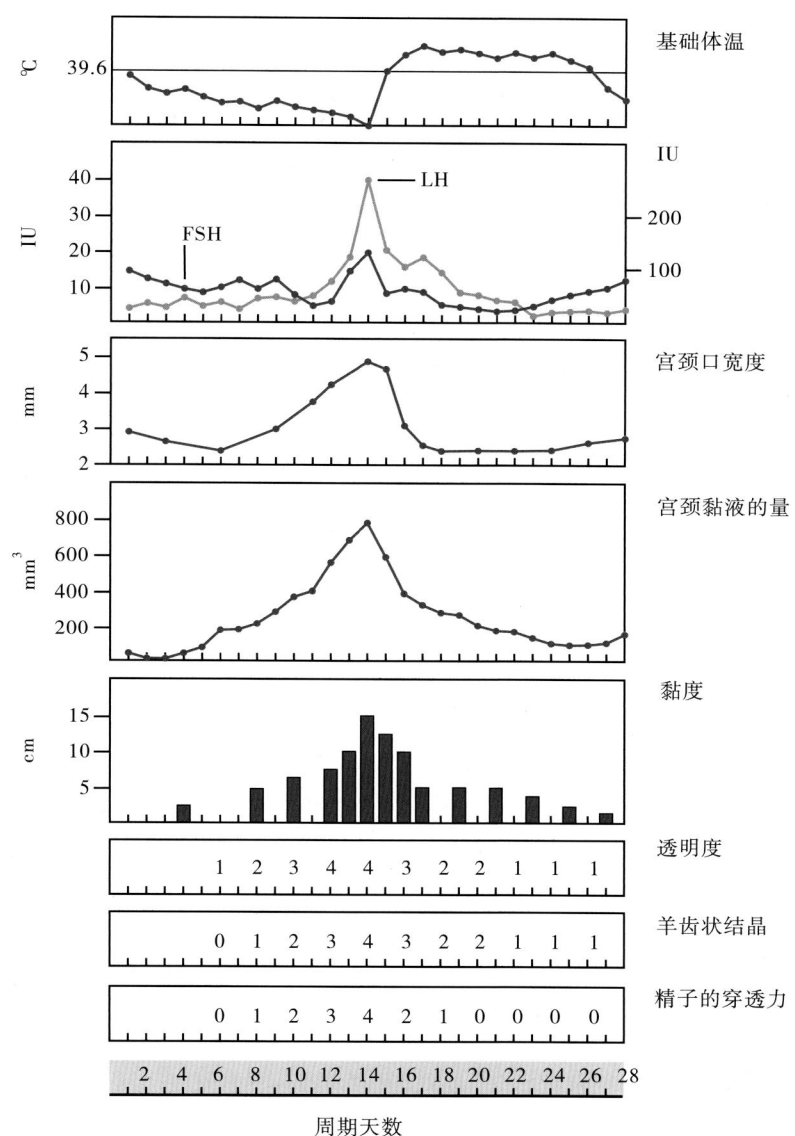

图 16-5　月经周期相关的生理变化

数字1~4是指宫颈黏液逐渐增加的各种特性。需要注意的是羊齿状结晶的程度、透明度以及精子的穿透性均在月经周期的中期达到顶峰。FSH，卵泡刺激素；LH，黄体生成素

三、特殊症状

女性泌尿生殖系统疾病最常见症状如下：

- 不正常的阴道出血

2　指不伴随卵子从卵巢释放的过程。

- 痛经
- 包块或占位
- 阴道分泌物异常
- 阴道瘙痒
- 腹痛
- 性交痛
- 毛发分布改变
- 排尿习惯改变
- 不孕

（一）不正常的阴道出血

对于任何有不正常阴道出血症状的患者询问以下问题：

"从发生阴道出血到现在有多长时间了？"

"是否采取了避孕措施？"如果回答"是"，继续询问

"采用的是何种避孕方式？"

"周期为多长时间？"

"每次月经持续多长时间？"

"月经时每天用多少片（根）卫生巾或卫生棉条？"

"是否有血凝块？"

"最后的一次月经是什么时候？"

"经期之间是否有出血现象？"

"经期是否有腹痛？"

"是否有潮热、冷汗症状？"

"是否有孩子？"如果回答"是"，"最后一个孩子是什么时候生的？"

"现在是否有怀孕可能？"

"是否有任何不正常的情绪压力？"

"当在同一个房间时候，是否出现过你觉得热而别人不觉得热的情况？或者是你觉得冷而别人不觉得的情况？"

"你的视力是否有任何改变？"

"有没有头痛、恶心、毛发分布的改变？有没有出现过溢乳现象？"

"你的饮食结构是怎样的？"

不正常子宫出血，又称为功能失调性子宫出血，包括闭经、月经过多、不规则子宫出血和绝经后出血。闭经是月经停止或从未出现。青春期前、妊娠期间和绝经后，闭经都属于生理性的。从未出现过月经者称为原发性闭经，月经出现过，后来又停止者，如妊娠期间，则称为继发性闭经。长距离慢跑者、厌食症患者以及体脂含量低于正常者可能出现继发性闭经。下丘脑、垂体、卵巢、子宫和甲状腺的疾病都与闭经有关。很多垂体瘤患者会出现溢乳现象，即乳汁从乳头流出。此外，很多慢性疾病也与继发性闭经有关。

月经过多指的是月经期过多出血，可能是由于流量增加、经期时间延长或者二者兼而有之。患者经期每日所用的卫生巾或卫生棉条的量，能够帮助量化经血量。在某些病例中，月经过多可能与血液系统疾病如白血病、遗传性凝血功能障碍和血小板数量降低等疾病有关。子宫平滑肌瘤是导致月经过多的主要原因之一，继发于肌瘤的月经过多主要是由于内膜面积增大所致，而内膜本身为月经血的来源。

不规则子宫出血指的是月经量正常但不规律、未成形周期。外源性植入物如宫内节育器、子宫或宫颈息肉、卵巢或子宫的肿瘤均可导致不规则子宫出血。若是两次周期间出血量增加，则称为月经频多。

绝经后出血超过 6~8 个月称为绝经后出血。因为很多生殖系统肿瘤均可表现为出血，因此任何绝经后出血都必须重视。子宫平滑肌瘤或宫颈、子宫或卵巢的肿瘤都有可能是出血的原因。下泌尿生殖道疾病，如阴道萎缩，甚至是尿道疾病都可能表现为绝经后出血。

（二）痛经

痛经，又称为经期疼痛，在女性中很常见。很多健康女性在月经期都有不同程度的不适，这就给痛经的界定带来了很大难度。但是在大多数女性中，腹部绞痛在经血流出后可迅速减弱。痛经分为原发性和继发性两种，前者更常见。原发性痛经一般在初潮后出现，与子宫收缩引起的绞痛有关，且每个周期均会出现。生育往往能够长久地缓解这种疼痛。能够引起继发性痛经的原因很多，包括宫腔内获得性疾病（如宫内节育器、息肉或平滑肌瘤）、流出道梗阻（如宫颈狭窄）或盆腔腹膜疾病（如子宫内膜异位症[3]或盆腔炎性疾病）。继发性痛经一般出现于无痛性月经的数年后。不管是原发还是继发，痛经多被描述为伴随月经的间断绞痛，多位于下腹部和腰骶部，有时可放射至腿部。在某些病例中，患者还可出现晕厥、恶心、呕吐等症状。

（三）包块或占位

外生殖器的包块或占位非常常见，多与性病、肿瘤或感染有关。对于有生殖器占位的患者需要询问以下问题：

"你第一次发现包块或占位是什么时候？"

"包块是否有疼痛？"

"自从第一次发生到现在，包块是否有任何变化？"

"之前有出现过类似的包块么？"

"是否与患性病的患者有过接触？"

梅毒可以导致阴唇的硬下疳，硬下疳多为小的、无痛的、边界清楚的结节或溃疡，一般不易被发现。而小的痛性溃疡则可能是软下疳或生殖器疱疹。巴氏腺脓肿的患者可以表现为外阴质软包块。外生殖器的良性肿瘤（如尖锐湿疣）或恶性病变均可表现为包块。

由于盆腔松弛，某些有症状患者的主诉为盆腔坠胀或盆腔包块。盆腔松弛指的是阴道壁或子宫位置下降或脱出阴道口，这主要是由于盆腔支持力减弱所致。阴道前壁下降会导致膀胱膨出，从而引起尿路刺激症状，如尿频、尿失禁等。而阴道后壁的下降则可导致直肠膨出，从而引起直肠刺激症状，如便秘、里急后重或便失禁。子宫亦可下降导致子宫脱垂，最严重者子宫可处于外阴外，并伴随着阴道的完全外翻，这种情况称为重度子宫脱垂。盆腔松弛的后果将在本章的"临床病理相关性"一节中进一步阐述。

（四）阴道分泌物异常

阴道分泌物异常，俗称白带异常，是一种极为常见的现象。白带是否伴随着相关的恶臭？虽然稍发白的溢液属于正常现象，但是有恶臭的白带往往提示存在病理问题。最常见的病理性气味是伴有恶臭的鱼腥味，与细菌性阴道病相关，主要是由多种细菌厌氧代谢产生的胺化合物挥发所致。白带是否伴随瘙痒？患有念珠菌病的患者多主诉极度瘙痒及干酪样的白色分泌物。该患者近期是否服用过任何药物，如抗生素？抗生素能够影响阴道的正常菌群，导致念珠菌的过度生长。表 16-1 总结了阴道分泌物重要特征。

（五）阴道瘙痒

阴道瘙痒往往与念珠菌感染、糖尿[4]、外阴白斑以及任何能够引起外阴刺激症状的情况有关。此外，瘙痒还可能是心身疾病的症状之一。

（六）腹痛

对于任何腹痛的女性，除了询问第十四章节列出的问题外，还需要询问以下问题：

3　子宫内膜异位症是指内膜组织出现在子宫以外的部位，是慢性盆腔痛的病因之一。

4　尿中高浓度的葡萄糖，糖尿病患者中可见。

表 16-1　常见阴道分泌物的特点

特征	生理性溢液	非特异性阴道炎	阴道毛滴虫	念珠菌	淋球菌
颜色	白色	灰色	灰黄色	白色	黄绿色
鱼腥味	无	有	有	无	无
性状	不均一	均一	脓性，有气泡	松软干酪样	黏液脓性
部位	不固定的	附着在阴道壁上	常常淤积于穹隆处	附着在阴道壁上	附着在阴道壁上
阴道口分泌物	很少	常见	常见	常见	常见
外阴	正常	正常	多正常	红斑	红斑
阴道黏膜	正常	正常	多正常	红斑	正常
宫颈	正常	正常	可能有红点	有片状分泌物	宫颈口有脓

"最后一次的月经是什么时候？"

"是否曾经患过性病？"

"腹痛是否与月经周期有关？"如果回答"是"，"腹痛一般出现在周期的哪个阶段？"

"排尿时是否有灼热感？"

腹痛分急性和慢性。患者是否妊娠？急性腹痛可能是妊娠的并发症。自然流产、子宫穿孔、输卵管异位妊娠都是危及生命的情况。淋球菌引起的输卵管和卵巢的急性炎症，又称输卵管卵巢炎，能够引起下腹部的剧烈疼痛。排卵期出现的一侧急性下腹痛称为排卵痛，这种疼痛与卵子释放时少量腹腔内出血有关。尿道感染也可引起急性腹痛，患者多伴有尿道灼热感或尿频症状。

慢性腹痛可能来自异位的内膜组织，输卵管和卵巢的慢性盆腔炎性疾病和伴有膀胱、直肠或子宫脱垂的盆腔肌肉松弛症。

（七）性交痛

性交痛指的是性交过程中或性交后的疼痛。性交痛可以是生理性的，也可以是心理性的。外阴、阴道口、阴道、宫颈、子宫、输卵管和卵巢的炎症都可能与性交痛有关。存在性交痛的患者，还可能罹患直肠阴道隔、子宫或卵巢部位的肿瘤。但在更多情况下，性交痛的患者往往没有生理疾病。这些患者往往有疼痛的盆腔检查经历或对妊娠的畏惧感。在确认阴道可以被阴茎插入前，部分女性可能出现"插入焦虑"，这种焦虑感可能导致阴道痉挛（仅仅触碰阴唇，便可引起严重的盆腔痛和痉挛）。对另一部分女性来说，多次的情感冲突和心理压力也会引发性交痛，通过问询"你最近生活中是否遇到了某些事情？"检查者可获得有价值的信息。阴道和阴唇的干燥可能引起刺激从而导致性交痛，因此性交过程中的阴道润滑能够提供很大的帮助。

（八）毛发分布改变

在某些激素失衡的情况下，患者可能出现毛发减少或毛发分布的改变。多毛症是指上唇、面部、耳垂、耻骨三角上部、躯干或肢端毛发的过度生长。男性化指的是伴有颞部发际线后移、声音低沉和阴蒂变大的重度多毛症，这可能与肾上腺或卵巢分泌的雄激素增多有关。而卵巢肿瘤常常伴有闭经、迅速发展的多毛症和男性化。多囊卵巢综合征是引起多毛症、功能失调性子宫出血、不孕、痤疮以及肥胖的最常见原因。图 16-6 展示了一例 34 岁多囊卵巢综合征患者胸部增多的毛发，该患者同时有闭经和肥胖的症状。图 16-7 显示的是一例 68 岁患有分泌雄激素的卵巢肿瘤患者的面部，注意该患者有男性的秃顶特点及面部毛发，此外该患者还有阴蒂变大的体征。

明确患者是否服用某些药物非常重要。某些药物如环孢素、米诺地尔、二氮嗪、青霉胺和糖皮质激素等均有引起面部弥漫性毛发生长的副作用。图 16-8 显示的是一例 42 岁女性面部改变，该女性正在服用米诺地尔降低血压。目前，米诺地尔是治疗雄激素性脱发的首选用药，但其能够增加毛发生长的病理生理机制还不明确。

毛发减少或脱发是一个令人苦恼的问题。很多药物都可能对毛发生长有深远的影响。问诊时需要注意询问患者是否有接受任何化疗药物或放射治疗。头部的不同区域似乎对雄激素的反应不同。当雄激素产生增多时，头皮

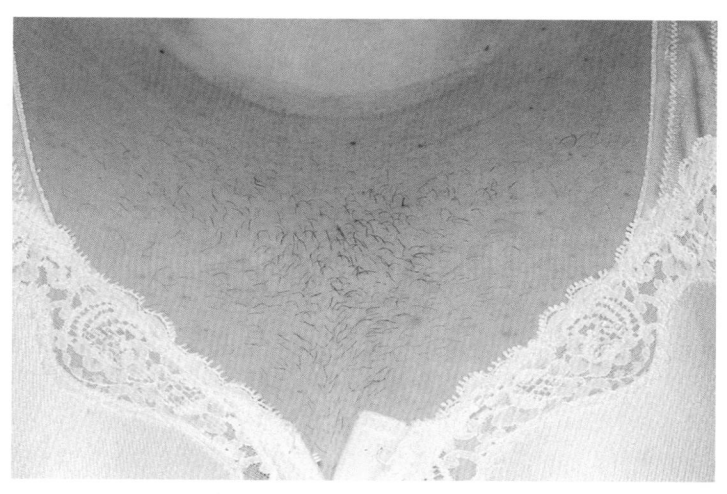

图 16-6　多囊卵巢患者增多的毛发

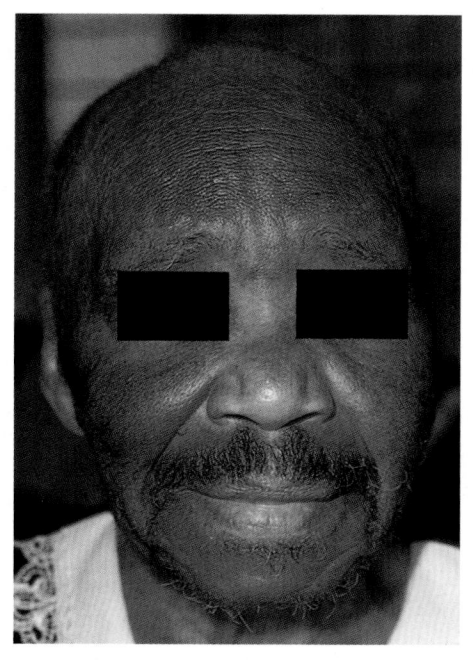

图 16-7　患者增多的毛发，该患者患有能够分泌雄激素的卵巢肿瘤

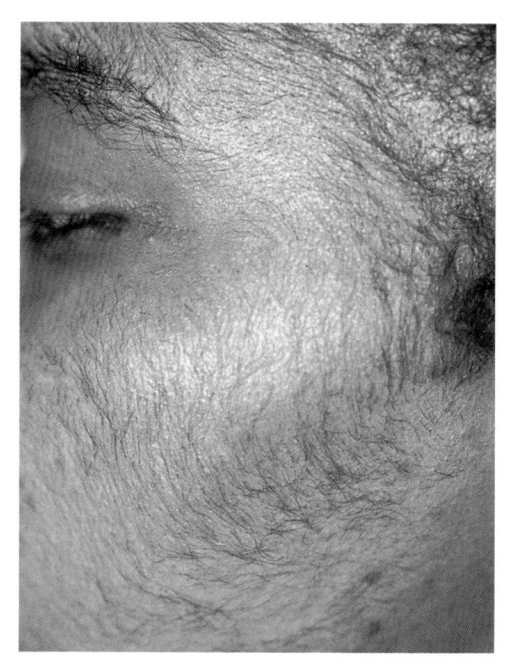

图 16-8　使用米诺地尔降血压引起的毛发增多

的顶部和前部表现为脱发，而面部则表现为毛发增多。需要询问患者是否正在节食？因为头发的代谢率很高，严重的节食和感染性疾病均可导致头发生长所需营养的减少，进而引起继发性脱发。

（九）排尿习惯改变

　　排尿习惯改变非常常见。第十五章节男性生殖系统与疝中已经回顾了很多排尿习惯改变的相关症状，这些症状也可出现在女性患者中。

　　压力性尿失禁是指弯腰或者咳嗽时出现的尿失禁，在女性中发病率高于男性。女性膀胱和尿道的位置是依靠多个肌肉和筋膜来支撑的。有的理论认为雌激素与盆腔支持的减弱部分相关，随着年龄增长，膀胱颈的支持力和盆底功能都逐渐减弱，尿道长度亦逐渐变短。多次阴道分娩、剧烈运动和长期咳嗽均可增加压力性尿失禁的发生率。对于一个受到该疾病困扰的患者，需要询问这些问题：

"当你弯腰、咳嗽、提重物或大笑时是否会出现尿失禁症状？"

"你是否持续出现尿失禁症状？"

"你失禁的尿液是否是少量的？"

"当膀胱充满的时候你是否能感受到？"

"你是否需要按压腹部以帮助排尿？"

"你是否感受到四肢力量变弱？"

"你是否曾经有视力丧失的情况？"

"你是否患有糖尿病？"

单纯压力性尿失禁的患者往往会在任何可导致腹内压迅速升高的活动中出现尿失禁，但这些患者多不伴有尿频。尽管在女性中压力性尿失禁十分常见，但需要排除其他类型的失禁，如神经源性尿失禁、充溢性尿失禁和精神性尿失禁等，这对诊断至关重要。神经源性尿失禁可能是由脑功能受损、脊髓疾病和外周神经病变所致。多发性硬化是一种能够引起尿失禁的慢性复发性神经系统疾病，大多数患者在该疾病的早期会出现暂时性的视力丧失。在膀胱没有收缩的情况下，若膀胱内的压力超过尿道的压力则发生充溢性尿失禁，糖尿病和无张力膀胱的患者可能出现该症状。在精神性尿失禁中，患者多表现为夜间尿床从而能够"温暖"自己，或是白天在团体活动中尿失禁以获得其他人的关注。

（十）不孕

女性不孕可能是由于无法排卵（又称无排卵），或是黄体功能不足。上述两种情况是可以发生在有周期性月经的女性中的。因此有月经周期并不代表具有生育能力。对于有不孕症状的患者需要询问以下问题：

"是否有规律的月经周期？"

"是否有记录基础体温？"

"是否患过性病？"

"是否筛查过甲状腺疾病？"

"是否服用任何帮助生育的药物？"

绘制基础体温是检测排卵的可靠手段。淋球菌和沙眼衣原体的感染可以引起女性的输卵管卵巢炎，导致输卵管瘢痕的形成和不孕。甲状腺功能减退也是引起女性不孕的一个常见原因。

（十一）一般建议

对于所有的女性，不管年龄如何，即使没有任何特异性症状也需要询问几个重要问题。患者对于以下问题的回答能够提供一个完整的妇科病史、孕产史及生育史。第一组问题是与妇科病史和月经周期相关的：

"初次来月经是多大年龄？"

"月经周期是多长时间？"

"月经是否规律？"

"经期一般持续多长时间？"

"每次来月经时每天用多少片卫生巾或卫生棉条？"

"月经周期中是否有胸部疼痛或触痛、腹胀、肿胀、头痛、水肿等症状和体征？"

"最后的一次月经是什么时候？"

术语 catamenia 指的是月经史，涵盖了初潮的年龄、月经周期的长度和经期的持续时间。如果一个女性 12 岁出现月经初潮，月经周期规律为 29 天且每次经期持续 5 天，那么她的月经可记为"CAT 12×29×5"。而最后的一次月经周期则可简写为以下格式，如"LMP：2015-8-10"。

那些反复发作的与月经周期相关的，出现在月经中期的症状如胸部触痛、腹胀等被称为功能紧张。虽然不是所有女性在排卵期均会有症状，但功能紧张确实与排卵相关。因此，功能紧张是排卵特异性但不敏感的标志。

下一组问题是与孕产史有关的：

"你是否有妊娠经历？"

如果回答"是"，则继续询问以下问题：

"你每次妊娠的结局是什么？"

"有过几次足月妊娠的经历？"

"有过早产的经历吗？"

"现在有几个孩子？"

"孩子是阴道分娩还是剖宫产？"

"孩子出生时的体重是多少？"

孕产史包括了妊娠的次数，称为孕次；生产的次数，称为产次。如果一个女性有过 3 个足月妊娠的婴儿（妊娠 37 周及以后出生），两个早产的婴儿（妊娠 37 周以前出生），1 次流产的经历，并且现在有 4 个孩子存活，那么她的孕产史可以被归纳为"para 3-2-1-4"。有一个简单的方法去记忆这一组数字对应的意义，那就是"Florida Power And Light"，四个单词分别代表足月、早产、流产和存活。此外，这名女性的孕次为 6。

但问及流产史的时候，需要注意的是在美国和一些其他国家，"流产"这个词本身在不同女性中就会引起各种各样的宗教、政治甚至是文化相关的情绪。在询问这些问题时保持敏感性，注意提醒患者医学上流产这个词意味着终止妊娠，包括人工流产、异位妊娠和自发流产。

当询问患者最后一次月经的时候，永远不要假定患者已经绝经。任何年龄的患者都需要询问她们最后的一次月经周期发生的时间。允许患者回答如她已经绝经 12 年之类的答案。

详细的性生活史的询问也非常重要。第一章节"问诊"问题中提供了几种谈起这个话题的方法。检查者可以先从询问"你对你的性生活是否满意？"开始。了解女性患者是否有异性、同性或双性性活动对于诊疗非常重要。患者是否已婚？结过几次婚？结婚多长时间？有其他性伴侣吗？如果患者未婚，那她最近有性关系吗？尽管女同性恋们可能不需要避孕，但是不管性取向如何，都需要明确避孕方式。患者采用过何种避孕方式？对于性生活活跃的女性还需要询问以下问题：

"你很容易达到性高潮吗？"

"你的性欲旺盛吗？"

"唤起你的性冲动容易吗？"

"在性交时，你的阴道容易变湿润吗？"

"你对你的性高潮满意吗？"

时刻记住，需要明确患者母亲在妊娠期间是否有服用过己烯雌酚[5]。

问诊时注意使用通俗易懂的语言，比如用"私处"来指代外生殖器。

四、不孕对女性的影响

不孕是一个古老的话题。早在远古时期，不同文化就举行着生育仪式以保证种族的延续。很多社会认为女性的价值在于其生育子女的能力。过去，"贫瘠的女性"是要遭到驱逐的。

对于一个女性来说，一般平均需要 4~5 个月时间才能怀孕。根据美国生育协会的定义，不孕指的是经过 1 年未避孕的规律性交而未能怀孕。在这样的 1 年中，超过 80% 的女性能够怀孕，而经过 3 年规律性交，98% 的女性能够怀孕。

据估计大约每 6 对美国夫妇中约有 1 对有生育问题。不孕不育应当考虑夫妻双方的问题。过去认为，30%~50% 的不孕不育病例是功能性的（没有明确的器官功能障碍），现在看来，超过 90% 的不孕不育夫妇都是有病理原因的。在这些不孕不育的夫妇中，仅有约 50% 最终实现妊娠。50% 的不孕不育是由女性相关问题所致的[6]，30% 是与男性相关的[7]，还有 20% 属于男女双方均存在问题。

不育不孕是成人生命中的几大重要发育危机之一。不孕对女性的影响可以很严重。高级神经系统对排卵的影

5　1940 年到 1975 年，因为各种各样的原因如先兆流产和早产，很多妊娠妇女都服用过己烯雌酚（DES），而她们所生育的女儿则常常出现累及阴道的腺病。此外，在这些后代中，偶尔还有报道出现阴道或宫颈癌以及宫颈闭锁不全的病例。

6　一般来说，包括输卵管通畅问题或排卵问题。

7　输精管闭锁、精索静脉曲张、染色体缺陷、睾丸感染、自身免疫状态和精子数量减少都属于导致男性不育的最常见原因。

响众所周知，但具体机制还不完全明确。当一个女性被告知她没有生育能力时，她很可能因为丧失这一重要功能而感到震惊和沮丧。这种精神上的创伤在不同个体中持续时间差别很大。这类女性往往会觉得自己是有缺陷的或是不足的，并且这个感觉还会影响她与他人的交往以及她的性功能。她对工作的态度也可能因此改变，工作的产量也会因此下降。同时，她的性欲也可能出现明显的降低。抑郁、性欲丧失和对是否受孕的担心，三者共同作用导致性愉悦感降低以及排卵减少。这又会加重患者的沮丧与悲伤。

此外，这一类女性往往会过多地关注月经周期。下一次月经是什么时候？她是否已经怀孕？她是否有排卵的症状？并且，当下一次月经来潮的时候，她又会遭受更深的悲伤。

不孕女性可能会担心伴侣会厌恶她，还可能会感觉伴侣疏远自己。她甚至还可能对有孩子的朋友和亲戚们产生嫉妒和厌恶之情。她的不孕降低了她的自信，并且让她觉得自己不适合做一个母亲。

不管不孕的原因是什么，治疗过程中需要尽可能减轻患者的心理负担。需要鼓励伴侣双方相互交流。在病情检查过程中，针对患者病情进行适当宣教也是很重要的。其中，伴侣与医生的交流是最重要的。治疗过程中，要避免患者产生不安全感，多关爱患者，并尽量做到与患者共情。

在某些女性中，精神因素可能是不孕的唯一原因，并且这些因素会影响生殖发育的各个阶段。这类女性往往人格不成熟，害怕承担一个母亲的责任。她们把不孕作为一种防御机制。在另一些情况下，情感的冲突可能导致躯体的症状和体征。阴道痉挛是引起不孕最常见的心身疾病，在这种情况下，阴道口过度缩窄以至阴茎无法进入，从而避免了患者受孕。很多这样的女性认为性交是一种剥削而羞耻的行为，因性交很痛而害怕。心理治疗对于这一类女性非常有效，因为心理治疗帮助她们表达对性交、生殖器以及生育的恐惧。

五、体格检查

女性生殖系统和直肠的体格检查需要阴道窥具、润滑液、手套、细胞学检查的液体基质、宫颈刮器和毛刷、棉棒、载玻片、细菌培养管、手巾纸以及光源。最好能够提供镜子，以便患者能够参与到体格检查中。

（一）总纲

盆腔检查与其他部位检查最大的差别在于患者往往会感到焦虑不安。这多半与之前不愉快的经历有关。轻柔、缓慢的检查加上适当的解释，对于发展良好的医患关系有很深远的作用。交流是盆腔检查成功的关键。检查者需要与患者谈话，并告知患者现在正在进行的步骤。眼神接触能够减轻患者的焦虑。患者越放松，检查也就更准确且创伤更少。

如果检查者是一位男性，对患者的生殖器进行检查时需要有女性医务工作者在场。尽管不是每个州都有这样的法规，但是这一点非常重要，不仅仅是为了操作的合法性，女性医务工作者还可从旁辅助检查，尤其是对于过度沮丧或特别有魅力的患者，女性医务工作者在场显得尤其重要。有时，患者可能会要求有家属在场，在没有其他医务工作者能够在场的情况下，这个要求是可以被允许的。

世界各地，不同的医生倾向于不同的检查体位，包括平卧位、左侧卧位、平卧位伴双腿外展、坐位伴双腿外展。在美国，患者往往躺在检查床上并且双脚放于脚托板里，即截石位。这个体位可能会让患者不适，甚至让有的患者感到羞耻。

（二）检查的准备工作

检查前需要嘱患者排空膀胱和直肠。帮助患者躺在检查床上，并使其臀部位于检查床的边缘。伸展检查床的脚托板，并嘱患者将脚后跟置于脚托板里。如果条件允许的话，可以在脚托板上放置一些布料，或是给予患者一双塑料泡沫短袜，避免患者直接接触冰冷的金属脚托板上。缩短脚托板的托架有助于患者屈膝，从而降低宫颈的位置。对于患有骨关节炎的患者，因为她们的髋关节和膝关节运动受限，故托架应该适当伸长。给患者提供一面镜子以便患者能够检查过程中观察具体操作。

为了使医患之间有适当的眼神接触，需要抬高检查床的头端。通常要在患者的下腹部和

二维码 1-1　盆腔检查的准备工作

膝部之间盖上一张床单，当然也有的患者更倾向于不使用床单，因此使用前需要询问患者本人的需求。

　　在患者双腿外展的情况下，会适当抬高她的膝部以便松弛其腹部肌肉。操作时需要求患者将双腿或膝部放于两侧，但永远不要让患者"展开她的双腿"。

　　进行女性生殖器检查时需要戴手套。检查者一般坐在患者双腿间的高脚凳上。必须具备良好的光源直射阴道。

　　女性生殖器的检查需要包括以下步骤：

- 外生殖器的视诊和触诊
- 阴道窥镜检查
- 双合诊
- 直肠阴道触诊

（三）外生殖器的视诊和触诊

1. 外生殖器和毛发检查

　　在对患者进行外生殖器进行检查的时候，触碰患者往往能使患者感到更加放松。记得告诉患者即将触碰她的腿部。记得触碰时使用手背。

　　进行外生殖器检查时需要非常仔细。需要注意阴阜是否有病损或肿胀，注意毛发分布的方式，是否有阴虱及其幼虫的感染，注意外阴的皮肤是否有变红、抓痕、肿块、白色病变或色素沉着。对病灶需要触诊是否存在压痛。

二维码 16-2　女性外生殖器视诊和触诊

　　硬化性苔藓，过去又称外阴干皱症，是一种相对常见的疾病。该病患者的外阴皮肤往往呈现出均一的变红、光滑、发亮，甚至是透明的表现，属于一种嗜外阴皮肤的破坏性炎症反应，该疾病在女性中更为常见，但少数男性的阴茎头和包皮亦可受累。皮肤薄的部位的白色萎缩性斑块和细微的皱褶样变一般比较典型。瘙痒是该病的一个常见症状，并且脆弱的皮肤很容易继发感染。虽然所有年龄的患者均可发病，但在白种人和拉丁美洲的绝经后妇女中最为常见，而美国黑人女性则很少发病。因为硬化性苔藓的并发症之一是鳞状细胞癌，所以应该被作为一种癌前病变。图 16-9 显示了一例患有硬化性苔藓的女性患者外阴的早期改变，注意该患者的小阴唇已经萎缩，但阴蒂还完整。图 16-10 显示了另一例患者的晚期改变，图中可见典型的皮肤白色皱褶样变和阴唇及阴蒂的萎缩。图 16-11 显

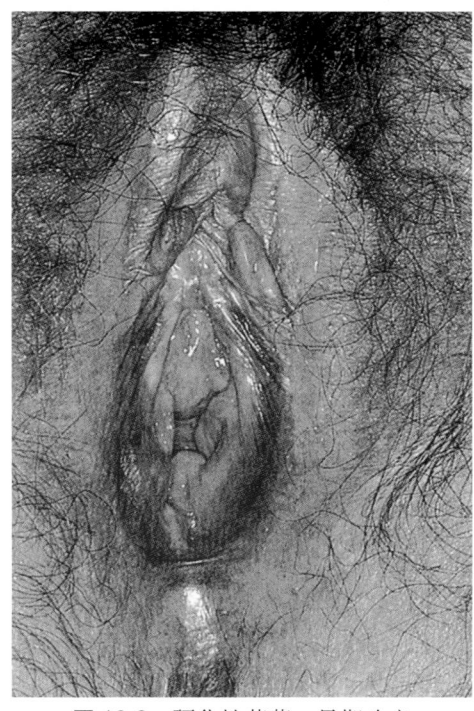

图 16-9　硬化性苔藓，早期改变

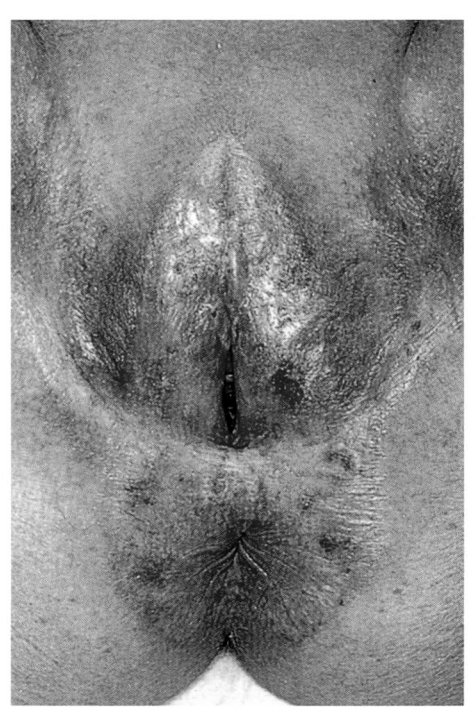

图 16-10　硬化性苔藓，晚期改变。注意典型的皮肤白色皱褶样变和阴唇及阴蒂的重吸收

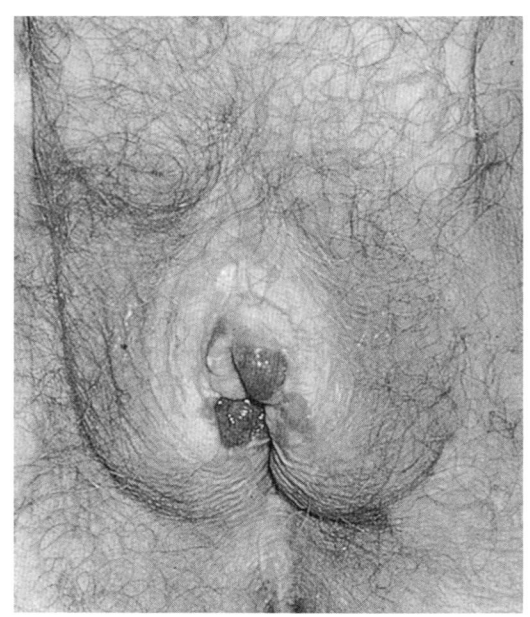

图 16-11 硬化性苔藓背景上的鳞状细胞癌

示了一例患者在硬化性苔藓背景下的外阴鳞状细胞癌。

2. 阴唇检查

操作前告知患者要接触和分开她的阴唇（图 16-12），检查阴道口。

在不同个体中，小阴唇的大小和形状差别很大，并且可以是不对称的。在小阴唇内侧偶尔可以看见黄白色无症状的丘疹，称为福代斑（Fordyce's spot），属于正常现象，其实就是异位的皮脂腺（图 16-13）。此外，异位的皮脂腺在口腔内（图 9-18）和阴茎体上（图 15-11）也非常常见。

阴唇的炎症性病损、溃疡、溢液、瘢痕、疣、创伤、肿胀、萎缩性改变和肿块都能发现。

图 16-14 和图 16-15 展示的就是阴唇的尖锐湿疣。

3. 阴蒂检查

检查阴蒂时需要注意其大小和是否存在病损，一般正常成人的阴蒂大小为 3~4mm。

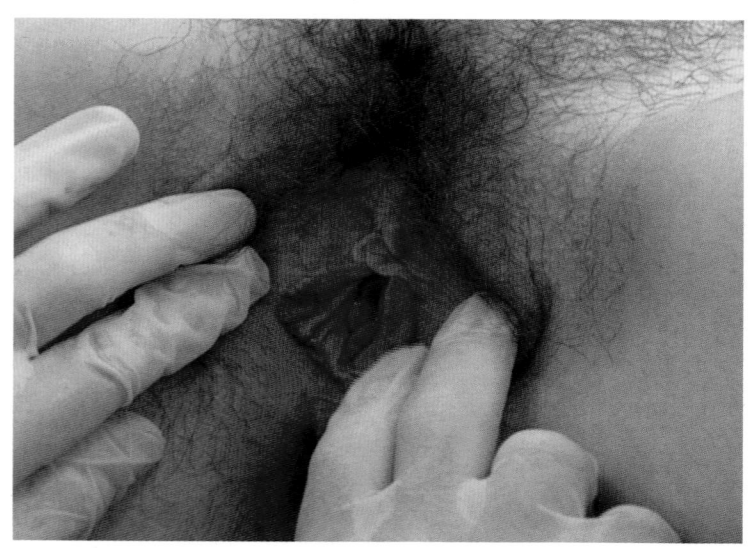

图 16-12 检查阴唇的技巧

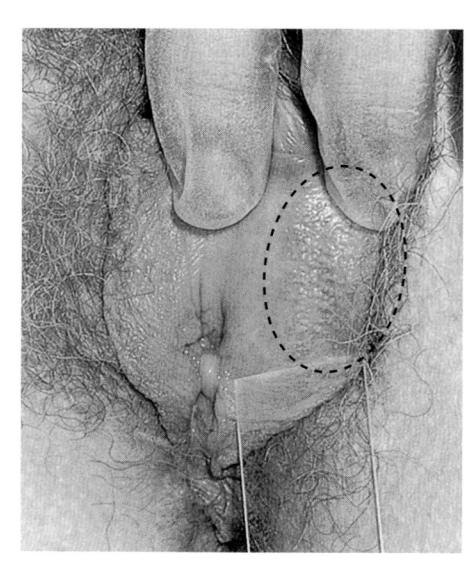

图 16-13 阴唇的福代斑

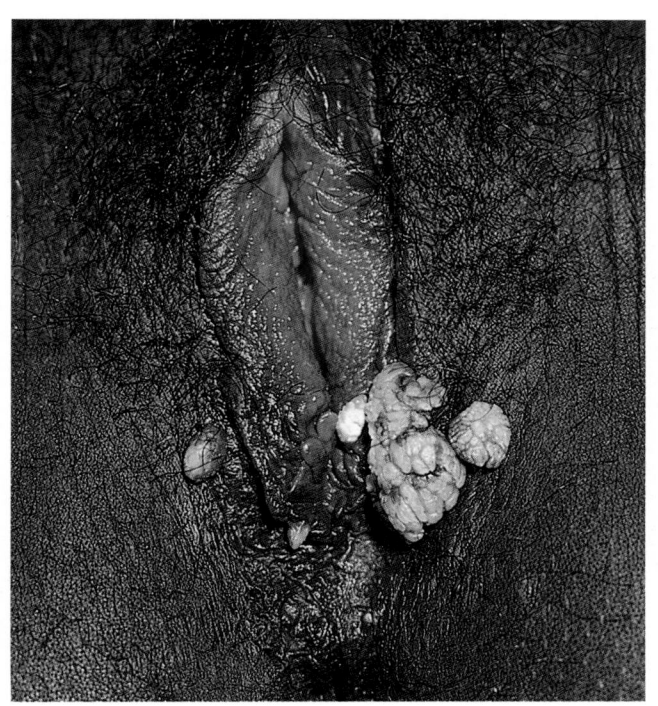

图 16-14　尖锐湿疣

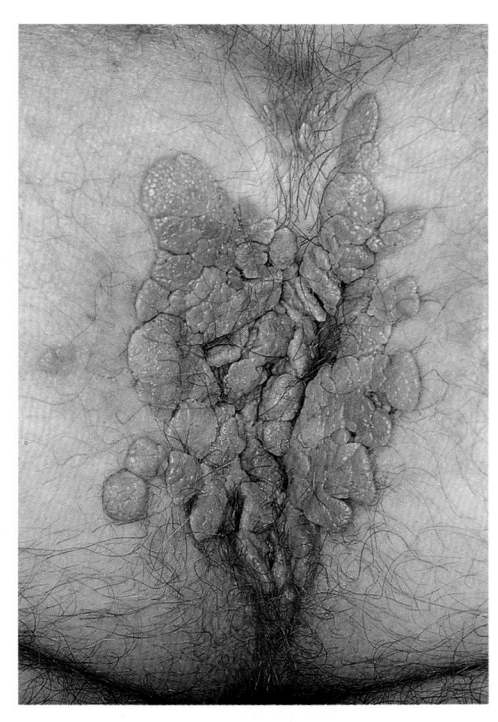

图 16-15　尖锐湿疣

4. 尿道口检查

尿道口是否有脓或者炎症？如果有脓，明确脓的来源。用棉棒蘸取溢液送去实验室培养，并将部分样本涂在载玻片上以便之后的显微镜检查。还需关注尿道口是否有任何肿块？

尿道肉阜是一种小的尿道口的良性肿瘤，多发生于绝经后妇女，常常表现为突出于尿道口的亮红色或鲜肉样肿块。它可以没有症状，也可能引起疼痛或出血。尿道肉阜需要通过组织活检与其他肿瘤相鉴别。

5. 巴氏腺区域检查

操作前告知患者将触诊阴唇的腺体。使用涂有润滑剂的手套。在触诊右侧腺体的区域（时钟 7~8 点方向）时，将右侧阴唇的后方置于示指和拇指之间，其中示指放于阴道内，拇指放于外（图 16-16）。注意现在是否有压痛、肿胀或脓？正常情况下，巴氏腺既不可见也无法触及。用左手检查左侧腺体区域（时钟 4~5 点方向）。图 16-17 显示了患者左侧的巴氏腺脓肿。

6. 会阴检查

检查会阴和肛门时需要注意是否有肿块、瘢痕、裂伤和瘘。会阴皮肤是否变红？检查肛门时还需要注意痔疮、湿疣、炎症和肛裂等。

7. 盆腔松弛度的检查

当检查者轻柔、充分地分开阴唇并且压下会阴时，要求患者弯腰或咳嗽，如果患者存在阴道松弛，可见前壁或后壁的膨出。前壁膨出多与膀胱膨出有关，而后壁膨出则多提示存在直肠膨出。如果患者存在压力性尿失禁，咳嗽或弯腰都可能诱发尿液从尿道口喷出。

二维码 16-3　盆腔松弛度检查

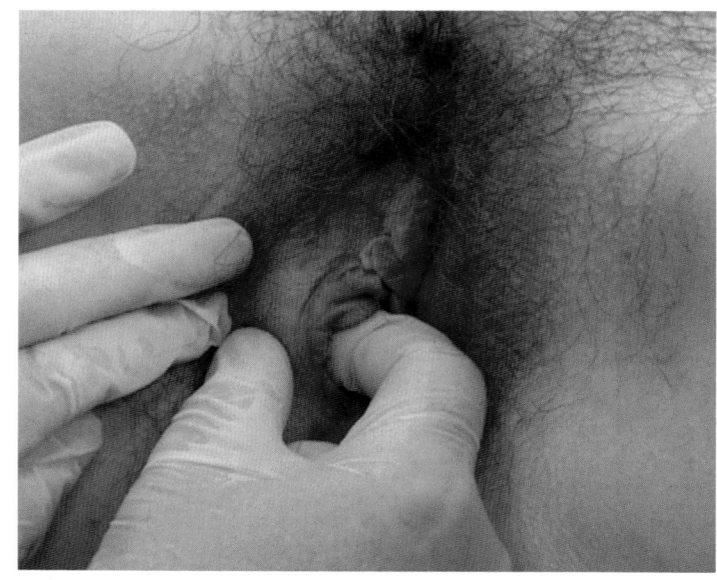

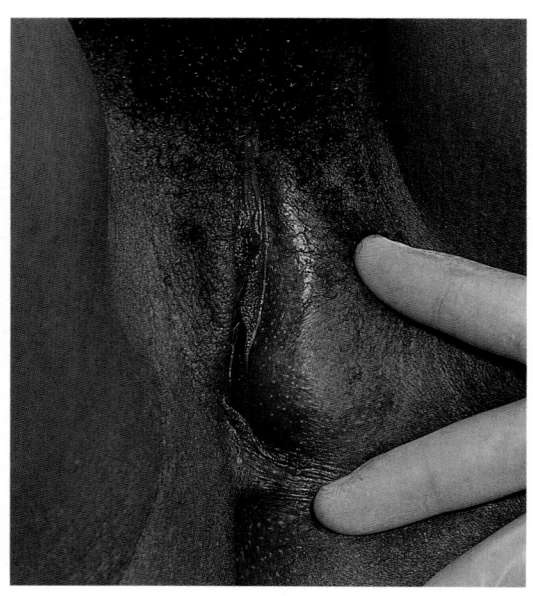

图 16-16   触诊巴氏腺的手法

图 16-17   巴氏腺脓肿

（四）使用阴道窥具的检查

1. 准备阶段

使用窥具能够帮助检查宫颈和阴道。有几种不同的窥具，其中金属的、双活瓣的窥具是最常见的。操作时，将双活瓣在关闭状态下放入阴道，然后通过挤压手动机制打开活瓣（图 16-18）。双活瓣能够分开阴道壁，并且给予足够的视野能够观察阴道和宫颈。有两种经典的双活瓣窥具：格拉芙式和佩德森式，其中格拉芙式更常见，并且主要用于成年女性中。

格拉芙式的窥具的双活瓣更宽，且边缘更弯曲；而佩德森式的窥具更窄、活瓣更平坦，因此适用于阴道口较小的女性。现在临床上使用塑料的、一次性的双活瓣窥具越来越常见。但是它存在一个缺点，那就是在从阴道中

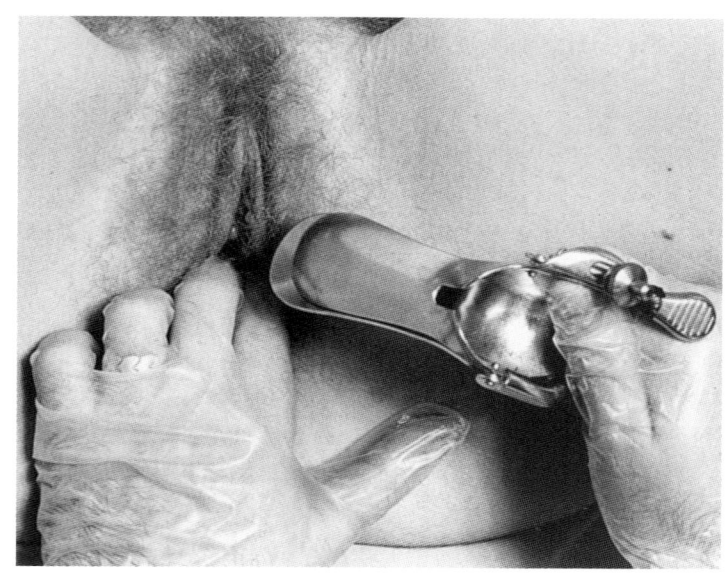

图 16-18   放入阴道窥具的手法。注意检查者的手指需要将会阴向下压

取出来时，因为其下部的活瓣是活动的所以会发出很大的喀哒声，因此在使用塑料窥具的时候，要注意提前告知患者这一点。此外，使用窥具前需要检查窥具边缘是否平滑。

在对患者使用窥具前，需要练习窥具的开合。如果患者从未有过窥具检查的经历，向她展示窥具。一般操作前需要用温水温暖窥具，并且用手背感知温度是否合适。自从液基细胞学检查取代了载玻片的巴氏试验，淋球菌、衣原体的聚合酶链反应（PCR）[8] 取代了大多数细菌和真菌培养，少量使用胶状润滑剂是可以的。操作前记得告诉患者你将要使用窥具进行检查，这属于内生殖器检查的一部分。

2. 手法

检查者用左手示指和中指分开阴唇并且向下压会阴部，右手握住闭合的窥具，在与左手手指垂直的方向上以45°角缓慢地将窥具放入阴道口内。图 16-18 和图 16-19 展示了这一实际操作过程，图 16-20 则为其示意图。不要垂直地放入阴道窥具，因为这样可能损伤尿道或尿道口。

3. 宫颈检查

窥具需要完全放入阴道内。当完全放入后，转动窥具至水平位置使手柄向下，然后慢慢打开窥具。当窥具打开后，阴道壁和宫颈即可见。放置得当的情况下，宫颈应该是位于活瓣之间的。图 16-21 就显示了这一过程，图 16-22 为示意图。为了使窥具保持开合状态，需要

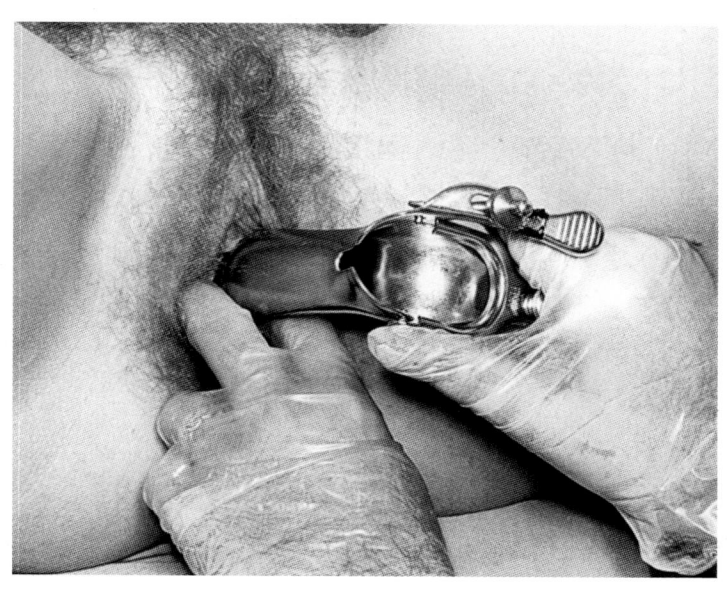

图 16-19　插入阴道窥具的手法。注意窥具应该横跨检查者的手指，避免接触尿道外口和阴蒂

拧紧控制螺旋。如果打开窥具后未见宫颈，则轻柔地向各个方向移动活瓣以暴露宫颈。在打开窥具前未能够把窥具放得足够深，往往是造成该现象的最常见的原因。

检查时如果分泌物遮盖阴道壁或是宫颈，应该用棉棒将分泌物轻轻拭去，并涂在载玻片上以行显微镜检查，还可做相关培养。

检查宫颈时需要注意宫颈的颜色、分泌物，注意有无变红、糜烂、溃疡、白色病变、瘢痕或肿块。宫颈外口的形状是怎样的？宫颈变蓝往往提示妊娠或巨大肿瘤。图 16-23 显示了一个正常的宫颈。注意该图中宫颈外口是圆形的，这是无阴道分娩史宫颈的特征。

8　PCR 是一种分析短序列 DNA 或 RNA 的手段，即使样本中 DNA 或 RNA 的含量极低也是可以实现的，因为该试验能够扩增遗传物质到可检测水平。PCR 技术很复杂，包括很多步骤，且价格昂贵。PCR 可应用于多个临床方面，如用于遗传性疾病的诊断、亲子关系或生物学关系的鉴定，DNA 指纹鉴定和取证的实施以及细菌和病毒的鉴别等。

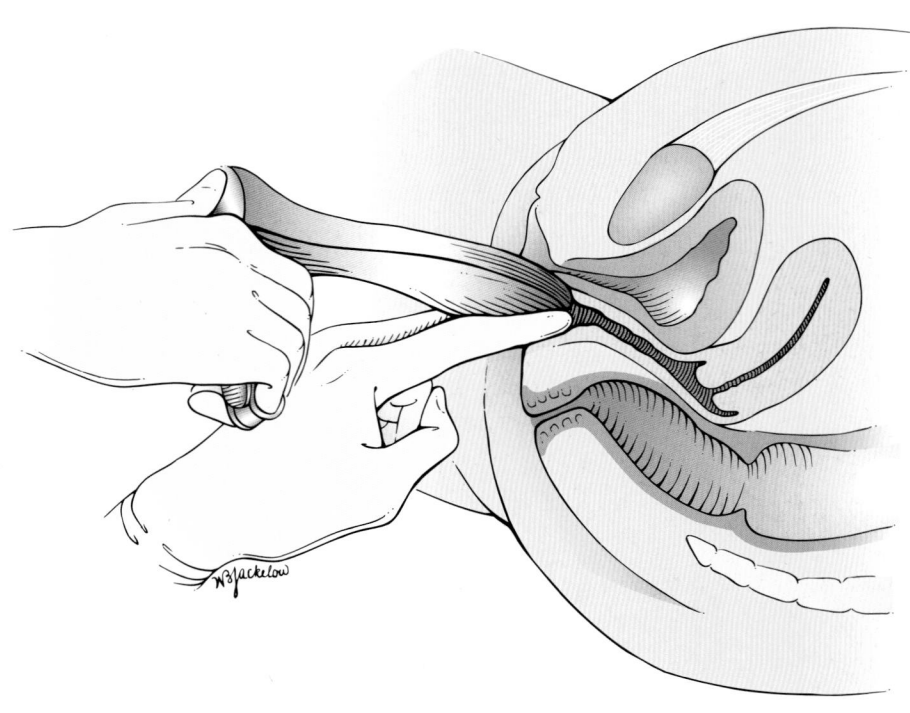

图 16-20 窥具检查的剖面图

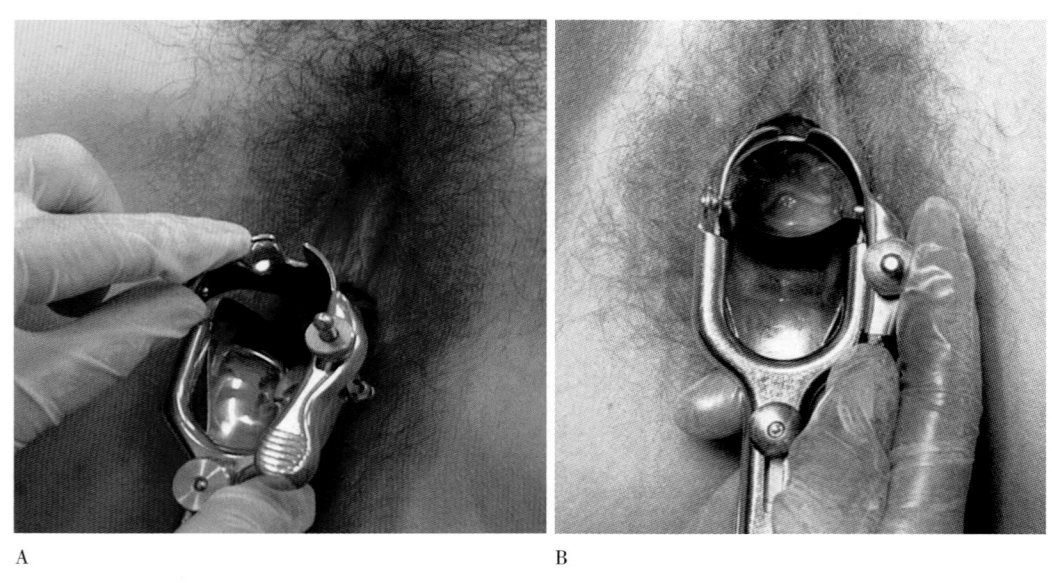

A   B

图 16-21 检查宫颈的手法

A：在窥具充分放入阴道并转至横位时，打开窥具的活瓣；B：窥具正确放入后所见的宫颈

4. 巴氏试验

传统的巴氏试验包括以下步骤：从宫颈刮取细胞，然后把细胞涂在载玻片上，再用一种保存喷剂固定细胞，最后在显微镜下检查涂片（图 16-24、图 16-25）。现在临床中出现了一种更新的方法，即液基细胞学检查或液基巴氏试验，该方法能够去除样本中大部分血液、黏液、细菌、酵母菌和脓细胞（这些物质都有可能掩盖宫颈细胞），并且使宫颈细胞在玻片上分布更均匀。通过与扫帚样的细胞刷相连的塑料取样板伸入宫颈内采取样本，然后旋转一圈，使得宫颈内口和外口的细胞均可被刮下。与传统的方法不同，样本并未直接涂在载玻片上，而是被放入了一个装有特殊保存液的小瓶。这种新的方法采用了超薄细胞检测系统或液基抹片系统，能够避免细胞变干

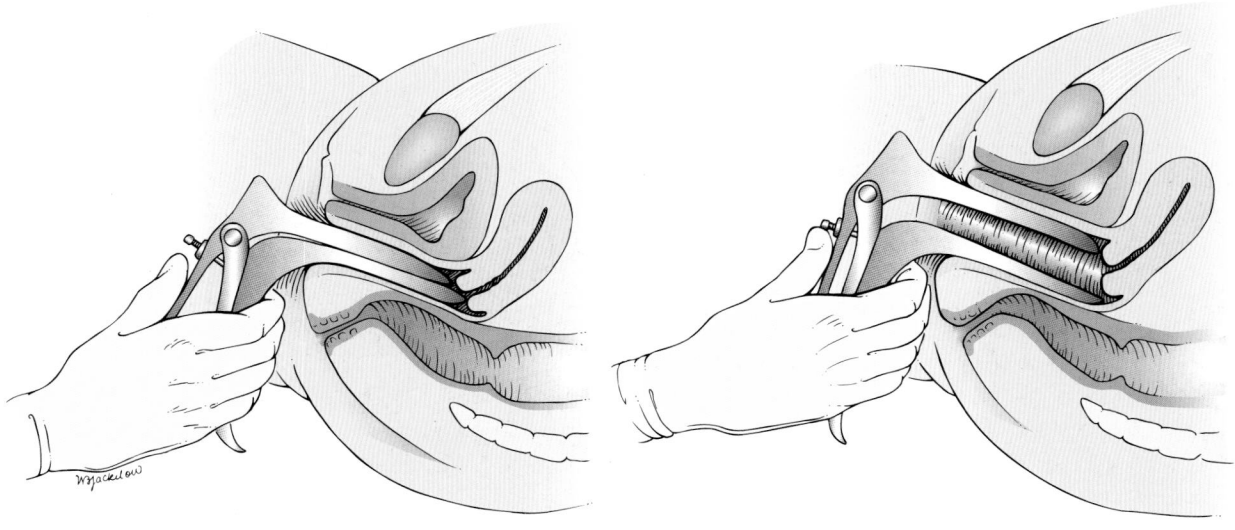

图 16-22　检查宫颈时窥具位置剖面图

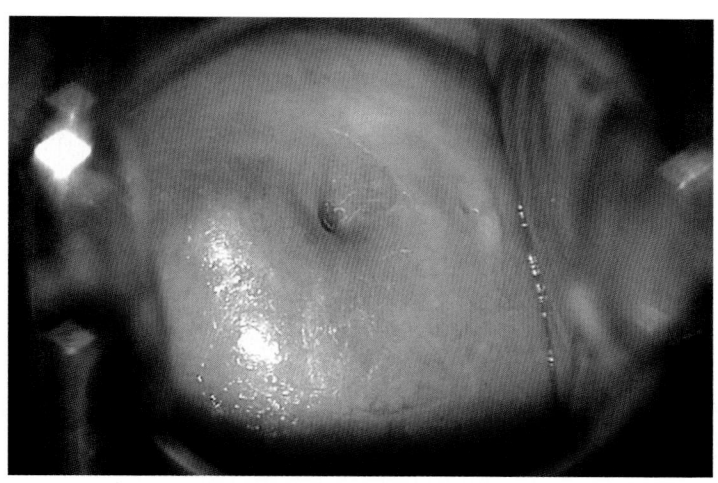

图 16-23　正常宫颈图（注意未生育女性的宫颈外口是圆形的）

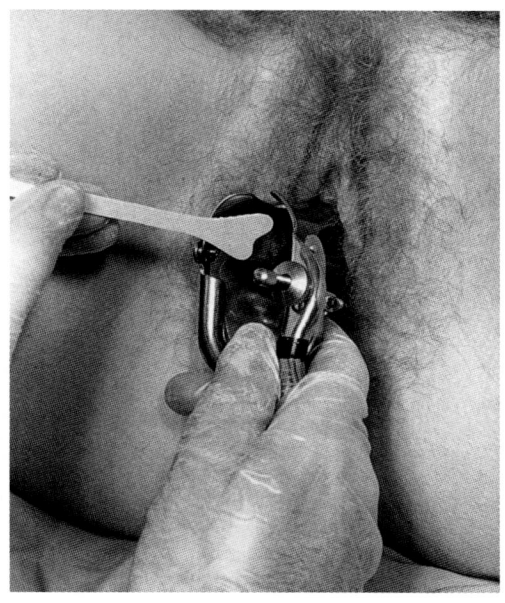

图 16-24　巴氏试验获得宫颈涂片的传统取样法

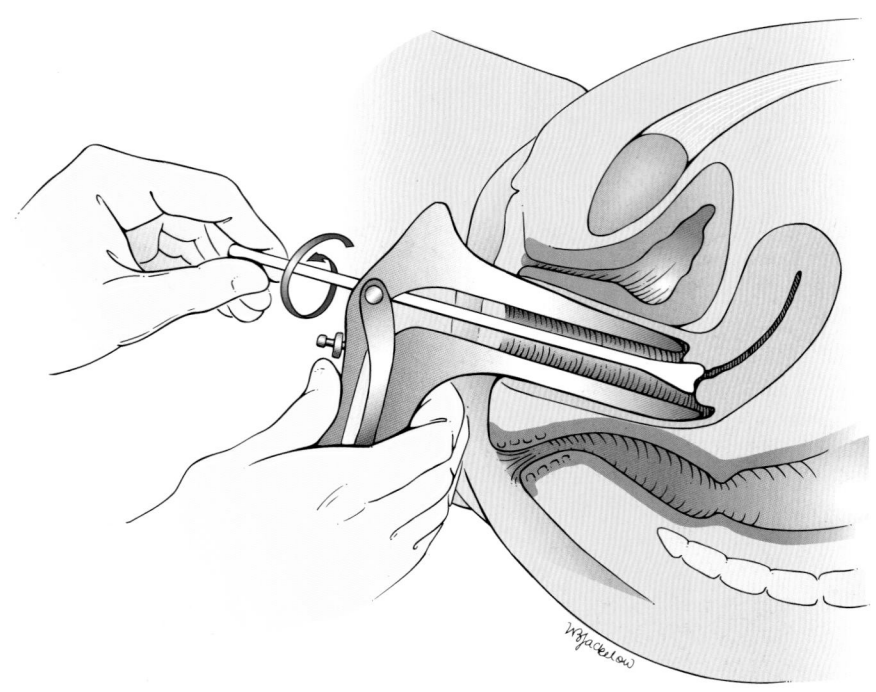

图 16-25　巴氏试验传统取样法的剖面图。注意木质取样板的长头应该伸入宫颈口内

导致变形。

　　研究表明液基细胞学检测方法能够轻度提高宫颈癌的检出率，同时癌前病变的检出率也有较大提高，并且能够减少重复检测的次数。液基细胞学最大的优点在于能够同时检测HPV。2012 年，多个机构和组织发布了关于宫颈癌筛查和不正常检测结果处理的新指南，指南所提到的检测方法都是基于液基细胞学的巴氏涂片和 HPV 双检测。2012 年 9 月，代表了23 个机构的 47 位专家在美国贝塞斯达的国家癌症机构举行了会议，就不正常的宫颈癌检测结果的处理达成了以证据为基础的共识。

　　因为巴氏试验可能引起宫颈的轻度出血，操作后需要告知患者可能会有一点出血，属于正常现象。但是，若是出现大量出血，则需要到医院就诊并评估出血原因。巴氏试验的结果通常需要等待 2~3 周。

二维码 16-5　传统巴氏涂片方法

5. 阴道壁的检查

　　现在可以告诉患者窥具将被取出。检查者用右手示指松开控制螺旋，并将窥具旋转至最初进入时的倾斜角度。在慢慢取出并关闭窥具的同时，需要注意阴道壁有无肿块、撕裂、白色病变和溃疡。正常的阴道壁应该是光滑并且无触痛的，同时存在中等量无色或白色黏液。如果使用的是塑料窥具，在取出窥具前要注意小心关闭活瓣，避免夹到阴道壁。

二维码 16-6　阴道壁检查

（五）双合诊

　　双合诊主要用于触诊子宫及其附件。检查前，根据患者需要，降低检查床的头部至 15°或放平检查床。在进行双合诊时，检查者的手指分别置于患者的阴道中和腹部，用双手来触诊盆腔结构。通常检查时右手手指伸入阴道中，而左手触诊腹部，但这仅仅是个人习惯的问题。

1. 手法

　　检查者应该站在患者两腿之间。如果检查者习惯用右手手指伸入阴道，则用左手握持装有胶状润滑剂的管子，并将少量润滑剂滴在右手示指和中指上。注意检查者的手套不要接触润滑剂的管子，避免污染润滑剂。操作前一定要记得告知患者现在要开始进行内生殖器检查了。

　　进行双合诊时，检查者要注意观察患者的面部表情，往往能快速反映检查是否疼痛。操作时，需要分开患者的阴唇，将涂有润滑剂的右手示指和中指垂直伸入患者阴道中，并向下压会阴部。同时，右手的第四指和第五指弯向掌心，而右手拇指伸直，要注意避免接触阴蒂区域。此时，检查者需要将右肘部放于自己的右侧膝盖上，避免对患者施以不适当的压力。如果伸入阴道的手将子宫抬得足够高，那么放在腹部上的手就没有必要压得太深。图 16-26 显示了双合诊时检查者、助手以及患者的正确位置。

二维码 16-7　双合诊

　　触诊阴道壁时要注意有无结节、瘢痕和硬化。

　　检查者右手伸入患者阴道后，旋转 90° 使掌心向上。很多临床医生更倾向于不旋转，因为旋转可能减少伸入的深度。此时，检查者的左手放在脐与耻骨联合之间下 1/3 的位置，注意左手手腕不要弯曲或后旋。用右手向上推挤盆腔器官至盆腔外并固定，以便左手能够在腹部触及，也就是说触诊是由放在腹部上的手，而非伸入阴道的手来完成的。图 16-27 显示了双合诊的手法，图 16-28 为其示意图。

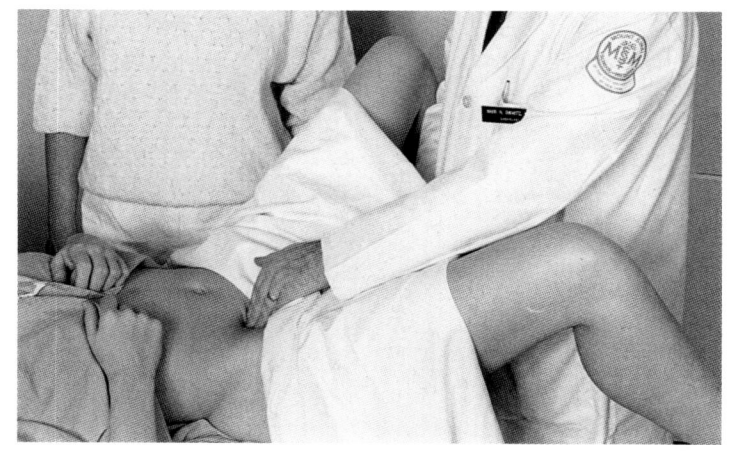

图 16-26　双合诊时检查者（右）、助手（左）和患者（下）的位置

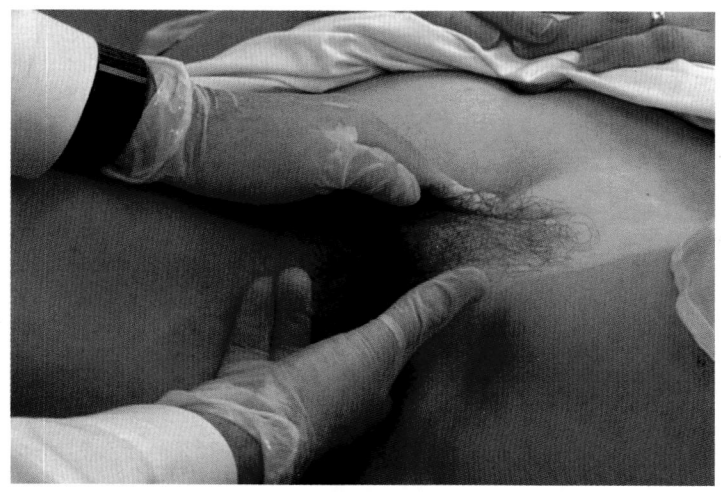

图 16-27　双合诊的手法

2. 宫颈及子宫体的触诊

　　触诊宫颈时，了解宫颈的质地如何（质软，质硬，结节状，质脆）？

　　告诉患者她将感觉到检查者移动她的宫颈和子宫，这个操作正常情况下不会引起疼痛。通常宫颈在各个方向

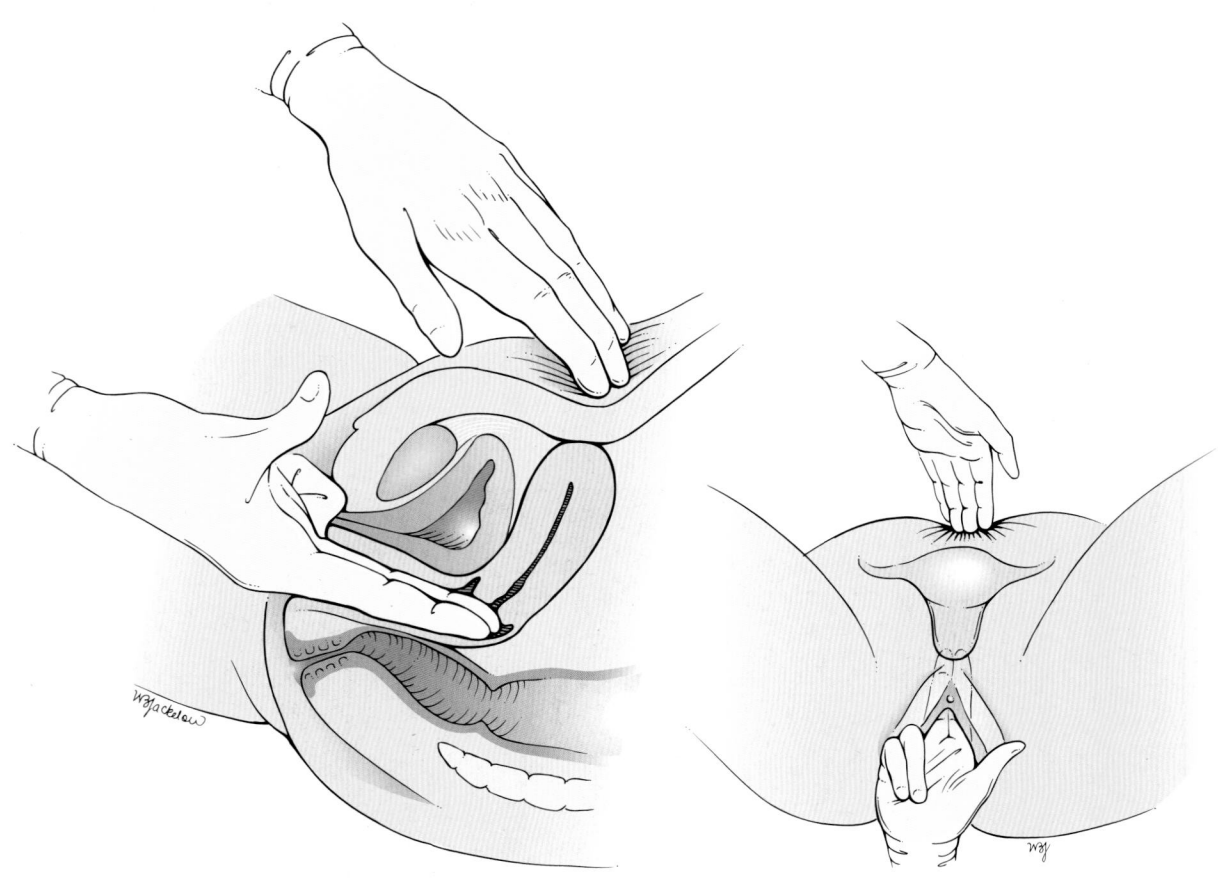

图 16-28 盆腔器官双合诊检查的剖面图

子宫位于检查者双手之间，注意右手示指的位置，要注意远离阴蒂

上可移动 2~4cm。当检查者左手向下压时，右手向后向上挤压宫颈。操作过程中出现任何活动受限或疼痛都需要引起重视。同时，向后向上挤压宫颈使得处于前倾前屈位的子宫更易被触及，因此子宫应该能够在两手之间被触及。需要描述子宫的位置、大小、形状、质地、活动度和有无压痛。需要明确子宫是前倾还是后倾位。子宫是否变大、变硬或活动？触诊时是否感觉到任何不规则的部位？移动子宫时是否有压痛？

子宫最常见的位置是前倾前屈位，对于双合诊来说，也是最简单的位置。后倾位子宫指向脊柱，因此双合诊时触诊依靠的不是放在腹部上的手，而是放于阴道中的手。

3. 附件的触诊

完成对子宫的评估后，需要触诊双侧附件。如果患者在一侧附件有疼痛主诉，那么触诊从另一侧开始。此时，将右手移至患者的左外侧穹隆，而左手移到患者的左下腹。位于阴道中的手指上提附件以便放于腹部的手指可以触及附件结构（图 16-29）。

检查附件时需要注意有无肿块。需要描述附件结构的大小、形状、质地、移动度和有无触痛。正常卵巢对挤压敏感。检查完左侧附件后，将右手（放于阴道内的手）移至患者的右外侧穹隆，而左手（放在腹部上的手）移到患者的右下腹以检查右侧附件。

在很多女性中，尤其是较胖的女性，附件难以被触及；而对于比较瘦削的女性，卵巢常常能够被触及。附件的压痛或变大往往属于某种病理状态的特异性改变。

检查完附件后，右手手指移至后穹隆以触诊宫骶韧带和道格拉斯陷窝。明显的触痛感和结节感往往提示子宫内膜异位症。

对于已经生育过的女性，进行双合诊时将示指和中指伸入阴道内很简单。但若患者的阴道口较小，则需先将

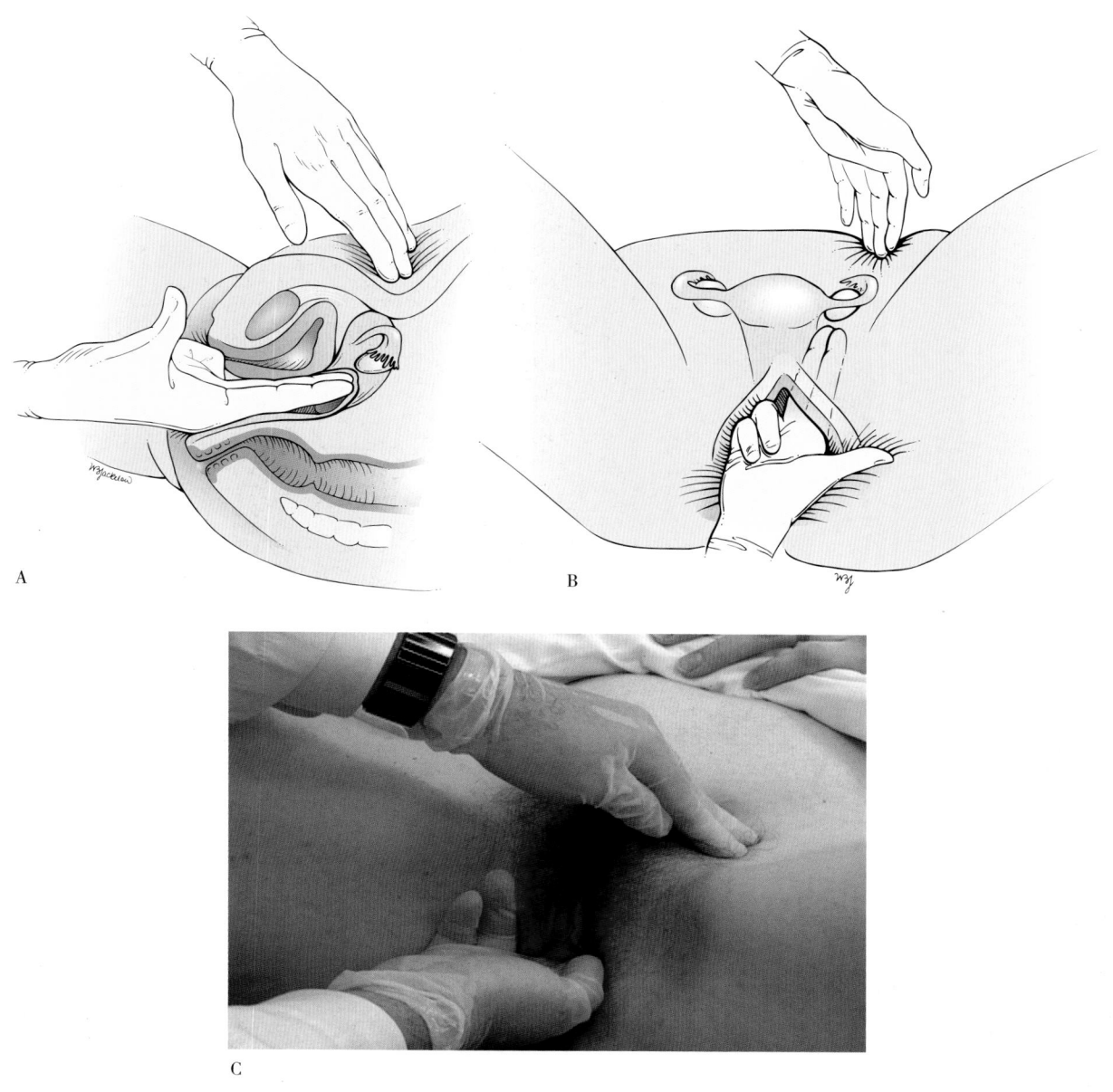

图 16-29　触诊左侧附件的手法

A：盆腔器官剖面图；B：检查者双手间卵巢和输卵管的位置；C：检查者手的位置

右手中指伸入，缓缓将阴道壁向下压向肛门从而扩大阴道口，这样能够减少右手示指伸入时的不适。如果患者的阴道口依然很紧，检查者可以要求患者收缩和松弛阴道肌肉，数次后再伸入第二根手指。如果患者是处女，则只能使用右手中指。

（六）直肠阴道触诊

直肠阴道隔的触诊

操作前告知患者将要检查她的阴道和直肠。直肠阴道检查较双合诊能够更好地评估盆腔后部及道格拉斯陷窝的情况。通过直肠阴道检查，操作者能够检查到盆腔更深的部位，1~2cm。检查者将手指从阴道中取出并更换手套。告知患者这个检查将会使她产生排便感但实际上她并不会排便。在手套的示指和中指涂抹润滑剂。检查肛门时注意有无痔、肛裂、息肉、脱垂或其他新生物。此后，将示指伸入阴道，而中指伸入肛门。检查者的右手示指在阴道后壁上要伸得尽可能的远。图 16-30 展示了这一手法，图 16-31 为其示意图。

二维码 16-8　直肠阴道隔触诊

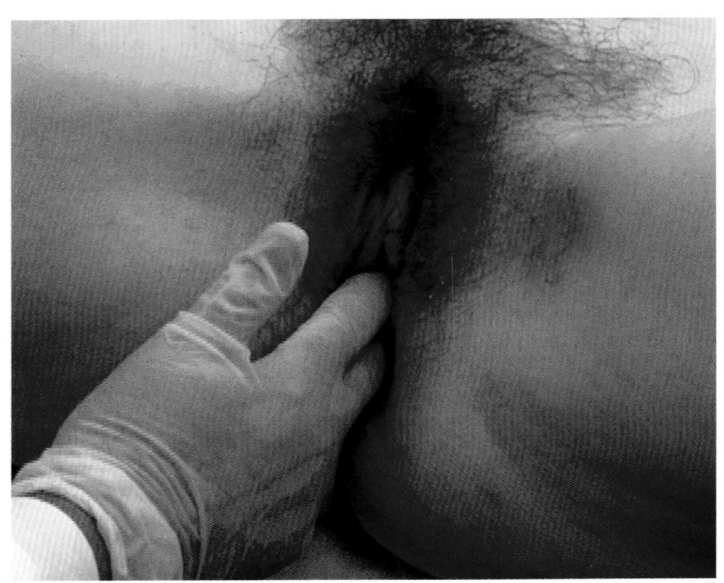

图 16-30　直肠阴道检查操作的手法

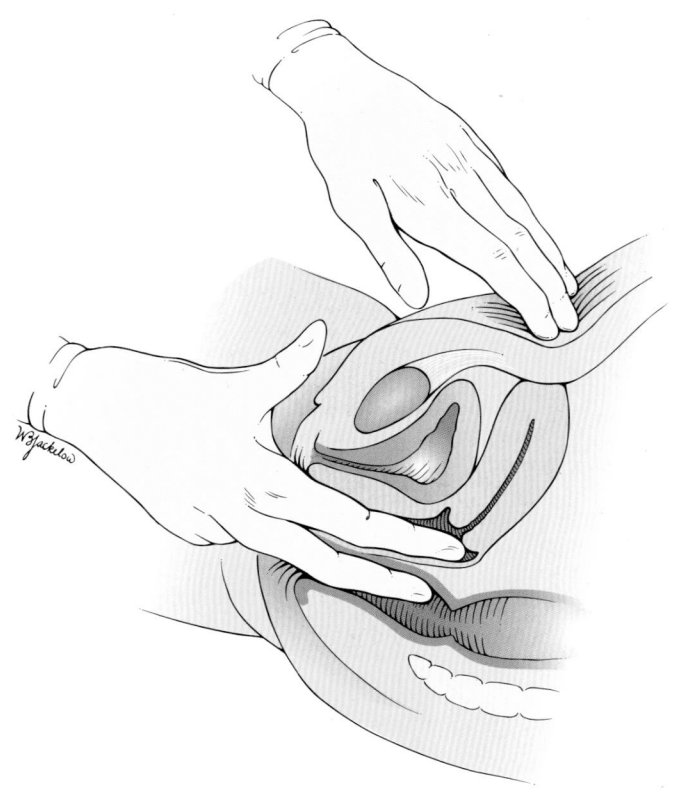

图 16-31　直肠阴道检查的剖面图

触诊直肠阴道隔时，需要注意以下问题：是否有增厚或触痛？是否存在结节或肿块？用右手中指触诊直肠的压痛、肿块或不规则的部位。

　　现在，检查者可以告知患者内生殖器的检查已经结束，并且将移除手指。移除手指后，检查指套有无分泌物或染血。记得提供患者纸巾以便擦除多余的润滑剂。

（七）检查结束

　　告知患者将腿从脚托板上移回检查床，然后慢慢坐起来。操作者移除手套并且清洗双手。这就标志着女性生殖器检查的结束。

六、临床意义

　　阴道炎是阴道和外阴的炎症，主要表现为阴道的疼痛、瘙痒和异常分泌物。正常的阴道分泌物包括宫颈和阴道分泌的黏液以及脱落的阴道细胞，且应该是稀薄的、透明的，几乎没有味道。如果阴道正常菌群的分布受到干扰，导致其中一种或多种微生物过度增殖，进而导致阴道更易受到其他外来微生物的侵袭。这些微生物的快速增殖引起废弃产物的堆积，进而刺激阴道黏膜引起烧灼感、瘙痒感以及带有异味的分泌物的产生。不同微生物引起的异常分泌物外观各有不同。

　　外阴的病损非常常见。图 16-32 显示了单纯疱疹感染的水泡期。图 16-33 则展示了原发梅毒患者外阴部位的硬下疳。而软下疳多在暴露后 5~15 天出现，初始为小的丘疹或水疱，后破裂形成触痛的、无硬结的溃疡，同时出现淋巴结的肿大。图 16-34 显示了外阴软下疳的典型溃疡。表 16-2 总结了外生殖器溃疡的临床特征。

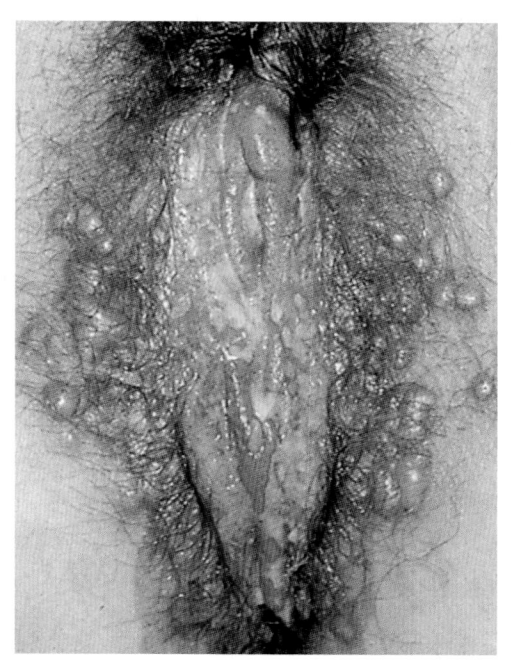

图 16-32　单纯疱疹感染

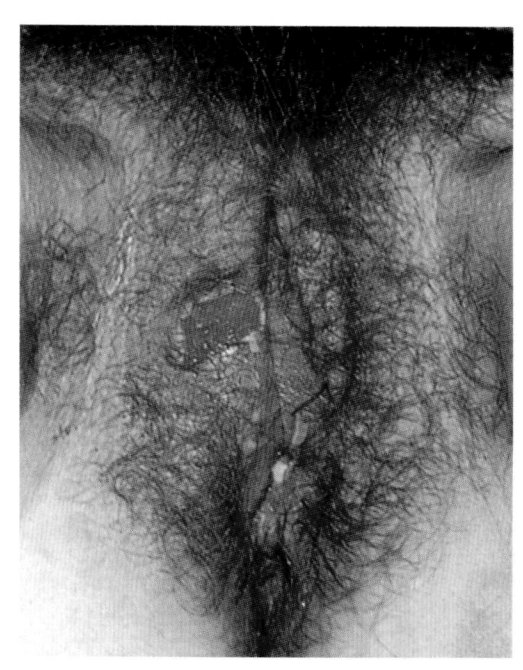

图 16-33　原发梅毒的硬下疳

　　盆腔松弛症是个常见问题，其结局包括膀胱膨出症、直肠膨出症和子宫脱垂。图 16-36 描绘了盆底松弛的后遗症。

　　图 16-37 是功能失调性子宫出血的总结。

　　尽管盆腔检查能够发现包括晚期子宫内膜癌在内的多种女性生殖系统的肿瘤，但是对于早期子宫内膜癌的检测并不十分有效。巴氏试验能够发现一些早期的内膜癌，但对于大多数病例均无效。相反，在发现早期宫颈癌方面，巴氏试验则非常有效。但是到目前为止，对于卵巢癌，无论是超声还是血液学检查，均没有任何推荐的筛查手段。

　　尽管针对不同的疾病筛查，各个医疗保健机构常常各执一词，但是研究者们通过大量的工作使得宫颈癌筛查

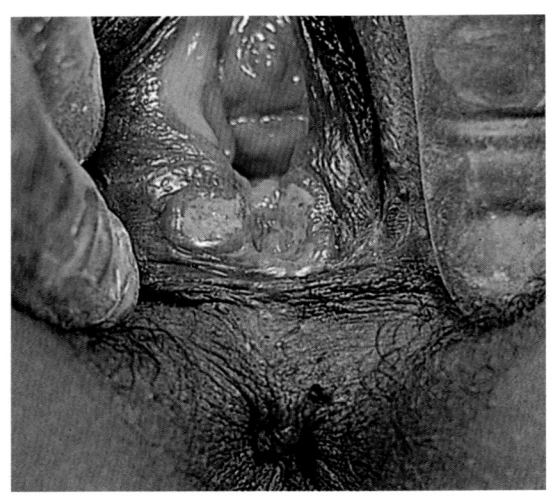

图 16-34　软下疳

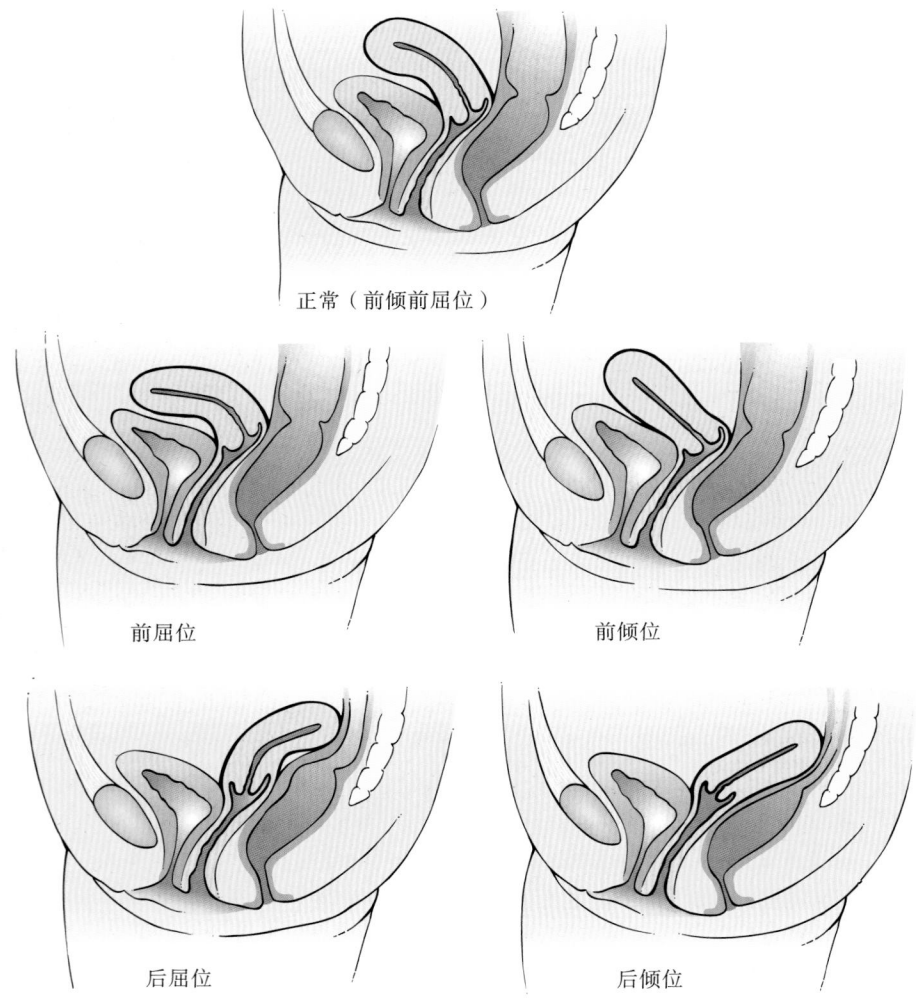

正常（前倾前屈位）

前屈位　　　　　　　　　　　　前倾位

后屈位　　　　　　　　　　　　后倾位

图 16-35　子宫的几种常见位置

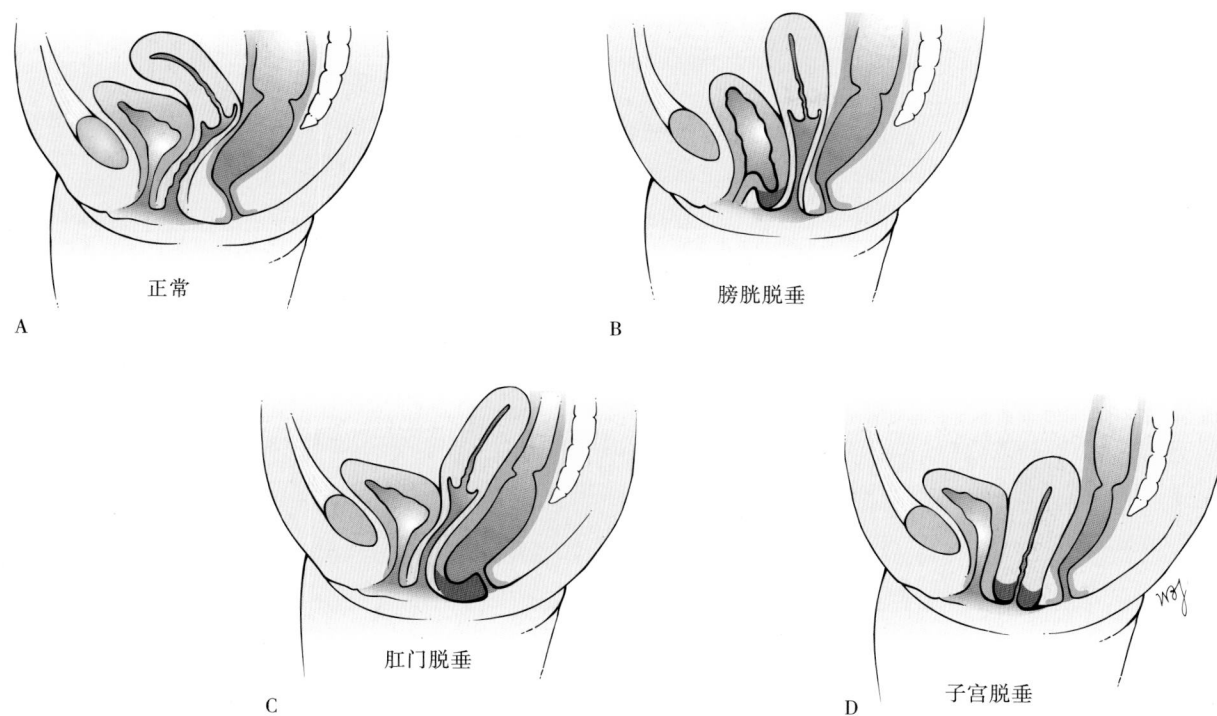

图 16-36 盆底松弛的后遗症

A：正常解剖；B：膀胱脱垂，即膀胱壁从阴道突出；C：肛门脱垂，即直肠壁从阴道突出；D：子宫脱垂，即子宫从阴道突出

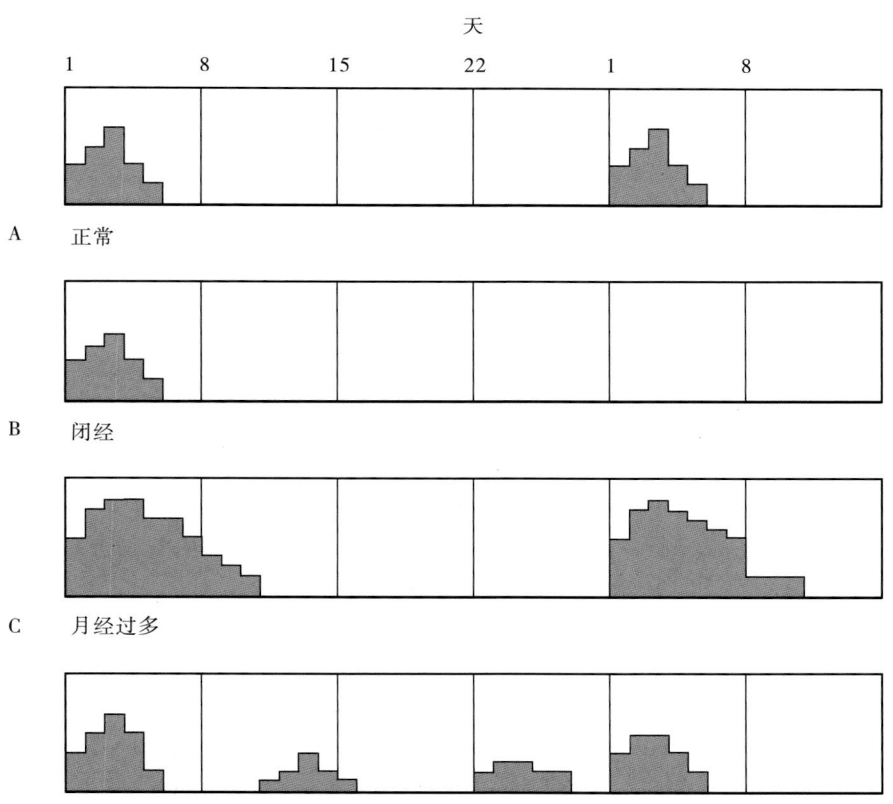

图 16-37 子宫出血的类型

A：正常的 28 天的周期，注意月经始于周期的第 1 天，且约持续 5 天；B：闭经，5 天的月经期结束后，月经周期不再出现；C：经血过多，注意经血流出的周期仍为 28 天，但月经量更大且持续时间更长；D：不规则子宫出血，在这种情况下，月经是规律的，但是在正常的周期之间有子宫出血现象

最终达成一致意见。2012 年，美国癌症学会、美国阴道镜和宫颈病理学会、美国临床病理学会、美国预防服务工作组以及美国妇产科医师学会就新的指南达成一致意见（表 16-3）。

表 16-2　生殖器溃疡的临床特征

特征	生殖器疱疹*	原发梅毒[+]	软下疳[‡]
潜伏期	3~5 天	9~90 天	1~5 天
溃疡数目	多个	单个	多个
初始外观	水疱	丘疹	丘疹、脓疱
后期外观	小，簇状	圆形、硬结	不规则，凹凸不平
溃疡疼痛	有	无	有
腹股沟淋巴结肿大	有，触痛	有，无痛	有，疼痛
愈合	2 周内	缓慢，需数周	缓慢，需数周
复发（即使没有被感染）	常见	罕见	常见

注：* 见图 16-32；[+] 见图 16-33；[‡] 见图 16-34

表 16-3　一般风险妇女的宫颈癌指南（2012 年 5 月*）

初始筛查时间	21 岁，无论开始性生活的年纪是多大
每年筛查	不应该每年进行宫颈癌筛查，每年的随访应该用于探讨其他健康问题和相关的预防性措施
筛查手段和间隔	
21~29 岁	每 3 年一次细胞学检查 小于 30 岁患者不应该行 HPV 的联合检测[+]
30~65 岁	每 3 年一次细胞学检查或每 5 年一次细胞学检查及 HPV 联合检测
停止筛查时间	有适当筛查史的大于 65 岁女性
子宫切除后筛查	除非宫颈保留（子宫次全切术），否则没必要

注：HPV，人类乳头瘤病毒；

　　* 在该网址（http：//www．cdc．gov/cancer/cervical/pdf/guidelines．pdf）可获取，2013 年 3 月 31 日；

　　[+] 巴氏细胞学和 HPV-DNA 联合检测是 30~65 岁女性最推荐的宫颈癌筛查手段

七、体格检查报告书写

以下是女性生殖系统体格检查的书写范例：

- 外阴正常，未见病损。宫颈呈粉色、光滑且未生育状态。宫颈外口未见分泌物。阴道壁正常。双合诊查子宫呈前倾前屈位，无触痛或肿块。附件区未触及。直肠阴道检查示薄的直肠阴道隔，无触痛。便潜血试验阴性。

- 外阴见簇状分布的紧张水疱和散在的有渗出的糜烂。宫颈呈粉色及多产状态。宫颈未见病损及分泌物。阴道正常。子宫呈前倾前屈位，内可触及 6cm×6cm 肿物。卵巢及输卵管未触及。直肠阴道检查正常。

- 外阴正常，未见肿块或病损。宫颈可见糜烂。阴道内可见黏附在阴道壁上的稠厚的白色干酪样分泌物。子宫呈后倾位，不可准确触及。左侧附件区可触及一核桃大小肿物，质韧、可活动。直肠阴道检查正常。便潜血试验阴性。

- 外阴正常。拉伸时直肠膨出明显。阴道正常。宫颈光滑，呈粉色及多产状态。子宫呈前倾前屈位，无体积增大。因患者肥胖，附件区难以评估，但无触痛。

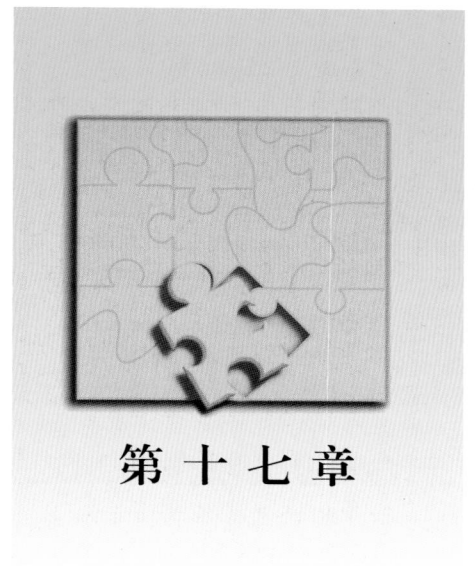

肌肉骨骼系统

第十七章

荣耀之手在我的头顶……将我置于村庄里充斥骸骨的沼泽中……峡谷之中枯槁的骸骨遍野……永恒的主对着骸骨说：我将赋予气息苏醒骸骨，然后给予筋骨、肌肉、皮肤，给予你们气息，你们便活了……忽有响声，骸骨集结，骨骨相接…气息进入骸骨，他们活了，并从此站立。

——Ezekiel 37 章：1-10

一、概述

肌肉骨骼系统疾病是对生活质量影响最大的疾病，包括活动受限、残疾和损伤。肌肉骨骼系统疾病造成的缺勤、生产力丧失、医保花费增加、残疾和劳工补偿等问题使雇主成本增加。肌肉骨骼系统疾病比其他普通非致命性损伤和疾病（如失聪，皮炎、湿疹、红斑等职业皮肤病等）更为严重。在美国，平均每 4 人中就有 1 人正饱受某种骨骼肌肉疾病的困扰。以下数据为证：

- 在美国，每年有将近 7 千万人因肌肉骨骼系统疾病就诊；综合门急诊和住院的医保患者数据统计，每年总计约 1 亿 3 千万患者罹患肌肉骨骼疾病。
- 根据医学会的统计，每年因职业相关的肌肉骨骼疾病而造成的包括劳工补偿、报酬损失和生产力丧失等问题产生的经济负担 450 亿~540 亿美元。
- 据劳工统计局统计，因腕管综合征造成的误工达26794例。
- 据劳工统计局统计，因背部损伤造成的误工达372683例。
- 2003 年，关节炎造成的经济花费达 1280 亿美元，其中 810 亿为直接损失，470 亿为间接损失。
- 关节炎相关劳动受限是指因为关节炎造成的生产活动受限。在美国，每 20 个成年劳动力（18~64 岁）中就有 1 人受其影响，每 3 个成年劳动力中有 1 人声称或被诊断患有关节炎。
- 在 2004 年的统计中，相关疾病造成的直接医保负担与间接劳资损失约合 8490 亿美元，约占国民生产总值（GDP）7.7%。

表 17-1 列出了部分常见的肌肉骨骼疾病。

肌肉骨骼疾病分为系统性和局限性两大类。系统性疾病如类风湿关节炎、系统性红斑狼疮、多发性肌炎等，多为慢性病程，表现为周身乏力、疼痛及间断性关节发僵。局限性疾病多见于健康个体，出现局部活动受限或疼痛，包括腰背痛、网球肘、关节炎及滑囊炎等。这些患者虽仅有局部症状，但引发的活动障碍可能严重影响其工作能力和生活质量。

表 17-1   常见的肌肉骨骼疾病

疾病	病理表现	症状	常见病因
滑囊炎	皮肤与骨骼、骨骼与肌腱之间的滑囊炎症，好发于膝关节、肘关节、肩关节	损伤部位的疼痛及肿胀	跪坐，肘部外压，肩部重复机械运动
腕管综合征	腕管内走行神经受压	拇指和手指的针刺感、疼痛和麻木，尤其在夜间发生的	需要反复活动手腕或者使用震动工具的劳动；常伴腱鞘炎（详见下面表格）
腱鞘囊肿	腱鞘或关节内的囊性结构，好发于手背或腕部	质硬、个小、圆形的肿物。常为无痛性	手部重复机械活动
肌腱炎	肌肉肌腱连接处的炎症	手部、腕部、前臂的疼痛、红肿、压痛；手部正常功能受限	重复运动
腱鞘炎	肌腱或腱鞘的炎症	疼痛、压痛、肿胀、剧痛；手部正常功能受限	重复运动，常为无对抗运动；可由于工作负荷突增或初次从事某些运动
颈肩部紧张综合征	颈肩部的肌肉或肌腱的炎症	肩、颈局部疼痛	长时间保持僵硬姿势
扳机指	手指肌腱或腱鞘的炎症	手指活动不能，伴或不伴疼痛	重复运动；抓取运动时间过长、过于刻板、过于频繁

注：改编自：http://www.afscme3090.org/ergo/pdf/common_musculoskeletal_disorders.pdf

肌肉骨骼疾病造成的费用为劳工补偿保险相关疾病之首。每年约有 10 万名工人接受相关赔偿，总计超过 2000 亿美元。

据统计，因肌肉骨骼疾病就诊的患者，在内科患者中列第二位（仅次于心血管疾病），外科住院手术患者中列第三位（次于妇产科和腹部外科）。根据盖洛普民意测验显示，约 75% 的 18 岁以上个体曾有脚痛等不适。每年鞋垫、除鸡眼药物、滑囊炎药物及其他足部护理产品，加上足部护理非处方药的花费约合 3000 亿美元。尽管脚痛是非常普遍的病症，但事实上超过一半的临床医生不清楚如何正确地进行足部查体。

虽然通常不致命，但肌肉骨骼疾病严重影响患者的生活质量。研究指出，超过 80% 的美国人曾经或正在受到腰背痛的困扰。腰背痛持续 6 个月以上患者，大部分进展为永久性功能障碍。超过 50% 的患者彻底丧失劳动力。超过 2 千 5 百万美国人患需药物治疗的关节炎。关节炎成为继心血管疾病之后导致活动受限的第二大病因。表 17-2 列出了美国 45 岁以上成人中最常见的肌肉骨骼疾病及其患病率。

在美国，每年至少有 10% 的人经历过骨折、错位或扭伤。50 岁以上女性每年有 120 万人次发生骨折。与长期伤残相关的髋部骨折病例每年约为 20 万例。骨质疏松为全球最常见的肌肉骨骼疾病，也是老年人中仅次于关节炎的

表 17-2   45 岁以上成人常见肌肉骨骼疾病；美国地区成人的发病率

最常见（发病率>5%）
下腰背痛
骨关节炎
肌腱炎和滑囊炎
常见（发病率 0.5%～5%）
痛风
纤维性肌痛
类风湿关节炎

最常见死因。绝经后骨质疏松和年龄相关性骨质疏松的老年患者骨折风险增加。在美国，超过四千万的 50 岁以上女性中一半以上存在脊柱骨质疏松，75 岁以上老年女性几乎 90% 存在显著的影像学骨质疏松。

需要照顾的老年患者中，肌肉骨骼疾病的高发病率已对美国经济产生显著影响。每年因肌肉骨骼疾病产生的家庭护理费用约合 750 亿美元。在美国，各种形式的炎性关节炎患者超过 1000 万，其中类风湿关节炎最常见，约 700 万。

肌肉骨骼问题对老年人产生显著经济影响。目前住院患者因此而产生的花费每年超过十亿，约占总花费的 20%。

二、结构与生理

骨骼肌肉系统的功能包括支撑保护身体、肢体运动和完成特定动作。

骨骼肌肉系统由多种致密结缔组织组成，包括：

- 骨骼
- 骨骼肌
- 韧带和肌腱
- 软骨

骨骼是由嵌有钙盐和磷盐的胶原纤维构成的有机物所组成。骨骼处于恒定的动态重构中，影响因素包括体内的矿质储备和机械应力。正常骨骼组成中胶原纤维顺应力方向平行排列。成人长骨由骨皮质（密质骨）包绕多孔髓腔（松质骨）组成。骨皮质主要存在于需机械支撑区域，而骨松质主要用于造血和骨骼形成。在骨皮质中，环骨板的骨组织片层结构骨陷窝内存在骨细胞，也称成骨细胞。骨陷窝围绕骨性管道结构——中央管（哈佛管）排列。在松质骨中骨陷窝围绕网状结构中的骨小梁排列，而非围绕中央管。这些骨小梁顺应力方向排列。

长骨末端关节面附近的由松质骨组成的骨膨大部分称为骨骺。长骨骨干外层以骨膜覆盖。充满骨髓质的长骨髓腔内面衬有骨内膜。

在某段时期内，骨干和骨骺之间存在一层软骨。这层软骨也称生长板或骨骺板。生长板主要负责骨骼的长轴生长。长骨各结构示意图详见图 17-1。

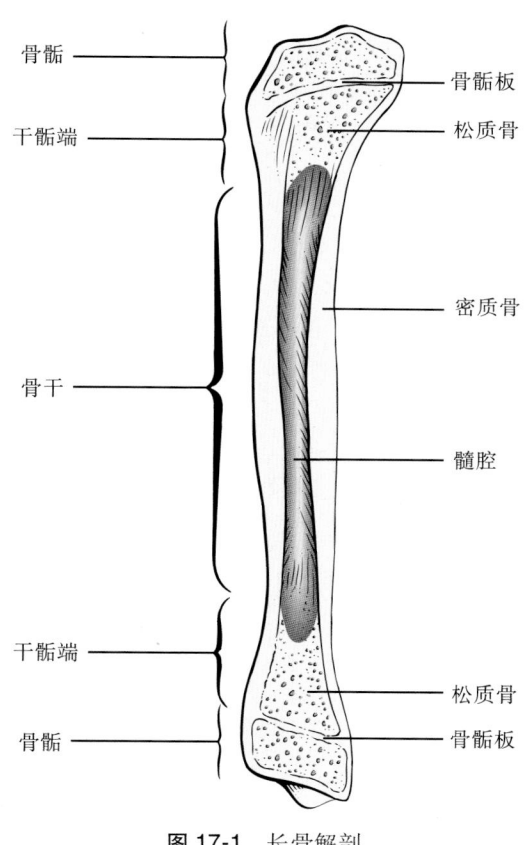

图 17-1 长骨解剖

骨膜细胞有的分化为附在新骨表面的成骨细胞，有的分化为与骨质吸收相关的破骨细胞。外伤、感染和肿瘤可刺激成骨细胞形成。成骨细胞分泌的基质参与骨板重构并沿骨骼机械应力承重方向排列。

干扰骨骼构建的病理过程可使骨骼脆弱。佩吉特病是一种正常骨骼结构破坏的疾病，该病患者极易发生病理性骨折。

骨骼肌是通过其收缩产生运动的器官。

韧带附着于骨骼之间，而肌腱是骨骼与肌肉间的连接。二者均为可抵抗强大拉力的致密结缔组织。

软骨是具有良好弹性的结缔组织。在关节功能和骨骼长度决定中起重要作用。

骨骼肌肉系统的基础功能单位为关节。一个关节包括 2 块或者更多的骨头。人体包含以下不同类型的关节：

- 不动关节
- 微动关节
- 可动关节

不动关节被纤维组织连接所固定。典型的不动关节如颅骨骨缝。微动关节多位于骨联合处，骨与骨之间由纤维软骨连接，如耻骨联合就属于此型关节。最常见的关节类型是可动关节，也称滑膜关节，在体内种类繁多。在滑膜关节，骨骼相接处部分覆有透明软骨，包绕关节的关节囊腔附着在关节两侧的骨骼上，关节囊内含少量具润滑关节和营养软骨功能的滑膜液。根据关节结构所允许的运动方向可将滑膜关节分为以下几类：

- 屈戌关节（滑车关节）
- 车轴关节
- 髁状关节（椭圆关节）
- 鞍状关节
- 球囊关节
- 滑动关节（平面）

屈戌（滑车）关节只允许单一轴线运动：屈或伸，轴线为横贯性，如肘关节。车轴关节允许关节沿单一轴线转动，且轴线与骨干长轴一致，骨骼绕中轴旋转而无相对位移，如桡尺近侧关节。髁状（椭圆）关节有两个运动轴，关节面为椭圆形，这类关节也被描述为"蛋-匙"关节，其中一个运动轴为椭圆长轴，另一个为其短轴，如腕关节。与髁状（椭圆）关节类似，鞍状关节也是双轴关节，关节面为鞍状，如拇指的腕掌关节。球囊关节为典型的多轴关节，可多轴运动，其关节面为相互匹配的半球型，如肩关节和髋关节。平面关节也是多轴关节，关节面扁平，骨骼相互之间可发生多方向相对位移，如髌股关节。不同的活动关节如图 17-2 所示。

关节稳定性与下列因素相关：

- 关节面形状
- 韧带
- 相关联肌肉

需要熟悉的与位置相关的解剖术语见表 17-3。正中面可将身体均分为左右两部分。与正中面平行的为矢状面。内侧和外侧用以描述矢状面，靠近正中线的为内侧，远离正中线的为外侧。对于上肢，尺侧为内侧，桡侧为外侧。对于下肢，胫骨侧为内侧，腓骨侧为外侧。

表 17-3　上下肢解剖学名词

肢体	内侧	外侧
上肢	尺侧	桡侧
下肢	胫侧	腓侧

身体前部为前侧或腹侧，身体背部为或背侧。掌面为前侧，朝上的足面为背侧，足底为底部。接近四肢根部的为近端，远离根部的为远端。

与骨结构畸形相关的最重要概念是内翻和外翻。外翻畸形是骨远端发生远离身体中线的位移，成角朝向中线。内翻畸形是指肢体远端朝向中线的偏移，成角背离中线。畸形的命名决定于受累关节。膝关节外翻畸形或叉形腿称为膝外翻。膝关节内翻畸形或弓形腿又称膝内翻。

评估关节主要应评估其活动度，每个关节都有其特定的主动或被动运动的范围。被动活动度是指检查者移动患者肢体产生的运动幅度；主动活动度是患者主动移动肌肉组织产生的运动幅度。在无肌肉麻痹或肌腱断裂时，被动和主动活动度通常是相等的。各关节活动度将在后面的章节进一步讨论。关节活动度根据关节中心所成角度进行分度测量。如果肢体处于直线的完全伸展状态视为 0 度。0 度是关节的中间位置。关节屈曲则成角增加。关节活动成角概念如图 17-4 所示。

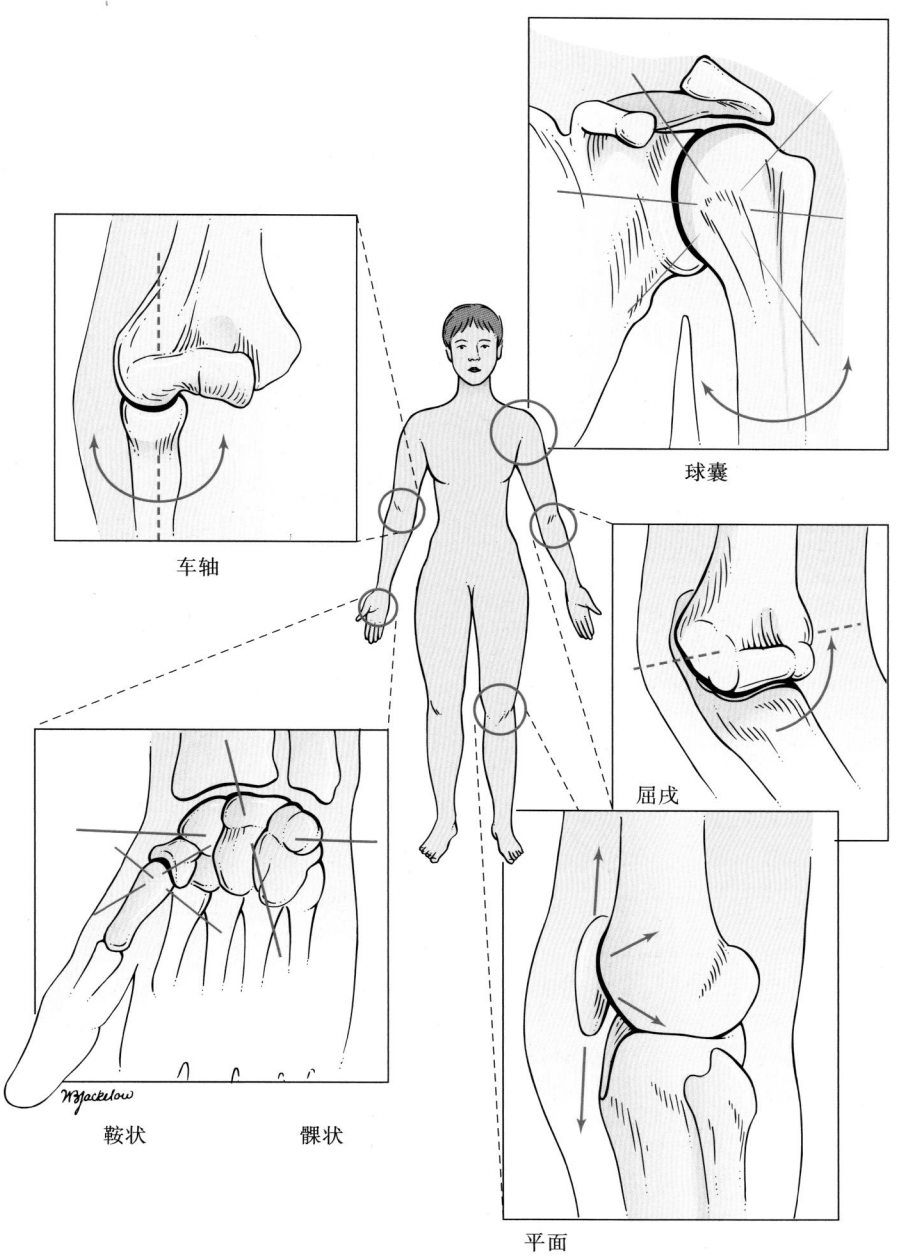

图 17-2 可动关节的类型

关节运动的 6 种基本形式：

- 屈曲和伸展
- 背屈和跖屈
- 内翻和外翻
- 内收和外展
- 旋内和旋外
- 旋前和旋后

表 17-4 给出了关节运动形式的具体定义及运动形式发生的关节部位。

图 17-5 为肩关节解剖图，其运动包括内收和外展、屈曲和伸展以及旋内和旋外，如图 17-6 所示。

图 17-7 为肘关节解剖图，其运动包括屈曲和伸展、旋前和旋后，如图 17-8 所示。

图 17-9 为腕关节和手指的解剖图。腕关节运动包括背屈（或背伸）和掌屈、旋前和旋后（图 17-10）。手指运动包括内收、外展和屈曲（图 17-11）。拇指的运动包括，屈曲、伸展和对掌运动（图 17-12）。

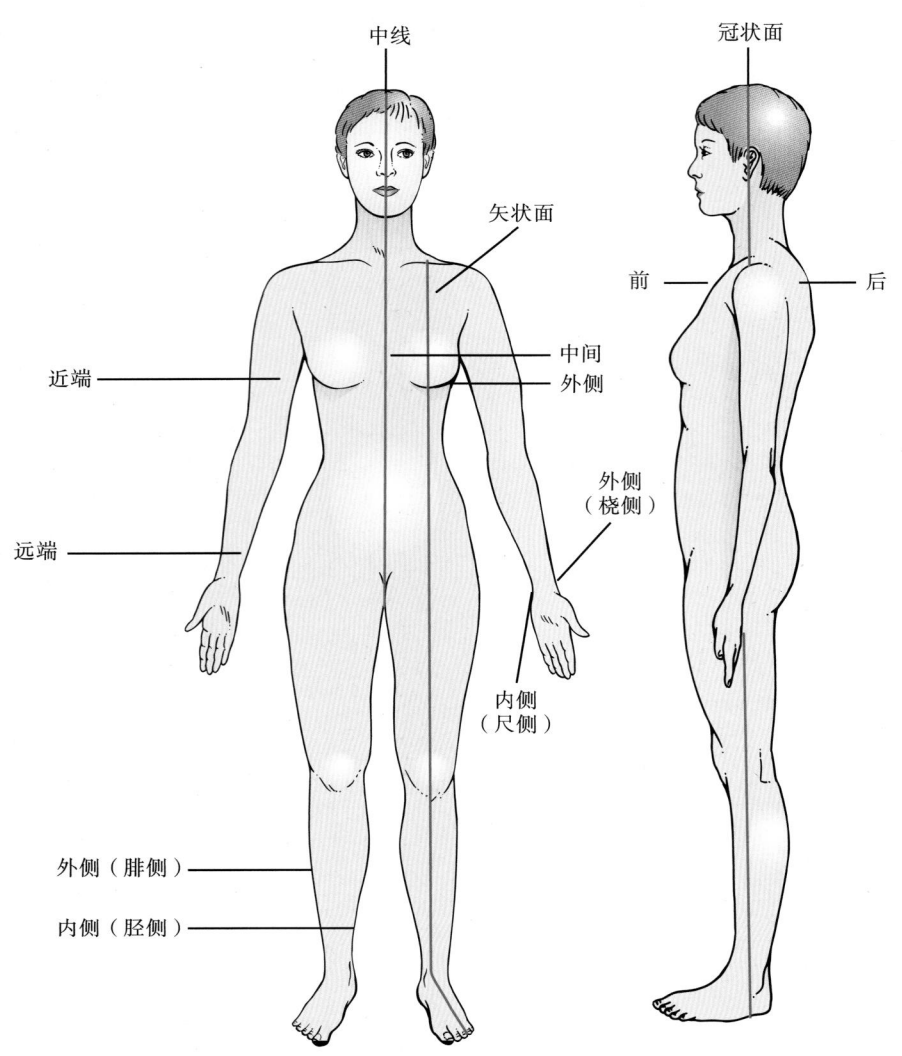

图 17-3 解剖学术语

表 17-4 关节活动

活动	定义	举例
伸展	远离 0 度位（原位）的动作	多关节
屈曲	回到 0 度位（原位）的动作	多关节
背屈	向肢体背面运动	踝关节、足趾、腕关节、手指
掌屈（或跖屈）	向肢体掌侧（跖侧）运动	踝关节、足趾、腕关节、手指
内收	向躯体中线运动	肩关节、肘关节、掌指关节、跖趾关节
外展	远离躯体中线的运动	肩关节、肘关节、掌指关节、跖趾关节
内翻	足部跖面朝内翻转	足部的距下关节和跗骨间关节
外翻	足部跖面朝外翻转	足部的距下关节和跗骨间关节
旋内	四肢前侧面朝内旋转	肩关节、髋关节
旋外	四肢前侧面朝外旋转	肩关节、髋关节
旋前	手掌面朝下旋转	肘关节、腕关节
旋后	手掌面朝上旋转	肘关节、腕关节

注：伸展超过 0 度位（原位），称为过伸。

在手和足运动的描述中，规定中线为中指或中趾的中线

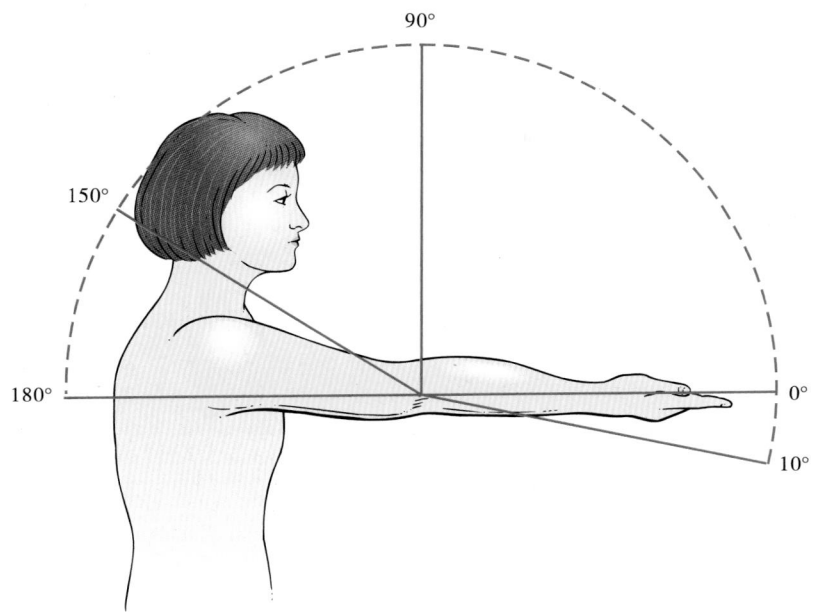

图 17-4 关节活动度

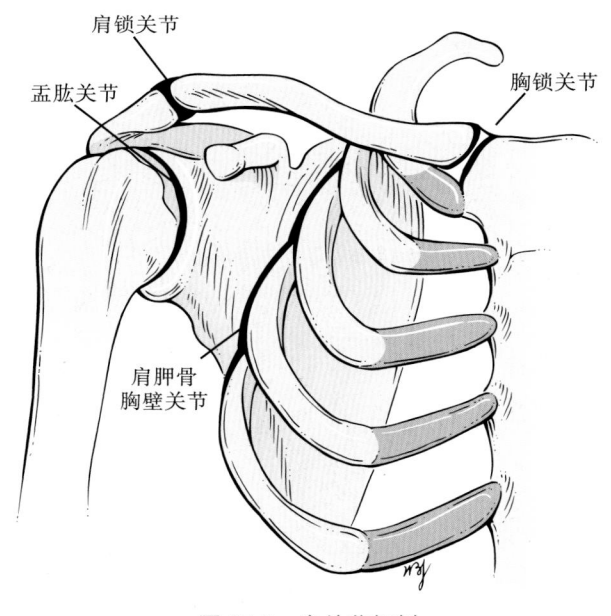

图 17-5 肩关节解剖

图 17-13 为髋关节解剖图，其运动包括屈曲和伸展、内收和外展、旋内和旋外（图 17-14）。

图 17-15 为膝关节解剖图，其运动包括屈曲和过伸（图 17-16）。

图 17-17 为踝关节和足部的解剖图。单侧足部一共有 26 块骨头，55 个关节。足部骨骼可分为三部分：前足、中足和足跟。前足包括 14 块趾骨和 5 块跖骨，拇趾包括 2 块趾骨、2 个关节（趾间关节）、2 块能上下活动的小圆形籽骨。籽骨约玉米粒大小。这些骨头位于拇趾短屈韧带内，该韧带是拇趾在行走时通过与地面产生对抗力而产生向前推力的韧带之一。另外 4 个脚趾，每个有 3 块骨头，2 个关节。跖骨与趾骨相连接在足弓处形成五个跖趾

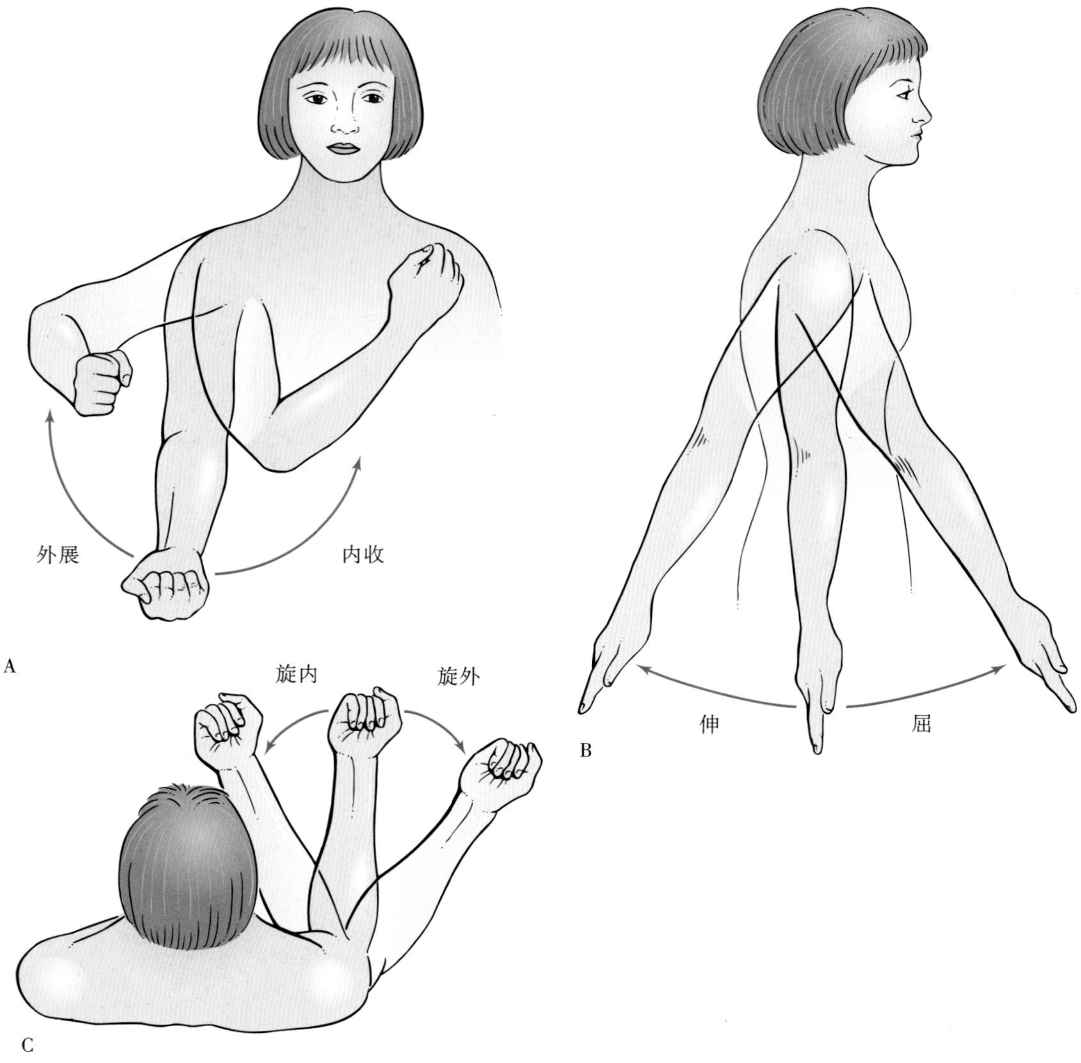

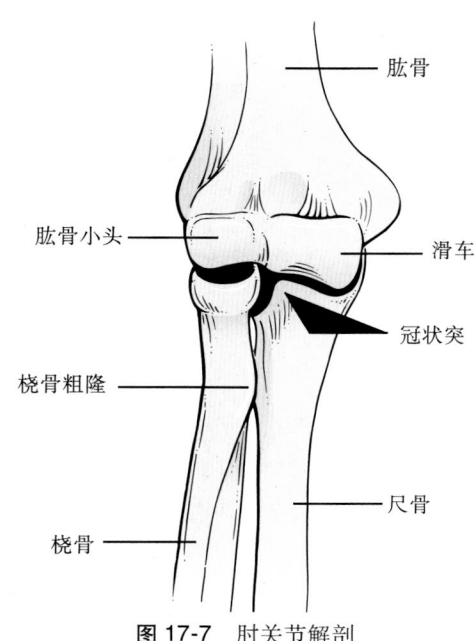

外展 内收

A

旋内 旋外

C

伸 屈

B

图 17-6 肩关节活动度
A：内收和外展；B：屈曲和伸展；C：旋内和旋外

肱骨

肱骨小头

滑车

冠状突

桡骨粗隆

尺骨

桡骨

图 17-7 肘关节解剖

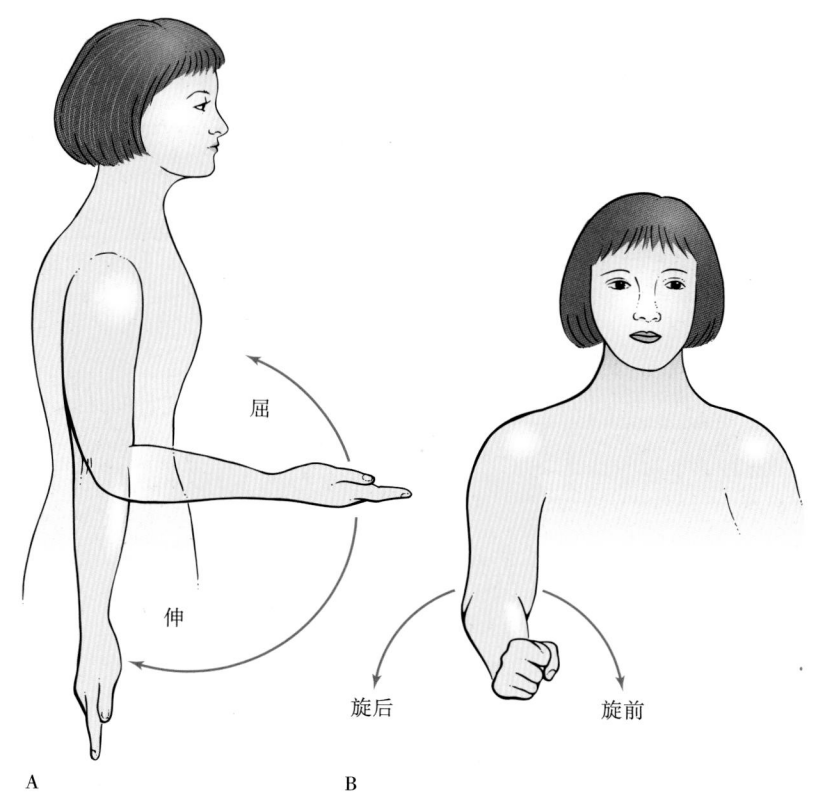

图 17-8 肘关节活动度

A：屈曲和伸展；B：旋前和旋后

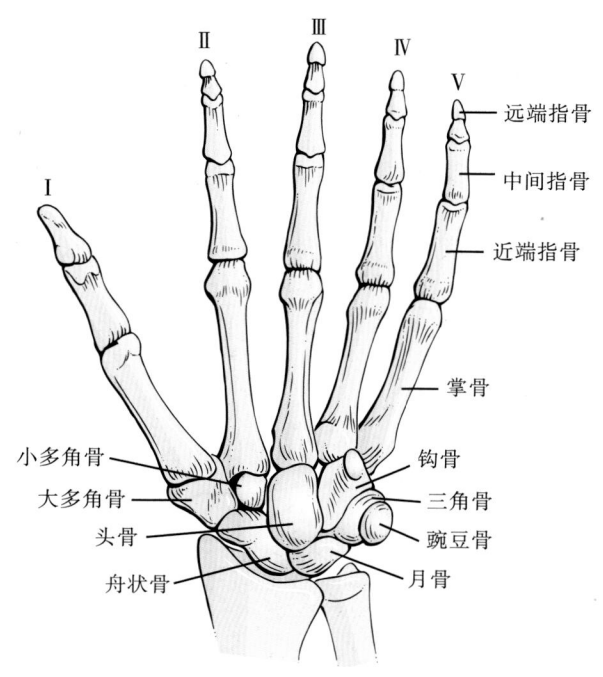

图 17-9 腕关节和手指的解剖

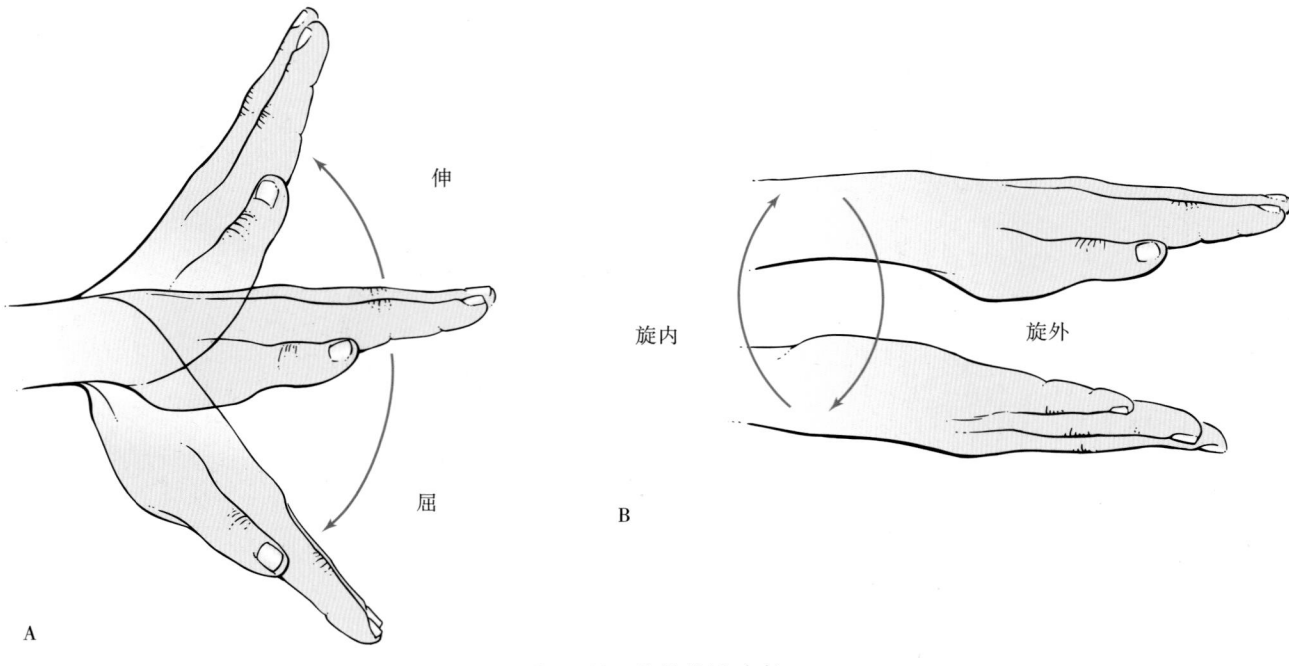

图 17-10 腕关节活动度
A：背屈（伸展）和掌屈；B：旋前和旋后

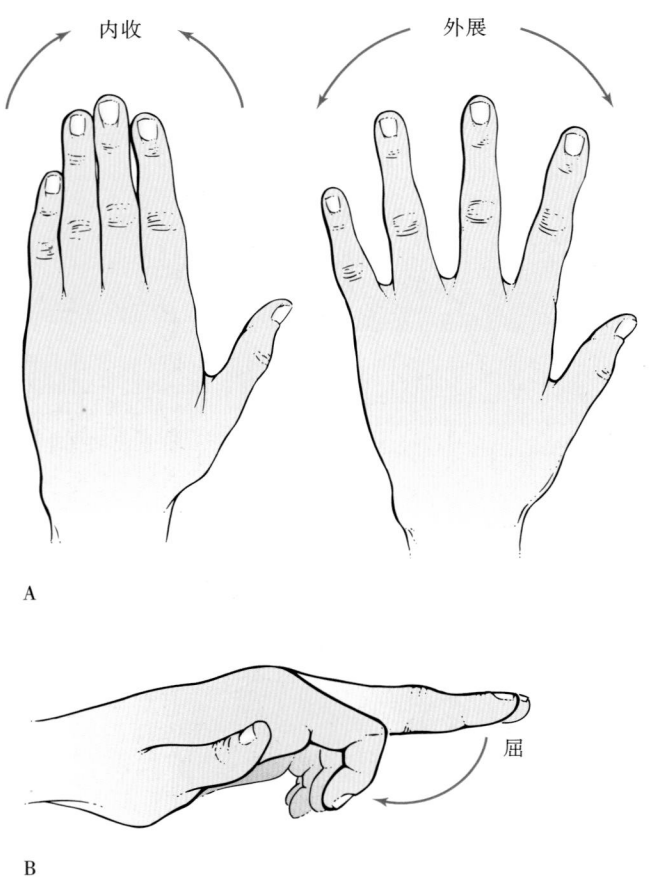

图 17-11 指关节活动度
A：内收和外展；B：屈曲

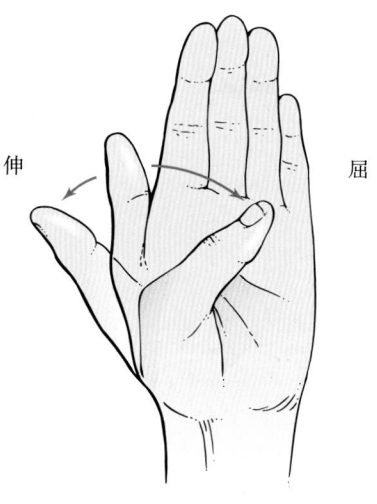
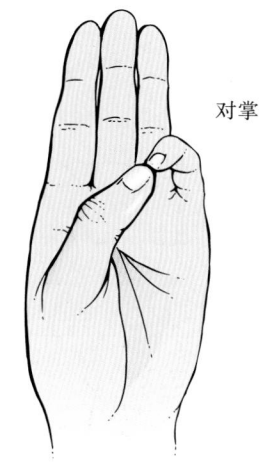

图 17-12 拇指活动度

A：屈曲和伸展；B：对掌

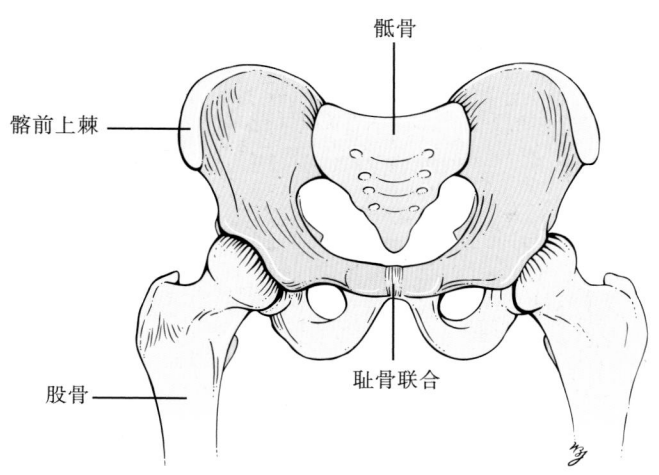

图 17-13 髋关节解剖

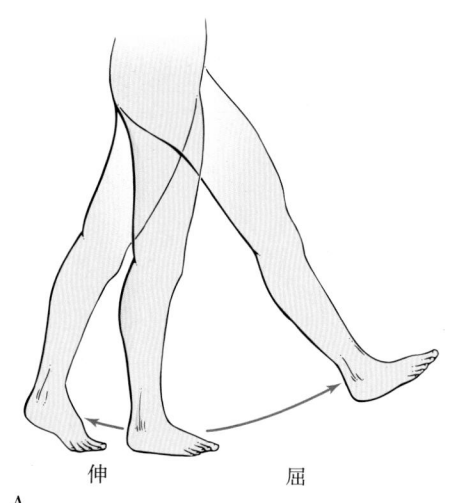
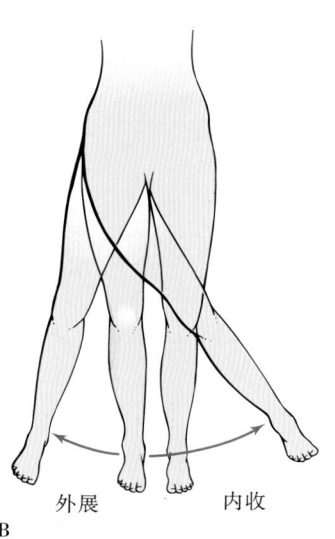
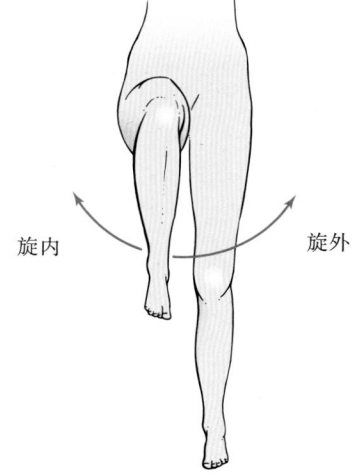

图 17-14 髋关节活动度

A：屈曲和伸展；B：内收和外展；C：旋内和旋外

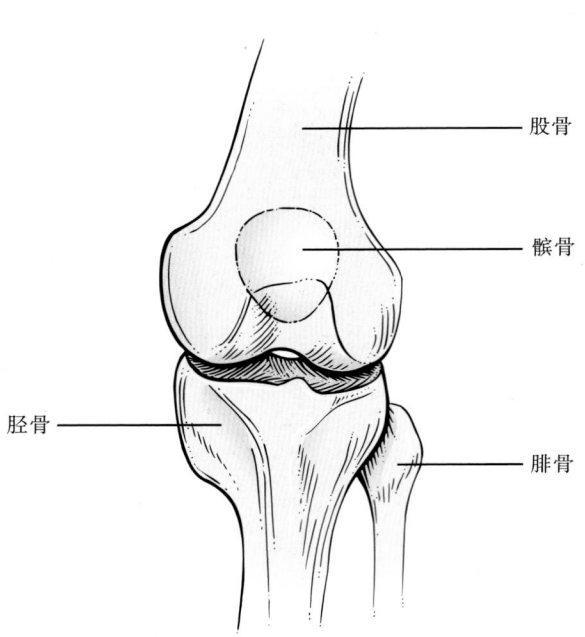

图 17-15 膝关节解剖

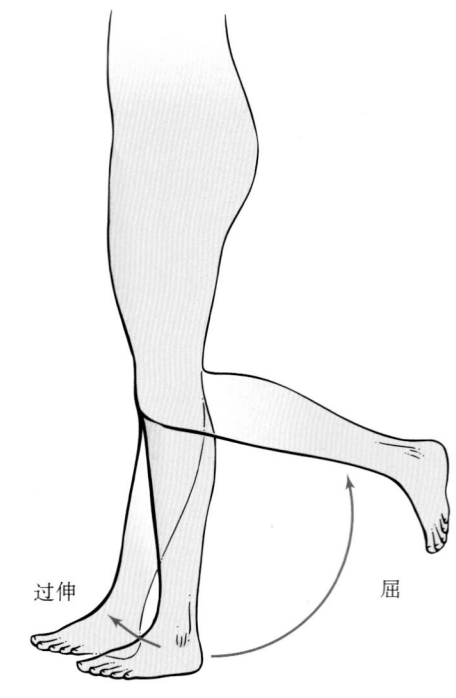

图 17-16 膝关节活动度：屈曲和过伸

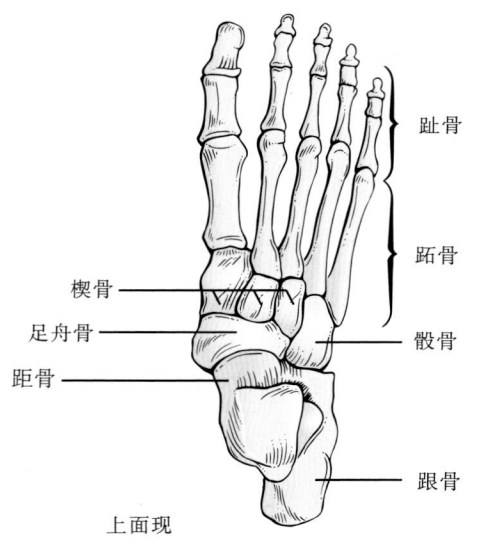

图 17-17 踝关节和足部解剖

A：上面观；B：侧面观

关节。前足承担了身体约一半的重量和足弓一半的平衡力。

中足包含 3 块楔骨、1 块骰骨及 1 块足舟骨共 5 块不规则骨，共同组成了足弓起到缓冲作用。中足通过肌肉和掌腱膜（弓状韧带）与前足及足跟相连。

足跟主要由距骨和跟骨组成。足部有两个弓状结构：一个是位于中部的纵行弓状结构，一个是位于前部的横行弓状结构。中跗关节由足舟骨与距骨、跟骨与骰骨及之间的软骨组成。最大的跗骨是跟骨，其底部有一层脂肪垫。足部与小腿的连接主要在距骨。踝关节的主要运动是背屈和跖屈。距跟关节主要的运动是内翻和外翻。足部相关运动详见图 17-18。

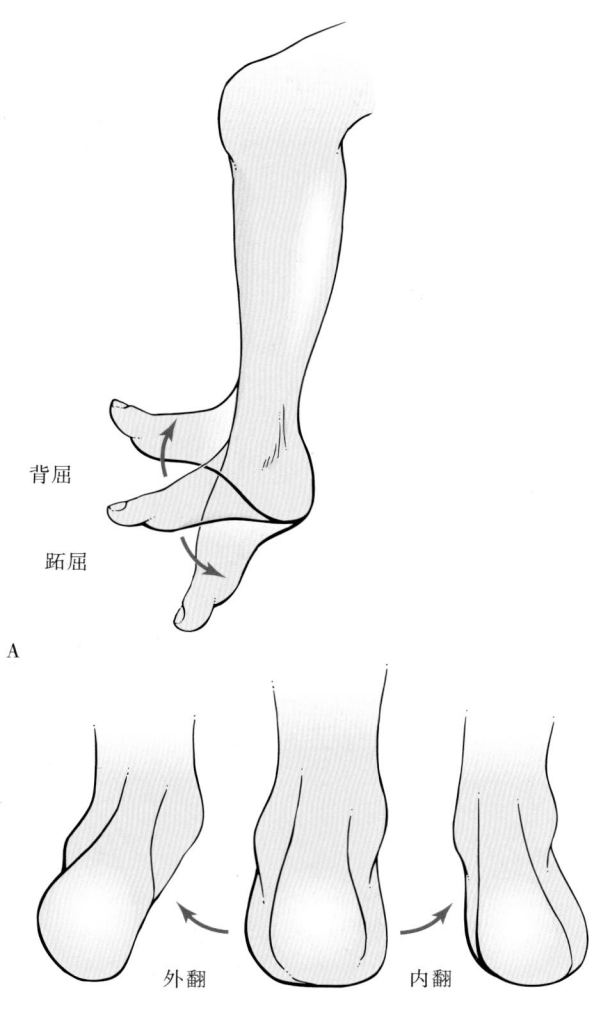

图 17-18　踝关节和足部活动度
A：背屈和跖屈；B：内翻和外翻

图 17-19 为颈椎的解剖图，颈部主要关节运动主要为屈曲和伸展，旋转和侧屈（图 17-20）。

图 17-21 为腰椎的解剖图，其运动主要包括屈曲和伸展、旋转和侧屈（图 17-22）。

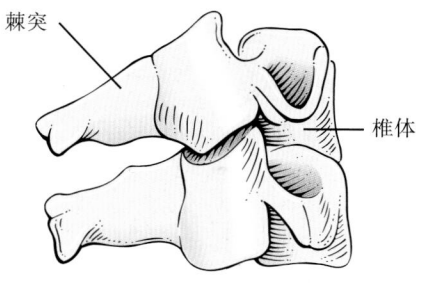

图 17-19　颈椎解剖

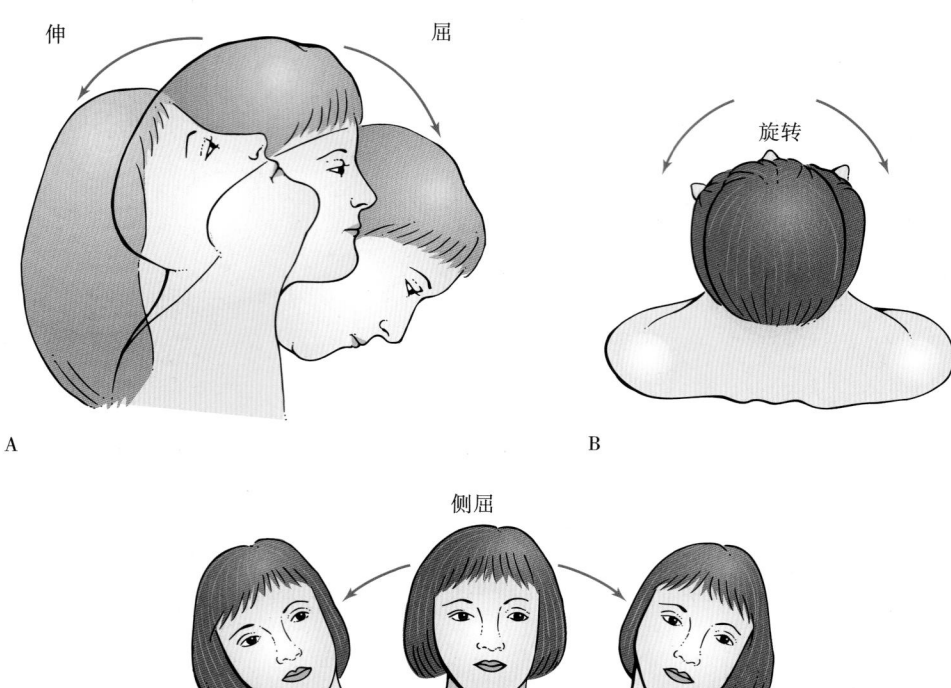

图 17-20　颈椎活动度
A：屈曲和伸展；B：旋转；C：侧屈

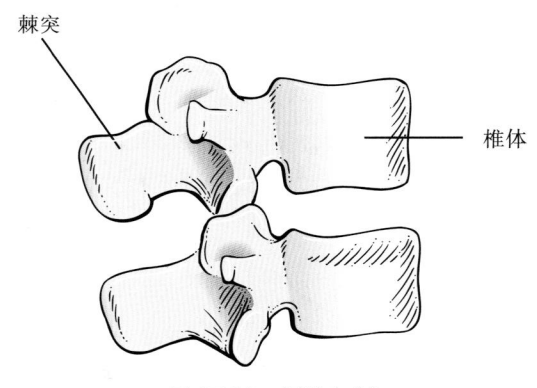

图 17-21　腰椎解剖

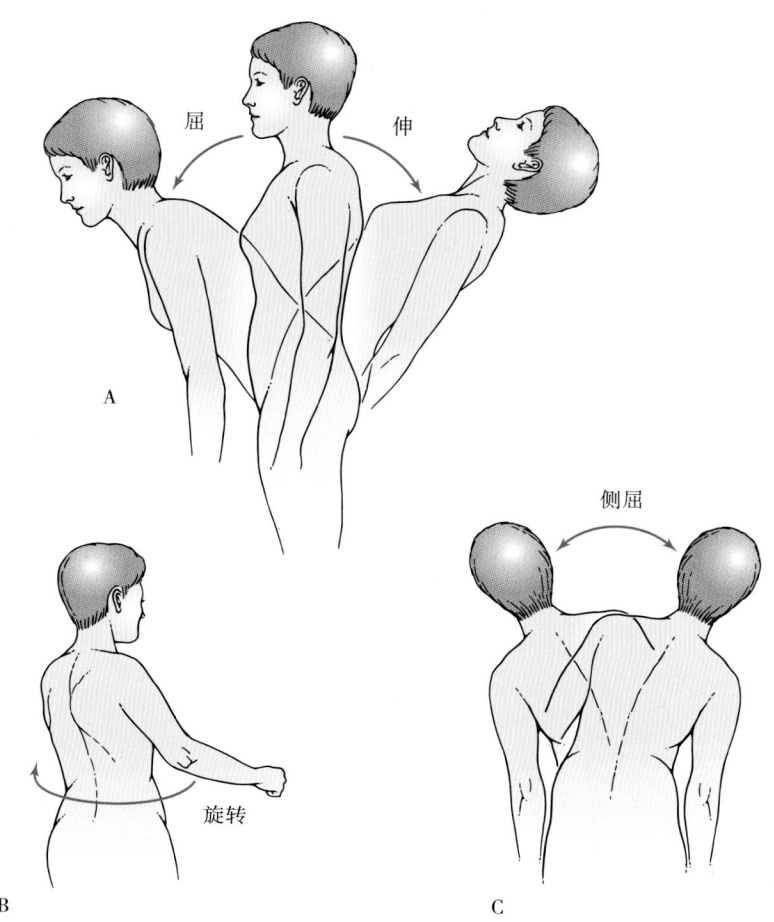

图 17-22　腰椎活动度

A：屈曲和伸展；B：旋转；C：侧屈

正常关节活动度总结详见表 17-5。

表 17-5　正常关节活动度

关节	屈曲	伸展	侧弯	旋转
颈椎	45°	55°	40°	70°
胸椎和腰椎	75°	30°	35°	30°
肩关节	180°	50°	外展 180°	内收 50°
肘关节	150°	180°	旋前 80°	旋后 80°
腕关节	80°	80°	桡侧运动 20°	尺侧运动 55°
掌指关节	90°	20°	—	—
髋关节	膝关节伸展时 90°	膝关节伸展时 30°	40°	45°
	膝关节屈曲时 120°	—	外展 45°	内收 30°
膝关节	135°	0~10°	—	—
踝关节	50°	15°	—	—
距下关节	—	—	内翻 20°	外翻 10°
第一跖趾关节	40°	65~75°	—	—

三、特殊症状

最常见的肌肉骨骼疾病症状有：

- 疼痛
- 肌无力
- 畸形
- 活动受限
- 关节僵硬
- 关节弹响

检查者需明察症状的部位、特点及发病时间。明确上述症状的病程对于诊断十分重要。

（一）疼痛

疼痛可由肌肉、骨骼或关节病变引起，问诊时可采取如下问题：

"你第一次感觉疼痛是何时？"

"哪儿痛？请指出最痛的地方？"

"疼痛是突发的吗？"

"疼痛每天都有吗？"

"一天中什么时候最痛？早晨、下午还是夜间？"

"疼痛发生前是否发生过什么疾病？"

"疼痛什么情况下会加剧？"

"你如何缓解疼痛？"

"休息后疼痛是否能缓解？"

"你曾服用过哪些药物来止痛？"

"疼痛是否会随季节而变化？"

"穿鞋或者穿衣是否有困难？"

"疼痛是否影响睡眠？"

"疼痛是否向身体其他部位放射？"

"疼痛是否是游走性的？"

"疼痛部位是否受过外伤、劳损或者拉伤？"

"有出现过肿胀吗？"

"是否还有其他的骨骼、肌肉、关节受累？"

"你最近是否感觉到嗓子疼？"

骨痛可以有或者没有外伤情况。经典的骨痛描述如"深部痛"、"钝痛"、"钻心痛"或"剧痛"。患者可由于疼痛剧烈而难以入睡。一般来说，除非存在骨折，骨痛一般与运动无关。骨折导致的骨痛其主诉多为"锐痛"。肌痛常被描述为"痉挛痛"，持续时间可以非常短或者稍长。在十二章"周围血管系统"中曾介绍，行走时下肢远端肌痛症状常提示腓肠肌或髋部肌肉缺血。肌痛伴肌无力多提示原发性肌肉疾病。关节痛可以是关节周围或者关节本身的疼痛，某些情况下可有关节触痛。关节痛常在运动后加重，但类风湿关节炎引起的关节痛在活动后可减轻。长期疼痛可除外急性感染所致，且提示恶性可能。结核或真菌的慢性感染可在疼痛出现前潜伏数年之久。疼痛的严重程度常可通过患者从发病到就诊的时间间隔来评估。

病程中疼痛加剧的时间点常可帮助疾病的诊断。风湿性疾病引起的疼痛多在上午较重，尤其是晨起时更为明显。腱鞘炎常在早晨时最严重，中午时缓解。骨关节炎则为晨轻暮重。

突发的拇趾跖趾关节疼痛提示痛风可能。神经压迫综合征常向肢体远端放射。患者可因疼痛严重而从睡眠中惊醒。类风湿关节炎或腱鞘炎患者可因疼痛而早醒，尤其是当睡眠姿势影响患肢时。

急性风湿热、白血病、淋病性关节炎、结节病和幼年型类风湿关节炎常表现为游走性多关节炎，先出现某一关节受累，之后该关节病变缓解，再出现另一个关节受累。

病毒性疾病常表现为肌肉酸痛。对于近期咽痛病史，10~14 天后出现关节疼痛的患者应怀疑是否为风湿热。如果疼痛在休息后不缓解，提示存在严重的肌肉骨骼疾病。查体者需要注意疼痛是否为牵涉痛。尤其是儿童患者中，髋关节疾病可引起膝部的牵涉痛。

（二）肌无力

肌无力需与乏力鉴别。查体时需注意"无力"对患者的哪些正常功能产生了影响。无力与近端肌群还是远端肌群相关？近端肌无力常为肌源性，远端肌无力常为神经源性。肌无力患者需要注意询问以下几点：

"梳头有困难吗？"

"提重物有困难吗？"

"握持铅笔或钢笔时是否存在异常？"

"转动门把手是否有困难？"

"从座椅上站起是否有困难？"

"病程中肌无力的症状是否有所变化？"如果得到肯定回答，接着询问"是好转了还是加重了？"

"是否注意到有肌萎缩的情况？"

"无力的肌肉是否有僵直？"

"双眼看东西是否有异常？是否存在吞咽或者咀嚼困难？"

一个下肢近端肌无力患者可表现为行走和膝盖交叉困难。上肢近端肌无力患者可表现为不能梳头或者无法提重物。风湿性多肌痛患者表现为近端肌无力，该内容将在第二十二章"老年患者"中讨论。上肢远端肌无力主要表现为无法开门或系扣子。重症肌无力的患者常表现为无力、复视以及咀嚼和吞咽困难。

（三）畸形

畸形的病因可以是先天的也可以是后天的。对于存在躯体畸形的患者，需要注意以下几点的询问：

"第一次发现畸形是什么时候？"

"是突然出现的畸形吗？"

"是外伤引起的畸形吗？"

"畸形是否随着时间而发生改变？"

（四）活动受限

活动受限可由关节软骨改变、关节囊瘢痕或肌肉挛缩造成。确定患者哪些动作因为活动受限而无法完成，如梳头、穿鞋、系扣子等。

（五）关节僵硬

僵硬是肌肉骨骼疾病的常见症状。比如髋关节炎的患者可能无法交叉双腿完成系鞋带的动作。需询问患者僵硬是否在一天中的某些特定时间有所恶化。类风湿关节炎患者在关节静息后容易出现僵硬感。典型的晨僵常持续数小时后方能缓解。

（六）关节弹响

关节弹响常见于肱骨错位时特殊的运动姿势、肱二头肌肌腱从其腱鞘中移位、关节退行性疾病、半月板损伤和颞颌关节病变等情况。

四、肌肉骨骼疾病对患者的影响

肌肉骨骼疾病会对患者及其家人的生活产生巨大影响。疾病对患者生活的干扰，活动受限导致的残疾，常比肌肉或关节疼痛本身给患者带来更大的痛苦。

从轻微的肌肉酸痛到严重致残疾病引起的剧痛，肌肉骨骼疾病常与过早死亡相关。致残性疾病类风湿关节炎可在青壮年发病。除了关节痛和活动能力下降，患者还处于疾病可能致残的担忧中。随着疾病进展，患者逐渐生活无法自理。残障使患者自尊和自身形象都发生改变，外形的灾难性变化常使患者变得孤僻。

肌肉骨骼疾病导致的身体限制，尤其是伴随关节和肌肉疼痛时，常会影响患者整体的社会活动。患者逐渐衰弱和孤僻的同时，可能影响到其婚姻和家庭关系。患者因为残障而被迫更换工作，继而陷入焦虑和抑郁。地位丧失和经济变化可能危及婚姻。失去自理能力的恐惧感在患者中十分普遍。患者不得不更多地要求他人帮助，同时也意识到这样的做法常会导致彼此关系的恶化。

康复对于患者身心促进极为重要。患者本身是康复进程中关键的促成因素。开始时患者的照料者可能是主要的推动力，但患者自身态度才是康复能否成功的关键。患者对抗残障的积极性受到多方面因素的影响，包括自我形象、心理状况、社会状况和经济来源等。对于医师来说，帮助患者获得克服残障的信心十分重要。

五、体格检查

肌肉骨骼的运动系统查体不需要特殊的查体工具。

内科医师进行的运动系统查体仅为筛查性，用以确认或者排除有无肌肉骨骼系统功能受损。这些查体内容并不费时，理应作为所有患者常规查体的一部分。如果发现异常或者患者有任何特殊的指向某一特定关节的相关症状，则应对相应部位做更加详细的检查。特殊关节的详细查体将在常规检查后详细讨论。

（一）常规查体

在常规查体中，需要特别注意：

- 视诊
- 触诊
- 主动和被动活动度
- 肌力
- 整合功能

二维码 17-1　肌肉骨骼系统检查

1. 一般原则

视诊时注意评估是否有双侧不对称。结节、萎缩、肿块和畸形可能与不对称有关。是否发现任何感染征象？红、肿、热及压痛提示感染可能。检查者可用自己的手背比较双侧关节的皮温是否有差别。

触诊可发现局部压痛或骨骼的不连续。是否有骨摩擦音？骨摩擦音是指关节触诊时有粗糙的触感，常提示关节软骨粗糙。

接下来评估关节活动度。谨记感染或关节炎时有关节疼痛，检查关节时动作必轻柔。

肌力和整合功能通常在神经系统查体时评估，这部分内容详见本书第十八章"神经系统"。

2. 步态评估

常规查体的第一步是观察被检者的步态和体态。在观察步态是否异常时，应嘱患者除去衣物、赤脚行走。嘱患者背离检查者步行一定距离，以足尖踮脚走回，然后再用足跟背离检查者行走，最后一字步走回。如果存在步态异常，可以视情况调整查体方式。查体所用步态的足部正常位置如图 17-23 所示。

二维码 17-2　步态评估

观察行走的速度、节律和手部协调运动。患者是否有蹒跚步态？足部是否能抬离地面足够的高度并平稳落地？患者腿部悬空时是否绷直并摇晃？步幅减小及跛行？关于步态异常的

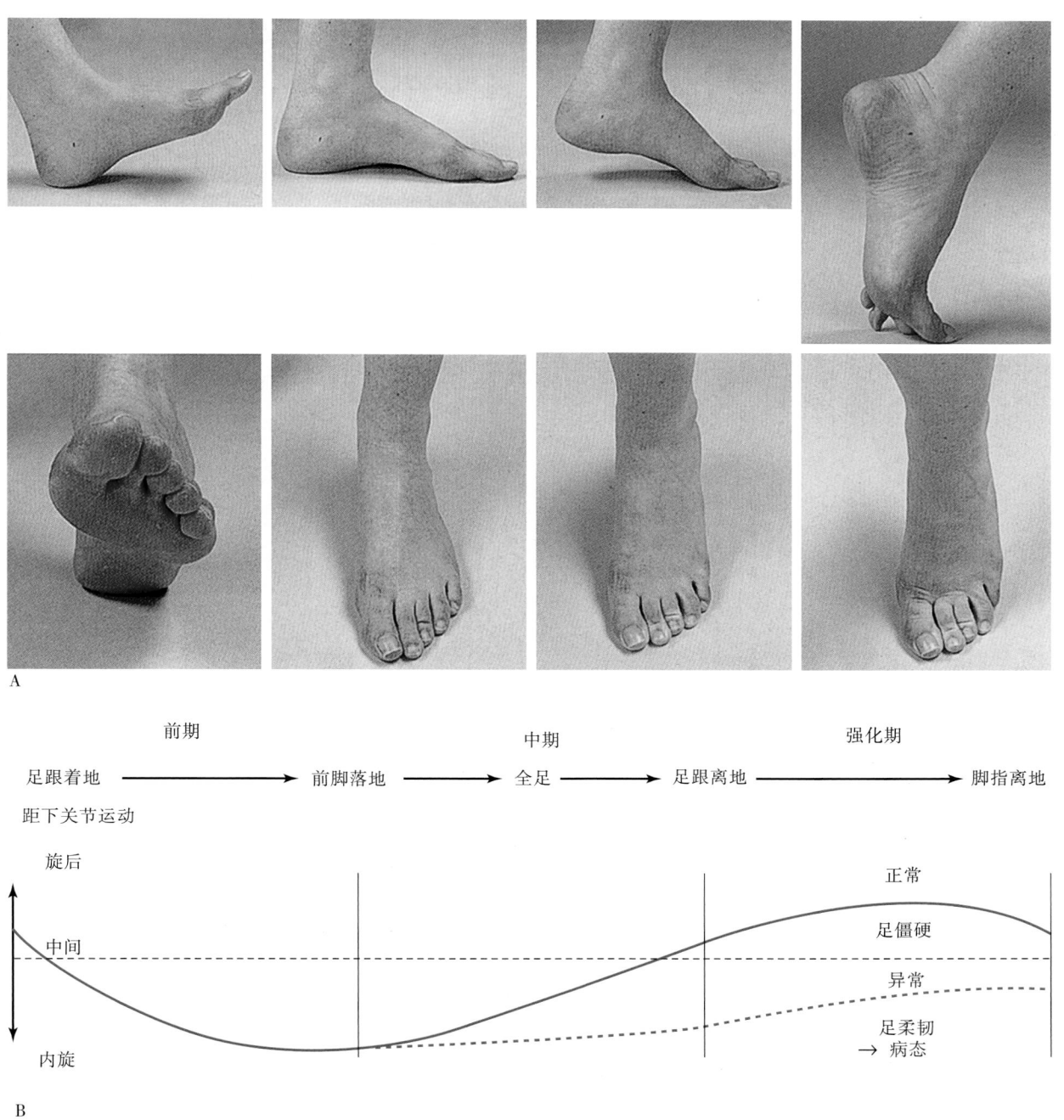

前期 中期 强化期

足跟着地 → 前脚落地 → 全足 → 足跟离地 → 脚指离地

距下关节运动

旋后
中间
内旋

正常
足僵硬
异常
足柔韧
→ 病态

B

图 17-23 正常步态的足部运动位置

详细讨论课见十八章"神经系统"。图 18-60 列举了常见的步态异常。

3. 脊柱检查

接着，检查者需要检查脊柱是否存在曲度异常。嘱患者站直，检查者站在患者侧面观察脊柱形态，注意颈曲、胸曲及腰曲是否正常。

转至患者背侧，观察髂嵴水平是否正常。双腿不等长、脊柱侧凸、髋关节屈曲畸形可能导致髂嵴异常。沿枕后粗隆至臀沟应在同一直线上。任何侧凸均为异常（图 17-24）。图 17-25A 为严重的脊柱后凸，也可见图 10-6。

嘱患者前倾，保持膝盖伸直，尽可能屈曲躯干，观察动作的流畅度。这是检查脊柱侧凸的有效方法。当患者处于前倾位时，腰椎曲度应该变平。图 17-25B 为图 17-25A 的患者处于前倾位时。前倾时若腰曲仍存在，见于脊

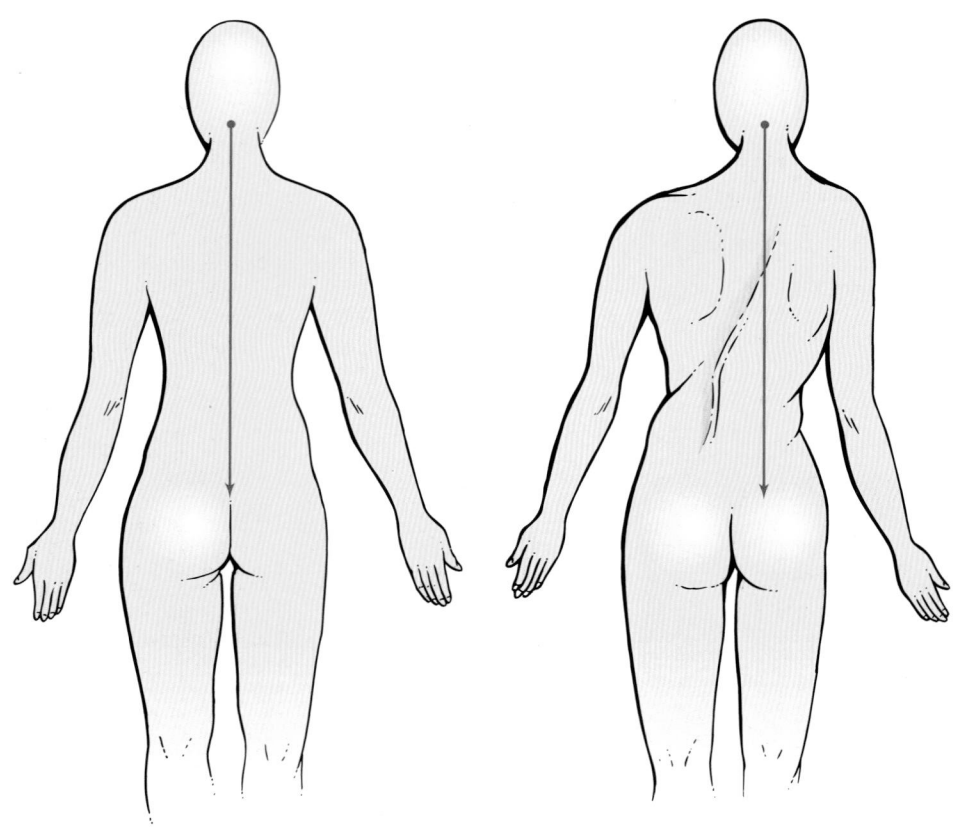

图 17-24   检查脊柱是否侧凸的方法
脊柱侧凸可能与椎间盘突出或椎旁肌肉麻痹相关。功能性的侧凸也称为姿势性。真性脊柱侧凸
由于脊柱本身畸形所致。许多患者，脊柱本身反向扭曲致使脊柱重心线仍位于正中

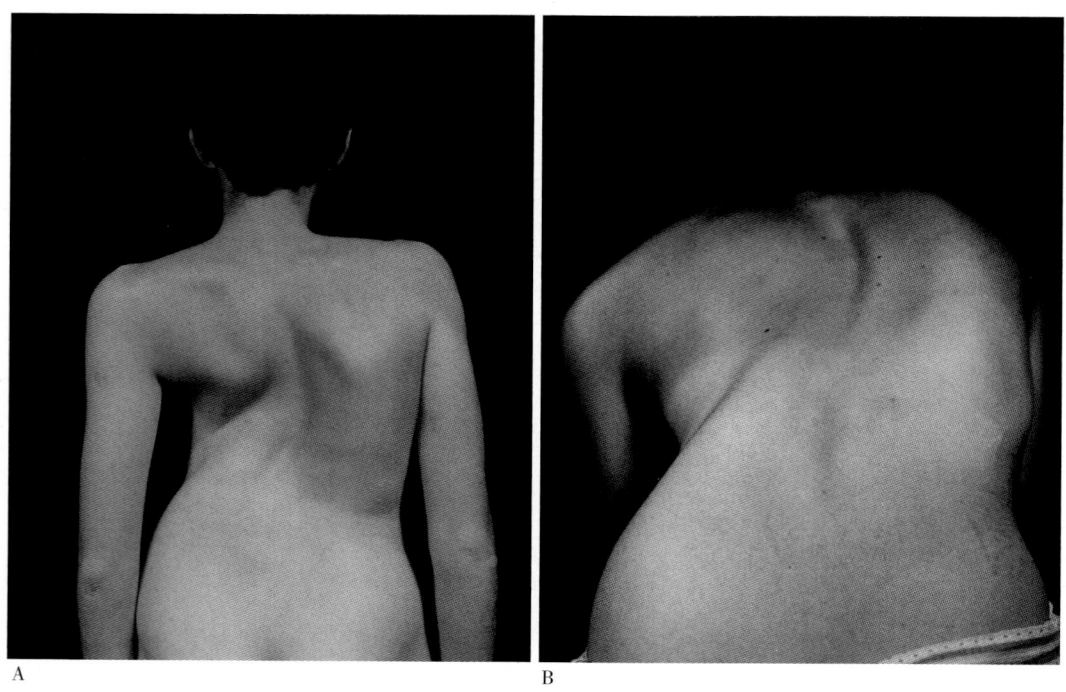

图 17-25   A：严重的脊柱后侧凸；B：嘱患者前倾时

柱的关节炎性疾病——强直性脊柱炎。

嘱患者向左、右侧方运动腰部，然后以腰为支点后倾检查脊柱的伸展（图 17-26A）。

测试腰椎的旋转功能时，检查者坐在患者后方，双手固定患者髂嵴。嘱患者先向一侧转动肩部，然后向反方向转动（图 17-26B）。

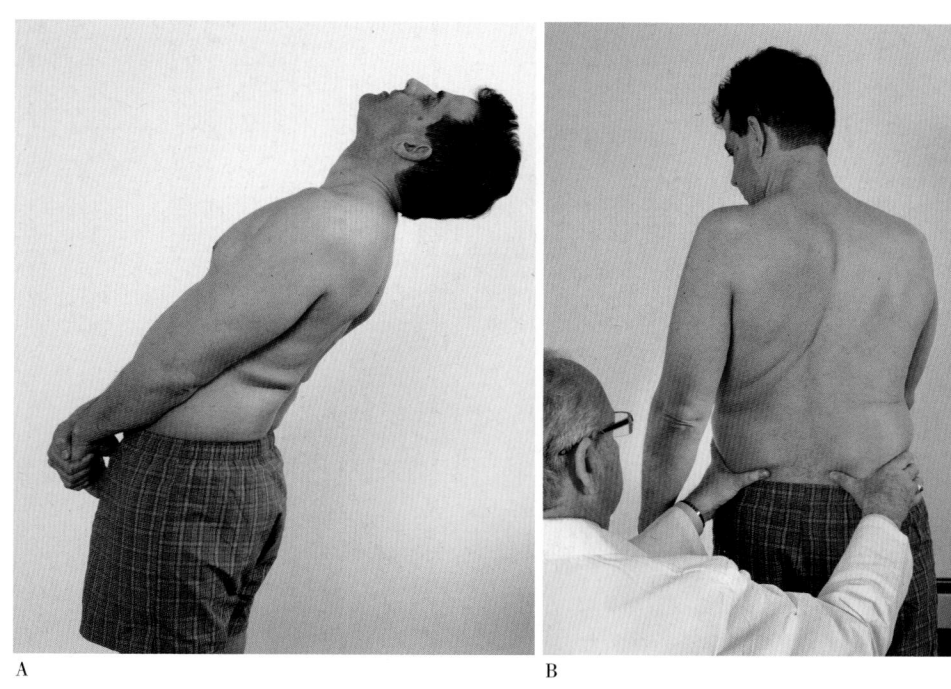

图 17-26　腰椎活动度查体方法
A：检查腰椎伸展；B：检查腰椎旋转

4. 检查下肢肌力

检测下肢主要关节功能时，检查者应面对患者。嘱患者下蹲，膝和髋关节处于完全屈曲位。扶住患者双手助其保持平衡（图 17-27）。嘱患者站起，观察患者的动作。蹲起的方式充分反映了下肢的肌肉力量和关节活动情况。

此外，可以检查特定肌群的肌力并将其整合到关节查体中。肌力可以借助量表评级，详见第十八章"神经系统"。

检查足部的背屈和跖屈。患者取坐位，嘱患者足部对抗外力做背屈和跖屈的动作，也可通过让患者用足跟走过去再用足尖走回来进行评估。腓总神经损伤可引起前侧肌群无力伴足背肌的肌萎缩。跟腱或者比目鱼肌肌群损伤可引起足底跖屈功能受损。

检查内翻和外翻。患者取坐位，嘱患者脚踝对抗外力做内翻、外翻动作。

检查股四头肌和股后肌群。患者取坐位，嘱患者伸直下肢，然后对抗检查者阻力屈膝。

检查髋关节的内收和外展。患者取坐位，嘱患者双膝并拢，然后对抗检查者阻力分开双膝。

检查髋关节屈伸。患者取坐位，将双膝对抗检查者向下的压力抬离查体床，然后下压双膝对抗检查者上举的作用力。髋关节伸肌肌群同样可通过嘱患者从座位自行站起来评估。

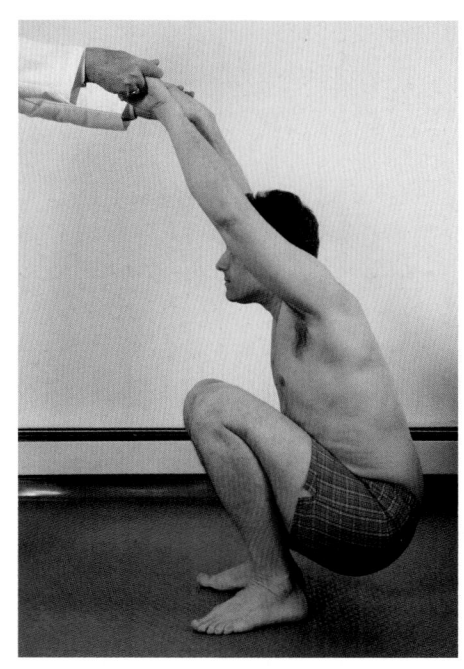

图 17-27　检查下肢肌力的方法

人类免疫缺陷病毒相关性肌病首先累及近端肌群，起病时患者常主诉从座椅上站起困难或者不能爬楼梯。

5. 检查颈部屈曲

测试颈部活动度时患者应取坐位。嘱患者在嘴部保持紧闭时下颌向前胸靠近（图17-28），以此检查颈部充分屈曲的能力。

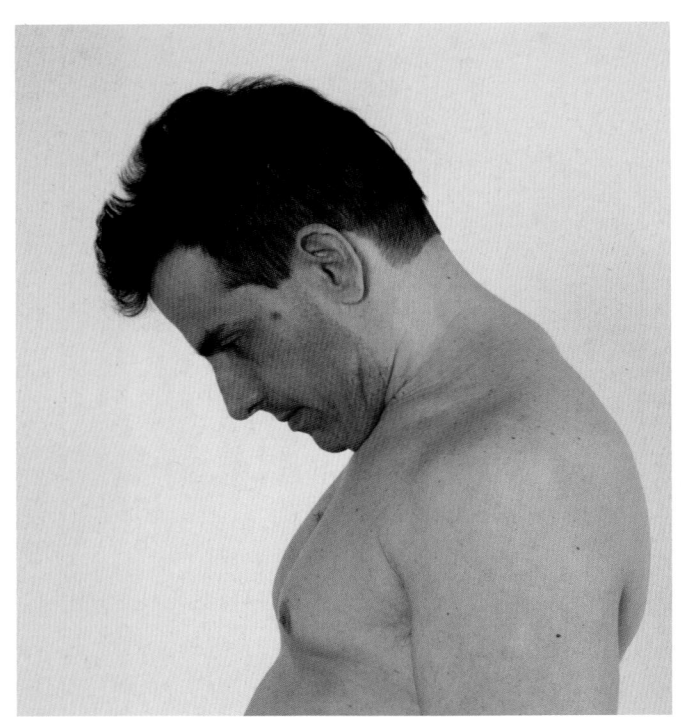

图 17-28   检查颈部屈曲的方法

6. 检查颈部伸展

检查颈部伸展功能时，检查者手置于患者的枕骨和第7颈椎棘突之间。引导患者颈部后仰以头部碰触检查者的手（图17-29）。

7. 检查颈部旋转功能

检查颈部旋转功能时，嘱患者向一侧转动头部以下颌触及该侧肩膀（图17-30）。然后向对侧重复同样动作。

8. 检查手部肌肉

嘱患者伸直双臂五指张开。检查者尝试用外力使患者并指（图17-31），以此检查手的内在肌群。

9. 检查上肢外旋功能

检查上肢外旋功能目的在于检测肱骨、肩部、肩锁关节及胸锁关节旋转的功能范围，嘱患者充分外展双臂至双手掌于头顶上方对合。手臂要碰触到耳朵，且头部和颈椎需处于垂直位（图17-32）。

10. 检查上肢内旋功能

接着，嘱患者将双手由头部双侧向后置于两肩胛骨之间，正常时双手可至肩胛下角水平（图17-33）。该方法用以检查肱骨（上肢）的内旋和肘关节活动度。

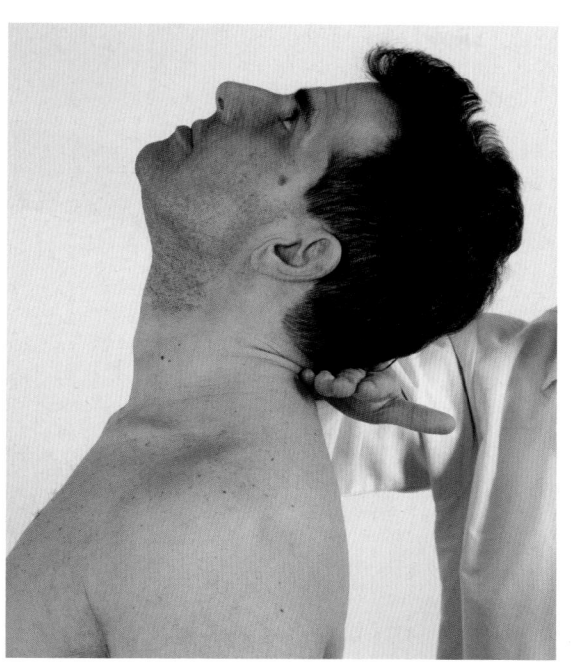

图 17-29　检查颈部伸展的方法

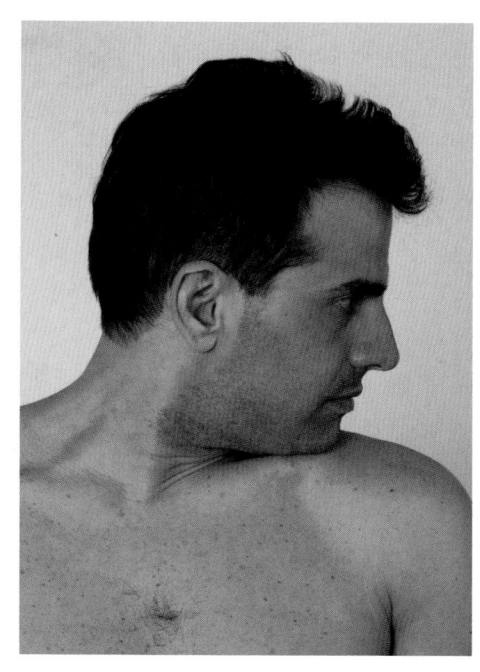

图 17-30　检查颈部旋转的方法

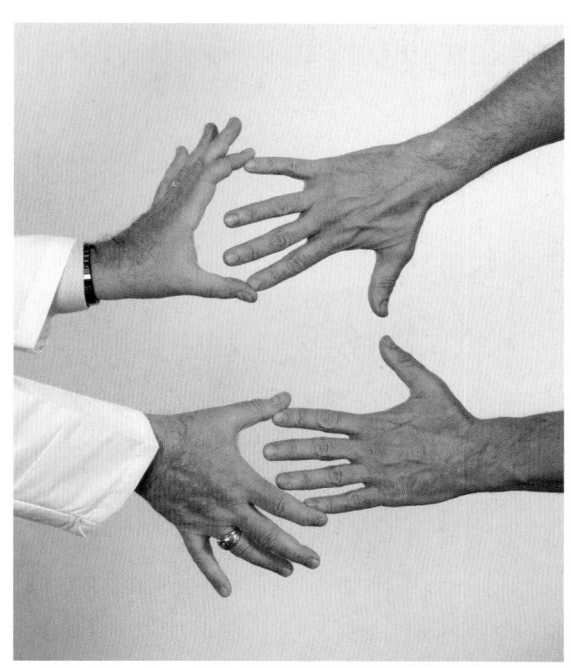

图 17-31　检查手内在肌的方法

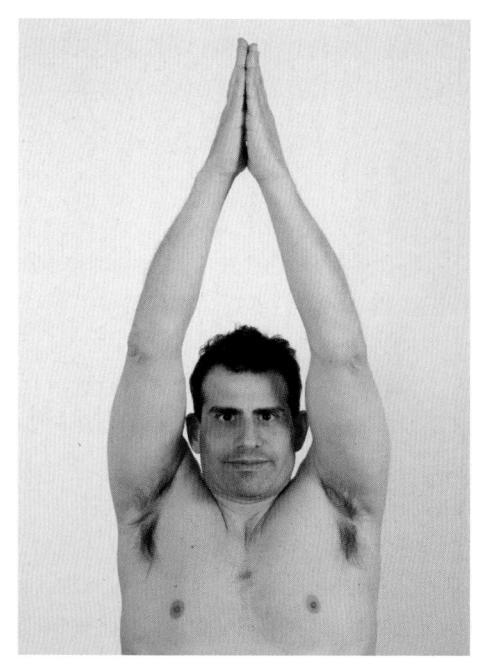

图 17-32　检查手臂外旋的方法

11. 检查上肢肌力

最后一项常规检查是评价患者上肢主要肌群的肌力。嘱患者双手分别用力握紧检查者双手的示指和中指，并在检查者的手向上、下、左、右各方向运动时仍能握紧（图 17-34）。

至此，基本的肌肉骨骼系统常规检查已完成。接下来的部分将描述特殊关节的临床症状和查体。

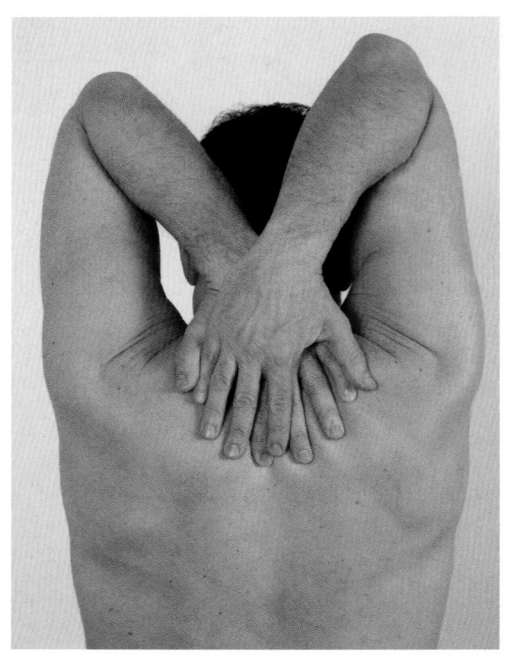

图 17-33　检查手臂内旋的方法

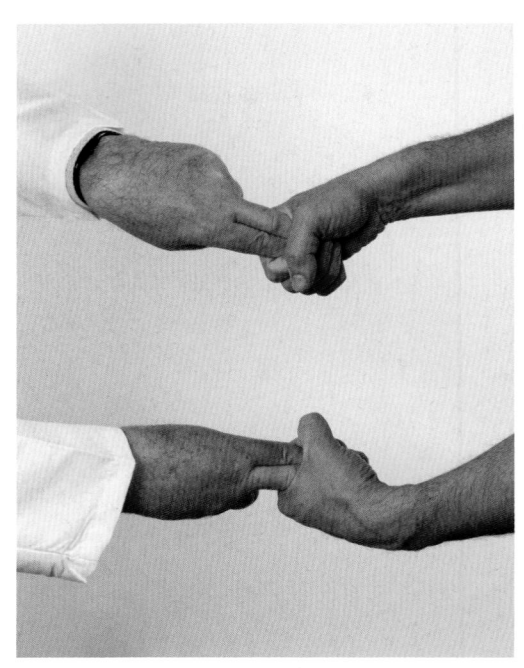

图 17-34　评估上肢整合肌力的方法

（二）特殊关节查体

任何区域的查体视诊应关注关节肿胀、萎缩、发红和畸形，触诊注意有无肿胀、肌肉痉挛及局部疼痛。活动度应检查主动活动和被动活动两方面。

1. 颞颌关节

（1）症状

颞颌关节病变的患者可能主诉单侧或双侧的下颌痛。早晨、饭后或咀嚼活动后疼痛加剧。可伴下颌"弹响"。

（2）查体

检查颞颌关节时，检查者示指置于耳屏前，嘱患者缓慢张口和闭口。检查者注意观察活动度的流畅性及有无压痛（图 17-35）。

2. 肩关节

（1）症状

尽管多数肩痛为肩关节原发疾病所致，但需警醒胸腹部疾病也可引起肩部的牵涉痛。可导致肩部牵涉痛的常见疾病有冠心病、肺癌和胆囊疾病。

疼痛是肩部疾病的主要症状。冈上肌感染引起的疼痛常在夜间或患侧卧位时加剧。疼痛常可放射至手臂肘部。三角肌的下半部分也是疼痛好发部位，在梳头、穿衣及伸手触碰背部口袋时疼痛加剧。肱骨（上臂）向后运动时引起的肩部弥漫性疼痛多与小圆肌、冈下肌和肩胛下肌的病变相关。这部分患者的疼痛一般不向手臂放射，当手臂有可倚靠物时疼痛一般不会发作。

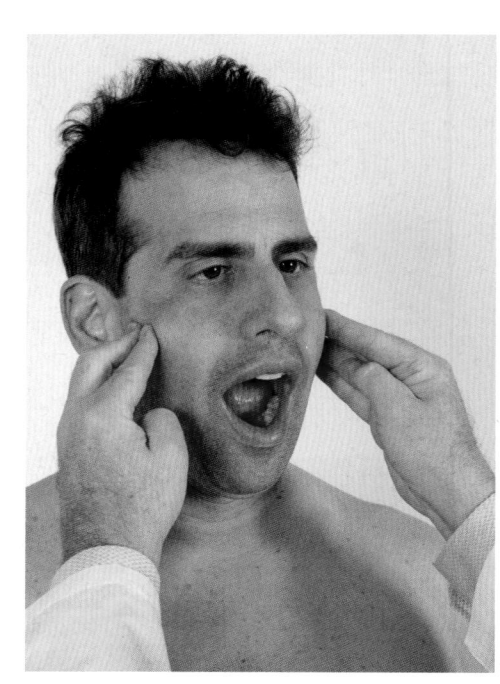

图 17-35　检查颞下颌关节的方法

肩部活动相关的关节包括：盂肱关节、肩胛胸壁关节、肩锁关节和胸锁关节。盂肱关节是一个球囊关节。与另一球囊关节髋关节不同，盂肱关节的肱骨头对应的肩关节关节窝较浅。因此，关节功能决定于关节囊周围起稳定作用的肌群。这些肌群和肌腱形成肩袖结构。所以，很多肩关节的问题是肌源性的，而非骨骼或关节相关的。

（2）查体

观察肩关节有无畸形、萎缩及不对称。肩关节触诊检查有无触痛。检查时应对比双侧肩关节在内收外展、旋内旋外和屈曲的活动度，及活动时是否有疼痛。

特定检查对应特殊诊断。撞击综合征较常见，表现为肩袖撕裂和肱二头肌腱炎。

撞击综合征，也称肩袖肌腱炎，常继发于运动外伤。冈上肌腱鞘炎为其无血管区受到刺激引发炎性反应所致。炎性反应继而累及肱二头肌肌腱、肩峰下滑囊和肩锁关节。持续外伤可能导致肩袖撕裂和钙化。撞击综合征最可靠的检查是，嘱患者伸直肘部对抗阻力，检查者被动屈曲患者上臂，观察是否可诱发疼痛。

外伤后6~10小时肱二头肌区突发的肩痛提示肩袖撕裂或断裂。常出现的症状为肱骨大粗隆的触痛及盂肱关节的疼痛和活动受限。盂肱关节的外展明显受限。当检查者引导手臂外展时可出现疼痛和特征性耸肩。

肩袖损伤的患者表现为单侧肩膀疼痛和无力。患者手经头侧伸向背后的运动和抬举手臂至肩关节平面以上运动障碍。患侧卧位时亦可诱发疼痛。

肩袖损伤需与症状相似的肩周炎相鉴别，后者也称冻结肩。肩周炎患者肩关节囊发生瘢痕损伤、增厚和萎缩等病变，继而出现炎症和僵硬，引起严重的活动障碍和经年累月的慢性疼痛。

肱二头肌长头前侧疼痛伴广泛压痛，尤其是夜间疼痛时应考虑肱二头肌肌腱炎可能。此种情况下患者肩关节外展和前屈功能正常。肱二头肌肌腱炎的特征表现为前臂对抗外力做旋后动作时诱发肩膀前部疼痛。嘱患者单侧手臂屈肘呈90°，然后对抗检查者的外力使前臂做旋后动作。如果伸肘时出现肱三头肌区域疼痛，考虑肱三头肌肌腱炎可能。

3. 肘关节

（1）症状

最常见的肘关节疾病症状为肘关节局部疼痛。

肘关节虽仅为简单的屈戌（滑车）关节，却是上肢最复杂的关节，由肱骨远端与桡骨和尺骨近端形成。关节的伸展和屈曲主要通过关节内的肱尺连接点完成，而桡骨作用甚微。桡骨的作用主要与前臂的旋前和旋后相关。尺神经过肱骨内上髁处为其易损伤部位。

（2）查体

触诊检查肘关节是否有肿胀、包块、压痛和结节。检查屈曲和伸展运动。

测试肘关节旋前和旋后运动时，应使患者双手稳定地置于桌上，肘关节呈90°屈曲。嘱患者旋转前臂使腕掌朝下（旋前运动）和朝上（旋后运动）（图17-36）所示，观察有无活动受限或疼痛。

网球肘，又称为肱骨外上髁炎，临床常见，特征表现为肱骨外上髁局部疼痛。疼痛可向前臂伸侧放射。网球肘患者在试图开门或者拿起杯子时会感到疼痛。检查网球肘时，检查者应屈曲患者手臂，将手掌置于完全旋前位，肘关节伸展时出现肱骨外上髁疼痛可诊断网球肘。另一种检查方法为，嘱患者握拳、腕关节背屈，伸直肘关节，腕关节试图由背屈变为掌屈时可出现疼痛。

4. 腕关节

（1）症状

腕关节疾病相关的症状表现：腕关节或手部的疼痛、腕关节或手指的麻木或刺痛、运动不能、僵直及畸形。手部疼痛可能为肘关节或颈部疼痛放射所致。

腕关节由桡骨远端和近端腕骨组成。骨头间通过强有力的韧带组合在一起共同维持了腕关节的稳定性。尺骨远端不与腕骨连接。在腕关节掌侧，腕骨通过腕横韧带相互连接。腕横韧带下方的结构称为腕管，正中神经及所有的腕关节屈肌韧带均从腕管中通过。腕管内的神经卡压，称腕管综合征，可引起局部的麻木和刺痛。

（2）查体

检查者以双手的拇指和示指握住患者腕关节触诊有无压痛、红肿（图17-37）。

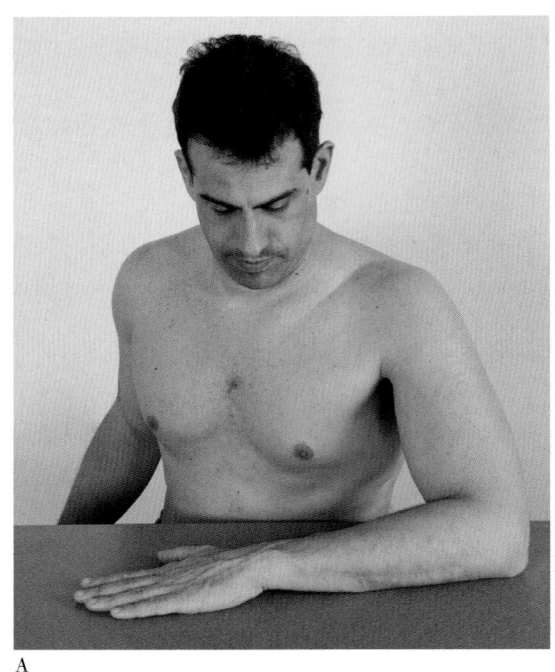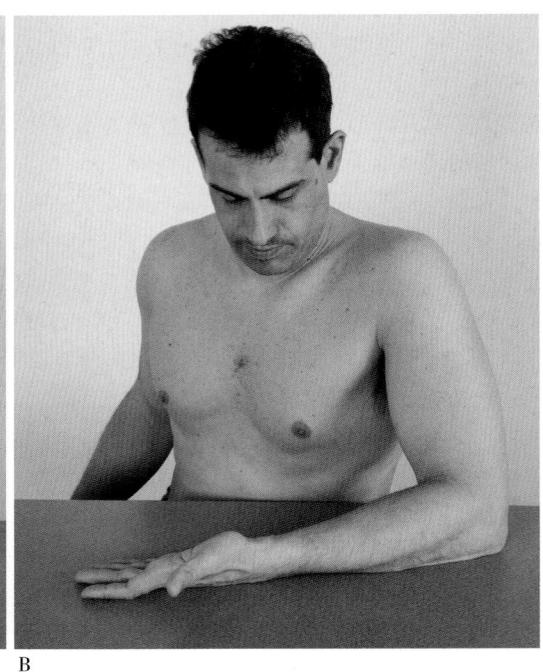

图 17-36 检查肘关节旋前和旋后的方法

A：旋前；B：旋后

　　检查腕关节背屈和掌屈的活动度。固定前臂，检查关节旋前和旋后的程度，观察桡骨或尺骨有无错位。

　　当怀疑腕管综合征时，直接用力拍击或压迫正中神经可诱发腕管综合征的感觉异常，称为蒂内尔征。另一有效的检查方式为：使患者伸直肘关节，腕关节背屈以牵拉正中神经，若出现疼痛或感觉异常则支持诊断。第三种方法为嘱患者维持双侧腕关节处于完全掌屈位两分钟，若感觉异常加剧则支持腕管综合征诊断。

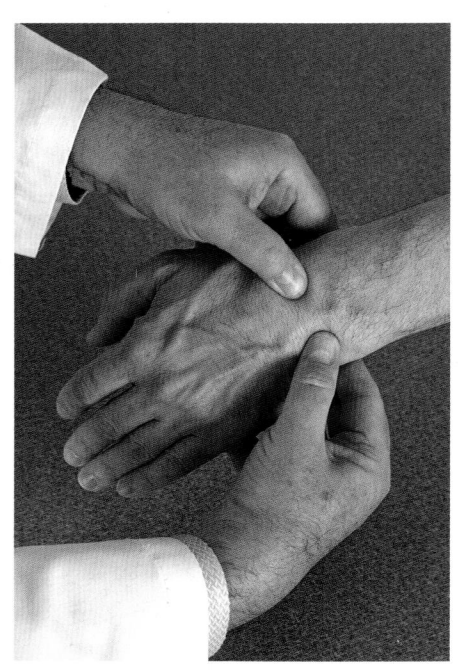

图 17-37 腕关节触诊

5. 手关节

（1）症状

关节的疼痛和肿胀是手部疾病最重要的症状。

（2）查体

触诊患者掌指关节，注意有肿胀、发红或触痛（图 17-38）。检查者以拇指和示指触诊患者近端及远端指间关节内、外侧（图 17-39）。同样，注意有无肿胀、发红或触痛。

手指的活动度包括近端指间关节、远端指间关节以及手指与手掌之间的掌指关节的活动度。

嘱患者拇指屈曲置于掌心并握拳，然后五指张开。正常来说，手指可屈曲至远端手掌皱褶。拇指对掌可及远端掌骨头处。任一手指完全伸展后应与对应掌骨呈 0°。

拇指腱鞘炎，也称迪魁文症（de Quervain's disease），表现为拇指外展和伸展功能受累。患者常见主诉为握持无力、拇指根部疼痛，腕关节特定活动后疼痛加剧。为明确诊断，嘱患者屈曲拇指后握拳，检查试着使患者手向尺侧偏斜时，腱鞘炎患者会出现剧痛。

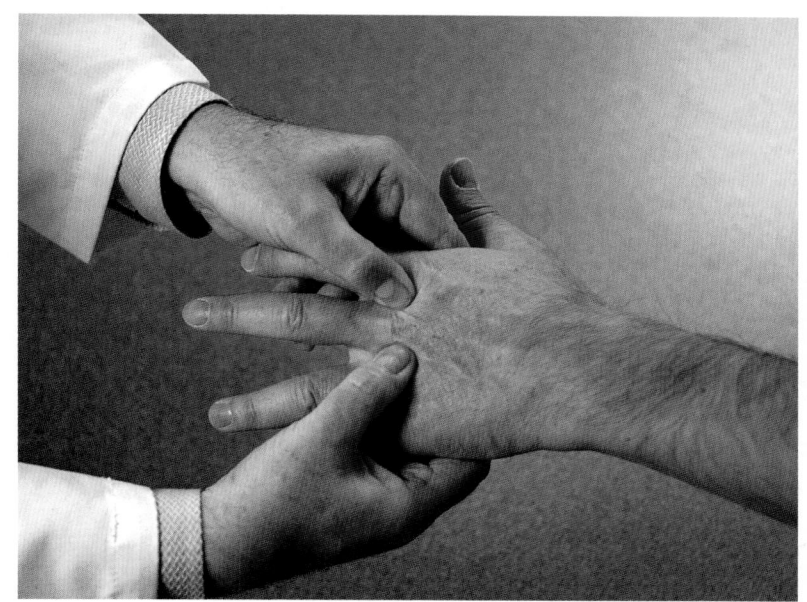

图 17-38　掌指关节触诊

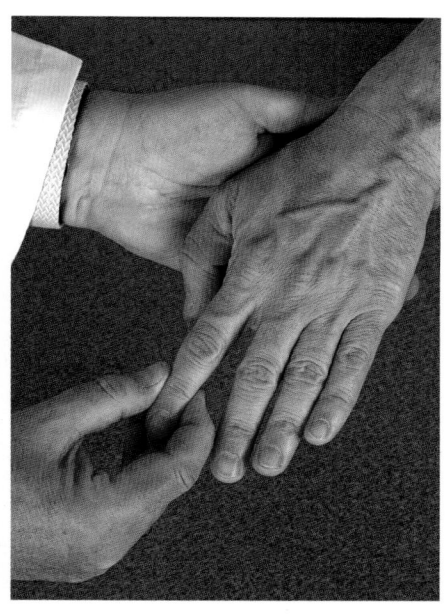

图 17-39　指间关节触诊

6. 脊柱关节

（1）症状

脊柱疾病最常见症状是疼痛。胸椎疾病所致疼痛常沿肋间神经向躯干放射。上腰椎疾病所致疼痛常向股、膝关节前侧放射。下腰椎疾病所致疼痛可向骶尾部、髋部、臀部放射，也可沿着小腿背侧向踝部和足部放射。这些疼痛多于运动后加剧。椎间盘突出患者打喷嚏或咳嗽等动作都可能引起疼痛加剧。注意检查患者是否伴随与神经根损伤相关的下肢麻木或刺痛症状。

（2）查体

颈椎检查时患者取坐位。检查者需要从颈椎的前后及两侧观察颈椎是否存在畸形或姿势异常。检查颈椎活动度。触诊椎旁肌肉有无触痛及痉挛。

胸椎查体时患者取站位。观察椎体有无畸形或肿胀。检查者从侧方观察胸椎有无曲度异常。检查活动度。触诊椎旁肌肉有无压痛。逐个叩诊棘突评价有无叩痛。

检查脊柱前屈、后伸、侧屈和旋转的活动度。

存在颈肋的患者可因上肢缺血引起肢端皮温低、颜色苍白、营养不良等改变。检查颈肋可触诊桡动脉搏动。活动患者手臂检查活动度时，如果桡动脉搏动消失，提示可能存在颈肋。嘱患者头部向颈肋同侧（患侧）转动并深吸气，检查者同时触诊同侧桡动脉，如果出现桡动脉搏动消失，也提示患者可能存在颈肋。听诊锁骨下动脉时若出现杂音，提示颈肋引起血管机械性狭窄。对侧重复上述检查。双侧颈肋非常罕见。

因坐骨神经受压而引起的疼痛，称为坐骨神经痛。患者常感觉到臀部疼痛、烧灼感或隐痛，疼痛可向股后侧、小腿后外侧放射，喷嚏、大笑或用力排便可加重疼痛。检查坐骨神经痛的方法之一是直腿抬高试验。患者取仰卧位保持膝关节伸直，检查者抬高患者股向躯干屈曲。该方法可牵拉坐骨神经。如果存在坐骨神经痛，该法可诱发疼痛。检查方法如图 17-40 所示。

另一种检查坐骨神经痛的方法是坐位伸膝试验。患者坐于床沿，屈颈使下颌触及胸壁。检查者一手固定患者股于床上，另一手（抬举小腿）伸直膝关节。如存在坐骨神经痛，小腿伸直可诱发疼痛。检查方法如图 17-41 所示。

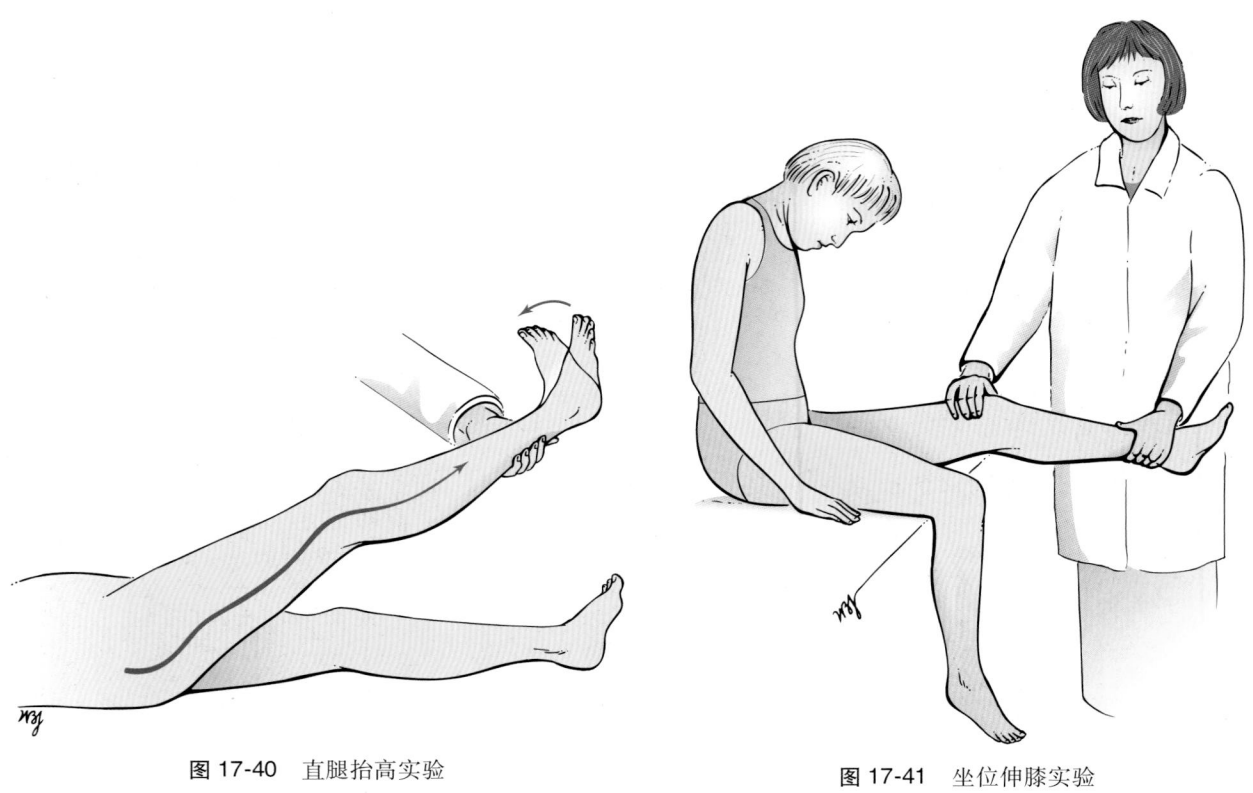

图 17-40　直腿抬高实验　　　　　　　　　　　　图 17-41　坐位伸膝实验

7. 髋关节

（1）症状

髋关节的主要症状包括疼痛、僵直、畸形和跛行。髋关节疼痛可局限于腹股沟区域，也可向股内侧放射。僵直可能与长期制动相关。髋关节疾病的早期症状可表现为难以自行穿鞋。因为穿鞋这个动作要求外旋髋关节，这也是髋关节退行性疾病时第一个受影响的动作。随着疾病的进展，外展、内收也会受到影响，而髋关节屈曲运动是最后受影响的动作。

（2）查体

髋关节检查时患者分别取站立位和仰卧位。

髋关节和步态的视诊如前文所述。髋关节承重功能试验用以检测盆腔与肱骨之间的疾病。嘱患者以健侧下肢站立（图 17-42A）。检查者注意观察对侧骨盆是否相对上抬，这说明臀中肌功能正常；当患者换用患侧下肢站立时（图 17-42B），对侧骨盆相对下降，即为髋关节承重功能试验阳性。

嘱患者仰卧位，此时髋关节向腹部屈曲以保持腰椎平展。若对侧股腿发生屈曲则提示对侧髋关节屈曲畸形，（图 17-43）。

腿长测量可用于发现髋关节疾病。具体方法为比较双侧髂前上棘到内踝的距离。髋关节疾病可引起双腿不

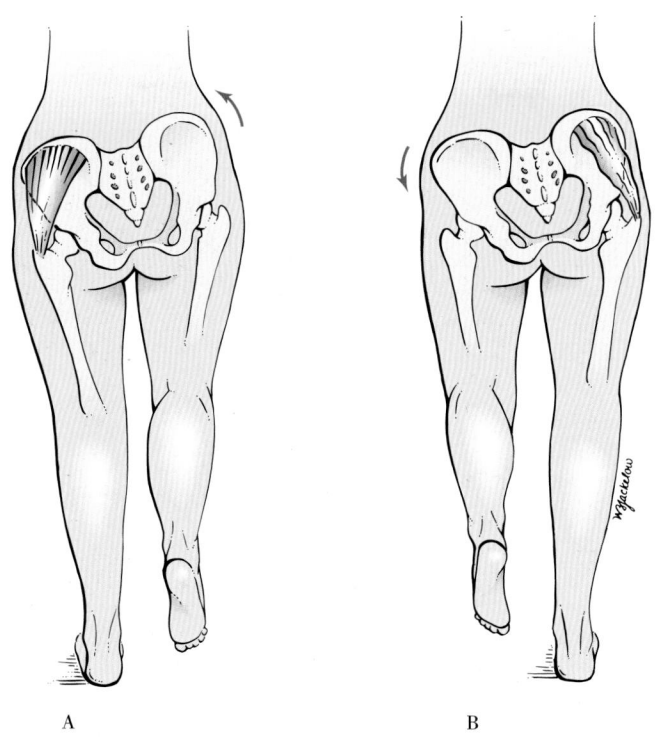

图 17-42　髋关节承重功能试验（特伦德伦堡试验，Trendelenburg test）

A：患者以正常的左腿站立时髋关节的位置，观察对侧髋关节因左侧臀肌收缩而上提；B：患者以异常的右腿站立时髋关节的位置，观察对侧髋关节因右侧臀肌无法产生相应收缩而下降

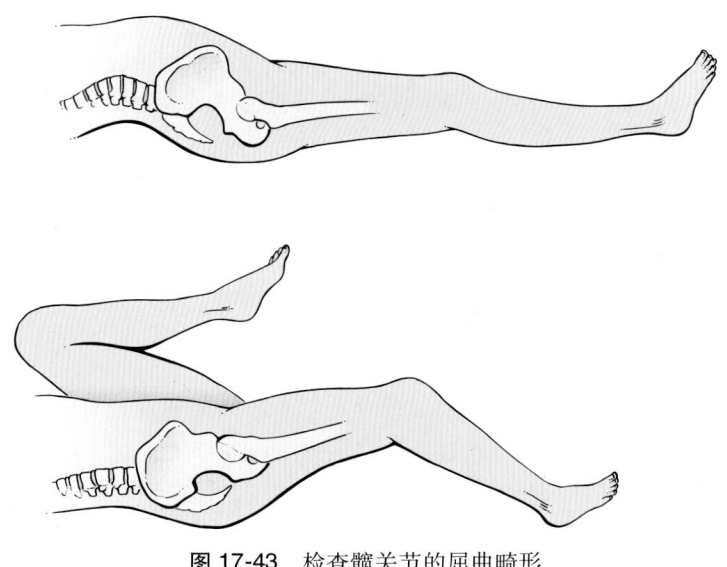

图 17-43　检查髋关节的屈曲畸形

等长。

　　髋关节疾病早期常出现髋旋转运动异常。测试其运动时，嘱患者仰卧，屈髋屈膝呈 90°，检查者握住患者脚踝，向外做旋外运动（图 17-44A），向内做旋内运动（图 17-44B）。髋旋转运动受限是退行性髋关节疾病的敏感体征。

8. 膝关节

（1）症状

　　尽管膝关节是身体最大的关节，但并非最强健的关节。膝关节是连接股骨和胫骨的一种屈戍关节，主要运动

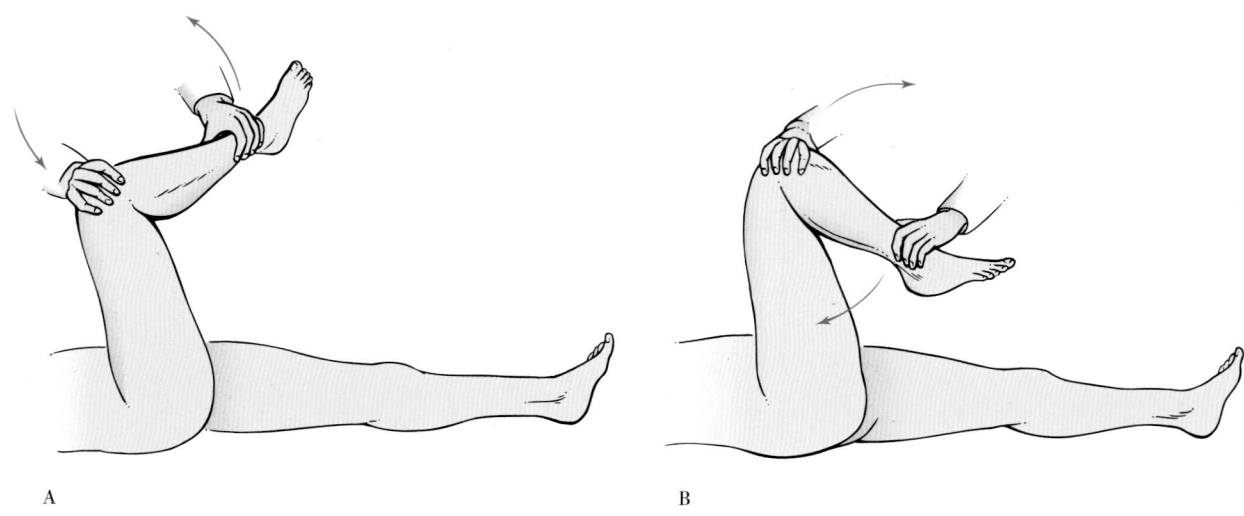

A   B

图 17-44 测试髋关节活动度

检查者使患者屈髋屈膝 90°旋，向内旋转踝关节以旋外（A）和向外旋转踝关节以旋内（B）

为屈曲和伸展。当其屈曲时，小范围的外侧运动是正常的。如同肩关节一样，膝关节的稳定性主要决定于强健的肌肉和韧带。

疼痛、肿胀、关节不稳定和活动受限是膝关节疾病的主要症状。膝关节疼痛多在运动后加剧，并可向股或小腿放射。膝关节肿胀提示关节内滑膜液渗出或出血，也称关节血肿。膝关节外伤可引起关节血肿和关节活动受限。膝关节交锁感多由于胫骨和股骨间的关节窝内存在小片状软骨碎片而妨碍了膝关节完全伸展。

（2）查体

膝关节查体时，患者取站立位或仰卧位。

当患者站立时，不难发现患者的足内翻或足外翻。观察患者股四头肌是否有萎缩，有无膝关节肿胀。早期膝关节肿胀表现为髌骨外侧可下压幅度轻度减小。观察腘窝是否肿胀。腘窝囊肿见于腘窝，与腘窝肿胀、小腿疼痛相关。

接着嘱患者仰卧，评估膝关节轮廓，膝关节伸展位时触诊髌骨有无压痛。在骨关节炎患者，向股骨髁方向按压髌骨可引发疼痛。

检查膝关节积液主要通过压迫髌上囊内液体至髌骨下方，从髌骨上缘约 15cm 处以示指和拇指用力下压并沿股骨下推，使囊内液体流向股骨与髌骨之间的腔隙；当移至髌骨外侧缘时保持施压手位置及力度不变，另一手按压髌骨（图 17-45）。这个查体项目称为浮髌征。如果存在膝关节积液按压髌骨的手能清晰地感觉到髌骨的起落，与股骨间的碰撞，置于髌骨两侧的手指还可感受到传导来的波动感。

触诊髌骨副韧带时，患者双足置于检查床上将膝关节支起呈 90°。检查者双手握住患者腿部，以拇指检查股骨髁下方的髌骨韧带是否有压痛。图 17-46 为内侧副韧带断裂时的检查手法。

另一种检查副韧带断裂的方法为检查者左手置于膝关节外侧面。膝关节屈曲约 25°，以检查者左手为支点，右手将患者小腿向外推。这种手法目的在于试图"打开"膝关节内侧。查体时需双侧对比。如图 17-47 所示为内侧副韧带断裂时的外侧运动异常。这种方法通过反向运动姿势检查是否存在侧韧带断裂。

抽屉试验用于检查膝交叉韧带。嘱患者膝关节呈 90°屈曲。检查者坐在患者足旁固定双足。检查者双手在患者膝关节下方紧握其小腿，快速向前牵拉胫骨（图 17-48）。向前运动幅度大于 2cm 为异常，常提示前交叉韧带断裂。这种方法也可用于检测后交叉韧带，膝关节 90°屈曲，固定足部，尝试快速向后推送小腿。向后运动幅度大于 2cm 为异常，常提示后交叉韧带断裂。

9. 踝关节和足部

（1）症状

踝关节是位于胫骨下端与距骨之间的屈戌关节。

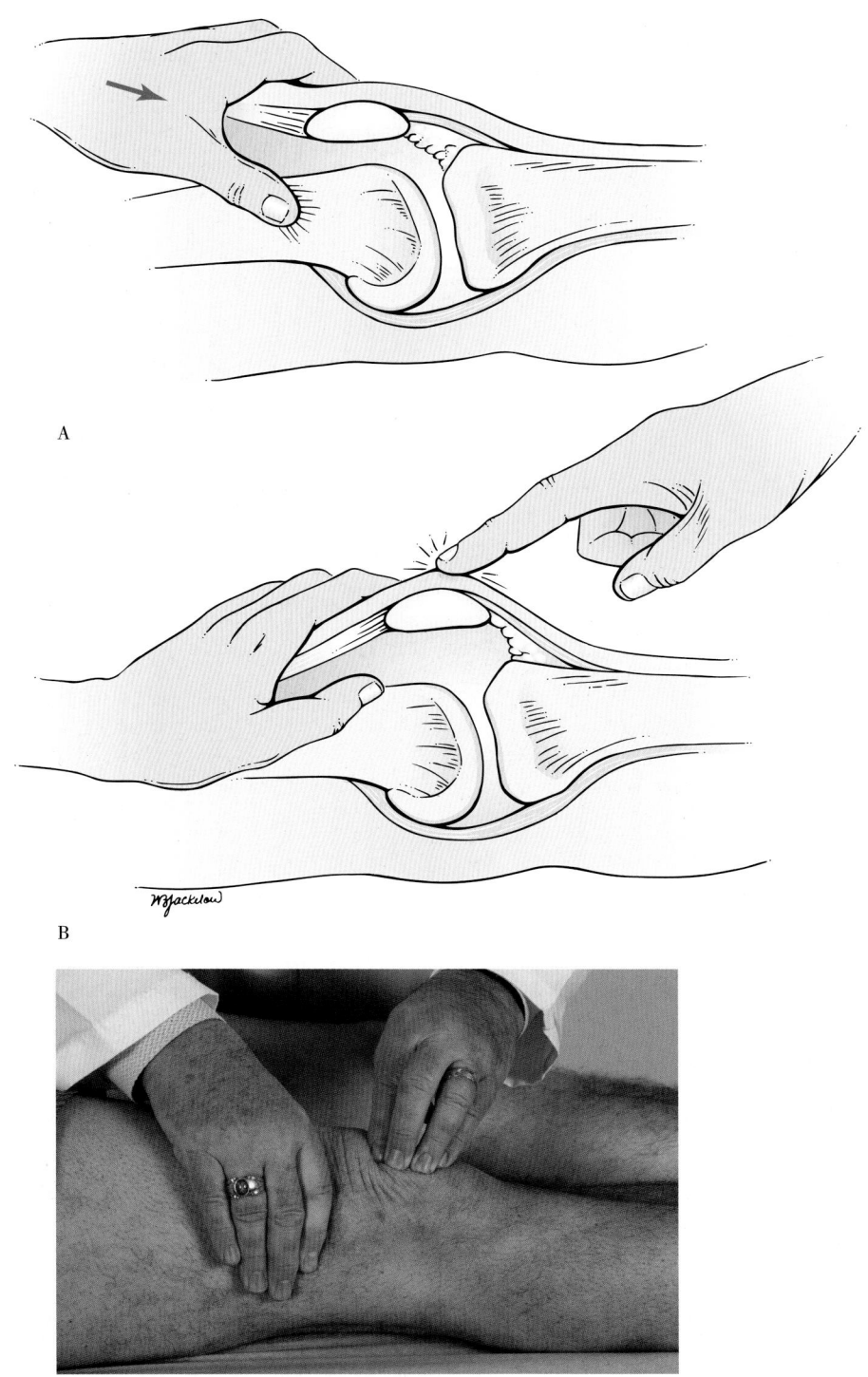

图 17-45 膝关节积液检查方法

A：向下推髌上囊积液的手法；B：摁压髌骨的手法

踝关节和足部的症状多由局部因素引起，也可继发于全身系统性疾病。常见症状有疼痛、肿胀和畸形。

患者主观上可能只感觉双脚穿鞋时感觉不对称。扁平足患者鞋底的内侧至足尖处磨损较重。足跟外围也常较易磨损。一般足跟内侧磨损明显。当马蹄足（踝关节跖屈）或跟腱挛缩时脚趾处常过度磨损。穿鞋时双脚不对称可能是因为双侧肢体不等长。足前掌下方的孤立磨损区可能是因为跖骨的跖屈，提示糖尿病或神经病变患者存在

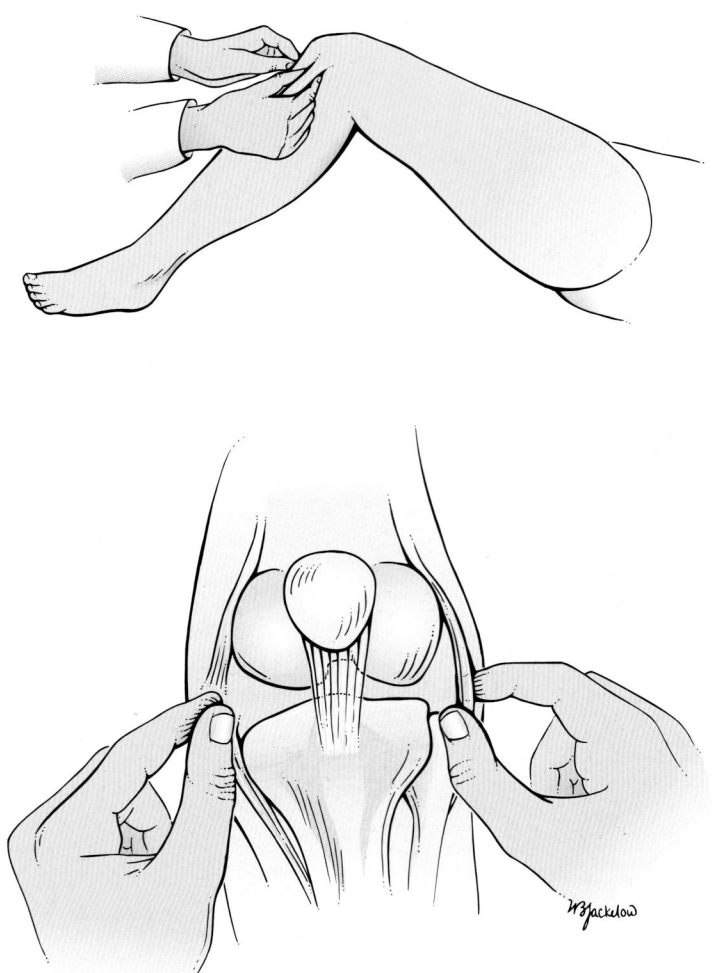

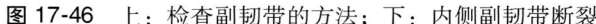

图 17-46　上：检查副韧带的方法；下：内侧副韧带断裂

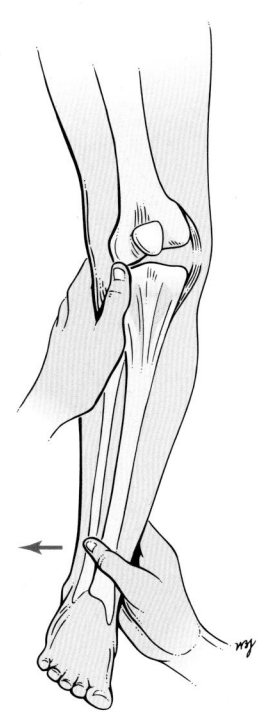

图 17-47　另一种检查副韧带的办法

局部潜在溃疡。

（2）查体

检查患者踝关节和足部时，患者需站立、行走然后坐下。

首先请患者站立。观察踝关节和足部有无肿胀和畸形。注意脚趾的数目和位置。正常脚趾应直而平展，双足对比各脚趾比例协调。注意比较双足是否对称。有无脚趾相互重叠？描述纵向长度是否异常。弓形足表现为足弓异常的高，而扁平足则表现为纵向足弓较为扁平。常见的足部异常如图 17-49 所示。

请患者除去鞋袜，赤足行走并观察步态。患者需要以正常姿势、用脚尖、用脚跟及用一字步（前脚跟紧贴后脚尖）的姿势行走。注意观察双足有无长度、宽度的畸形，有无足内翻或外翻，有无小腿肌群萎缩、静脉曲张，有无"内八字"或"外八字"。注意患者行走姿势、有无拖拽或其他异常。

嘱患者坐于床边，双脚悬空。一般来说，此时双足应处于轻度跖屈和内翻。触诊内外踝，腓骨远端与外踝相连，该结构比内踝延伸更远。触诊跟腱，注意有无结节，有无压痛。

检查踝关节活动度，包括背屈和跖屈。正常的关节活动度跖屈约为 20°，背屈约为 10°。膝关节屈曲时踝关节背屈可接近 15°。

如果踝关节背屈小于 10°，需要在膝关节屈曲位时再次检测。如果再次测量背屈活动度仍小于 10°，多数是因为踝关节骨性结构异常。如果再次测量时背屈活动度随膝关节屈曲而增加，提示之前的背屈活动度变小可能与小腿腓肠肌紧张有关。

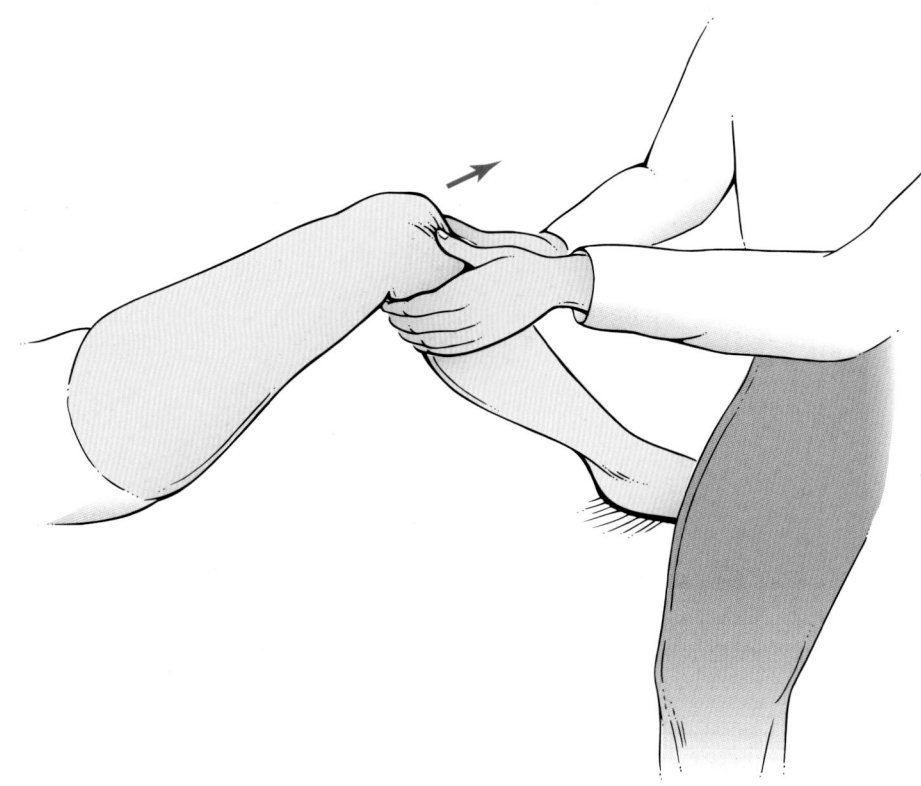

图 17-48　检查交叉韧带的方法：抽屉实验

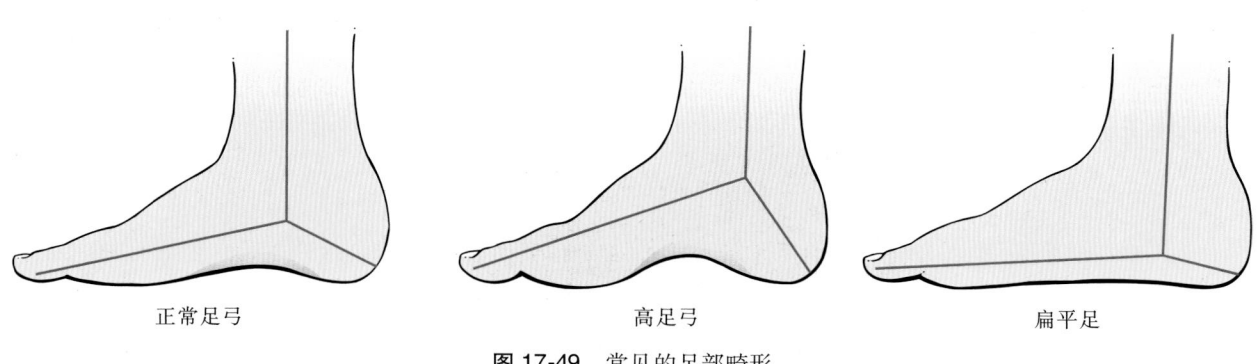

正常足弓　　　　　　　高足弓　　　　　　　扁平足

图 17-49　常见的足部畸形

检查距跟关节活动度，包括内翻和外翻两个方向。请患者俯卧在检查床上，一手扶住其小腿，另一手握住踝部使其内翻、外翻。测量踝部到小腿下三分之一的中点的活动度（图 17-50）。距跟关节的正常活动度为内翻 20° 和外翻 10°。

检查跗骨间关节活动度，包括内翻和外翻两个方向。患者俯卧位，一手固定其足跟，另一手握住前足使其内翻、外翻。测量跗骨头平面到脚踝中点的活动度（图 17-51）。

跖趾关节活动度需要逐个测量。逐个触诊跗骨头、趾骨近端及关节间隙，检查有无压痛或关节积液。

跟腱由腓肠肌肌腱和比目鱼肌肌腱融合而成，有时可发生断裂。检查跟腱是否完整的办法有：直观视诊、嘱患者用前脚掌做跳跃动作和用脚尖行走。另一种测试跟腱完整性的方法为 Thompson-Doherty 挤压试验（Thompson 试验），检查者挤压小腿肌肉并观察足部运动。正常时，挤压会引起足部跖屈；当跟腱断裂时足部不发生运动或运动幅度很小。检查跟腱连续性时注意最常发生跟腱断裂的部位在跟腱与跟骨连接处近端 1~2 英寸（2.5~5cm）

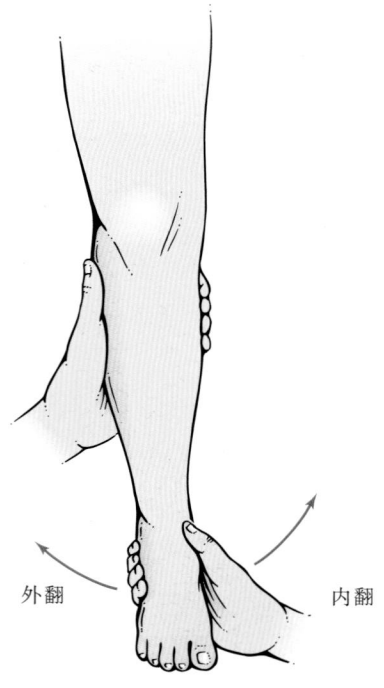

图 17-50 检查距下关节活动度

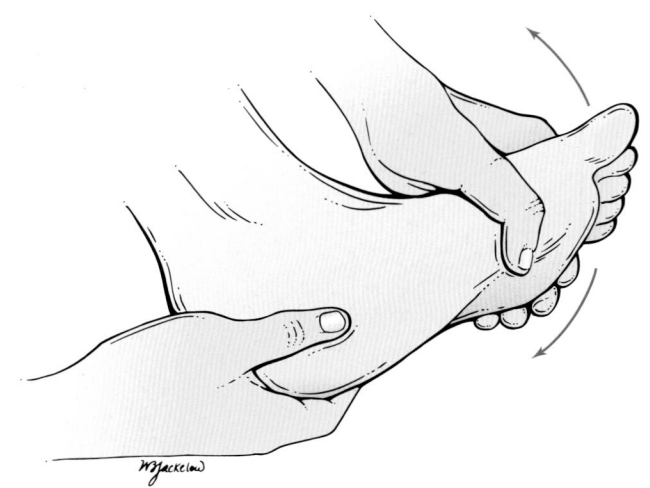

图 17-51 检查跗骨间关节活动度

处。此处处于血供的分水岭区，故血供较差。

描述关节异常时，应包括足的拇外翻（HAV；拇囊炎）、远端足趾的屈曲挛缩及畸形（锤状趾）。图 17-52 为一位双侧拇囊炎和锤状趾的患者。注意观察第一跖骨有无内侧偏斜及第一跖趾关节两侧拇趾有无外侧偏斜。锤状趾常见于右足第二趾。

触诊第一跖趾关节表面软组织，检查是否有外压、摩擦、尿酸盐沉积（痛风）引起的滑囊炎症，测量关节活动度。足趾背屈与拇趾中点的夹角为其活动度。正常足趾的背屈活动度为 65° ~ 75°。活动受限常见于拇外翻，后者常因骨关节炎所致。

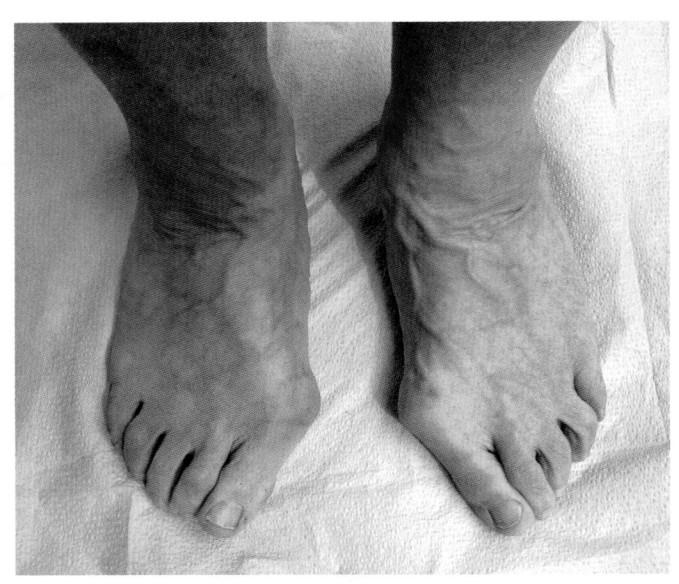

图 17-52 拇囊炎和锤状趾
注意观察第一跖趾关节处第一跖骨内侧偏斜和拇趾向外偏斜，
右侧第二趾锤状趾较明显

　　图 17-53 所示患者第四足趾的远端趾间关节处溃疡为慢性痛风石所致。注意观察有无拇囊肿畸形和重叠趾（第二足趾被挤到足趾背侧）。急性痛风发作的常见症状为剧痛、肿胀和第一跖趾关节炎症，称为痛风足。急性痛风发作患者的痛风足如图 17-54 所示。注意观察左侧足趾红斑及左足弥漫性肿胀。

　　检查其他跖趾关节。检查者以示指和拇指捏住全部跖趾关节两侧并挤压前足（图 17-55）。若引起疼痛则可能为类风湿关节炎早期表现。

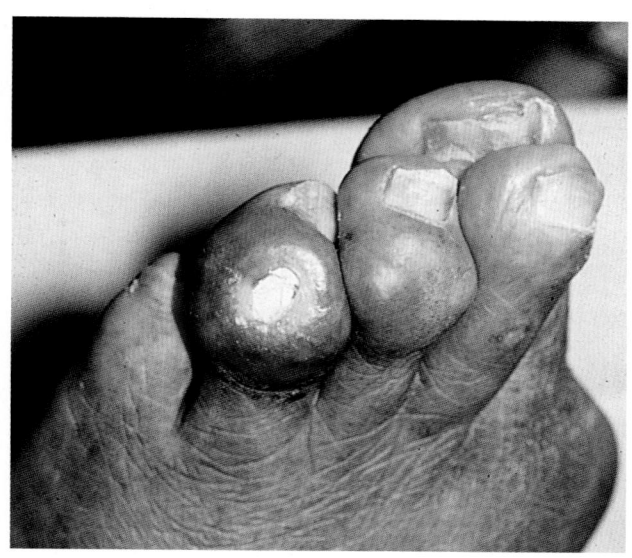

图 17-53　跖趾关节痛风石

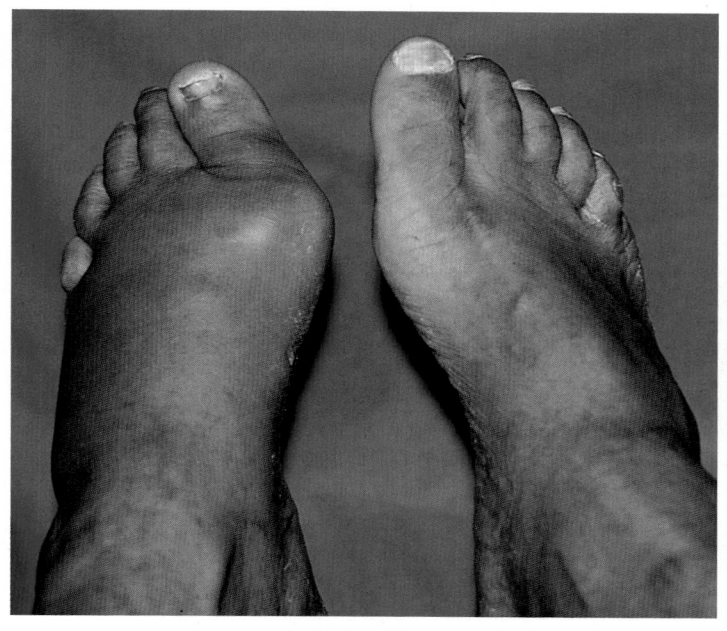

图 17-54　急性痛风和足痛风，左侧拇趾

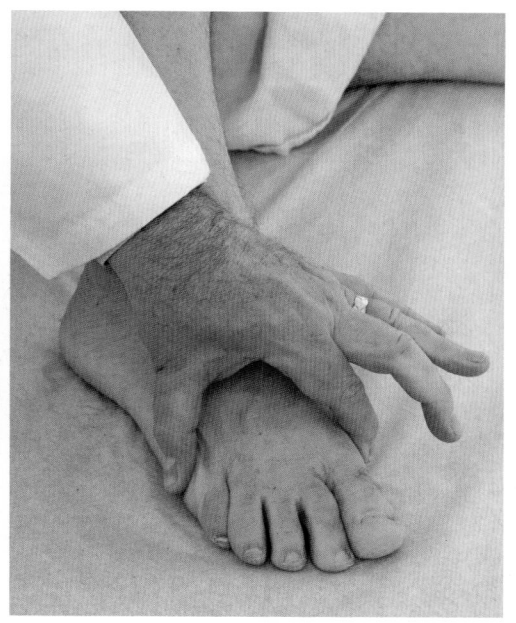

图 17-55　检查跖趾关节的方法

六、临床意义

类风湿关节炎是常见的肌肉骨骼疾病，也是最具破坏性和致残的原发性关节疾病。类风湿关节炎是一种自身免疫性疾病，既可导致慢性炎症性关节炎，也可有皮肤、心脏、肾脏、肺脏、消化道、血管、神经系统和眼的受累。该病的关节表现最具损毁性。类风湿关节炎为进展性疾病，受累关节表现为疼痛、肿胀和僵直并最终导致严重的功能残疾。超过200万美国人患有类风湿关节炎，其中女性患者为男性患者的2~3倍。该病发病年龄一般在40~60岁，也可见于儿童和老年。

类风湿关节炎最特征性表现在患者手部。疾病早期可表现为近端指间关节、掌指关节和腕关节的肿胀。随着疾病进展，开始出现骨侵蚀，并引起一系列典型体征。类风湿关节炎常见的特征性手指畸形为掌指关节的尺侧偏斜。指间关节畸形的两种常见体征为"天鹅颈"畸形和"纽扣花"畸形。

天鹅颈畸形是由骨间肌挛缩导致的掌指关节屈曲、近端指间关节过伸和远端指间关节屈曲。纽扣花畸形为近端指间关节屈曲和远端指间关节过伸。图17-56所示为一例女性类风湿关节炎患者，注意观察其掌指关节明显的尺侧偏斜。图17-57所示为典型的天鹅颈畸形。

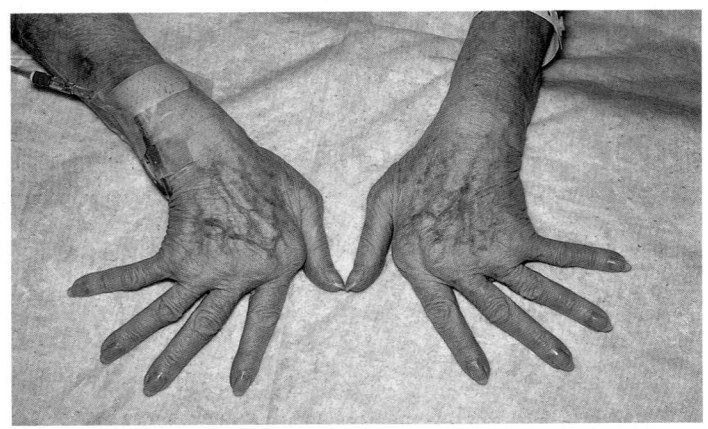

图 17-56 类风湿关节炎，观察腕关节尺侧偏斜

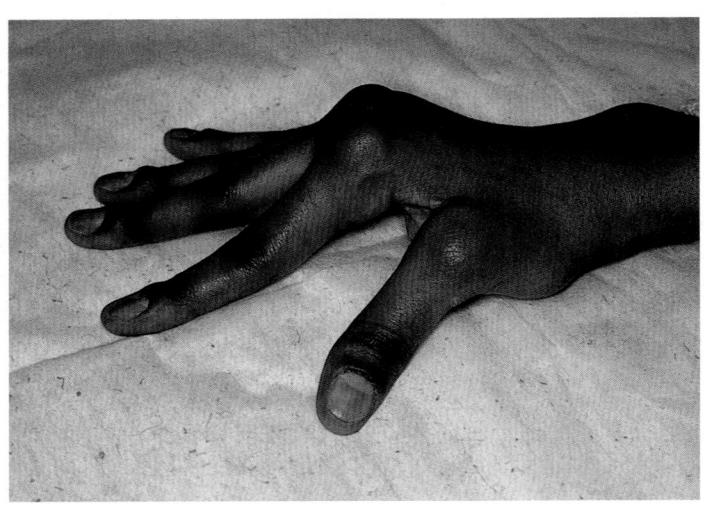

图 17-57 类风湿关节炎，观察天鹅颈畸形

骨关节炎十分常见，也称退行性关节病，美国约有2千万人患有该病。年龄是骨关节炎的首要相关因素。45岁前，骨关节炎男性多发；55岁以后则为女性多发。在美国，所有的种族发病率均趋于等比例。骨关节炎在日本人中发生率较高，而南非、东印度和中国南部地区发病率较低。

　　骨关节炎是一类由于单关节或多关节的软骨降解和流失所致的关节炎，其炎症反应轻于类风湿关节炎。骨关节炎可引起关节疼痛、肿胀和活动受限，临床表现取决于其受累关节。骨关节炎主要累及手、足、脊椎和大的承重关节，如髋关节和膝关节。手的远端指间关节为常见的受累关节之一，受累远端指间关节的进行性膨大称为赫伯登结节（Heberden nodes）。随着疾病的进展，近端指间关节亦可受累，形成布夏尔结节（Bouchard nodes）。图17-58为一例女性骨关节炎患者的双手。

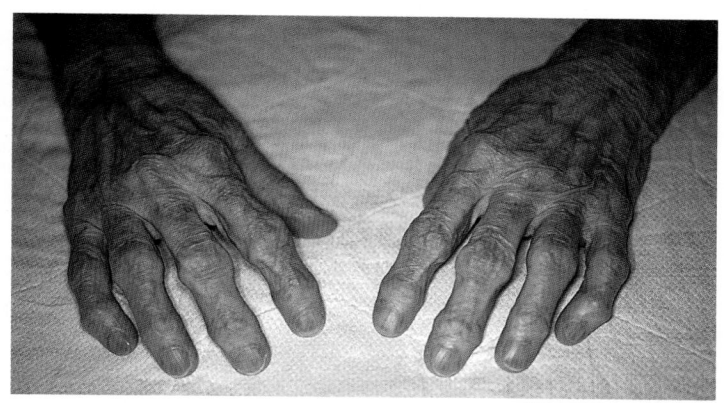

图 17-58　骨关节炎，注意观察赫伯登结节和布夏尔结节

　　扳机指十分常见，其疼痛由病变手指的腱鞘炎症和狭窄引起，又称狭窄性腱鞘炎，是指拇指或者其他任一手指在弯曲时发生绞索后伸直手指时发生弹响，就像扣动扳机后松开。严重的患者手指甚至可能在屈曲时卡住。从事或者爱好反复抓取动作的人更易患扳机指。扳机指好发于女性、糖尿病患者和40~60岁的群体。一般通过对手和手指的查体即可诊断。

　　另一个常见的足部疾病为跗骨楔骨间关节的外生骨疣，可引起足背痛性损伤。图17-59A所示，即为这种外生骨疣；图17-59B显示的是其X线片下所见的骨结构异常。

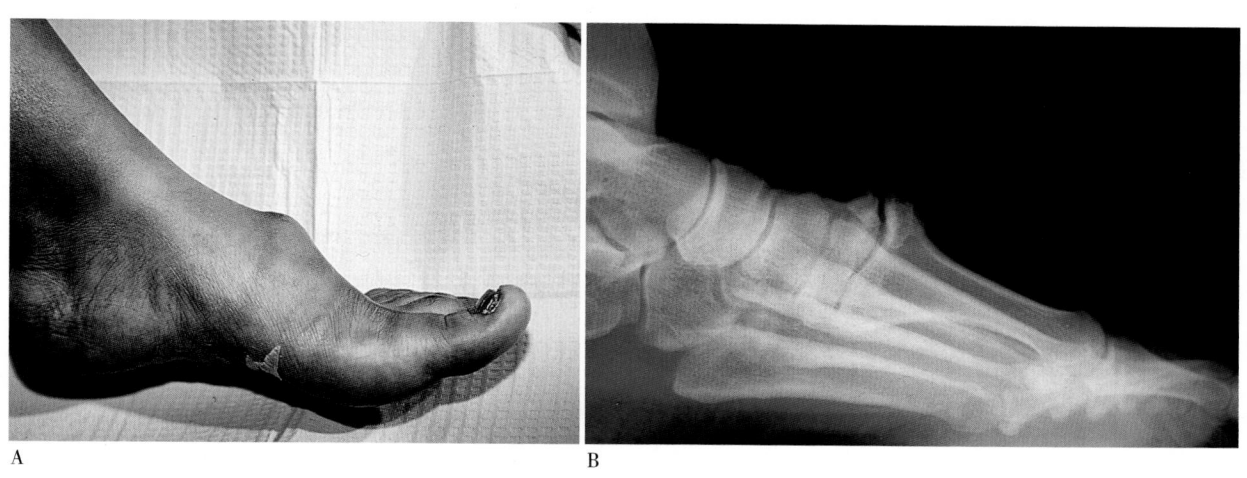

A　　　　　　　　　　　　　　　B

图 17-59　A：距骨楔骨关节突起；B：受累距骨楔骨关节的X线片

　　如第五章"皮肤"部分所讨论的，银屑病是美国最常见的皮肤病之一。脓疱根据其所在部位为手掌或脚掌而各具特点。患者病情可以非常严重，伴有发热和白细胞增多症。图17-60所示为足底的脓疱型银屑病。注意观察皮肤红斑基础上的过度角化。

　　大于7%的银屑病患者会有关节受累。银屑病关节炎最常见的类型（70%）为非对称性关节炎，可同时累及2~3个关节。银屑病关节炎分型中最常见的致畸亚型为损毁性关节炎，最严重的患者可因掌关节和指关节的骨溶解形成"望远镜手"，也称望远镜畸形。图17-61所示即为此型银屑病关节炎所致的畸形。

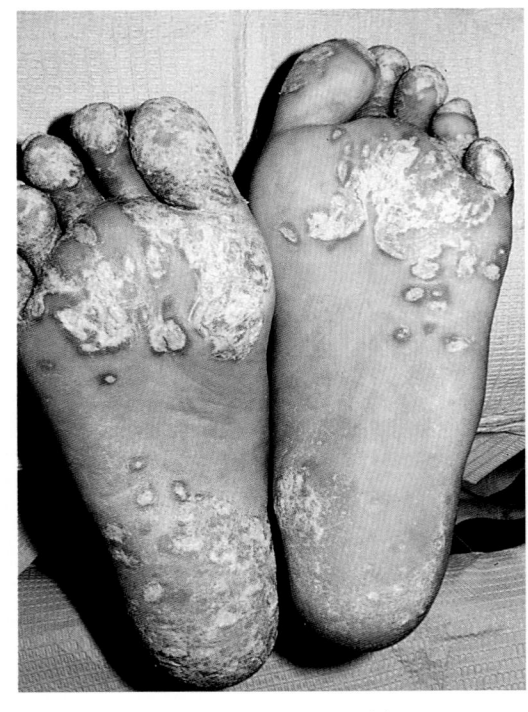

图 17-60　脓疱型银屑病

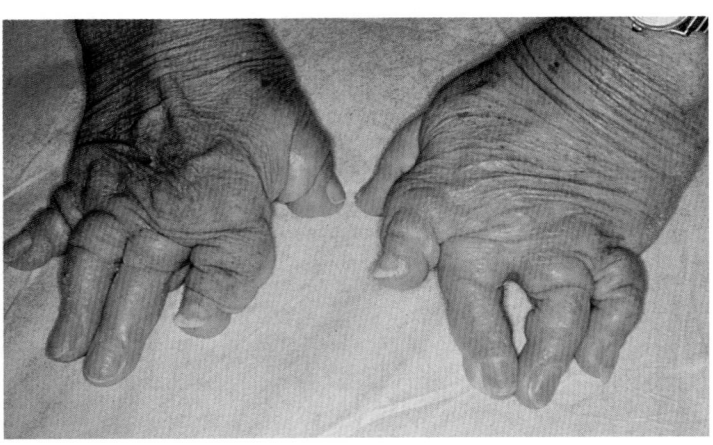

图 17-61　银屑病关节炎

表 17-6 列举了引起踝部疼痛的最常见疾病。足底筋膜炎是跖腱膜的炎症，主要由于筋膜过度、反复拉伸所致。跖腱膜为沿足底走行的宽条带状纤维结缔组织，附着于跟骨（结节）沿足底表面向远端延伸至前足。患者在晨起下地时或从椅子上起身时疼痛最为剧烈。跖腱膜过度拉伸可引起跖腱膜炎，表现为足弓疼痛、足跟疼痛和足跟骨刺。常见的引起跖腱膜炎的原因有：

- （扁平足）过度旋内，因过度负重引起足弓塌陷所致
- 异常高足弓（弓形足）
- 体力活动量激增
- 足部过度负重，常因肥胖或妊娠引起
- 不合脚的鞋履

痛风是一种以尿酸增高、反复发作的急性关节炎和关节周围尿酸盐结晶沉积为特点的代谢性疾病。首发症状多为第一跖趾关节的急性疼痛，常使患者在睡梦中痛醒。即便在静息时疼痛也常令人难以忍受，受累关节最轻微的活动都会让患者非常痛苦。数小时后关节会出现肿胀、发红、发亮。尿酸水平越高，尿酸盐结晶在患者皮下或者关节周围沉积形成痛风石的概率越高。最常累及的部位为第一跖趾关节、手指、耳部、肘部及跟腱。图 17-62 为痛风患者大拇趾的痛风表现。图 17-63 为慢性痛风患者的手臂，其肘部有较大痛风石，手部也有小痛风石。痛风石也可累及远端指间关节、肘部鹰嘴及髌骨前滑囊。图 17-64 所示为痛风患者手指的痛风石。

踝韧带扭伤是常见的肌肉骨骼系统损伤，尤其在运动员中十分常见。脚踝扭伤最常见的类型为踝关节内翻扭伤。这种扭伤多引起距腓前韧带的完全或部分撕裂。对于病情较重的外伤，需除外胫骨、腓骨及距骨头的骨折。常用 Potts 试验来进行鉴别，具体做法是用手掌根部在患者小腿中点处将腓骨向胫骨侧挤压，若脚踝或腓骨远端出现疼痛则为该试验阳性。在踝部扭伤时，由足踝外旋所致的高位腓骨螺旋骨折（曼苏纽文骨折，Maisonneuve fracture）常被漏诊，检查者需仔细检查腓骨远端。X 线检查可用于诊断。通过查体，可发现部分足踝扭伤患者伴第五跖骨根部骨折。

患者突发的小跖骨中段原发疼痛需考虑应力性骨折的可能。这种疼痛常定位明确，在无明显外伤情况下也可

表 17-6　踝关节疼痛常见病因

足掌跟骨骨刺（附着点炎）
足跖肌腱炎
跟骨内滑囊炎
足跖脂肪垫萎缩
类风湿关节炎
强直性脊柱炎
赖特综合征
痛风
骨折
肿瘤
异物
神经卡压

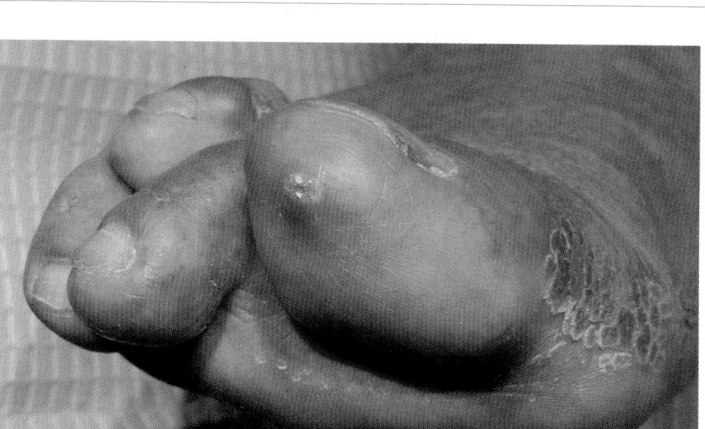

图 17-62　痛风的拇趾受累

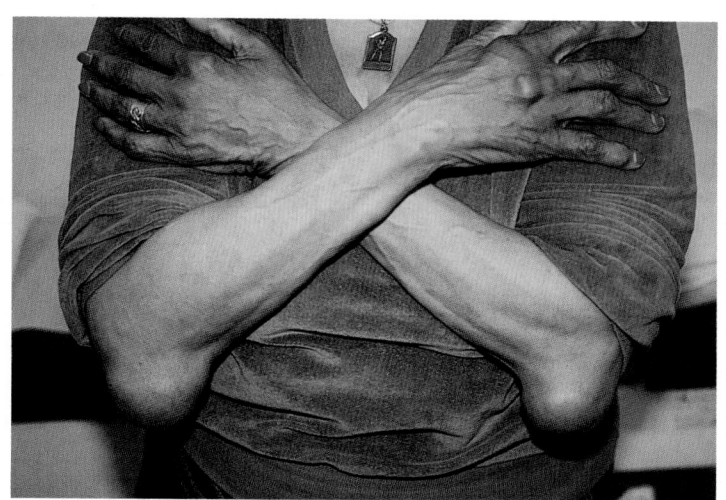

图 17-63　痛风，注意肘关节和手部的痛风石

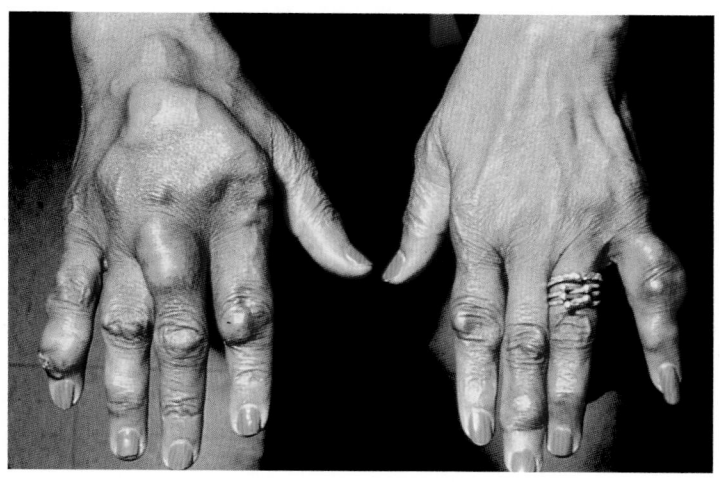

图 17-64　痛风，注意手指痛风石

出现自发疼痛。早期诊断依赖临床经验，因为此时 X 线片检查可为正常。如果不做干预并继续负重，细微的骨折线可逐渐扩大，最终引起严重的临床症状。

　　沿胫骨后肌腱走行区分布的足踝中部的疼痛和肿胀，常由胫骨后肌腱功能障碍（PTTD）所导致。症状常在活动后加重，并伴有患侧肢体单脚站立时不能踮脚（足弓抬高困难）。PTTD 是成人后天性扁平足的最常见原因。

　　表 17-7 列举了部分与第一跖趾关节疼痛相关的疾病。跖骨痛是影响前足的常见症状，典型的发病群体为从事舞蹈、慢跑等运动的青壮年。高足弓（弓形足）为该病的易感因素。任何需要施力于前足掌的运动，包括走路，都可能引起跖骨痛。籽骨炎是对所有累及籽骨的炎症的一般性描述。籽骨是位于拇趾屈肌肌腱内的小骨头。反复的应力作用可引起籽骨炎症甚至骨折。籽骨炎的起病部位及慢性起病的特点是与其他前足病变的鉴别要点。起病时可表现为第一跖骨的轻微疼痛，随着运动的持续刺激症状逐渐加重；疼痛可表现为剧烈的搏动性疼痛。

表 17-7　第一跖趾关节痛的常见病因
骨关节炎
滑囊炎和被膜炎
骨折
籽骨炎
痛风
类风湿关节炎
赖特综合征
化脓性关节炎

　　摩顿神经瘤是好发于第三、四跖骨头之间的一种常见足部疾病，表现为局部的疼痛、肿胀及跖骨间神经炎症。跖间神经走行于相邻的两个跖骨头之间，走路时脚跟离地的动作会使其受到挤压。该病表现为锐痛、烧灼感、绞痛或受累神经所支配足趾的感觉缺失。摩顿神经瘤的症状可出现在前足部分受压时或受压后，如行走、站立、弹跳和短跑等活动。患者也可能主诉前足掌内部异物感，感觉其内仿佛有大理石或鹅卵石。卡脚的鞋子会加剧足趾间的受压引起患者的不适和剧痛。

　　对怀疑有摩顿神经瘤的患者进行查体时，可缓慢挤压各相邻跖骨头看是否诱发疼痛。接下来，检查者用拇指按压第三跖骨间隙以触诊神经瘤。最后一手握住第一、二、三跖骨头，另一手握住第四、五跖骨头，一手轻轻地向上推另一手则向下推。摩顿神经瘤患者在上述检查时可闻及关节弹响，称为 Mulder 征。局部注射、特制鞋履及矫正装置可能缓解病情，必要时可采取手术治疗。

　　拇囊炎是足部病理性肌肉关节改变的常见病变。如前所述的足拇外翻畸形，拇囊炎的特点为第一跖趾关节处第一跖骨内侧偏斜和拇趾外侧偏斜（图 17-52）。当关节软骨因关节排列参差不齐而逐渐磨损，则可表现为活动受限和疼痛的退行性关节炎。个别患者的拇趾外侧偏斜可压迫第二足趾，造成两足趾相互重叠。此时不仅可引起拇囊的疼痛，还可造成第二足趾的疼痛。在穿着尖头鞋或高跟鞋时，患者的症状因局部压迫而加重。

　　图 17-65 所示为拇外翻畸形、趾间关节屈曲挛缩及伸肌肌腱绷紧。这样的典型表现常见于老年患者。注意观察右侧拇趾囊肿处因足靴压力发生的过度角化。糖尿病患者的拇囊炎畸形可造成局部压力过度，导致溃疡和感染的发生。图 17-66 所示为一例糖尿病患者由于鞋子刺激而在第一跖趾关节内侧隆起处形成的一处较大的压力性溃疡。

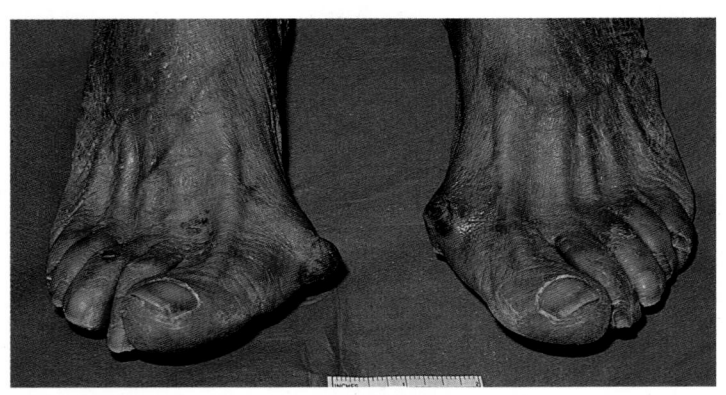

图 17-65　足拇囊炎畸形和锤状趾，注意观察足趾伸侧韧带绞索

　　锤状趾以单个或多个近端趾间关节屈曲挛缩在足背侧形成突起为特点。鞋子的压力可能导致足趾顶端形成过度角化或"鸡眼"。有时也可见到伸肌肌腱绞索。图 17-52 中的患者同时患有拇囊炎畸形和锤状趾畸形。

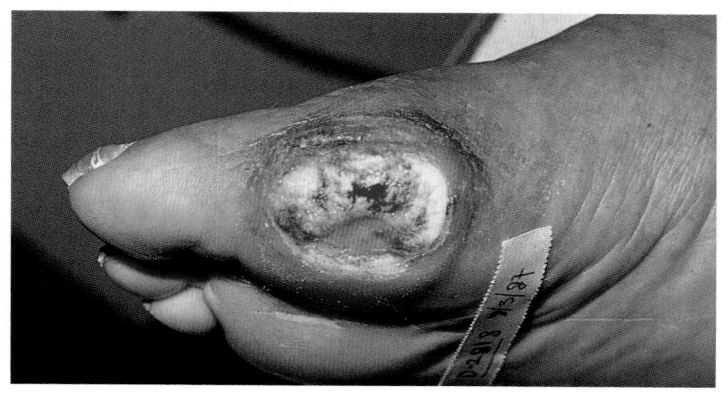

图 17-66　足拇外翻畸形和溃疡

　　拇趾受限和僵直是以第一跖趾关节疼痛及活动受限为特征的常见病变。活动受限是指关节活动度减少，发生于疾病早期；僵直是关节基本不能活动，属于疾病的晚期。随着症状从活动受限进展为僵直，患者第一跖趾关节处可形成骨刺，且步行时拇趾不能屈曲。行走或跑步时第一跖趾关节的疼痛和僵直可见于上述两种情况。图 17-67 中患者拇趾僵直，足背内侧有较大肿块。肿块上的胼胝为压力增加及鞋子摩擦所致。图 17-68 为双侧拇趾僵直患者的 X 线片。注意观察骨刺。骨关节炎在第一跖趾关节处的表现为关节间隙变窄和关节周围骨刺形成。

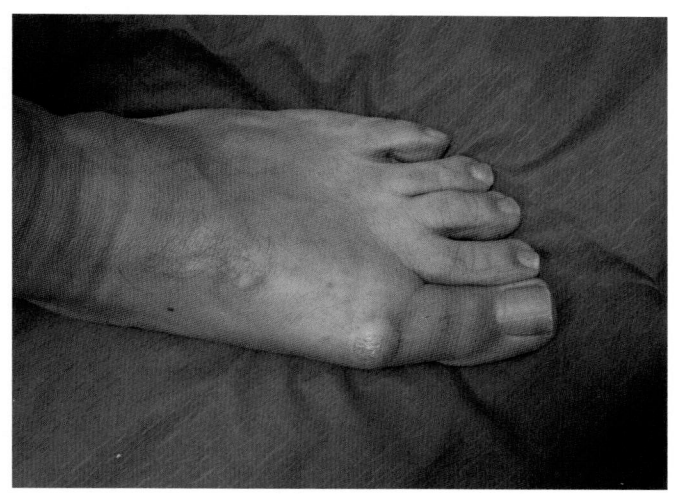

图 17-67　足拇僵直，注意足背内侧第一跖趾关节处的肿物

　　表 17-8 总结比较了类风湿关节炎与骨关节炎临床特点。
　　表 17-9 总结了累及手部和腕关节的部分疾病的临床特点。
　　表 17-10 列出了累及肘关节的常见肌肉骨骼疾病的临床特点。
　　表 17-11 列出了累及膝关节的常见肌肉骨骼疾病的临床特点。
　　表 17-12 列出了足部各种疾病的临床特点。

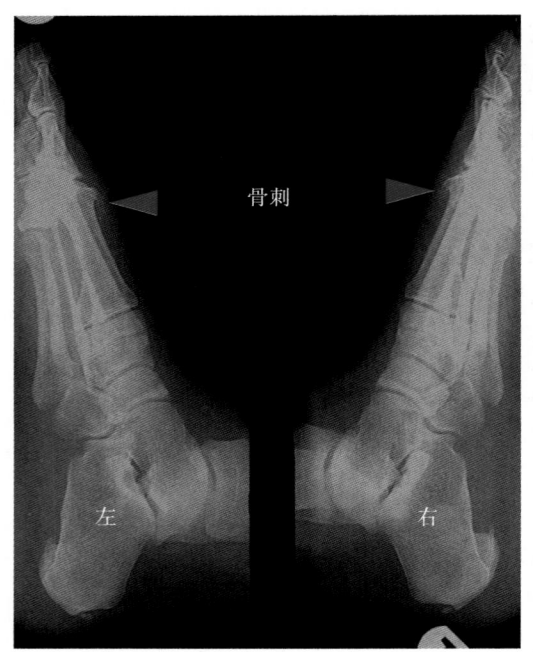

图 17-68　足拇僵直，X 线检查显示双侧第一跖趾关节骨刺形成

表 17-8　类风湿关节炎与骨关节炎的临床鉴别要点

临床表现	类风湿关节炎*	骨关节炎#
患病年龄（岁）	3~80 岁	大于 45 岁
晨僵	大于 1 小时	小于 1 小时
功能残疾	常见	个体差异
关节分布		
远端指间关节	罕见	多见
近端指间关节	多见	常见
掌指关节	多见	少见
腕关节	多见	少见
软组织肿胀	多见	罕见
指间肌挛缩	多见	罕见
天鹅颈畸形	常见	罕见
尺侧偏斜	常见	少见

注：* 见图 17-56，图 17-57；
　　# 见图 17-58

表 17-9　影响手部和腕关节的常见病因的临床症状特点

临床表现	类风湿关节炎	银屑病关节炎*	急性痛风#	骨关节炎	腕管综合征
年龄（岁）	3~80	10~60	30~80	50~80	40~80
性别	女	男	男	女	男、女
疼痛发作	渐进性	渐进性	急性	渐进性	渐进性
僵直	多见	常见	少见	常见	少见
肿胀	常见	常见	常见	常见	常见
发红	少见	不多见	常见	不多见	少见
畸形	PIP 和 MCP 关节屈曲；天鹅颈[1] 和纽扣花畸形；尺侧偏斜[2]	常见 DIP/PIP/MCP 受累；腊肠指[3]	急性期罕见；慢性痛风石沉积于腱鞘可与类风湿关节炎类似	DIP 和 PIP 屈曲和侧屈[4]	鱼际肌萎缩

注：DIP 远端指间关节；MCP 掌指关节；PIP 近端指间关节；
　　* 指甲顶针样凹陷提示与银屑病关节炎相关（图 5-14 和图 5-16）；
　　# 见图 17-54；
　　1. 见图 17-57；
　　2. 见图 17-56；
　　3. 见图 17-61；
　　4. 见图 17-58

表 17-10 影响肘关节的常见疾病的临床特点

临床表现	类风湿关节炎	银屑病关节炎	急性痛风*	骨关节炎	网球肘
年龄（岁）	3~80	10~60	30~80	50~80	20~60
性别	女	男	男	女	男、女
疼痛发作	渐进性	渐进性	急性	渐进性	渐进性
僵直	多见	常见	少见	常见	偶见
肿胀	常见	常见	常见	常见	少见
发红	少见	不多见	常见	少见	少见
畸形	屈曲挛缩，常为双侧	屈曲挛缩，常为双侧	屈曲挛缩，仅在慢性期	屈曲挛缩	无

注：* 慢性痛风患者肘部痛风石见图 17-63

表 17-11 影响膝关节的常见疾病临床特点

临床症状	类风湿关节炎	银屑病关节炎	急性痛风	骨关节炎	半月板撕裂
年龄（岁）	3~80	10~60	30~80	50~80	20~60
性别	女	男	男	女	男
疼痛发作	渐进性	渐进性	急性	渐进性	急性
僵直	多见	常见	少见	常见	偶见
肿胀	常见	常见	常见	常见	常见
发红	少见	不多见	常见	少见	少见
畸形	屈曲挛缩	屈曲挛缩	屈曲挛缩，仅在慢性期	屈曲挛缩	无

表 17-12 影响足部的常见疾病临床特点

临床症状	类风湿关节炎	银屑病关节炎	急性痛风	骨关节炎	赖特综合征
年龄（岁）	3~80	10~60	30~80	50~80	10~80（峰值 30 岁）
性别	女	男	男	女	男
疼痛病程	渐进性	渐进性	急性	渐进性	渐进性
僵直	多见	常见	常见	常见	常见
肿胀	常见	常见	多见	不多见	常见
发红	不多见	不多见	多见	不多见	常见
好发关节及畸形	MTP 外翻畸形	DIP 弥漫肿胀	第一 MTP（可伴足拇外翻畸形）	足拇外翻畸形	踝关节、足跟、足趾（腊肠趾）

注：DIP：远端趾间关节；MTP：跖趾关节

七、体格检查报告书写

肌肉骨骼系统查体书写范例：
- 各关节活动度正常。无畸形、压痛，未见明显异常。
- 双手尺侧偏斜伴各近端指间关节屈曲畸形，远端指间关节过伸。双侧腕关节明显压痛。
- 膝关节异常向前运动，运动幅度为 3~4cm。
- 左侧第一跖趾关节明显红肿伴疼痛。关节光亮伴红斑。
- 未见关节畸形。髋关节旋内、旋外运动幅度显著减小。运动时无关节疼痛。右肩抵抗外力外展时有疼痛。右侧肩关节外展幅度减小。手、腕关节、脊柱、膝关节和踝关节查体无异常。

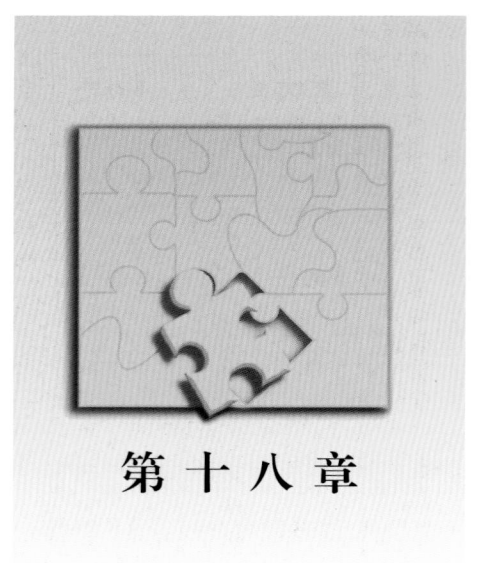

第十八章

神经系统

随着衰弱加重，意志支配肌肉的作用减退，震颤动作变得更加剧烈。如今震颤很少有停止的时候，即便患者疲累之极，陷入短暂的睡眠，猛烈的动作不仅会导致床的摇晃，甚至连地板和房间的装饰品都会跟着晃动。患者下颌抵到胸骨上，基本难以移动。试图喂给患者的流质饮食，连同唾液一起不断从患者口中流出。颞颌关节的力量已经丧失。尿便失禁，最后，长时间的嗜睡、轻度谵妄和其他一些极度耗竭的征象，宣告了患者得以解脱的希望。

——James Parkinson（1755-1824）

一、概述

公元 2 世纪，Galen 就描述了脑室，12 对脑神经中的 7 对和脑回，但直到 16 世纪人们才开始进一步关注神经系统的解剖和生理特点。1543 年，Andreas Vesalius 图示了基底核的结构；1552 年，Bartolommeo Eustachius 描述了小脑脚和脑桥。

17 世纪，Thomas Willis 的著作中出现了脑血液循环、"纹状体"和内囊的文字和图片。Caspar Bartholin 等认为大脑皮层的作用是保护血管，但另一部分人坚信，脑执行着更高级的功能。François Pourfour du Petit 则强调皮层负责运动，这一观点直至 19 世纪末期才受到重视。

18 世纪和 19 世纪前叶的文献中出现了关于神经束、神经核团和脑回的详细解剖描述，Johann Christian Reil 和 Karl Friedrich Burdach 对前人图解的许多大体解剖结构予以命名，Reil 命名了岛叶、内囊、钩回束、扣带束和脉络膜，Burdach 命名了钩回、豆状核、丘脑枕和扣带回。同时代的 Samuel von Soemmering、Felix Vicq d'Azyr、Franz Josef Gall、Louis Gratiolet 和 Luigi Rolando 等对脑回的结构进行了详细的图示。

19 世纪前叶的文献中首次出现了一些疾病状况的描述。1817 年，James Parkinson 发表了描述"震颤麻痹"的短文，该病后来以他的名字命名为帕金森病并沿用至今。1829 年，Charles Bell 写道：

接下来的例子是一名被牛角伤到的男性。牛角尖从下颌角下方插入，从耳前穿出。……他是一名典型的单病因患者，由于面神经离断导致面部肌肉功能丧失，表现为同侧前额无法运动，眼睑持续张开，呼吸时鼻翼无运动，口角偏向对侧。

这是对面神经（第Ⅶ对脑神经）麻痹，又称 Bell 麻痹的经典描述。

19 世纪中叶，显微神经解剖学开始受到重视，包括 Jan Purkinje、Theodor Schwann 和 Hermann von Helmholtz 在内的一大批神经解剖学家，为进一步了解错综复杂的神经系统提供了宝贵的资料。19 世纪晚期 Camillo Golgi、Vittorio Marchi 和 Franz Nissl 发明特异性染色技术，这是人们今天了解神经系统疾病的重要基础。神经细胞终于被发现了。

20 世纪，对脑皮质、前连合、丘脑和下丘脑的认识进一步推进。其间最重要的进展来自于 Santiago Ramón y Cajal 1904 年所做的工作，其组织学研究揭示了神经元的复杂性。1925 年垂体与下丘脑之间的联系被发现，但直到今天，下丘脑的功能仍未完全明确。

研究表明，内科医生接诊的患者中超过 40% 有神经系统相关症状，因此，作为内科医生，必须能够识别神经系统疾病的早期症状和体征，及时开始恰当的治疗。但临床中，细微的症状和体征常被忽略，直到出现进一步的功能障碍，相关疾病才得以诊断。

脑血管疾病是当代最具威胁的疾病之一。它一直是美国死亡率前三的疾病，也是致残的第一位病因。每年有超过 70 万美国人脑卒中（中风），而目前 300 万美国人有遗留脑血管事件导致的永久性脑损伤。在美国，平均每 53 秒就有人发生一次卒中，每 3.3 分钟就有一人死于卒中。在 2011 年，心血管疾病导致 2 513 171 例死亡人口，其中 128 931 例与脑血管疾病相关。发生过卒中但未接受过正规专科诊疗的成年患者高达 6 200 000 例。卒中导致的残疾和社会经济影响极为巨大。

全科医生和内科医生在神经系统疾病诊断中的地位举足轻重，因为患者有神经方面不适时，首先想到的求助对象就是他们。对基础的神经解剖学和生理学的全面了解是神经系统疾病诊断的基石。

二、结构与生理

脑，包裹在颅骨中，被脑膜包绕，是神经系统的中枢。脑可以分为大脑半球（一对）、基底核、间脑（包括丘脑和下丘脑）、脑干和小脑。

两个大脑半球构成了脑最大的部分。每侧大脑半球可以再分成四个主要的脑叶，每个脑叶以覆盖其上的颅骨命名：额叶、顶叶、枕叶和颞叶。裂和沟分割大脑表面。中线部位深深的大脑纵裂，分隔开左右大脑半球。脑回位于脑沟之间。左侧大脑半球的外侧面如图 18-1，右侧大脑半球的内侧面如图 18-2，大脑半球底面如图 18-3。

大脑负责运动、感觉、感觉运动之间的联系，以及更高级的精神活动。初级运动皮层位于中央前回，控制对侧骨骼肌的随意运动。该区域的导致癫痫或意识改变，破坏性病变导致对侧轻瘫或偏瘫。

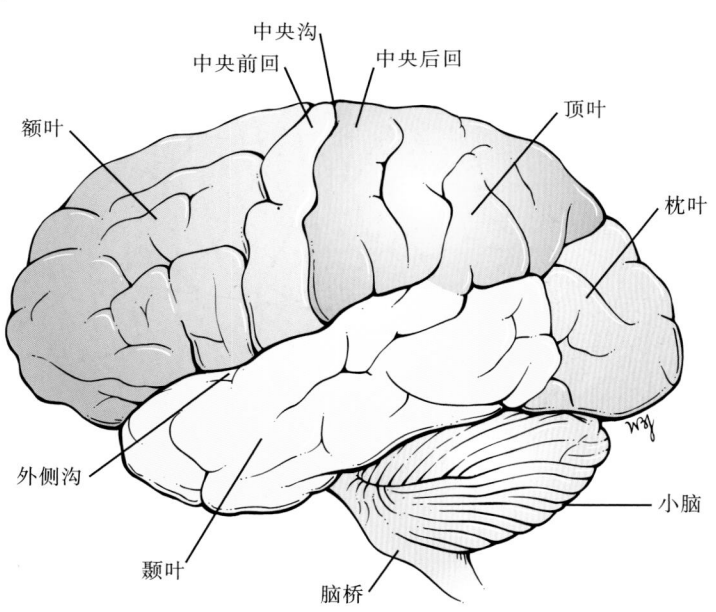

图 18-1　左侧大脑半球的外侧面

初级感觉皮层位于中央后回。该区域的刺激性病变可能导致对侧感觉异常（麻木或刺痛），破坏性病变导致对侧皮肤感觉障碍。

初级视觉皮层位于枕叶，沿距状裂分布，后者将楔叶和舌回分开。该区域刺激性病变导致视觉症状如眼前闪光或彩色条纹闪现，破坏性病变导致对侧同侧偏盲。中心黄斑视觉不受影响。

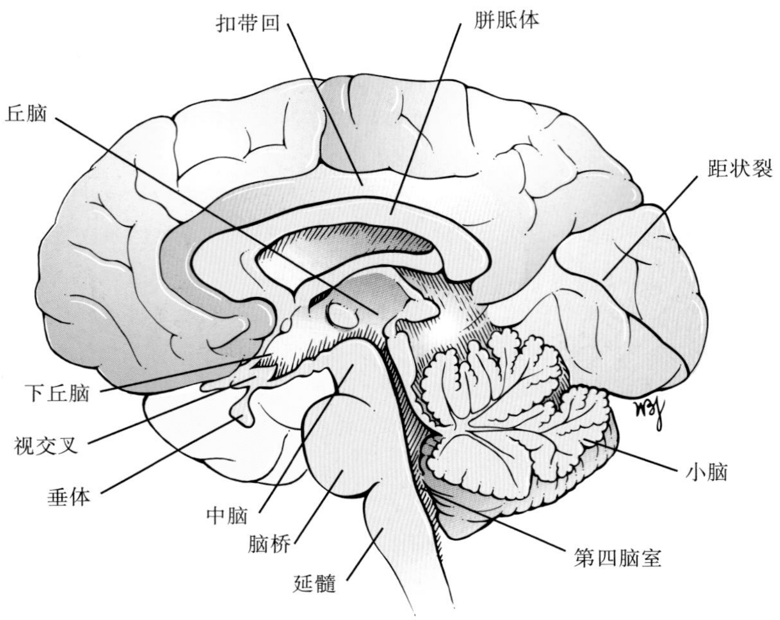

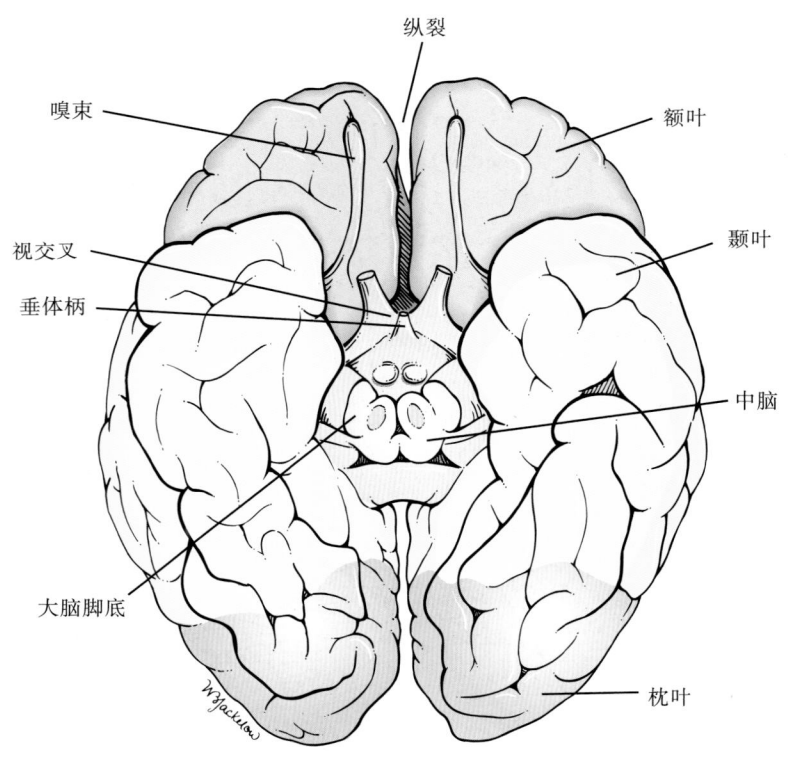

图 18-2　右侧大脑半球的内侧面

图 18-3　大脑半球的底面

初级听觉皮层位于颞叶，沿颞横回分布。该区域刺激性病变导致耳鸣，但破坏性病变极少导致耳聋。

基底核深埋在大脑半球中，组成结构包括尾状核、豆状核和杏仁核。杏仁核是边缘系统的一部分，与情感相关。尾状核和豆状核是锥体外系的重要结构，与躯体随意运动、姿势变换和复杂行为的调节有关。基底核和四肢精细运动相关性更强，基底核病变可导致震颤和运动僵直。

丘脑是分布在第三脑室两侧的灰质团块，是神经轴上主要的感觉和运动整合中继站。除嗅觉以外的所有感觉传入，以及大部分调节和修饰运动功能（小脑和纹状体）的传出冲动，都终止于丘脑，再投射到特定的大脑皮层。丘脑与一些伴有诸多感觉体验的情感反应有关，机制是通过其与下丘脑和纹状体的联系影响初级情感反应的内脏和躯体效应器。通过对大脑皮层电兴奋性的控制，丘脑在意识状态、警觉以及注意力的维持和调节中有重要作用。丘脑可能是痛觉和温度觉的关键结构，因为痛觉和温度觉在初级感觉皮层完全破坏后仍然存在。温度觉赋予感觉精细辨别的特性，与粗略的感觉形式的识别无关。

下丘脑位于丘脑下方，包含视交叉和神经垂体，负责许多调控机制，包括：体温调节，儿茶酚胺、促甲状腺激素、促肾上腺皮质激素、卵泡刺激素、黄体生成素、泌乳素和生长激素的神经内分泌调节，以及摄食，水平衡和性行为。

脑干由中脑、脑桥和延髓组成（图18-4）。脑干的功能是中继高级和低级神经中枢之间互相传递的所有信息，第Ⅲ～第Ⅻ对脑神经亦从脑干发出。脑干中有网状结构，可对肌肉提供持续的刺激以对抗重力作用，除此之外在意识状态的控制中有重要作用，网状激活系统的神经元可以唤醒整个大脑，并维持其觉醒。

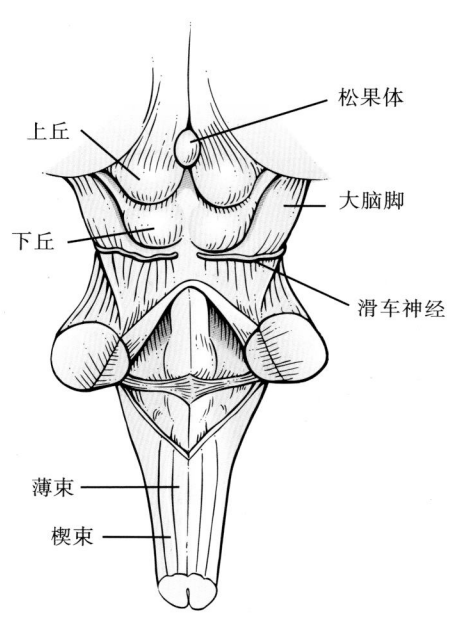

上丘　松果体
下丘　大脑脚
滑车神经
薄束
楔束

图 18-4　脑干解剖

中脑包含上丘、下丘、大脑脚以及滑车神经（第Ⅳ对脑神经）和动眼神经（第Ⅲ对脑神经）的运动核。其中上丘与视觉相关，下丘与听觉相关。大脑脚汇集大脑半球下行纤维，进入脑桥。上丘的破坏性病变导致上视障碍。脑神经核的破坏性病变导致相关神经的瘫痪。大脑脚的破坏性病变导致对侧痉挛性瘫痪。中脑其他神经束的破坏导致僵直和不自主运动。

脑桥位于小脑的腹侧，延髓的头侧。展神经、面神经以及听（和前庭）神经核都位于脑桥，其神经从延髓脑桥沟出脑，延髓脑桥沟将脑桥和延髓分开。三叉神经的运动和感觉核团也位于脑桥。皮质脊髓束（又称锥体束）在此水平尚未交叉，此水平的损伤导致对侧随意运动障碍。脑桥的破坏性病变会导致一系列临床综合征，例如：

- 对侧偏瘫伴同侧三叉神经麻痹（颌部肌肉麻痹和面部同侧面部感觉障碍）
- 对侧偏瘫伴同侧面神经麻痹（Bell 麻痹）
- 对侧偏瘫伴同侧面神经麻痹及同侧展神经麻痹（病灶侧眼外直肌瘫痪）
- 对侧偏瘫伴同侧展神经麻痹
- 四肢瘫痪和眼球震颤

延髓是脑干的一部分，上接脑桥下延脊髓。舌下、迷走、舌咽、副神经核都位于延髓。皮质脊髓束的大部分纤维都在延髓交叉至对侧。延髓的破坏性病变损伤神经束，进一步引起相应症状，其中部分临床综合征如下：

- 对侧偏瘫伴同侧舌下神经麻痹[1]
- 同侧迷走神经麻痹[2]伴对侧痛温觉障碍
- 同侧迷走神经麻痹伴同侧副神经麻痹[3]
- 同侧迷走神经麻痹伴同侧舌下神经麻痹
- 同侧迷走神经麻痹，同侧副神经麻痹和同侧舌下神经麻痹

小脑位于颅骨后窝，由中间较小的小脑蚓部和两侧较大的小脑半球构成。小脑的功能是维持人体空间定向，以及运动的中止与校验。小脑也负责手的精细动作。本质上，小脑协调肌群产生稳定而精确的动作。小脑的破坏性病变导致站立不稳、步态蹒跚、意向性震颤[4]和无法快速改变运动模式。

大脑血供中，80%来自颈内动脉，20%来自椎基底动脉。颈内动脉末端延伸为大脑前动脉和大脑中动脉。大脑后动脉来自基底动脉，与颈内动脉的分出的后交通动脉相连。两侧的大脑前动脉由前交通动脉相连。如此，血管彼此相连，在大脑底部形成了 Willis 环（图 18-5）。

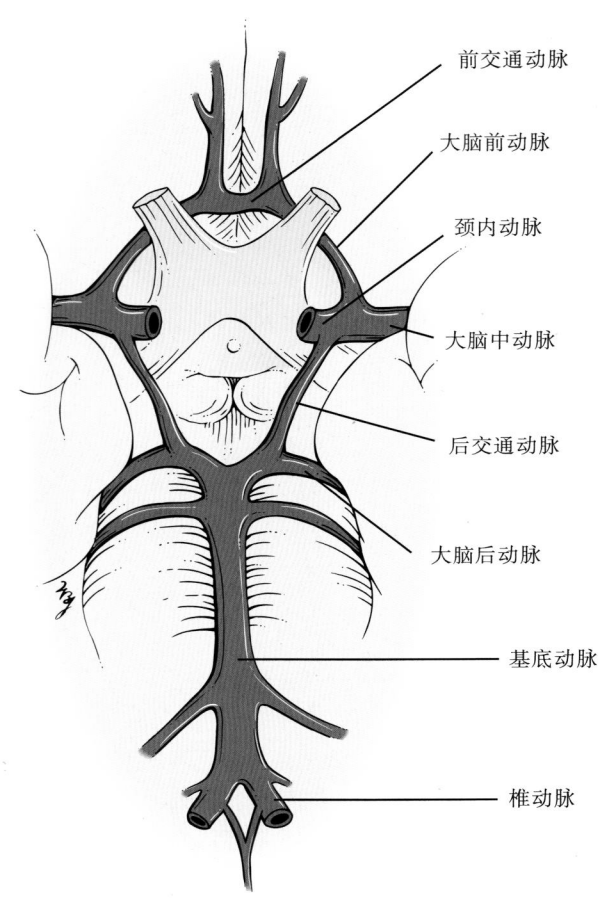

前交通动脉

大脑前动脉

颈内动脉

大脑中动脉

后交通动脉

大脑后动脉

基底动脉

椎动脉

图 18-5　Willis 环

脊髓延续延髓，是一圆柱形的神经组织，成人脊髓长 40~50cm。远端达第一腰椎下缘。前正中裂和后正中沟将脊髓分为对称的两半。每一半包含白质和灰质，二者又分别由不同组分构成（图 18-6）。

脊髓中央为灰质。灰质的前部，或称前角，是脊髓的运动部分，包含的多极细胞发出外周神经的前根。侧角

1　病灶同侧舌肌瘫痪。伸舌时舌尖偏向病灶侧。

2　软腭肌瘫痪和构音障碍。

3　胸锁乳突肌或斜方肌瘫痪，也可两者均瘫痪，导致无法向病灶对侧转头，无法耸肩。本文篇幅有限，尚有许多临床综合征无法一一列举，建议读者复习神经解剖学以求深入了解。

4　即患者意图去做某件事而移动手部时出现，而静止时可能不出现的震颤。

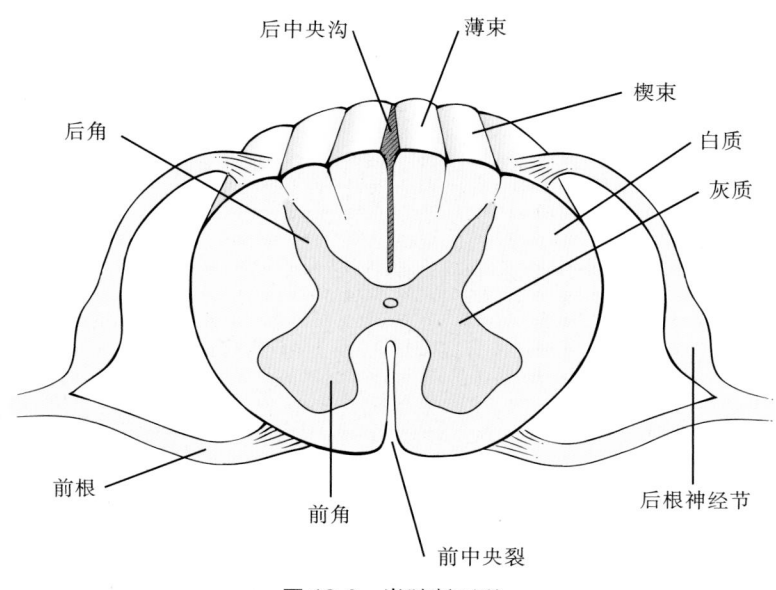

图 18-6 脊髓断面观

（交感节前神经元）在 T1 至 L2 水平的脊髓中出现。灰质的后部，或称后角，是脊髓的感受器。

脊髓白质由连接脊髓各节段以及连接脊髓与大脑的神经纤维束构成。有三个主要的柱（索）。前正中裂和前外侧沟之间为脊髓前索，包括腹侧皮质脊髓束（皮质脊髓前束）的下行纤维和腹侧脊髓丘脑束（脊髓丘脑前束）的上行纤维。皮质脊髓前束与随意运动相关，脊髓丘脑前束则传入浅触觉相关的神经冲动。

侧索位于前外侧沟和后外侧沟之间，包含皮质脊髓侧束的下行纤维，脊髓小脑束和脊髓丘脑侧束的上行纤维。皮质脊髓侧束负责随意运动，脊髓小脑束传递本体感觉；脊髓丘脑侧束传递痛觉和温度觉。

后索位于后外侧沟和后中间沟之间。其中最重要的纤维就是薄束和楔束的上行纤维。这些传导束和震动觉、被动运动、关节位置觉以及两点辨别觉相关。

31 对脊神经，每对均由前根（运动根）和后根（感觉根）组成。前根由传出神经纤维构成，发自脊髓灰质前角和侧角（仅 T1~L2），行至周围神经和肌肉。后根是感觉根，由传入神经纤维构成，其胞体位于脊神经节。

脊神经包含颈神经 8 对（C1~C8），胸神经 12 对（T1~T12），腰神经 5 对（L1~L5），骶神经 5 对（S1~S5），尾神经 1 对（图 18-7）。

脊髓反射涉及脊髓同节段的一个传入神经元和一个传出神经元。该反射弧的基础是一个完整的感觉支、脊髓内功能性突触、一个完整的运动支和能够作为效应器的肌肉。传入支和传出支在同一脊神经内并行。当一个伸长的肌肉被突然进一步拉伸，感觉传入神经就通过该脊神经中通向后根的纤维发出冲动，冲动到达脊髓灰质的突触后，被传到前根，再通过前根传至神经肌肉接头，肌肉迅速收缩，完成反射弧。图 18-8 示一脊髓反射弧。

传入的感觉支不仅在反射弧中有重要作用，对感觉类型的辨别也很重要。传递痛觉和温度觉的神经纤维进入脊髓，在 1~2 个脊髓节段内交叉至对侧，在对侧脊髓丘脑侧束中上升，途经脑干和丘脑，终于顶叶的中央后回（图 18-9A）。传递肌肉、关节和肌腱的本体感觉的神经纤维进入后根，并参与反射弧。其他传递本体感觉的神经纤维直接进入后索，在薄束和楔束中上升至同侧神经核团，在内侧丘系交叉，抵达丘脑的突触，终于顶叶的中央后回。同时，其他本体感觉神经纤维经脊髓小脑束交叉或不交叉行至小脑（图 18-9B）。

三、特殊症状

神经系统疾病中最常见的症状如下：

- 头痛
- 意识丧失
- "头晕"

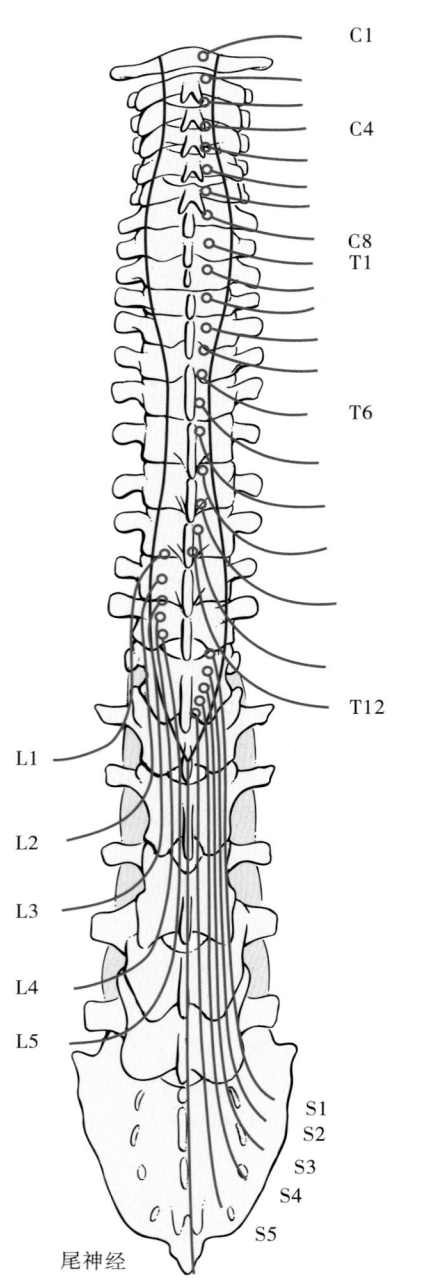

图 18-7 脊神经

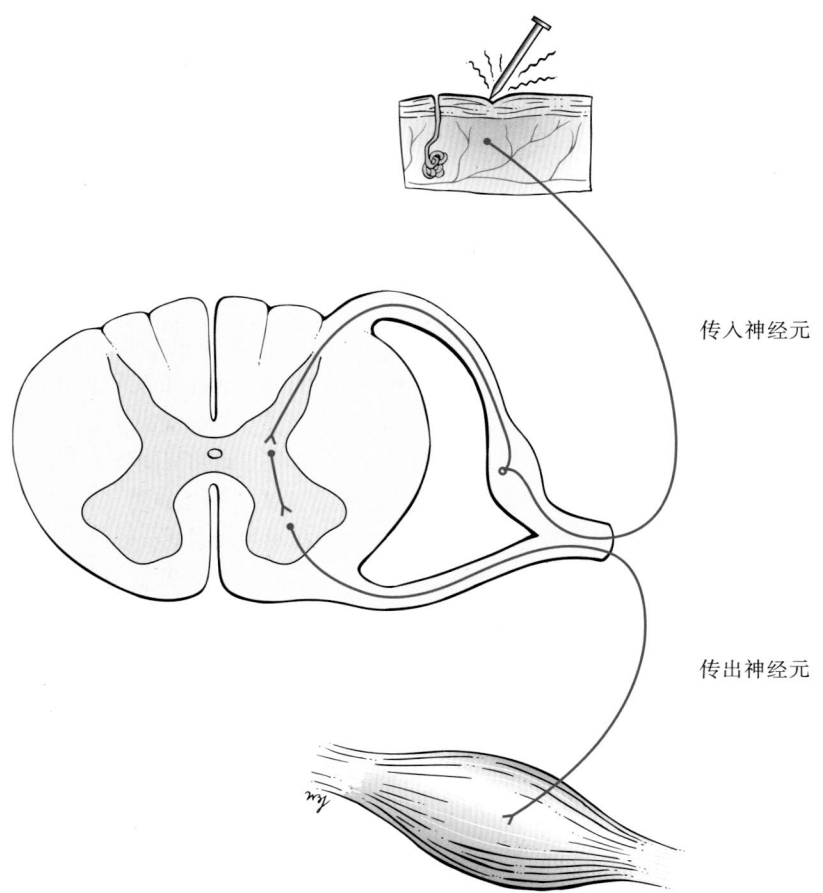

图 18-8 脊髓反射弧

- 共济失调
- 意识障碍
- 视觉障碍
- 失语
- 痴呆
- 卒中
- 步态障碍
- 震颤
- "麻木"
- "无力"
- 疼痛

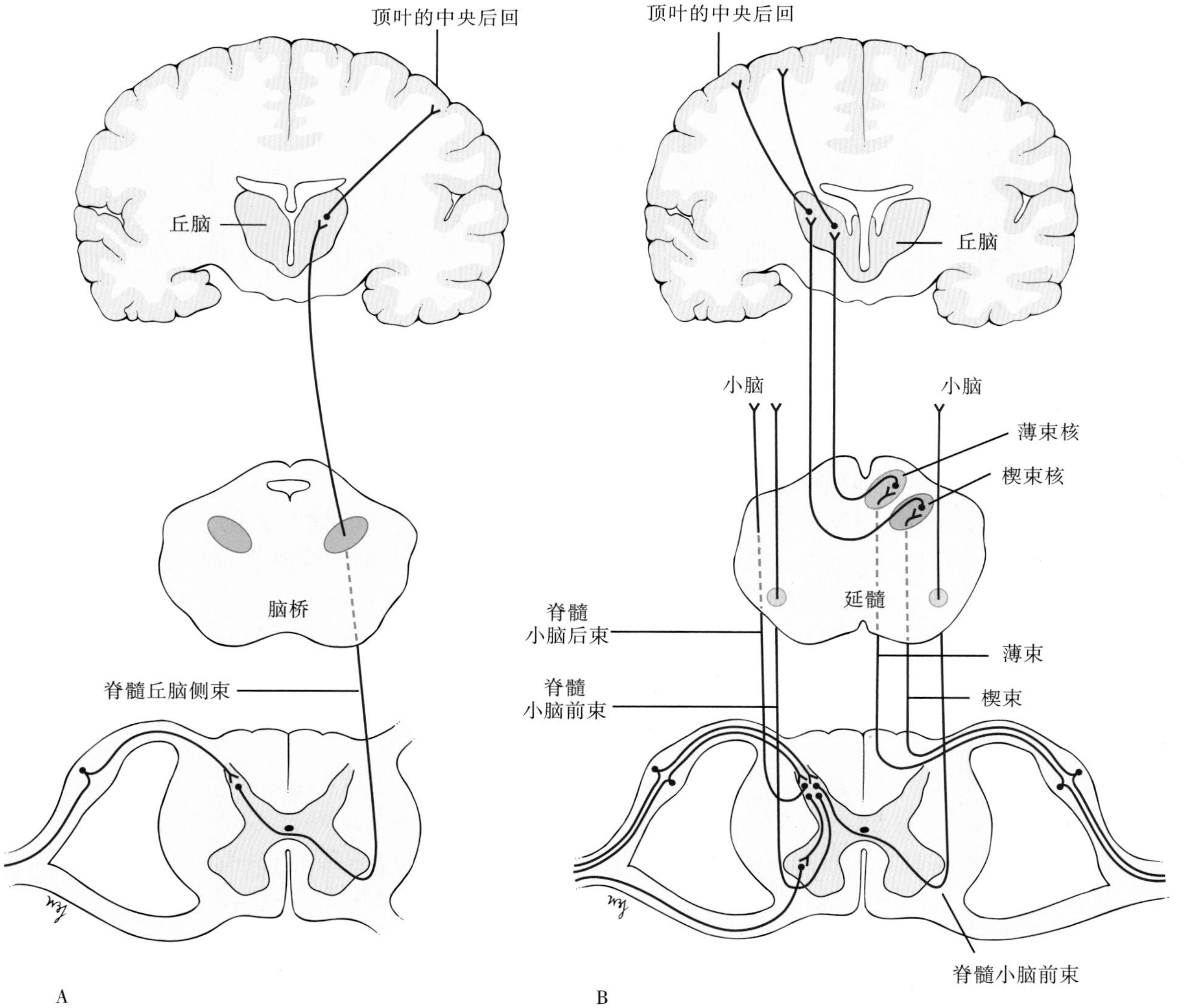

图 18-9　感觉类型的辨别

A：经脊髓丘脑侧束的痛觉和温度觉传导通路；B：经后索和脊髓小脑束的本体感觉神经通路

（一）头痛

头痛是最常见的神经系统症状。据统计美国有超过 3500 万人有反复发作的头痛。其中大部分患者的头痛都与偏头痛、肌肉收缩或肌紧张相关。如果一个患者的头痛模式从未变化且已经出现了好几年，这个头痛不大可能是现患疾病引起的。对于任何主诉近期头痛频率或严重程度发生变化的患者，必须弄清楚几个要点，可以询问如下问题：

"你的头痛发生多久了？"

"你什么时候注意到头痛的性质或者严重程度有变化的？"

"你的头痛性质是怎么变化的？"

"你的头痛多久发作一次？"

"每次头痛持续多长时间？"

"具体是头的哪个部位痛？"

"头痛具体怎么个痛法？"

"头痛开始到达到最痛要多久?"

"你头痛时有其他症状吗?"

"你有发现有什么能诱发你头痛的因素吗?"

"头痛前有什么先兆吗?"

"有什么能使你头痛加重的因素吗?"

"怎样能使你觉得头痛好一点?"

主诉突然发病的患者往往比慢性病程的患者病情更加严重。连续头痛常与肌肉痉挛有关,而反复发作的头痛要考虑偏头痛或丛集性头痛。搏动性头痛常因血管性疾病导致。某些头痛常伴有视觉异常、恶心或呕吐。颅内压增高的患者,任何导致颅压升高的因素都会导致头痛加重,如咳嗽和弯腰。突然发生的剧烈头痛要考虑卒中。

偏头痛是一种双相的头痛,常有前驱期,称为先兆,随后是头痛期。先兆可以是一个或多个生理事件,包括一过性的自主神经、视觉、运动或感觉现象。常见的视觉症状包括畏光、视物模糊和暗点。先兆过后头痛开始。头痛常为单侧,常有搏动感,可持续数小时至数天。偏头痛的常见诱因包括应激、焦虑、使用避孕药和体内激素水平变化。许多患者在兴奋后发作。其他常见诱因包括饥饿和摄入特定食物如巧克力、奶酪、腌肉和高辣食物。患者常有偏头痛家族史。

丛集性头痛与眼交感神经障碍有关。典型特点是中年男性,主诉反复发作的眼周疼痛,可持续长达 1 小时。丛集性头痛的经典表现为患者连续 2~4 周晚上因头痛从睡眠中疼醒。头痛时可伴同侧瞳孔缩小、上睑下垂、结膜水肿、流泪和鼻塞。有观点认为饮酒诱发头痛发作。

头痛也可以是鼻窦感染、眼部疾病或牙科疾病引起的牵涉痛。全身性疾病如病毒性感染、慢性阻塞性肺病和中毒也可以导致头痛。注意患者是否正在服用任何可能导致头痛的药物。

(二) 意识丧失

意识丧失——晕厥可能由心血管疾病或神经系统疾病引起。心血管因素已经在第十一章"心脏"和第十二章"外周血管系统"中讨论过。昏厥这一用词也常常出现,但对于患者和问诊者可能含义并不相同。如果患者使用该词,需要理清其含义。患者可能用昏厥来描述实际上的意识丧失、视物模糊或者不伴意识丧失的对环境知觉下降。

弄清楚意识丧失的一个有用方法是问患者:"你有过失去知觉、不省人事,或者不知道周围发生了什么事的情况吗?"如果患者表示肯定,检查者需要鉴别意识丧失的原因,可以询问如下问题:

"能跟我描述一下那次发作的情况吗? 失去意识前的每件事情都说说。"

"当时有别人看到你发作吗?""发作前有什么症状吗?"

"有人告诉你当时你的身体有动作吗?"

"你能描述一下发作后到你感觉完全正常这段时间内每件事吗?"

"发作后有嗜睡吗?""如果有,继续问"嗜睡持续了多久?"

"发作后你感觉怎么样? 有没有觉得糊里糊涂的?"

"你后来是否发现发作期间有大小便失禁的情况?"

癫痫发作是由突然的神经元异常过度放电引起,可能会导致意识丧失。分析癫痫发作的第一步是确定其发作类型。如果是局灶放电,临床常表现为相应身体部位的异常运动。例如,如果异常放电出现在控制手和上臂的中央前回下部,可能就表现为手和上臂的不自主运动。全面性癫痫发作是由皮质下结构,如丘脑皮质的异常放电所致。这些结构有广泛的双侧皮层联系。全面性癫痫发作有三个主要的类型:

- 癫痫小发作 (失神发作)
- 癫痫大发作 (全身强直-阵挛发作)
- 肌阵挛发作

癫痫小发作的特点是仅持续约 10 秒的突发意识丧失,常无任何先兆。癫痫小发作期间,患者看起来就像在盯着某处或者做白日梦。不伴跌倒或肢体不自主运动。患者发作后迅速恢复正常,对刚刚的发作不能回忆。这种癫痫发作在 5~15 岁儿童中最为常见,偶可持续到成人期。

癫痫大发作是全身运动性惊厥发作。患者意识丧失，许多患者会全身僵直地跌倒。50%癫痫大发作的患者会有头晕、不自主的抽搐、情绪变化、意识模糊或上腹部不适等先兆。有些患者发作时可能先大叫一声。在强直期，肌张力增高，导致强直性屈曲姿势，随后又强直性伸直。患者可能发生窒息和发绀。可能出现双眼睁开凝视前方或者眼球向一侧凝视。之后是阵挛期，表现为肢体的不自主运动。以上两期常伴有流涎、眼球上翻和尿失禁。常出现舌咬伤。阵挛期过后，患者仿佛睡着，较难唤醒。发作后患者可能意识模糊，常常会陷入长达数小时的深睡眠中。常伴肌肉痛和头痛。

肌阵挛发作是较小的运动性癫痫发作，表现为突发的面部和上肢肌肉收缩，最常累及眼睑和前臂。一般不会有明显的意识丧失。

高热惊厥在6个月至6岁的儿童中较为常见，临床表现和癫痫大发作类似。幼儿高热时，可能发生持续时间不到10分钟的惊厥。第一次高热惊厥发生时越年幼的患儿，复发可能性越大。

（三）"头晕"

头晕是一个经常被患者使用的词汇，但问诊者应当避免使用。患者可能用"头晕"来描述眩晕、共济失调或者头重脚轻的感觉。但凡患者使用"头晕"，检查者都要深入追问，因为上述状况的病理生理机制并不相同。问诊者需要将眩晕和共济失调鉴别开。如果患者主诉"头晕"，询问以下问题非常重要：

"你觉得这种头晕是脑子里异常的旋转感吗？"

"你当时有觉得房间在转或者自己在转吗？"

"你当时走路不稳吗？"

眩晕在第八章"眼和耳"讨论过一部分，它是运动的幻觉。严重眩晕可能伴发恶心、呕吐、出汗和焦虑感。询问患者是否感到物体在围着他们转，或者他们自己在旋转或移动。除了第八章的问题以外，检查者还应当询问如下问题：

"你发作时有恶心或呕吐吗？"

"你是否有过听力问题或者耳鸣？"

"你有没有使用过一种叫庆大霉素的抗生素？"

梅尼埃病可导致迁延的严重眩晕伴呕吐，许多患者会有耳鸣或听力受损的症状。发作期间患者站立不稳，伴水平性眼球震颤，方向为远离患侧。某些药物（例如庆大霉素）引起内耳迷路改变，导致眩晕和耳聋。

头晕与跌倒需警惕卒中。

（四）共济失调

前庭-眼-小脑控制机制的破坏会导致共济失调。共济失调是直立位持续性不稳。任何主诉头晕的患者都必须评估前庭、视觉、本体感觉和小脑是否有功能异常。保持平衡需要感觉输入和运动输出的整合，主要以反射形式完成。耳和眼以及他们与脑干和小脑中枢的联系与平衡的维持有密切关系。对共济失调的患者都应询问以下问题：

"你平时有走路不稳吗？"

"当你眼睛睁开或者闭上时头晕有无加重？"

"你平时饮食结构是怎么样的？你昨天吃的什么？"

"你得过梅毒吗？"

下肢的本体感觉异常会导致共济失调。梅毒、维生素B_{12}缺乏或者多发性硬化可引起严重的后索损伤，导致"感觉性"共济失调，表现为步基宽、高抬腿步态。闭眼时加重，患者看着自己的脚走路时减轻。维生素B_{12}缺乏可由恶性贫血或摄入不足引起，营养不良因素较少见。"运动性"共济失调可由小脑和前庭中枢通路异常引起。特点是步基宽，落地点不规则，重心不稳，向左右摇摆。

（五）意识障碍

意识障碍可以是意识范围、知觉、觉醒度的变化，也可是以上各种状况的组合。在意识模糊状态下，患者能够感知信息，但后续加工过程出现混乱。在谵妄状态下，患者感知到的信息就是异常的。如果患者自述或者家属旁证曾经发生过意识改变，检查者应当询问以下问题：

"是突然发生的吗？"

"你以前曾经有过意识改变相关的其他症状吗？"

"你有在用什么药吗？比如镇静剂？胰岛素？喝酒吗？迷幻性药物呢？"

"你以前患过精神疾病吗？"

"你以前患过肾病吗？肝病呢？甲状腺疾病？"

"你以前有过头部外伤吗？"

许多因素都有可能导致意识障碍。意识障碍的严重程度，对诊断往往有较大的提示意义。偏瘫、感觉异常、偏盲、言语错乱以及肢体无力常提示幕上性病变。脑干病变常引起意识障碍伴眼球震颤、呕吐、复视、恶心以及过多打哈欠。任何种类的药物都有可能引起急性的意识障碍。此前的精神病史非常重要。毒物和代谢改变常与意识障碍相关，引起代谢异常的常见因素包括肝功能衰竭或肾衰竭、黏液水肿和糖尿病酮症酸中毒。头部外伤史可能导致硬膜下血肿并导致逐渐进展的意识障碍。

（六）视觉障碍

视觉异常也是常见的神经系统症状，其中最重要的是急、慢性视力下降和复视。任何主诉视觉障碍的患者，检查者都应当询问以下问题：

"你发现视力变化多久了？"

"视力下降的时候有疼痛吗？"

"是突然发生的吗？"

"你患过青光眼吗？"

"你有过甲状腺方面的异常吗？"

"你有糖尿病吗？"

急性的无痛性视力下降可以由血管事件或者视网膜剥脱引起，慢性的无痛性视力下降常因视神经、视束或视放射受压造成。慢性隐匿发生的无痛性视力下降常因青光眼造成，但急性闭角型青光眼可引起伴有剧烈眼部疼痛的短暂失明。偏头痛可能造成头痛前的短暂失明。一过性黑矇是指持续时间不超过 3 分钟的短暂失明，是颈内动脉疾病的特征性表现。

复视已经在第七章讨论过。眼肌麻痹、甲状腺异常、重症肌无力和脑干损伤都是熟知的复视原因。很多疾病可以导致眼肌麻痹，包括外伤、多发性硬化、重症肌无力、Willis 环的动脉瘤、糖尿病和肿瘤。

对于主诉复视的患者需要询问以下问题：

"你有糖尿病吗？"

"你盯着视野里哪一块的时候会发生复视？"

"复视是突然发生的吗？"

"复视的时候有哪疼吗？"

"头或者眼睛以前受过外伤吗？"

"有人告诉过你有高血压吗？"

"你疲劳的时候复视会加重吗？"

"你有过 AIDS 病毒暴露史吗？"

如果脑神经受累引起眼外肌麻痹，患侧眼不能和另一只眼共轭运动，患者可能出现凝视某个区域时有复视。眼肌麻痹可能涉及第 III、IV、VI 对脑神经。完全的第 III 对脑神经（动眼神经）麻痹会引起上睑下垂、瞳孔扩大及除外展以外的其他眼外肌麻痹，外伤、多发性硬化、肿瘤和动脉瘤是最常见的原因。后交通动脉的动脉瘤可累及第 III 对脑神经，后者行经后交通动脉旁走向海绵窦。海绵窦血栓在 AIDS 患者中并不少见，也可能引起第 III 对脑神经完全麻痹。第 III、IV（滑车神经）、VI（展神经）对脑神经麻痹不伴瞳孔异常，可见于糖尿病和长期的高血压患者。重症肌无力患者在下午或晚上肌肉疲劳无力时也常出现复视。

视觉障碍如单眼视野缺损或失明、视物模糊或者"看东西灰蒙蒙的"，常见于卒中患者。

（七）失语

讲话不正常或者失语，可以是非流利性（运动性）或流利性的（感觉性）。运动性失语患者说话缓慢而吃力，发音不清，但语言理解无异常。部分词语的表达会有极大困难。而感觉性失语患者说话迅速而流畅，但充满语法错误，且会漏掉许多词。书写障碍是非特异症状，仅提示神经肌肉控制障碍。此类患者需要询问以下问题：

"你是否注意到过自己说话方式上的改变，比如发音含混不清？"

"别人和你说话，你会感到理解起来很困难吗？"

"你有没有过交谈中觉得找词困难？"

"你这段时间写字有没有变化？"

语言方面的问题和发音含糊不清一样，在卒中患者中很常见。

（八）痴呆

记忆力下降是神经系统疾病的重要症状。痴呆可以定义为定向力、记忆力、判断力和其他认知功能的渐进性损害。痴呆是一个症状而不是一个病种。痴呆最常见的病因是阿尔茨海默病，其他病因包括帕金森病、血管病、代谢性疾病、药物、肿瘤、维生素 B_{12} 缺乏、III 期梅毒和正常颅压脑积水。早期痴呆患者常常会被发现理解书面文字的能力下降，患者能够意识到自己有认知障碍，但不会告诉家属和朋友。早期认知障碍常极为隐匿，与患者长期住在一起的家人也可能难以发觉。此外，家属和朋友也可能并不想承认患者记忆力减退。

检查者要询问患者或其朋友、家属以下问题：

"最近有没有注意到记忆力有变化？"

"有没有感到以前读过的东西难以阅读或理解？"

"几年前患者性格是什么样的？"

"患者最近一次看起来正常是什么时间？"

"患者饮食结构是什么样的？他/她吃得好不好？"

"患者能够独自生活吗？"

（九）脑血管事件

卒中或称为脑血管事件，是常见疾病。其中大部分（约80%）是血栓栓塞性的，少数是出血性的（20%）。30%卒中的患者在起病后一个月内死亡。大多数卒中患者都有至少一个肢体的瘫痪。短暂性脑缺血发作（TIA）表现为短暂发作的局灶性神经功能异常，常仅持续数分钟，随后完全恢复。TIA 的重要性在于30%TIA患者在其后4~5年内会发生卒中。

（十）步态障碍

步态障碍的发生原因多种多样。足的局部疼痛、关节痛、髋或腿引起跛行、前庭病变或锥体外系病变都可以导致步态改变。卒中后大脑皮质脊髓束的中断可以导致对侧下肢痉挛，表现为足拖曳，整条腿看起来僵硬而外展。脊髓病变可导致双下肢的痉挛性麻痹，表现为步态缓慢而僵硬，步幅小。帕金森病患者走路时身体前屈前倾，小碎步前进。步态障碍患者需要询问以下问题：

"你走路时腿痛吗？"

"你有糖尿病吗？"

"你患过梅毒吗？"

"你吃了什么？请告诉我你昨天吃过的每一样东西。"

臀或腿的血管闭塞性疾病的患者走路时会感到疼痛，也可能发生步态改变。糖尿病、梅毒和恶性贫血的患者可能会有感觉障碍，从而引起步态异常。

（十一）震颤

震颤是指肢体远端或头部的节律性动作。生理性震颤是每秒10~12个周期（10~12Hz）的摆动，运动后更为明显。病理性震颤频率较低。帕金森病是最常见的锥体外系运动障碍病。患者静止时震颤明显，运动时减轻。频率3~6Hz，焦虑时加重。意向性震颤，或称共济失调性震颤，频率较慢（2~4Hz），且试图完成某个动作时症状加重。多发性硬化是意向性震颤的常见病因之一。肝肾功能衰竭引起的代谢异常也是常见原因。酒精或咖啡因戒断也是诱因之一。有震颤症状的患者，检查者应当询问以下问题：

"当你试图去做某事时震颤会加重吗？"

"你有甲状腺疾病病史吗？"

"你有过肝肾方面的问题吗？"

"你每天大概喝多少酒？"

"你一般喝多少咖啡或者茶？"

"你一般吃多少巧克力？"

舞蹈症是面部和肢体的非随意快速动作。常见病因是亨廷顿舞蹈症，亨廷顿舞蹈症表现为舞蹈症伴性格改变以及渐进性智力减退直至痴呆。

（十二）"麻木"

麻木也是一个被患者用来代指一大组不适的词语，可被用来描述"发麻"感、凉、疼或者笨拙。检查者要确保弄清楚患者的确切症状，查体时要特别注意仔细检查外周血管搏动，因为动脉供血不足可能引起上述不适。糖尿病是下肢麻木的常见原因。多发性硬化可以引起任意肢体的麻木。

（十三）"无力"

无力可能是运动系统受累表现。上肢近端肌无力的患者会诉梳头、剃须、够高处困难。上肢远端无力的患者会诉扣扣子、用钥匙开锁或写字困难。下肢近端肌无力的特点是上楼梯、上床或者跨进浴缸困难。足下垂是典型的下肢远端无力症状。第十七章"肌肉骨骼系统"讨论了无力的几个重要方面。

面部的下垂和无力、伴有手和上肢的麻木和笨拙是卒中的常见表现。

（十四）疼痛

疼痛在神经系统疾病中并不常见，但值得一提。三叉神经痛表现为三叉神经上颌支或下颌支分布区域（图18-10）短促而剧烈的刺痛，持续数秒（图18-10）。常见诱发因素包括运动、触碰、进食或者遇冷。丛集性头痛也可以引起面部疼痛。带状疱疹病毒感染感觉神经根，引起带状疱疹，表现为沿该神经根分布区域的剧痛，3~4天后可见典型的沿受累神经线状分布的水疱样皮疹。图5-70示脊神经T3的带状疱疹病毒感染的典型皮肤表现。

坐骨神经痛表现为沿着腿部坐骨神经分布区域向下放射的剧痛，常因腰椎病变累及坐骨神经引起，腰骶椎关节炎为常见原因。

有时脱髓鞘疾病会引起非常严重的感觉异常，患者有可能会将其描述为疼痛。

脑膜炎患者常主诉颈部疼痛和存在颈抵抗。如果怀疑脑膜炎，患者平卧位，将检查者的手放在患者颈后，屈曲患者颈部直至下颌触及胸骨。脑膜炎患者有颈部疼痛和阻抗感。布鲁津斯基征（Brudzinski sign）还伴有屈髋和屈膝。约瑟夫·布鲁津斯基至少描述了五种提示脑膜刺激的体征，这是最广为人知也是最可靠的一个。另外一个脑膜刺激征是患者平卧时检查者屈起患者的髋关节和膝关节，再拉直患者的膝关节，如果引出疼痛或者抵抗，则为凯尔尼格征（Kernig sign）阳性。

四、慢性神经系统疾病对患者的影响

慢性神经系统疾病对患者及其家庭影响巨大。当目睹患者临床症状逐渐加重，患者家人会非常痛苦，患者的

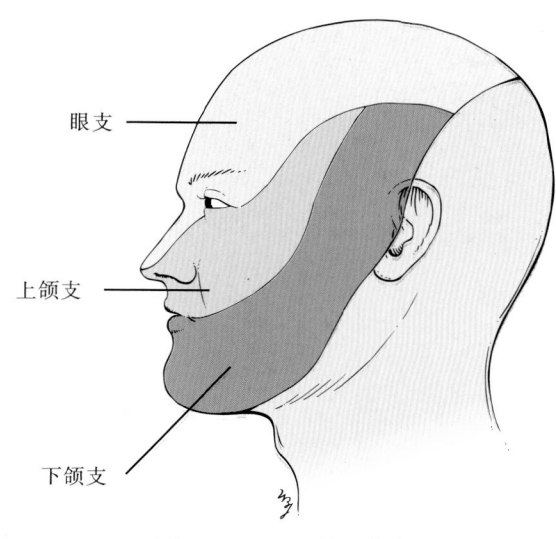

图 18-10 三叉神经分布

各种功能障碍也会给家庭带来巨大负担。

阿尔茨海默病是慢性进展性神经疾病的典型范例。这是一种病因未明的慢性破坏性疾病，是弥漫性大脑变性导致脑功能衰竭的最常见病因，特点是进行性的广泛大脑变性，预后毫无希望。

记忆力下降和认知功能损害是阿尔茨海默病的主要症状。抑郁很常见。患者会有非常明显的认知功能障碍，让他们失去处理周围环境及事务的能力。他们可能会忘记自己住在哪里，忘记关掉炉子上的煤气，忘记熄灭烟头；他们可能会在户外毫无目的地游走。

阿尔茨海默病的临床表现覆盖范围很广，好的对自己的认知下降有自知力，差的可以是植物状态，许多患者与现实脱节。问诊这种患者，可能发现他连叙述自己病史的能力都丧失了。

疾病早期，患者可能会使用许多婉转曲折的表达方式，比如当他们找不到合适的词时就会使用相近的词语来替代。另外一个早期表现是时间定向力和空间定向力障碍，常出现视幻觉，几乎所有患者都会出现性欲下降。随着意识障碍加重，患者运动行为减少。一个重要特征是奇思异想和幻想不断增多，占据患者意识主导。妄想尤其是被害妄想十分常见。

疾病早期阶段，当患者仍然能够判断周边环境状况但是已经有健忘时，常发生轻度抑郁、焦虑和易激惹。随着疾病进展，情感淡漠将会是其显著特征。患者会显得淡漠，性情孤僻。对活动增多的患者，焦虑和恐惧更为常见，但惊恐发作并不多。敌对和偏执迅速加重。突然发生的情绪高度激动源于频繁的幻觉。

对于轻症患者，抑郁、疑病和恐惧较为突出。可能发生分离转换障碍，比如癔症性失明。患者不再有社交活动，还可能会突然大怒、焦虑异常或者突然大哭。随着疾病进一步发展，许多患者会出现自杀倾向。患者的情绪极度不稳，可能阵发性大笑后又大哭。随着疾病进展，神经功能障碍进一步发展，患者逐渐变得反应迟钝，情感缺乏。终末期阿尔茨海默病患者可能表现出全身的严重消耗伴突出的脑功能障碍。

五、体格检查

神经系统查体的必备物品包括：安全别针、棉棒、用于查振动觉的 128Hz 音叉、用于查听觉的 512Hz 音叉、方纱、常见物品（硬币、钥匙）和叩诊锤。

神经系统查体包括评估以下内容：

- 精神状态
- 脑神经
- 运动功能
- 反射

- 感觉功能
- 小脑功能

二维码 18-1
精神状态评估 1

二维码 18-1
精神状态评估 2

（一）精神状态

问诊过程中检查者已经对患者的精神状态有了不少了解，问诊过程本身已经能够评价患者的远期记忆、情感和判断力。而正式的精神状态检查一般以如下开场白开始："我想要问你几个例行的问题。有些很容易，有些略难些，请你尽自己的最大努力回答。"

精神状态的检查包括以下方面的评估：

- 意识水平
- 言语
- 定向力
- 对时事的了解
- 判断力
- 抽象能力
- 词汇量
- 情感反应
- 记忆
- 计算能力
- 物体辨认
- 执行功能

1. 评估意识水平

当检查者向患者自我介绍时就能够评估其意识水平。患者是清醒的吗？警觉性如何？患者的神志是否有因外源性或内源性损伤发生异常？患者看起来意识模糊吗？如果患者对检查者的自我介绍没有反应，可以握住患者的手并轻声说："你好，某某先生/女士，能听到我说话吗？如果能听到就捏下我的手。"如果仍然没有反应，试着轻轻摇晃患者。如果依旧没有反应且患者看起来反应迟钝，挤压乳头或者用大拇指按眶上缘，疼痛可能会唤醒患者。如果这些方法都失败了，则患者处于昏迷状态。昏迷的患者意识完全丧失，疼痛刺激不能唤醒。如果使用疼痛刺激，注意不要掐拧患者皮肤、留下瘀痕或伤痕。如果患者有朋友或者家属在场，确保和他们解释清楚你在做什么。

2. 评估言语

如果患者醒着而且是警醒的，检查者应当已经观察到了患者的言语。让患者重复短语比如"no ifs, ands, or buts"。患者有构音障碍、发音困难、语言障碍或者失语吗？构音障碍是发音不清。通常舌和上颚损伤是构音障碍的原因。发音困难是发声方面的障碍，表现为音量和音调的变化，常因上颚和声带损伤引起。语言障碍是理解或者表达方面的障碍，常因大脑功能障碍引起。失语是指完全无法说话。大脑不同区域的损伤造成不同类型的失语。运动性、表达性、非流利性失语是指患者知道他们想说什么，但是有运动障碍而无法恰当发音。患者能理解书面和口头语言，但无法复述，常因额叶损伤引起。感觉性、理解性、流利性失语是患者自发流利地说话，但是词句杂乱。患者无法理解书面和口头表达的指令，也无法复述，常因颞顶叶病变引起。

3. 评估定向力

检查者要评估患者对人物、空间和时间的定向力。定向力指患者对自己和他人、空间和时间关系的认知。定向力障碍的发生和记忆力、注意广度受损有关。对于这类患者检查者要询问以下问题：

"今天的日期是什么？"

"今天是星期几？"

"现在是几月份？"

"现在是什么季节？"

"你现在所在的这家医院（或这栋建筑）叫什么？"

要评估定向力，不要问患者叫什么或者此类无法查证的问题。早期认知障碍的患者在不知道正确答案的时候很可能回答得非常谨慎，他们希望检查者接受他们的答案而不要继续追问。例如，如果检查者问："你现在在哪里？"如果患者不记得地址，可能就会这样回答："我在你的办公室里。"你应当继续问："那么我的办公室在哪里？"

4. 评估对时事的了解

可以要求患者说出最近四任国家首脑的名字，问患者市长或者省长的名字也可以。如果患者并非本国人或者对本国政治不熟悉，询问患者其他更为普适的问题。说出时事的能力需要完整的定向力、完整的短期记忆和抽象思考的能力。

5. 评估判断力

评估判断力，可以让患者回答一个简单的问题。比如可以这么问：

"如果你在邮筒附近的街边发现一封写了地址且邮票尚未盖戳的信封，你会怎么做？"

"假设你在一个拥挤的电影院，这时起火了，你会怎么做？"

对第一个问题，正确的回答是捡起信件然后将它寄出。不正确的回答可能是"我会把它扔到垃圾桶里。"判断力需要更为高级的大脑功能。

6. 评估抽象能力

抽象能力是较高级的大脑活动，需要理解力和判断力。常用谚语来监测抽象推理能力。请患者解释以下语句：（由于文化差异，直译的谚语可能并不通俗易懂，括号里是意译。）

"生活在玻璃房子里的人就不该乱扔石头。"（医生行医就应该"战战兢兢，如履薄冰"。）

"滚动的石头不生苔。"（流水不腐，户枢不蠹。）

抽象推理能力受损的患者可能会用非常具体的方式来阐述第一个谚语，例如"如果你扔石头的话玻璃就会碎。"第二个谚语的具象阐述可能会是"苔藓只会在不动的石头下面长起来，不会在滚动的石头下面长起来。"具象化的回答在智力障碍或者大脑功能障碍的患者中很常见。精神分裂症患者常常也会具象化回答这些问题，但是也经常答得匪夷所思。评估抽象能力的时候要注意一点，患者的母语是否是所用谚语的来源。如果非母语，他们可能因为照着字面翻译，只能给出具象化的答案。

另外一个评估抽象推理能力的方式是问患者两样东西的相同点和不同点。你可以这么问："狗和猫有什么共同点？"、"佛寺和道观有什么共同点？"或者"一个苹果和一只鸡有什么不同点？"

7. 评估词汇

词汇量很难评估。词汇量有许多影响因素，包括患者的教育程度、家庭背景、工作、生活环境和大脑功能状态。但是，它是评估认知功能的重要参照。智力障碍的患者词汇量极其有限，但是仅有轻度的脑功能损害的患者词汇量可能保持得很好。要求患者解释词语或者用其造句，可以使用任何词语，但是提供词语的顺序应当是难度递增的。例如下面的一系列词汇：

汽车

能力

显著的

自愿的

望远镜

沉默的

谜

8. 评估情感反应

虽然此前可能已经观察到患者的情感反应，但必须特别询问患者是否有过突然的情绪改变。可以这么问："你精神怎么样？"接诊过程中问诊者已经注意到患者对事件的情绪反应，可能是恰当的、异常的或者淡漠的。对所爱之人的去世，恰当的情绪反应可能是哭泣，如果大笑则是不恰当的情绪反应，而如果几乎没有反应则是淡漠。双侧大脑病变的患者情感会失去控制。

9. 评估记忆

检查者让患者回想近期和远期的已经发生的事情来检测记忆力。短期记忆很容易评估，给患者提供三个词，令其5分钟后复述。例如告诉患者："跟着我重复这几个词，记住他们，待会儿会要求你再告诉我这几个词是什么？项链、三十二、车库。"接着进行其他精神状态的检查，五分钟后问患者："我让你记住的词是什么？"

一个简单的检测记忆的方法是让患者尽可能多地回忆某一个类别的元素。可以让患者做下列要求中的一样：

"说出尽可能多的花名。"

"说出尽可能多的职业名称。"

"说出尽可能多的工具名称。"

短期记忆的异常可能与颞叶病变有关。

检测长期记忆可以询问患者过去发生的广为人知的大事。但不要询问你无法查证的事。

10. 评估计算力

计算的能力取决于优势大脑半球的完整性和患者智力。要求患者做简单的算术，比如100减7，再减7，再减7，再第四次，这叫连续减7试验，如果有困难的话，让患者做几个简单的加法或减法，比如"5加7是多少？12加9是多少？27加9是多少？"

11. 评估物体辨认

物体辨认被称为感知。失认症是指虽然基本感觉正常，但不能识别感觉刺激。向患者展示一系列常见物品，比如硬币、钢笔、眼镜或者衣物的一角，让患者说出他们的名字。如果患者视力正常但不能辨认出物品，则为视觉失认症。触觉失认是指没有感觉障碍的情况下不能依靠触觉辨认出物品，多见于非优势半球顶叶病变。自体部位失认是指患者无法辨认出自己的身体部分，比如手或腿。

12. 评估执行功能

执行功能是完成某个动作或行为的能力。失用是指在没有肌力、感觉或者共济运动障碍的情况下无法完成某项随意运动。运用障碍是完成动作的能力降低。患者听到且理解了某个指令，但是无法整合起各个肌肉运动从而完成该动作。让患者从床边的水壶中向玻璃杯里倒水，然后喝水。运用障碍的患者可能会从水壶里喝水或者试图从空杯子喝水。这类异常由额叶深部病变造成。

失用的另一个类型是结构性失用，表现为不能构建或者画出简单的设计。检查者画出一个形状并要求患者临摹一个，或者让患者画一个钟面。结构性失用的患者常有顶叶后部的病变。

（二）脑神经

脑神经的检查应当按一定顺序进行，部分脑神经之前已经评估过。表18-1列出了12对脑神经及其相应功能，以及各脑神经发生病变时的临床表现。

1. 第Ⅰ对脑神经：嗅神经

嗅神经的神经末梢分至上鼻甲和鼻中隔的上 1/3。嗅神经不常规查。但是任何怀疑额叶病变的患者都要评估嗅神经。

表 18-1　脑神经

脑神经	功能	受损的临床表现
Ⅰ 嗅神经	嗅觉	嗅觉障碍
Ⅱ 视神经	视觉	视力丧失
Ⅲ 动眼神经	眼球运动，瞳孔缩小，调节	复视，上睑下垂，瞳孔散大，失去调节能力
Ⅳ 滑车神经	眼球运动	复视
Ⅴ 三叉神经	面部、头皮和牙齿的一般感觉；咀嚼	面部"麻木"；咀嚼肌瘫痪
Ⅵ 展神经	眼球运动	复视
Ⅶ 面神经	味觉；上颚和外耳的一般感觉；泪腺和颌下腺、舌下腺分泌；面部表情	舌前 2/3 嗅觉障碍，口干，无泪，面瘫
Ⅷ 前庭蜗神经	听觉；平衡	耳聋，耳鸣，眩晕，眼球震颤
Ⅸ 舌咽神经	味觉，咽和耳的一般感觉，软腭抬举，腮腺分泌	舌后 1/3 味觉障碍，咽部肌肉麻痹，部分口干
Ⅹ 迷走神经	味觉，咽、喉和耳的一般感觉；吞咽；发声；支配心脏和腹腔脏器的副交感神经	吞咽困难，声嘶，腭肌瘫痪
Ⅺ 副神经	发声；头、颈和肩部运动	声嘶；头、颈和肩部肌肉无力
Ⅻ 舌下神经	舌运动	舌肌瘫痪、萎缩

（1）嗅觉测试

要求患者闭上眼睛，堵住一侧鼻孔，将测试物移近患者另外一侧鼻孔，让患者嗅测试物。测试物必须是有挥发性但无刺激性气味的，如丁香、香草豆、新磨的咖啡或者薰衣草。使用刺激性气味的物品如乙醇（酒精），就会刺激第Ⅴ对脑神经，结果就不准确。

分测两侧鼻孔。检查者让患者指出测试物品是什么。单侧的比双侧的更有意义，提示病变累及同侧的嗅神经或嗅束。

二维码 18-3
视神经检查

二维码 18-4
动眼神经检查

2. 第Ⅱ对脑神经：视神经

视神经终于视网膜。视力和眼底镜检查在第七章"眼中"已经讨论过。

3. 第Ⅲ对脑神经：动眼神经

动眼神经支配眼内直肌、上直肌、下直肌和下斜肌，进而支配大部分的眼球运动。第Ⅲ对脑神经也支配眼内肌，控制瞳孔收缩和调节。

眼外肌在第七章中有所讨论。动眼神经麻痹的患者如图 7-150。瞳孔对光反射的完成需要第Ⅱ、Ⅲ对脑神经参与。视野既是眼部检查也是神经系统查体的一部分。查视野的方法在第七章中有过论述。

4. 第Ⅳ对脑神经：滑车神经

滑车神经支配上斜肌，眼外肌运动具体见第七章。

二维码 18-5

三叉神经检查

二维码 18-6

耳镜使用法

5. 第Ⅴ对脑神经：三叉神经

三叉神经负责面部、鼻黏膜和颊黏膜以及牙齿的感觉传入。运动纤维支配咀嚼肌。三叉神经的三个主要分支是眼支、上颌支和下颌支（图 18-10）。

眼支支配额窦、结膜、角膜、上睑、鼻梁、前额和直至颅顶的头皮感觉。上颌支支配面颊、上颌窦、鼻侧、上牙、鼻咽部、硬腭和腭垂的感觉。下颌支支配颏部、下颚、舌的前 2/3、下牙、牙龈和口底以及颊黏膜的感觉。运动支支配咀嚼肌和鼓膜张肌。

三叉神经检查包括以下三方面：

- 角膜反射
- 感觉功能
- 运动功能

（1）角膜反射的检查

角膜反射需要第Ⅴ、Ⅶ对脑神经的参与。检查者需要准备一支棉棒，顶部棉头扯成长约 1.3 cm 细条。将一只手放在患者的眉弓或头上以固定患者头部，让患者看向左侧，同时棉花毛从右侧靠近并轻触右眼角膜（图 18-11）。正常反应是双侧眼睑迅速地反射性关闭。在另一侧从另一个方向再重复一次。

双侧对比。角膜反射的传入通路是三叉神经眼支，传出通路经过面神经。

做角膜反射试验时，轻触角膜，但不要碰到睫毛或者结膜，否则将得出错误结果。

（2）感觉功能的检查

让患者闭上眼，当感到被触及时示意。用一片纱布轻轻刷过一侧前额，然后刷过另一侧的对称位置，接着在

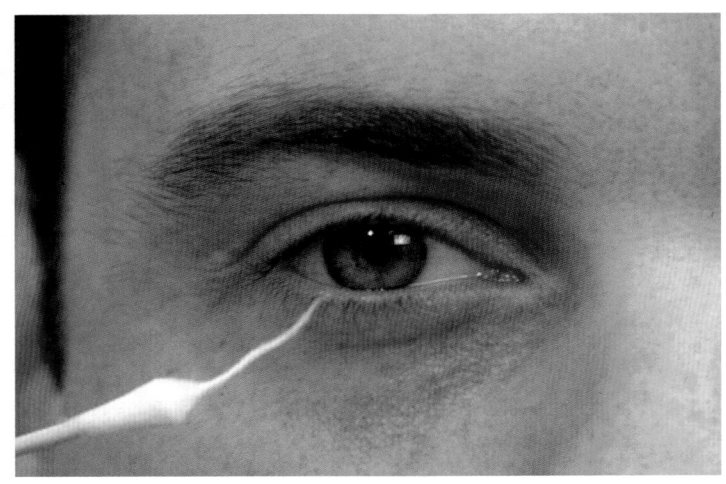

图 18-11 评估角膜反射的手法

颊部和下颌同样，这样三个分支都能够检查到。询问患者双侧感觉是一致的还是不同。检查方法如图 18-12。

（3）运动功能的检查

运动功能的检查方法是检查者触摸双侧咬肌和颞肌时候嘱患者咬紧牙（图 18-13）。单侧瘫痪导致下颌偏向受累肌肉一侧。

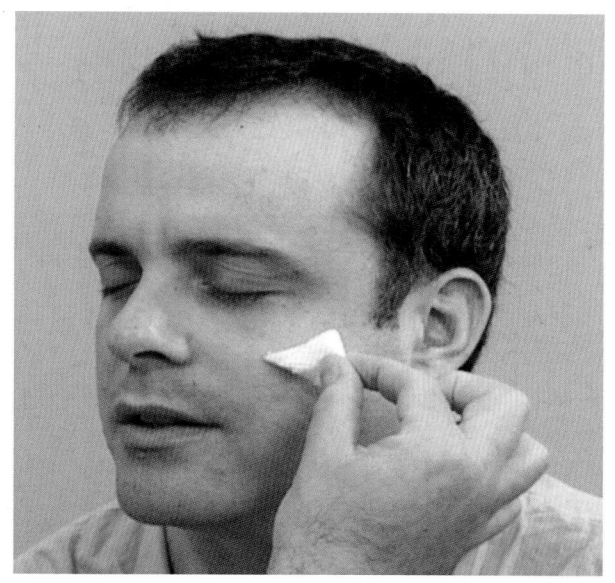

图 18-12　检查三叉神经上颌支的感觉功能的方法

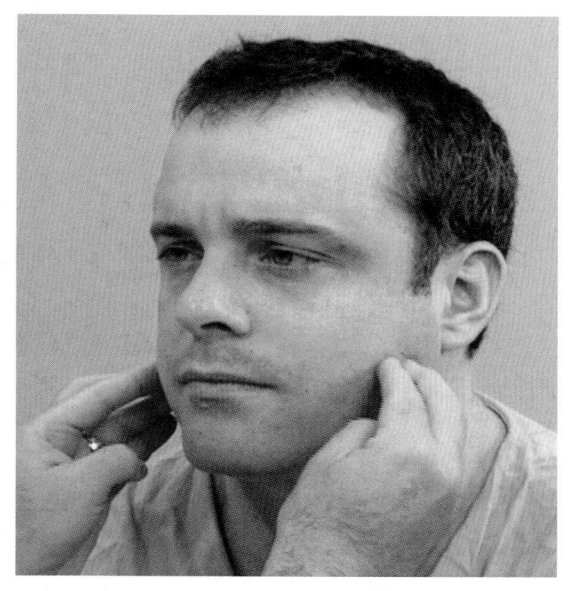

图 18-13　检查三叉神经运动功能的方法

6. 第Ⅵ对脑神经：展神经

展神经负责眼外直肌运动，眼外肌的运动见第七章。

二维码 18-7
展神经检查

二维码 18-8
面神经检查

7. 第Ⅶ对脑神经：面神经

面神经支配面部肌肉和舌前 2/3 的味觉，一小部分纤维也支配外耳的一般感觉。面神经有副交感运动成分，支配涎腺和鼓索。内科医生通常不检查味觉。

（1）运动功能的检查

令患者示齿，检查者观察双侧是否对称，再让患者抵抗着阻力鼓腮，然后抬眉皱额。建议检查者为患者示范这些动作。这些动作在图 18-14 中有所示范。

接下来令患者紧闭双眼，检查者试着扒开患者眼睑。检查者可以说："不要让我扒开眼睛。"这一步骤如图 18-15A 所示。分别检查两只眼，对比双侧力量是否一致。正常情况下检查者是扒不开患者双眼的。图 18-15B 的患者有明显的左侧眼轮匝肌麻痹，病因是卒中累及面神经核。

面神经的神经分布如图 18-16 所示。面瘫有两种分型。上运动神经元损害导致对侧下半部面肌瘫痪，而上半部面肌功能正常，患者仍然能够皱眉，例如累及皮质延髓通路的卒中。这和皮质延髓纤维在上半部面肌的双侧分

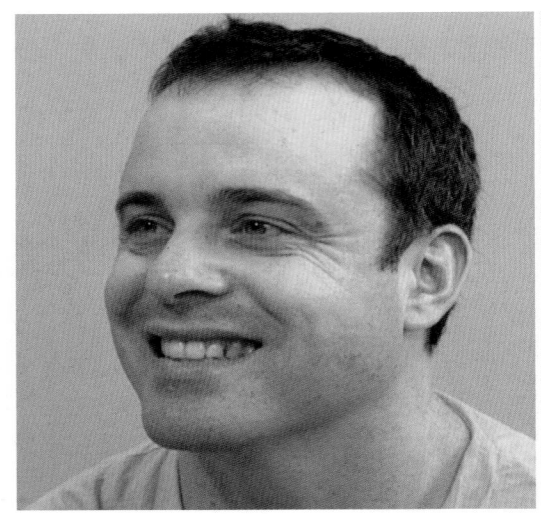
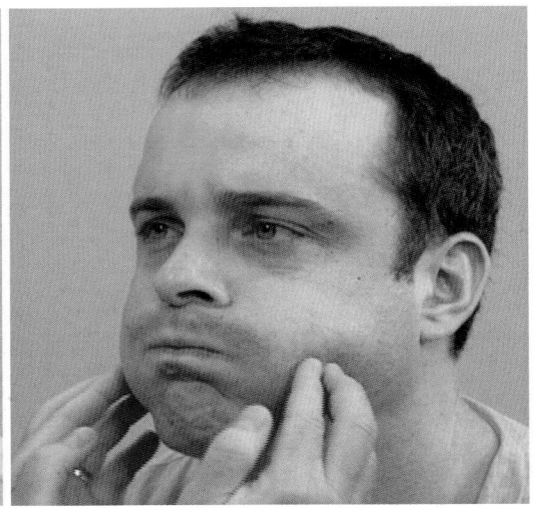

A   B

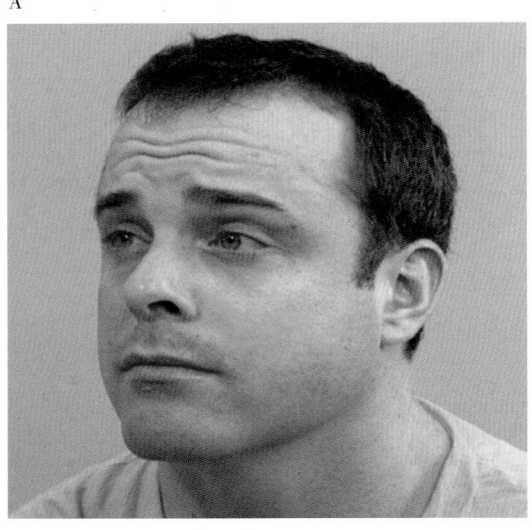

C

图 18-14 检查面神经
A 和 B：检查下半部面肌；C：检查上半部面肌

布有关。下半部面肌只受来自对侧皮质中枢的单侧支配。这种上运动神经元损伤如图 18-16 A 所示。面瘫的第二种类型累及同侧所有面部肌肉，无一幸免。这种情况可能见于神经出颅时受损或者脑桥的面神经核受累（图 18-16 B）。

当图 18-17 中的患者微笑时，他右侧面部向左侧被牵拉。该患者有右侧面瘫，也叫右侧 Bell 麻痹。进一步检查表明，他的右侧面神经核病变累及了整个右半边面部。

8. 第Ⅷ对脑神经：前庭蜗神经

前庭蜗神经负责听觉、平衡和位置觉。听力检查已经在第八章耳和鼻中讨论过。通常不查第Ⅷ对脑神经的前庭功能。

9. 第Ⅸ对脑神经：舌咽神经

舌咽神经支配咽部感觉、舌后 1/3 和鼓膜，还含有支配腮腺分泌的神经纤维。

二维码 18-9 前庭蜗神经检查

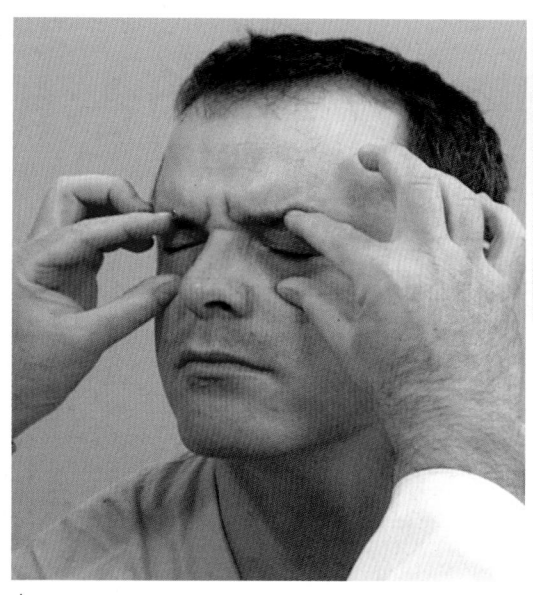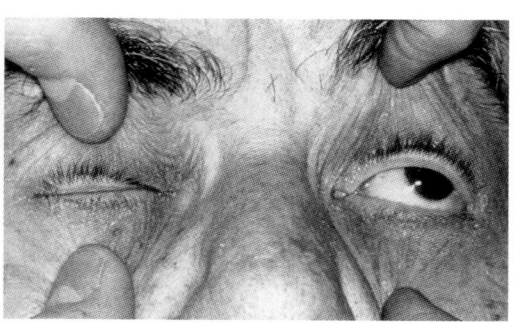

图 18-15　检查眼睑闭合力度

　　A：正常反应，注意患者眼睑不能被检查者扒开；B：检查一个累及面神经核的卒中患者，注意左眼周围的肌肉瘫痪

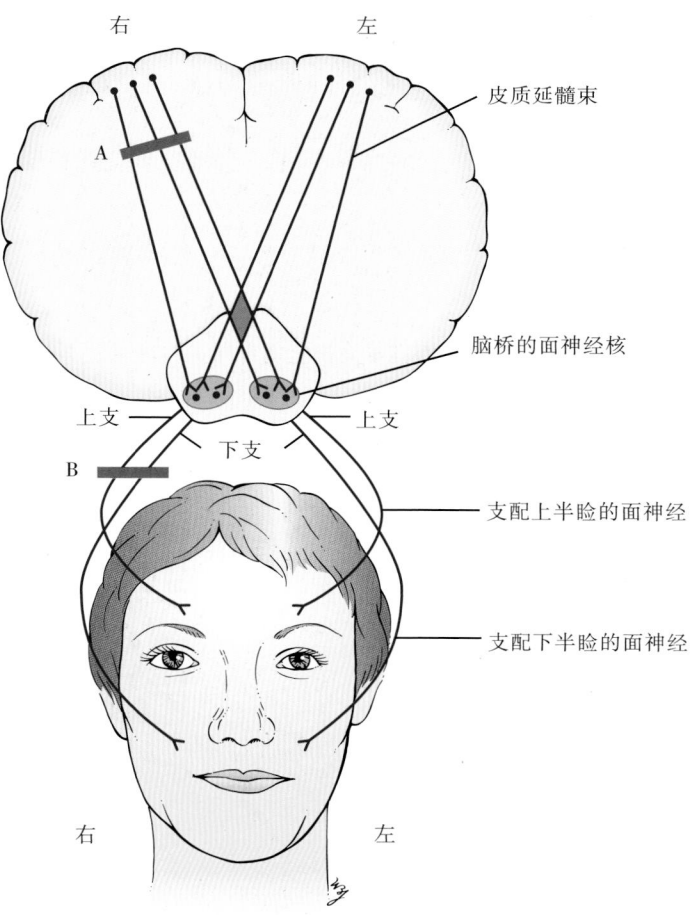

图 18-16　面神经的分布以及面瘫分型

　　损伤 A 导致上运动神经元麻痹，进一步引起对侧下半部面肌瘫痪；损伤 B 导致下运动神经元麻痹，进一步引起同侧整个面部瘫痪

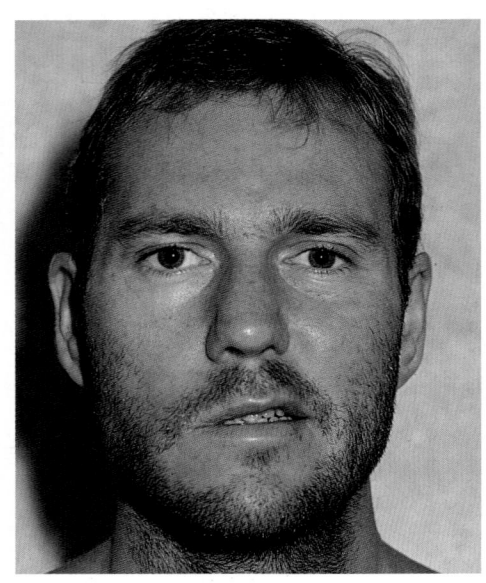

图 18-17 右侧面瘫

感觉功能的检查

　　舌咽神经的检查包括咽反射。检查者可以用一个压舌板或者棉棒轻触舌后 1/3、软腭或者后咽壁，应当能够引出咽反射。该反射弧的传入通路经由舌咽神经，传出部分经由迷走神经。

　　另一个检查舌咽神经的方法是让患者张大嘴说"啊……啊。"软腭对称上抬说明第Ⅸ、Ⅹ对脑神经功能正常，此时悬雍垂应居中。

　　舌后 1/3 的味觉不常规查。

二维码 18-10
舌咽神经检查

10. 第Ⅹ对脑神经：迷走神经

　　迷走神经向胸腹部发出副交感神经纤维，向咽和喉发出运动纤维，向外耳道、颅后窝的脑膜、咽、喉和盆腔以上体腔内脏器发出感觉神经纤维。

　　迷走神经的检查在检查舌咽神经时已经完成。

　　迷走神经麻痹可导致发声困难或构音障碍。

二维码 18-11
迷走神经检查

二维码 18-12
副神经检查

11. 第Ⅺ对脑神经：副神经

　　副神经是支配胸锁乳突肌和斜方肌的运动神经。

运动功能的检查

　　查左侧副神经时，让患者向右侧转头，对抗检查者手的阻力（图 18-18）。查右侧副神经则反之。

　　另外一个检查是查斜方肌。检查者将双手放在患者两侧斜方肌上，用拇指和示指触诊斜方肌（图 18-19）。嘱

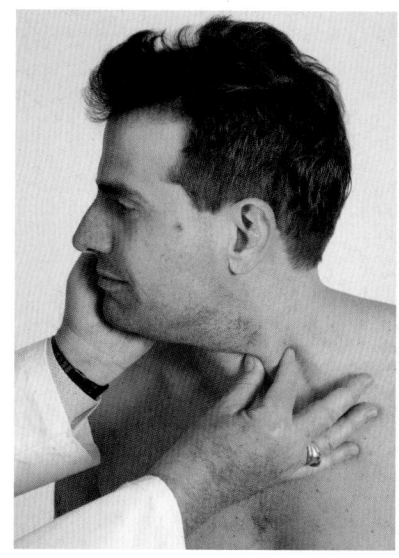

图 18-18 检查副神经的手法

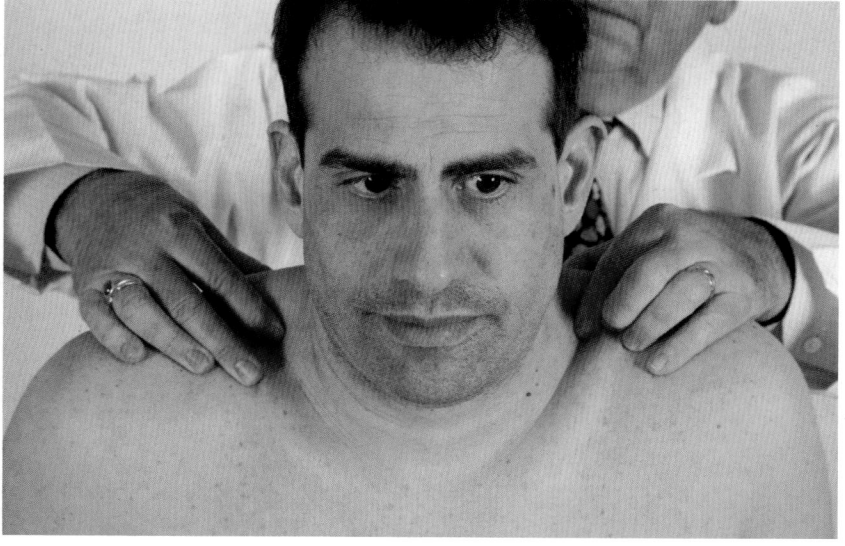

图 18-19 评估副神经的另外一个检查

患者耸肩，对抗检查者手的阻力。双肩应当对称运动。

12. 第XII对脑神经：舌下神经

舌下神经支配舌的肌肉。检查舌下神经的方法是让患者张口，查看静息状态下躺在口底的舌头。检查是否有肌束颤动[5]，有则提示舌下神经的下运动神经元损伤。

二维码 18-13
舌下神经检查

二维码 18-14
运动功能检查

运动功能的检查

让患者张口，伸出舌头。正常情况下，舌在口内和伸出时都位居中线（图 18-20）。舌偏向任何一侧都不正常。因为舌肌是推而非拉，所以一侧舌肌瘫痪造成舌被健侧肌肉推向患侧。

图 18-21 中，注意舌面的标志性扇贝壳样变化。该患者患有一种被称为肌萎缩侧索硬化[6]的慢性神经系统疾病，特点是运动神经元的渐进性退行性变。该患者具有累及舌下神经核的下运动神经元球麻痹的典型特点：舌肌萎缩伴有肌束颤动。

（三）运动功能

1. 基本原则

运动系统检查主要有以下内容：

- 肌容积

---

[5] 可以看到的肌群自发收缩。
[6] 该病又称"葛雷克症"，是以罹患该病的一名著名棒球运动员命名。

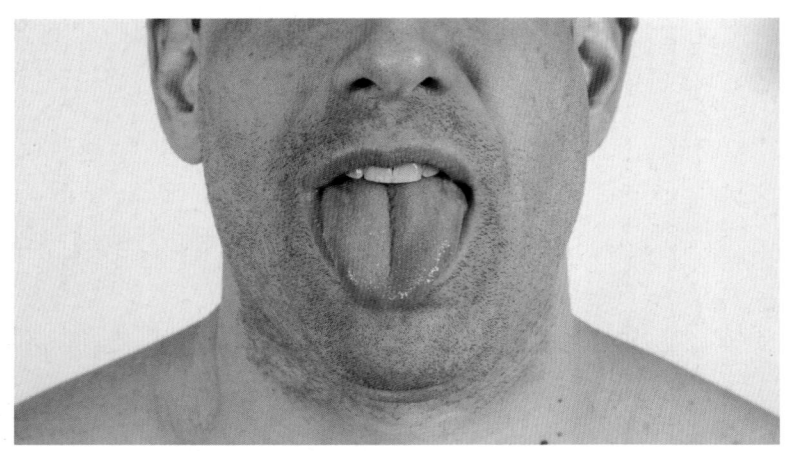

图 18-20 评估舌下神经的方法

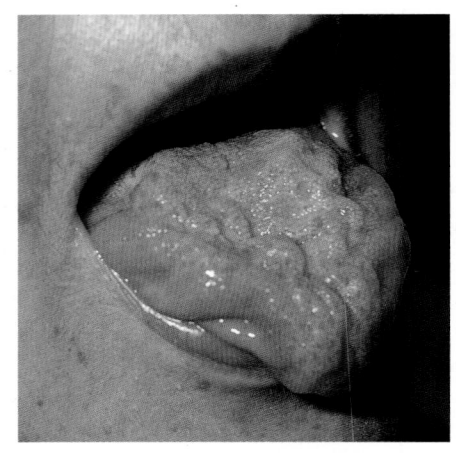

图 18-21 肌萎缩侧索硬化/ALS，
注意舌的形态

- 肌力
- 肌张力

运动功能检查从视诊检查区域开始。首先对比上下肢肌肉轮廓是否对称，检查是否有肌萎缩和肌束颤动。

让患者主动对抗阻力运动来检查肌力，注意双侧对比。下述常用的肌力分级：

0 级：完全麻痹，肌肉完全无收缩。

1 级：可观察到肌肉轻微收缩。

2 级：可以带动关节水平活动，但不能对抗重力（在床上平行移动）。

3 级：能对抗重力（能抬离床面）。

4 级：能对抗重力和部分阻力，但比正常情况弱。

5 级：正常肌力，能对抗重力和完全的阻力。

如果发现有肌无力，注意对比近端肌力和远端肌力。通常说来，近端肌无力多为肌肉病变，远端肌无力多为神经病变。

肌张力是指在主观放松的肌肉上尚保留的轻微张力。检查者通过对被动活动的抵抗程度来评估肌张力。嘱患者放松，引导该肌肉做被动运动，双侧对比。上运动神经元损害会导致肌张力增高[7]、反射亢进、阵挛[8]和巴宾斯基征阳性[9]。

下运动神经元损害导致肌萎缩、肌束颤动、肌张力减低和反射减低。两种损伤都会导致肌无力。叩诊锤轻敲该肌肉，肌束颤动可能会变得更加明显。

在神经系统查体中，检查所有肌肉显然不现实，检查者通过检查关键肌群就可以判断是否有整体的肌无力存在。特定肌肉和神经根的进一步检查也是必须的。推荐学生参阅其他神经方面的教材，进一步了解这些专科检查。

2. 检查上肢

在运动功能评估中，检查者先检查上肢。

（1）视诊双上肢是否对称

让患者面向检查者坐在床边，观察双侧手及臂是否有体积不同，特别注意拇指和手部小肌肉的容积。是否有肌萎缩？

（2）检查臂的屈和伸

检查上臂的伸直肌力的方式是让患者对抗检查者的手拉和推。检查者可以这么说："向下推……放松，""向上拉……放松，""向后拉……放松，""向前推……放松"。每个方向的动作完成后注意说"放松"，这样患者就

---

7 肌张力增高导致对拉伸的持续抵抗。其极端状态是强直。

8 肌紧张和肌肉松弛连续而快速交替出现的痉挛。

9 刺激脚底时出现大脚趾背屈。

不会在检查者移开手以后继续用力推或者拉。先查完一侧
再查另一侧，注意双侧对比。

（3）**检查臂外展**

让患者掌心向下，手臂外展，把检查者手放在患者手
臂外侧，让患者对抗阻力外展手臂。检查来自 C5/C6 的腋
神经支配的臂外展（图 18-22）。

（4）**检查前臂屈曲**

让患者握拳，屈前臂。握住患者的拳头或者手腕，让
患者对抗你的阻力拉前臂。检查来自 C5/C6 的肌皮神经支
配的前臂屈曲（图 18-23）。

（5）**检查前臂伸直**

让患者外展手臂，维持在屈曲和伸直之间的一个姿
势。检查者通过握住患者手腕来支持患者手臂。嘱患者对
抗来自你的阻力伸直手臂。检查来自C6~C8 的桡神经支配
的前臂伸直（图 18-24）。

（6）**检查伸腕**

嘱患者握拳，在检查者试图上推时伸腕。检查来自
C6~C8 的桡神经支配的伸腕（图 18-25）。

（7）**检查屈腕**

嘱患者握拳，在检查者试图下拉时屈腕。这个检查是
查来自 C6~C7 的正中神经支配的屈腕动作（图 18-26）。

（8）**检查手指内收**

嘱患者抓住检查者伸直的示指和中指，尽力握紧。比较双手肌力（图 18-27）。重要提示：检查者最好摘除戒
指，否则可能会引起不适。这个检查是查来自 C7~T1 的正中神经支配的手指内收。

（9）**检查手指外展**

让患者掌心向下，伸直手，尽力张开手指。让患者对抗检查者试图将手指拢到一起的力量。这个检查是查来
自 C8~T1 的尺神经支配的手指的外展（图 18-28）。

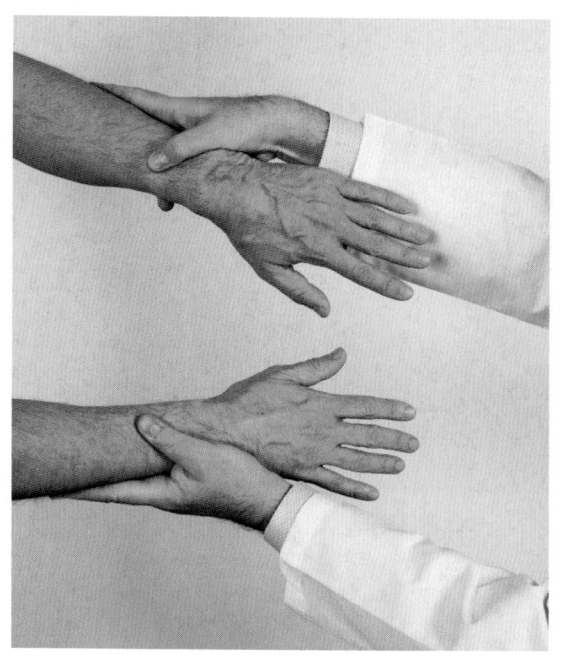

图 18-22 检查臂外展的手法

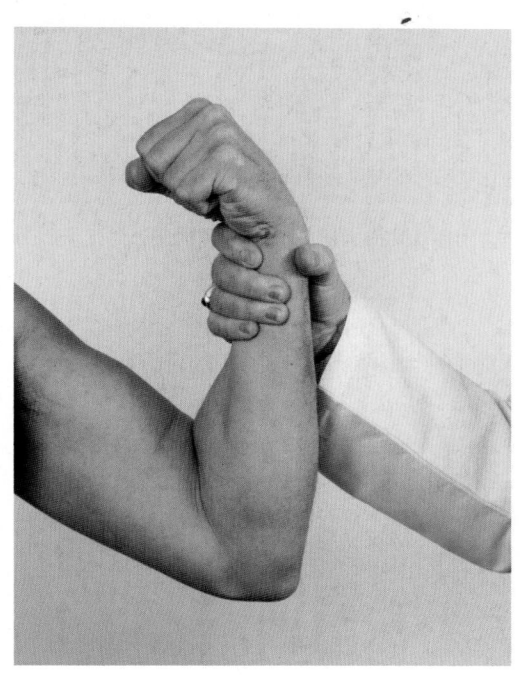

图 18-23 检查前臂屈曲的手法

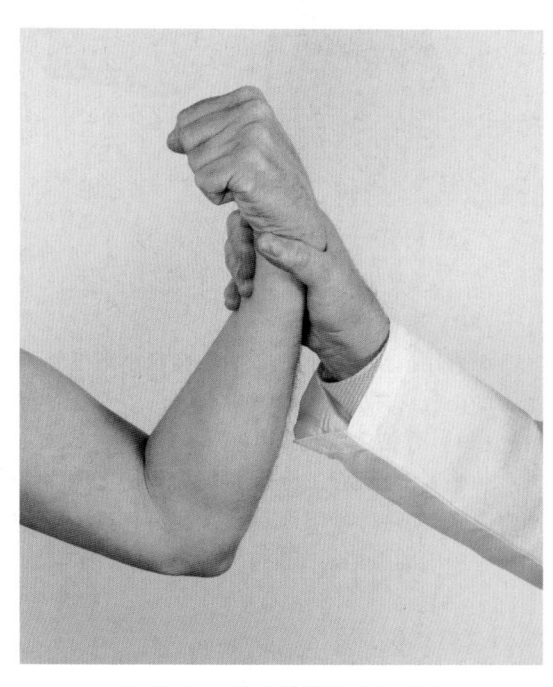

图 18-24 检查前臂伸直的手法

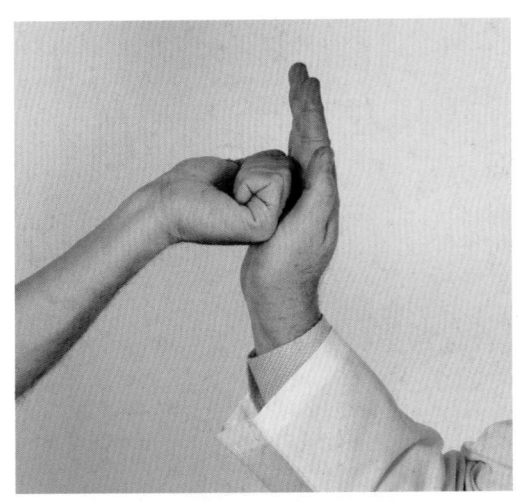

图 18-25 检查伸腕的手法

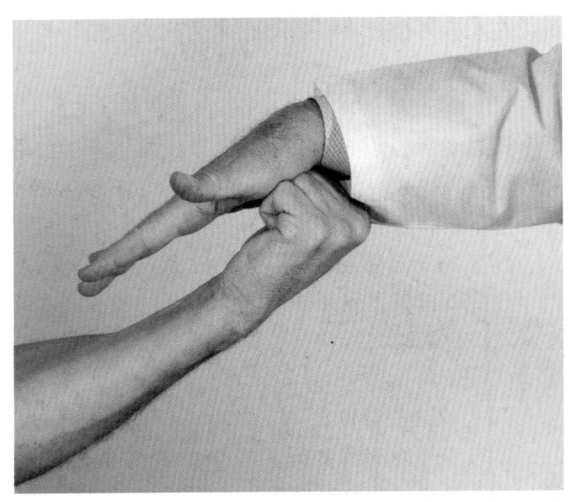

图 18-26 检查屈腕的手法

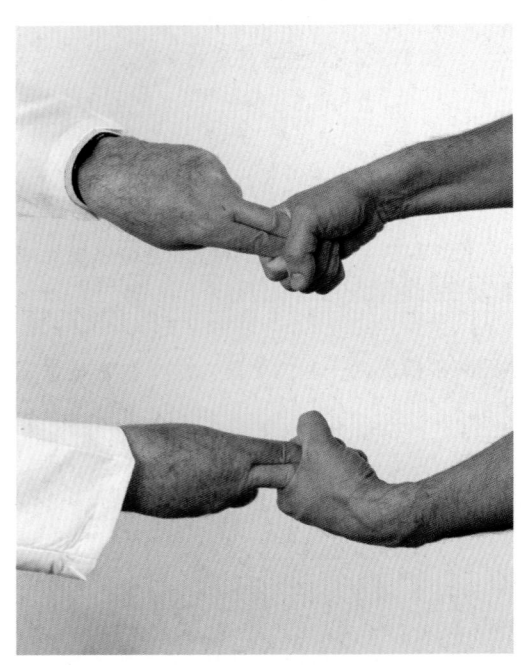

图 18-27 检查手指内收的手法

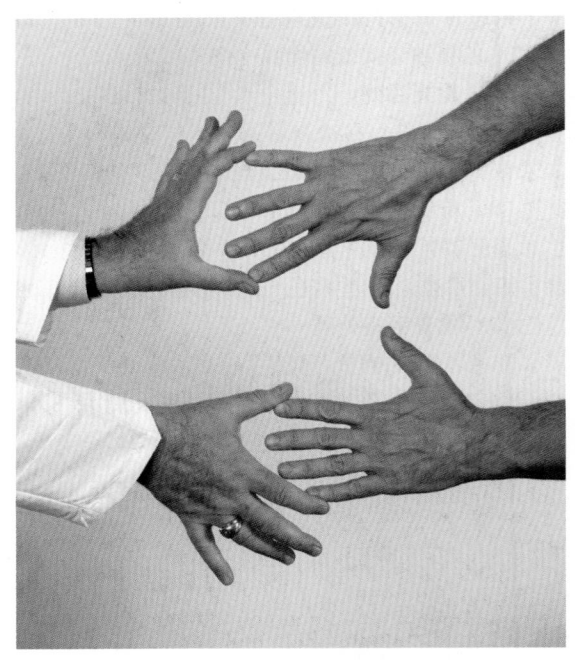

图 18-28 检查手指外展的手法

（10）检查拇指内收

患者用拇指指尖抵抗阻力去碰触小指根部，同时拇指指甲要与掌面平行。检查来自 C8~T1 的正中神经支配的拇指的内收（图 18-29）。

（11）评估上肢肌张力

检查者使患者上肢被动地屈曲和伸直，感受患者肢体的阻力大小，以此评估患者上肢的肌张力。阻力增高意味着肌张力增高，例如肌强直或痉挛状态。阻力减低意味着肌张力减低，例如肌无力和肌肉松弛状态。正常肌张力有种顺滑的感觉。在锥体外系疾病中，被动运动时近端肌的触诊可有齿轮感，就是活动时顿挫不流畅的感觉。

3. 检查下肢

（1）视诊下肢对称性

下肢主要检查是否有肌肉肥大或者萎缩。检查时让患者平卧。和上肢一样，下肢也要注意双侧对比。

（2）检查髋关节内收

让患者分开双腿，检查者将手放在患者膝盖内侧。嘱患者内收双腿，对抗检查者的力量。检查来自 L2~L4 的闭孔神经支配的髋关节内收（图18-30）。

（3）检查髋关节外展

检查者将手放在患者双膝外侧缘。让患者对抗你的力量，努力分开双腿。检查来自 L4~S1 的臀上神经支配的髋关节外展（图18-31）。

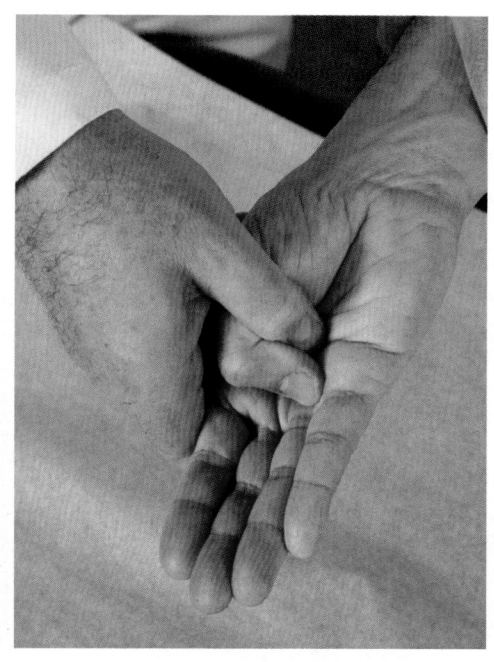

图 18-29　检查拇指内收的手法

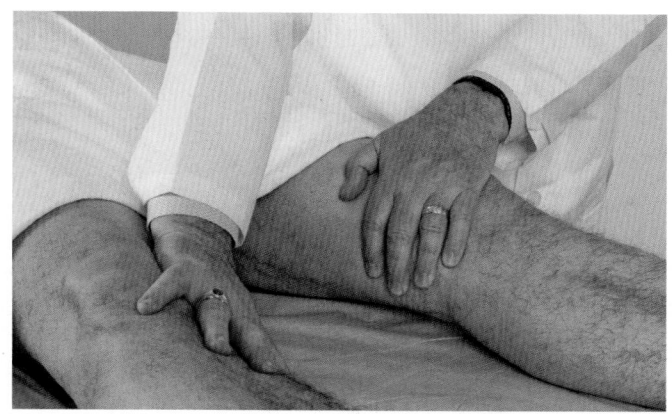

图 18-30　检查髋关节内收的手法

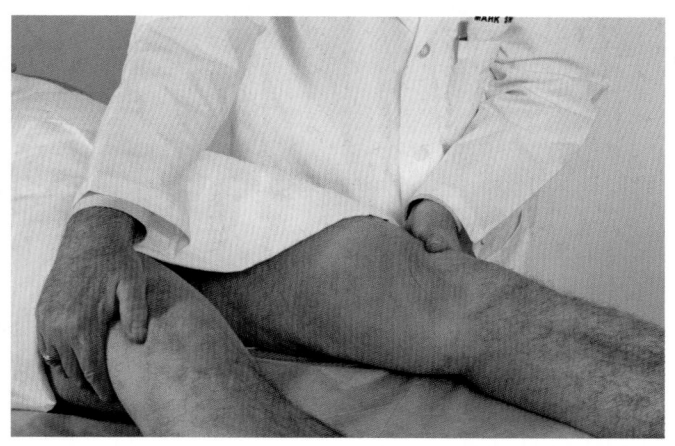

图 18-31　检查髋关节外展的手法

（4）检查屈膝

让患者曲起膝盖，脚踏在床上。让患者在试着拉直他的腿时努力踩稳，检查来自 L4~S1 的坐骨神经支配的屈膝（图18-32）。

（5）检查伸膝

让患者曲起膝盖，脚踏在床上。检查者把左手放在膝盖下面，右手放在胫骨面上，让患者对抗你右手的阻力努力伸腿。检查来自 L2~L4 的股神经支配的伸膝（图28-33）。

（6）检查踝的背屈

检查者将双手放在患者足背，让患者向足背勾足，对抗你的力量。检查来自 L4~L5 的腓深神经支配的踝背屈（图18-34）。

（7）检查踝的跖屈

检查者将手放在患者足底，让患者脚背伸直，努力对抗你的力量。检查来自 L5~S2 的胫神经支配的踝关节跖屈（图18-35）。

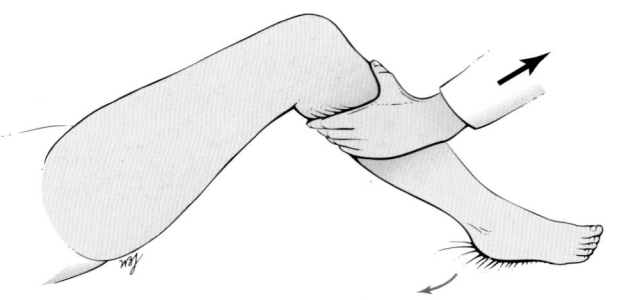

图 18-32 检查屈膝的手法

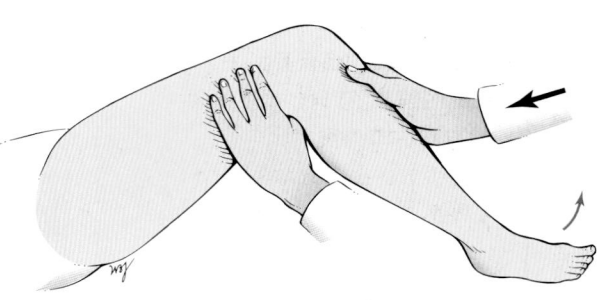

图 18-33 检查伸膝的手法

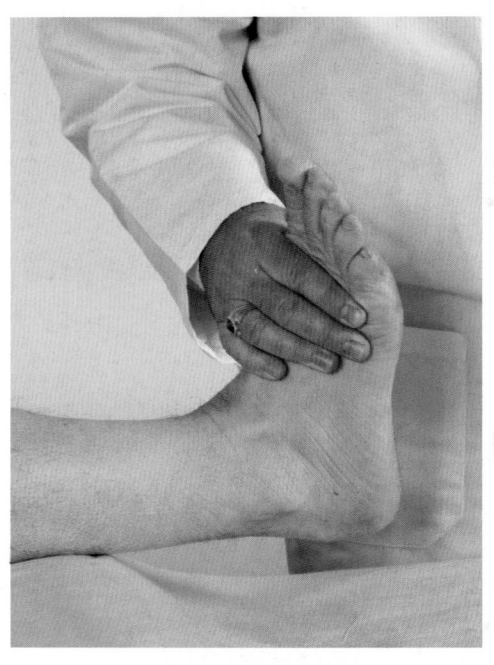

图 18-34 踝背屈检查手法

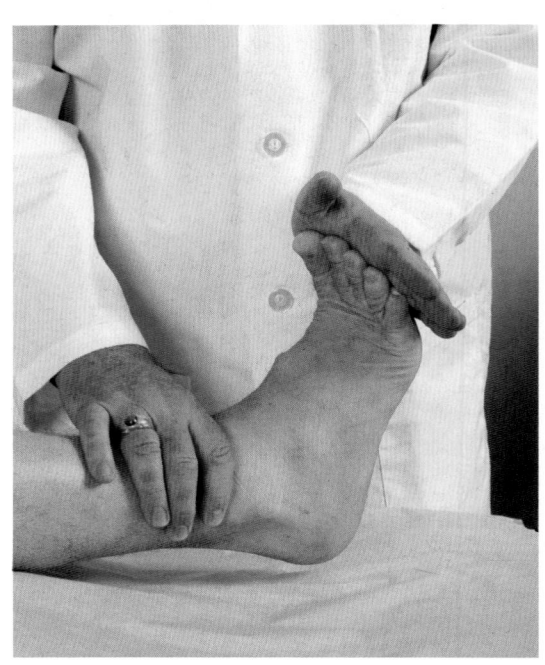

图 18-35 跖屈检查手法

（8）检查拇趾的背屈

检查者将手放在患者拇趾背侧，让患者对抗你的力量努力把脚趾向脚背方向伸展。检查来自 L4～S1 的腓深神经支配的拇趾的背屈（图 18-36）。

（9）检查拇趾的跖屈

检查者将手放在拇趾底面，让患者对抗你的力量把脚趾向足底弯曲。检查来自 L5～S2 的胫后神经（图 18-37）。

（10）检查下肢肌张力

下肢肌张力的检查方法和上肢相同。

抓住患者足部，使其被动背屈和跖屈数次，最终停留在背屈位置。如果突然出现自发的节律性背屈和跖屈，则为踝阵挛阳性。踝阵挛阳性常见于肌张力升高。

如果上肢或下肢肌力有异常，应当行更为细致的检查。肌肉的神经分布和动作见表 18-7。

（四）反射

1. 基本原则

检查两种主要反射类型，分别是牵张反射或称深部腱反射，以及浅反射。

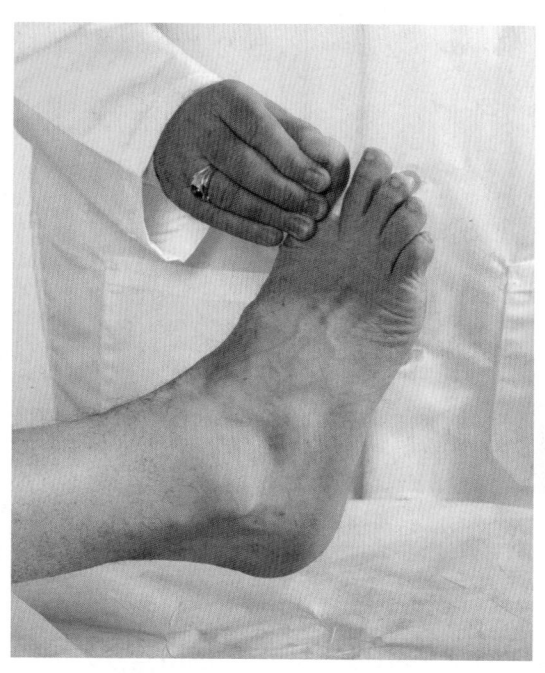

图 18-36　拇趾背屈检查手法

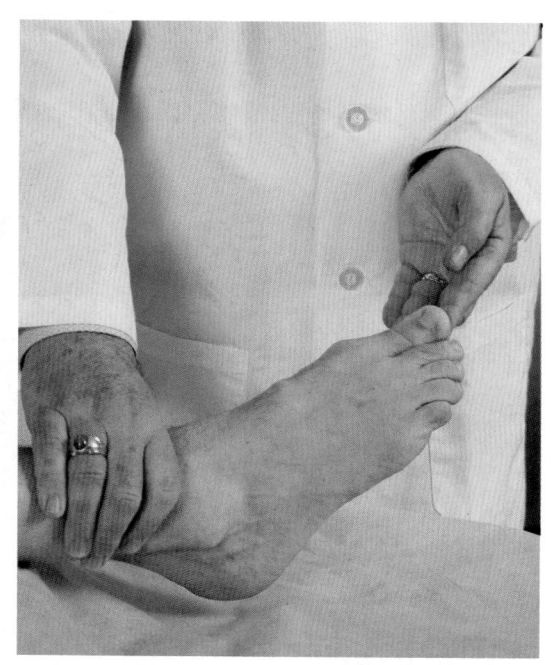

图 18-37　拇趾跖屈检查手法

为引出牵张反射，需支撑被检查关节以放松相应肌肉。用大拇指和示指握住叩诊锤，通过手腕运动来挥动叩诊锤，而非通过手肘运动。一般来说，我们会使用三角叩诊锤的尖端来作为接触面。用叩诊锤轻叩被检查肌腱，应产生肌肉收缩。为了评估肌肉收缩水平，常需要触摸和观察肌肉。检查每一处反射，并与对侧进行对比。正常情况下双侧反射应对称。

反射在人与人之间存在个体差异。检查者只有具有充足经验才能对正常反射进行充分评估。我们通常用 0 到 4+ 级来评估反射强度，具体如下：

 0 ：反射消失

 1+：反射减低

 2+：反射正常

 3+：反射增强

 4+：反射亢进

反射亢进是锥体束疾病的特征。此外，电解质紊乱、甲状腺功能亢进以及其他代谢异常也可能导致反射亢进。反射减退是前角细胞功能障碍及肌病的特征。在评估反射强度时，检查者应当参照被检查者本身的肌容积做出判断。患者的肌容积减少，则可能有反射减退的情况。甲状腺功能低下患者会在深部腱反射之后肌肉欠松弛，这种现象被称为 Hung 反射。

对反射减退的患者，加强试验可能有用。如果患者正在做其他肌肉的等长收缩动作，则全身的反射活动可能会增强。检查上肢反射时，让患者紧闭牙关或股用力下压病床。检查下肢反射时，让患者在检查的同时双手手指互相紧钩并用力做拉开动作。这个过程有时被称作 Jendrassik 法（图 18-38）。

2. 检查深部腱反射

 常规需要检查的深部腱反射如下：

- 肱二头肌反射
- 肱桡肌反射
- 肱三头肌反射
- 膝腱反射
- 踝反射

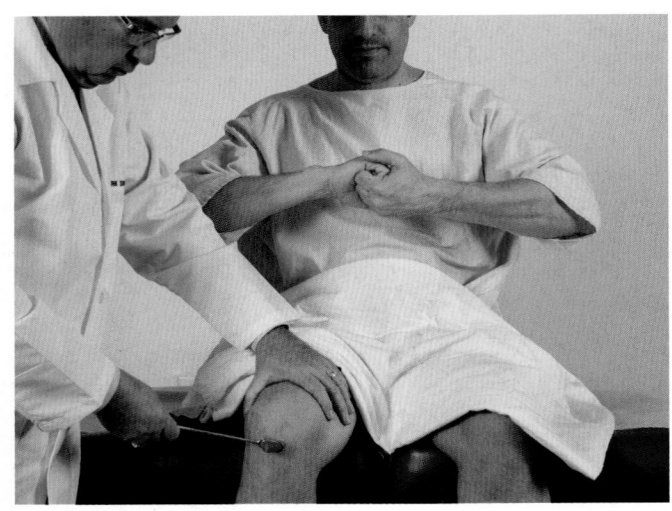

图 18-38　Jendrassik 法

二维码 18-15
肱二头肌反射检查

二维码 18-16
肱桡肌腱反射检查

二维码 18-17
肱三头肌反射检查

二维码 18-18
膝反射检查

（1）肱二头肌腱反射

　　检查肱二头肌腱反射时，让患者放松上臂，前臂旋前介于屈伸之间。检查者应将大拇指牢牢地按在肱二头肌肌腱上，用叩诊锤敲击该大拇指（图 18-39）。检查者应观察到肱二头肌肌腱收缩，随后是肘关节屈曲。检查者也可以通过触摸肌肉来评估肌肉收缩。该过程是对 C5、C6 神经根的检查。

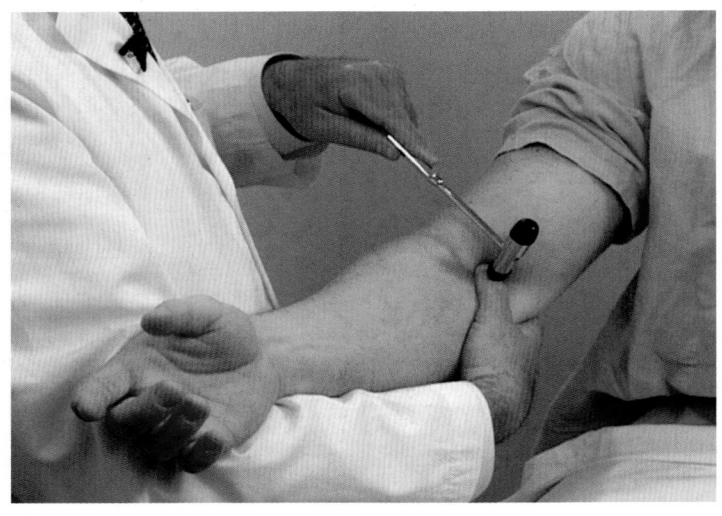

图 18-39　肱二头肌腱反射检查手法

（2）肱桡肌腱反射

检查肱桡肌腱反射时，使患者前臂位于半屈半旋前位，使其上臂置于膝盖上放松。若使用三角叩诊锤，则使用宽面敲击手腕上方 2.5~5cm 处的桡骨茎突。检查者应观察到肘关节屈曲以及同时出现的前臂旋后（图 18-40）。这是对 C5、C6 神经根的检查。

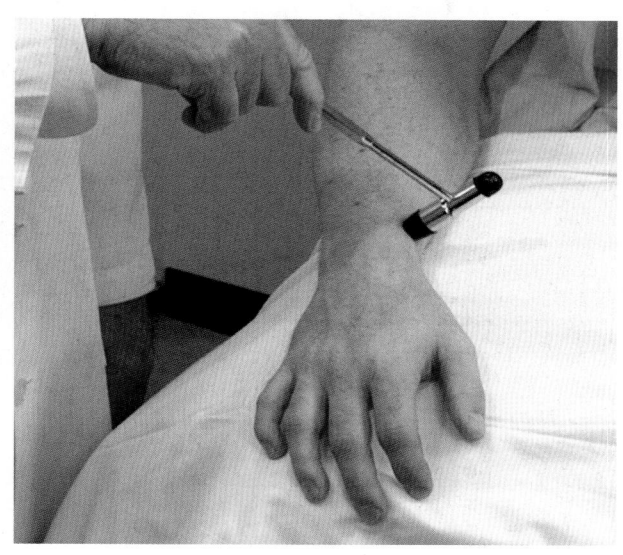

图 18-40　肱桡肌腱反射检查手法

（3）肱三头肌腱反射

检查肱三头肌腱反射时，使患者肘关节屈曲，将患者手臂拉至其胸前。患者肘关节应介于屈伸之间。用叩诊锤敲击手肘上方 2.5~5cm 处的尺骨鹰嘴突上方的肱三头肌肌腱（图 18-41）。肱三头肌肌腱应会产生快速收缩，肘关节随之伸开。该过程是对 C6~C8 神经根的检查。

若采用此方法未能引出肱三头肌反射，则尝试将患者手臂悬挂于自己手臂上（图 18-42）。在这种体位下敲击肱三头肌肌腱通常可以引出反射。

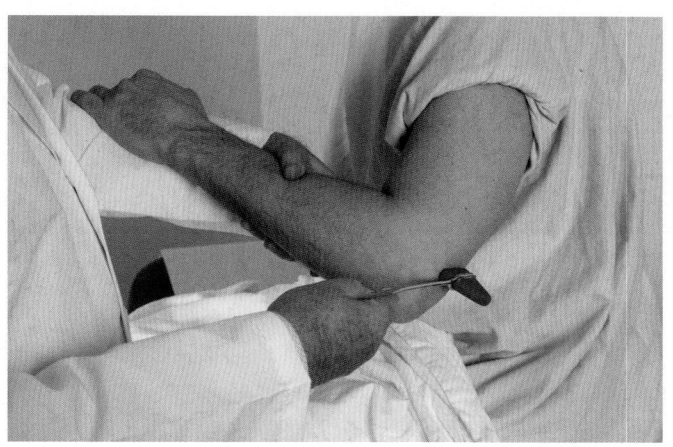

图 18-41　肱三头肌腱反射检查手法

（4）膝腱反射

膝腱反射也称膝反射。检查膝腱反射时，让患者取坐位，双腿自然下垂于床边。检查者将手放于患者股四头肌上，然后用力将叩诊锤底部敲击在膝腱上（图 14-43）。检查者应当能感受到股四头肌收缩，并观察到伸膝动作。该过程是对 L2~L4 神经根的检查。

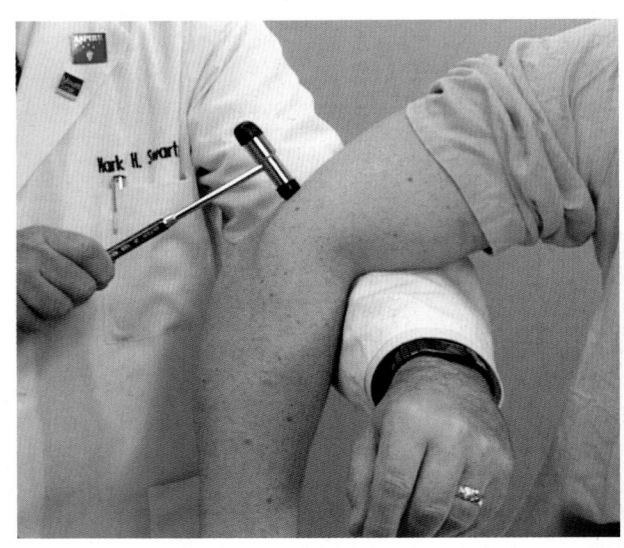

图 18-42　肱三头肌腱反射的另一种检查手法

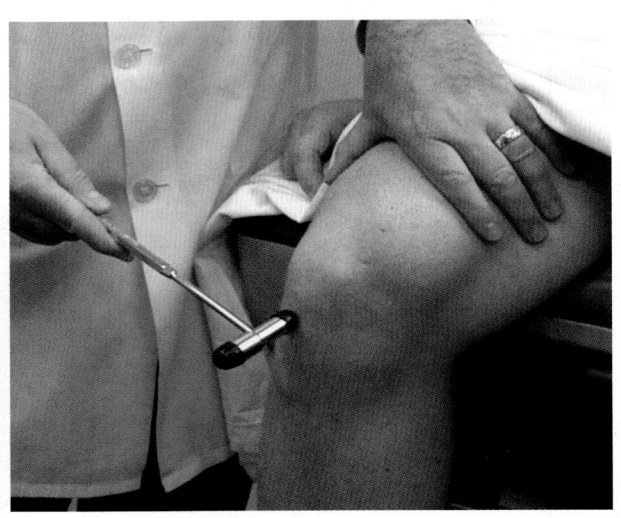

图 18-43　膝腱反射检查手法

（5）跟腱反射

跟腱反射也称踝反射。检查跟腱反射时，让患者取坐位，双脚悬于床边，髋关节和膝关节均屈曲。检查者将一只手放在患者足底来使踝关节背屈，用叩诊锤宽面叩击跟骨后方跟腱插入处稍上方的位置（图 18-44）。敲击后踝关节应出现趾屈。该过程是对 S1~S2 神经根的检查。

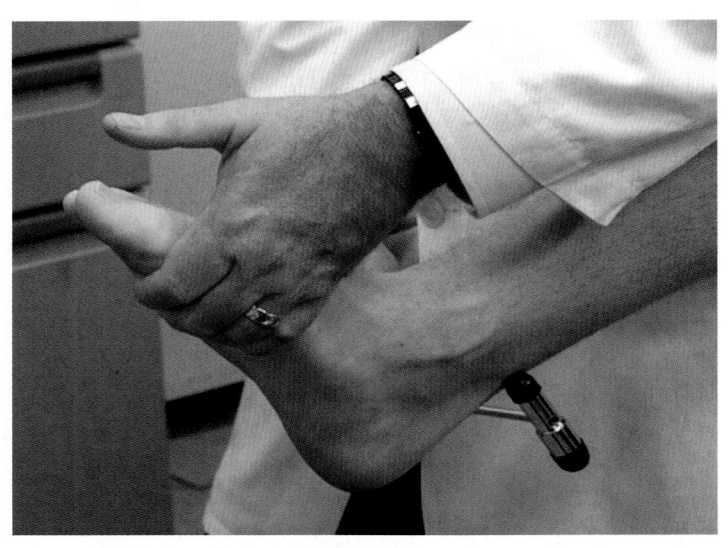

图 18-44　跟腱反射检查手法

另一个检查跟腱反射的方法是，让患者平卧于床上，将一条腿屈髋屈膝，然后，外旋使其放在对侧胫骨上。叩击跟腱时，将踝关节背屈（图 18-45A）。

若患者跟腱反射减退，可能的话则应让患者跪于床上，双脚悬于床边（图 18-45B）。叩击跟腱，观察该体位的反射情况。

3. 检查浅反射

最常检查的浅反射是腹壁反射和提睾反射。检查**腹壁**浅反射时，让患者仰卧于床上，用棉棒或压舌板迅速从外到内向肚脐方向水平划过腹壁。刺激的结果是出现腹肌收缩，肚脐向刺激方向偏移。腹壁反射在肥胖人群中不常见。检查男性**提睾**浅反射，用棉棒或压舌板轻轻

二维码 18-9　跟腱反射检查

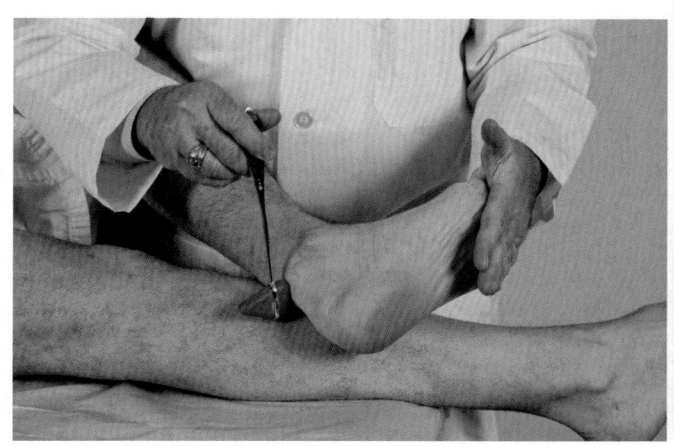
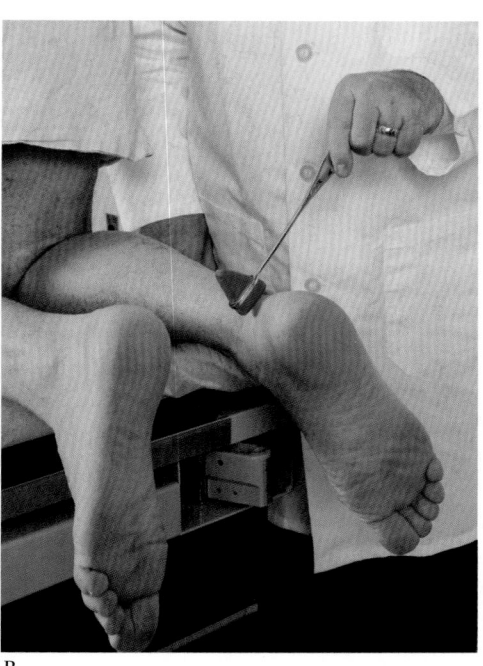

A　　　　　　　　　　　　　　　　　　　B

图 18-45　跟腱反射的检查方法
A：检查跟腱反射另一种手法；B：当怀疑跟腱反射减退时的跟腱反射检查手法

划过股内侧。刺激的结果是同侧睾丸迅速上提。若皮质脊髓束一侧损伤，同侧浅反射会消失，但浅反射存在或缺失并无太大临床意义。这里描述浅反射相关知识仅是为了保持体格检查的完整性。

4. 检查异常反射

巴宾斯基征或巴宾斯基反射（Babinski's sign or reflex）是病理反射。正常情况下，当检查者用工具从足跟到拇趾根部划过患者的足底外侧缘再向内侧转弯划过其跖骨头时，患者拇趾会出现**跖屈**。该过程是对 L5~S2 神经根的检查。检查者应当用类似钥匙的物品来划过患者足底，绝对**不能**用针。若患者有锥体束损害，进行上述检查时，会出现拇趾背屈、其他足趾扇形张开的现象。这就是巴宾斯基反射。由于巴宾斯基征是异常反射，如果临床医生发现患者存在此征，应当记录下来。将跖反射描述为**跖屈**（正常）或背屈（异常，巴宾斯基征）都是正确的。评价跖反射的检查手法如图 18-46 所示。

二维码 18-20　巴宾斯基征

若当检查者用工具划过患者足外侧时，患者拇趾出现背屈，也同样提示存在锥体束损害，这种现象称为**查多克征**（Chaddock's sign）。在锥体束损害存在的情况下，还可以通过沿胫骨向下按压的方法引出拇趾背屈，这种现象称为**奥本海默征**（Oppenheim's sign）。这两种体征的引出方法不如划足底敏感。

与锥体束疾病相关的另一个异常反射是**霍夫曼征**（Hoffmann's sign）。为引出霍夫曼征，让患者手处于旋前位，检查者用示指和拇指握住患者中指的末端指间关节，然后猛然下拉，迅速松开；使患者末端指节被动屈曲并突然放松。霍夫曼征阳性反应包括拇指内收屈曲和其他手指屈曲。

（五）感觉功能

1. 基本原则

感觉功能的检查包括如下部分：

- 轻触觉

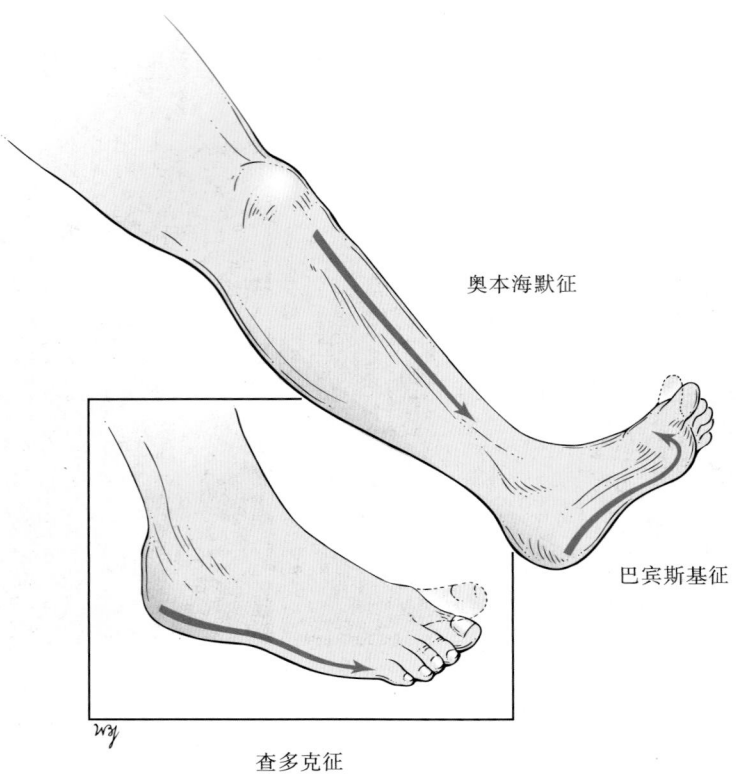

奥本海默征

巴宾斯基征

查多克征

A

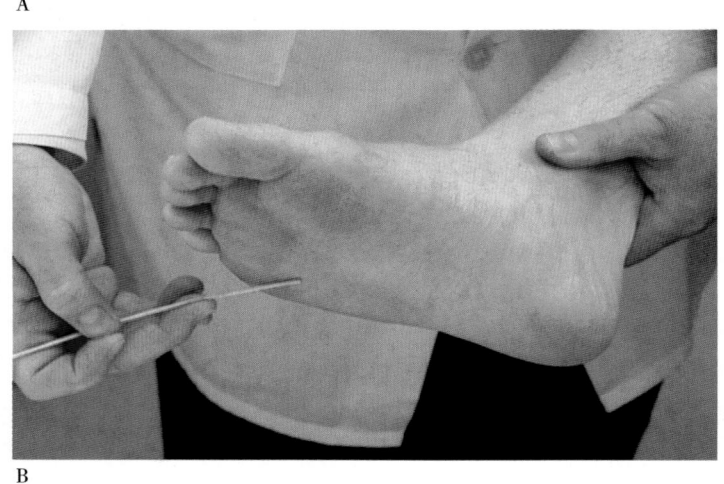

B

图 18-46 跖反射检查手法

- 痛觉
- 振动觉
- 本体感觉
- 触觉定位
- 辨别觉（两点辨别觉、实体辨别觉、图形觉以及点定位觉）

对于无任何神经症状或体征的患者，检查者可以通过快速检查末节手指或足趾正常感觉是否存在来检查其感觉功能是否正常。检查者可以选择检查其轻触觉、痛觉和振动觉。如果这些感觉都是正常的，其余感觉功能检查就没必要进行了。如果发现了可以指向神经疾患的症状或体征，则需要完成全套检查。

和检查运动功能一样，检查者应当左右双侧对比、近远两端对比。神经疾病导致的感觉缺失，早期远端常先于近端出现。

手部受正中神经、尺神经、桡神经支配。由于正中神经支配手指掌面的感觉，而手指掌面是最常用于触摸物体的，所以正中神经是手部主要的感觉神经。尺神经仅支配尺侧一个半手指的感觉，桡神经支配手背感觉。手上也存在很多神经交叉支配区。检查这些神经最可靠的皮区如下图 18-47 所示。这些皮区的神经交叉支配可能性最小。

二维码 18-21 轻触觉检查

2. 检查轻触觉

检查者用小块纱布轻触患者以检查轻触觉。请患者闭眼，当感受到有事物接触自己时告诉检查者。检查者可尝试轻触患者的脚趾和手指（图 18-48）。若轻触觉正常，则进行下一项检查。若轻触觉不正常，则逐渐向近端检查，直到能够确定感觉平面。感觉平面是指在某一脊髓水平，该截面以下有明显的感觉减退。图 18-49 展示了将感觉传导至脊髓的脊神经节段性分布。

二维码 18-22 痛觉检查

3. 检查痛觉

检查痛觉时，检查者使用安全别针轻扎患者，问患者是否有感觉。先请患者闭眼，打开安全别针，用尖端接触患者并告诉患者"这是尖头"，然后用钝端接触患者并告诉患者"这是钝头"（图 18-50）。检查者先从脚趾和手指处开始，将别针某一端接触患者，然后问"这是哪头？尖头还是钝头？"如果患者并无感觉缺失，则可以进行下一项检查。如果存在痛觉缺失，则逐渐向近端检查，直到能够确定痛觉缺失的感觉平面。**对每个患者进行检查**

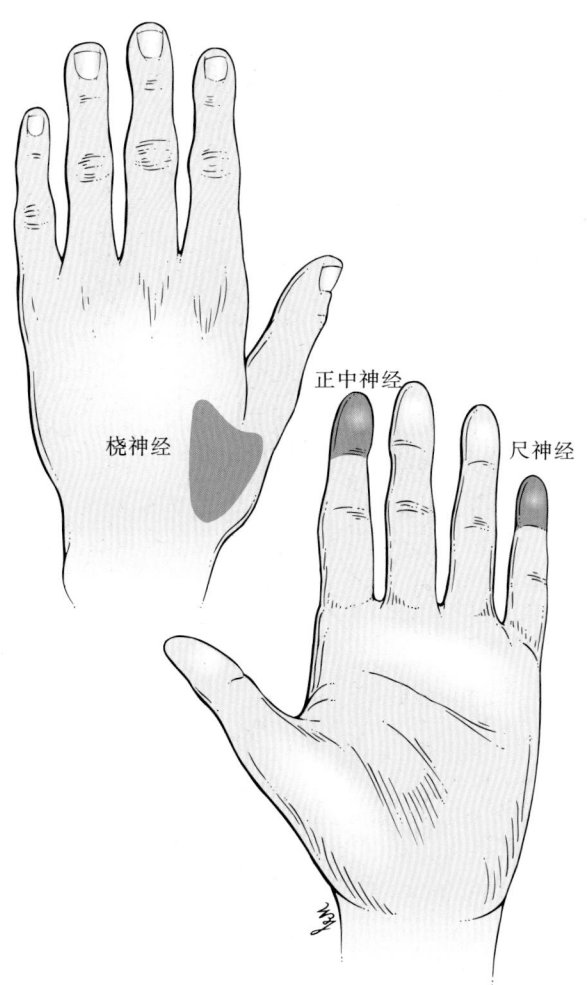

图 18-47 检查手部感觉最可靠的皮区

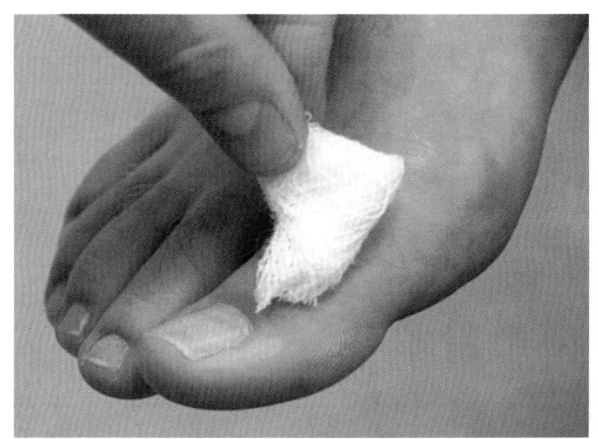

图 18-48 轻触觉检查手法

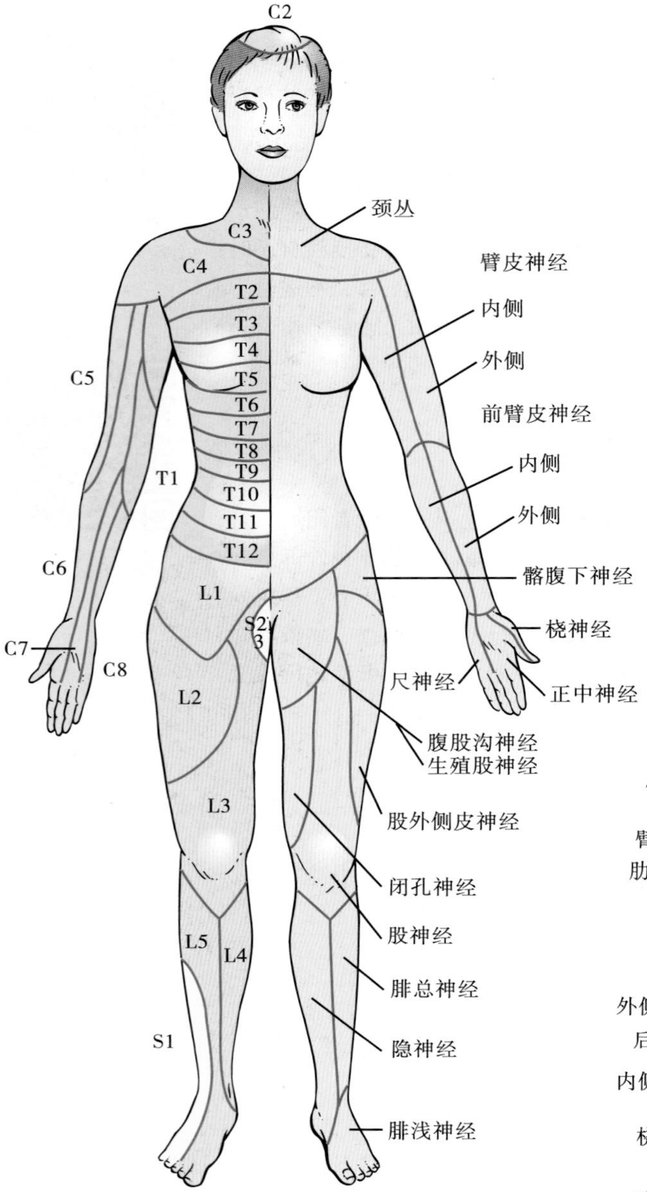

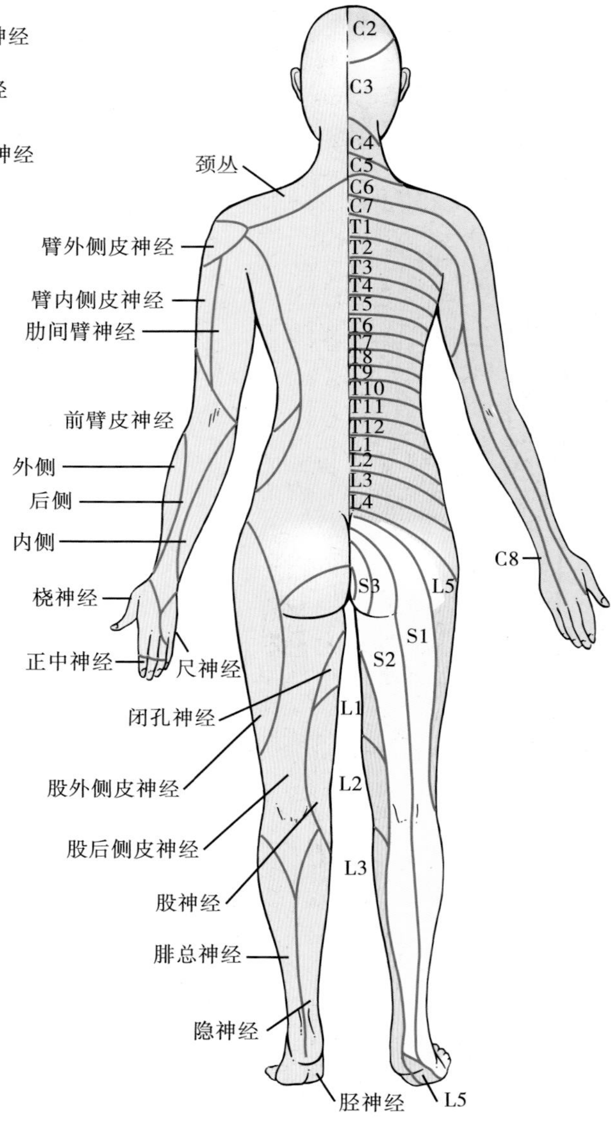

图 18-49　脊神经分布节段

A：前面观；B：后面观

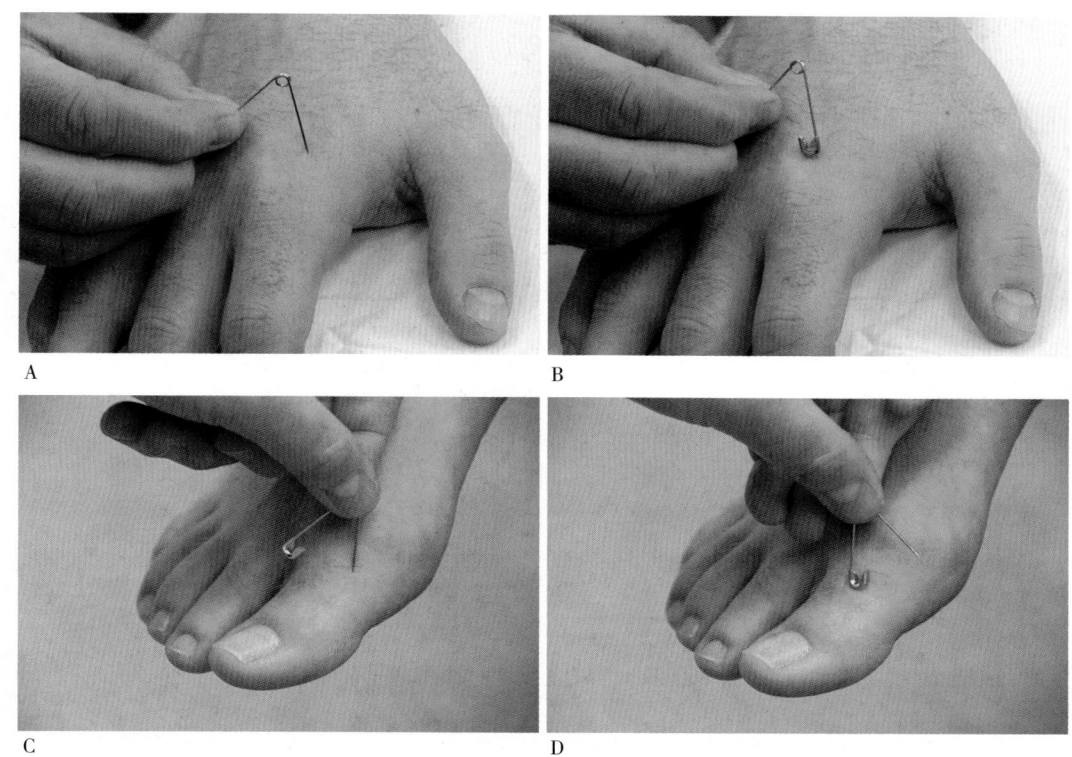

图 18-50　痛觉检查手法
A 与 C：检查者应如图示握住别针并解说"这是尖头"；B 和 D：检查者应握住别针用另一端接触患者并解说"这是钝头"

时，都必须换一根新的针。除了用针之外，检查者还可以用折断的木质棉棒来进行该检查，将断端作为尖端，将棉花端作为钝端（图 18-51）。

4. 检查振动觉

检查者使用 128Hz 的音叉来检查振动觉。将音叉敲击自己手掌使之振动，然后将音叉放在患者远端某骨性突起上，指示患者在感觉不到振动时告知检查者。请患者闭眼，将振动的音叉放在患者手指远端指间关节上，检查者自己的手指放在患者手指下方（图 18-52A）。用这种方法，检查者能够感到从患者手指传导下来的振动，这样就可以判断患者反应的准确性。当检查完手指之后，再检查拇趾（图 18-52B）。若患者并无振动觉缺失，则可以进行下一项检查。若存在振动觉缺失，则继续检查确定感觉平面。

二维码 18-23
振动觉检查

二维码 18-24
本体感觉检查

5. 检查本体感觉

本体感觉，又称位置觉，是通过移动患者远节指/趾骨来进行检查的。握住远节指/趾骨的侧面，将指/趾头向上移动，并告诉患者"这是向上"；然后将之向下移动，并告诉患者"这是向下"。请患者闭眼，将远节指/趾

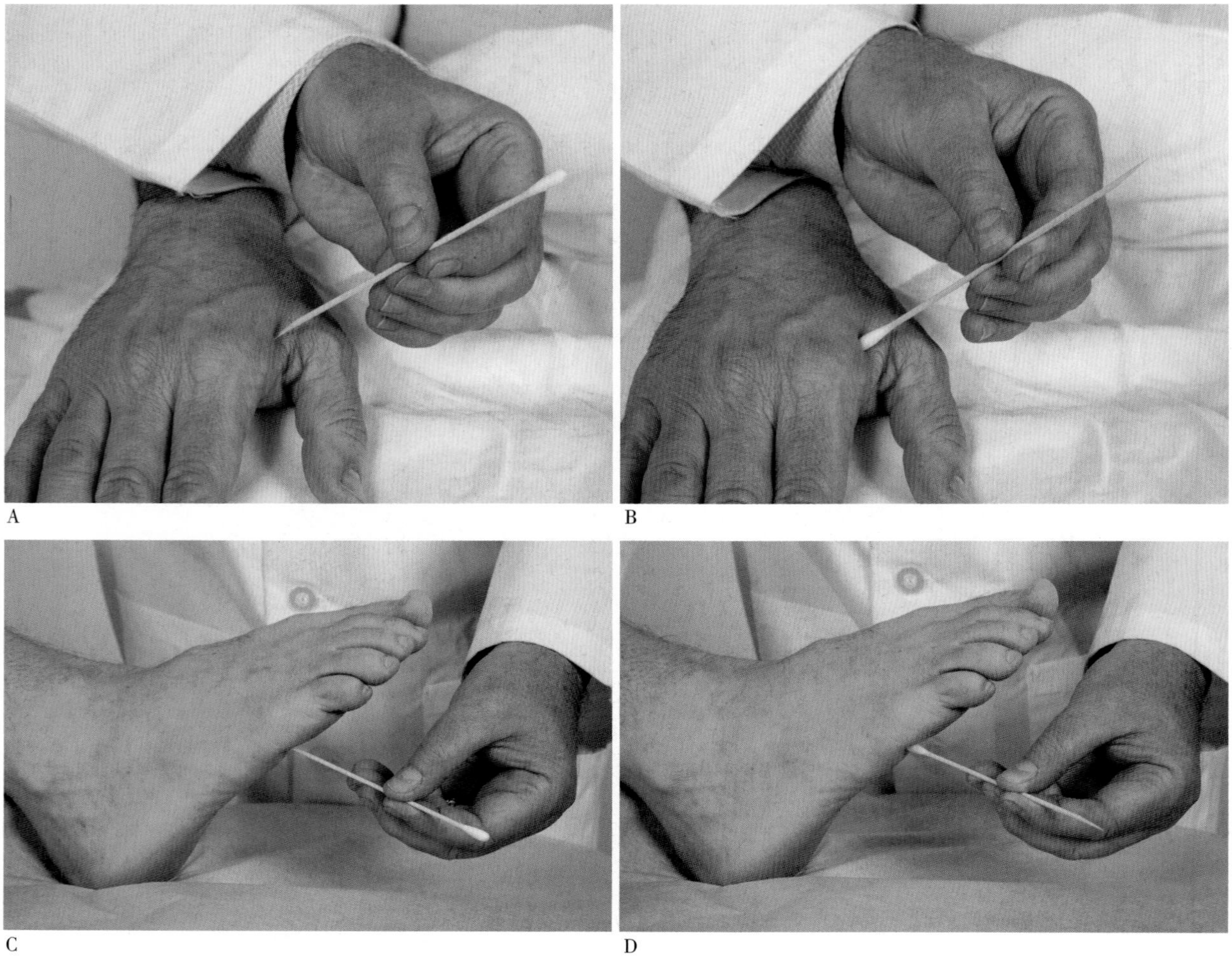

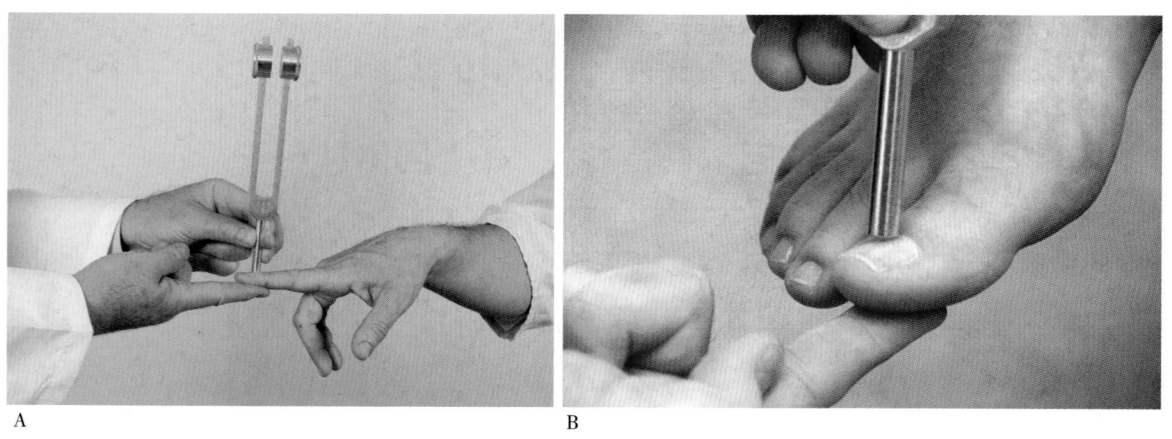

A

B

C

D

图 18-51 用折断的木棉棒来检查痛觉

A 与 C：检查者应握住木棒断端并解说"这是尖头"；B 和 D：检查者应握住取木棒的棉花端接触患者并解说"这是钝头"

A

B

图 18-52 振动觉检查手法

A：检查手指振动觉的正确位置；B：检查拇趾振动觉的正确位置

骨向上向下移动，最终停在一个位置，问患者"这是向上还是向下？"（图 18-53A）。只能握住指/趾头的侧面，这样患者就不能通过手指/足趾感受到的压力来判断上下位置了。常规需要分别检查双手一个手指的末节指骨，以及双足一个足趾的末节趾骨（图 18-53B）。如果未发现位置觉丧失，则可进行下一项检查。如果检查出有本体感觉丧失，则需要进行下一步检查来确定病变平面。

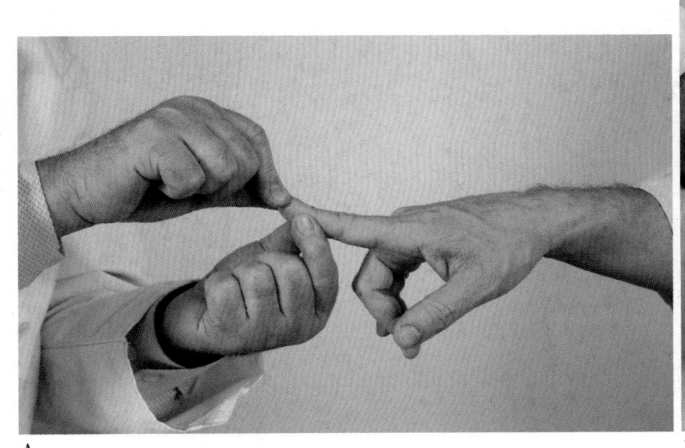 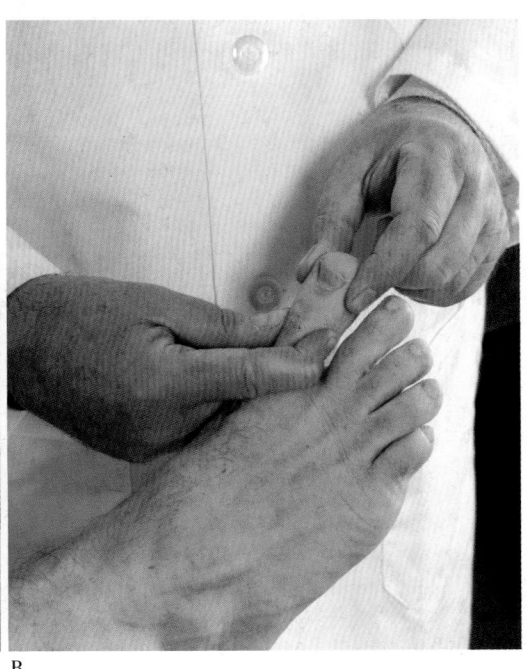

A   B

图 18-53 本体感觉检查手法

A：握住手指的正确方法；B：握住拇趾的手法

6. 检查触觉定位

触觉定位，又称做双同步刺激。检查时，请患者闭眼并辨认出你触摸他的区域。触摸患者的右侧面颊及左上臂。然后问患者"我刚才碰你哪里了？"（图 18-54）。正常情况下，患者能够同时辨认出两个区域。若顶叶有病变的患者可能会感觉到其中一侧的碰触，但病变对侧的碰触则可能被忽视。这就是"忽视"现象。

7. 检查两点辨别觉

两点辨别觉是检查患者分辨刺激来自两个点、而不是一个点的能力。将针相距 2~3mm 轻触患者手指。询问患者感觉到的针的数目（图 18-55）。再在另一只手手指相应位置进行检查并双侧对比。身体不同区域有不同的敏感性，我们必须知道这些区别。指尖的两点辨别觉是间隔 2mm；舌头可以分辨间隔 1mm 远的两个物体；脚趾可以分辨间隔 3~8mm 的两个物体；手掌是间隔 8~12mm；背部是间隔 40~60mm。顶叶病变可以损害两点辨别觉。

8. 检查实体辨别觉

实体辨别觉反映的是顶叶和枕叶的综合功能。通过请患

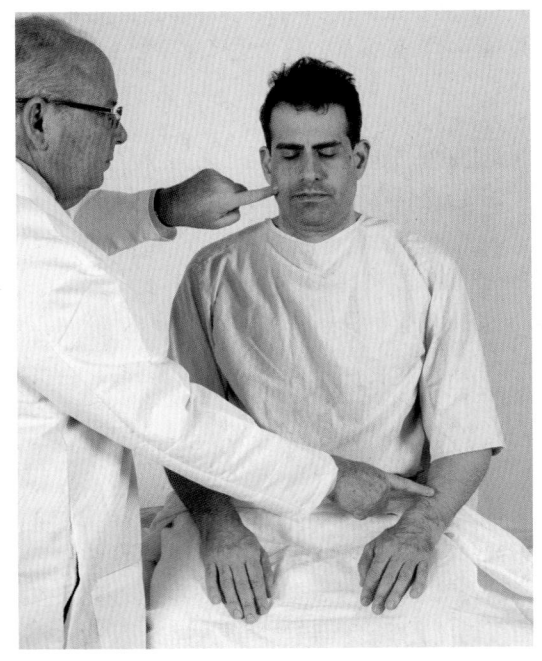

图 18-54 触觉定位检查手法

者尝试辨认放在手中的物体来进行检查。请患者闭眼，在患者的手掌中放入钥匙、铅笔、纸夹或者硬币，然后询问患者手中是什么物品。随后检查另一只手，双侧对比。

9. 检查图形觉

图形觉是辨别出在手掌"写"下的数字的能力。请患者闭眼，伸出手。用铅笔的钝端在手掌上"写"下数字0到9。数字的方向是朝向患者的（图 18-56）。正常情况下，患者可以辨认出这些数字。再检查另一只手，双侧对比。若不能辨认出数字，则是顶叶有病变的敏感征象。

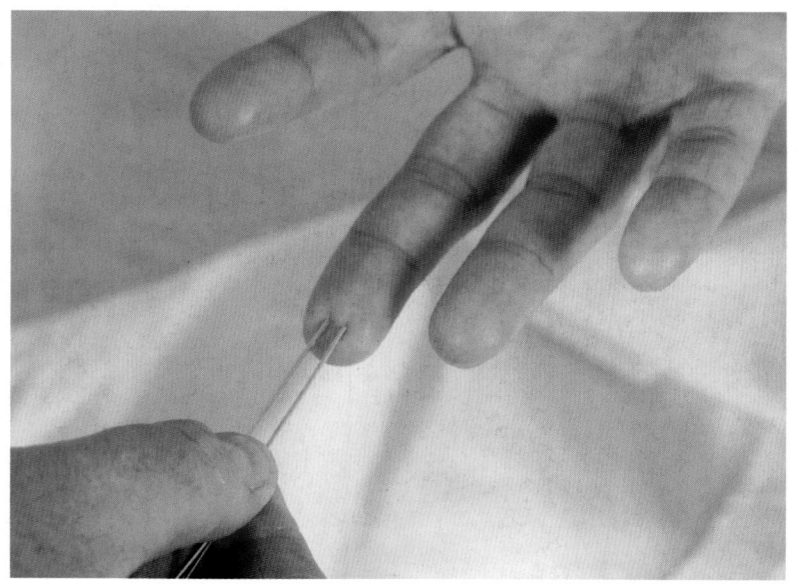

图 18-55 两点辨别觉检查手法

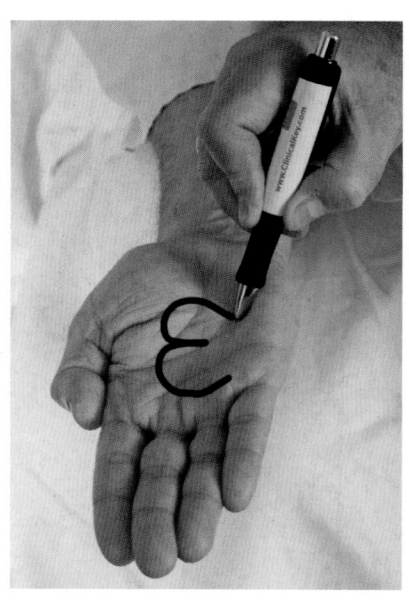

图 18-56 图形觉检查手法

10. 检查点定位觉

点定位觉是指一个人可以指向他/她刚才被触摸的区域的能力。请患者闭眼，触摸患者，再请患者睁开眼并指向刚才的触摸处。感觉皮层的异常会损害定位被触摸区域的能力。

（六）小脑功能

小脑功能的检查包括如下部分：
- 指鼻试验
- 跟膝胫试验
- 快速轮替试验
- 闭目难立试验
- 步态评估

1. 指鼻试验

进行指鼻试验时，先请患者尽可能快、准确、平稳地交替指向自己的鼻以及检查者的手指。检查者将手指放在患者一臂远的位置。指导患者交替触摸手指和鼻，重复数次之后请患者闭眼再继续做（图 18-57）。有小脑疾患的患者在指的时候会持续越过目标，即**过指**，也可能在手指接近目标时出现震颤。

二维码 18-25 指鼻试验

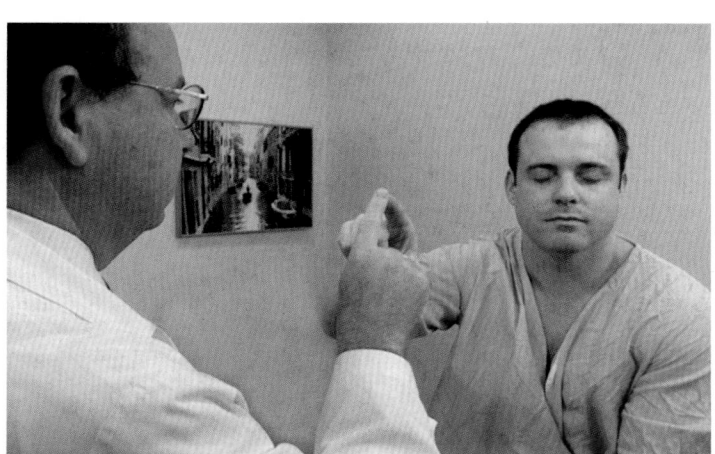

A

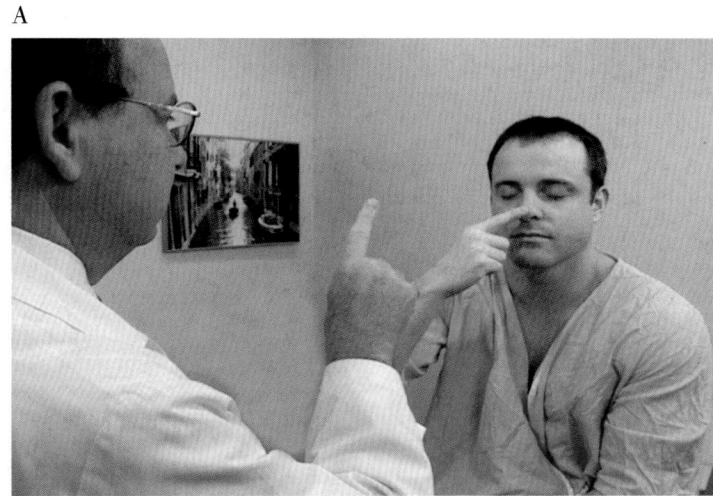

B

图 18-57　指鼻试验

2. 跟膝胫试验

　　进行跟膝胫试验时，请患者仰卧，指导患者用自己一只脚的后跟从另一条腿膝盖开始沿着胫部下滑（图 18-58）。正常情况下，脚后跟从胫骨下滑时应运动平稳。小脑疾病患者做此试验时，脚跟左右摇摆不定。

3. 快速轮替试验

　　实现快速交替运动的能力叫作**轮替运动**。可检测上肢或下肢。检查者可以让患者将一只手快速旋前旋后拍打另一只手。另一种检查手法是，让患者尽可能快地用拇指触摸一遍所有手指。也可以请患者拍股、抬起手、将手翻面、再次拍股，过程要迅速。整个动作过程要尽可能快地重复（图 18-59）。快速交替运动障碍称为**轮替运动不能**。

4. 闭目难立（昂白）试验

　　进行闭目难立试验时，请患者站在检查者面前，双足并拢，双侧足跟和脚趾相互接触。检查者指导患者将手臂向前伸直，手掌向上，并闭眼。如果患者可以保持该姿势不动，则该试验结果是阴性的。若患者开始摇晃，并不得不移动足部来保持平衡，则试验为阳性。另一个常见的发现是，一只手臂逐渐下移，并出现手指屈曲，叫作**旋前漂移**，这种现象见

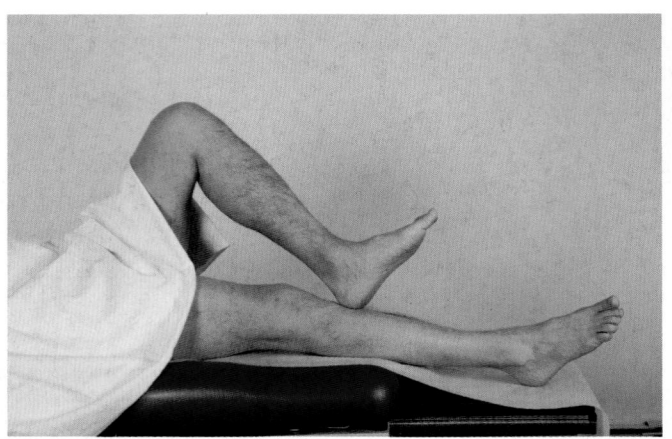

图 18-58 跟膝胫试验

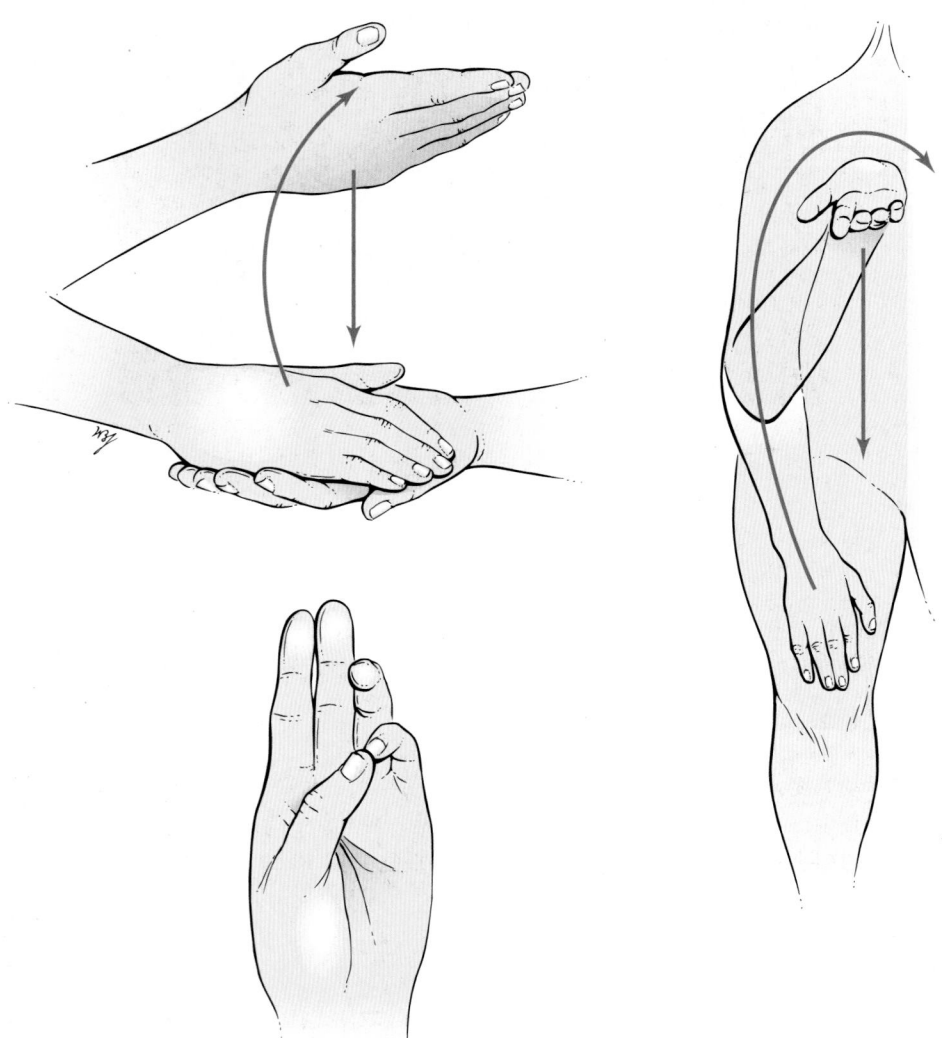

图 18-59 快速轮替试验的检查手法

于有轻度偏瘫的患者。闭目难立试验检查的是后索功能，而不是真正的小脑功能。在进行检查时，检查者需要站在患者的侧面，因为如果不在侧面提供保护的话，偶尔会有患者摇晃而跌倒。

3. 步态评估

小脑功能检查中最重要的部分就是对步态的观察。检查者观察步态时，请患者向前直行。然后指导患者踮着脚尖走回来；然后再用脚跟走过去；然后再用直线行走步态走回到检查者身边——一只脚在另一只脚前面，前足的足跟和后足的足趾相抵。检查者可能需要先给患者做步态的演示。患者应当有正常的姿势，手臂随走路协同摆动的动作也应当是正常的。应该特别关注患者转身的方式。上述这些检查方法经常识别出小脑共济失调，以及提示下肢无力（图 17-23）。

二维码 18-27　步态评估

很多神经系统疾病都会导致引人注意的特征性步态（图 18-60）。因肌力减弱或痉挛，**偏瘫**的患者会拖曳或划圈样腿部运动。这些患者走路的时候，经常是肘部弯曲横过腹前。**帕金森病**患者会拖步行走，步伐小而慌张，同时低头弓腰。**小脑性共济失调**的患者会出现宽基底步态，他们在蹒跚前行时，双足会分得很开。**足下垂**的患者由于踝关节背屈无力导致特征性的拍打步态（跨阈步态）。感觉性共济失调的患者行走时，会高高抬起足部再重重踩下去，就像不能确定其足部的位置一样。

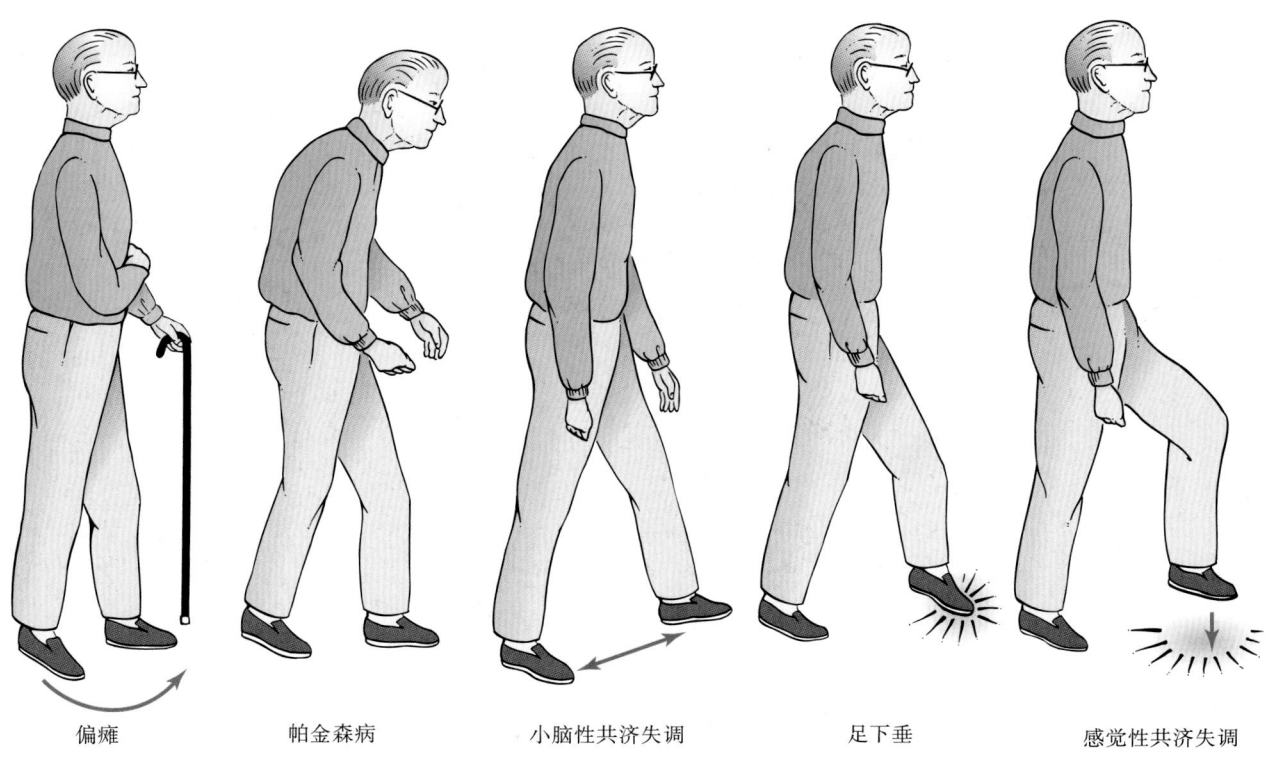

偏瘫　　　帕金森病　　　小脑性共济失调　　　足下垂　　　感觉性共济失调

图 18-60　常见异常步态种类

六、临床意义

昏迷患者

昏迷是指患者不能对任何刺激产生反应。导致昏迷的原因包括：

- 脑膜炎
- 任何原因导致的颅内压增高

- 蛛网膜下腔出血
- 局部大脑病变
- 影响网状系统的脑干病变
- 代谢性脑病[10]
- 癫痫发作后状态

如果可以联系到患者的朋友或家属，请与他们谈话。他们可以提供有用的信息帮助评估患者的情况。

有高血压、糖尿病、癫痫、物质滥用病史或新近头部损伤吗？

如果有任何头部损伤证据，必须在移动患者颈部之前先行颈椎的 X 线检查。

对昏迷患者的体格检查应从视诊开始。衣着、年龄以及慢性病证据能为昏迷原因提供一些有价值的线索。患者有无抗癫痫药物治疗史导致的牙龈肿大[11]？

患者的呼吸有无特征性气味？糖尿病酮症酸中毒患者可能会出现酮的甜味。可能会闻到酒精的气味。有无提示慢性肝病的皮肤红斑？

患者的**姿势**是怎么样的？有大脑半球功能障碍或有锥体束破坏性病变的患者会保持**去皮层强直**姿势，而中脑或脑桥病变的患者会保持**去大脑强直**姿势。去皮层强直时，患者手臂内收，手肘、手腕、手指均屈曲，股内旋。去大脑强直时，患者手臂同样内收，但在手肘处强直伸展，前臂旋前，手腕、手指屈曲。两种强直姿势中，足都是**跖屈**状态。手臂和手的姿势如图 18-61 所示。

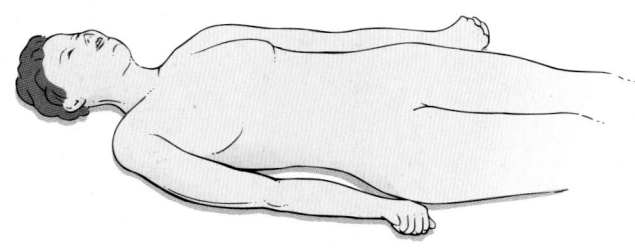

A　去大脑强直

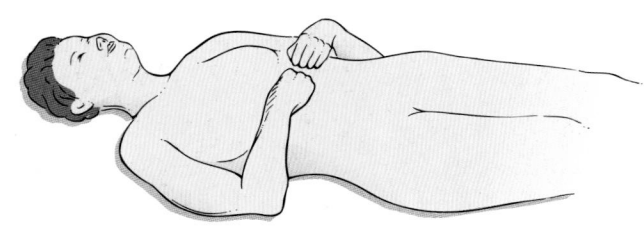

B　去皮层强直

图 18-61　昏迷患者姿势

应仔细检查头部有无任何凹陷区域，如同凹陷性骨折。鼻看上去有破损吗？牙齿有断裂吗？有清亮水样分泌物从鼻或耳流出提示有脑脊液漏吗？

应评价患者**呼吸模式**。中枢性过度换气可在中脑或脑桥病变患者出现。这种类型的呼吸表现为快速深大的规律呼吸。**潮式呼吸**以呼吸模式有节奏地变化为特征。一阵快速呼吸被一阵呼吸暂停分隔开。潮式呼吸与脑干受压或双侧大脑功能障碍有关。

对昏迷患者进行的神经系统检查很大程度上基于瞳孔大小和对光反射的检查。双侧大脑功能障碍患者的瞳孔很小，对光反射存在。过量服用致幻剂或中枢神经兴奋剂之后，瞳孔会散大。单侧瞳孔固定散大，提示同侧动眼神经受压。瞳孔散大会先于眼外肌麻痹出现，这是因为支配瞳孔的神经纤维比支配眼外肌的神经纤维要更加表浅，对外压更为敏感。这是钩回疝的重要征象。瞳孔对光反射正常，但没有角膜反射或眼外肌运动，则提示代谢

10　常见原因包括电解质紊乱、内分泌疾病、肝或肾功能衰竭、维生素缺乏、中毒、酒精中毒以及体温的显著改变。
11　常与苯妥英钠（大仑丁）治疗相关。

异常可能是导致昏迷的原因。

眼底检查可能提供导致昏迷原因的线索。

若无颈椎骨折证据，则应检查**头眼反射**。若眼皮张开的昏迷患者头被快速转向一侧，眼球会同时转向另一侧。这就是**玩偶眼反射**。有脑干损伤的患者则不会出现玩偶眼反射。玩偶眼反射只能在昏迷患者中引出，因为清醒的人会注视一件物品，而抑制该反射。

温度刺激试验被用于增强玩偶眼反射或者检查有颈椎骨折患者的眼球运动。应使患者头部屈曲呈30°。使得半规管处于向水平位置。将内有20~30ml冰水的大孔径注射器朝向一侧外耳道，向内注入冰水。正常反应是出现眼球震颤。双眼球会慢慢地同向移动到注水同侧，然后又快速移回中线（眼球震颤）。使用冰水会导致方向朝向对侧的眼震，而使用温水则会使眼震方向朝向刺激侧。这可以用COWS这个词来帮助记忆，即"冷反温同"。

若患者前庭神经核和外展神经核在脑干水平的联系中断，则会出现温度刺激反应消失。

如同本章之前提到的，头痛是一个很重要的神经系统症状。表18-2列出了头痛的鉴别诊断。

表 18-2　头痛的鉴别诊断

类型	流行病学	定位	症状及体征
偏头痛	家族史 年轻人 女性	双侧额部	恶心、呕吐、可能有神经功能缺损
丛集性头痛	青少年男性	眶额部、单侧	单侧鼻塞、流泪
紧张性头痛	女性	双侧、广泛或枕部	
高血压性	家族史	多样	高血压性视网膜病变、可能有视盘水肿
颅内压升高		多样	恶心、呕吐、视盘水肿
脑膜炎		双侧、常为枕部	颈项强直、发热
颞动脉炎 *	老年人	单侧、颞动脉上方	颞动脉触痛、同侧眼视力丧失

注：* 见第二十二章"老年患者"

正确评估患者的运动功能有助于定位。**锥体外系**这一术语指不与锥体束直接相关的运动系统。锥体外系由基底核、中脑核团和网状结构，以及小脑组成。表18-3列出了与下运动神经元病变、锥体束病变及锥体外系病变相关的特征性运动障碍。表18-4总结了五种常见慢性神经系统疾病的重要症状体征。

表 18-3　不同病变的表现

特点	下运动神经元	锥体束	锥体外系
主要表现	软瘫	痉挛性瘫	无瘫痪
肌肉表现	肌萎缩、肌束颤动	轻度失用性萎缩	静止性震颤
肌张力	降低	增加	增加
肌力	降低或丧失	降低或丧失	正常
协调性	丧失或低下	丧失或低下	迟缓

表 18-4　常见神经系统疾病及其症状体征

疾病	发病年龄（岁）	性别	症状体征
多发性硬化	30~35	女性	眼球震颤、复视、口齿不清、肌肉无力、感觉异常、协调性差、二便障碍
肌萎缩侧索硬化	50~80	男性	相关肌肉无规律颤搐、肌肉无力、肌肉萎缩*、无感觉缺失或精神障碍
帕金森病	60~80	男性	僵直、运动迟缓、不自主震颤、吞咽困难、上肢震颤、顿挫及"齿轮样"运动、面具脸、躯体中度屈曲、过度流涎
重症肌无力	20~50	女性	广泛肌肉易疲劳、双侧上睑下垂+、复视、吞咽困难、声音低微
亨廷顿舞蹈病	35~50	男性和女性	舞蹈样运动、痴呆、快速运动、鬼脸样表情、构音障碍、人格改变

注：* 见图 18-21；
　　+ 见图 7-16

表 18-5 展示了上下运动神经元病变的区别。

表 18-5　上下运动神经元病变的对比

结果	上运动神经元损害	下运动神经元损害
自主控制	丧失	丧失
肌张力	硬瘫，增强	软瘫，减弱
反射弧	存在	缺失
病理反射	存在	不存在
肌肉萎缩	很轻或没有	显著

截瘫和**四肢瘫**可以是上运动神经元病变所致，也可以累及下运动神经元。脊髓损伤可以导致部分或完全瘫痪。颈髓或胸髓损伤的患者，病变平面以下会出现痉挛状态，病变平面反射弧支配的所有肌肉会出现软瘫。骶髓损伤的患者，会出现软瘫。表 18-6 总结了脊髓损伤导致的运动障碍。

表 18-6　脊髓病变导致的运动受累

影响的脊髓节段	受累的运动
C1~C4	颈部、膈肌、肋间肌及四肢瘫痪
C5	躯干、手臂及腿痉挛性瘫；可部分控制肩膀运动
C6，C7	躯干及腿痉挛性瘫；可控制臂上段运动，可部分控制臂下段运动
C8	躯干及腿痉挛性瘫；仅手出现无力
T1~T10	躯干及腿痉挛性瘫
T11~T12	腿痉挛性瘫
L1~S1	腿软瘫
S2-S5	腿下部软瘫；二便及性功能受影响

患者经常会有完成任务能力降低的主诉。体格检查可能会发现肌力的下降。表 18-7 总结了常用肌肉的主要动作及其相应的脊髓节段。

表 18-7　基于脊髓节段的运动功能

身体区域	检查的运动	脊髓节段
肩膀	颈部屈、伸或旋转	C1~C4
手臂	手臂内收	C5~T1
	手臂外展	C4~C6
	前臂屈曲	C5~C6
	前臂伸直	C6~C8
	前臂旋后	C5~C7
	前臂旋前	C6~C7
手	手伸直	C6~C8
	手屈曲	C7~C8，T1
手指	拇指外展	C7~C8，T1
	拇指内收	C8，T1
	小指外展	C8，T1
	拇指对掌	C8，T1
髋部	髋关节屈曲	L1~L3
	伸腿	L2~L4
	屈腿	L4~L5，S1~S2
	股内收	L2~L4
	股外展	L4~L5，S1~S2
	股内旋	L4~L5，S1
	股外旋	L4~L5，S1~S2
	股屈曲	L4~L5
足	足背屈	L4~L5，S1
	足跖屈	L5，S1~S2
足趾	拇趾背伸	L4~L5，S1
	拇趾屈曲	L5，S1~S2
	五趾张开	S1~S2

七、体格检查报告书写

这里列出一些神经系统检查书写的范例：

- 患者人物、时间、地点定向力正常。第Ⅱ~Ⅻ对脑神经无损伤。运动检查显示步态正常、跟膝胫试验正常、双侧肌力正常。双侧反射对称正常。感觉检查正常，痛觉、轻触觉、实体辨别觉可。小脑功能正常。
- 精神状态检查正常范围。右侧面部下半部分有显著无力。右侧鼻唇沟浅，右侧口角下垂。无其他脑神经异常。运动及感觉检查均正常。反射正常。闭目难立试验结果为阴性。
- 患者有表达性失语、伴有同侧三叉神经偏瘫的右半身偏瘫。与左侧相比，右侧下肢反射偏活跃。感觉检查评估困难。右侧巴宾斯基征阳性。
- 精神状态正常。运动检查正常，反射双侧对称。右侧 L2 及左侧 L4 存在感觉平面。右侧振动觉受损较左侧严重，位置觉亦如此。闭目难立试验结果为阳性。

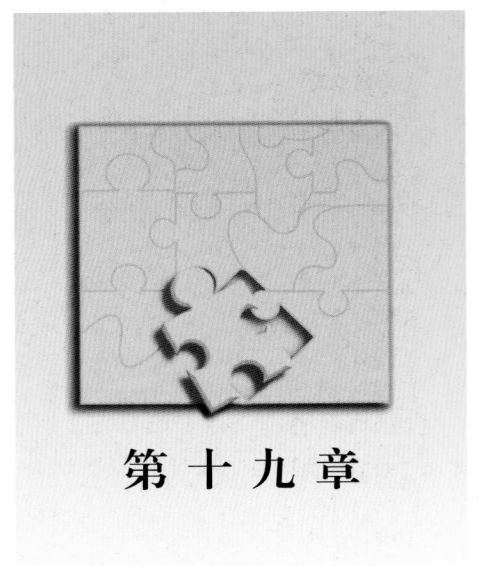

第十九章

综合体格检查

　　一名医生不仅仅是一名科学家或一名优秀的技术人员。他必须超越这一层次——他必须拥有良好的人文素质，还必须对人类苦难有自己的理解和深切的同情。

　　　　　　　　　　　　　　　　　　　　——Albert Einstein（1879-1955）

一、技术

　　之前的章节主要讨论了人体各个器官系统及与每一个系统分别相关的病史和体格检查。本章的目的是帮助学生把各个系统的单独体格检查整合成一个流畅的全身体格检查。

　　最理想的情况是，全身体格检查是通过有序的、全面的、又尽可能让患者少移动的方法来进行的。进行体格检查时，绝大多数所犯的错误是因为缺乏系统性和全面性，而不是因为缺乏知识而导致的。所以我们需要在体格检查进入下一个环节之前，仔细评估当前所做检查是否完善。在体格检查中最常见的错误与以下几点相关：

- 技术
- 遗漏
- 察觉
- 解释
- 记录

　　技术错误与体格检查时缺乏有序性和系统性、设备故障及床旁礼仪差有关。**遗漏错误**常见于对眼鼻的检查；颈部血管、心、胸听诊；脾脏触诊；肛门及外生殖器检查；神经系统检查。**察觉错误**是指检查者没能发现存在的异常。这种类型的错误中最常见于对甲状腺结节、气管偏移、异常呼吸音、舒张期杂音、疝以及眼外肌异常的检查。对于检查结果的**解释错误**最常见于对气管偏移、静脉搏动、收缩期杂音、震颤、腹部压痛、肝脏大小、眼部发现以及反射的检查中。**记录错误**中最常见的类型和对心脏大小及杂音的描述、不恰当的术语以及模糊的缩写。

　　体格检查顺序是作者本人采取的顺序，视频中也采用同样顺序。对于检查顺序没有正确错误之说。你们也可以发展出自己的方法。无论采取什么样的方法，你只需要确保在结束时整套检查是完整没有遗漏的。

　　在大多数情况下，我们来到住院患者身边时，他们都是处于卧床状态。当你完成自我介绍并收集患者完整病史之后，你需要告知患者你准备开始进行体格检查。每一次在体格检查前都要先洗手。

　　我们建议读者先观看视频，复习男性全套体格检查和女性乳房及盆腔检查。本视频将协助读者整合全身各个器官系统的体格检查。

（一）患者仰卧位

1. 一般情况

　　视诊患者面部表情（第十章"胸部"、第十一章"心脏"、第十四章"腹部"、第十八章"神经系统"）。

2. 生命体征（第十一章"心脏"）

　　（1）触诊右臂血压。

　　（2）测量右臂血压。

　　（3）测量左臂血压[1]。

（二）让患者从床上坐起

1. 生命体征

　　检查左臂血压的立位变化（第十一章"心脏"）。

（三）让患者坐位转向双腿悬于床边

1. 生命体征

　　（1）触诊桡动脉搏动，测量心率及心律（第十二章"周围血管系统"）。

　　（2）观测呼吸频率及呼吸模式（第十章"胸部"）。

2. 头部（第六章"头颈"）

　　（1）视诊头颅。

　　（2）视诊头皮。

　　（3）触诊头颅。

3. 面部（第五章"皮肤"、第六章"头颈"）

　　（1）视诊面部。

　　（2）视诊面部皮肤。

4. 眼（第七章"眼部"）

　　（1）测量双眼视力。

　　（2）测量双眼视野。

　　（3）评估双眼调节情况。

　　（4）检测双侧外眼肌功能。

　　（5）检测双侧瞳孔对光反射。

　　（6）检测辐辏反射。

　　（7）视诊双侧外眼结构。

　　（8）进行双侧眼底镜检查。

5. 鼻（第八章"耳鼻"）

　　（1）视诊鼻部。

　　（2）触诊鼻部骨性结构。

　　（3）触诊双侧鼻窦（额窦、上颌窦）。

1　若上肢血压升高，则必须测量下肢血压，以排除主动脉缩窄的情况。此时需要患者俯卧位测量血压（第十一章"心脏"）。

（4）视诊双侧鼻中隔。

（5）视诊双侧鼻甲。

6. 耳（第八章"耳鼻"）

（1）视诊双侧外耳结构。

（2）触诊双侧外耳结构。

（3）测量双耳听力。

（4）双侧林纳试验。

（5）韦伯试验。

（6）双侧耳镜检查。

（7）视诊双侧外耳道。

（8）视诊双侧鼓膜。

7. 口（第九章"口腔及咽部"）

（1）视诊唇的内外表面。

（2）视诊颊黏膜。

（3）视诊牙龈。

（4）视诊牙齿。

（5）视诊双侧腮腺导管及下颌腺管。

（6）视诊硬腭。

（7）视诊软腭。

（8）视诊舌。

（9）检查舌下神经功能（第十八章"神经系统"）。

（10）触诊舌。

（11）视诊口底。

（12）触诊口底。

（13）视诊双侧扁桃体。

（14）视诊咽后壁。

（15）患者发"啊"音，观察悬雍垂（第十八章"神经系统"）。

（16）检查咽反射（第十八章"神经系统"）。

8. 颈部（第六章"头颈"）

（1）视诊双侧颈部。

（2）触诊双侧颈部。

（3）触诊双侧头颈淋巴结。

（4）前路触诊甲状腺。

（5）评估气管位置（第十章"胸部"）。

9. 颈部血管（第十一章"心脏"）

视诊右侧颈静脉搏动高度。

10. 颈部[2]（第六章"头颈"）

（1）后路触诊甲状腺。

（2）触诊双侧锁骨上淋巴结。

---

[2] 当患者双腿悬于床边、保持坐位时，检查者应当走到患者身后进行检查。

11. 后胸（第十章"胸部"）
 （1）视诊双侧背部。
 （2）触诊双侧背部有无压痛。
 （3）观察双侧胸腔活动度。
 （4）检查双侧触觉语颤。
 （5）叩诊双侧背部。
 （6）测量右侧肺下界移动度。
 （7）听诊双侧背部。
 （8）检查双侧肋脊角有无压痛（第十四章"腹部"）。

12. 骶骨（第十一章"心脏"）
 检查有无水肿。

13. 前胸[3]（第十章"胸部"）
 （1）视诊患者坐姿。
 （2）视诊胸部轮廓。
 （3）视诊双侧胸部。
 （4）检查双侧触觉语颤。

14. 女性乳房（第十三章"乳房"）
 （1）视诊双侧乳房。
 （2）在紧张双侧胸肌时再次视诊双侧乳房。

15. 心脏（第十一章"心脏"）
 （1）视诊有无局部异常搏动。
 （2）触诊心脏，找到最强搏动点。
 （3）听诊心脏四个区域心音。

16. 腋窝（第十三章"乳房"）
 （1）视诊双侧腋窝。
 （2）触诊双侧腋窝。
 （3）触诊双侧滑车上淋巴结（第十二章"周围血管系统"）。

（四）让患者向前倾

1. 心脏（见第十一章心脏）
 用听诊器膜面听诊心尖部。

（五）让患者仰卧，床头抬高约30°

1. 颈部血管（第十一章"心脏"）
 （1）视诊右侧颈静脉波形。
 （2）听诊双侧颈动脉。
 （3）分别触诊双侧颈动脉。

3　当患者双腿悬于床边、保持坐位时，检查者应当走到患者前方进行检查。

2. 男性及女性乳房（第十三章"乳房"）

    （1）视诊双侧乳房。

    （2）触诊双侧乳房。

    （3）触诊双侧乳晕下区域。

    （4）触诊双侧乳头。

3. 胸部（第十章"胸部"）

    （1）视诊双侧胸部。

    （2）观察双侧胸部活动度。

    （3）检查双侧触觉语颤。

    （4）叩诊双侧胸部。

    （5）听诊双侧呼吸音。

4. 心脏（第十一章"心脏"）

    （1）观察心前区运动。

    （2）触诊心脏四个区域（指尖触诊）。

    （3）触诊心脏四个区域（手掌近端触诊）。

    （4）触诊心脏四个区域，观察有无震颤。

    （5）听诊心脏四个区域心音。

    （6）计数心音，观察与颈动脉搏动是否一致。

（六）让患者左侧卧位

1. 心脏（第十一章"心脏"）

    用听诊器钟面听诊心脏。

（七）让患者仰卧位平卧

1. 腹部（第十四章"腹部"）

    （1）视诊腹部轮廓。

    （2）视诊腹部皮肤。

    （3）视诊有无疝。

    （4）听诊腹部一个象限的肠鸣音。

    （5）听诊双侧腹部杂音。

    （6）浅触诊腹部所有象限。

    （7）深触诊腹部所有象限。

    （8）叩诊腹部所有象限。

    （9）叩诊肝脏。

    （10）叩诊脾脏。

    （11）检测腹壁反射（第十八章"神经系统"）。

    （12）检查有无反跳痛。

    （13）检查有无肝区叩痛。

    （14）检测肝颈静脉回流征（第十一章"心脏"）。

    （15）触诊肝脏。

    （16）触诊脾脏。

    （17）触诊腹主动脉。

（18）若怀疑腹水，检查有无移动性浊音。

2. 脉搏（第十二章"周围血管系统"）
  （1）触诊双侧桡动脉。
  （2）触诊双侧肱动脉。
  （3）触诊双侧股动脉。
  （4）触诊双侧腘动脉。
  （5）触诊双侧足背动脉。
  （6）触诊双侧胫后动脉。
  （7）计数右侧桡动脉及股动脉搏动。
  （8）进行跟膝胫试验（神经查体的一部分；第十八章"神经系统"）。

3. 男性外生殖器（第十五章"男性生殖系统及疝"）
  （1）视诊皮肤及毛发分布。
  （2）指导患者用力，观察腹股沟区。
  （3）视诊阴茎。
  （4）视诊阴囊。
  （5）触诊双侧腹股沟淋巴结。
  （6）抬起阴囊以视诊会阴。

（八）让男性患者起立，站在坐位检查者面前

1. 男性外生殖器（第十五章"男性生殖系统及疝"）
  （1）视诊阴茎。
  （2）视诊尿道外口。
  （3）触诊阴茎体。
  （4）触诊尿道。
  （5）视诊阴囊。
  （6）触诊双侧睾丸。
  （7）触诊双侧附睾及输精管。
  （8）指导患者用力，观察腹股沟区。
  （9）检测提睾反射（第十八章"神经系统"）。
  （10）透照所有团块。
  （11）触诊外生殖器双侧区域，观察有无疝。

（九）让男性患者转身，弯腰俯身于床上

1. 直肠（见第十四章"腹部"）
  （1）视诊肛门。
  （2）患者用力时视诊肛门。
  （3）触诊肛门括约肌。
  （4）触诊直肠壁。
  （5）触诊前列腺。
  （6）检测粪便有无潜血。

（十）协助女性患者取截石位

1. 女性外生殖器（第十六章"女性生殖系统"）
   （1）视诊皮肤及毛发分布。
   （2）视诊大阴唇。
   （3）触诊大阴唇。
   （4）视诊小阴唇、阴蒂、尿道口及阴道口。
   （5）视诊双侧前庭大腺区域。
   （6）视诊会阴。
   （7）检测骨盆有无松弛。
   （8）进行阴道镜检查。
   （9）视诊子宫颈。
   （10）获得子宫颈抹片。
   （11）视诊阴道壁。
   （12）进行双合诊。
   （13）触诊子宫颈及子宫体。
   （14）触诊双侧子宫附件。
   （15）触诊直肠阴道隔。
   （16）检测粪便有无潜血。

（十一）让患者在床上坐起，腿悬在床边

1. 精神状态
   询问常规问题（第一章"问诊"、第十八章"神经系统"、第二十二章"老年患者"）

2. 面部（第十八章"神经系统"）
   （1）检测双侧三叉神经运动功能。
   （2）检测双侧三叉神经感觉功能。
   （3）检测双侧角膜反射。
   （4）检测双侧面神经功能。
   （5）检测双侧副神经功能。
   （6）检测双侧双同步刺激。
   （7）进行指鼻试验。

3. 颈部
   检测颈部活动范围（第十七章"肌肉骨骼系统"）。

4. 手及手腕（第十七章"肌肉骨骼系统"、第十八章"神经系统"）
   （1）视诊双侧手及手腕。
   （2）视诊双侧指甲（第五章"皮肤"）。
   （3）触诊双侧肩关节。
   （4）触诊双侧指间关节。
   （5）触诊双侧掌指关节。
   （6）检查双侧轻触觉。
   （7）检查双侧振动觉。
   （8）检查双侧位置觉。

（9）检查双侧物体识别觉。

（10）检查双侧皮肤书写觉。

（11）检查双侧两点辨别觉。

（12）评估双侧快速轮替运动能力。

5. 手肘（第十七章"肌肉骨骼系统"）

（1）视诊双侧手肘。

（2）检测双侧手肘运动范围。

（3）触诊双侧手肘。

（4）检测双上肢肌力。

（5）检测双侧肱二头肌腱反射（第十八章"神经系统"）。

（6）检测双侧肱三头肌腱反射（第十八章"神经系统"）

6. 肩部（第17章"肌肉骨骼系统"）

（1）视诊双侧肩部。

（2）检测双侧肩部运动范围。

（3）触诊双侧肩关节。

7. 胫部

（1）视诊双侧皮肤。

（2）检查双侧有无水肿（第十一章"心脏"）。

8. 足及踝（第十七章"肌肉骨骼系统"、第十八章"神经系统"）

（1）视诊足及踝部。

（2）检测双侧运动范围。

（3）触诊双侧跟腱。

（4）触诊双侧跖趾关节。

（5）触诊双侧跖骨头。

（6）触诊双侧踝关节及足部关节。

（7）检查双侧轻触觉。

（8）检查双侧振动觉。

（9）检查双侧位置觉。

（10）检测双下肢肌力。

（11）检测双侧跟腱反射。

（12）检测双侧跖反射。

9. 膝部（第十七章"肌肉骨骼系统"、第十八章"神经系统"）

（1）视诊双侧膝部。

（2）检测双侧膝部运动范围。

（3）触诊双侧膝盖骨。

（4）若怀疑关节腔积液，进行浮髌试验。

（5）检测双侧膝反射。

（十二）让患者起立，背对检查者

1. 髋部（第十七章"肌肉骨骼系统"）

（1）视诊髋部。

（2）检测髋部运动范围。

2. 脊柱（第十七章"肌肉骨骼系统"、第十八章"神经系统"）

（1）视诊脊柱。

（2）触诊脊柱。

（3）检测脊柱运动范围。

（4）评估步态。

（5）进行闭目直立试验。

二、体格检查报告书写

在全部体格检查结束之后，检查者必须要客观记录所有视诊、触诊、叩诊、听诊的结果。在陈述异常发现的位置时一定要准确。一些简单的图示可能会更有助于描述位置或形状。在描述一个发现物的大小时，要直接用毫米或厘米来描述其大小，不要用其他方法，比如与水果或坚果对比的方式来描述，因为水果坚果等本身就是大小各异的。最好**不要**使用很多缩写，因为缩写对不同患者可能意味着不同的含义。然而，在以下例子中提到的缩写是标准的用法，是可以在记录中使用的。最后，不要在书写体格检查的时候就下诊断性结论，在最后总结的时候再下结论。比如，最好说闻及"心尖部全收缩期Ⅲ/Ⅳ级杂音，放射至腋窝"，而不是说闻及"二尖瓣关闭不全杂音"。

患者：约翰·亨利 [4]

一般情况： 患者为 65 岁白人男性，平卧位，垫两枕，无急性病容。发育良好，体型偏瘦，外观比实际年龄稍年长。患者衣着整齐，神志清醒，查体配合。

生命体征： 血压（BP）185/65/55mmHg 右臂（卧位），180/60/50mmHg 左臂（卧位），175/65/50mmHg 左臂（坐位）；心律齐，90 次/分；呼吸 16 次/分。

皮肤： 肤色粉红，面部散在小角化丘疹；甲床稍灰暗；头部毛发稀疏；下肢远端毛发缺失；正常男性阴毛分布。

头： 头部正常，无外伤痕迹；无压痛。

眼： 近距视力表测矫正视力：右眼 20/60，左眼 20/40；双侧视野正常；眼外肌运动正常；双侧瞳孔等大等圆，对光反射、调节反射正常；双侧黄斑可见，L>R；眉毛正常；可见双侧老年环；结膜无充血；双侧晶状体中可见不透明部分，R>L；左侧视盘轮廓清晰，杯-盘比正常；左眼动静脉（AV）比正常；未见左眼动静脉狭窄；左眼底 6 点方向有火焰状出血，1 点及 5 点方向亦可见若干棉絮斑；右侧眼底由于晶体混浊不能检测。

耳： 耳郭外形正常；无压痛；左侧外耳道内有少许耵聍；外耳道无充血或分泌物；林纳（Rinne）试验，右耳 BC>AC，左耳 AC>BC；韦伯试验偏向右侧；双侧鼓膜呈灰白色，无充血；双侧体表标志正常。

鼻： 鼻梁竖直连续，无包块；双侧鼻腔通畅；鼻黏膜粉红、分泌物清；右侧下鼻甲轻度水肿。

鼻窦： 额窦、上颌窦无压痛。

口腔和咽喉： 嘴唇轻度发绀，无损伤；患者佩戴上颌义齿；颊黏膜粉红无充血；下齿列齐整；无明显龋齿；牙龈正常；伸舌居中，无舌肌颤动；舌视诊、触诊均无损伤；咽后部轻度充血，在咽后部及扁桃体可见黄白色分泌物；扁桃体存在最低限度的增大；悬雍垂抬高居中；咽反射正常。

颈： 颈软，运动范围正常；气管居中；颈浅淋巴结及扁桃体淋巴结区域可触及数个小淋巴结（直径 1~2cm）；可触及甲状腺边界；未及甲状腺肿大或结节；未见颈静脉异常扩张；当患者坐起时，颈静脉无充盈。

胸部： 胸廓前后（AP）径增加；双侧胸廓扩张度对称；双侧触觉语颤正常；双肺叩诊清音；可闻及双侧肺泡呼吸音；肺底呼吸音粗，偶可闻及爆裂音。

乳房： 轻度男子女性型乳房，L>R；无肿块或渗出。

心脏： 最强心脏搏动点位于第 6 肋间隙（PMI 6ICS）锁骨中线（MCL）外侧 2cm；可闻及正常生理性心音分裂；未见异常搏动或震颤；S_1、S_2 遥远；于第二肋间隙胸骨右上缘可闻及全舒张期Ⅱ/Ⅳ级高调杂音；于主动脉区域可闻及收缩期Ⅰ/Ⅳ级中调递增递减型杂音；收缩期杂音于中期达峰（图 19-1）。

---

[4] 该患者名字纯属虚构，如有雷同，纯属巧合。

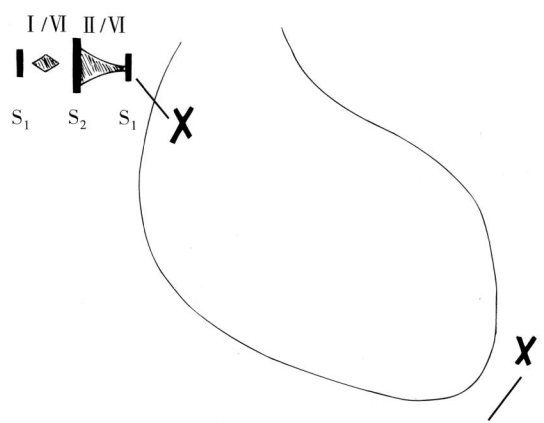

PMI 6ICS 2cm lateral MCL：第六肋间隙锁骨中线外侧2cm

图 19-1 心脏体征定位
S1、S2：第一心音、第二心音

血管： 右侧颈动脉可闻及杂音；左侧颈动脉、肾动脉、股动脉及腹部动脉未闻及杂音；下肢与上肢相比皮温稍低；右下肢可见1+级胫前水肿；左下肢可见2+级胫前水肿；双侧股中部至小腿区域见轻度静脉曲张；未见溃疡或瘀血表现；小腿无压痛。

腹部： 舟状腹；右下腹可见阑尾切除术瘢痕，左下腹可见疝修补术瘢痕；双侧瘢痕均愈合良好；咳嗽或用力后可见右下腹3cm×3cm肿块。无板状腹、肌紧张及压痛；未及异常腹壁波动；可闻及肠鸣音；耻骨上区叩诊呈浊音，余全腹叩诊呈鼓音；肝脏在锁骨中线上从顶至底长度为10cm；左上腹可叩及脾脏，但不可触及；未触及肾脏；无肋脊角压痛；右侧外环可见腹股沟斜疝，易还纳。

直肠： 肛门括约肌正常；未及痔；可触及无压痛、对称增大的前列腺，质硬、未及结节；直肠腔内未及肿块；粪便潜血阴性。

生殖器： 包皮环切术后的正常男性外阴；阴茎无硬结；左侧阴囊比右侧低4~5cm；左侧阴囊触诊可见精索静脉丛扩张；双侧可及大小约2cm×3cm×1cm质软睾丸。

淋巴结： 前面已述颈前三角区淋巴结检查发现；左侧腹股沟区域可及两枚大小为1~2cm淋巴结、边界清、质韧、活动度好肱骨内上髁、腋窝及锁骨上区域未触及淋巴结。

肌肉骨骼： 双手远端指间关节肿大，握拳时肿大关节疼痛，左侧>右侧；无压痛、红斑；近端指间关节正常；颈部、手臂、髋部、膝盖及踝部均可在正常活动范围内主动或被动运动；肌肉对称；可见轻度驼背。

神经： 人物、地点、时间定向力正常；脑神经功能正常；感觉及运动系统功能正常；小脑功能正常；跖反射减弱；步态正常；深部腱反射如表19-1所示。

表 19-1 患者约翰·亨利的深部腱反射

侧	肱二头肌反射	肱三头肌反射	膝反射	跟腱反射
右侧	1+	0	2+	1+
左侧	2+	1+	3+	2+

总结： 亨利先生是一名65岁男性，无急性面容。体格检查示收缩期高血压、可能因长期高血压导致的视网膜病变、右眼轻度白内障、右耳传导性听力减退、扁桃体咽喉炎以及男子女性型乳房。心脏查体显示主动脉瓣关闭不全。周围血管系统查体显示可能有右侧颈动脉粥样硬化及下肢轻度静脉病变。该患者有易还纳的右侧腹股沟疝。可见左侧精索静脉曲张。亦可见手部轻度骨关节炎。

患者：玛丽·琼斯[5]

一般情况：患者为 51 岁非裔美国女性，坐于床上，有轻度呼吸困难。体型肥胖，外观与实际年龄相符。患者衣着整齐，神志清醒，但持续诉呼吸苦难。

生命体征：血压（BP）130/80/75mmHg 右臂（卧位），125/75/70mmHg 左臂（卧位），120/75/79mmHg（坐位）；心率齐，100 次/分；呼吸 20 次/分。

皮肤：上肢肤色较下肢略暗淡；发育良好；完全秃顶，佩戴假发；正常女性阴毛分布。

头：头部正常，无外伤痕迹；面部水肿；无压痛。

眼：近距视力表测矫正视力：右眼 20/40，左眼 20/30；双侧视野正常；眼外肌运动正常；双侧瞳孔等大等圆，对光反射、调节反射正常；双侧眉毛稀薄；双侧结膜发红，可及充血；晶状体透明；双侧视盘边缘锐利，鼻侧稍有模糊；双侧杯-盘比 1∶3，视杯双侧对称；双侧视网膜静脉扩张。

耳：耳郭外形正常；乳突及外耳道无压痛；外耳道无充血或分泌物；林纳（Rinne）试验，双侧 AC>BC；韦伯（Weber）试验正中无偏移；双侧鼓膜清晰可见；双侧体表标志正常。

鼻：鼻梁竖直连续，无偏移，无包块；鼻黏膜粉红；下鼻甲正常。

鼻窦：无压痛。

口腔和咽喉：口唇发绀；除全部第三磨牙被拔除之外，其余牙齿均正常存在；咬合正常；未见龋齿；牙龈正常；伸舌居中，下表面可见明显静脉曲张；未见肌束颤动；咽后部正常；悬雍垂居中，抬高正常；咽反射正常。

颈：颈部运动范围正常；气管居中；当患者坐直时，颈静脉扩张至下颌角；未及颈部淋巴结肿大。

胸部：胸廓前后径正常；双侧胸廓扩张度对称；右后肺底触觉语颤增强；该处叩诊呈浊音，余肺部叩诊清音；在支气管呼吸音区域可闻及支气管音及羊鸣音；右后肺底区域可闻及爆裂音及喘鸣音。

乳房：左侧乳房全切术瘢痕；右侧乳房无肿块、凹陷或渗出。

心脏：最强心脏搏动点位于第 5 肋间隙锁骨中线；可闻及正常生理性心音分裂；未见异常搏动或震颤；S_1、S_2 正常；无杂音、奔马律或摩擦音。

血管：颈动脉、肾动脉、股动脉及腹部动脉未闻及杂音；四肢无杵状指或水肿。

腹部：腹部肥胖，无板状腹、肌紧张及压痛；无可见腹部搏动；肠鸣音正常；全腹叩诊呈鼓音；肝脏在锁骨中线上从顶至底长度为 15cm；脾脏不可叩及或触及；未触及肾脏；无肋脊角压痛。

直肠：患者拒绝检查。

生殖器：推迟到患者情况稳定后再行检查。

淋巴结：颈部淋巴链、滑车上、腋窝、锁骨上区域及腹股沟部区域均未触及淋巴结。

肌肉骨骼：双上肢明显水肿，L>R；颈部、手臂、膝盖及踝部均可在正常活动范围内主动或被动运动；除上肢外，其余肌肉对称。

神经：人物、地点、时间定向力正常；颅神经功能正常；感觉及运动系统功能正常；小脑功能正常；双侧跖反射减弱；深部腱反射如表 19-2 所示。

表 19-2 患者玛丽·琼斯的深部腱反射

侧	肱二头肌反射	肱三头肌反射	膝反射	跟腱反射
右侧	2+	2+	2+	1+
左侧	2+	1+	2+	2+

总结：琼斯女士是一名 51 岁非裔美国女性，左侧乳房全切术后，有呼吸困难。该患者有发绀，上半身有血管充血迹象。气管居中。胸部查体可见右下肺叶实变迹象。

---

[5] 该患者名字纯属虚构，如有雷同，纯属巧合。

第三篇
特殊患者评估

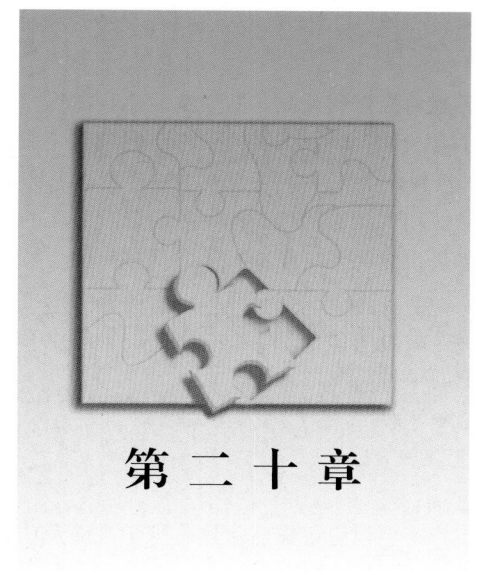

第二十章

妊 娠 妇 女

> 这是最好的时代，也是最坏的时代……
>
> ——Charles Dickens（1812-1870）

一、概述

截止至 2008 年，全世界的婴儿出生率已达到平均每年每千人中 20.2 活产，相当于全世界 66 亿人口中每年有 1.34 亿婴儿出生。2010 年，美国的婴儿出生率为 13/1000。美国低于世界平均水平的出生率反映了"婴儿潮时代"中出生的这代人中，妇女所占比例较小的事实，并且美国人口寿命更长。在 15~44 岁的美国女性中，生育率为 64.1/1000。

全世界有记录的出生率最低的国家和地区包括日本、德国、新加坡、中国香港和澳门，出生率不足 8.5/1000；而出生率最高的国家和地区包括尼日尔、利比里亚、几内亚比绍和刚果民主共和国，出生率超过 49/1000。

2010 年，报告显示美国居民中仅出生了 3 999 386 个婴儿，比 2009 年（4130665）下降了 3%。出生率的下降几乎发生于所有的种族群体。15~44 岁的美国妇女的一般生育率为 64.1/1000，比 2009 年（66.2/1000）下降了 3%。2010 年的总生育率（女性终生生育数估计值）为每千人中生育 1931 人，相比 2009 年（2002 人）下降了 4%。

自 20 世纪 50 年代后期至今，虽然在 80 年代后期到 1991 年曾有过短暂的急剧回升，美国的青少年生育率总体处于持续下降的状态。在 2010 年，15~19 岁的美国青年人生育率下降了 10%，至 34.2/1000，达到了 70 年来报道的最低水平。该群体的新生儿活产数为 367 678 人。各个年龄亚组，如 10~14 岁、15~18 岁、18~19 岁，以及所有种族群体的生育率都在下降。

在 2010 年，初产妇平均年龄由 2009 年的 25.2 岁升至 25.4 岁。几乎所有种族群体都出现了初产妇平均年龄的增加。剖宫产率方面，自 1996-2009 年，这一数字升高了近 60%，而 2010 年这一数字首次出现了轻度的下降，为 32.8%。

2010 年，妇女妊娠期吸烟率略高于 10%，相比于自 1989 年首次收集的数据下降了 44%。

在 20 世纪，妊娠并发症的病死率已经下降了约 99%。然而，自 1982 年以来，母体病死率就没有取得进一步的下降。妊娠相关病死率中，种族差异持续存在，美国非洲裔妇女的病死率比白种人至少高出 3~4 倍。在 2003 年的一项研究中，疾病控制与预防中心回顾了 1991~1999 年以来美国妊娠相关病死率的数据。研究发现，其间共有 4200 起妊娠相关的死亡。在监测的这 9 年中，总的妊娠相关病死率为 11.8/10 万活产婴儿。与白种人相比，美国非洲裔妇女的妊娠相关死亡的风险随着年龄的增加明显升高，尤其对于超过 39 岁的产妇更是如此。妊娠相关死亡最常见的妊娠结局为活产（60%），其次是流产（10%）和死产（7%）。妊娠相关死亡的主要原因为羊水栓塞

（19.6%）、产科出血（17.2%）、妊娠期高血压（15.7%）、感染（12.6%）、心肌病（8.3%）、脑卒中（5%）和麻醉（1.6%）。

除非被证实有其他原因，任何有性生活的育龄期妇女出现月经周期延迟均应想到妊娠。即便她的症状并不与腹部直接相关，仍需考虑妊娠的可能。有性生活的育龄期妇女可能既往有闭经史（月经周期消失），但仍有妊娠的可能。无论之前引起闭经的原因是什么，此次闭经的原因可能不同。**"想到妊娠"** 应该是检查者在评估这些患者时的座右铭。这一点极为重要，因为如果怀孕了，对其内科或外科问题所用到的诊治措施，可能会影响胎儿的发育。正如这一章稍后将讨论到的，很多妊娠相关的症状是不特异的，如果没能想到妊娠的可能，这些症状会被误诊。举例来说，妊娠早期的尿频症状很容易被误诊为膀胱炎，这些患者随后可能会接受磺胺类或喹诺酮类抗生素治疗，而这类药物对于正在发育的胎儿而言并不是最好的选择。而当这些患者的泌尿系统症状用药后仍然没有改善时，患者可能会被建议进行静脉肾盂造影检查，这又增加了妊娠早期的辐射风险。

二、结构与生理特点

非妊娠妇女月经周期相关的解剖和生理学变化在之前已经讨论过。本章将会讨论妊娠后人体生理学改变及功能性盆腔的解剖。

（一）生殖过程的基本生理特点

当精液进入阴道后，精子会穿过宫颈和子宫，到达输卵管。如果此时输卵管恰好有卵子，受精便可能发生。阴道内正常的酸性环境将使精液中的大多数精子在 1~2 小时内死亡。而子宫和输卵管的收缩，以及适宜的黏液环境，则将帮助部分精子进入输卵管。

受精后的卵子，或称受精卵，会在输卵管内停留 3 天左右。这段时间中，受精后的卵子不断分裂形成一个圆形的细胞团，称为"桑椹胚"。如果在输卵管出现梗阻，受精后的卵子可能被困在输卵管中，将自身黏附于输卵管管壁内层，导致异位妊娠或输卵管妊娠。而在正常妊娠中，受精 6~8 天后，桑椹胚变为胚泡，然后从输卵管迁移至子宫，胚泡以内细胞团接触黏附于子宫内膜，破坏上皮细胞的物质被释放，帮助胚泡穿透子宫内膜，植入子宫内膜。此后子宫内膜增殖生长包裹嵌入的胚泡。胚泡植入子宫内膜的过程称为着床。

原绒毛膜由滋养层和原始中胚层组成。原绒毛膜分泌的促黄体激素又称人绒毛膜促性腺激素，该激素调控黄体并抑制垂体促性腺激素的分泌。着床后，母体的静脉血管会迅速穿入形成血池和绒毛膜绒毛。这一过程可早在受精后第 12 天被观察到。随后这些绒毛将发育为叶片状的外观，被称为叶状绒毛膜。受精后 15 天，母体动脉穿入。受精后 17~18 天，有功能的胎盘循环建立完成。在妊娠晚期，子宫胎盘的血流量预计可达 550~705 毫升/分。图 20-1A 展示了精子的游走路径、受精和植入的过程。

妊娠期子宫内膜被称为蜕膜。根据蜕膜与胚胎的位置关系，蜕膜可分为三种：包蜕膜是覆盖于胚胎表面的蜕膜；底蜕膜是位于胚胎与子宫肌层之间的蜕膜；而其余的覆盖子宫腔的蜕膜被称为真蜕膜。图 20-1B 和 C 分别展示了妊娠期妇女的子宫截面及早期妊娠中蜕膜的不同类型。

人绒毛膜促性腺激素（hCG）是滋养层组织早期分泌的一种激素，这种激素在受精后第 8 天即可出现。其浓度在受精后 60~70 天时达峰，之后开始下降。hCG 的最主要功能是在妊娠的最初 2 个月内维持黄体功能，直到胎盘组织自身能够分泌足够的孕酮。胎盘还可以分泌其他激素，如人胎盘生乳素、人绒毛膜促甲状腺激素、促肾上腺皮质激素和雌激素。

（二）分娩的功能性解剖

骨盆腔以内侧骶岬至耻骨联合的上侧和内侧界为上缘，以耻骨联合至骶骨或尾骨的下侧和内侧界为出口，其后方为骶骨，侧方为骶棘韧带和坐骨，前方为耻骨支。

产道，即婴儿娩出的通道，可以想象成一个圆柱状的通道，由硬组织（骨性骨盆）部分和软组织（组成盆底的肌肉和骨盆韧带）部分组成。这条通道的横截面是椭圆形的，而非圆形。这一结构是为了更好地适应横截面为椭圆的胎先露部（如胎头）在子宫收缩的推动下不断下降。

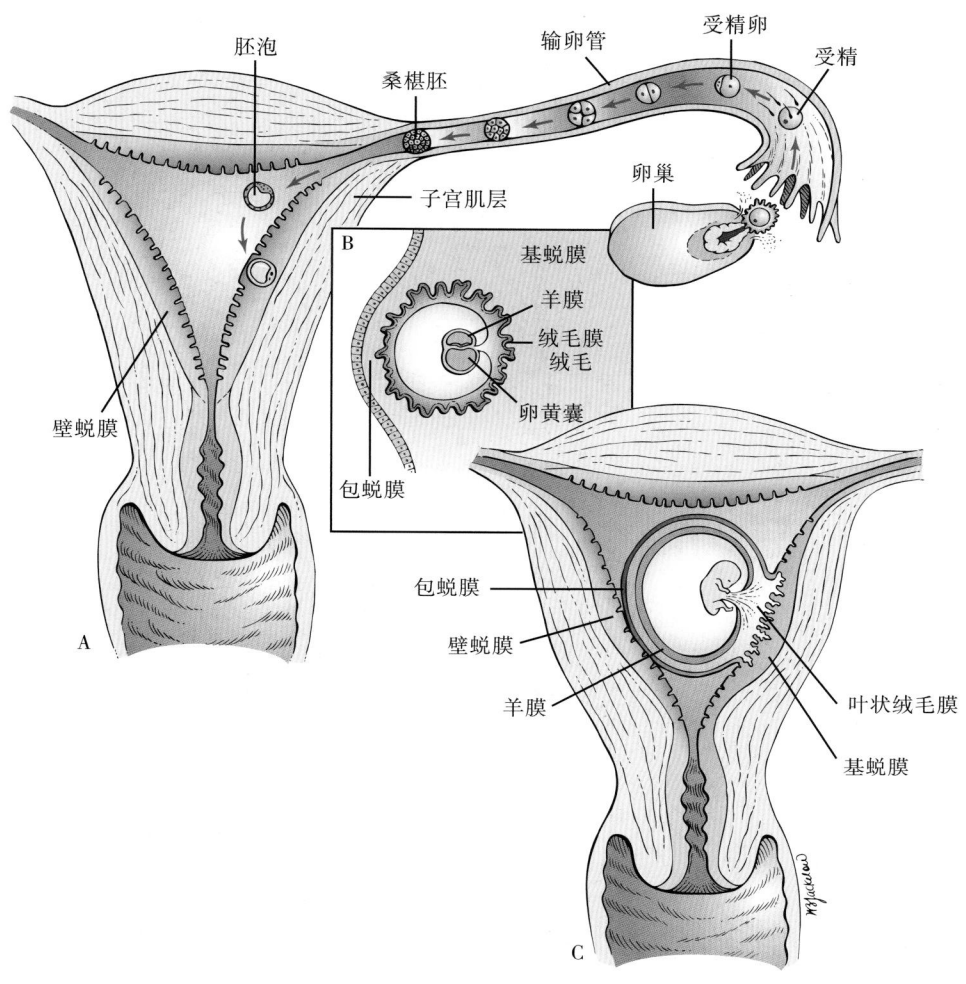

图 20-1　A：受精和着床；B 和 C：妊娠期妇女在第 8 天和 20 天左右的子宫截面图

若不是在骨盆入口时为横径的椭圆形长轴在中骨盆变为前后径，这种分娩的机制及相应的解剖改变或许就容易理解了。因为胎先露才能在分娩过程中沿着螺旋路径不断下降。

分娩的过程差异很大，胎产式、胎先露、胎姿势和胎方位这些胎儿和母体的解剖关系决定着分娩的过程。准确地定义这些关系将有助于更好地理解分娩过程。

胎产式是胎儿纵轴与母体纵轴的关系。99% 以上的足月妊娠中，胎儿纵轴与母体纵轴位于同一平面或平行于母体纵轴，称为纵产式。少数情况下，胎儿纵轴与母体骨盆垂直，称为横产式。

胎先露是子宫下极的胎儿覆盖在骨盆上缘的部分（如头部、头顶、臀部），可通过宫颈感知。通常胎儿的头部是俯屈的，下颌与胸部接触。这种情况下，后囟部为胎先露，此种胎先露被定义为顶先露，或称枕先露。95% 以上的分娩中，胎儿为顶先露或枕先露。

胎姿势是胎儿在子宫内的姿势：俯屈、反屈和仰伸（图 20-2）。大多数情况下，胎儿呈屈曲状，背部凸出，头部俯屈于胸部，股屈曲于腹部，膝部弯曲。这些是针对胎儿俯屈胎姿势的描述。

胎方位是胎儿先露部指示点与母体骨盆的关系。例如，在顶先露中，指示点为胎儿的枕部。在臀先露中，指示点为骶骨。在面先露中，指示点为下巴，又称为颏。为进一步定义胎方位，母体骨盆被分为 8 个部分。图 20-3 展示了这 8 个分区。

因为胎先露指示点可能在左或右，胎方位可以被描述为左枕位（LO）、右枕位（RO）、左骶位（LS）、右骶位（RS）、左颏位（LM）、右颏位（RM）。胎方位还可被分为前方（A）、后方（P）、横位（T）。因此对于 3 种不同的胎先露（顶先露、臀先露和面先露），每一种均对应 6 种胎方位。举例来说，顶先露中，如果胎儿枕部位

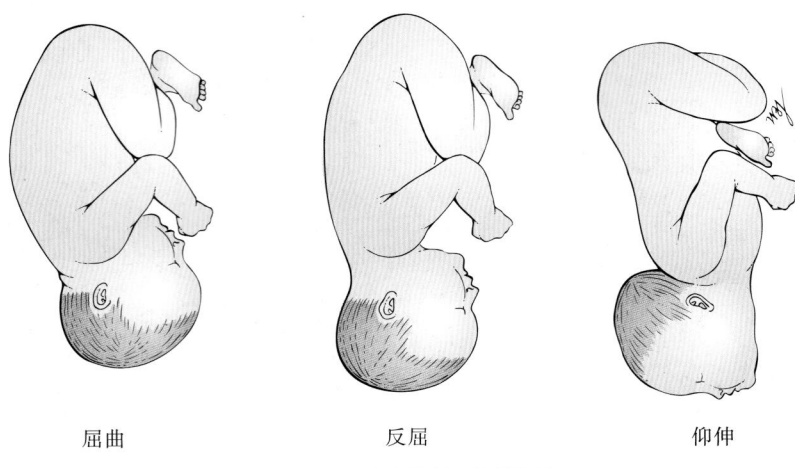

屈曲　　　　　　　　反屈　　　　　　　　仰伸

图 20-2　胎姿势的不同类型

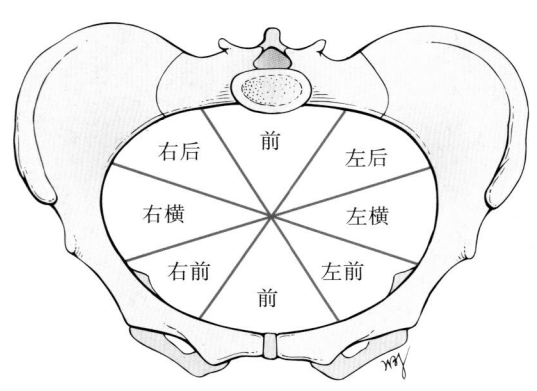

图 20-3　母体骨盆的分区（上面观）

于母体骨盆的左前部，这一胎方位则被描述为枕左前（LOA），这一胎方位也是顶先露中最常见的一种。常见的临床中顶先露的胎方位，详见图 20-4。左还是右总是以母方来标志的。同样的，前、后、横位也是以母亲骨盆为坐标的。

"先露位置"描述了胎先露下降的程度："0"意味着胎儿枕部已经到达产妇的坐骨棘水平，此时胎头最大横径（双顶径）进入母体骨盆入口平面，称为衔接。如果胎儿顶部在"-1"位置，这意味着胎儿枕部在产妇坐骨棘平面 1cm 以上（双顶径位于盆腔边缘 1cm 上），胎儿的头部尚未衔接。

分娩的主要动作包括衔接、下降、俯屈、内旋转、仰伸、外旋转和娩出。

基于骨盆入口、中骨盆和骨盆出口的形状，骨盆形状有四种基本类型：女型、类人猿型、男型、扁平型。任何骨盆都可能结合多种类型的形状特点。这些骨盆解剖结构的不同和基本类型详见图 20-5。

三、特殊症状

最常见的妊娠期症状有：
- 闭经
- 恶心
- 乳房改变
- 胃灼热
- 背痛

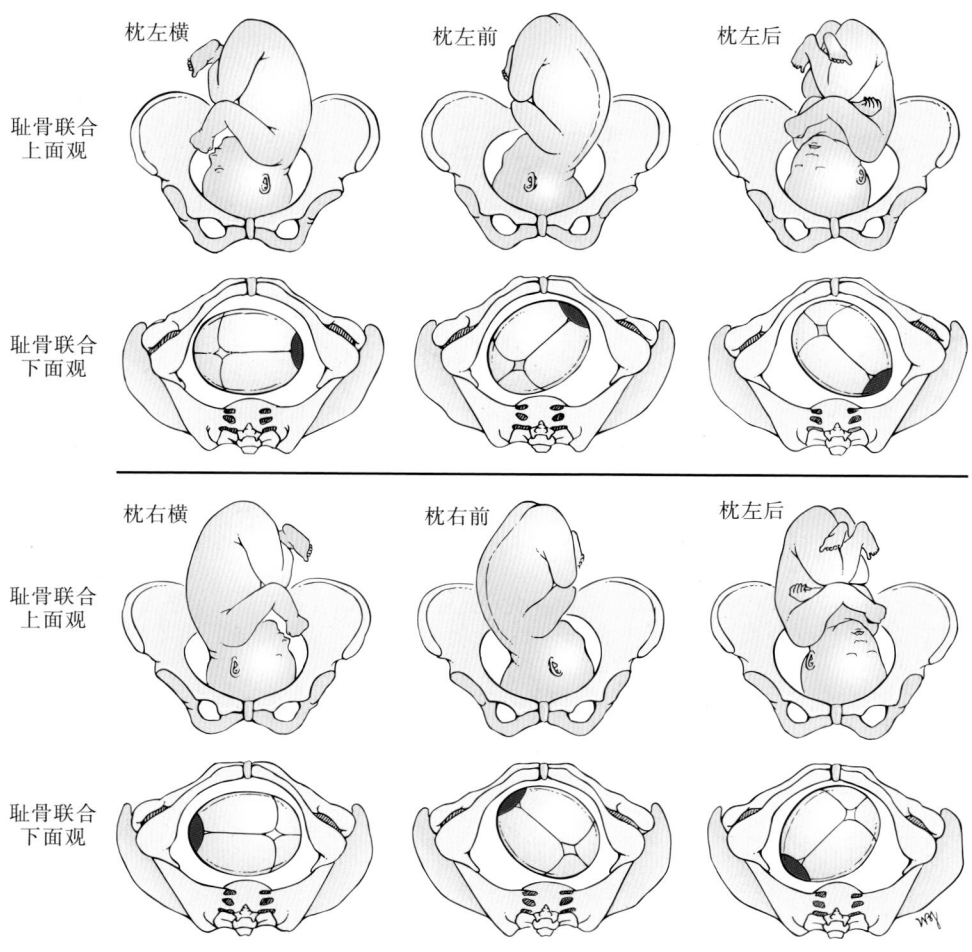

图 20-4　常见的顶先露胎方位

图中所示的每一种胎方位，上部图片自耻骨联合上方观察，下部图片自耻骨联合下方观察。左、右是出于母体的角度。前、后、横以母体骨盆参考。红色区域为胎儿枕部

- 腹部增大
- 胎动
- 皮肤改变
- 排尿改变
- 阴道分泌物
- 乏力

（一）闭经

在妊娠期，高浓度的雌激素、孕激素及 hCG 促使子宫内膜（蜕膜化），使得子宫内膜无法像月经期流血时那样脱落，因此导致闭经。

（二）恶心

恶心，伴或不伴呕吐，即孕期晨吐。正如其名，该症状通常在一天的开始最为严重，虽然可能持续更长时间，但该症状通常在数小时后好转。超过 50% 的妊娠妇女在妊娠前三个月中有胃肠道反应。孕吐的原因尚未明确，目前认为高水平的雌激素及 hCG 与此相关。妊娠妇女对气味也是极度敏感度的，她们饮食口味也可能会改

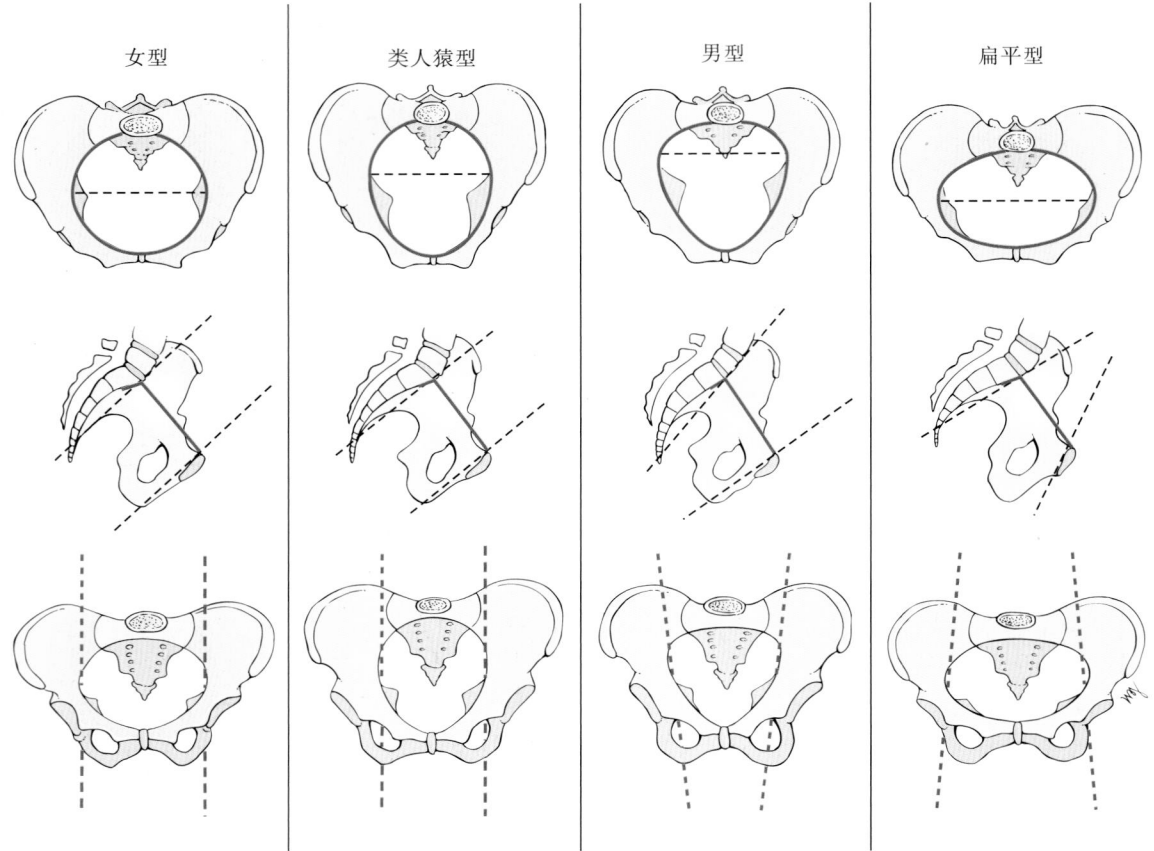

女型　　　　　　　　类人猿型　　　　　　　男型　　　　　　　　扁平型

图 20-5　骨盆解剖的基本类型
最上一行图片为俯视图，中间图片为侧视图，底部一行图片为前视图

变。晨吐通常在 12～16 周后当 hCG 水平下降后好转。虽然并不多见，不到 2% 的孕妇可能发生严重的呕吐，导致脱水和酮症。

（三）乳房改变

在孕期，乳房会发生很多变化。最早出现的症状之一为乳房血管增多，伴有乳房沉重感，甚至是疼痛感。这一症状大约在 6 周左右出现。至第 8 周，乳头及乳晕色素沉着加深，而乳头会变得更加直立。乳晕上将会出现明显隆起的粉红色蒙氏结节。至第 16 周，澄清的"初乳"可能会从乳头流出。至第 20 周，乳晕色素沉着进一步加深和斑点状改变。图 20-6 显示了乳头及乳晕的变化。

（四）胃灼热

孕期孕激素引起的胃食管括约肌松弛导致胃灼热症状。而在孕期最后三个月，增大的子宫向上推挤，也是造成胃灼热的另一原因，这种向上的移位使胃内压力增加。而胃动力的下降，加上胃酸分泌的减少，减缓食物的消化。

（五）背痛

雌激素和孕激素的分泌致使骨盆关节松弛，而日益增大的子宫加重了脊柱前凸。腹部肌肉被拉伸而失去弹性，这些都会造成背痛的发生。

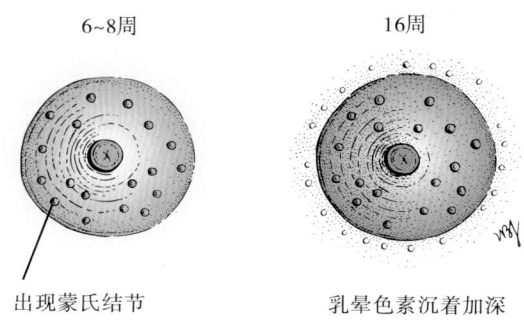

6~8周　　　　　　　　16周

出现蒙氏结节　　　　乳晕色素沉着加深

图 20-6　孕期乳头及乳晕的改变

（六）腹部增大

至第 12 周后子宫增大至从盆腔凸入腹部，至 15 周时可见明显腹围增大。由于经产妇在之前的妊娠中腹部肌肉丧失了部分弹性，因此腹围的增加将比初产妇更加明显。

（七）胎动

胎动是对胎儿运动的感觉。最初胎动会感觉非常微弱。初产妇常在 20 周才开始有胎动的感觉，而经产妇将提早 2~3 周出现胎动。

（八）皮肤改变

除了乳房皮肤改变之外，皮肤色素沉着在孕妇是很常见的，特别是对于肤色和发色较深的孕妇。腹白线颜色加深变为黑线（图 20-7A）。皮肤易摩擦区（例如股内侧、腋窝）也会出现肤色加深。面部可能出现新的色素沉着，称为黄褐斑，常见于脸颊、额头、鼻子和下巴这些部位。这些皮肤改变是由于卵巢、胎盘及垂体激素的高水平存在。图 20-7B 为一例有黄褐斑的妇女。

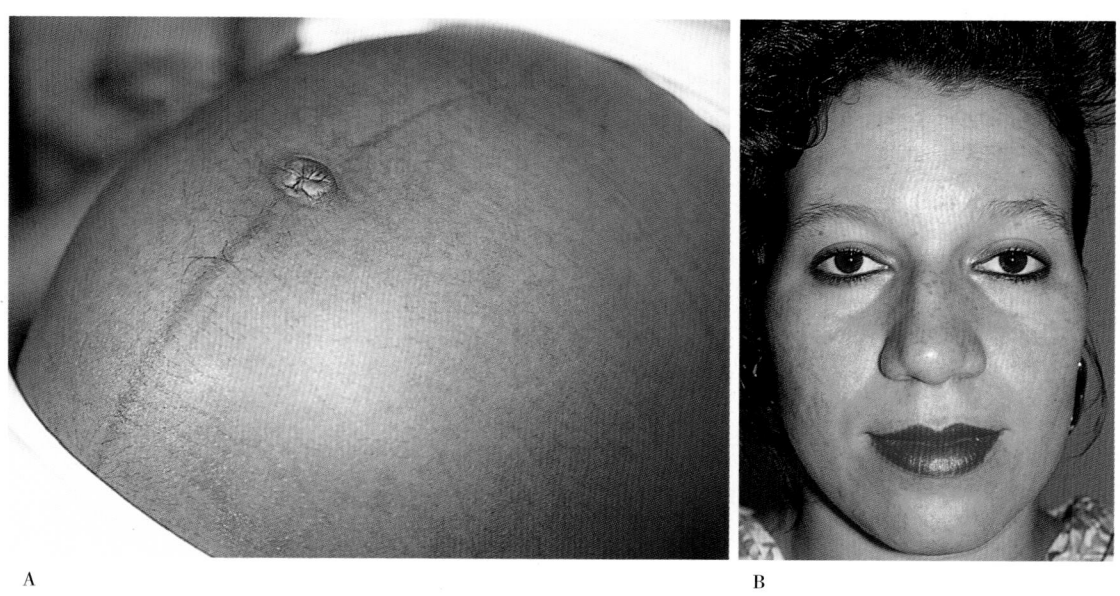

A　　　　　　　　　　　　　　　　　　B

图 20-7　由于高卵巢、胎盘及垂体激素水平的皮肤改变
A：黑线；B：黄褐斑

妊娠纹是不规则的线性粉紫色皮肤损伤，常见于腹部、乳房、上肢、臀部及股。它们是角质层下的结缔组织撕裂导致的。图 20-8 和图 20-9 分别展示了腹部和乳房的妊娠纹。图 20-8 中患者还可见腹部的黑线。图 20-10 展示了妊娠过程中常见的皮肤改变。

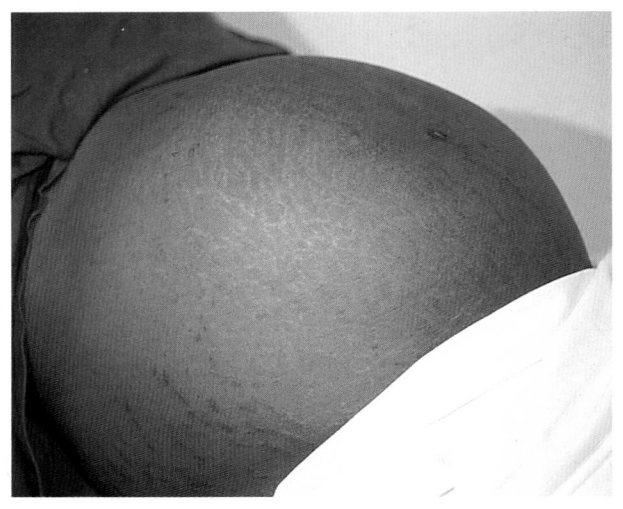

图 20-8 腹部妊娠纹，同时可见腹部的黑线

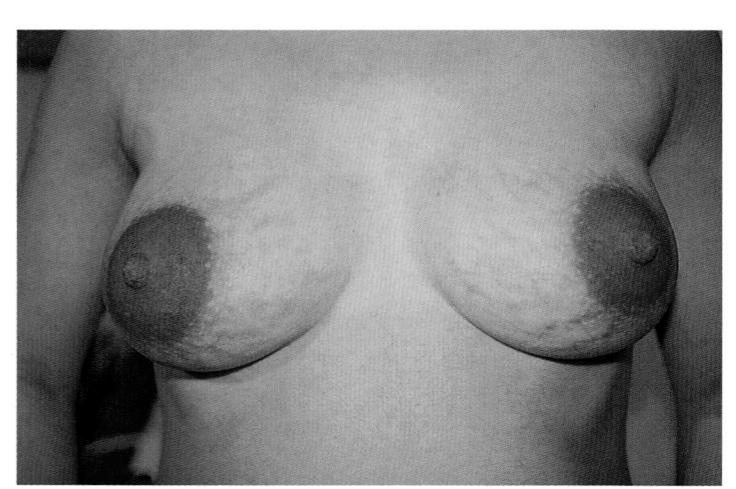

图 20-9 乳房妊娠纹，同时可见乳晕色素沉着

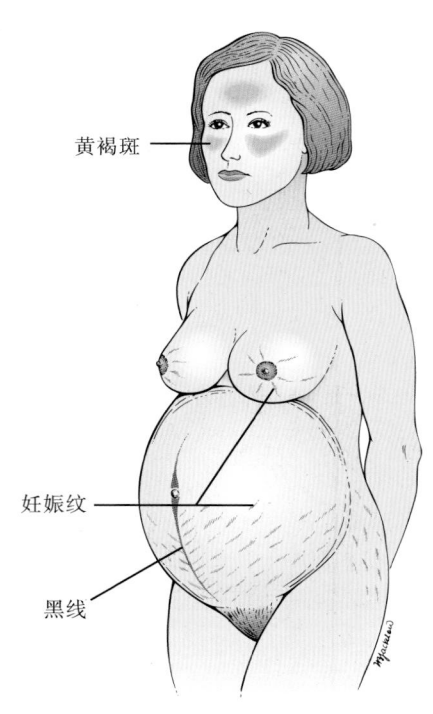

黄褐斑

妊娠纹

黑线

图 20-10 孕期常见的皮肤改变

孕妇的指甲上可见横纹，伴有指甲的脆性增加或者变软。在孕期，小汗腺分泌逐渐增多，同时大汗腺活性逐渐下降。由于雄激素分泌增多，可在孕妇的脸部、手臂、腿部及背部出现多毛症。

（九）排尿改变

自第 6 周开始，孕妇就会出现膀胱症状。排尿次数的增加与膀胱血管分布的增加以及增大的子宫对膀胱的压迫有关。当子宫升至盆腔之上时，以上症状会有所好转。然而，接近临产时，由于胎头下降进入母体盆腔，对膀胀容量造成很大影响，膀胱症状会再次出现。

（十）阴道分泌物

由于雌激素水平升高引起宫颈黏液及阴道壁分泌物增加，孕期出现无症状性白色牛乳状阴道分泌物是很常见的。

（十一）乏力

早期孕妇可有易疲乏感。一些孕妇感到孕激素会让她们感觉昏昏欲睡而导致乏力。

（十二）其他症状

妊娠期妇女还会出现一些其他的症状，常见的包括静脉曲张、头痛、"腿抽筋"、腿部和手的水肿、便秘、牙龈出血、鼻出血、失眠和"眩晕"。

四、产科风险评估

孕妇的医疗文书与非妊娠妇女相似。此外，问诊时还必须评估产科风险。以下是必须做评估的主要危险因素：

- 年龄
- 产次
- 身高
- 孕期体重
- 糖尿病、高血压或肾脏疾病
- 血红蛋白病和同种免疫
- 既往妊娠史
- 性病
- 其他感染
- 吸烟、饮酒和药物的使用

（一）年龄

随着孕妇年龄的增大，胎儿染色体异常的风险随之增加。35 岁产妇生育染色体异常婴儿的概率约为 1/200，而在 44 岁产妇中增至 1/20。低于 20 岁的产妇相比于 25~35 岁妇女出现早产或生育低体重儿的风险增加。

（二）产次

生育 5 个以上小孩的妇女发生前置胎盘和胎盘植入的风险均增加，这可能与子宫内膜瘢痕化有关。这些妇女中，产后出血及子宫破裂也更加常见。

（三）身高

身高不足 5 英尺（152.5cm）的妇女的骨盆较小，可能更容易出现头盆不称[1]，因此可能需要剖宫产。

1　母体骨盆及胎儿头部大小的不一致，因此无法经阴道分娩。

（四）孕期体重

最初的孕前体重小于 120 磅（54.5kg），特别是孕期体重增加不足 11 磅（5.0kg）的妇女围生期死亡率更高。超重或肥胖同样将会置孕妇及她的胎儿于更高的产科并发症风险中，这些风险包括早期流产、妊娠期高血压、先兆子痫、妊娠期糖尿病、巨大儿、剖宫产及手术并发症，如手术时间延长、失血量增加、感染和麻醉并发症。因此，显著低体重或超重的妇女在妊娠前应该接受医疗及营养的评估、支持和帮助以达到健康体重。

（五）糖尿病、高血压或肾脏疾病

患有糖尿病、高血压及肾脏疾病的妇女，其出现胎儿宫内生长受限、早产、先兆子痫和胎盘早剥的风险均会增加。2%～3% 的孕妇会出现妊娠期糖尿病，因此糖尿病成为孕期最常见的并发症。由于分娩时妊娠期糖尿病患病率可能高达 30%，孕期筛查妊娠期糖尿病已成为常规。

（六）血红蛋白病和同种免疫

由于妊娠会加重贫血的恶化，因此应当确认孕妇是否合并血红蛋白病。Rh 阴性的孕妇在整个孕期需要严密监测有无从同种免疫中获得 Rh 抗体，因为这会导致在胎儿娩出前发生严重的溶血性贫血。

（七）既往妊娠史

既往创伤性或妊娠中期的胎儿流产可能会造成宫颈损伤，从而可能导致宫颈功能不全。有早产史（妊娠 < 37 周）的孕妇，再次早产的可能性会增加。这些患者需要特别严密的监测。遇到既往不明原因的孕晚期流产者，医生应当警惕其存在未诊断的基础病，如妊娠期糖尿病、系统性红斑狼疮。对于曾有过剖宫产史的孕妇，需要仔细询问其剖宫产的原因以及子宫切口的类型，以便决定此次妊娠患者是否可以经阴道分娩。

（八）性传播的感染

对人类免疫缺陷病毒（HIV）阳性的母亲采用药物治疗可以减少超过 2/3 的母婴垂直传播，因此识别 HIV 阳性的孕妇是很重要的。尽管对于孕妇进行 HIV 的检测不是强制性的，但她应该被告知该检测的意义。针对 HIV 的筛查服务是常规建议的，而且一般会被孕妇接受（90%）。有生殖器单纯疱疹病毒感染史的孕妇应当在分娩前进行筛查，判断有无复发，如有复发则采用剖宫产可以有效避免婴儿被感染。对高危群体还应进行淋病的筛查。

（九）其他感染

评估有无风疹、水痘和细小病毒（传染性红斑）的感染非常重要，并且可能需要明确抗体效价。孕晚期应常规筛查梅毒、淋病、衣原体、乙肝表面抗原和 B 族链球菌感染。针对高危人群应当筛查结核。

（十）吸烟、饮酒和药物的使用

对孕妇的评估必须包含有无吸烟、饮酒和药物的使用，有无在工作场地或家中暴露于有毒物质，有无暴露于其他致畸物质。吸烟的孕妇出现胎儿并发症风险升高，因此应该鼓励孕妇戒烟。由于胎盘交换能力下降，吸烟孕妇的胎儿更容易出现宫内发育受限和分娩过程中低氧。孕期使用的任何药物都应被记录下来。而这些用药最好是在女性怀孕前就进行讨论，以便其在孕期选择最安全的药物。

应当去除这些危险因子以便改善围生期结局。

五、预产期计算

当得知怀孕后，孕妇们最常问的一个问题就是"我什么时候会生？"。为了计算预产期（expected date of confinement，EDC），需要先明确末次月经（last menstrual period，LMP）的第一天的日期，然后用如下方法计算预产期（EDC）：

表 20-1　预产期计算

末次月经	3/29/2013
前数 3 个月	12/29/2012
加 1 年	12/29/2013
加 7 天	1/05/2014＝EDC 预产期

或者，EDC 还可以通过末次月经第一天加 9 个月并 7 天来计算。该计算方法被称为内格莱法则，它是基于整个孕期为 280 天来计算的。如果末次月经时间正确，且妊娠就发生在末次月经后，检查者知道预产期后，就可在体检时推测子宫大小。如果子宫实际大小与通过预产期估测的相差太大，则需明确原因。早期超声可有效帮助确定孕期。

六、妊娠对妇女的影响

妊娠可以说是女性一生中最激动人心的时刻，但它同时给女性带来了一些挑战。即便是从怀孕中感受到乐趣的女性，孕期过程中也可能会感到压力与焦虑。"宝宝会不会健康？""我如何忍受分娩的痛苦？""宝宝将会如何改变我的生活？""我胖了一些，还能减下来吗？"这些仅仅是孕妇经常询问的诸多问题中的很少一部分。

妊娠可能会加剧已经存在的精神心理问题。据估算，每 5 名孕妇中就有 1 人在孕期经历过心理健康问题。而每千个活产儿的诞生过程中就有 1~2 名孕妇存在严重的精神疾病发作。

抑郁是孕期最常出现的问题。整个孕期中，几乎 15% 的孕妇会存在不同程度的抑郁，约有 8% 的孕妇出现产后抑郁。分娩后兴奋感逐渐消退、分娩过程中睡眠不足、对照顾婴儿能力的焦虑、会阴部疼痛、喂养困难和对自身形体的担忧都与产后抑郁症有关。幸运的是，产后抑郁通常是自限性的，会在数周内减轻。心理治疗和药物治疗是有效的，因此产后持续受抑郁困扰的妇女应寻求医疗评估。

七、体格检查

妊娠期妇女查体需要的仪器与非妊娠妇女相同。另外，特殊仪器如多普勒超声或多普勒胎心听诊器可用于听胎心音。B 超可以早在孕 6~7 周时探及胎心搏动，而孕 10 周左右应做一次多普勒超声检查，在 20 周后就可用多普勒胎心听诊器或普通胎心听诊器听诊胎心了。

请始终尽可能地让孕妇感到舒适。在足够维护隐私的情况下，在舒适的环境中接受检查。将要进行的每一步检查与孕妇商量。孕妇的长袍应为前开口式，以方便检查。应如之前的章节及图 16-26 展示的那样，用方巾遮盖。若患者处于妊娠晚期，应避免其平躺过久，因为妊娠的子宫将压迫静脉，阻碍回流造成仰卧位低血压。对产妇来说，盆腔检查前排空膀胱很重要。像往常一样，在开始检查前都应清洗双手。并确保你的双手在检查过程中干爽而温暖。

因孕妇的查体与本书之前的其他章节所述一致，以下仅介绍在孕检中的特殊之处。

（一）初始综合评估

初始评估的 3 大主要目标：

1. 确定孕妇和胎儿的健康情况。
2. 确定胎儿胎龄。

3. 制订下一步孕检计划。

在初始评估中，体格检查必须包括以下项目：

- 身高及体重
- 血压
- 检查牙齿及牙龈
- 触诊甲状腺
- 心肺听诊
- 检查乳房及乳头
- 检查腹部
- 检查下肢有无静脉曲张及水肿
- 检查外阴、阴道及宫颈
- 细胞学检查（巴氏涂片）及人乳头状病毒检查（HPV）
- 阴拭子检查淋病及支原体
- 触诊宫颈、子宫及附件，包括根据胎龄评估子宫大小

一旦有可能，首次产前检查都应当进行超声扫描，通过其观察胎心，以明确是否为宫内妊娠，并且证实或修正胎龄，以及明确是否为多胎妊娠。另一次超声检查通常在孕 16~20 周时进行，用以评估胎儿解剖学形态，明确是否存在畸形。

（二）头部、眼、耳、鼻、咽喉及颈部

视诊面部，有无黄褐斑？头发及皮肤的质地如何？视诊口腔，牙齿及牙龈的状态如何？触诊甲状腺，甲状腺是对称增大的吗？

（三）胸部

视、触和听诊胸部，有无呼吸困难的征象？

（四）心脏

触诊搏动最强点，有无心尖向旁侧偏移？孕晚期时，妊娠子宫将横膈顶起，心尖搏动最强点会向旁侧偏移。听诊心脏，正常的孕期高动力状态常造成心脏收缩期杂音，但舒张期杂音常提示存在疾病状态。

（五）乳房

视诊乳房，是否对称？注意乳房血管充血和色素沉着的变化。乳头是直立的吗？乳头内陷将会影响产妇哺乳。触诊乳房，正常的乳腺组织结节会在孕期增大，但**任何孤立的乳房肿块都应考虑是否存在疾病状态，并进行进一步的评估鉴别**。

（六）腹部

视诊腹部黑线及妊娠纹，注意腹部的轮廓。触诊腹部，24 周后检查可能感知到胎动。有无宫缩？当子宫放松时检查者将手放于腹部。

用卷尺测量宫底高度。测量应在膀胱排空后，从耻骨联合上方开始，沿一条直线测至宫底（图 20-11）。在孕 20~32 周，上下测得的厘米数应该与孕周数相符。12 周后子宫升高，进入腹腔，于 20 周左右到达脐部，36 周到达肋缘下。在 38~40 周，由于胎儿降入骨盆，宫底高度常常出现降低，称为胎儿下降感或孕腹轻松。图 20-12 显示了孕周数相对应的子宫大小。

听诊胎心，确定胎心率（fetal heart rate，FHR），注意胎心位置。孕期中，FHR 为 120～160 次/分。在 12～18 周，FHR 常于孕妇下腹部中线处可闻及。30 周后，FHR 在胎儿胸部或背部最明显，因此确定胎儿背部位置将有助于听诊胎心率。

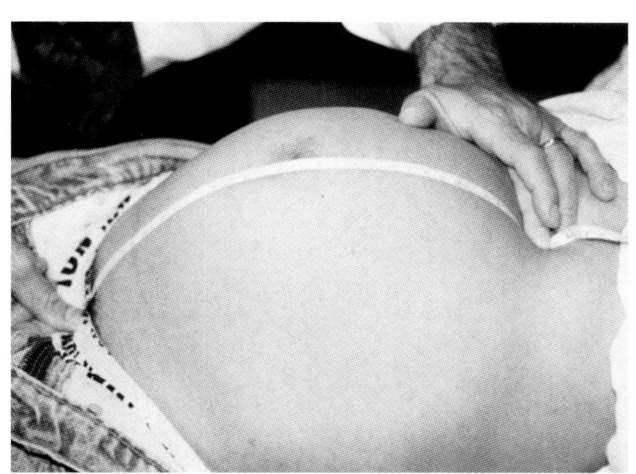

图 20-11　宫高测量方法

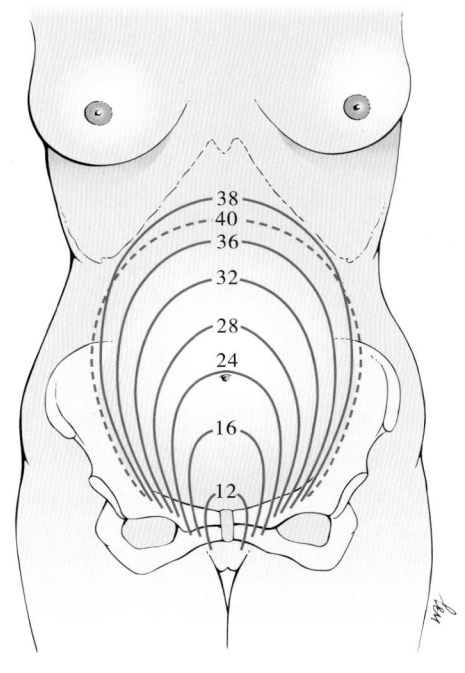

图 20-12　孕周数对应的子宫大小

（七）生殖系统

视诊孕妇外阴，有无损伤？视诊肛门，有无痔疮？

带好手套，如第十六章女性生殖系统中所述，使用窥具进行检查。视诊宫颈，孕 6～8 周时宫颈呈现灰蓝色，为妊娠的标志性特点。宫颈是否有扩张？如果有，有可能能透过宫颈看到胎膜。注意阴道分泌物特点，行巴氏涂片、HPV 检查、支原体及淋病拭子检查。小心地移开窥具，注意观察阴道壁，孕期阴道壁常为紫蓝色。

进行双合诊检查，尤其要注意宫颈的连贯性、长度以及扩张程度，妊娠晚期时的胎先露部，骨盆结构，以及阴道和会阴的任何异常。宫颈是否闭合？初产妇的宫颈应该是闭合的，经产妇的宫颈可能允许指尖通过宫颈外口。通过触诊宫颈侧壁宫颈口至侧穹隆来估测宫颈长度。只有临产时宫颈才会缩短或消失。经阴道触诊宫颈的正常长度为 1.5～2cm。

触诊子宫，评估子宫的大小、质地及位置。在第 6～12 周，整个子宫颈及子宫峡部变软，这是妊娠的早期征象，称为黑加征（Hegars sign）。这时，子宫双合诊的检查者会感到子宫下部极为柔软，而阴道内手指（内部）和腹部手指可极为接近。图 20-13 展示了评估黑加征的方法。孕 12～14 周可以用子宫双合诊的触诊方式。之后，子宫可于腹部触及。胎儿常于孕 26～28 周通过腹部触诊检查。

触诊附件。妊娠早期可在一侧卵巢触及囊性包块，为妊娠早期的黄体。当检查者从阴道拔出手指时，可以评估盆底肌肉。

直肠阴道指检可评估直肠情况，并明确产妇的子宫是否为后倾后屈位。

（八）四肢

视诊有无静脉曲张，有无水肿？

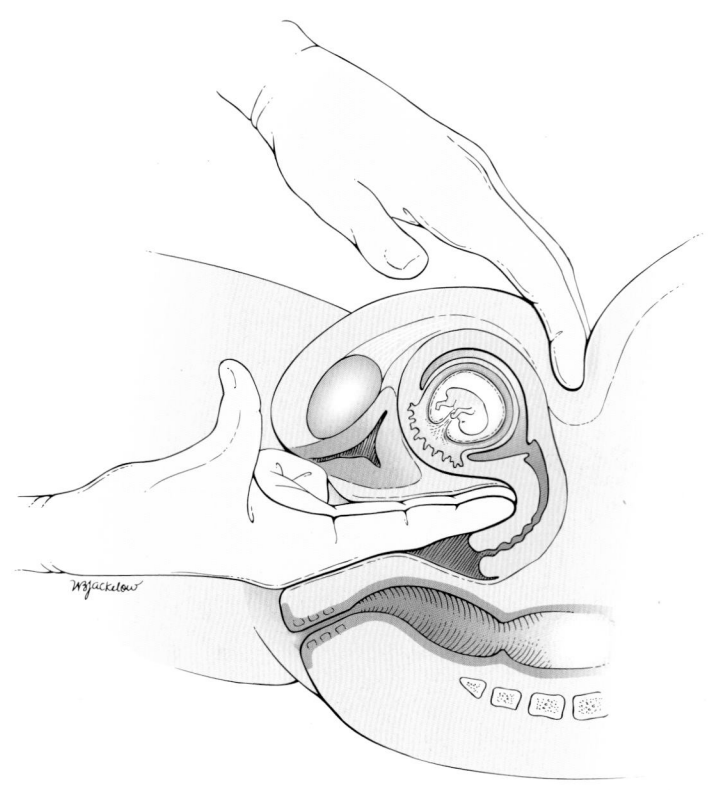

图 20-13 评估黑加征的方法

这样常规初始检查就完成了。

（九）随后的产前检查

随后的产前检查对于筛查胎儿有无发育异常、胎先露异常、贫血、子痫前期及其他问题都非常重要。如患者无特别主诉，且初次孕检及实验室、超声检查中无异常发现，随后的每次产检中，以上所述的体格检查只需重复少部分，如体重、血压、腹部检查。本章将讨论腹部检查。

体格检查应明确胎儿生长是否与孕周数相一致。应当尤其注重评估胎产式及胎先露的情况。自孕 28 周至分娩，以下四个手法，又被称为利奥波德四步触诊法，将为检查者提供这些重要问题的答案。在四步触诊中，患者应取仰卧位。

第一步手法是用于评估胎儿上极以及宫底部的胎儿部分的情况。检查者在患者旁，面对患者站立，用手指指腹交替轻推宫底上部，明确宫底部的胎儿部分（图 20-14）。通常，在宫底上部触诊到的是胎儿臀部，触诊时感觉大而不规则。在臀先露时，胎头位于上极，此时触诊为坚硬而圆，并且常有可移动感。

第二步手法是用于评估胎儿背部的位置。检查者站在和第一步同样的位置，将手掌放在患者腹部的左右两侧，对子宫轻柔施加压力确定胎儿背部及四肢位置（图 20-15）。在一侧，可感觉到胎儿饱满、平坦、坚硬的背部。另一侧即为胎儿四肢，触诊的感觉是结节不平感，而且可能会感觉到踢动。

第三步手法是用于触诊胎儿下极。检查者站立在同前两步触诊相同的位置，用一手的拇指及其余手指握住孕妇腹部耻骨联合上的胎儿下极部分（图 20-16）。若胎先露尚未衔接，则触诊为活动的部分，通常是胎头。若胎先露已经衔接，该步手法会感知到胎儿下极已进入骨盆，不能被推动。

第四步手法是用于确认胎先露以及胎头方位。此时，检查者应该站在患者的一侧，面对着她的足端。将手放于其下腹部的两侧，用指尖向骨盆入口方向施加压力（图 20-17）。若先露部为头部且为正常俯屈，则一只手将被胎头凸出部分阻挡而另一只手会沿着骨盆下降更远。顶先露时，胎头凸出部分与胎儿四肢在同一侧。而顶先露时，若胎头为仰伸，凸出部分将位于胎儿背侧。

分娩是婴儿出生的过程，分娩的诊断和机制比较复杂，不在本书的讨论范畴。

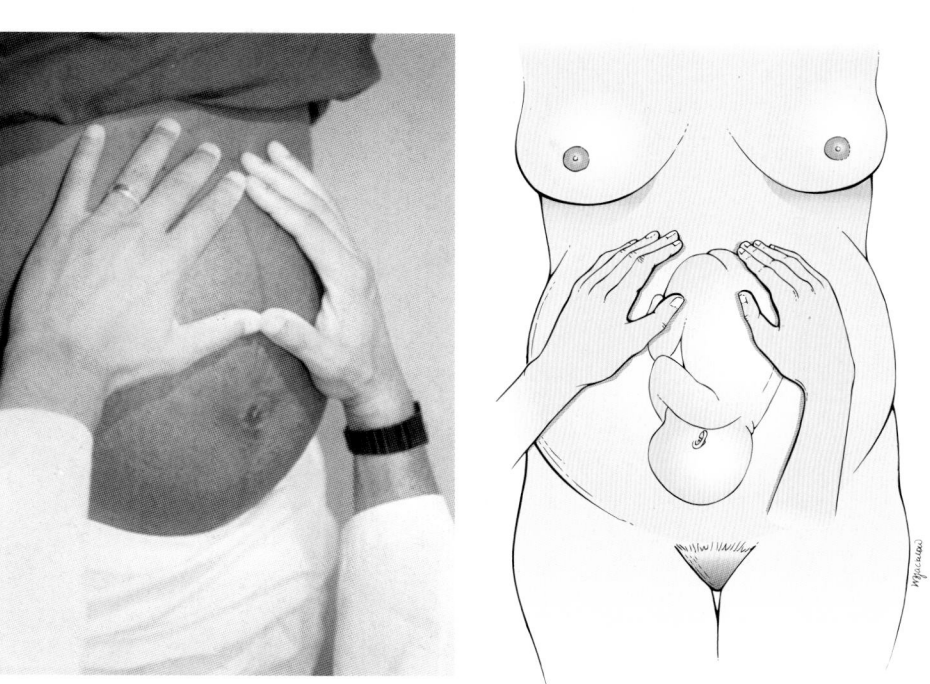

图 20-14　四步触诊法第一步

A：医师双手在孕妇腹部的位置；B：医师双手和胎儿的关系

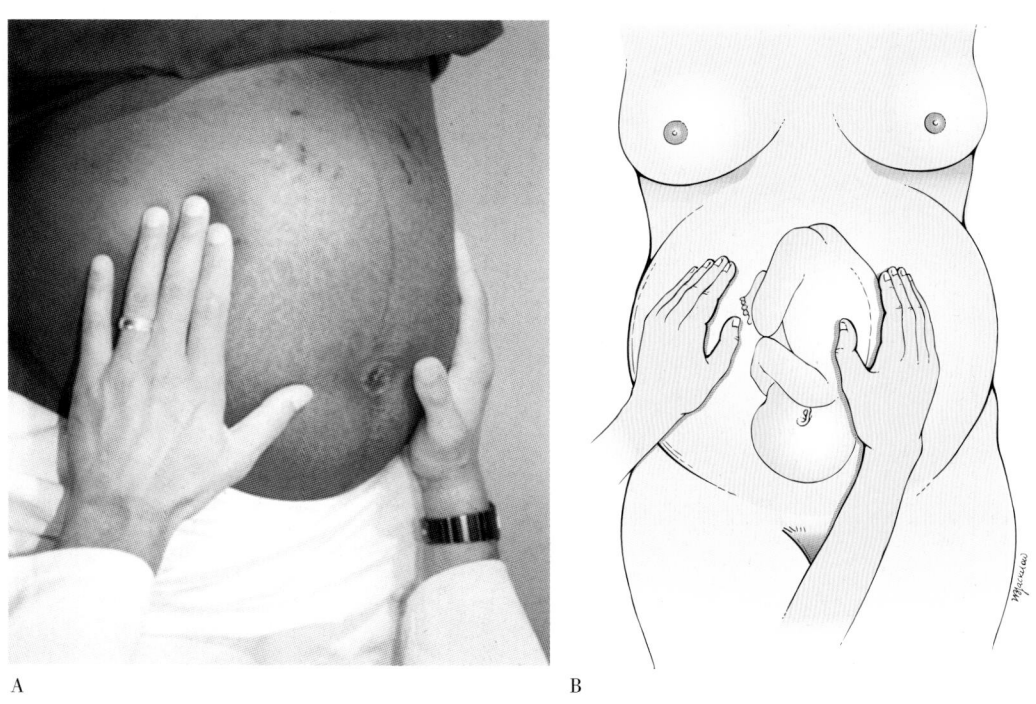

图 20-15　四步触诊法第二步

A：医师双手在孕妇腹部的位置；B：医师双手和胎儿的关系

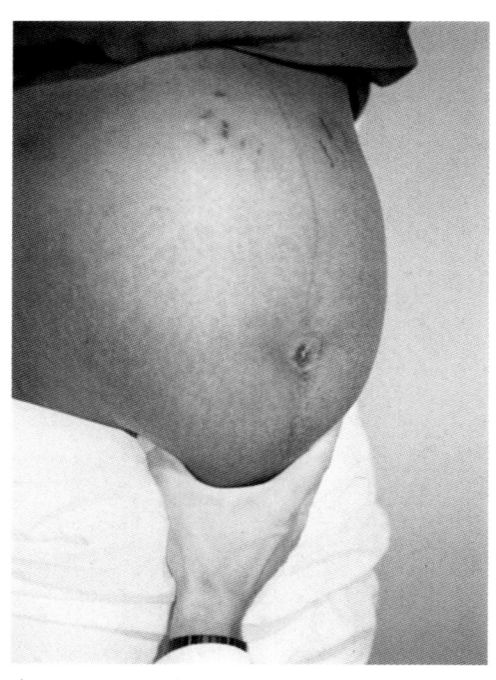
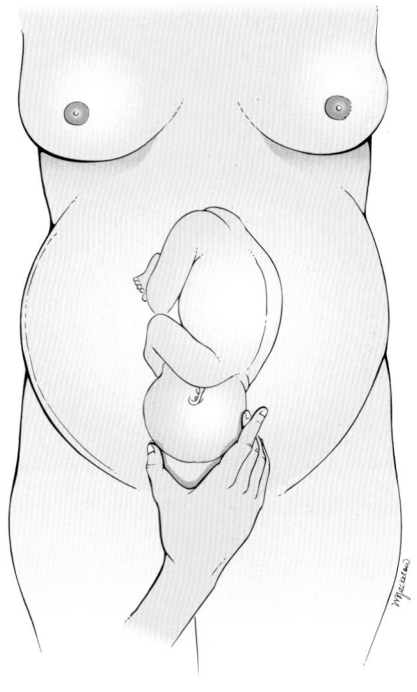

A   B

图 20-16 四步触诊法第三步。医师双手和胎先露的关系

A：医师双手在孕妇腹部的位置；B：医师双手和胎儿的关系

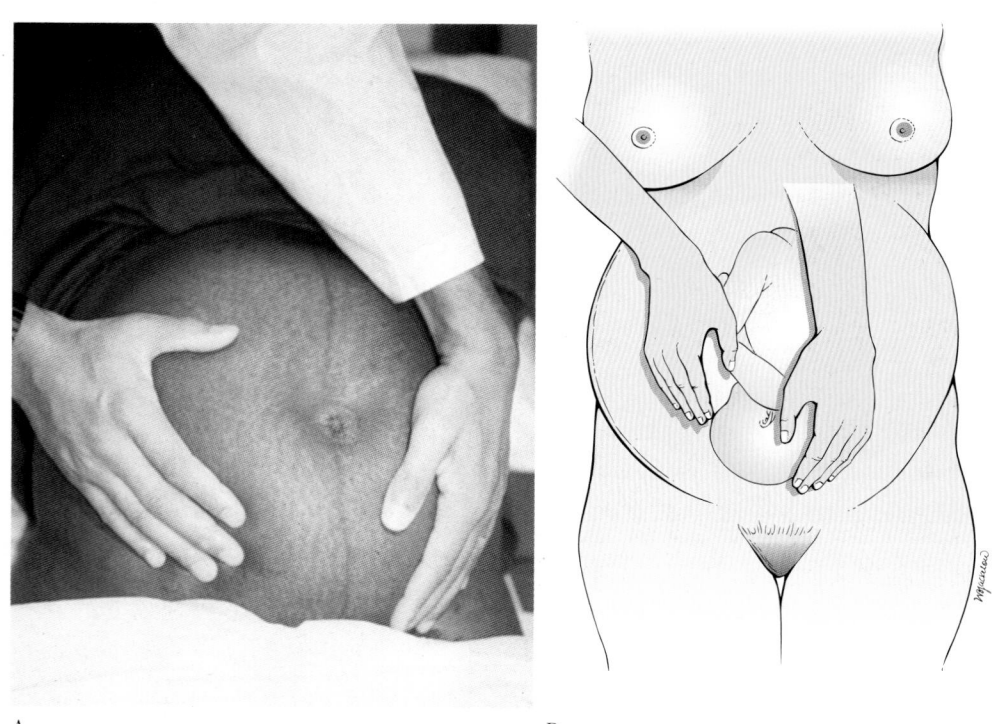

A   B

图 20-17 四步触诊法第四步。医师双手和胎先露的关系

A：医师双手在孕妇腹部的位置；B：医师双手和胎儿的关系。注意检查者的右手被胎头凸出部阻
滞于较高位置

八、临床意义

妊娠过程中阴道出血很常见，但并不一定是正常现象。出血的原因在妊娠不同阶段以及不同的出血种类都是不一样的，可以是良性的，也可能非常严重。

早孕期阴道出血可能预示着卵子的植入，也可能是子宫颈炎或阴道静脉曲张。更严重的是，它可能预示着先兆流产、难免流产、不全流产或完全流产。

妊娠前20周出现阴道流血，必须考虑先兆流产的可能。

如果孕妇在妊娠前半程出现阴道流血、腹部绞痛，伴宫颈扩张或液体流出（胎膜破裂）但不伴妊娠物排出，则为难免流产。

部分或全部的妊娠物经宫颈流入阴道，排出体外，为不全或完全流产。

约3%的孕妇在孕中期出血及孕晚期出血。而其原因中，前置胎盘或胎盘早剥占到60%，这两种情况均可危及孕妇和胎儿的生命。

前置胎盘的发生率为1/250，且经产妇比初产妇更加多见。前置胎盘的特点是无痛性阴道出血、子宫柔软无压痛。流血常在孕中期末或孕晚期才出现。前置胎盘有数种类型，但症状均由于胎盘覆盖或接近宫颈内口这种胎盘位置异常所致。90%的前置胎盘患者至少会出现一次产前流血。由于前置胎盘流血而导致的早产发生率为20%。

位置正常的胎盘在胎儿娩出前出现从子宫壁剥离，称为胎盘早剥。发生率为1/75~1/225。胎盘早剥的症状随着子宫张力和硬度的增加出现轻~重度疼痛，伴或不伴有外部可见的阴道流血，并有可能发生胎儿窘迫。生育超过4胎的经产妇中，胎盘早剥发生率更高。非洲裔美国妇女中胎盘早剥的发生率相比白人或拉丁裔妇女更高。目前认为，高血压与胎盘早剥关系最为密切。吸烟、可卡因滥用同样与胎盘早剥的高风险相关。有过胎盘早剥病史的妇女在随后的妊娠中再发胎盘早剥的风险将显著升高。

前置血管是另一种严重的状态，但较为罕见。胎膜中部分的胎儿血管横跨宫颈内口，占据在胎先露的前方。胎膜破裂将伴随着这些胎儿血管的破裂，造成严重胎儿血液丢失甚至流血至死。

产后出血（postpartum hemorrhage，PPH）是孕产妇严重出血的最常见原因，也是引起孕妇死亡的首要病因。尽管估计出血量不准确，经阴道分娩出血500ml或剖宫产出血1000ml十分普遍，有时产后出血还是被定义为产后24小时内失血超过500ml。子宫收缩乏力和阴道或宫颈裂伤是最常见的产后出血原因。子宫收缩乏力的原因包括：全身麻醉的并发症、胎儿过大或多胎引起的子宫拉伸、产程延长、急产、催产、多产、胎盘残留、凝血功能障碍、败血症、子宫破裂、绒毛膜羊膜炎和药物（如阿司匹林、非甾体类抗炎药、硫酸镁）。根据PPH定义的不同，目前认为PPH的发生率为1%~5%。

九、体格检查报告书写

以下为妊娠妇女的体格检查记录范例：

- 患者，女性，32岁，白种人，生育史2-0-0-2（第十六章"女性生殖系统"）。既往较大的婴儿重7磅4盎司（3.3kg）。两次分娩均为正常、自然临产、经阴道顺产。本次LMP8/1/08。EDC5/8/09。血压125/80mmHg。头、眼、耳、鼻、喉和颈部检查除黄褐斑外未见明显异常。乳房对称性增大，可见静脉充盈。可见初乳分泌。胸部叩诊为清音、听诊呼吸音清晰，呈清音。心律齐，100次/分。心音正常，主动脉瓣区可闻及Ⅱ/Ⅵ级收缩中期杂音，无奔马律。腹部查体提示孕32周大小，与孕期符合。下腹部可见细小红色暗纹。双侧胫前水肿1+。胎动可及。胎儿纵产式，顶先露，背向左。左下腹中线偏左2cm处可通过胎儿背部闻及胎心音，胎心率150次/分。

- 患者，女性，29岁，非洲裔美国人，生育史2-1-1-3。首次妊娠为足月产，因双足及臀先露行剖宫产，新生儿重7磅2盎司（3.2kg）。此后2次分娩为阴道分娩。胎儿分别重7磅7盎司（3.4kg）和5磅6盎司（2.4kg）。在她第一产和第二产之间，曾在孕8周时选择终止妊娠。本次LMP9/3/07。EDC6/10/08。血压135/75mmHg。甲状腺轻度增大，双侧对称无结节。面、颈、上胸部和手臂可见多发蜘蛛痣。乳房对称性增大，伴有乳晕色素沉着。乳房可见妊娠纹。胸部叩诊为清音、听诊呼吸音清晰，呈清音。心律齐，90次/分，S_1、S_2正常。未及心脏杂音、奔马律或心包摩擦音。腹部可触及约16周大小子宫，与孕期相符。下腹部中线使用多普勒超声可及胎心率160次/分。双合诊可及子宫下部柔软，宫颈外口可容纳一指。宫颈管长约2cm。子宫呈球形、光滑。子宫附件不明显。未行直肠阴道检查。无水肿。下肢可见轻度静脉曲张。

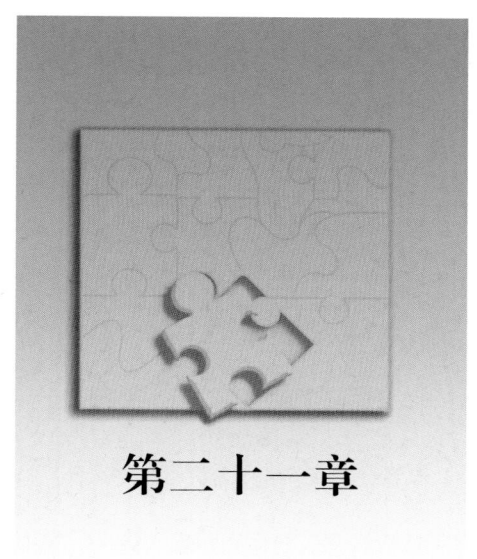

儿科患者

第二十一章

儿童既不像男人也不像女人；他们在很多方面几乎像是完全不同的生物，就仿佛他们永远也不会变成男人或女人；他们和成人差异就如同蓓蕾之于鲜花，如同花朵之于果实。

——Walter Savage Landor（1775–1864）

一、概述

自 20 世纪 20 年代末，人们越来越认识到儿童医疗保健的重要性。随着对传染病更好地控制以及营养与科技的显著提高，儿童健康的行为和社会方面的重要性也愈发受到关注和重视。虽然目前在婴儿死亡率方面取得了很多进步，婴儿死亡率显著降低，但新生儿期仍然是高危期。

2004 年间，美国 1 岁以内儿童总死亡人数为27936例，婴儿死亡率为 6.8 例/1000 例活产儿；其中 70% 死于出生后 1 个月内，而这些几乎均发生在第一周内。虽然婴儿死亡率在 2010 年达到了记录的低水平，为 6.14 例/1000 例活产儿，但和其他发达国家相比美国在这方面仍旧排名较差（译者注，数据来自美国疾病预防控制中心网站）。

新生儿死亡的三大主因为先天畸形、畸变和染色体异常（20%）；早产及出生低体重相关疾病（16%）；以及母亲孕期合并症影响新生儿（5.4%）。

意外伤害和婴儿猝死综合征（sudden infant death syndrome，SIDS）是婴儿出生 1 个月以后死亡的主要原因。SIDS 是 1~12 个月龄婴儿死亡的首要原因，也是美国婴儿死亡总体排名第三的原因。得益于"仰卧睡眠"公益活动，从 1990 年以来美国 SIDS 的总体发病率已经下降了 50% 以上，但在非西班牙裔美籍黑人、美籍印度人和阿拉斯加土著中这一疾病发病率下降较低。SIDS 的定义为经过包括完整的尸检、死亡现场的调查以及临床资料的回顾等深入调查仍不能解释的 1 岁以内健康儿童的突然死亡。SIDS 的预防仍旧是公共卫生的一项当务之急。分析 SIDS 相关的危险因素包括俯卧睡眠、床垫柔软、被褥宽松、穿衣过多导致体温过高、在家里抽烟、母亲孕期抽烟、同床、未成熟儿或低体重儿。在部分病例中，SIDS 似乎是由于基因突变引起心脏离子通道病，导致的长 QT 间期及其他心律失常所致。

意外伤害仍旧是 1~14 岁儿童的头号杀手，其次是肿瘤和先天畸形。2004 年美国有超过 5300 例儿童死于意外伤害，平均每天 15 例儿童。乘坐机动车损伤是婴儿期以后所有儿童外伤相关死亡的首要原因。呼吸道梗阻是 1 岁以内儿童外伤死亡的主要原因，而对于 1~14 岁的儿童来说溺水是继交通事故之后的第二大死因。贫穷是致命伤害的主要预测因素，其他因素包括男性及种族。美国原住民及非裔美国儿童是最高危人群，他们发生意外的风险是白人儿童的两倍。

前面的章节探讨了成人的病史采集和体格检查，本章节主要探讨儿科物理诊断的不同之处。儿科学领域广泛，涵盖了从出生到青春期的阶段，常定义至 22 岁。在这段时期，儿童的情感、社会、认知及生理发育都经历了巨大的变化，所有这些都需要充分的讨论。

本章节的安排和前面的章节有所不同。第一部分主要介绍儿科病史采集，这一部分在大部分年龄段的儿童中差别不大，但与成人病史采集有重要差异。接下来的部分分别介绍以下年龄段的体格检查：

- 新生儿期（出生到 1 月龄）
- 婴儿期（1 月龄到 1 岁）
- 幼儿及儿童早期（1~5 岁）
- 学龄儿童（6~12 岁）
- 青春期（12~22 岁）

因为 6~22 岁儿童查体顺序和技巧与成人相仿，所以本章大部分内容都会用于介绍前三个年龄组。然而，在低龄组查体顺序的确与成人不同。

二、儿科病史采集

和成人病史一样，儿科病史也是在查体前采集。在此期间患儿可以熟悉适应医生。然而，和成人病史采集不同的是，儿科病史多来自其父母或监护人。但让儿童参与这个过程也会有所帮助。如果孩子年龄足够大，也要询问患儿本人。

与成人相同，和儿童有效的沟通是成功病史采集的关键。婴儿通过哭闹来交流，哭闹往往提示有需求没有得到满足。虽然年长儿童可以用语言交流，但他们常常也通过哭泣来表达疼痛及不安的情绪。此种沟通方式可以引起他人注意。新生儿也可通过发出呜啊声及咿呀学语来表达满足感。

在婴儿期儿童通过声音来模拟词语，同时也通过肢体语言来交流。儿童通常在 10~12 个月开始说第一个词语，经常是"dada"或"mama"。15 个月时，儿童应该能说 3~10 个词语，到 2 岁时词汇量可达 200 个词语以上，这一年龄儿童也应该可以将 2 个或更多的词语组成短语，比如"果汁没了"或"我起来"。到 3 岁时儿童的词汇量可达 1500 个词语，可用 5~6 个词语组成句子，且这一句子即使是陌生人也可理解其 50% 的含义。当儿童到 6 岁时，就可用长句子来交流，词汇量达到几千，可以运用母语当中的大部分语法。3 岁儿童多可以向医生很好地表达疼痛性质、部位及自身感受，6 岁儿童可以给出症状怎样及何时开始的相关信息，检查者必须注意儿童所说的每一件事情，因为他所运用的词语可能会对于儿童的生理、心理、发育状况、家庭状况及其他生活环境等相关的信息有所提示。

与儿童建立有效的关系起始于和他/她的互动。从赞赏她的鞋子或玩具开始，相对于一开始就谈论她的身体或行为，讨论儿童拥有的物件是较为中性的起始话题。赞扬是让儿童感觉舒适的最好方法之一。和儿童交谈时，诸如"谢谢你保持不动，这让检查轻松多了"之类的话题会很有帮助。而"你是一个好男孩"、"你真是一个好姑娘"等则可能会让人觉得尴尬。故而表扬应该针对儿童的行为或活动，而不是针对他/她的人格。和儿童分享一本书（例如"伸出援手、共享阅读"项目的一部分）也是接触幼儿和学龄前儿童的另一个好方法。特别是对于这个年龄段的儿童，一些检查者可能会选择不穿白大衣以免激起他们的恐惧情绪。

注意不要以长者的语气和儿童说话。检查者要评估孩子的发育水平以便选择易理解的话语。这一点对于与青春期前的儿童交流尤其重要，事实上，在问诊这个阶段的儿童时，问诊者把他们当作高于他们实际年龄的人来对待可能会获得更好的合作，而不是把他们按实际年龄、甚至是更年幼的孩子来对待。

虽然大部分病史都来自于患儿的家长或监护人，但还是要问儿童一些问题。在问诊儿童时有 2 条简单的原则：

1. 使用简单的语言。

2. 不要太快地提出太多问题。

问诊者多会惊讶于对于遵循这两个原则的问题儿童们的反应有多好。学龄期儿童会回应有组织的、开放式问题。如果询问"你喜欢学校吗"这样的问题得到的回应可能只是一个耸肩，而问"你最喜欢学校哪一点"可能会打开儿童的话匣。在问诊父母时花时间观察儿童玩耍的情况也是有用的。允许小孩玩耍听诊器、压舌板、小手电，借以和后续查体要用到的器具"交朋友"也会非常有帮助。

儿科的病史包括：

- 主诉

- 现病史
- 出生史
- 既往史
- 营养
- 生长发育
- 预防接种
- 社会及环境史
- 文化史
- 家族史
- 系统回顾

主诉及现病史的获得方式与成人相同。病史中必须指明病史陈述者，问诊者也要尽量获悉患儿是否于何地接受规律的医疗服务。对于急性疾病，现病史应包含其对患儿进食、活动水平、脱水状态及睡眠的影响。对于慢性疾病，必须要关注其对儿童生长及发育的影响。

（一）出生史

既往史部分要从**出生史**开始。只需要问一句患儿母亲"你怀孕期间怎么样?"就可以展开这一部分的问诊。明确是否存在母体问题、药物服用、疾病、出血，孕期是否拍摄 X 线片，是否足月产。问询如下问题：

"分娩时你多少岁? 孩子的父亲多少岁?"

"你怀孕过几次了? 你是否有过流产史或有孩子在婴儿期死亡?"，如果回答是肯定的，继续问"你是否知道原因? 是否有过早产史?"（表 21-1 包含对这些内容的简记注解）。

"你何时开始产前保健?"如果延迟开始产前保健，婉转地询问原因，"那你为什么没有早一点看医生呢?"

"你在怀孕期间得过病吗?"如果有，请母亲具体描述，并确定疾病发生在孕期的哪个阶段。一定要询问慢性疾病，如糖尿病、高血压、哮喘或癫痫，因为这些疾病可能影响胎儿的健康。此外，孕期出现的皮疹也要详细询问。

表 21-1 出生时简记

大多数中心运用如下简记法并用以总结妇女的怀孕及结局：G3 P2-0-0-2，各中心可能多少略有不同。G 表示怀孕及怀孕次数，P 表示生产，数字表示产次及结局，P 后面的 4 个数字分别表示不同的结局：
第一位表示足月产数目（full-term births）
第二位表示早产数目（preterm births）
第三位表示流产数目（人工流产和自然流产，abortions/miscarriages）
第四位表示存活儿数目（living children）
（上述简记法的记忆方法为：FPAL：FiliPino AirLines）
例如：G3 P2-0-0-2 表示这位女性目前为第三次怀孕，已产下 2 个足月儿，没有早产史及流产史，目前 2 个孩子都存活
按照惯例，对于新生儿，对于母亲的注释反映她已怀孕但尚未生产时的状态。例如对于第一胎，母亲被这样描述：G1 P0-0-0-0
小测验：假设一个妇女被描述为 G1 P 2-0-0-2，怎么理解?
*答案：她怀孕一次，为双胞胎，足月生产，二者均存活

"你在怀孕期间体重增加了多少?"

"怀孕期间，你是否曾使用过药物、毒品或其他? 曾用过草药? 饮酒? 抽烟? 接触 X 线? 出现过异常出血?"这些问题用于评估胎儿是否曾经暴露于可以导致出生缺陷的物质——致畸剂。虽然确实要注意致畸剂，但很多在孕期曾服用过无害药物的女性也感到内疚，担心这些药物会在某种程度上伤害到胎儿。在这种情况下，再次确认药物的安全性可能会减轻母亲的焦虑。

"在怀孕期间你是否曾被告知有高血压? 糖尿病? 蛋白尿?"

"你的血液化验结果如何? 是否曾检测过 B 族链球菌或其他感染?"标准的产前保健包括母亲的血型、乙肝表面抗原、梅毒、衣原体感染；阴道 B 组链球菌定植（孕晚期）。对于妊娠期糖尿病的检测也越来越普遍。

HIV 感染测试虽然不是必需的，但大多数女性都会接受，因为在孕晚期使用抗病毒药物治疗可以使得母婴传染的概率从 25% 下降到 2% 以下。

"你在孕期是否接受过任何特殊的检测？B 超检查？羊水穿刺或绒毛膜活检？"如果有，"结果如何？"在过去十年中，胎儿染色体异常风险筛查已成为孕早期及孕中期的常规检查。这些筛查应用 B 超联合生化标记物的方法来评估胎儿存在 13、18 或 21 三体的风险。因为这些都是筛查试验，必须随后用确证试验来证实，如羊水穿刺。在胎儿生产时年龄在 35 岁及以上的孕妇都应该接受羊水穿刺。询问其接受任何特殊检查的原因。

"你的预产期是哪一天？孩子实际是哪一天出生的？"早产儿（小于 37 周出生）及过期产儿（大于 42 周出生）都与早期死亡率增加以及某些特殊的临床综合征相关。

"你何时感到第一次胎动？**孕期间胎儿一直都活跃吗？**"如果这不是第一胎，请母亲将此次怀孕的胎儿活动和其之前的怀孕进行比较。初次妊娠的孕妇多于 18 周时出现胎动（母亲感觉到胎儿在活动），而多次妊娠者多在 16 周。出现胎动的时间及胎动的质量对于评估存在肌张力增高或降低胎儿来说尤为重要。这些信息可提供肌张力障碍出现时间相关的线索。

"你分娩用了多长时间？过程中是否曾出现异常的情况？"

"你使用何种生产方式，经阴分娩、还是剖宫产？"如果是剖宫产，询问其原因。"是因为既往剖宫产史或者此次妊娠的问题？"

"胎儿是头位还是臀位产出？"

"胎儿生产前多长时间破水？"如果破水大于 18 小时，经产道逆行感染胎儿的概率大大增加。

"婴儿的出生体重是多少？"因而可能为适于胎龄儿（AGA）、小于胎龄儿（SGA）或大于胎龄儿（LGA）。出生体重可为出生缺陷或其他异常的原因提供线索。

"你是否被告知在孩子出生时存在任何异常？"

"你是否被告之孩子的阿普加评分吗？"如果父母不知道，则问"孩子是不是立即就哭了？还是需要医生干预来帮助他开始呼吸？"

"在新生儿室孩子是否曾出现问题，比如呼吸困难？黄疸？喂养困难？"

"在新生儿室孩子是否曾接受氧疗？抗生素？光疗？"

"出生后，孩子继续住院多久？"

"孩子是和你一起回家的吗？"如果不是，询问其原因。

"你曾经被告知孩子在新生儿筛查中发现过什么问题吗？"如果有，"是什么问题，是否进行了进一步检查？"

注意这些问题的顺序：从**产前阶段**开始，接下来着眼于**出生过程**，紧接着到**产后阶段**。参见本章最后的新生儿病史模板。根据患儿的年龄和临床情况决定出生史的详细程度。对于婴儿来说，大多数信息都是必需的，而对于青少年而言，了解是否足月及新生儿阶段是否出现异常就足够了。

近年来，很多婴儿都是通过既往所不能的方式受孕及生产的。孩子可能是领养的；可能是通过体外受精受孕；有可能是通过养父或捐精者提供的精子进行的人工授精受孕；可能使用了捐献的卵子；可能是养母或代孕者代孕。收集这些信息的重要性体现在不同的方面：从心理及情感上来讲应该支持养父母，无论他们是不是孩子的生物学父母。但从基因方面，获取其生物学父母的信息有助于评估孩子对遗传疾病的易感性。问诊期间探寻这些问题需要相当的机敏和智慧。父母亲可能不想在孩子面前谈论这些家族史，且父母亲双方均应接受单独的询问。

（二）既往史

和成人相同，**既往史**应包含任何一次住院、外伤和手术的细节，以及常规使用的药物。询问"你的孩子有没有慢性疾病？"儿童常见的慢性疾病包括哮喘、癫痫、湿疹、反复耳部或泌尿系感染、镰状细胞病、囊性纤维化、糖尿病、胃食管反流病和脑瘫。如果患儿为早产儿，询问早产相关的晚期效应，例如慢性肺疾病、营养问题、发育和运动障碍以及感觉缺失。

明确药物（包括青霉素）、食物及其他物质的**过敏史**至关重要。皮疹是最常见的药物相关问题。然而，皮疹在儿童中很常见，可能恰巧在服用某种药物后出现。因此要尽量判断药物是不是皮疹的**原因**。一些病毒感染可能"增加"患者对药物的敏感性。在其他时间使用同样的药物也可能不会出现任何问题。每当患者描述"药物过敏"时，询问以下问题：

"你是如何知道孩子对 XX 过敏？"

"皮疹是怎么样的？"风团样皮疹或荨麻疹更可能是真的过敏。

"除了皮疹以外，孩子还有其他问题吗？"

"服药后多久以后孩子出现的皮疹？"

"停药后，皮疹持续多久才消失？"

"再次用药时孩子是否又出现类似的皮疹？"

（三）营养

营养对于儿童的健康来说至关重要。一些观点认为儿童期肥胖在美国已成流行趋势。在 2009~2010 年，美国有 16.9% 即 1250 万例肥胖的儿童和青少年。

父母应该积极主动地预防儿童肥胖，给他们健康的食物以及教会他们长大成人后如何选择健康的食物。获得完整的**营养史**不仅可以帮助判断患儿的健康状况，或许还有助于诊断急性疾病。提以下问题：

对于婴儿：

"孩子是母乳喂养的吗？"如果是，"多久一次？每次用时多久？添加维生素 D 或者补充氟化物了吗？"

"每天给婴儿添加多少盎司奶粉？你喂养的是哪种奶粉？怎么调配的？"

"你什么时候开始添加诸如麦片的固体食物？"

"孩子出现过呕吐吗？腹泻？便秘？腹痛？"

"你觉得小孩挑食吗？"

对于婴儿，要鉴别腹泻和正常的水样便。如果孩子为母乳喂养，粪便常常是黄色或芥末色的水样便，可能在喂食后排便。如果小孩为配方奶喂养，粪便常呈淡黄到黄褐色，较成型。婴儿经常有绿色、棕色或灰色的粪便，正常的粪便可为均匀的稀便或水样便。而在腹泻时，排便更加频繁且全呈水样，婴儿的尿布上可出现水印环。粪便存在一些小的变化是正常的。正常婴儿可以一天排便数次但也可以 1 天或更多天不排便。小、硬、鹅卵石样的粪便提示患者存在便秘。

孩子 1 岁以前，应以母乳或婴儿奶粉为主食。牛奶对于稍大的儿童来说可能没有问题，但是牛奶有可能会刺激婴儿尚未发育成熟的消化系统。牛奶和母乳或婴儿奶粉主要区别：对于发育中的婴儿来说，牛奶中蛋白质和钠过多，而铁、维生素 C、铜、锌含量远远不足。对于幼儿和年长儿童，询问他每天喝多少盎司牛奶或果汁。询问每天食用的蔬菜、水果、蛋白，特别是垃圾食物。孩子是否补充维生素？询问用餐模式也很重要：他/她是否吃早餐、午餐、晚餐以及健康的零食？他/她在哪儿吃饭？和谁一起？一家人是否一起吃饭？年长儿童及青少年经常在外吃饭，因此父母是获得其饮食模式的最佳信息来源。

（四）生长及发育

询问儿童的生长模式。将其身高、体重、头围在生长曲线上描记出来，这一点将在后文中讨论。小孩的生长是否与平均生长曲线一致，还是他/她超越了生长曲线上的百分位数线？母亲是否担心其孩子的生长情况？

询问"孩子的生长情况如何？你是否担心他体重或身高的增长？"询问孩子多快鞋子和衣服不合身可能会提供有关的生长速度的信息。

婴儿期的性格或脾气可以预测早期心理发育以及他/她以后将如何应对新经历。询问"你觉得你的孩子是活泼、中等还是安静？"如果孩子不是母亲的第一胎，还可以问这个孩子和家里的其他孩子相比怎么样：这个孩子的发育是慢、快还是与其他孩子不相上下？

"孩子什么时候能整夜睡眠？"

"你对于孩子的发育有什么顾虑吗？"如果有，"那么，你担心什么呢？"

"小孩是否曾停止进步或失去曾经拥有的能力？"

"小孩是否很难与其他小孩保持相同的步调？"

在询问有关儿童生长的常见问题之后，你还需要获得儿童成长中特定的里程碑式事件的相关信息，这些信息应当至少能反映四方面的能力：大运动、语言、精细运动以及个人及社会发育。询问以下问题：

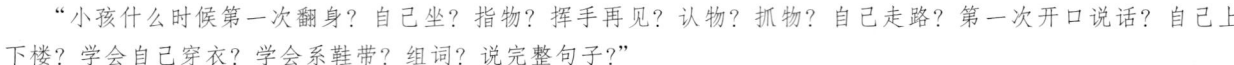

"小孩什么时候第一次翻身？自己坐？指物？挥手再见？认物？抓物？自己走路？第一次开口说话？自己上下楼？学会自己穿衣？学会系鞋带？组词？说完整句子？"

"孩子什么年纪开始训练上厕所？"

"你觉得你的孩子现在的行为符合什么年龄？"

"你的孩子经常发脾气吗？"

丹佛发育筛查量表是用于识别6岁以下儿童发育迟滞的，重点在于前2年内。该量表以一组来自科罗拉多州丹佛儿童的相关数据为正常标准。在这组儿童中测试了发育的主要四个方面。根据儿童的年龄在图上从下到上画一条线，这条线经过的每个里程碑事件都要做测试。每个里程碑事件都有一个小条，代表在正常标准人群中可以完成这些任务的百分数。不能完成正常标准人群中90%的儿童可以通过的任务则被认为有显著意义。在四个主要方面中任意2个没有通过则提示发育迟滞。这个量表是发育迟滞的筛查试验，而不是智力测验。

另一个筛查试验，**年龄与阶段问卷**是由19个年龄特异的问卷系列组成，通过询问父母对于特定问题的回答来评估儿童的交流、粗大与精细运动、问题解决、个人适应能力。这个问卷以通过和（或）不通过计分，适用于4~60个月的儿童，需要10~15分钟完成，以12000多个包括西班牙裔在内的、来自不同宗教及社会经济背景的儿童为正常标准来源。

对于学龄期儿童而言，其社会、运动、语言的发育以及情感的成熟都表现在当前的行为中。展开这个话题的一个好方法是问"作为一个完整的人，你会如何描述你的孩子？"接着询问以下部分或全部问题：

"你最喜欢你的孩子的哪一点？最不喜欢哪一点？"

"你的孩子做事能有始有终吗？"

"你的孩子跟与他/她年龄相仿的孩子相处得怎么样？"

"你的孩子一晚上睡几个小时？"

"孩子经常做噩梦吗？"

"孩子有过乱发脾气的情况吗？"乱发脾气对于幼儿以及学龄前儿童来说不算异常，但对于学龄期儿童来说则不正常，可能提示存在潜在的严重问题。

"可以让他承担什么样的责任？"

"你的孩子什么时候开始上学？"

"他/她现在上几年级？"

"他/她在学校表现怎么样？"

"他/她曾经留过级吗？"

"孩子的老师是否曾告诉过你他/她怀疑孩子有问题？"如果有，"是什么问题？"

"你的孩子的阅读、数学成绩怎么样？"

"在空闲时间你的孩子喜欢干什么？"

"他/她害怕什么事？"

"他/她与兄弟姐妹相处得怎么样？"

"你的孩子平时花多少时间看电视？玩电子游戏？玩电脑？"

"在他/她的房间里面有电视吗？"

询问孩子的不良习惯也有所帮助。这个问题让父母或监护人有机会表达之前没有表露的担心和焦虑。可以像这样提问：

"你的孩子有没有什么让你担心的或与其他小孩不同的行为？"

由于自闭症及自闭症谱系疾病惊人地增加，2007年美国儿科学会建议对所有儿童针对以下行为进行筛查：

- 父母呼喊其名字的时候不转身
- 当父母指着东西说："看……"的时候不转身看，并且自己也不指有趣的东西或事件给父母看
- 缺乏反复的牙牙学语
- 笑得晚
- 无法与人眼神交流

因为早期干预可显著改善自闭症及自闭症谱系疾病儿童的结局，儿科学会推荐在出生后前两年间至少进行两次筛查。

（五）预防接种史

儿科病史应包括详细的**预防接种史**。

疫苗是 20 世纪医疗界重要的成就之一。临床医生基本上不再会遇到疫苗可以预防的疾病，如脊髓灰质炎、风疹或白喉，如果接种过疫苗的儿童患有上述某种疾病，则说明其可能存在免疫缺陷。但如果儿童少接种一种或多种疫苗，那么就要考虑其患有某种疫苗可预防的疾病的可能性。注意计划免疫还提供了对于少接种了疫苗的儿童的"补救"预防接种指导。

二维码 21-1　从出生到 18 岁的预防接种推荐

由于计划免疫时间表相当复杂，父母常常不确定孩子究竟打了何种疫苗。可要求看疫苗接种记录，多数父母都会带在身边。此外，很多地区有集中的疫苗接种登记，医务工作者可以从那里获得特定儿童的接种记录。

如果需要，可以根据以下问题部分地重构儿童的预防接种史：

"你的孩子接种了几套疫苗？"基础系列是在 2、4、6 月龄接种。

"你的孩子每次打几针？"大多数日程安排中每次访视会打 2 针或更多。

"孩子是否恰好在 1 岁生日以后打过疫苗？打了几针？"

"在 15~18 个月龄呢？"

"他/她在上幼儿园以前打了什么疫苗？"

对于 11 岁以上的儿童，询问"最近打了疫苗吗？打了几次？"计划免疫最近对青少年增加了百日咳、脑膜炎球菌、甲肝病毒。此外，对于男孩和女孩都增加了对导致宫颈癌的首要原因——人乳头瘤病毒的防护。还要问"你孩子是否对某一种疫苗有不良反应？"

对于年长儿童，询问"他/她患过水痘吗？"

（六）社会和环境史

社会和环境史应包含父母的年龄、职业以及目前的生活环境。询问如下问题：

"你们家有几个房间？"

"家里都有哪些人？"

"家里有宠物吗？"

"家里有人抽烟吗？有地毯吗？灰尘是一大困扰吗？是否有蟑螂或者其他环境污染物吗？"

"孩子睡在自己的屋里吗？是睡婴儿床还是普通床？和父母睡同一张床吗？"

"是否曾在其他房子里面照顾孩子吗？"

"白天谁照看孩子？"

"家人一起时怎么娱乐？"

"父母双方是否都分担家务？"

"家里油画和石膏的状况如何？"

"孩子有铅暴露的历史吗？"

含铅的油画老化后的粉尘和碎片是年幼儿童铅暴露的主要来源。在美国，虽然儿童铅中毒的发病率和严重程度较前下降，但在全世界儿童铅中毒仍旧是一大问题。铅中毒对儿童影响的普遍性和持久性远远超出了之前的认识，而且可发生在之前被认为是安全的水平。对产前暴露以及 2~3 岁期间暴露需要特别的关注。2001 年，筛查发现35000例儿童血铅水平升高。6 岁以下儿童，特别是 1~2 岁的儿童风险最高，因为他们存在正常的手-口-行为。虽然异食癖（一种对于非可食用的物质如粉笔或煤炭的病态的进食渴求）常常暗示铅中毒，但儿童多的是因为正常的手-口行为而进食了含铅粉尘。询问父母或监护人如下问题：

"孩子是住在或者曾去 1960 年前的建的房子做客吗？"

"家里最近进行了装修吗？"

"孩子的同胞、舍友或朋友存在血铅升高的吗？"

"孩子在国外长期旅行过吗？"

"孩子住在高负荷的干道、大桥或高架列车附近吗？"

"家里使用来自其他国家的陶瓷器吗?"

"孩子是否接触工作或业余爱好有铅暴露的成人?"

如果对上述任何一个项的回答是肯定的,孩子应直接做血铅测定。

其他的与房屋内外安全相关的问题主要涉及烟雾警报器、窗户防护栏、在婴儿床中仰卧睡觉,洗澡期间的监护及热水温度,使用婴儿汽车座及自行车头盔。

(七) 文化史

在过去 40 年间,美国经历了有史以来绝对数量上最大规模的移民浪潮,迁入 4 千万人。和之前几乎全是欧洲人的移民浪潮不同,现代的移民主要是西班牙人和亚裔人。和几个世纪前的移民相似,这些移民者较美国本土人群,育龄期女性数量较多,出生率较高。

因为美国是由多元化的人群组成,应询问文化及精神信仰相关的问题,探明儿童及其家人对健康和疾病看法的独特背景。Kleinman 解释模型提供了问题的模板,以激发儿童及其家人对于其受信仰影响的疾病的回答:

1. 你觉得是什么导致了(你孩子的)疾病?

2. 当疾病确实发生,你认为原因是什么?

3. 你认为你孩子的疾病造成了什么影响? 如何影响?

4. 疾病有多严重? 病程会短吗?

5. 你认为应该怎么治疗?

6. 什么是你对治疗最重要的预期效果?

7. 你的孩子生病造成最主要的问题是什么?

8. 对于孩子的病你最惧怕什么?

医务工作者注意不要让自己的信仰蒙蔽了双眼而对来自其他文明的民众信仰的优点视而不见。其他的文明有可能是对的。我们很容易就会否定别人的信仰,引用"科学"来支持西方医学信仰。在照看患者的时候,谨记所有的医疗系统都是建立在观察所得的因果关系上的。科学方法与之的最大区别在于科学经得起试验或观察的检验。科学假设可以被证实是错误的。而信仰却不能。

(八) 家族史

儿科家族史基本上和成人家族史相同,但可能在发现遗传病及先天性代谢异常方面有更大的作用。在问诊儿科家族史的时候,画出家系图是有价值的:用图表呈现家族史。如图 21-1 所示,在家系图中,正方形表示男性,圆圈代表女性,患者或先证者用箭头指示,黑色图例或通过图例的斜线代表已故个体。需要获得三代的信息:儿童以及其同胞,父母及其同胞,祖父母。对于每个个体,获取以下信息:

- 对于存活者,姓名及目前的年龄
- 任何现患的疾病,如糖尿病、哮喘、冠心病、高血压、脑卒中和肿瘤
- 存在的出生缺陷或遗传病,如镰状细胞病、血友病、囊性纤维化、Tay-Sachs 病(家族性黑蒙性白痴);对于上述疾病的每个个体的携带状态如果知道的话,也要记录
- 任何流产史或婴儿期或之后死亡的儿童
- 如果已故,死亡的年龄及原因
- 是否存在近亲结婚

通过分析家系图,检查者可以了解儿童以后患特定疾病的风险。近来,随着辅助生殖技术的进步,需要增加新的家系图标来代表精子和卵子的捐献者或代孕者等。

二维码 21-2　标准人类家系术语

(九) 系统回顾

系统回顾要与年龄相称,故而将与后面的查体方法一并介绍。

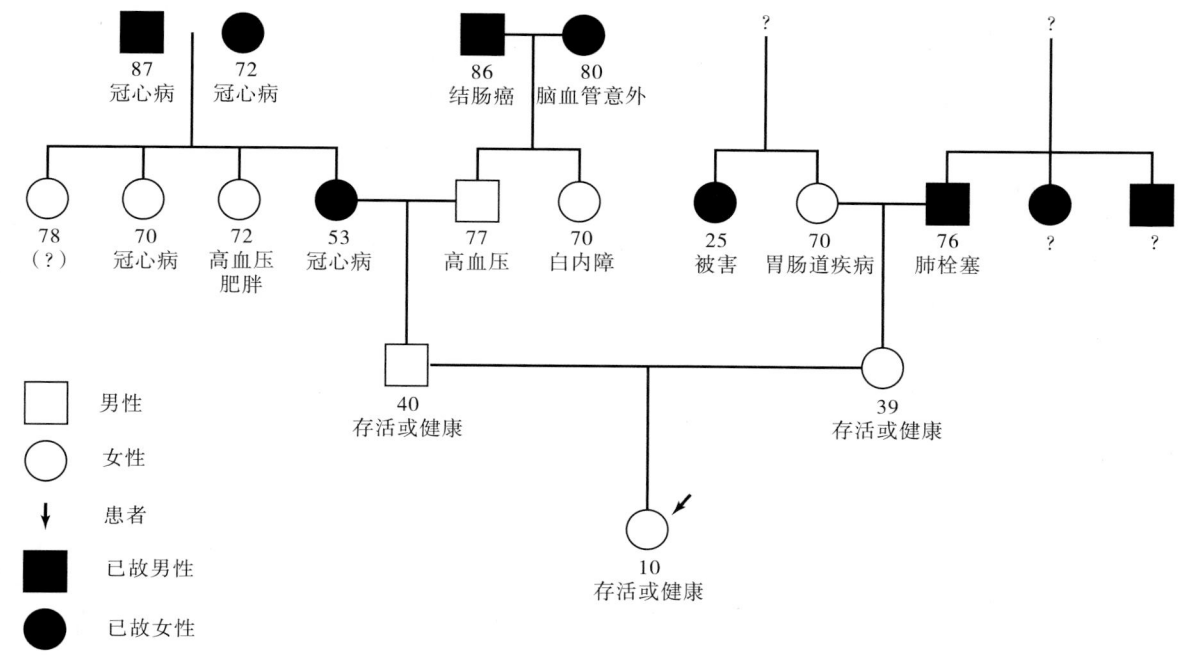

图 21-1 家系

A&W，存活和健康；Ca，癌症；CHD，冠心病；CVA，脑血管意外；GI，胃肠道；HT，高血压

1. 青少年问诊

尽管大多数青少年善于调整并易于问诊，但仍有一些人会带来不少特别的挑战。

2005 年，美国有 4200 万的 10～19 岁的青少年，占美国人口的近乎 14%。3/5 的青少年为非西班牙裔白人，剩余 2/5 由其他种族及人种组成。青少年被当成儿童太大，被当成成人太小，无论在儿科诊室还是内科诊室他们都会感到不适，因此他们可能会躲避医疗服务。但另一方面，15～21 岁青少年的死亡率是 5～14 岁儿童的近 5 倍，同时他们还有相当的患病率。约 20% 的青少年存在一种慢性健康问题，很多人经受着参与成人活动的苦果，如性行为、吸毒和饮酒、开车、有偿就业、竞技运动。有限的生活经验及心理状态（"青少年自我主义"）增大了上述暴露的风险。青少年快速的生理变化恰好发生在他们形成自体形象的心理过程中的最强时期，实际和理想的反差可能是青少年抑郁的重要根源。从抑郁症到精神分裂症等重大的精神疾病也可以在这个年龄段出现。

11～12 岁以前，儿科病史通常来自儿童及其父母。到青少年期，孩子和父母两方面的信息仍然都很重要，但此时更要给青少年一些与医生单独交流的时间。事实上，大多数州的法律赋予青少年在性传播疾病、妊娠及吸毒方面享有**保密医疗服务**的权利。

在访视的初期，同父母及青少年确定关于保密的基本原则是至关重要的，与此同时也要兼顾支持父母在其儿女的医疗保健中的作用。例如，医生可以说"对于你儿子这个年龄段的孩子，让他单独见医生很重要，就如同你单独见你的医生一样。我会对我们之间谈话的内容保密，除非其中有威胁他生命的情况。虽然**我**会遵守保密原则，但我也会鼓励我的青少年患者主动和他们父母分享我们之间的谈话。"通常来说，查体期间，应该让父母或监护人离开现场，这时可以给医生和青少年提供讨论私密问题的机会。

HEADS 记忆法（home，education，activity/acolhol，drug/depreesion，safety/sex）是方便记忆青少年私密问诊主题的有用工具。用诸如家庭、教育、活动等中性的问题开始谈话，增加青少年的舒适感，与此同时他们也会观察你对回答的反应。H 代表"家庭（home）"，你可以问以下问题：

"家里面情况怎么样？"

"你的职责是什么？"

"你必须遵守什么规则？"

"你有兄弟姐妹吗？你们之间相处得如何？你们会因为什么事吵架？"

如果条件允许，你可能需要问"在家里感觉安全吗？"

E 代表"教育（Education）"，你可以提以下问题：

"你在学校的情况怎么样?"

"你上几年级?"

"你在那个学校上学?"

"你都学了哪些科目?"

"你最喜欢哪一科? 最不喜欢哪一科?"

"你对于将来有什么计划?"

"你在学校感觉安全吗?"

如果有提示,你可能需要提以下问题:

"你参与过打架斗殴吗?"

"你有过被停学的经历吗? 为什么?"

A 代表"活动(activites)"和"酗酒(alcohol)"。对于活动的一些提问如下:

"你参加社团或运动吗?"

"放学后,你干什么?"

"和朋友们在一起时,你们喜欢干什么?"

"你的朋友中多数是女孩还是男孩,或者都有?"

询问饮酒可能开启了一个敏感的话题,有很多种方法可以开始,例如:

"你的朋友中有饮酒的吗? 你有试过吗?"

"很多像你这样年纪的孩子都对酒很好奇,你呢?"

"你提到喜欢和朋友去泡吧,你们中的任何一个在那里有被供应过酒吗? 你呢?"

如果青少年的确承认饮酒,接下来要追问饮酒量、频率以及是否造成不良的后果(例如意识丧失、酒后驾驶、被退学)。

D 代表"吸毒(drugs)"和"抑郁(depression)"。可以用与饮酒同样的方法来询问吸毒。记住尼古丁以及烟草中的其他化学物质也算毒品。需要特别对抑郁症进行筛查。自杀是青少年的三大死因之一,至少 50% 自杀的青少年在 2 周前曾看过内科医生。因此在每次访视青少年的时候,都应询问类似如下的问题:

"你会怎样描述你的心境?"

"你是否曾经发现自己有长达几个小时的心情低落、伤心?"

如果该青少年承认心情抑郁,你则需要进一步探寻:

"你怎么描述你的心境?"

青少年出现自杀念头是打破保密原则的明确界限。必须要让父母或其他可以负责的成人参与促进青少年心理健康保健。

S 代表"安全(Safety)"和"性(Sex)"。安全不仅代表个人安全行为,如系安全带或带自行车头盔,也代表人际交往中的暴力风险:在家、与亲密伙伴、在学校或社区。50% 的学生在 9 年级到 12 年级期间开始性行为,其中 6% 发生在 13 岁之前。新发的性传播疾病一半发生于 15~24 岁人群,每年有近一百万 15~19 岁的女孩怀孕。

有很多方法来引入性行为这一话题。例如,可以将问题正常化为:"据我所知很多你这个年龄的人在考虑发生性行为。你呢?"解释为什么你"需要知道"也会非常有帮助:"为了了解你痛苦的原因,我需要了解你的性经历。"无论你以何种方式或何时开始这个话题,直截了当的提问往往最有效,如"你有过性行为吗?"相比于"你性活跃吗?"更能获得你想要的答案。对于第二个问题青少年可能会因为他近 2 周都没有性行为而给出否定的回答。另一个重要的问题就是要考虑到同性性行为的可能,并且要谨慎的组织问题,尽量不要带有异性恋偏见。

当青少年坦白了高危行为后,你如何能保持镇静也是一件具有挑战性的事情。你要帮助他/她认清面临的风险,同时也要表明自己支持与他的医患关系。处理这种情况的方法之一是让青少年反思他/她自己的行为:

"在 Jason 放倒好几瓶啤酒之后,你决定搭他的车回家。现在你怎么看当时的决定?"

"我觉得我们都担心你可能因为上周末的无保护性行为而怀孕了。如果再有一次机会的话,你会怎么处理那种情况?"

很多有混乱性行为的青少年被证实在儿童期曾遭受近亲强奸或性虐待。80% 以上的性虐待案例,作案者都不是陌生人。所有儿童均应被告知他们的身体是私密的,没有人有权以让他们感到不舒服的方式接触它们。儿童需要知道接触有不同的类型:好的接触包括拥抱、接吻、轻拍;可疑的接触包括挠痒和摩擦;不好的接触是打击、伤害、掌括、触摸或抚弄身体的"私密部位"。在儿童描述任何一种性虐待时要仔细倾听。孩子不会虚构详细的性故事。如果临床情况允许，对 3 岁以上的儿童可以询问以下问题：

"有没有人曾以让你感到不舒服或者困惑的方式触摸你的身体？"

曾遭受过性虐待或生理虐待的儿童可能会表现出攻击性、情绪化、易怒、畏缩、退化、健忘、不安全感、执着。此外，孩子可能会显示出以下生理变化：撕破或染血的衣服，淤青或其他可疑的伤口，行走或坐立困难，食欲减退、胃部不适、生殖器酸痛或灼烧感、排尿困难、阴道或阴茎分泌物、过多沐浴或拒绝沐浴。年长儿童可能会表现出成绩下降、言语搪塞、偷窃，甚至离家出走。

青少年甚至更年幼的儿童现在花费大量的时间来上网，这是一把双刃剑。询问其家庭中关于使用网络的规则。特别要询问以下问题：

"你每天花多少时间上网？"

"你有 Facebook 或 Twitter 主页或其他相似的东西？"

"你遭受过网络暴力吗？你曾和网聊的人见面吗？"

美国儿科学会已经出版了针对年轻人及其家人的网络指南以降低上网带来的风险。

三、新生儿查体

二维码 21-3　新生儿查体

给新生儿查体时，你要尝试回答以下三个问题：

1. 这个婴儿能很好地适应宫内到宫外的转换吗？
2. 是否有任何产伤的迹象？
3. 这个婴儿有先天畸形的迹象吗？

新生儿在产房出后生立即给予评价以确定其心肺系统的完整性。用毛巾擦干婴儿后将其放置于暖台进行初始检查。因为新生儿体表覆有母亲的阴道分泌物和血液，初始检查时需要戴手套。

初始检查包括评估以下五个体征：

1. 皮肤颜色
2. 心率
3. 刺激反应
4. 肌张力
5. 呼吸

Virginia Apgar 医生应用对这些体征的评价创立了一种评分系统，在出生后 1 分钟及 5 分钟分别进行评分。阿普加评分（表 21-1）。每个体征得分从 0~2 分。在出生后 1 分钟，总分 3~4 分提示严重的心肺抑制，婴儿需要立即进行复苏处理；5~6 分提示轻度窘迫。出生后 5 分钟时重复评分，如果婴儿这时仍旧轻度或中度窘迫，10 分钟时可再进行评分。8 分及以上提示心肺系统查体大致正常。（译者注：原文如此，与现用的阿普加评分不同，仅供参考。）

表 21-1　阿普加（APGAR）评分

体征	评分标准		
	0	1	2
皮肤颜色（A）	青紫或苍白	身体粉红，四肢青紫	全身粉红
心　率（次/分）（P）	无	<100	>100
刺激反应（G）	无反应	有些动作，如皱眉	喷嚏或咳嗽
肌张力（A）	松弛	四肢略屈曲	四肢屈曲活跃
呼吸（R）	无	慢，不规则	正常，哭声响

注：首字母缩写 APGAR 有助于记忆 Apgar 检查项目：Appearance 或 color；Pulse 或 heart rate；Grimace 或 reflex irritability；Activity 或 muscle tone；Respiratory effort

（一）总体评估

在 Apgar 评分完成之后，应该评估胎龄。通过月经计算的胎龄往往不准确，故而客观地评价胎龄很重要，其可反映胎儿的成熟度。胎龄对于婴儿在接下来的数小时到数天内即将面对的适应外界的挑战有重要提示意义。经验丰富的医生在产房里就能对胎龄做出相当精确的估计。进一步更正式的评估则在育婴室进行，应在婴儿出生后 **24 小时内完成。Ballard 临床评分**是评估胎龄的标准系统。这个评分基于 10 项神经系统体征以及包含皮肤质地、乳房大小和生殖器发育在内的等 11 项外在体征。神经系统评分参见图 21-2，外在标准见表 21-2。

神经系统及外在体征得分相加得到总分。然后将根据图 21-4 中的图表得到的总分和胎龄相关联。总分 46~60 分和胎龄 37~41 周相关。37~41 周胎龄标记为**足月儿**，但有部分权威人士认为 38~42 周胎龄才为足月儿（图 21-3）。胎龄小于 37 周为**早产儿**，大于 41 周（或 42 周）为**过期产儿**。

表 21-2　Ballard 临床评分外在标准评分系统

外部体征	评分					
	0	1	2	3	4	5
皮肤	凝胶样红，透明	平滑，粉红，可见静脉	表面脱皮和（或）皮疹，少许静脉	裂开的苍白区，静脉少见	羊皮纸样深大裂隙，无血管	皮革样，裂开，皱纹
毳毛	无	浓密	稀疏	有光秃区	大部分区域光秃	
足底纹	无	淡红色痕迹	仅有前横纹	前 2/3 有纹	整个足底有纹	
乳房	基本不能辨认	乳晕平，无凸出	点状乳晕，1~2mm 的凸起	乳晕凸起，3~4mm 的凸起	完整乳晕，5~10mm 的凸起	
耳	耳郭平，有褶皱	耳郭弯曲，软骨柔软，回弹慢	耳郭弯曲佳，柔软，回弹快	耳郭成形，软骨硬，立即回弹	软骨厚，耳朵质韧	
外生殖器（男）	阴囊空虚，无皱褶		睾丸下降中，少许皱褶	睾丸低位，皱褶好	睾丸下垂，深皱褶	
外生殖器（女）	凸起阴蒂及小阴唇		大小阴唇隆起相当	大阴唇大，小阴唇小	大阴唇完全覆盖阴蒂及小阴唇	
成熟度评分						
分数	**周**					
5	26					
10	28					
15	30					
20	32					
25	34					
30	36					
35	38					
40	40					
45	42					
50	44					

还需测量新生儿体重，但单凭体重不能确定成熟年龄。根据 Battaglia 和 Lubchenco 分类标准（图 21-4），出生体重与胎龄相关。根据这种方法，胎儿被分为 SGA（小于胎龄儿）、AGA（适于胎龄儿）或 LGA（大于胎龄儿）。如果出生体重位于第十百分位数和第九十百分位数间，为 AGA；如果出生体重在宫内生长曲线上低于第十百分位数，则新生儿为 SGA；如果出生体重高于第九十百分位数，则被称作 LGA。

判定胎龄体重的价值在于可以预测特定的风险人群。很多 LGA 婴儿的母亲患有糖尿病。在新生儿阶段以及以后的人生中，此类婴儿存在发生很多并发症的风险。对于这些婴儿，必须仔细监测低血糖及红细胞增多*的发生；

注：* 通常 SGA 发生红细胞增多更常见。

神经肌肉系统评估

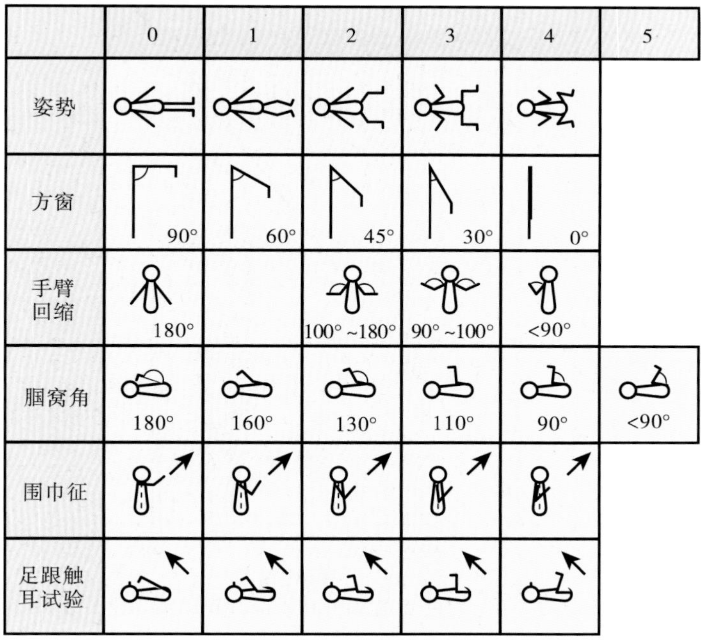

图 21-2 Ballard 临床评价

以下是评估神经系统的方法的注解：**姿势**：在婴儿安静仰卧位时观察。0分：四肢伸展；1分，髋关节、膝关节开始屈曲，手臂伸展；2分，下肢屈曲更强，上肢伸展；3分，上肢轻度屈曲，下肢屈曲外展；4分，上下肢充分屈曲。**方窗**：检查者用拇指和示指固定婴儿前臂。用力充分使其最大限度屈曲，测量婴儿小鱼际隆起和前臂腹侧的角度，然后按图表所示评分（做此项检查的时候注意不要旋转婴儿的手腕）。**手臂回缩**：婴儿位于仰卧位，前臂先屈曲5秒，然后牵拉其手部使前臂充分伸展，接着放手。如果手臂迅速恢复至完全屈曲则这个体征完全阳性（2分）。如果手臂恢复至部分屈曲或反应迟滞，则评1分。如果手臂仍保持伸展或仅有不规则运动，评0分。**腘窝角**：婴儿仰卧位，骨盆平至于检查床，检查者左手拇指及示指支撑膝部，使其大腿处于膝胸位。然后，检查者用右手示指从婴儿踝部轻轻加压使得婴儿下肢伸展，测量腘窝角。**围巾征**：婴儿仰卧位，检查者抓住婴儿手部，尝试将其拉过颈部，最大限度地向后绕达到对侧肩部。这个动作要通过举起婴儿肘部至其身体另一侧来辅助。测量肘部超过中线的距离并依图所示评分。0分，肘部达到对侧腋线；1分，肘部到达中线及对侧腋线之间；2分，肘部到达中线；3分，肘部未超过中线。**足跟触耳试验**：婴儿仰卧位，检查者将其脚拉向头部，顺其自然不要强迫。观察头和足的距离以及膝关节的伸展度，根据图示评分。注意膝部自由可以向下贴近腹部。（经 Ballard J，Novak K，Driver M 同意后再版：A simplified score for assessment of fetal maturationof newly born infants. J Pediatr，1979. 95：769）

它们在出生后3天内更容易发生高胆红素血症，其发生先天畸形的风险是普通人群婴儿的3~5倍。对于SGA婴儿，主要顾虑为是否存在染色体异常，如13三体或18三体，或致畸剂暴露，如酒精或孕期先天性感染。SGA儿童在新生儿阶段也必须监测低血糖的发生。此外，对于所有早产儿，即使出生体重不低（<2500g），也存在因继发于表面活性物质缺乏的呼吸窘迫、低血糖、低血钙的风险。

剩下的查体多于出生后24小时内在温暖的育婴室中进行。在检查儿童之前，需要与母亲及护士回顾一些关键的病史：

"孩子喂养如何？喂养时有咳嗽或呛咳吗？"咳嗽及呛咳提示可能存在食管畸形，如气管食管瘘。

"孩子体重下降了多少？"新生儿在第一周多会出现体重下降，最高达10%。在第二周末应回到出生体重。

"孩子出现过呕吐吗？"如果有，"呕吐了什么物质？"呕吐提示胃肠道开放受损，如食管或十二指肠闭锁以及幽门狭窄。

"是否存在流口水的情况？"新生儿流涎可以是存在食管闭锁的征象。

"是否发生过呼吸窘迫，噪声样的呼吸或发绀？"婴儿是严格的经鼻呼吸者。在新生儿早期阶段鼻道如鼻后孔的阻塞可导致发绀及严重的呼吸窘迫。发绀还是先天性心脏病的重要线索。

"孩子排尿了吗？"出生48小时内未排尿提示可能存在肾衰竭或泌尿系梗阻。

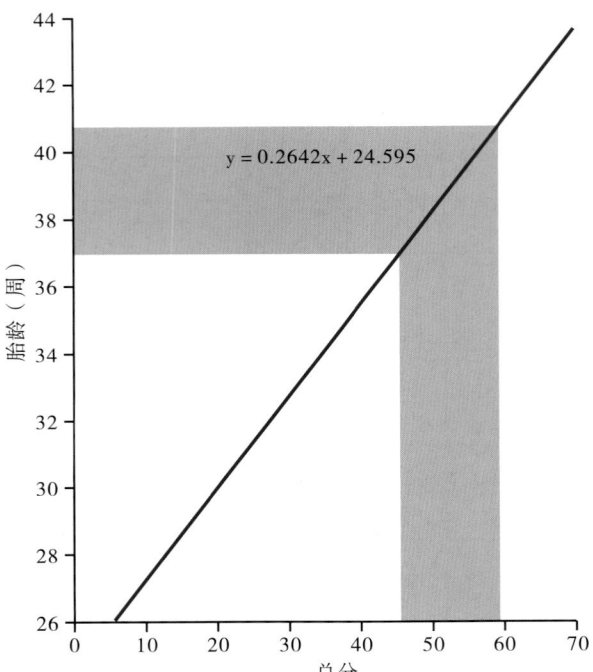

图 21-3 基于神经系统和外在体征判断胎龄（龄）

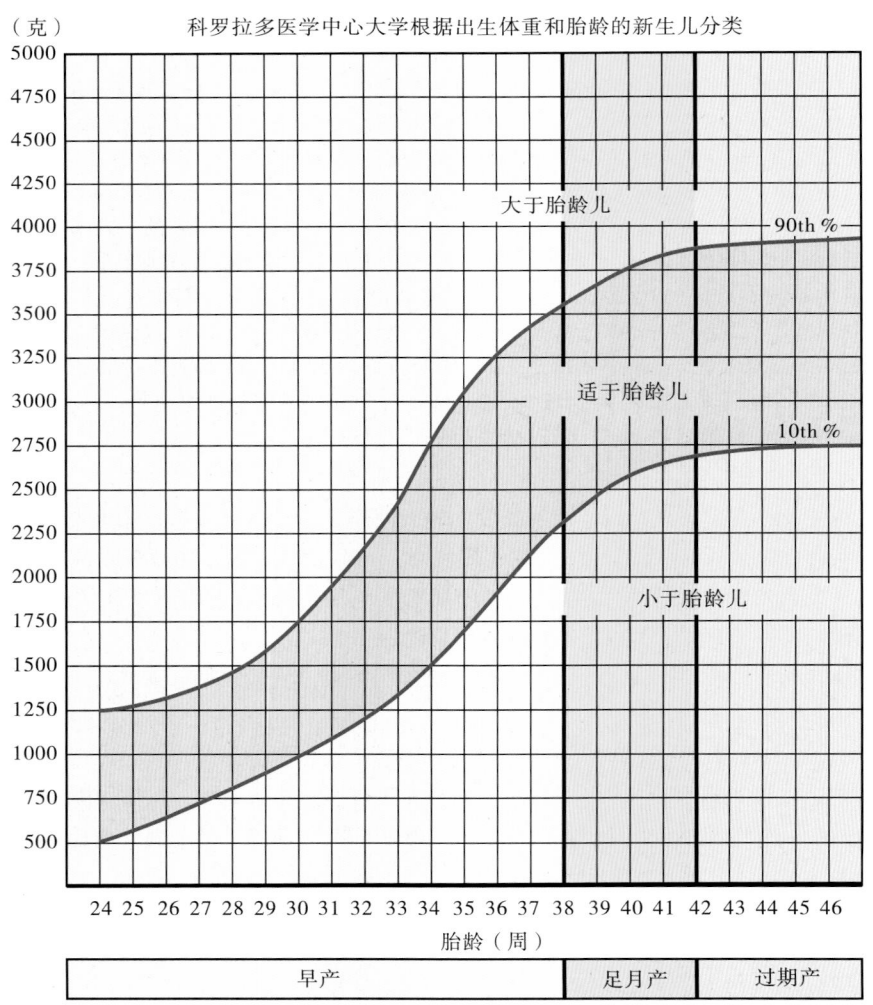

图 21-4 根据出生体重和胎龄的新生儿分类

"是否出现过腹部膨隆？"

"孩子排胎粪了吗？"出生48小时内未出胎粪提示可能存在肠梗阻、胎粪性肠梗阻（囊性纤维化）或先天性巨结肠病。

"有没有震颤或抽搐样的动作？"震颤可能提示药物戒断、低血糖或低血钙，均需要及时关注。痫样发作可能源于中枢神经系统结构异常。

由此可见，新生儿系统回顾虽简单扼要但却十分重要。

全面的查体从视诊开始。如果新生儿可以保持体温稳定，那就应先脱掉除尿布以外的衣服。是否存在呼吸窘迫或发绀的表现？如果有，则需要立即干预。如果没有，则进行下一步检查。此后描述的检查按照从头到脚的顺序。然而，在实际操作中检查者常常需要根据情况调整检查的顺序，如在婴儿安静的时候听诊心肺，在他们睁眼的时候观察眼睛，在其哭泣的时候检查口腔。

呼吸频率及**呼吸费力**程度要在婴儿裸露的时候仔细评估。新生儿呼吸频率为30~50次/分。由于呼吸暂停及周期性呼吸在新生儿、特别是早产儿中很常见，因此需要观察呼吸频率1~2分钟。观察是否存在发声呼吸或胸廓凹陷，二者均为呼吸窘迫的表现。

听诊心脏判定脉搏。新生儿平均心率120~140次/分。心率波动幅度大；在哭泣的时候可高达190次/分，而睡眠的时候低至90次/分。90次/分以下的心率应引起重视。

用肛表测量**体温**。将婴儿以俯卧位置于检查桌或检查者的股上。分开婴儿的双臀，将充分润滑的温度计缓慢地经肛门括约肌插入肛门内约1英寸（2.5cm）。注意这一过程也能提示肛门开放，可除外肛门闭锁。1分钟后可读取温度。新生儿体温相对不稳定，因此需要同时测量室温。获得体温的稳定性也是足月儿早期适应的挑战之一，对于早产儿则需要更长的时间来建立。注意测量新生儿的体温多数由护士完成。

接下来要进行基本测量。婴儿的身长是测量头顶到足底的距离；多为18.5~20.5英寸（47~52cm）。头围则是测量额枕面的最大周径。一般要测量3次，记录最大值。头围通常13.5~14.5英寸（34~37cm）。包括这些数据在内的所有测量值都要在合适的生长曲线上描画出来，根据胎龄校正。

注意婴儿的**姿势**。正常足月儿保持四肢对称屈曲。肢体松弛提示神经抑制，需要进一步检查。一侧肢体屈曲一侧肢体松弛也不是正常现象，这种姿势提示在生产前或生产过程中发生的神经或骨骼肌肉的损伤。

注意婴儿的**运动**。正常情况下，四肢的运动应是非对称、随机的运动。面部及手指的精细运动也很常见。异常运动包括抽动、对称粗大的运动。所有的肢体均应运动，间或可以观察到最大范围的运动。**臂丛**神经损伤可导致上肢瘫痪。分娩过程中娩出肩部时牵拉头部及颈部可导致这种损伤。**Erb 瘫痪**导致无法肩外展、上肢外旋、屈肘及前臂旋后。这种第5、6颈神经受损表现为典型的上肢内收、伸肘、前臂旋前、上肢内旋的"服务生小费（waiter's tip）"的姿势。握持反射多保留。Klumpke瘫痪更少见，由第7、8颈神经受损所致，导致手及前臂的瘫痪。握持反射消失。Klumpke瘫痪合并胸1神经受累可导致同侧上睑下垂及瞳孔缩小，或**霍纳综合征**。臂丛神经麻痹的预后取决于神经是撕裂还是仅为挫伤。如果麻痹仅由于神经纤维水肿而不是真正的损伤，则多可在数月内恢复功能。

1. 皮肤

新生儿皮肤颜色在一定程度上与脂肪含量相关。因为与足月儿相比皮下脂肪含量较少，早产儿肤色通常显得更红些。

新生儿血管舒缩功能不稳定，在不同的时间及身体不同部位的皮肤颜色可有巨大的变化。如果婴儿侧卧一段时间，常可以观察到清晰的颜色分界线：身体的下半部分变红，而上半部分苍白。这种现象在早产儿中更常见，被命名为"小丑样颜色改变（harlequin color change）"，是一种良性的现象。每次发作可持续30秒到30分钟。

视诊发绀及肢端青紫。肢端青紫是一种手足青紫、发凉但躯干温暖、粉红的良性状况，在新生儿中常见。中心性发绀时，舌及牙龈也呈蓝色。持续中心性发绀可能提示呼吸系统异常或存在发绀性先天性心脏病。

是否存在**多血症**？多血症是一种以血液过多和皮肤显著发红为特征的情况。新生儿多血症常提示高水平的血红蛋白。

是否存在**皮肤苍白**？皮肤苍白可与贫血相关，但更常见于冷刺激及周围血管收缩。苍白亦可反映窒息、休克、败血症或水肿。值得注意的，循环衰竭的新生儿中苍白可能会掩盖发绀。

是否有**产伤**导致的皮损，表现为瘀点、淤斑或撕裂伤？

50%的足月儿在出生后第3~4天可以出现**生理性黄疸**。这种现象在早产儿中更常见，这是由于肝脏酶促反应成熟延迟所致。大多数病例中，黄疸是自限性的，出生96小时后逐渐减轻。然而，新生儿血清中过高的胆红素水平可导致**胆红素脑病**，这种情况可能会造成永久性神经损伤。因此，监测血胆红素水平并对胆红素水平升高者进行光疗就显得非常重要。

出生第三天后出现的黄疸可能是病理性的。必须要考虑溶血性贫血，由血型不合、细菌或病毒感染以及先天性半乳糖代谢缺陷导致的半乳糖血症造成。新生儿胆红素水平接近85.5μmol/L（5mg/dl）才会出现肉眼可见的黄疸。当胆红素超过这个阈值后黄疸会按照从头顶到足底的顺序发展。当足底也变黄时，血清胆红素水平常高达205μmol/L（12mg/dl）。很多中心现在应用经皮胆红素仪来协助识别潜在的危险胆红素水平。

观察**皮肤色素沉着**。骶臀区或其他部位出现的大的、蓝灰色、边界清楚的色素沉着称为**皮肤黑素细胞增多症**，最初称为**"胎斑"**，是正常的变异。90%的皮肤黑素细胞增多症位于臀部。有这种胎斑的儿童中，98%斑点会在5~6岁时消退。皮肤黑素细胞增多症可见于90%以上的非裔美国新生儿及70%的亚裔美国新生儿，但在白人新生儿中不到10%。图21-5显示典型的皮肤黑素细胞增多症。

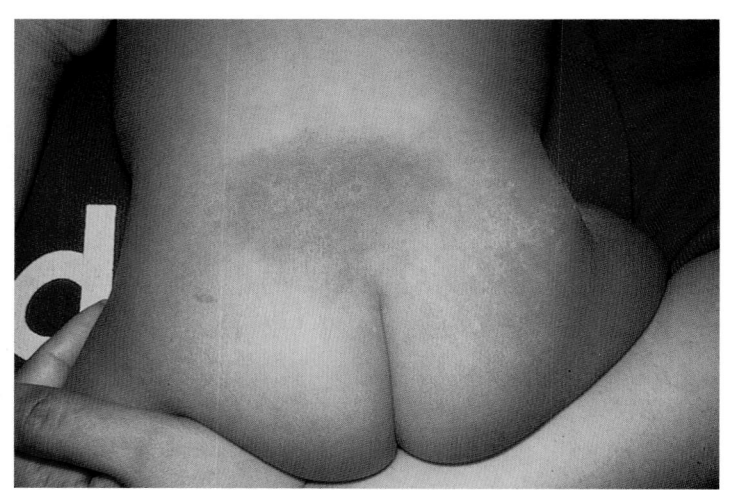

图 21-5　皮肤黑素细胞增多症

婴儿眼睑、眉间、后颈部常可见到**毛细血管扩张**，多在出生后前几年消退，常被称作"鹳鸟啄伤"或"天使之吻"。

血管痣可是孤立的缺陷或是某一综合征的一部分，可被分类为血管畸形或血管瘤。血管瘤是婴儿最常见的肿瘤。其可为扁平，常由扩张的毛细血管所致；也可表现为团块样病变，由大的、充满血液的腔体组成。**葡萄酒色斑痣**又名鲜红斑痣，由扩张的毛细血管组成，呈粉红到紫色的不同大小的斑状皮损。可大达身体的一半。在出生时即出现，且终生存在。图21-6显示了累及三叉神经眼支的葡萄酒色斑痣（鲜红斑痣）。在这个区域有鲜红斑痣的儿童通常在同侧脑膜及大脑皮侧枕部区域存在相关的毛细血管瘤，称作斯德奇-韦伯（Sturge-Weber）综合征。在患儿小时候的几年里常会出现智能障碍、抽搐、偏瘫、对侧偏盲及青光眼。图21-7显示了一例斯德奇-韦伯综合征患儿（图7-26）。

草莓痣或**毛细血管瘤**是一种亮红色、凸出的病变，常见于脸部、头皮、背部及肛门及生殖器区域。可在出生时出现，但更常见于出生后2个月内出现。女孩较男孩更容易受累。这种病变可快速进展，到达平台期，然后消退。超过60%的毛细血管瘤在儿童5岁时完全消退，95%在9岁时消退。图21-8显示一例草莓痣。

草莓状血管瘤是更深在的、囊性、常可压缩的病变，较毛细血管瘤更弥散、界限不清。其表面的皮肤可显示为正常颜色或略呈蓝色。与毛细血管瘤一样，草莓状血管瘤也有一个生长期，随后为退化期。如果位于气管旁，血管瘤长大可导致致命的压迫。图21-9显示的儿童兼有草莓痣和海绵状血管瘤。草莓痣位于海绵状血管瘤的表面。图21-10显示的儿童有混合血管瘤，既有表面毛细血管又有深部海绵状成分。这种病变在孩子3岁时消退。虽然这些病变常在7岁前消退，但会可能留下瘢痕、皮肤松弛及毛细血管扩张。这种病变还可作为Klippel-Trenaunay综合征的一部分，其可能与身体某部分过度生长相关（半侧身体、一个手臂、一条腿或更小的一部分）。

其他可能提示存在潜在基因缺陷的胎记包括牛奶咖啡斑（图5-46）和色素脱失斑。一两个牛奶咖啡斑（牛奶

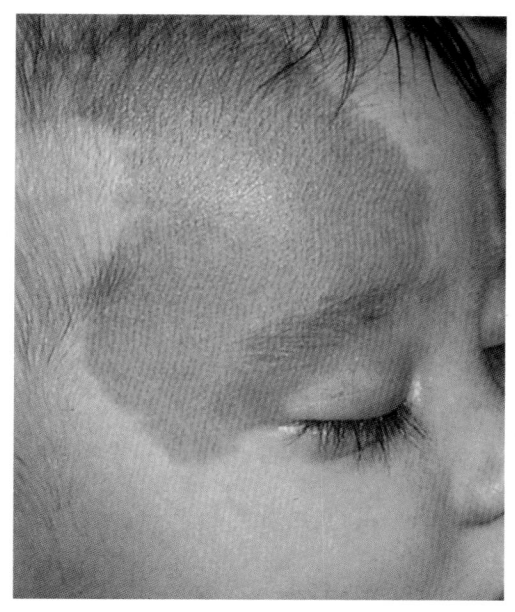

图 21-6　葡萄酒色斑痣

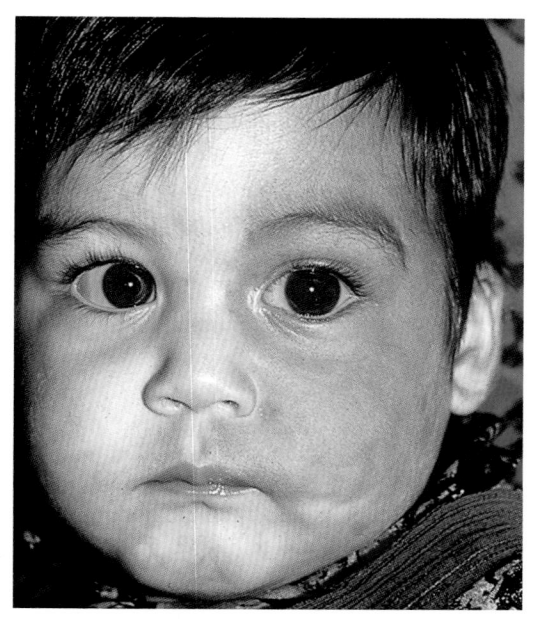

图 21-7　斯德奇-韦伯综合征

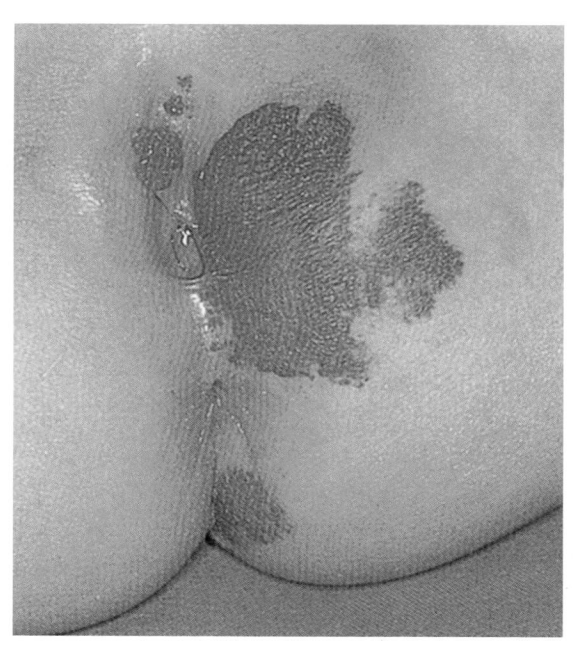

图 21-8　草莓状血管瘤

咖啡的颜色）在新生儿中不罕见。在肤色深的人中，斑的颜色较周围皮肤更深，应该称作无奶咖啡斑。如果出现 6 个以上的斑，大于 0.5cm，是神经纤维瘤 I 型的特征表现。这是一种常染色体显性遗传疾病，包括了牛奶咖啡斑、腋下或腹股沟斑点（图 5-49）、虹膜色素性错构瘤（Lisch 结节）、骨骼异常如脊柱侧凸和假性关节以及施万细胞良性肿瘤即神经纤维瘤。这种情况下，牛奶咖啡斑常是其明显的特征。

　　色素脱失斑提示一种被称为结节性硬化综合征的情况。在这种疾病中，色素脱失斑（图 21-11）常被描述为树叶状一侧平滑另一侧呈锯齿样，并与其他皮肤表现（面部血管纤维瘤，称作皮脂腺瘤以及鲨革斑，图 21-12）、脑良性肿瘤（皮质"结节"、室管膜下结节）、肾（血管平滑肌脂肪瘤和囊肿）以及心脏（横纹肌瘤）、抽搐以及

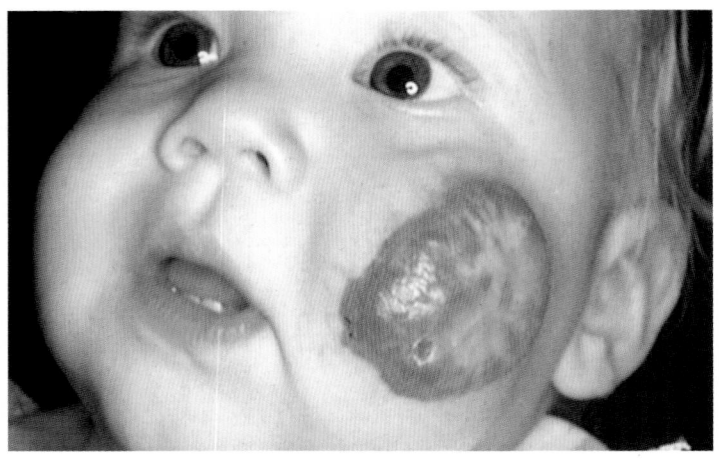

图 21-9 草莓状血管瘤合并海绵状血管瘤

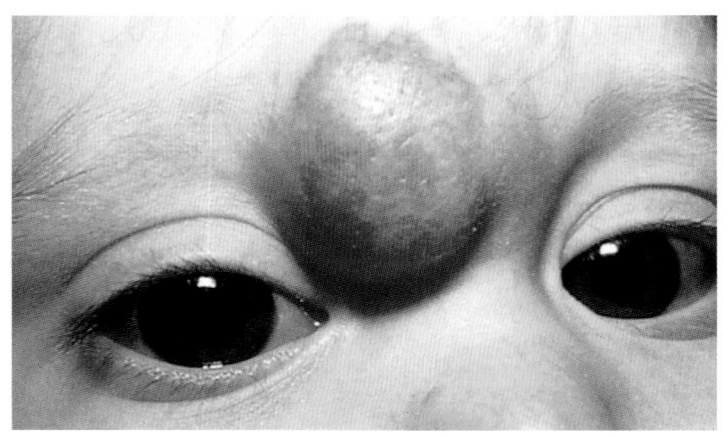

图 21-10 混合血管瘤

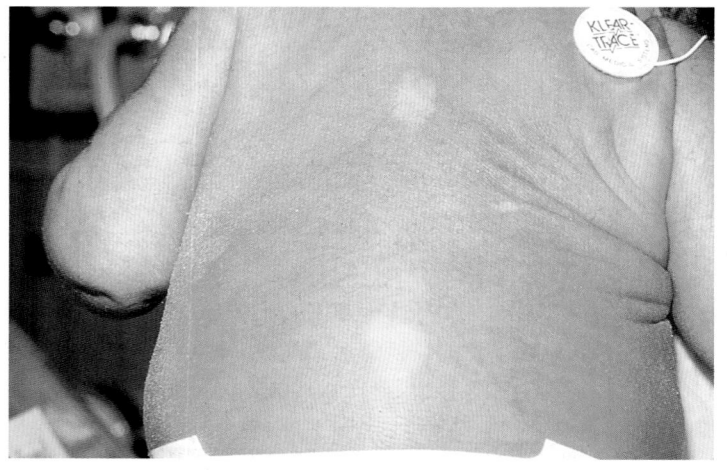

图 21-11 牛奶咖啡斑色素脱失，新生儿，诊断心脏横纹肌瘤

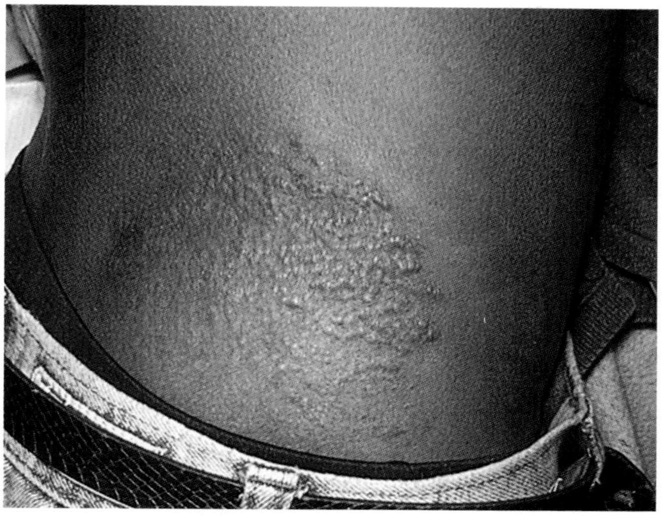

图 21-12　鲨革斑

智力障碍相关。因为这些病变的显著性，初始评估中如发现多发低色素性白蜡槭样斑点，则应进行相关特征的完整评估。

是否有皮疹？出生时可能有大疱性皮损。唇部或手部的一两个水疱可能为“吮吸水疱”。广泛分布的水疱，破溃后多留下一圈鳞屑及其基底为色素沉着，代表一种良性疾病：**一过性新生儿脓疱性黑变病**。这种情况在出生即出现，原因不明，多分布于躯干及四肢。其可见于 5%的非裔美国新生儿及 0.5%的白人新生儿。图 21-13 显示一过性新生儿脓疱性黑变病。注意完整的脓疱以及破溃的脓疱留下的一圈鳞屑。脓性水疱持续 48～72 小时，色素斑可能持续 3 周到 3 个月。

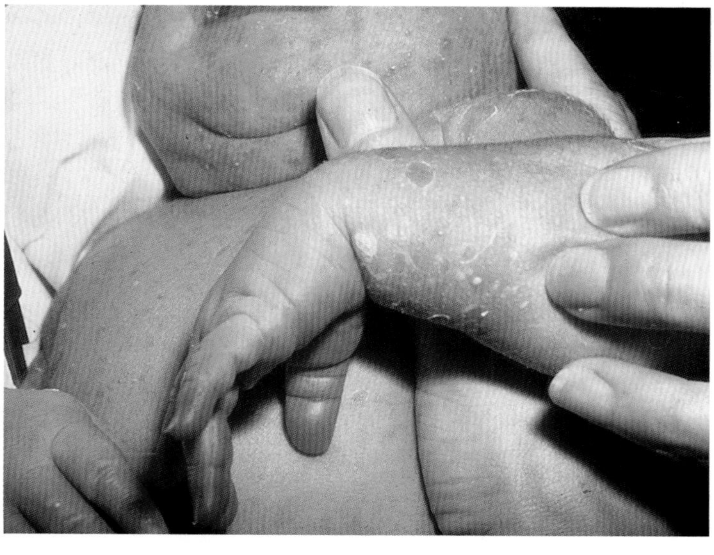

图 21-13　一过性新生儿脓疱性黑变病

中毒性红斑是新生儿的常见皮疹，是一种自限性的皮疹，原因不明，由红斑、丘疹及疱疹组成。见于 40%的健康新生儿，而早产儿没有。这种皮损可见于除手心及足底以外的任何区域，貌似蚤咬伤（图 21-14）。常见于出生后 3～4 天但也可见于出生时。这种病损很少会持续 2～3 周。

50%的新生儿可见面部粟粒疹。粟粒疹位于面颊部、鼻、下颌及前额，呈细小发白的丘疹，通常在 3 周龄时消失。

出生 3~4 天出现的疱疹可能为金黄色葡萄球菌脓疱，表现为脓疱或大疱性皮损，主要分布于腹股沟及脐部。单纯疱疹的水疱性皮损也常在出生后 3 天到 3 周出现。

胎儿产前或经胎盘的感染也可表现为皮肤症状。如果孕妇在早孕期感染风疹，婴儿有 20% 的概率患先天性风疹综合征。先天性风疹的皮肤表现为**蓝莓松饼**皮损。这种皮损代表髓外造血的部位，为 2~8mm 大小的蓝-红色的斑疹或丘疹。在出生时或出生后 24 小时内出现于面部、颈部、躯干及四肢。先天性风疹综合征的其他特征包括眼病（特别是白内障）、心脏病变（如室间隔缺损和瓣膜病变）、耳聋、骨病、肝脾大、黄疸、血小板减少、间质性肺炎及后期的智力发育迟滞。图 21-15 为先天性风疹综合征儿童的典型的蓝莓松饼皮疹。

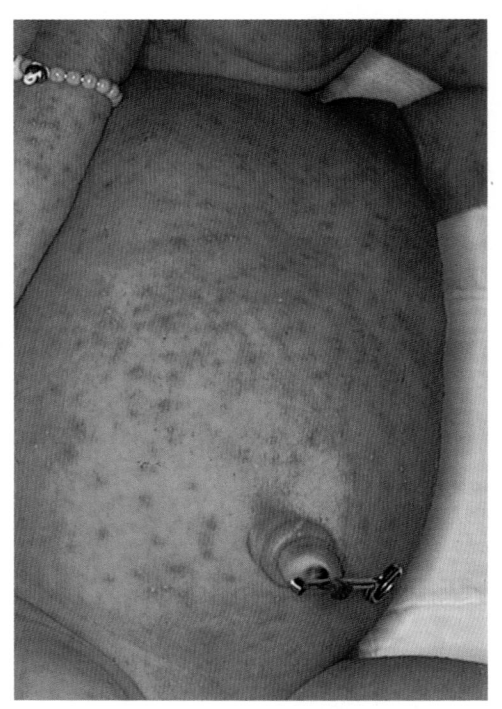

图 21-14 中毒性红斑

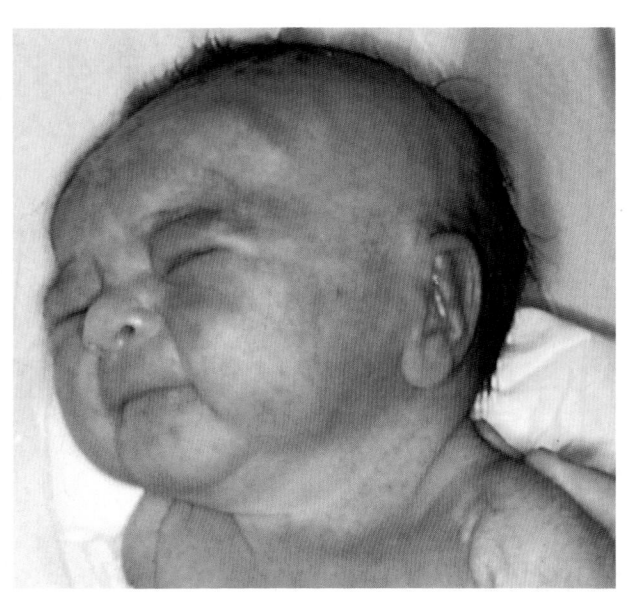

图 21-15 先天性风疹的蓝莓松饼皮疹

先天性梅毒可能表现为红色斑丘疹，而后变为棕色或出血性水疱疹。这种皮疹常累及手掌及足底。

是否有毛发？新生儿体表可覆盖有细小、柔软、未成熟的毛发，称为胎毛。未成熟儿的头皮及额部常覆盖胎毛，而在足月儿不常见，或仅在耳朵及肩部可见。检查腰骶部是否存在簇状毛发。这个区域的簇状毛发（多毛症）常提示存在隐性脊柱裂或窦道，这些异常可以是脊髓栓系的外在表现。图 21-16 显示脊髓栓系患儿的骶部簇

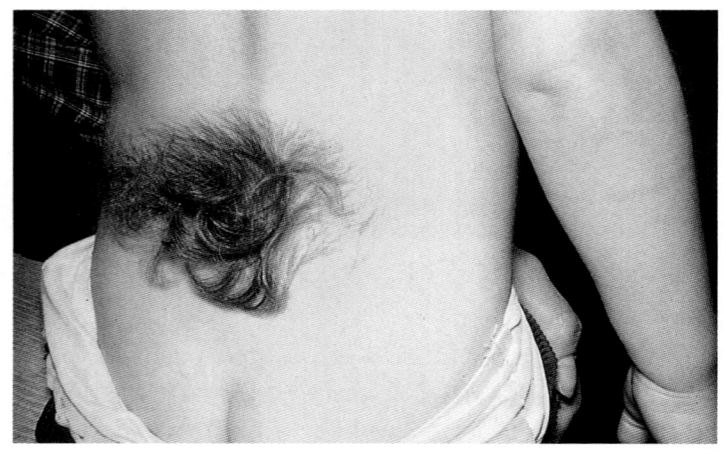

图 21-16 骶部多毛

状毛发。检查**指甲**。过期产儿的指甲常较长，并且可能因为羊水粪染而呈黄色。指甲发育不良可能是胎儿酒精中毒综合征的标志。

检查手指、手掌及足底的皮纹。除了身份识别的作用外，这些皮纹的模式是一些遗传性疾病的重要指示。正常的指纹包括环形、螺纹或拱形。环形是最常见的模式。拱形最少见，四个以上的拱形指纹提示通常提示异常，常常是先天异常的征象。单条横行的掌纹，被称为**断掌（猿褶）**，见于50%以上的染色体异常个体如唐氏综合征（21-三体综合征），而断掌也可见于10%的正常人。

2. 头部

头部的查体包括完整的评估外形、对称性及囟门。颅骨可以被塑形，特别是当产程延长、头位衔接时间太长时。没有试产的剖宫产儿童的颅骨为特征性的圆形。

颅骨在通过产道时被塑形而相互重叠，因此新生儿的颅缝呈山脊状。触诊囟门或"柔软点"。**前囟**位于矢状缝和冠状缝交界，直径常为1.5～2.5英寸（4～6cm），外形像钻石。三角形的**后囟**位于矢状缝及人字缝交界，直径0.4～0.8英寸（1～2cm）。正常情况下前囟是扁平的。前囟饱满可能提示颅内压增高，前囟凹陷可见于脱水的情况。哭泣时，前囟突出是正常的。前囟搏动反映脉搏。正常情况下前囟在18个月龄时闭合，但其正常范围很宽泛。后囟应在2月龄时闭合，甚至在新生儿期就已经闭合。前囟的位置见图21-17。

二维码21-4 新生儿头颅检查

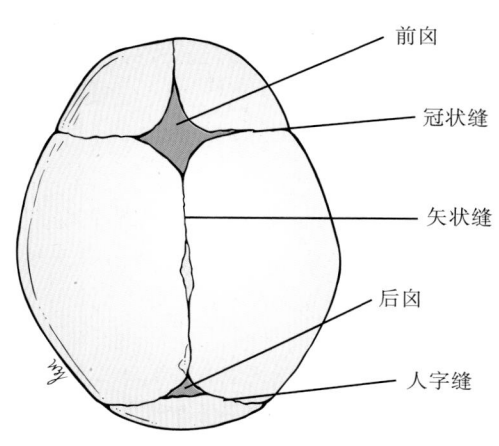

前囟
冠状缝
矢状缝
后囟
人字缝

图21-17 囟门的位置

头皮水肿是由于颅顶的软组织水肿所致，和顶先露分娩有关。胎头在产道中的正常运动对非常柔软的胎儿颅骨有显著的塑形作用并造成头皮水肿。这种水肿，发生于生产过程，跨过骨缝，在出生后的最初几天内会消退。面先露的胎儿可出现弥漫的水肿、变色及新生儿面部水肿。

头皮水肿应与头颅血肿鉴别，头颅血肿是局限于某一块颅骨骨膜下的出血，常位于顶骨。其表面的头皮不变色，肿胀也不跨过颅缝。由于骨膜下出血通常为慢性过程，因此肿胀常在出生数小时到数天后才出现。约15%的头颅血肿为双侧的，均可被触及且互不相通。头颅血肿无须治疗，根据大小不同常在2～12周内吸收。图21-18显示一例头皮水肿的新生儿。图21-19则是一头颅血肿的儿童。注意在图21-19所示的肿胀止于中线的矢状缝处，这是头颅血肿的典型表现，这些瘀血可导致黄疸。

出生后数日胎头形状应恢复正常。不正常的头型可能由于**颅缝早闭**所致，即颅缝的提早闭合，也可是由异常的外力作用于原本正常的颅骨所造成的**变形过程**。后一种情况被称为**斜头畸形**，由于婴儿会愿意头偏向一侧休息，因此这种情况在出生后前几个月可能恶化。舒服的姿势提示哪侧枕骨更凸出。6个月后，当婴儿可无辅助地坐立时，这种有宫内变形导致的斜头畸形将逐渐消退。

颅缝早闭是颅缝在异常较早年龄闭合所致。冠状缝早闭导致短头畸形，表现为头部前后经短而两侧增宽。这与矢状缝早闭导致的头部前后经长而两侧狭窄的头型（长头或舟状头）恰好相反。人字缝早闭会导致后部斜头畸形且不能自愈。

检查颅骨的对称性。

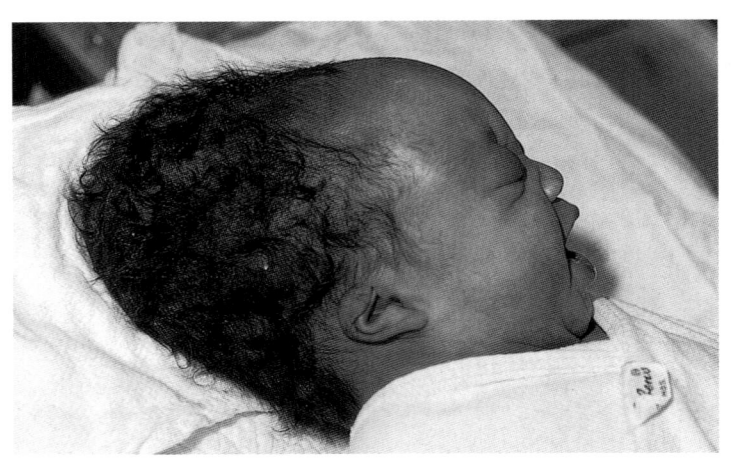

图 21-18 头皮水肿

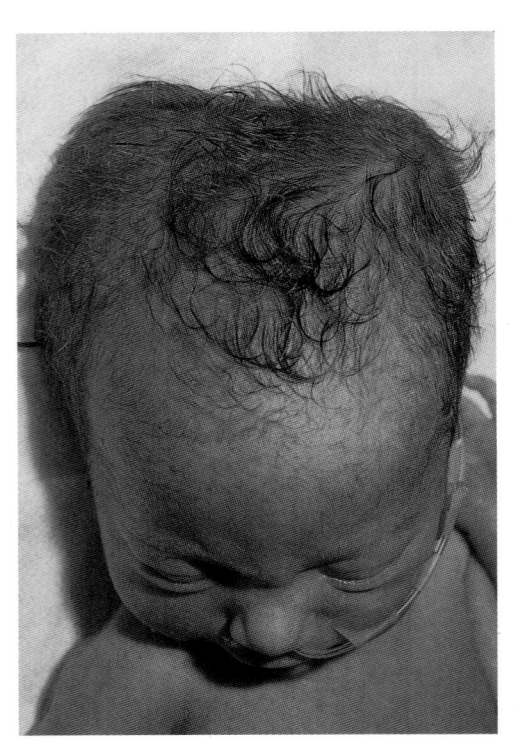

图 21-19 头颅血肿

视诊头皮是否存在。用来监测难产胎儿状况的**胎儿头皮电极**可造成皮损，以及是否存在脱发的区域。0.4~0.8 英寸（1~2cm）大小界限清晰、没有毛发的平整光泽的皮肤可能为**先天性皮肤发育不全**。这是一种原因不明的胎儿发育异常。皮肤发育不全常于健康新生儿中孤立存在，但也常见于 13 三体综合征，还可因为胎儿暴露于抗甲状腺药物——甲巯咪唑所致。

视诊颜面部的对称性。眼裂应等大。在婴儿吮吸或哭泣的时候观察。口唇应保持位于一个水平面。如果不对称，应怀疑面瘫或一或多块面肌先天异常，被称为不对称哭面容综合征可能和其他先天畸形相关，如先天性心脏病。图 21-20 显示一例有产钳助产导致外伤性周围性面瘫的 2 天龄新生儿。注意整个左侧面部全部受累，左眼闭眼不能，左侧口角下垂。受累侧闭眼不能常是周围性面瘫首发突出的体征。在生产及接生时，面神经周围部可能在其通过的茎乳孔处受压，或者在其经过下颌支出受压。

面部可能展现的异常特征如**内眦赘皮、眼距宽或耳位低**，均可能与先天缺陷相关。

3. 眼

评估新生儿的眼部可能需要多次尝试。生产过程相关的眼睑水肿、感染或预防感染药物都可能使得这部分检查变得相当困难。

视诊双眼的**对称性**。双眼应大小一致且在眶内深度一致。眼球突出可能为先天性青光眼的征象。小角膜或小眼畸形可能源自先天性风疹或其他致畸剂。

评估眼距是否正常。如果担心双眼距离太近（**眼距过窄**）或太远（**眼距过宽**），则要进行仔细地测量，包括内眦间距（双侧内眦间的距离）、外眦间距（双侧外眦间的距离）、瞳距（双侧瞳孔间的距离）。每个测量结果都应描记在适当的生长曲线上。眼距过窄（所有的测量结果均低于第 5 百分位）可能与大脑中线异常有关，如前脑无叶无裂畸形；眼距过宽可见于多种多重畸形综合征，如锁骨颅骨发育不良和克鲁宗（Crouzon）综合征。

视诊**眼睑**有无创伤。用软布轻轻拭去胎脂和结膜渗出物。新生儿很少有眉毛，但多有长长的睫毛。内眦赘皮，即覆盖内眦的皮瓣，常见于中央面部发育不良的个体。这种情况可见于很多疾病，包括：唐氏综合征及胎儿酒精中毒综合征，但也可见于正常人。

二维码 21-5 新生儿眼部检查

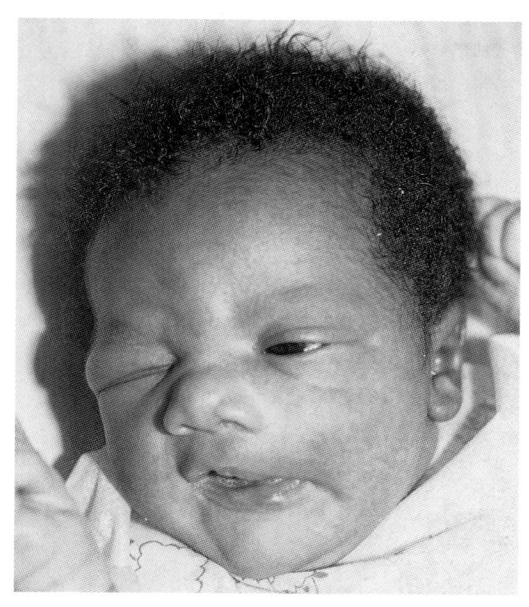

图 21-20 左侧外伤性面瘫

检查新生儿眼部的最好方法是在一臂远的距离处让婴儿保持直立，然后将其缓慢地向一个方向旋转。婴儿多会自动睁开眼睛。

视诊**巩膜**。新生儿巩膜可能会因为生理性黄疸而黄染。在没有黄疸时，年幼婴儿的巩膜可略带蓝色。在出生后前 6 个月内，巩膜的结缔组织增厚，形成与成人一样的正常白色巩膜。6 月龄之后巩膜仍保持蓝色则提示存在结缔组织疾病，如**成骨不全症**或**埃勒斯-当洛（Ehlers-Danlos）综合征**（图 7-52）。

视诊**角膜**。角膜应透明。角膜混浊或直径>0.4 英寸（1cm）可能提示先天性青光眼。眼眶扩大，即**水牛眼**，也可见于先天性青光眼患者。

视诊**虹膜**。因为虹膜的完全色素化要在 10~12 月龄之后才出现，故新生儿虹膜可为苍白色。虹膜是否存在异常的腹侧裂痕？这个裂痕被称为**虹膜缺损**，与虹膜和（或）视网膜缺陷有关（图 7-66 和图 7-14B）。虹膜缺损可单独发生，但常与染色体异常如 13 或 18 三体或 CHARGE 综合征相关［包括虹膜缺损（coloboma）、心脏病（heart disease）、后鼻孔闭锁（atresia choanae）、生长发育迟滞（retardation of growth or development）、泌尿生殖道异常（genitourinary tract anomalies）、耳部异常（ear anomalies）］。罕见情况下，可有虹膜缺如，即**无虹膜畸形**和 Wilms 肿瘤（肾母细胞瘤）易感性相关。虹膜外周是否存在一圈白点？这些斑点最好由眼科医生在裂隙灯下观察，但有时裸眼也可观察到，这些点被称作 Brushfield 点，可能与唐氏综合征相关，但也可能正常。

视诊**结膜**。结膜下小出血很常见，和生产过程中的外力作用有关。可自行愈合而且不影响儿童的视力。由于出生时滴的红霉素滴眼液，结膜可能会存在一些炎症并出现眼睑水肿。

新生儿**瞳孔**常呈收缩状态至出生后约 3 周。瞳孔反射存在，但在这个年龄组不好判读。

将婴儿向一侧缓慢转动。其眼睛应转向运动的同侧。在这个动作结束时，眼睛在几次快速非持续的眼球震颤样动作之后应快速向相反方向看，称作**旋转反应**。如果这个反应存在提示眼球的运动控制是完好的。

将婴儿放回仰卧位。

检查婴儿的**视力**时，检查者必须依赖间接的方法，比如对亮光的反应，即**视觉瞬目反射**。这个反射为当光线照射到婴儿的眼睛时，新生儿出现眨眼及头部背屈。根据他们注视及模仿成人面部的能力，可估计新生儿视力为 20/100~20/150。

在所有的新生儿中，出现双侧**红光反射**提示眼睛大体正常，没有青光眼、白内障或眼内异常。通过将眼底镜置于距离新生儿眼睛 10~12 英寸（25~30.5cm）的位置可判定红光反射存在与否。红光反射的存在提示从角膜到视网膜之间没有严重的光线传导阻滞。如果红光反射消失，则需要眼底镜检查。当怀疑存在宫内感染如弓形虫、先天性风疹、巨细胞病毒感染等相关的脉络膜视网膜炎时，也需要眼科医生进行眼底检查。

4. 耳

视诊**外耳**。从眼内眦到外眦向头顶作一条假想线，应经过外耳附着点或在其下方。耳位低常与先天性肾脏病变或染色体异常相关。外耳通常会因为在宫内的位置而发生变形。这样的变形常在出生后 1~2 天内消退。罕见情况下，一侧耳朵可有畸形且外形较小。这种**小耳症**常和**半侧面部发育不全**即 Goldenhar 综合征相关。多与同侧面部其他畸形同时存在。

检查有没有皮赘。耳屏前方的皮赘或裂缝常是第一腮裂的残迹，可以是独立的畸形或其他复杂畸形的一部分，例如 Treacher Colins 综合征或半侧面部发育不全。

新生儿听力可通过**原始声音瞬目**反射来检测。在听到响指或高声噪声时有眨眼反应，提示新生儿听力正常。这是一个粗略的测试、敏感性低，阴性反应者需要用特殊的纯音测听装置检查。美国大多数州目前都强制规定在新生儿出院前进行听力测试。如果孩子可以通过这个测试，那我们有信心告知他们的父母孩子出生听力是正常的（一些先天原因造成的耳聋可在出生后 2 年内出现进展性听力丧失）。没有通过测试的儿童中只有一小部分存在听力缺陷。

外耳道应进行视诊。以新生儿头部为支点握住耳镜（如第八章"耳和鼻"中所述），轻轻将耳郭拉向下方，插入耳镜。外耳道通常充满胎脂，故而可能看不到鼓膜。如果可以看见鼓膜，也常仅可看见最上面一部分。鼓膜看起来可能隆起，后侧有羊水。这种情况是正常的。鼓膜在 6~12 周内会旋转至成人位置。

二维码 21-6 新生儿耳部检查

5. 鼻

如果在产房内没有进行此项检查，则用一个软的无菌 6-French 导管分别通过两侧鼻孔进入鼻咽部后侧，检测鼻咽部开放性。这个检测可以除外导致新生儿严重呼吸窘迫的单侧或双侧**后鼻孔闭锁**。新生儿是经鼻呼吸者，鼻道梗阻可导致明显的呼吸窘迫，鼻道梗阻的婴儿在静息时即表现出发绀和呼吸窘迫，但在哭泣时发绀可减轻。后鼻孔闭锁可单独出现（在这种情况下，90%以上的患者为女性），也可为 CHARGE 综合征的一部分，这在虹膜缺损的讨论中也有提及。

6. 口及咽

评估嘴唇及人中。是否存在唇裂？唇裂可在中线左侧或右侧，可为单侧或双侧。人中是否形成良好、结构正常？人中扁平可见于胎儿酒精中毒综合征的婴儿。

检测**吮吸反射**。戴上手套，将示指伸入新生儿口中。应出现强有力的吮吸反射。吮吸反射常在 34 周胎龄时增强，9~12 月龄时消失。感知是否存在腭裂。

视诊**牙龈**。牙龈应为隆起、光滑、粉红色的。

二维码 21-7 新生儿口咽部检查

视诊**舌**。正常的舌系带可短也可延伸到接近舌尖处。因为在出生后的前几个月唾液的产生是有限的，因此口中过多的唾液提示**食管闭锁**。

视诊**上腭**。是否存在腭裂（图 9-32）？**腭垂裂**与黏膜下腭裂相关。是否存在**高腭弓**？硬腭及软腭常可见到**瘀点**。硬腭中缝两侧的针尖大小、黄白色的圆形病变是 Epstein 珠。这些是黏液潴留性囊肿，在出生后头几个周即会内消退。牙龈上也可出现类似的病变。视诊**新生儿牙齿**。这些牙齿牙根不牢固，可能需要拔除以防误吸。

视诊**口咽部**。可以在婴儿啼哭时进行这项检查。在新生儿中见不到扁桃体组织。可于前扁桃体支柱见到小溃疡或成群的红色基底的黄白色小滤泡，被称为 Bednar 口疮。其病因未明并会在出生后一周内消失。

聆听孩子的哭声。评估哭声的性质、音高、强度、力度。健康的儿童哭声强而有力，意味着气道功能正常。哭声的强度随呼吸变化。高调而尖锐的哭声见于颅内压增高的疾病。药物成瘾的母亲所产儿童常有高调的哭声。低调、嘶哑的哭声较少见，低强度的哭声常见于甲状腺功能减退症、低血钙抽搐、威廉姆斯综合征。像猫叫一样的哭声见于猫叫综合征，是由于 5 号染色体短臂缺失导致的（del 5p）。无哭泣提示严重的疾病或中枢神经系统功能障碍。

评价下颌骨。是否为发育不良、过小、凹陷的？孤立的或伴随 Pierre-Robin 序列畸形的 U 形腭裂、小颌畸形可导致致命的阻塞性窒息，是需要立即关注的医学急症。评估这些婴儿的阻塞性窒息时，检查者可用听诊器听诊鼻部的气流运动。不能听到伴随适当胸廓活动的呼吸音是阻塞性窒息的一个诊断标志。这类患儿应立即放置于俯卧位，面部朝下，通过重力作用将舌从后咽部拉出，使气道通畅。一旦建立通气，必须确定保持气道通畅的永久方法。

7. 颈部

新生儿颈部显得相对较短。注意颈部相对于中线是否**对称**？旋转婴儿的头部，正常情况下，婴儿头部应当容易转向任意一侧且下颌可以触及双侧肩部。头向一侧倾斜而下颌旋转至另一侧肩部的情况称为**斜颈**。在新生儿中，产伤导致的胸锁乳突肌血肿可导致斜颈。此时应在胸锁乳突肌位置触诊是否存在包块。

触诊**包块**。在中线位置的包块可能是甲状舌管囊肿或甲状腺肿大，侧面的包块的可能为囊状水瘤或鳃裂囊肿。

是否存在颈蹼？颈蹼是**特纳（Turner）综合征、努南（Noonan）综合征**和其他先天异常的特征。

触诊**锁骨**以除外骨折。锁骨骨折时会感知到捻发音。产伤导致的锁骨骨折常位于锁骨中外 1/3 处。上肢活动减少常与锁骨骨折有关。锁骨骨折是一种很常见的损伤，甚至在顺利的生产过程中都可以发生，通常愈合后不会留下后遗症。

8. 胸部

二维码 21-8 新生儿胸部检查

在婴儿安静状态下观察**呼吸频率**。出生后几个小时内的呼吸频率 20～80 次/分，平均 30～40 次/分。由于变化幅度大，测量呼吸频率时应计数 1～2 分钟。

视诊**呼吸模式**，新生儿几乎完全靠膈肌呼吸。不规则、浅的呼吸在新生儿中很常见。**周期性呼吸**的特点是周期性的呼吸暂停、每次暂停持续 5～15 秒，且不伴心动过缓。**真正的呼吸暂停**其呼吸暂停时间超过 20 秒且伴心动过缓。后者更常见于患有肺部疾病的早产儿。伴真性呼吸暂停的婴儿被认为具有较高的婴儿猝死综合征（SIDS）风险。**呼吸性呻吟**、胸廓回缩、鼻翼扇动提示呼吸窘迫。

检查**胸部畸形**。新生儿最重要的胸部畸形是由于不对称的胸部扩张导致的双侧胸廓不对称。其他可见于成人的胸廓畸形，如漏斗胸、鸡胸，很少见于新生儿。

用钟型件或小膜件听诊器**听诊**胸部。在所有肺野都很容易听到支气管肺泡呼吸音，而且其音调较成人更高。一侧呼吸音缺如可能提示存在气胸或膈疝。由于婴儿肺部首次充气时的跨肺压高，气胸在新生儿中相对常见。

如果存在呼吸窘迫，用一根手指叩诊胸部或用成人检查的方法（第十章"胸部"）叩诊，通常新生儿胸部叩诊为全部为过清音，浊音见于胸腔积液或肺部实变。

9. 乳房

视诊乳房。无论男性或女性新生儿的乳房均增大。新生儿乳头可有乳状分泌物，被称为**"新生儿乳"**。这是由于母体雌激素的影响，可持续至出生后 1～2 周。

沿乳线可能存在副乳头。这些乳头可有或没有乳晕。经常被误认为是先天性色素痣，无临床意义（图 13-5）。

胸壁的不对称可能为正常变异，或为胸小肌及胸大肌发育不良。当后者伴随同侧手缺陷时，则可能是**波兰畸形序列**的一部分。

10. 心脏

视诊患者是否存在**发绀**。中枢性发绀出现在出生后头几小时或头几天。应考虑右心瓣膜闭锁、大血管转位或持续性胎儿循环。

视诊**充血性心力衰竭**的迹象。新生儿心力衰竭最重要的表现为喂养困难、持续的心动过速且心率可高达 200 次/分、呼吸急促、苍白、肝脏增大。水泡音不是新生儿心力衰竭的敏感指标。出生后数天内发生的心衰常系左心发育不全综合征所致。

二维码 21-9 新生儿心脏检查

触诊**心尖搏动最强点**。出生 48 小时内的新生儿其心尖搏动最强点常在剑突区。此后几年内心尖搏动最强点应在左锁骨中线外侧第四肋间。最强搏动点位于右侧则提示右位心、左侧气胸，膈疝（往往发生在左侧，疝入的腹内容物将心脏挤向右侧）。

使用钟型听诊器或小膜件在与成人相同的位置听诊心脏，可是由于新生儿呼吸频率快，常常很难区分呼吸和心脏问题。有时堵塞鼻孔数秒可能有助于区分这些声音。听诊在新生儿先天性心脏病的检测中的敏感性很低。许多在新生儿早期听到的"正常"杂音与出生后循环显著改变有关。有人提出新生儿早期杂音中仅有不到1/10为先天性心脏病的后果。出生时**动脉导管未闭**所致胸骨上部左缘的收缩期杂音是很常见的，但其会在出生后第2~3天随着动脉导管自行闭合而消失。相反，许多严重的先天性心脏疾病，如大血管转位，在新生儿早期并不产生杂音。如果存在任何杂音，应按照第十一章"心脏"中介绍的方法进行描述。

11. 脉搏

在腹股沟韧带中点触诊股动脉搏动。检查者要花足够的时间来确定所触及的是动脉搏动而不是随呼吸变化的腹壁运动。股动脉搏动减弱应怀疑主动脉缩窄。在左心发育不全综合征或导管前主动脉缩窄时，股动脉搏动可在出生后24~48小时内触及，并随着动脉导管闭合而消失。在动脉导管闭合后重复检查新生儿以确定股动脉搏动依然有力很重要。

二维码 21-10 新生儿下肢脉搏检查

二维码 21-11 新生儿腹部检查

12. 腹部

视诊腹部。由于腹壁肌肉发育尚不健全，新生儿的腹部突出。如果腹部呈舟状，应高度怀疑存在膈疝且腹腔脏器位于胸腔。

是否存在**脐疝**？新生儿腹壁相对薄弱，早产儿尤其如此。非裔美国婴儿脐疝常见，其他裔美国婴儿的脐疝可能是甲状腺功能减低的征象。

虽然不常见，但是有两个重要的腹壁缺陷是众所周知的。**脐膨出**是部分腹内容物位于腹腔之外的严重脐疝。脐膨出常累及肚脐并位于中线，它可以为单独的畸形、也可以与其他异常有关，如在 Beckwith-Wiedemann 综合征中。**腹裂**是由于胚胎血管缺陷所致，类似脐膨出，腹腔内容物也位于腹腔外。腹裂从不发生于中线，也从无腹膜覆盖，常位于腹部右上象限。腹裂可能与小肠闭锁有关，即**苹果皮肠**（apple peel bowel）。

检查**脐带残端**。是否存在胎儿窘迫所致的胎粪黄染的证据？正常脐带包括两条厚壁的动脉和一条薄壁的静脉。此项检查应在产房内并于残端消毒之前进行。单一脐动脉的胎儿可能存在先天性肾畸形和脊柱畸形。脐部排出清亮的分泌物提示存在脐尿管未闭或存在卵黄管。

听诊腹部。新生儿的腹部呈金属气鼓音，15~20秒1次。

腹部触诊。在胎儿吮吸时检查者用左手使其臀部和膝呈屈曲位以放松腹部，用右手触诊。一般情况下，肝脏边缘于右肋缘下 0.75 英寸（2cm）触及。肝脏边缘超过右肋缘下 1.2 英寸（3cm）提示肝大。肝脏范围可以通过叩诊明确，比腹部触诊更准确，因为呼吸条件可以使肺过度充气而将正常肝脏向下推向腹腔。脾脏一般不能触及。

触诊**肾脏**。检查者将左手放在儿童的右侧背部以下并向上抬，同时，将右手放在其腹部右上象限，触诊右肾。交换双手位置来触诊左肾。

除非是有临床指征，一般不检查**直肠**。然而，尤其是在女婴中，分开臀部时应视诊肛门，明确其的开放。**肛门闭锁**的婴儿可能存在一个盲窝。在女婴，直肠阴道瘘可存在粪便从阴道排出；在男婴，肛门闭锁可能与直肠膀胱瘘相关，并且无胎粪排出。注意经直肠进行体温测量时即可明确肛门是否通畅。肛门闭锁可能是婴儿存在一种被称为 VATER 或 VACTERL 联合畸形的首发表现，VATER 或 VACTERL 联合畸形包括：椎体异常、心脏缺陷、气管食管瘘、肾脏缺陷和肢体缺陷（尤其是异常的拇指或桡骨），这组先天性异常一起出现比偶然单独出现的概率更高。

13. 外生殖器

检查外生殖器是否存在**两性畸形**。

男婴阴囊相对较大且伴皱褶。阴茎包皮紧附于龟头。检查龟头明确尿道外口的位置。**尿道下裂**是尿道外口位于阴茎腹侧的一种异常情况，可位于龟头下部至阴囊之间的任意位置。新生儿期检查尿道下裂很重要，因为它是包皮环切术的禁忌证。由于这个缺陷，阴茎可能看上去像包皮已经被部分环切，包皮常不能完全覆盖整个龟头。阴茎勃起常见，多在排尿之前出现。睾丸应降到阴囊或腹股沟管。睾丸未降相对常见，尤其在早产儿，这是由于睾丸通常在妊娠后期从腹腔下降至阴囊。触诊睾丸时从上向下，可以抵抗活跃的提睾反射。是否存在肿块？**鞘膜积液和疝**在新生儿中常见。睾丸鞘膜积液是透光的，应监测这种情况到婴儿 6 月龄，如果仍然存在鞘膜积液，则需要处理。腹股沟疝并非不常见的，尤其是在早产儿中。腹股沟疝通常是双侧的，如果是单侧的，则右侧较左侧更常见。由于腹股沟斜疝可导致腹内容物嵌顿，因此疝需要尽快修补。

女婴大阴唇应覆盖小阴唇和阴蒂。阴道口和肛门之间应有一指尖的距离。如果不存在，则应考虑两性畸形可能。出生后数天内的常可见到阴道白色分泌物，这是雌激素的作用所致；在第一周内随着母体雌激素的撤退，常可出现血性分泌物。检查者在检查**尿道口**和**阴道口**时应将戴手套的拇指和示指放在会阴处，同时向下和横向按压臀部。

两性畸形既是父母的心理急症，又是儿童的医疗急症。在女婴中最常见的原因是 21-羟化酶缺乏导致的**先天性肾上腺皮质增生症**。患儿阴蒂或阴茎肥大，阴唇可能融合，但在阴唇阴囊皱襞处不能触到性腺。应立即对患儿进行相应的血清学检查，因为很多 21-羟化酶缺乏的儿童表现为**失盐**以及肾上腺皮质危象，在出生后 1~2 周内可能发生休克或死亡。

如果除外了 21-羟化酶缺乏，应筛查其他可导致两性畸形的原因。诊断过程中，对父母的管理可能和儿童同等重要。如前所述，不知道孩子的性别对父母来说将是一件很艰难的事情。这些评估应由包括心理医生、儿童泌尿外科医生、内分泌专家、遗传学家以及新生儿专家的团队来进行。

在经阴道臀位分娩的男/女婴中，外生殖器可能会因与生产相关的创伤而红肿。

14. 肌肉骨骼检查

对新生儿进行肌肉骨骼检查是为了发现畸形。出生时肢体的外形常可反应胎儿在宫内的位置，称作"宫内挤压"。

视诊四肢及手指、足趾。是否四个肢体及 20 个指头都健全？多指畸形，出现多余的 1 个多个或手指，可见于 1% 左右的新生儿。可能是常染色体显性遗传或是多种复杂畸形综合征的一部分。大多数多指畸形位于轴后（在手或足的小指侧），可表现为一个皮赘（称为副生小指）。缺指，一个或多个指头的缺如，不属于正常变异。对缺指患儿应进行相关畸形的评估。

二维码 21-12　新生儿肌肉骨骼检查 I

二维码 21-13　新生儿肌肉骨骼检查 II

二维码 21-14　新生儿肌肉骨骼检查 III

如果之前未进行过锁骨触诊，应完成触诊锁骨。在锁骨外三分之一触及捻发感提示锁骨骨折。上肢运动受限也可能与锁骨骨折相关。

检查是否存在臂丛神经麻痹，前文中已有详述。

新生儿肌肉骨骼查体最重要的部分是检查下肢。检查髋关节是否存在先天性发育不全，即股骨头从髋臼中错位或脱位。在儿童俯卧位时观察下肢的轮廓，股内侧皮褶不对称提示股骨近端脱位。在这个体位下看不到会阴，因为股的正常位置可以遮盖会阴的大部分。如果会阴部可见，则要检查是否存在双侧髋关节脱位。

儿童仰卧位，使其双脚并拢、足底踩在检查桌上，允许髋关节和膝关节屈曲。检查双膝的相对高度。如果一侧膝关节位置较低，应怀疑可能继发于同侧的髋关节脱位、先天性短股骨或者二者均参与，即 Galeazzi 征。如果双膝等高，则可能双侧髋关节都正常或双侧都发生了脱位。

在视诊完双膝高度以后，要分别检查双侧髋关节以确定关节的稳定性。有 2 种动作有助于测定髋关节稳定性。先进行 Barlow 动作。屈曲下肢使髋关节及膝关节均呈 90°，检查者抓住下肢，拇指位于股内侧中部、示指跨过大转子（图 21-21 右）。将膝关节转向中线并轻轻向后压向检查桌。感觉是否有不稳定的股骨头滑过髋臼后缘、脱出关节窝而发出的"弹响"。接着进行 **Ortolani 动作**，即将股骨头复位进髋臼的标志。当检查者轻柔地向上压大转子并向前推股骨头，同时外展髋关节（膝关节向外，图 21-21 左）。"弹响"提示髋关节复位回关节囊。同样的方法检查另一条腿。无论在任何一侧感受到弹响，均应避免重复检查，应等待专科医师来继续完成检查。将股骨头从关节窝推进退出会损坏关节软骨。一般检查者的手指能很容易得感受到"卡嗒"的感觉，在存在疑问时，需求助于专科医师评估。这些检查必须在婴儿放松时进行。新生儿期以后，Ortolani 动作容易出现假阴性。

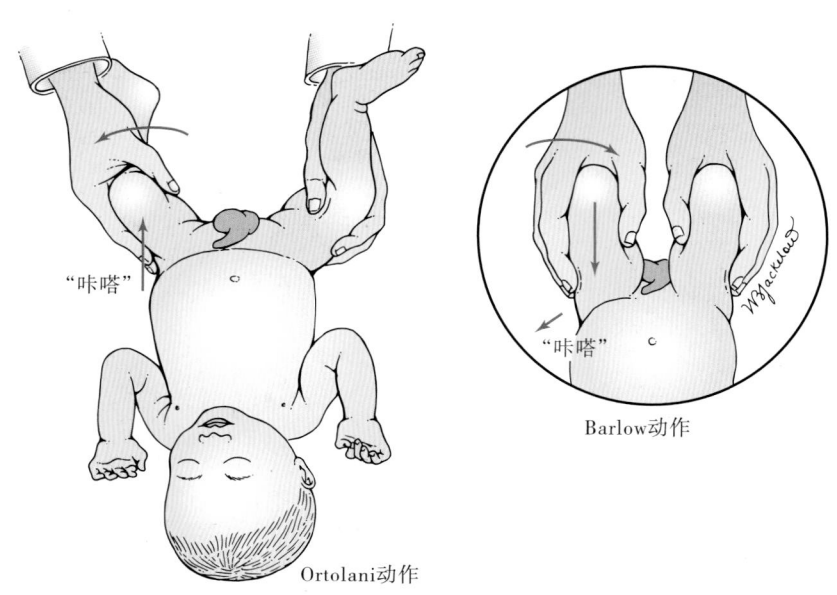

图 21-21　Ortolani 动作（左侧）和 Barlow 动作（右侧）

视诊**双足**。从足底观察双足。从足跟中点至跖骨-跗骨联系线的中央做一条假想线，这条线应经过第二趾中央或第二三趾间隙。如果该线向外侧偏斜，则说明足前部分较后部分内收（向内转），称为**足内翻**，多由于宫内挤压造成。这种情况可在出生后几年内自行缓解，但可能是需要通过早期塑形或锻炼来做被动纠正。

出生时最严重的足畸形为足内翻，又称**马蹄内翻足**。全足向中线偏斜。表现为前足内收，固定的后足反转以及固定跖屈。跟腱的投影缩短，足部类似马蹄的姿势，故而有了"马蹄"的前缀。患侧腓肠肌较正常侧萎缩。应该在出生后几天内开始治疗。处理方法非常重要。如果通过保守塑形或夹板固定不能矫正畸形，后期则可能需要手术松解治疗。图 21-22 展示了一例出生时就患有双侧足内翻及双侧髋关节脱位的 3 周大的婴儿。多发的肌肉骨骼畸形提供了其存在宫内神经肌肉问题的线索。

15. 神经系统查体

仔细地视诊是新生儿神经系统查体中最重要的部分，应包括：

- 姿势
- 肢体对称性
- 自发性运动
- 面部表情及对称性
- 眼球运动及对称性

注意新生儿的姿势。是否存在颈部伸展过度？该体征往往提示婴儿存在严重脑膜或脑干刺激。拇指的位置如何？"大脑拇指征"表现为拇指被握于屈曲的其他四指中。虽然该体征偶尔可见于正常新生儿，但常与多种大脑

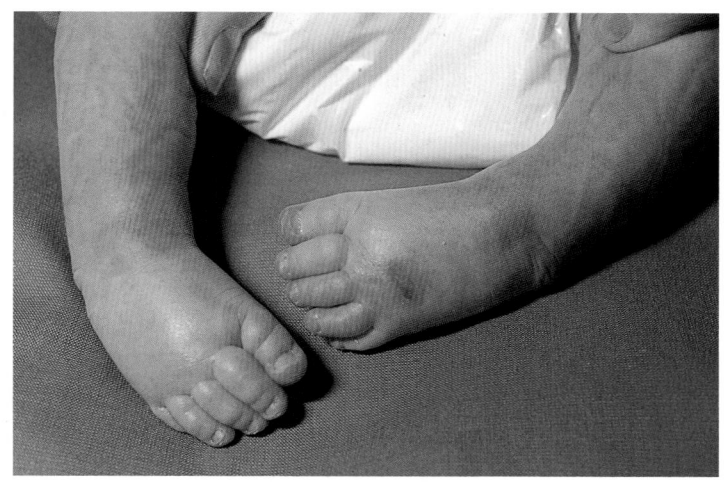

图 21-22　马蹄内翻足

异常有关。运动系统检查包括测试所有的关节运动幅度。评估双侧的肌张力。比较肌容积及肌力。对比肢体被动伸展时的阻抗。

　　仅在怀疑存在神经麻痹或脊柱裂时需进行感觉系统查体。通常只需检查痛觉，目标是引发痛苦的表情或大哭，提示皮层痛觉感知存在；而非仅仅肢体回缩，这种反应提示可能是脊髓反射。新生儿脑神经检查比较困难。面部表情对称以及转头反应提示第 Ⅲ、Ⅳ、Ⅵ 及 Ⅶ 对脑神经基本完整。喂奶时观察吮吸、吞咽以及呼吸的协调情况是检查第 Ⅸ 及 Ⅹ 对脑神经的好方法。检查第 Ⅻ 对脑神经的简单方法是捏住新生儿鼻孔，正常反应为张嘴、舌在中线伸出并抬高。如果舌偏向一侧则提示该侧神经损伤。

　　由于皮质脊髓束在新生儿中发育不完全，深反射的腱反射检查反应多变，敏感性及特异性均低。巴宾斯基反射通常在新生儿中均存在，在成年人中作为检测应用。巴宾斯基反射可在正常婴儿中持续到 1 岁时才消失。

二维码 21-15　新生儿自动症检查 Ⅰ

二维码 21-16　新生儿自动症检查 Ⅱ

　　新生儿自动症的检查。这些是原始反射，可在出生时存在，与孕周相关，但是在出生后很快便消失。有许多种自动症，并非所有都必须检查。最重要的如下：

- 觅食反应
- 跖握持
- 掌握持反射
- 莫罗（Moro）反射
- Galant 反射
- 放置反应
- 踏步反应
- 不对称性颈紧张反射

转头反应、光瞬目反射、声音瞬目反应以及吮吸反射亦都属于自动症，已在前文讨论。

以下反射均在新生儿仰卧于检查台时引出。

觅食反应在婴儿安静地平躺并将双手置于胸前时引出。检查者触摸婴儿的一侧口角或颊部。正常反应是头转向同侧，并张嘴咬住手指。如果只用手触碰上唇，正常情况下头向后屈曲；如果只触碰下唇，正常情况为张开下颌。觅食反应一般在孕32周时出现，通常在出生后3~4个月后消失。这种原始反射能辅助喂奶。在严重中枢神经系统疾病时，该反射缺失。

跖握持反射可在婴儿髋部和膝部屈曲时引出。用手使婴儿足背屈，正常反应为脚趾跖屈。该反应在出生后9~12个月时消失。

掌握持反射在固定婴儿头部于中线时引出。检查者将示指从尺侧置于新生儿手掌中。正常反应为所有手指屈曲并握住检查者示指。如果该反射迟滞，可通使婴儿吸吮加强此握持反射。掌握持反射一般在孕32周时建立并在出生后3~5个月消失。该反射在出生时消失或持续存在超过5个月提示大脑疾病。通常情况下，新生儿双手呈握拳状。但是，在出生2个月后这种体征仍然存在则提示可能存在神经系统疾病。

然后，将新生儿抱起并使其仰卧于检查者手上。

莫罗反射或者惊吓反射可通过右手支撑婴儿身体、左手支撑其头部引出。突然将婴儿头部垂下几厘米，然后立即再用手将其支撑住。莫罗反射包括双上肢肩部对称外展和手指伸开，然后通过肩部内收上肢完成反射。婴儿通常还会大哭。莫罗反射是最重要的运动自动症中之一。一般在孕28周时以不完整形式出现，提示中枢神经系统完整。一般在3~5月龄消失。持续存在超过6个月提示神经系统疾病。

现在将新生婴儿翻转过来，置于俯卧位，检查者视诊脊柱有无胎记、成簇的毛发及其他异常。

Galant反射通过沿着距中线2~3cm的脊柱旁线从肩至臀敲打。正常反应为躯干弯向被刺激的一侧，同时肩和腿也向该侧运动。正常情况下Galant反射于出生后2~3个月消失。新生儿该反射消失则提示横贯性脊髓损伤。

接下来将新生儿仰卧置于检查台，然后检查者将其直立抱起。检查者的手需从胳膊下方环绕婴儿胸部，展开的手掌置于婴儿背部，支撑住婴儿头部。

放置反应可通过将婴儿一只脚的足背轻触桌底来引出。正常的放置反应为婴儿屈膝屈髋，并将该足移动至桌面上方。同样方法检查另一只足。将双足的足底同时置于桌面可应该能够引出踏步反应，即双腿的交替运动。这两个反射都是在一般出生后4~5天观察最佳，在2~5个月后消失。如果下肢轻瘫，这些反射将消失。

不对称性颈紧张反射或称"击剑者反应"，约在出生后2周时出现。当婴儿将头转向一侧时，面向的一侧手臂伸展，腿屈曲。枕侧的手臂屈曲，腿通常伸展。该反射一般持续到6月龄。如果头部在中线上则可能会影响到上肢肌力评估。

四、婴儿查体

1周至6月龄的婴儿可父母陪伴下于查体台上进行查体。在某些检查中，请父母将孩子抱住或置于其双股上进行可能会更容易完成。6月龄到1岁的婴儿最好将其置于父母腿上检查。检查者需坐下并与婴儿保持同一高度。

较困难的查体项目，如咽部、耳镜等，应最后进行。心肺听诊可根据情况在婴儿安静的任何时候进行。视诊是查体中最重要的一部分，在婴儿没有意识到自己被注视时，进行婴儿呼吸情况、四肢运动的视诊是最有意义的评估。关于婴儿**系统回顾**的信息完全来源于其父母或其他成人。因为孩子不能说出哪里痛，只能通过哭或者被激惹来表达，所以婴儿查体中的一项重要挑战是疼痛的定位。

询问以下情况：

一般情况：评估发热、活动、睡眠以及喂养情况。

头、眼、耳、鼻、喉：囟门是否膨出或凹陷，是否流涕、鼻塞、流涎，牵拉或摩擦双耳，双耳是否异常分泌物。孩子是否能看见、听见？是否存在交叉眼？是否存在泪液过多或者过少？婴儿头部是否存在偏向一侧的倾向（斜颈）？

心脏：评价心脏杂音、发绀、喂养困难、进食时出汗以及蹲坐的病史（在较大婴儿以及刚学会走路的儿童中，蹲坐是一种体征或为法洛四联症的表现，因为蹲坐可以提高外周阻力并减少通过室间隔缺损处的右向左分流）。

呼吸：评价咳嗽、呼吸困难（呼吸急促或者呼吸费力）、呼吸作响以及声嘶。

腹部：评估喂养方式、粪便性状、呕吐、腹泻、便秘、腹胀、包块、黄疸，是否哭闹不安、屈腿（**肠套叠**的特征）。

泌尿生殖系统：评价排尿次数及尿布换用频率，尿流的力量；是否哭闹时伴随排尿、阴道分泌物，接触尿布的区域是否有皮肤刺激表现。在年长的婴儿中，正常情况下，某些时候尿布应是干燥的，表示膀胱容量增加的发育过程。

皮肤：是否有皮疹、瘙痒、容易瘀伤以及胎记的变化？

肌肉骨骼系统：双手、双足的运用是否相同？四肢是否存在疼痛或畸形？

神经系统：是否有癫痫发作或者其他异常运动？婴儿的发育进展情况如何（描述之前的情况）？较之前是否退步？

查体之前，请先用温水洗手。

二维码 21-17　国家卫生统计中心生长曲线，36 月龄婴儿的身高、体重与年龄的百分数

美国国家卫生统计中心与国家慢病预防与健康促进中心联合开发（2000）

http://www.cdc.gov/growthcharts/

二维码 21-18　国家卫生统计中心生长曲线，36 月龄婴儿的头围与年龄，身高与体重的百分数

美国国家卫生统计中心与国家慢病预防与健康促进中心联合开发（2000）

http://www.cdc.gov/growthcharts/

一般情况

观察婴儿的活动、警觉性以及社会反应能力。

是否有明显的**体味**？某些先天性代谢性疾病伴有特征性体味，如支链氨基酸代谢病伴有**枫糖浆气味**、异戊酸血症可伴有**汗脚味**、蛋氨酸代谢异常可伴有**鱼腥味**、糖尿病酮症酸中毒可伴有**丙酮味**。但是，这些气味很罕见。

婴儿的体温通常由护士测量。就像在新生儿一样，不足 6 个月的婴儿需测量肛温。有证据提示其他测量体温方式对于 6 个月以内的婴儿也是有效的。但是，在肛温高于 38℃ 的小于 3 个月的婴儿中，8%～10% 的存在严重细菌感染的概率。鉴于这一风险，有必要进行这一相对侵入性检查，所以采用能够应用的方法中最准确的体温测量方法非常重要。在这个脆弱的年龄段的儿童中，关于新的体温测量方法的资料仍然十分有限。

除此以外，还有许多非侵入性的设备可以估测儿童体温。对于出生后前 3 个月内的婴儿，肛温高于 38℃ 为体温升高，提示婴儿可能存在严重的细菌感染。

出生后 6 个月内的婴儿心率平均值为 130 次/分，范围为 80～160 次/分。6～12 个月大的婴儿的平均静息心率为 110 次/分，范围为 70～150 次/分。呼吸频率的正常范围为 20～40 次/分。这一阶段婴儿血压的评估比较困难，此时可采用**潮红法**来评价。运用此法时，将绑上未充气婴儿袖带的婴儿胳膊抬高，检查者按压婴儿手指到肘部，使其胳膊皮肤变白。将袖带充气至大约血压值以上，将变白的胳膊置于婴儿体侧，然后缓慢降低袖套压力。胳膊突然变潮红时的血压值比实际收缩压稍低。出生 1 天的新生儿通过潮红法测得的收缩压为 50mmHg；出生后两周时，收缩压上升到 80mmHg；出生后 1 年时，收缩压为 95mmHg。在某些重要的情况下，可采用更准确的多普勒血压测量。

测量婴儿**身长**和**体重**。将测量结果绘制在标准生长曲线表上。生长曲线图是用来评价儿童生长是否符合相应年龄组的正常标准。结合这些图表来跟踪后续检查的变化速率比单次测量结果更为重要。美国国家卫生统计中心针对男孩与女孩，在出生至 36 月龄，2～20 岁，2 个年龄阶段发布了相应的生长曲线图。

注意目前的生长曲线图还包括男孩和女孩的体质指数（body mass index，BMI），该值随年龄变化，尤其是学龄前儿童的 BMI 明显低于婴儿或年长儿童。目前还有唐氏综合征、软骨发育不全、特纳综合征以及其他一些疾病的儿童的生长曲线图。对于这些综合征的儿童，需尽可能在相应疾病专用曲线图绘制生长曲线。

躯干生长是儿科查体最重要的一部分。每次随诊时均应测量这些参数。偏移标准曲线常常是病态过程的早期敏感指标。

二维码 21-19 美国国家卫生统计中心生长曲线，36 月龄女婴的身高、体重与年龄的百分数

二维码 21-20 美国国家卫生统计中心生长曲线，36 月龄女婴的头围与年龄，身高与体重的百分数

1. 皮肤

检查皮肤。**脂溢性皮炎**是婴儿在出生 1 个月内最常见的皮疹，一般在生后 2~4 周时出现，3~4 个月时消失。起病初多表现为头皮结痂，称为**乳痂**（图 21-23）。表现为油腻的、鲑鱼红色、不伴瘙痒、边界清楚的卵圆形鳞屑，累及头皮和面部，尤其是前额、眉毛、鼻唇沟和耳后褶皱。图 21-24 显示另一例患者的脂溢性皮炎，注意这例 3 周大的婴儿面部油腻的丘疹破溃。脂溢性皮炎可通过其起病早、无瘙痒、无水疱等特点与特应性皮炎鉴别。

特应性皮炎，又称为**婴儿湿疹**，在婴儿中十分常见，在出生后 6~8 周时出现。特点为皮肤干燥、瘙痒、红色丘疹和水疱、大量渗出，并可结痂。在 6 月龄的婴儿中常分布于面部（图 21-25），鼻部常常不受累（**车灯征**）。在 8~10 月龄的婴儿中最常见的受累部位是上肢及腿的伸侧（图 21-26）。注意下肢的渗出性病灶。特应性皮炎婴儿下眼睑常出现多余的褶，称为**特应性皮褶**。图 21-27 所示为 6 月龄的特应性皮炎患儿的特应性皮褶。

是否存在**血管损害**？

触诊皮肤评价**皮肤弹性**。将腹部皮肤拉起 2.5~5cm 后放松。正常情况应为迅速恢复到之前的位置。反应变慢的术语称为隆起，提示脱水或营养不良。伸展过度的皮肤提示可能埃勒斯−当洛（Ehlers-Danlos）综合征，是一种 I 型胶原紊乱，由皮肤弹性过度、关节松弛并容易脱位、容易淤青等症状组合而成。埃勒斯−当洛综合征多数为常染色体显性遗传。因此，一旦在婴儿中发现这些特征，需对其父母进行检查。

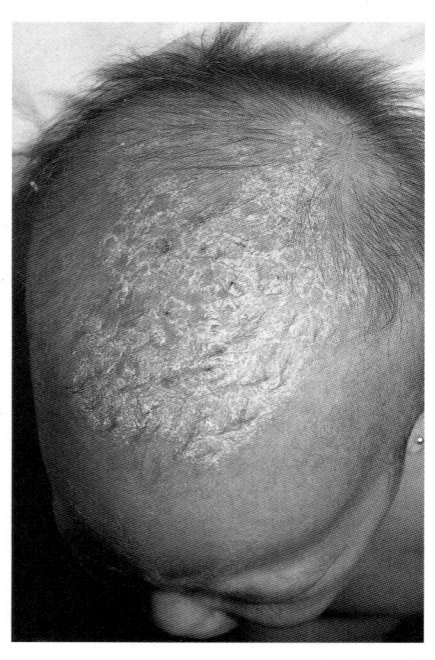 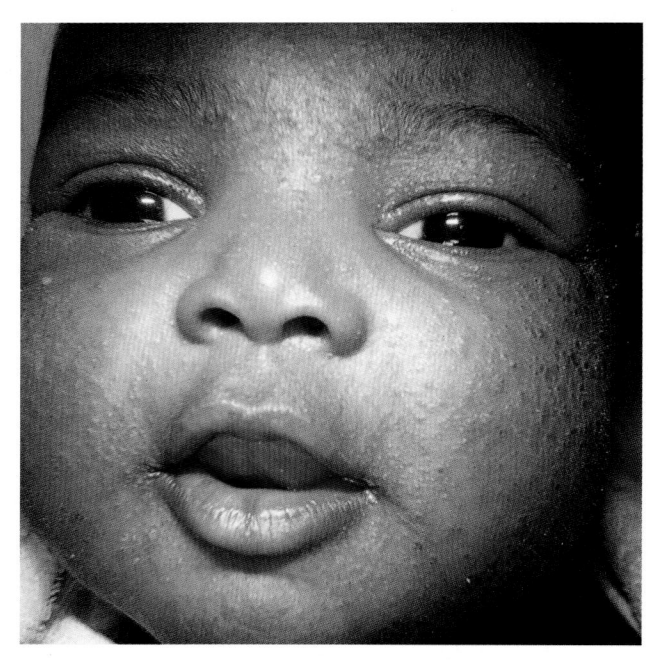

图 21-23 脂溢性皮炎或乳痂 图 21-24 脂溢性皮炎

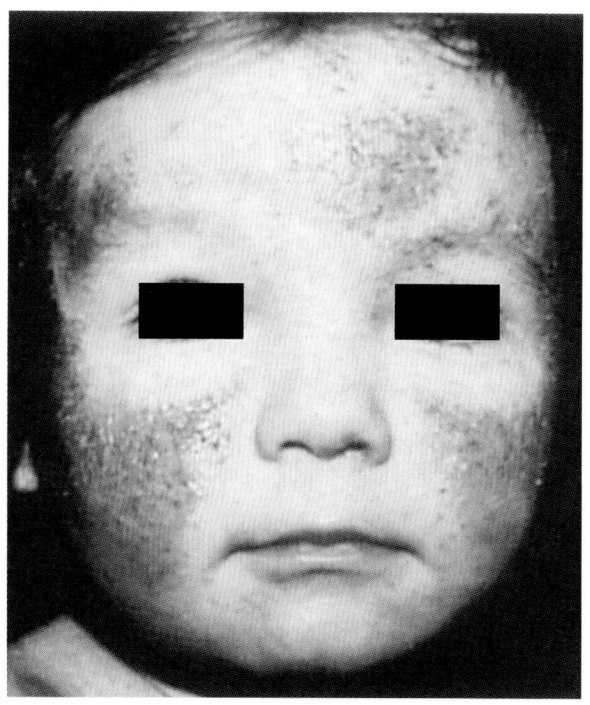

图 21-25 婴儿湿疹

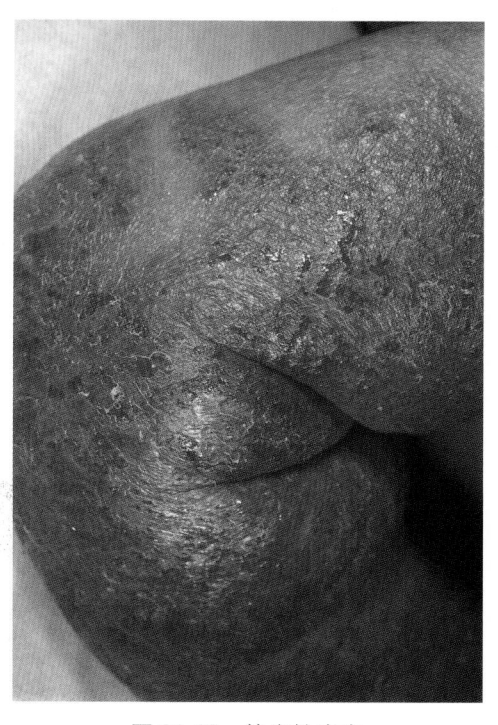

图 21-26 特应性皮炎

　　是否有躯体的**虐待儿童**的证据？是否有淤伤、鞭痕、裂伤或者不寻常的瘢痕？检查臀部和腰背部是否有淤青。身体任何部位出现的成对月牙形淤伤可能为人类的咬痕。当发现淤斑、裂伤或者擦伤为卵圆形时，需警惕其为咬痕可能。犬齿的牙痕是咬痕中最突出的部分。动物咬的伤会把皮肉撕裂，人类的咬伤则会挤压皮肉。儿童上颌犬齿的距离不超过 1.2 英寸（3cm），成人的距离更大。图 21-28 展示了人类的咬伤，注意犬齿的距离大于 3cm。

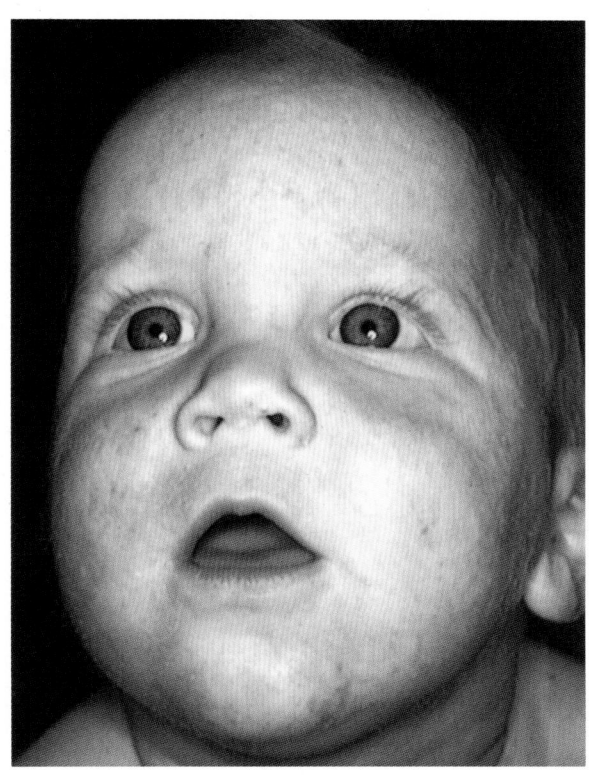

图 21-27 特应性皮褶

二维码 21-21 美国国家卫生统计中心生长曲线 2~20 男孩的身高、体重与年龄的百分数

二维码 21-22 美国国家卫生统计中心生长曲线 2~20 岁女孩的身高、体重与年龄的百分数

　　是否存在头发被拔出所致的外伤性脱发的证据？受损的头发在不同部位断裂。是否有相同大小的小圆形、凿除样的病灶？这些可能为香烟烧伤。臀部及股的大的、圆形的烧伤可能是婴儿被浸入热水导致的烫伤。热水龙头的烫伤是最常见的非偶然性烫伤类型。最常见的部位包括会阴和四肢。图21-29中孩子为阴茎、股、腹股沟以及耻骨弓上区域的1~2度烫伤。臀部及骶骨幸免。这些烫伤是由于将小孩置于热水龙头下造成的。第二位常见的烫伤为被炙热物体烫伤，烫伤区域通常可见炙热物体的界限清晰的轮廓。图21-30展示的是特殊类型烫伤的典型表现。儿童躯体虐待的诊断对于6月龄内的儿童非常重要，一旦漏诊，则出现致死性后果的风险极高。对于一个怀疑被虐待的儿童，临床医师需考虑导致这些发现的可能的器质性或偶然的原因，例如血小板缺乏导致的异常增多的瘀青。然而，如果一旦怀疑儿童被虐待，必须通知卫生监督所。

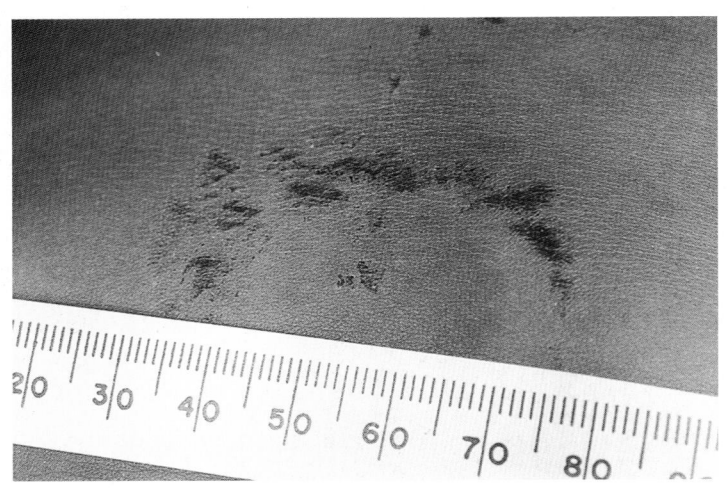

图21-28　人咬伤

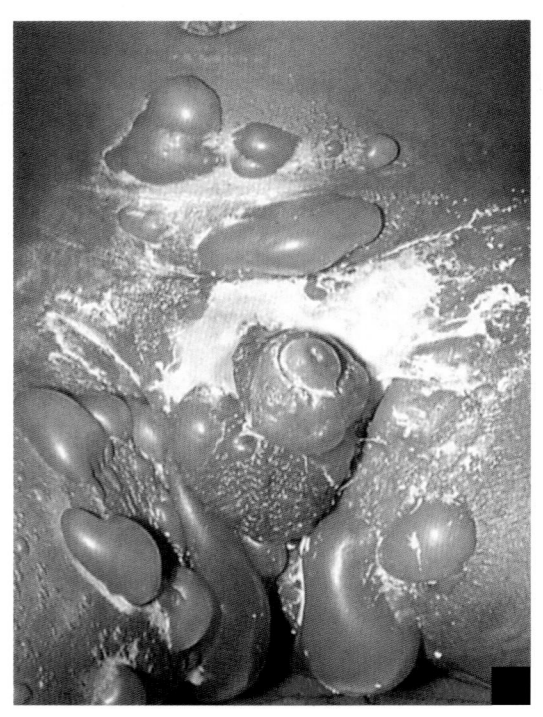

图21-29　热水烫伤

二维码21-23　美国国家卫生统计中心的男孩体重指数与年龄的百分数

二维码21-24　美国国家卫生统计中心的女孩体重指数与年龄的百分数

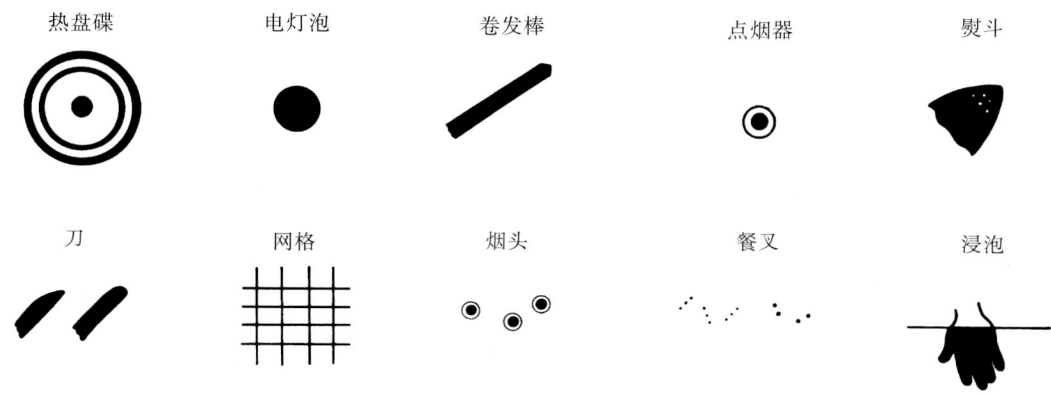

热盘碟　　　　　电灯泡　　　　　卷发棒　　　　　　点烟器　　　　　熨斗

刀　　　　　　　网格　　　　　　烟头　　　　　　　餐叉　　　　　　浸泡

图 21-30　特殊类型烫伤表现

2. 头部

如前所述，测量**枕额**头围并绘制在标准生长曲线图上。头部增长过快需评估是否存在**脑积水**。**小头畸形**是指低于平均值以下三个标准差的异常，常与大脑发育异常有关。注意检查对称性。

观察囟门。是否仍未闭合？如前所述，各囟门闭合的时间不同，后囟闭合时间比前囟早。前囟通常在 9~15 个月时闭合。前囟提早闭合，尤其在伴有小头畸形的孩子中常是大脑发育异常的另一征象。

面部是否对称？一种简单检查来发现面神经瘫痪的方法为观察儿童哭泣时面部表情。瘫痪或活动变弱的一侧相比与正常侧显得呆板。

颅骨及面部的不对称可能是变形过程的结果，即环境因素作用于正常组织。研究发现睡眠时仰卧平躺的婴儿发生婴儿猝死综合征的可能性小。但是始终保持相同姿势可能会导致头颅偏向一侧或者斜头畸形；这种头部形状的改变也导致了面部结构的不对称。但这种不对称是自限的，通常在婴儿开始坐立后会自行缓解。如果不能缓解，并且不断加重，需警惕颅缝早闭。

3. 眼

对于大于 3 周龄的婴儿要检查瞳孔反射。反应迟钝提示先天性青光眼。

2~3 个月龄婴儿哭泣时开始产生眼泪，但是鼻泪管要直到 5~7 个月时才发育至完全开放。如果出现慢性流泪，则提示鼻泪管可能不通畅。此时，按摩泪囊若产生脓性或黏液性分泌物则提示鼻泪管阻塞。

视觉敏感度需通过定性观察评估。4 周龄婴儿能够凝视并跟随简单的弧线运动。8 周龄婴儿能够通过眼球与协调转头运动越过中线来跟踪目标。4 月龄婴儿，正常情况下可各个方向跟踪目标，此时也伴有辐辏运动。**视动性眼震**提示视网膜到枕叶视皮层的通路完整。这一反应在 3 月龄以上的婴儿中可以引出，通过将一张长的条纹布快速地在婴儿眼前左右来回晃动可引出该反应。

当婴儿尝试保持注视条纹时出现眼球震颤属于正常反应，提示视觉通路正常。到 5~6 月龄时，婴儿应当可聚焦在物体上但是远视眼。此时婴儿应能够伸手抓取目标并拿住它。到 4~6 月龄时婴儿能够识别目标及面容则提示视觉敏感度正常。

3 月龄以上的婴儿需观察**眼球运动**，令儿童跟踪目标到不同位置并凝视。眼睛的对准能力最好通过**角膜对光反射**是否对称及**交替覆盖试验**来检查（第七章"眼"）。儿童最容易出现弱视的时间是在出生后 2 年内，尽管直到 6~7 岁仍然存在**弱视**的风险。

斜视时单眼或双眼可出现向内、外、上或者下侧转动。可通过将光射照于婴儿前额并观察双眼反射的对称性来评估。

如果怀疑儿童虐待，则应检查视网膜。该年龄段儿童视网膜检查并非常规，但视网膜成像可提供儿童虐待的证据。"摇晃婴儿综合征"（译者注：摇晃婴儿综合征指因粗暴摇晃或摔打引起的儿童脑部伤害甚至死亡的病症）可出现典型的视网膜出血（图 21-31）。

对于前囟未闭的婴儿眼底镜检查并不能发现视盘水肿，因为颅内压增高会使前囟突出，甚至颅缝分离，这些

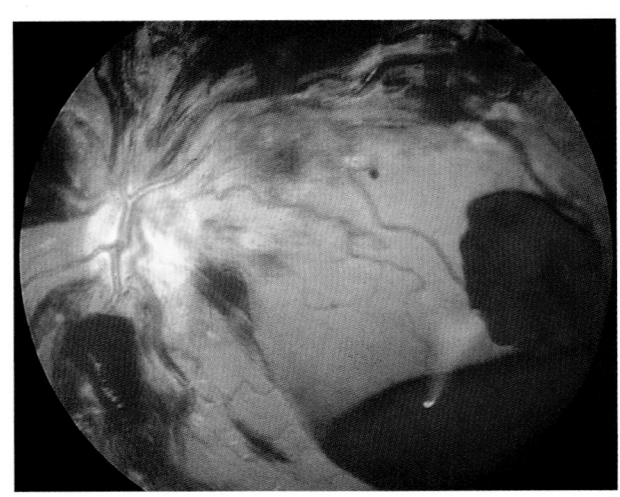

图 21-31 摇晃婴儿综合征的视网膜，注意大量视网膜出血

都发生在视盘水肿前。

4. 鼻

推起鼻尖观察鼻中隔、鼻底及鼻甲。是否存在包块或异物？对于慢性单侧鼻流涕的儿童，尤其伴有恶臭的鼻涕时，需警惕鼻内异物可能。

5. 颈部

淋巴结触诊区域与成人相同。

尽管脑膜刺激征在小婴儿的脑膜炎中可能出现较晚，对于急性发热伴躁动的孩子仍应检查其是否存在**颈强直**。布鲁津斯基征及凯尔尼格征已在第十八章"神经系统"中描述。有时可通过鼓励儿童向下看时发现颈强直。正常情况下，屈颈是自然趋势，但存在脑膜刺激时会躲避这一动作。

观察颈部肌肉组织是否对称。单侧胸锁乳突肌紧张会导致斜颈，这种紧张可能为分娩过程中的肌肉损伤所致。斜颈可使儿童将头保持偏向一侧，导致斜头畸形。一旦出现斜颈，需进行一段时间理疗来平衡两侧肌力。

6. 胸部

胸部检查最佳时间是在婴儿睡觉或者父母抱着时。

气管呼吸音甚至鼻及咽部的声音常可传导至胸部。不要将其误认为啰音，也不要将伴随"卡嗒"的震动感误认为异常震颤。

婴儿是否**呼吸窘迫**？呼吸窘迫最重要体征是呼吸急促、辅助呼吸肌参与呼吸、点头、鼻翼扇动，肋间隙凹陷也是常见体征。呼吸急促可因潜在的先天性心脏病继发的充血性心力衰竭所致。其中最常见为室间隔缺损，通常在孩子 6 周龄以前不会引起这些症状。

婴儿是否有**喘鸣**，一种吸气时的高调噪声？喘鸣提示气管狭窄，如假膜性喉头炎。孩子在呼气时是否有哮鸣音？此年龄段的儿童中出现哮鸣音提示支气管炎，通常由病毒感染引起。

听诊肺部。如果听到肺部局部异常呼吸音则应进行叩诊。

7. 心脏

视诊是否存在**发绀**。如果发绀出现在出生后几天至几周，则提示可能存在严重的解剖结构异常，如法洛四联症[1]。

视诊充血性心力衰竭的相关体征。最重要的体征包括持续性心动过速、呼吸急促以及肝大。持续性心动过速，如新生儿心率>200 次/分或 1 岁以上婴儿心率>150 次/分，则应引起检查者警惕。喂食困难常是婴儿心力衰竭的首发表现。患儿进食时间长，吃 2~3 盎司（57~85g）的食物常需要 1 个小时以上。父母常描述孩子在喂食过程中"疲倦"或"上气不接下气"，并且每吮吸两到三口就必须停下来喘气。持续**出汗**以及发育不良也是充血性心力衰竭的重要体征。在怀疑心力衰竭时观察一次喂奶的情况可能对诊断非常有帮助。如果在出生后 1~2 周内就出现心力衰竭，需警惕心脏结构异常，如室间隔缺损、动脉导管未闭或者主动脉缩窄。永存动脉干在这个时期也可以引起心力衰竭，常伴有轻微发绀。

触诊心脏搏动最强点。

听诊新生儿，S_3 及 S_4 在这一年龄段的孩子中可为正常心音。尤其是在出生的头几周内，必须仔细评估心脏杂音的临床意义（儿科病理性心脏杂音总结见表 21-4）。

按之前讨论的方法触诊股动脉搏动。

8. 腹部

观察腹部是否有包块。脐疝在此年龄段容易出现，尤其在肤色较深的儿童中。特发性肥厚性**幽门梗阻**的婴儿有时可在其上腹部见到从左至右运动的大蠕动波。有时可在其腹部观察到或触及**橄榄**样肿物。尤其在喂奶过程中或结束后容易见到，并常伴有喷射性呕吐。

视诊**肚脐**。健康儿童的脐带残端在出生后两周内完全脱落。如果残端持续存在超过上述期限，则提示白细胞黏附缺陷或者脐尿管未闭。脐带残端已经脱落时，检查者需注意检查是否有**脐肉芽肿**，如果有则需用硝酸银烧灼处理。

听诊、叩诊及触诊腹部。触诊分为浅触诊和深触诊。是否存在包块。

触诊**肝脏、脾及双肾**。6 个月婴儿的估测肝界一般为 2.5~3cm。到 1 岁，肝界约为 3cm。

9. 生殖器

视诊外生殖器。检查是否存在两性生殖器？是否有尿布疹？

包皮直到 3 岁以后才能完全伸缩自如。如果检查中确实缩回了包皮，请确保将其回复到原来的位置，否则将造成**包皮嵌顿**，即一种因收缩的包皮压迫使引流龟头的静脉回流受阻，从而造成进行性水肿和疼痛。尿布疹会引起**龟头炎**，为龟头的急性炎症。在未进行包皮环切的男婴中，由于包皮收缩能力异常，可出现龟头炎后的包茎。

视诊**尿道口**的位置。正常情况下，尿道口在阴茎顶端。如果尿道口在阴茎下方，则称为**尿道下裂**。极少数情况下，尿道终止于在阴茎上方（背面），被称为尿道上裂。

视诊**阴囊**。是否存在单侧肿胀？阴囊肿大提示可能存在疝或鞘膜积液。使用透照法检查包块，请记住，睾丸鞘膜积液是可透光的，而疝则不能。听诊肿物，包含肠管的疝听诊可能会听见肠鸣音。

触诊睾丸。是否均在阴囊内？在腹股沟管内是否能触到未下降的睾丸？如果不能，则将婴儿平躺置于检查台上，按压腹部的同时用在另一只手尝试沿在腹股沟管触诊睾丸。

对于女婴检查是否有阴道分泌物？正常情况下，白色或淡血色的分泌物可持续到出生后 1 个月。这与胎盘可传递母体激素有关。

10. 肌肉骨骼系统检查

触诊**锁骨**。1 个月婴儿骨痂的出现提示存在正在愈合的锁骨骨折。

出生后 1 年内需在每次随诊时检查**髋部**以明确是否关节脱位。检查方法详见"新生儿查体"部分。4 月龄以上，脱位的关节不再能进出髋臼里，故 Barlow 和 Ortolani 检查会出现阴性结果。替而代之，检查者会发现髋部不能充分外展。

---

[1] 法洛四联症包括肺动脉狭窄、主动脉骑跨、室间隔缺损以及右心室肥厚。这种心脏圆锥动脉干畸形是由于动脉干分隔异常引起。法洛四联症可以单独存在，但常常是畸形综合征的一部分，又称为**腭心面综合征或者 DiGeorge 综合征**，与染色体22q11.2 缺失相关。

11. 神经系统查体

到 4 月龄时，当仰卧的婴儿被拉到坐位时，不应出现头部滞后的现象。许多其他的婴儿反射在 4 月龄时也应该消失，尤其是莫罗（Moro）反射。8 月龄时，婴儿应该不需要支撑即能够坐立。

双手协调配合大概从出生后 5 个月开始，此时婴儿可以够并抓取物体；到 7 个月时，他们可以将物体从一个手换至另一个手；在 8~9 个月大时，他们应该可以用钳子拾取小的物体。**降落伞反射**出现在较大婴儿（8~12 个月）。诱发该反射的方法为将婴儿高举，然后模拟让婴儿向前摔倒，观察婴儿是否展开双臂来防止摔倒。该反射在婴儿学会走路之前出现。

12. 耳朵

耳镜检查是婴儿及幼儿查体最难学的一项检查之一，却也是非常重要的技能，因为该年龄段为中耳炎好发人群。

检查时可将婴儿俯卧于检查台上或让其父母抱住。图 21-32 示范了如何将小孩放置于其父母膝上。检查耳时，一只手将耳郭向外后上方牵拉[2]，同时另一只手稳稳握住耳镜；检查时检查者的手应当抵住婴儿头部，这样在婴儿移动头部时，检查者的手及耳镜能随着它同时移动，从而降低窥器伸入耳道过深的风险。尽量保持使用最大号窥器，这样就可以让其缓慢进入外耳道。图 21-33 展示检查者手的位置。注意检查者的手支撑在婴儿头部的方式以及把持充气灯的正确位置。除非有盯聍，应该能容易得观察到**鼓膜**。所有盯聍均应由经验丰富的检查者来清除。

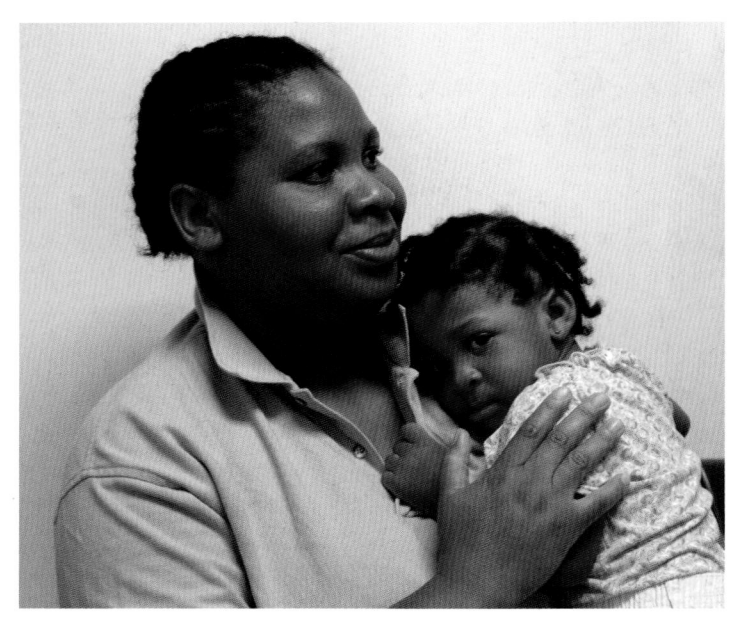

图 21-32 耳镜检查时儿童的体位
有多种方法可将婴儿置于父母腿上保证安全。婴儿需保持直立以便检查时将婴儿头部倚靠在父母胸前。父母需要握住婴儿的手以防止他们抓抢耳镜。如果需要，可以让父母用双腿将婴儿的腿夹住

鼓膜是否发红或者膨出？检查光反射，然而其存在并不能除外中耳炎。鼓膜后方能否观察到气液平？这些体征提示中耳内存在液体。使用充气耳镜（第八章"耳和鼻"）是检查鼓膜运动最重要的技能。许多小儿哭泣或者发热时可出现鼓膜发红但并无中耳感染。鼓膜运动下降提示中耳积液，为中耳炎的典型表现。不能运动的鼓膜后方伴有脓液（不透明黄色液体）是细菌性中耳炎的最佳证据（图 8-28）。图 21-34 展示了为协助充气耳镜检查而设计的耳窥器，靠近顶端喇叭状部分被软橡胶覆盖封闭以避免损失外耳道。左侧为常规窥器，右侧用于充气

---

2 对 4~6 月以内婴儿应将耳郭向下牵拉，大于 4~6 个月的婴儿应跟成人一样向上牵拉，从而提供最好的视野。

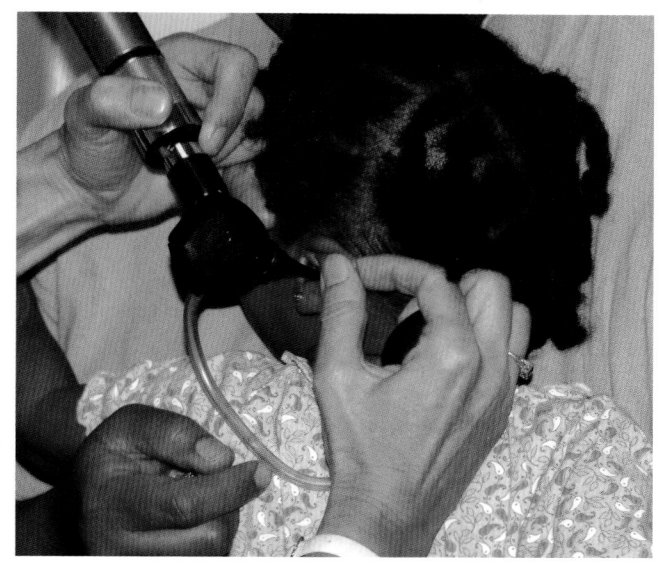

图 21-33　耳镜检查时检查者手的位置
注意小指顶着耳镜靠在婴儿头部（图中检查者为左利手）；另一只手的拇指和示指牵拉耳郭，剩余手指握住充气囊，需要时挤压气囊

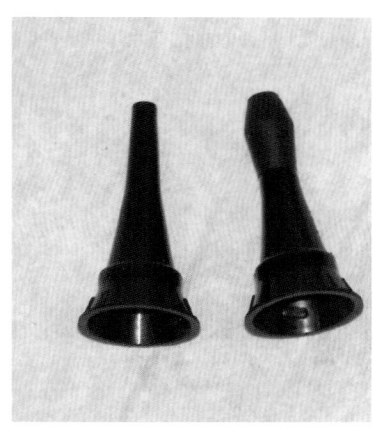

图 21-34　辅助充气耳镜的耳窥器
舒适且密封对于确保充气的效果非常重要。该两款重复使用的耳窥器内径相同。注意右侧的内窥镜顶端呈喇叭状（软橡胶覆盖）以保证密封

耳镜。

13. 口及咽部

口和咽部的检查是这一年龄段儿童体检的最后一部分。

检查时婴儿应坐在父母腿上并让父母抱住其头部。婴儿哭泣时，常不需使用压舌板就可进行检查。因害怕而紧紧闭嘴的婴儿可通过堵住其鼻孔后进行检查，因为堵住鼻孔后会使孩子张嘴。如果必须使用这一方法，可以让父母帮助捏住鼻子，然后，压舌板才能滑入牙间和置于舌上。

视诊**牙龈**？牙龈溃疡通常为**原发性**疱疹病毒感染所致。出现溃疡前，还能观察到分散的小的白色水疱。这些病变分布于颊黏膜、腭及舌。严重病例会出现口周病变（图 21-51）。

是否出现牙齿？大约 6 个月时下中切牙最早萌出，随后在 7 个月时下侧切牙萌出，7~8 个月时上中切牙萌出，大约 9 个月时上侧切牙萌出。在新牙萌出期间唾液暂时性分泌增多（表 21-5 总结乳牙萌出时间及顺序）。

五、幼儿系统回顾及查体

二维码 21-25　幼儿的查体

　　1~5 岁的儿童开始会用语言表达，疼痛的时候能够说出疼痛的部位。用面部表情疼痛量表评估疼痛程度是广为大家所知的量表，用以评估可能无法清晰描述疼痛程度的不到三岁的儿童。他们可能会开始主诉恶心、咽痛、胸痛、乏力或者头痛。注意学龄前儿童头痛并不常见，可能提示严重的颅内病变。系统回顾时其他还需要关注的问题包括：打鼾、会使用厕所的儿童出现尿便失禁。大多数儿童到四岁时可以在白天控制排尿便，而仅约一半的儿童在此年龄段时可在夜间不遗尿。睡眠不宁，包括梦魇、夜惊以及梦游，在该年龄段不常见。

　　为了充分地进行查体，需让儿童放松。此年龄段儿童进行查体时需注意言语要轻柔，某些检查需在玩偶或者动物玩具、检查者自己或者父母身上示范。可以在检查时允许幼儿玩听诊器、小手电来充分分散他们的注意力，便于进行其他的查体。幼儿很快就会了解到不需要害怕手电和听诊器。同幼儿玩耍，让他们"吹熄"手电光，让孩子们把听诊器当作电话玩。除此以外，还可以跟幼儿聊天。尤其在给小朋友讲了简单虚构的关于动物的故事后，你会发现给他们查体会变得惊人地容易。询问幼儿关于这些动物的问题。令人安心的语调对于让幼儿放松非常有帮助。在查体的同时，跟他们描述现在正在进行什么检查，例如"现在我要听听你的心跳"；检查的同时跟孩子的父母交谈也可能令其安心。对于小于 3 岁的儿童，最好让他们坐在父母腿上进行查体；检查者尽量与儿童保持同一高度。

　　查体时应该让幼儿完全暴露。如果幼儿害羞，可以给幼儿穿一件长外衣并仅在每一部位经检查时脱去相应部位的衣服。在进行下一步检查前应穿好该部位的衣物。该年龄段孩子的羞怯程度差异很大，应尊重孩子们的羞怯。

　　检查之前用温水清洗双手。温暖的手让幼儿更加舒服。如果幼儿在检查桌上，令其父母站在幼儿的足侧。呼吸窘迫的患儿最容易检查的体位是其最舒适体位，通常为坐位。

　　温柔地告诉孩子需要做什么。最好说"请转身"，而不是"你能转身吗？"给予肯定的要求（"像雕塑一样的保持住"）而不是否定的要求（"别动"），因为幼儿可能不能注意到"动"前面的否定词。

　　对于看上去**有理解力**的幼儿，应**先**进行心肺听诊，因为该检查需要幼儿的配合，应在幼儿能配合得很好的时候尽早检查。因为幼儿一看到医疗器械会害怕，尽量最后使用它们。对于能配合检查的幼儿（2 岁以上）按照下述顺序进行检查：

- 检查生命体征（通常之前由护士或助理在医生见到孩子之前完成）
- 观察行为（获取神经及肌肉骨骼系统情况最重要的信息来源）
- 视诊皮肤
- 头颈部查体
- 胸部查体
- 心脏查体
- 腹部查体
- 生殖器查体
- 四肢查体
- 如果有指征，深腱反射检查
- 眼部查体
- 鼻部查体
- 耳部查体
- 口咽查体

二维码 21-26
幼儿血压测量

二维码 21-27
幼儿的头围测量

（一）一般情况

6 个月以上儿童有多种测量体温的方式。1~5 岁儿童心率范围为 80~140 次/分，平均值为 100 次/分。1 岁儿童呼吸频率为 24~40 次/分，5 岁时减至 20~24 次/分。

每一个孩子均应测量血压，3~4 岁儿童通常可以使用听诊器测量血压。告诉孩子袖套会有一会儿很紧。袖套的尺寸非常重要。袖套需覆盖肘窝至肩部距离的 2/3。袖套太小会导致测量值假性偏高；相反，太大会导致测量值假性偏低。儿童血压测量中触诊和听诊方法与成人一样。美国国家心肺血液学会发布了 2 岁至 18 岁男女儿童血压测量的标准。图 21-35 显示男、女儿童坐位时右臂血压测量值百分位图。

对每个儿童检查**身高、体重和 BMI**。3 岁以前儿童需测**头围**。将测量结果在标准生长表格上绘图。

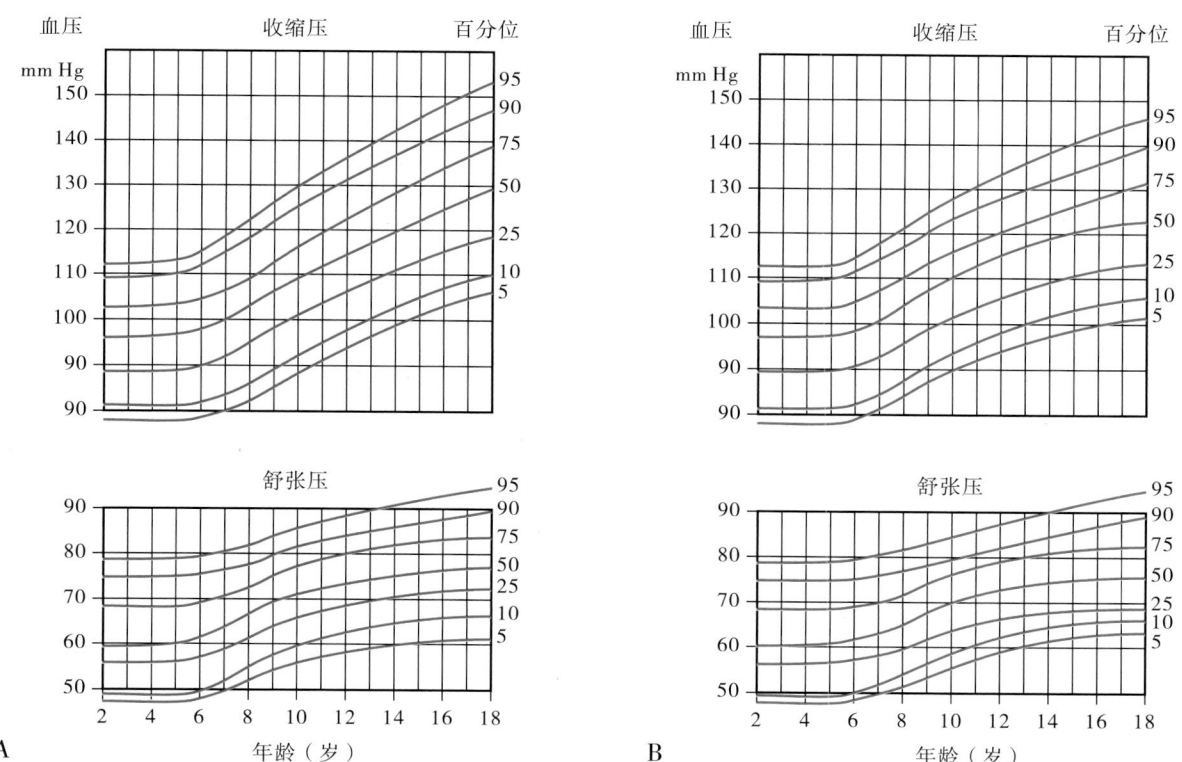

图 21-35　美国国家心肺血液学会血压测量值
A：男孩百分位图；B：女孩百分位图

1. 皮肤

儿童皮肤检查方法同成人。

对于该年龄段儿童的各种皮疹进行详细地描述对诊断至关重要。儿童期有很多出疹性疾病。皮疹包括斑疹、丘疹、水疱、脓疱或者出血点（表 21-26）。

　　脓疱病是该阶段儿童最重要的常见的皮肤病之一。该病是由 A 型 β 溶血性链球菌、金黄色葡萄球菌或者两者同时引起的表皮感染，传染性强，夏季多见。最初表现为脓性水疱；一旦破溃，就会形成环绕以红疹的蜂蜜色结痂。可在身体任何部位出现，以面部常见。图 21-36 显示了一例脓疱病渗出结痂的典型表现。图 21-37 为另一例脓疱病的儿童。

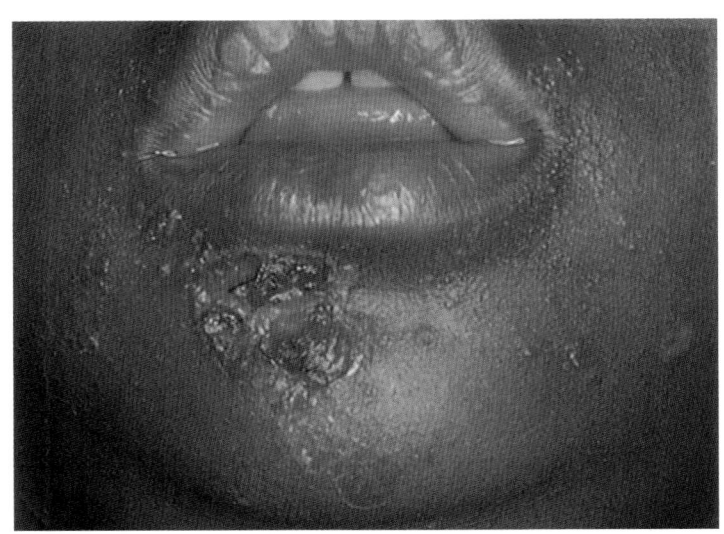

图 21-36　脓疱病

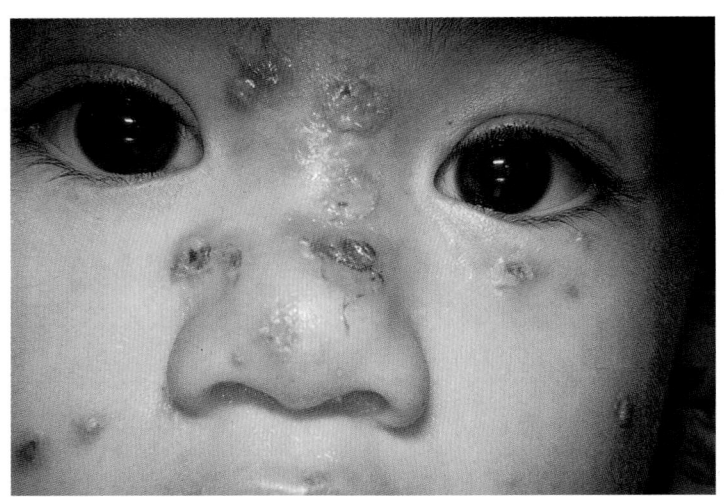

图 21-37　脓疱病

　　检查脊柱。沿着脊椎出现的簇状毛发，尤其是覆盖骶骨处的，可能提示该处存在**隐形脊柱裂**或者其他脊柱闭合不全（图 21-16）。

　　检查是否**外伤**或**儿童虐待**的证据？关于儿童躯体虐待已在前一部分讨论。

2. 头部

　　检查**淋巴结**。所有淋巴结区（第六章"头颈部"）均需检查。小的、直径 2~4cm、活动良好、无触痛、散在的淋巴结很常见。发热的、有触痛的淋巴结通常提示感染。

　　检查头颅轮廓。

在 1~3 岁儿童中触诊**颅缝**。检查囟门。后囟通常在新生儿期之后不久闭合。前囟最早可在 8 月龄时闭合，最晚在 2 岁时闭合。2 岁后前囟持续未闭提示可能存在异常。最常见的导致前囟延迟闭合的原因是甲状腺功能减退；颅内压增高以及一些少见遗传病如颅骨锁骨发育不全、致密性骨发育不全也需要考虑。

2 岁以上儿童触诊**上颌窦**。压痛提示鼻窦炎可能。

视诊腮腺区域。当幼儿坐位时令其抬头看天花板是观察局部肿胀的最佳时机。注意下颌角下方的任何肿胀。触诊该区域。腮腺肿大通常会导致耳郭位置偏移，从儿童后方观察可见这一现象。

视诊颈部大小及轮廓。检查是否有**甲状舌管囊肿**（图 21-38）。

二维码 21-28 幼儿的头部检查

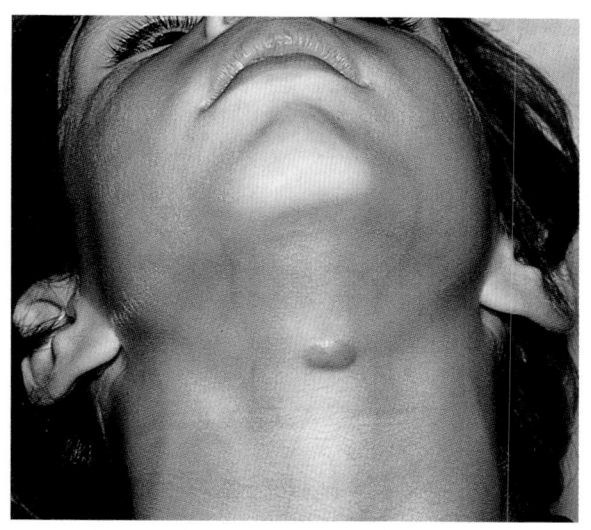

图 21-38 甲状舌管囊肿

如成人一样触诊颈前和颈后三角。颈前三角淋巴结肿大与鼻窦、耳、牙及咽部炎症有关。A 组 β 溶血性链球菌为引起 3 岁及以上儿童咽炎重要的原因，并有可能导致风湿热或者感染后肾小球肾炎。对于预测咽部细菌培养是否阳性时，颈前三角触痛性淋巴结肿大是最重要、具有诊断意义的体征。

触诊胸锁乳突肌。

视诊**气管**部位。是否居中？

触诊**甲状腺**，最好的检查方法是令孩子处于仰卧位，检查者用拇指和示指进行感觉腺体。

3. 胸部

视诊胸部外形。是否存在**漏斗胸**或者**鸡胸**？前者，又称"funnel chest"，为胸前壁最常见异常，因胸骨及肋骨发育异常导致呈内陷的形状；后者，又称"鸽胸"，是由于胸骨及肋骨突出导致。两者通常存在于不同的疾病，但两者都可见于结缔组织病，如马方综合征。

检查**呼吸频率**。6 岁儿童呼吸频率为 16~20 次/分。

触诊胸部，检查触觉震颤（第十章"胸部"）。在儿童时期，触觉震颤的敏感性及特异性均较低。

听诊需系统地进行，但是检查可能很困难，需要耐心。如你告诉孩子"深呼吸"，他们多数会屏住呼吸；取而代之，告诉他们模仿你做深呼吸，或者，你可以告诉小孩"吹灭生日蜡烛"。检查呼吸音是否正常？是否有附加呼吸音？儿童呼吸音较成人更响亮，这与儿童的胸部结构有关。

胸部叩诊，与成人检查方法一样。由于儿童胸壁较成人薄，儿童叩诊音通常更加响亮。应轻柔叩诊，因为叩诊用力过度可能导致大片区域共鸣而掩盖了浊音区。

二维码 21-29
幼儿胸部检查

二维码 21-30
幼儿心脏检查 I

二维码 21-31
幼儿心脏检查 II

二维码 21-32
幼儿腹部检查

4. 心脏

小儿童心脏查体，应按照以下步骤：

（1）视诊心前区。

（2）触诊是否存在抬举样搏动或者震颤感。

（3）按照第十一章"心脏"所描述的部位进行听诊，描述杂音及异常心音。

（4）触诊股动脉搏动。

5. 腹部

由于腹部查体除了使用听诊器不需要其他器械而且并不产生疼痛，故而腹部通常为查体中先进行的部分。对于 2~3 岁的焦虑的儿童，可使其坐在父母腿上查体。父母背靠着椅子，充当检查桌，令孩子半靠在父母的胸腹部。儿童充分的腹部查体可能需要反复查看直到孩子能在整个过程中放松。

视诊腹部。随着儿童年龄的增生，膨隆的腹部会变得逐渐平坦，除非是肥胖儿童。

视诊**脐部**。让孩子咳嗽，观察是否有肿物从脐膨出。

听诊肠鸣音。是否有血管杂音？腹部杂音提示主动脉缩窄，尤其当存在上肢高血压而股动脉脉搏减弱或延迟时。然后用听诊器听诊肾脏。该部位存在杂音，提示肾动脉狭窄。

叩诊腹部，检查是否有异常浊音。

如成人查体一样进行轻触诊。是否有触痛？触诊的同时观察患儿的表情。观察儿童的面部表情比问他们"疼吗？"更有意义。孩子通常怕痒，可以在检查时用双手夹住孩子的手来减轻因怕痒导致的咯咯笑。或者，轻触诊可在听完肠鸣音之后用听诊器完成。

深触诊检查方法同成人。

触诊肝、脾的方法同第十四章"腹部"。3 岁儿童肝界约为 4cm，到 5 岁时肝界增至 5cm。触诊器官肿大时最好从下腹部开始，向上触诊。否则，检查者可能触诊不到增大明显的肝、脾的边缘。

在 5~6 岁儿童中可通过冲击触诊法来触诊肾脏。检查者将左手置于肋脊角处的右肋缘下方。右手置于右腹中部。用力下按腹部感受肾脏大小。检查左肾时双手应交换。

触诊**股动脉搏动**。将手指沿着腹股沟韧带置于耻骨联合与髂崎连线中点的位置，同时检查桡动脉。两者应在同时搏动。

触诊**股淋巴结**。通常能发现数个 0.5~1cm 大小的淋巴结。

视诊肛门。对于还不会控制尿便的儿童检查是否有尿布疹？是否有脱皮的迹象？蛲虫感染通常会引起瘙痒和脱皮。

该年龄段儿童通常不常规进行直肠指诊。只有在存在腹痛或者下消化道相关症状时需进行直肠指诊。嘱孩子侧卧位，屈膝，面朝站在检查桌边的父母。告诉他们这项跟"测量体温"差不多。检查者需戴上手套，充分润滑手套，用小指进行检查。检查是否有触痛、括约肌张力以及是否存在包块。

6. 生殖器

对于男孩，检查阴茎。如果检查者偶然收缩起包皮，完成检查后需将其退回正常位置。

视诊尿道口。

视诊**阴囊**。是否一侧肿大？如果睾丸肿大需警惕睾丸鞘膜积液或者疝的可能？使用透照法并听诊阴囊肿物。

触诊**睾丸**。两侧是否均在阴囊内？在该年龄段儿童睾丸通常可回缩至腹股沟管。如果在一侧或两侧阴囊内均未触到睾丸，尝试手动将睾丸从腹股沟区域移至阴囊内。如果操作失败，让孩子坐着并将双腿同时置于椅子上。嘱他们去抓住膝盖。重复触诊。额外的腹压可压迫回缩的或者未下降的睾丸进入阴囊。该操作过程中保持双手及室内温暖有助于检查。

另一个有用的拮抗主动提睾肌反射的手法是让孩子仰卧平躺并屈膝，将一侧脚置于对侧腿上。这种"裁剪位"能将缝匠肌肌腱置于腹股沟管上方，防止主动反射导致的睾丸回缩。

4 岁及以上儿童通常需要触诊**腹股沟疝**。操作方法与成人相同，需要让孩子站着进行检查。

对于女孩，视诊**阴道部位**。是否有皮疹？皮疹可能与泡沫浴有关。是否有**分泌物**？2~6 岁的女孩出现阴道分泌物可能与阴道异物有关。有经验的检查者可用鼻窥器视诊阴道寻找分泌物的原因。检查处女膜是否完整和阴道开口是否光滑。留心观察是否有性虐待迹象。性虐待最重要的体征包括走路困难、阴道及肛门感染、生殖器刺激或者肿胀、撕裂或者污染的内衣、阴道或者肛门出血以及青肿。许多被性虐待的儿童可以没有任何阳性体征。

7. 肌肉骨骼系统

让孩子穿着鞋子或袜子来回行走以观察其步态。如果让孩子不穿鞋袜在凉的地板行走可能导致步态变形。"内八字"和"外八字"在儿童中常见。这些步态多数为子宫内体位导致的生理变异，可在生长活跃期自行缓解。

让孩子站在检查者面前，视诊双腿。是否存在弯曲？通常情况下，儿童在开始走路后 1~2 年内显得有弓形腿（膝内翻）。膝外翻通常在膝内翻后出现，一般见于 2~4 岁儿童。2~4 岁儿童的正常步态基底较宽，且伴有明显的腰椎前凸。

二维码 21-33　幼儿的肌肉骨骼系统检查

对于**跛行**儿童需从足趾至臀部对下肢进行完整的检查，明确是否有外伤的证据或者局部骨压痛。髋部异常的儿童通常会定位到膝部不适。对于任何主诉膝部不适的儿童需进行髋部仔细地检查。3~8 岁儿童的跛行和膝部疼痛，尤其是男孩，提示股骨头骨骺骨软骨病（Legg-Calvé-Perthes 病），为一种无菌性股骨头坏死。刺激性髋部综合征或者中毒性滑膜炎是该年龄段儿童的另一跛行原因。该病男女发病没有差别。

检查儿童鞋子。是否存在不对称磨损？

8. 神经系统查体

语言的发育和能够控制小物体、扔球、自己进食以及理解一些简单的指示都提示神经系统正常发育的最好提示。这本书附带的视频演示了对于幼儿的简单且完全的神经系统查体。

除非怀疑发育异常或者中枢神经系统急性损伤（感染或外伤），一般不检查腱反射。如果需要检查，方法如第十八章"神经系统"及视频所述。

9. 眼

1~3 岁儿童的视力检查通过评价其分辨鲜艳的物体和环检查室绕行的能力。常规视力检查一般从接近 4 岁时开始，使用相应的 Snellen 视力表。儿科视力检查表采用图画或者字母表。3 岁儿童平均视力为 20/40，4~5 岁时为 20/30。调暗灯光然后同时比较双眼的视网膜红光反射。红光反射不对称提示屈光不正、肿瘤或者其他"弱视"的问题，需进一步去眼科就诊。

视野检查只在 4 岁以上的、怀疑视力下降或者颅内肿物时进行。检查方法除了使用小玩具取代手指，其他同成人。将玩具从孩子视野周围向内移动，并嘱他们当看到玩具时告诉检查者。

检查眼球运动。双眼是否直视？需注意内眦赘皮过大导致部分覆盖眼球的儿童可能会被认为患有斜视。双眼需在各个方向凝视时保持平行。令孩子看着 61cm 远处的光照。正常情况下光点应落在双侧瞳孔中央。保持光源位置不动的同时，扶住患儿的头先向右运动、再向左运动，观察在孩子头运动时双眼角膜反射是否对称？如果不对称，则进行**遮盖试验**，方法如第七章"眼部"。

二维码 21-34　幼儿的神经系统查体

结膜是否发红？该年龄段最常见的眼病是红眼病。可由多种原因导致，包括结膜炎、鼻泪管堵塞、睑板腺囊肿、局部外伤、过敏或者毒物暴露。

二维码 21-35 幼儿
的神经系统查体-Ⅱ

二维码 21-36 幼儿
的眼睛检查

10. 鼻

视诊鼻孔。是否存在鼻翼**扩张**？鼻翼扩张可见于各种类型的呼吸窘迫并提示低氧。

视诊鼻尖。是否存在贯穿鼻下部的持久并尖端向上的横纹？这一现象常见于过敏患者。该明显体征为变应性鼻炎习惯动作（变应性"敬礼"）：用手掌或伸直的示指向上、向外摩擦鼻。

抬高鼻尖视诊鼻黏膜。是否有分泌物？中鼻甲上方或下方的脓性分泌物可提示鼻窦炎。清水样分泌物提示过敏或者病毒性上呼吸道感染。鼻出血通常由局部外伤引起，学龄前和学龄儿童中常见。在头部外伤的儿童中，鼻内出现清亮的分泌物提示脑脊液漏。

检查是否有**鼻息肉**。该病可能与过敏或者囊性纤维化有关。

11. 耳

二维码 21-37 幼儿
耳部检查

是否有分泌物？脓性分泌物可能与细菌感染有关。湿疹可能会导致耳后皮肤片状脱落或者皮肤皲裂。血性分泌物可因外界刺激、外伤、异物或者颅底骨折引起。

使用耳镜检查**外耳道**和鼓膜。能很好配合检查的 2~3 岁儿童可坐着或者俯卧于检查台上并将头偏向一侧。不能配合的儿童可由父母将其直立举起或俯于父母前臂上。耳镜的持握方法同前。尽量使用最大的窥器。只能伸入窥器尖端到 1.2cm。

视诊鼓膜。鼓膜发红常见，可由感染、外伤或甚至哭泣引起。化脓性中耳炎时，鼓膜向外膨出并变得弥漫性发红，甚至为不透明的黄色，听力下降，鼓膜光反射可能消失。鼓膜是否穿孔？当吹气时鼓膜是否移动？固定不动的鼓膜见于化脓性或者严重的中耳炎（图8-28）。

触诊乳突尖部。是否有触痛？触痛提示乳突炎，该病可能伴随乳突发红与耳郭前移，尤其从孩子后方观察时最明显。

是否存在耳后淋巴结？该部位的淋巴结为风疹的典型表现。也可见于麻疹、玫瑰疹、水痘以及头皮感染的患儿。

检查**听力**。听力对于语言正常发育十分重要。筛查的方法为：捂住患儿一侧耳，在其另一侧轻声说一个数字。问孩子听到的是什么数字。重复同样的方法检查另一侧耳。如果怀疑听力丧失或者儿童有语言发育迟滞，需尽快安排听力测定。

12. 口及咽部

二维码 21-38 幼儿
的口咽部检查

口及咽部检查通常为儿童检查的最后一部分。

视诊双唇颜色以及是否有病变。

告诉孩子"张开嘴，我要数数你的牙齿。"观察**牙齿**数目以及是否有龋齿。第一下磨牙约在 1 岁时萌出。然后 14 月龄时第一上磨牙萌出，下犬牙在 16 月龄时萌出，上犬牙在 18 月龄时萌出，第二下磨牙在 20 月龄时萌出，2 岁时第二上磨牙萌出。乳牙列总共 20 颗牙。磨牙的边缘扁平（表 21-5）。

多发龋齿，尤其是上切牙龋齿，通常提示**牛奶龋**，也称**奶瓶龋**。这是由孩子在入睡时吮着牛奶或者果汁引起。这种发酵碳水化合物的容易生龋的液体在孩子睡觉时持续浸泡着儿童牙齿并与**变形链球菌**及其他口中微生物反应，导致易感牙釉质的酸化脱矿。未经治疗龋进展破坏牙釉质、牙本质以及牙髓，造成**根尖周脓肿**。上颌前牙最早受累。下颌牙最晚受累。图 21-39 显示了严重的奶瓶龋导致需要拔出患儿的所有乳牙。始终注意受损牙齿上方牙槽嵴出现的小脓疱，这是**根尖周脓肿**的提示，需要牙科立即治疗。图 21-39B 中的儿童所有上牙均有根尖周脓肿，下牙严重破坏。

检查**咬合**。轻度上颌骨突出被称为**深覆殆**，属于正常牙位。下颌突出被称为**反殆**。

当检查牙齿闭合情况时让孩子咬牙。正常情况下，上牙覆盖下牙。

检查**牙龈**是否存在病变。

检查**颊黏膜**。麻疹起病第 2~3 天，在下磨牙对应颊黏膜处常可见针尖样白点，称为科氏（Koplik）斑，为麻疹特征性表现。具红斑基底的水疱提示**单纯性疱疹**感染。类似的水疱出现软腭和扁桃体则提示柯萨奇病毒导致的**疱疹性咽峡炎**。颊黏膜及上腭出现的 1~3mm 大小的暗红色斑点为风疹的早期表现。这些弥漫、散在分布于硬腭后部及软腭处的病变被称为 Forschheimer 斑，出现风疹前驱期或者皮疹暴发前。图 21-40 显示了风疹的 Forschheimer 斑。

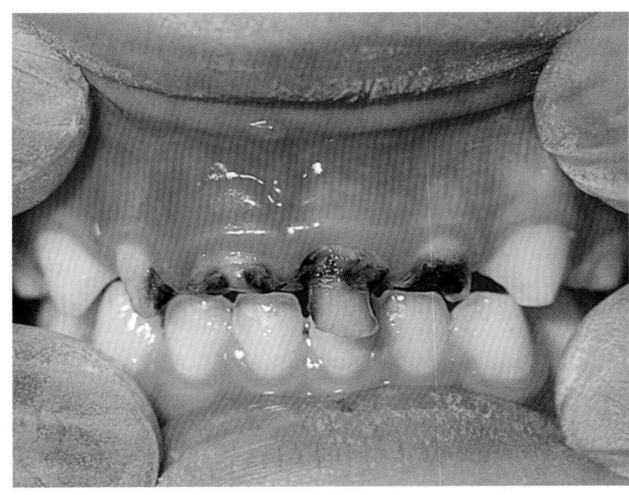 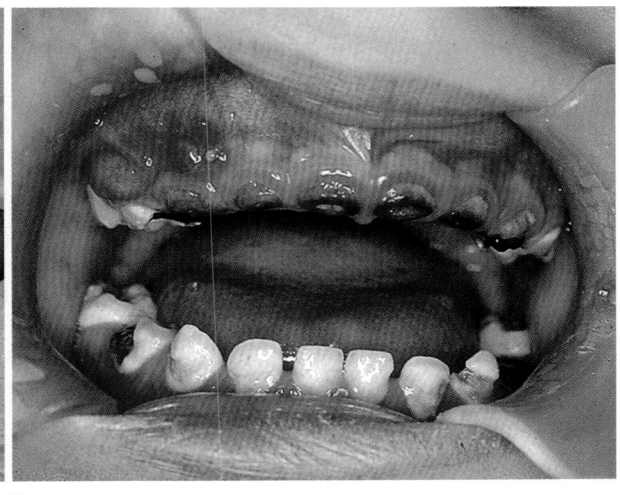

A   B

图 21-39 A 奶瓶龋；B 龋破坏继发的根尖周脓肿

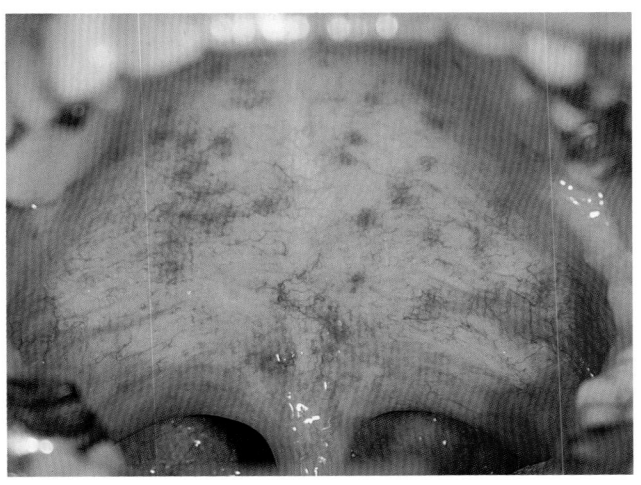

图 21-40 风疹病毒感染所致的 Forschheimer 斑

视诊舌。地图样舌为正常变异（图 9-25A）。舌干燥见于脱水或者慢性经口呼吸。草莓舌提示猩红热。

为了获得检查咽后部是最佳视野，需让孩子进行这部分检查时保持坐位。告诉孩子要观察他的咽喉，他们应当尽量张大嘴。如果孩子完全不能配合，让他们仰卧于检查台上。其父母站在检查台头侧，将孩子双手上举过头，同时将肘部于头两侧压紧以固定头部。检查者在孩子上方弯下身体，一只手拿着压舌板、另一手拿着光源。

检查**后咽**。观察**扁桃体**大小。扁桃体大小按 1+～4+ 分级估计，4+ 提示两侧扁桃体在中线靠近。"接吻"扁桃体（图 9-14）提示存在阻塞性呼吸困难可能。是否存在脓性渗出？是否有膜存在？膜见于白喉和感染。

是否有瘀点存在？链球菌性咽炎常伴有瘀点。

视诊咽后壁。鹅卵石样改变提示慢性鼻后滴漏综合征。

六、学龄儿童系统回顾及查体

学龄儿童可能有慢性躯体主诉，如头痛、胃痛或者腿痛，这些症状常有部分主观偏倚。关于这些症状的相关背景病史可以帮助分辨出诱因。6～12 岁儿童需要额外添加的系统回顾内容包括持续喷嚏、鼻痒、眼痒、打鼾、睡眠不佳、白天嗜睡、胸痛、运动相关的咳嗽或喘鸣、夜间咳嗽、心悸、多尿、多饮、晕厥、持续悲伤或者焦虑、运动损伤以及脑震荡。

6～12 岁儿童查体通常容易。他们能理解查体的目的并很少提出问题。查体中鼓励孩子谈论学校、朋友或者兴趣爱好会很有帮助。交谈能够帮助孩子放松，甚至在他们显得并不能理解时也能是如此。

可以让孩子穿一件长袍或者布帘。

查体顺序基本与成人查体相同。如果孩子主诉某部位疼痛，该部位应在最后检查。

与幼儿一样，同样也需要对年长孩子在每一部分查体时进行简单地解释。

在开始检查前用肥皂和温水洗手。

1. 一般情况

在 6～12 岁儿童中，**体温**应经口测量。该年龄段儿童的脉搏范围为 75～125 次/分，呼吸频率范围为 15～20 次/分。

该年龄段中的所有孩子均应采用第十一章"心脏"中所述的方法测量血压。使用合适大小的袖套。

测量孩子身高和体重，记录在病历中，计算 BMI。

2. 皮肤

视诊皮肤，观察是否有真菌病的迹象，尤其是脚趾间。

是否有**皮疹**？持续存在的头皮屑可能为头癣而非脂溢性皮炎。脂溢性皮炎最常见于婴儿期和青春期。另一方面，湿疹在该年龄段儿童也很常见，最容易发现的部位为肘窝和腘窝。

3. 眼

眼部检查和成人基本上一样，**视力**检查为重点。需要采用标准 Snellen 视力表检测视力。两眼视力差超过两行则需要眼科医师进一步评估。

4. 耳

耳部查体同成人，重点为**听力检查**。所有学龄儿童都需进行听力检测。

5. 鼻

鼻部查体基本同成人。

6. 口及咽

需检查牙齿的状况及间距。让孩子咬牙观察**咬合**情况（表 21-5）。

视诊舌体是否干燥、舌的大小以及有无病变。深舌沟常见且没有临床意义。

检查**上腭**是否存在瘀点。

检查**扁桃体**是否肿大、充血和渗出。

7. 颈部

触诊**甲状腺**是否存在结节。该年龄段的正常儿童极少能触到甲状腺。

触诊是否存在**淋巴结肿大**。颈前淋巴结与上呼吸道感染和牙齿感染有关。颈后淋巴结病变提示中耳和头皮感染。全身多发淋巴结肿大见于病毒感染性疾病，例如单核细胞增多症、麻疹和风疹。

气管是否居中？

8. 胸部

胸部查体同成人。女孩在 8 岁时可发现乳腺发育。关于 Tanner 分期见本章后面的"外生殖器"部分。

9. 心脏

心脏查体同成人。

10. 腹部

腹部查体顺序同成人。8 岁儿童的肝界为 5~5.5cm，12 岁时为 5.6~6.5cm。

11. 生殖器

第二性征发育时间的差异很大。女孩乳腺发育早在 8 岁时就开始并且持续 5 年。阴毛在差不多相同的时间发育。男孩的睾丸发育时间则稍晚，从 9~10 岁开始。阴毛发育约从 12 岁开始，直到 15 岁时完成。阴茎开始发育的时间约在睾丸开始增大后一年，10~11 岁。在患有克兰弗尔特（Klinefelter）综合征的男孩（核型 47，XXY）中，阴毛外观、睾丸发育以及阴茎生长的关系混乱。该综合征的特征为青春期前睾丸大小，伴有正常阴毛和阴茎发育。女孩的生长高峰期约在 12 岁，在其青春期发育早期，然而男孩的生长高峰期约在 14 岁，此时其生殖器已经相当成熟。

J. M. Tanner 于 1962 年发布了男孩与女孩的性成熟分级标准。在男孩中，分别按照阴毛生长以及阴茎、睾丸及阴囊的发育将性成熟度分为 1~5 级。检查者需记录两套分级：一个为阴毛发育分级，另一为外生殖器发育分级。如果阴茎发育与睾丸和阴囊发育不同，需取两个评分的平均值。图 21-41 总结了男孩生殖器发育的 Tanner 性成熟度分级。

图 21-42 图示并总结男孩及女孩的阴毛发育的 Tanner 性成熟度分级。

女孩的 Tanner 性成熟度分级主要根据阴毛生长和乳腺发育情况，每项均分为 5 期。检查者需记录两套评分：一个为乳腺分级；另一为阴毛分级。图 21-43 图示并总结了女孩乳腺发育的 Tanner 性成熟度分级。

图 21-44、图 21-45 分别用图表总结了男孩和女孩的生长发育顺序。

需给年轻人穿上长袍以免其在父母面前害羞。

视诊**外生殖器**。是否存在阴毛？性成熟度分级如何？是否有外阴病变？是有性虐待证据？

触诊睾丸。是否有**腹股沟疝**？

在该年龄段的儿童中不常规进行盆腔检查，除非有临床指征并且应由有经验的检查者进行。9 岁以下女孩的阴道出血中，最常见的原因为异物导致的感染、约占总数的 66%，外伤为另 16% 患者的病因。

12. 肌肉骨骼系统查体

6~12 岁儿童的肌肉骨骼系统查体的一个重要目的为发现**脊柱侧凸**。脊柱侧凸是最常见的脊椎畸形，尤其在青春期女孩中。让患儿上半身暴露。视诊背部。观察双肩及肩胛骨是否在同一水平？枕部与臀沟是否在同一垂直线？令孩子弯腰尽量够到脚趾，胳膊可以自由下垂。在脊柱侧凸患儿中可以观察到下肋部的不对称抬高（图 21-46）。另一种检查脊柱侧凸的方法为让孩子站在检查者面前并沿着脊柱用笔标记出棘突的位置，然后让其腰部前屈。标记向任一侧偏移均提示存在脊柱侧凸。可惜的是，这两种方法检测脊柱侧凸的敏感性和特异性均有限。

分期	特征
1	青春前期；睾丸、阴囊和阴茎的大小与比例与儿童早期相同
2	睾丸和阴囊增大；阴囊皮肤变红和粗糙；阴茎略长大
3	阴茎长大，主要是变长；睾丸和阴囊进一步发育
4	阴茎进一步发育，变粗变长，龟头长大，阴囊皮肤变黑
5	成人外生殖器

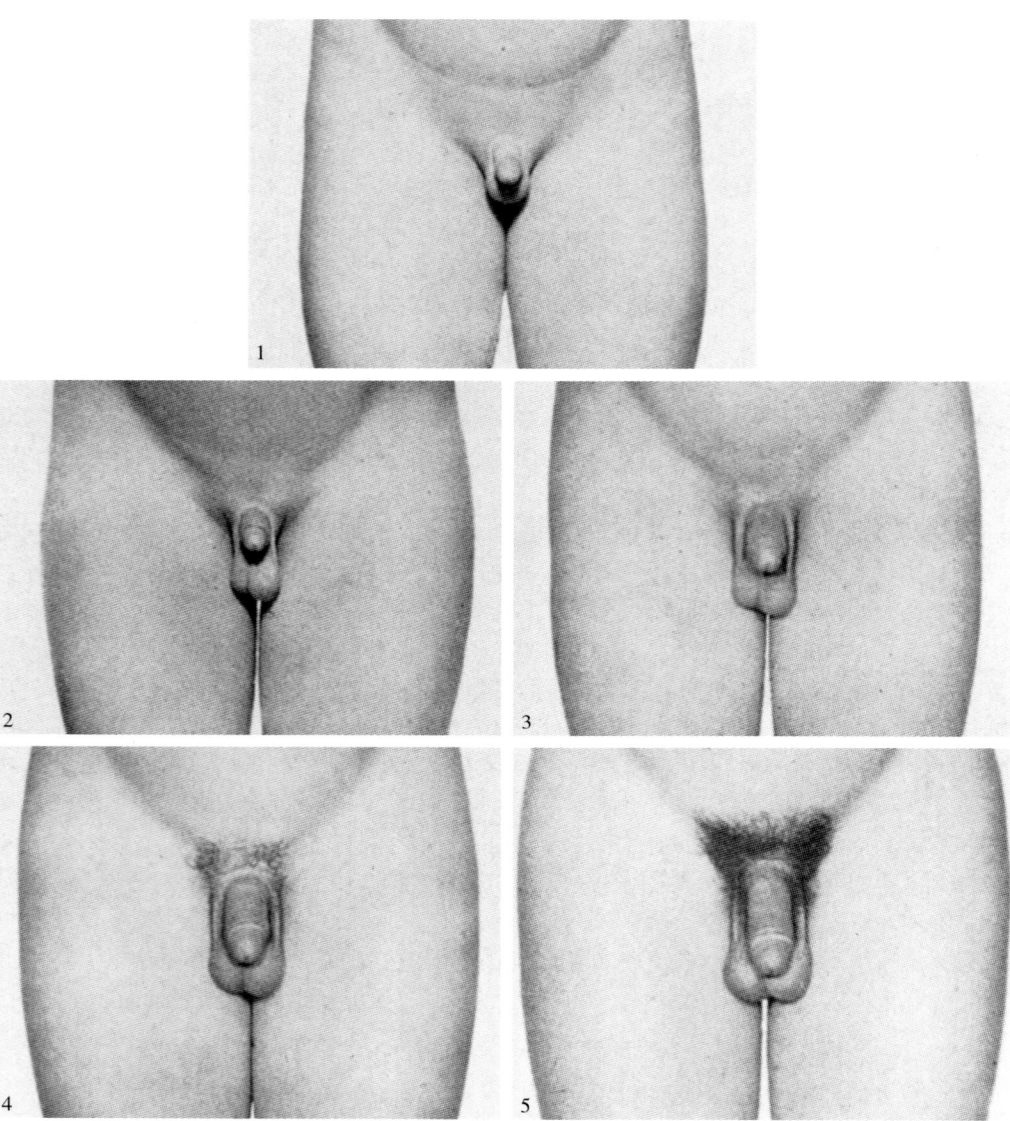

图 21-41　Tanner 发育分级，男孩生殖器发育。数字指性成熟度分级

分期	特征
1	青春前期；无真正的阴毛
2	在阴茎根部或阴唇前方有淡的略卷曲的绒毛稀疏生长
3	阴毛增多，颜色加深；变得粗糙、卷曲
4	成人型阴毛，但范围局限，未及大腿中间
5	成人型阴毛，延伸至大腿

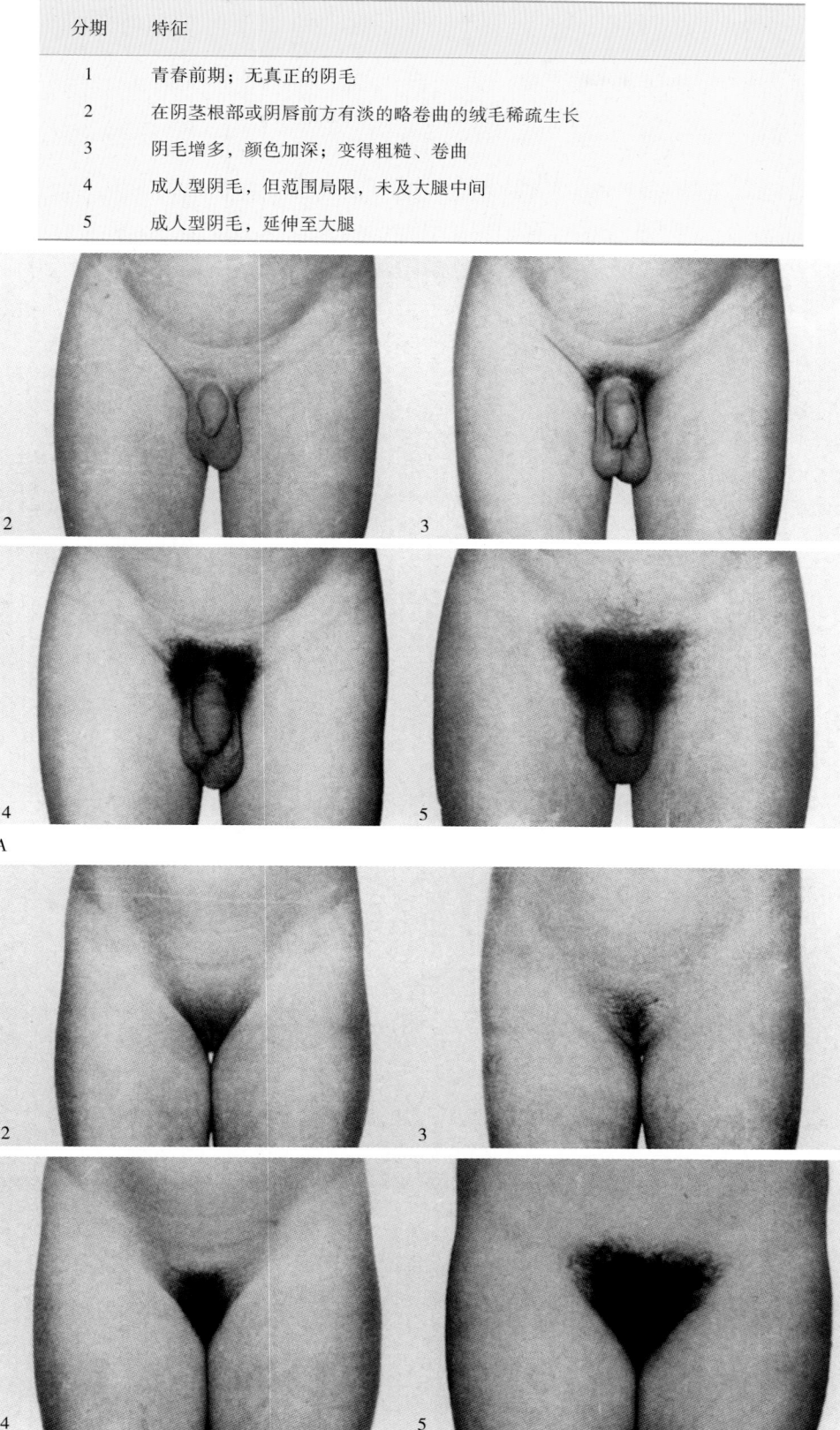

图 21-42 Tanner 发育分级，阴毛发育。数字指性成熟度分级

A：男孩的发育；B：女孩的发育

分期	特征
1	青春前期；仅乳头挺立
2	乳芽期：乳房和乳头挺立，形似小丘，乳晕直径扩张
3	乳房和乳晕进一步发育，尚无清晰轮廓
4*	乳晕在乳房上呈丘状隆起
5	成熟期：乳晕隆起回退到乳房轮廓内，只有乳头突出

* 约2.5%的女孩没有此期。相反，此期可以持续终生

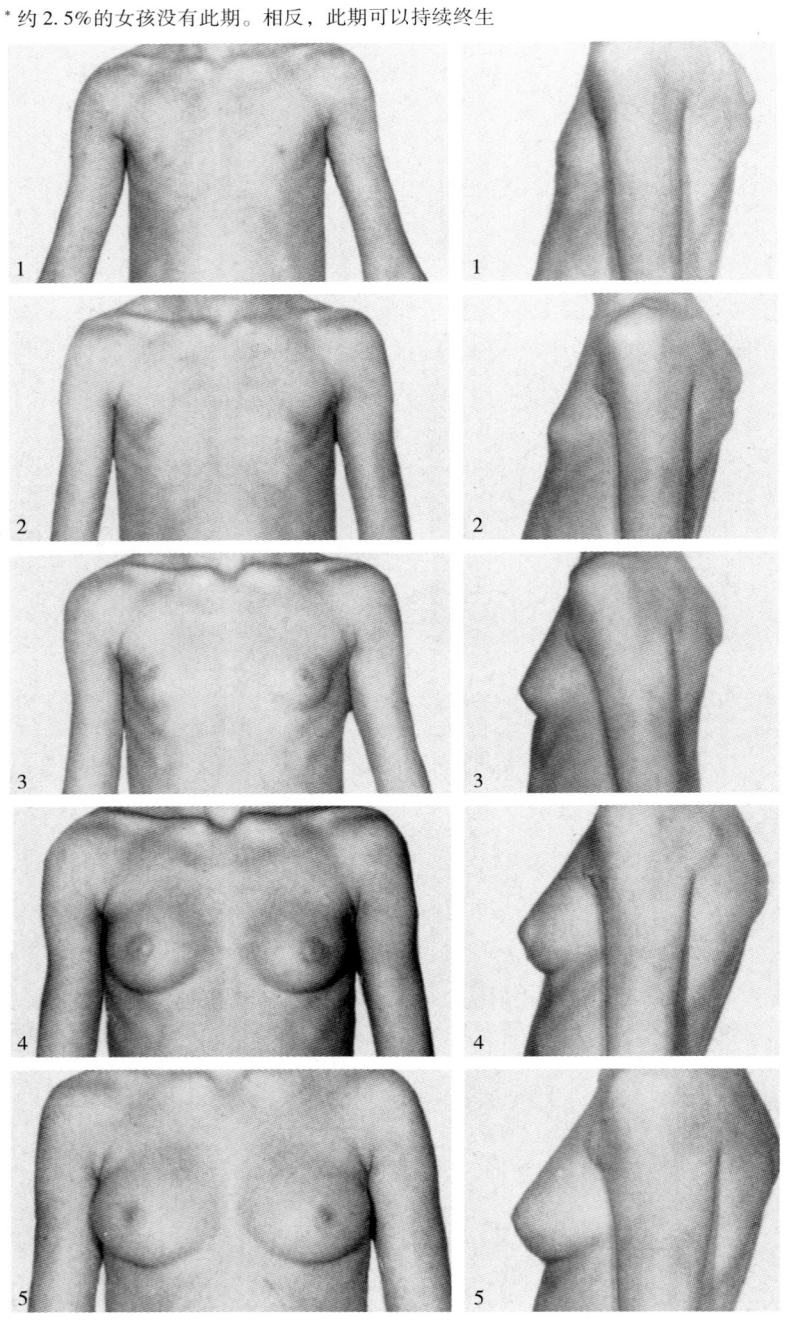

图 21-43　Tanner 发育分级，女孩乳腺发育。数字指性成熟度分级

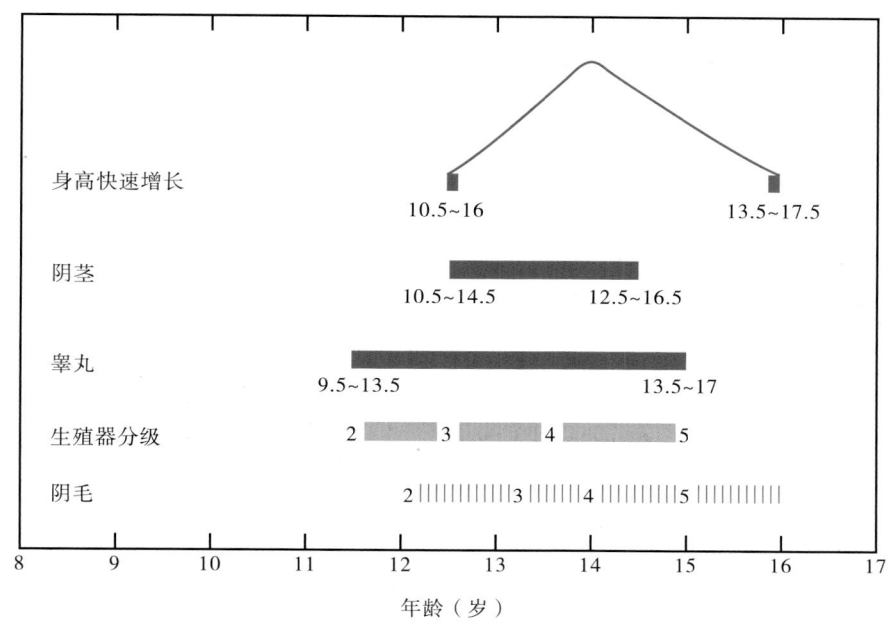

图 21-44 男孩发育顺序

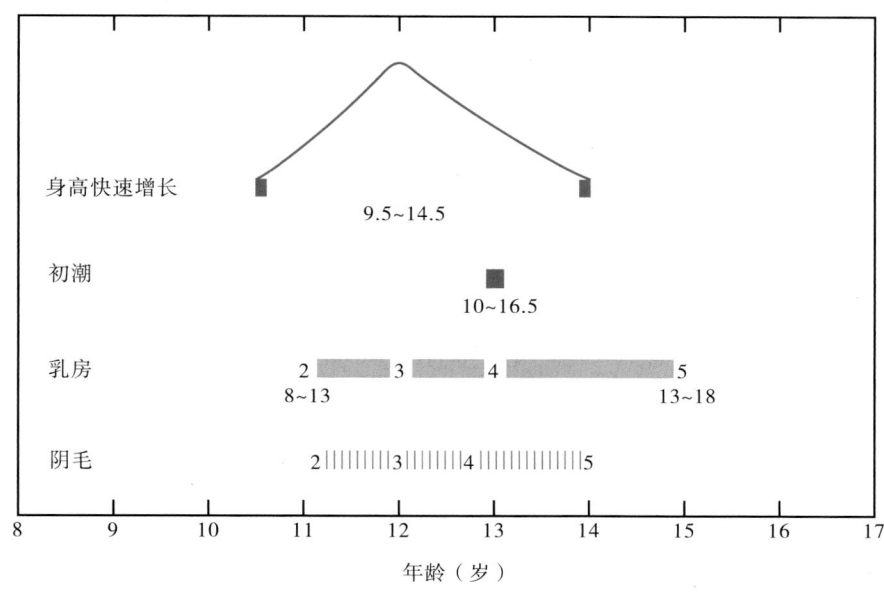

图 21-45 女孩发育顺序

13. 神经系统查体

神经系统查体基本同第十八章"神经系统"。但是在该年龄段儿童中，通常只在有证据提示神经系统发育异常、急性中枢神经系统损伤或者存在头痛等主诉时才进行完整的神经系统查体。

七、青春期少年系统回顾和查体

性成熟或者青春发动期，在女孩从 10~11 岁时开始，在男孩从 11~12 岁时开始。青春期通常指从青春发动期到成人期的过渡阶段，尽管也有人认为青年期应为从儿童期至成人期。实际上，没有关于青年期的科学定义。这是一个生理、认知、心理、社交以及情感发育时期，可粗略地认为为 11~19 岁。

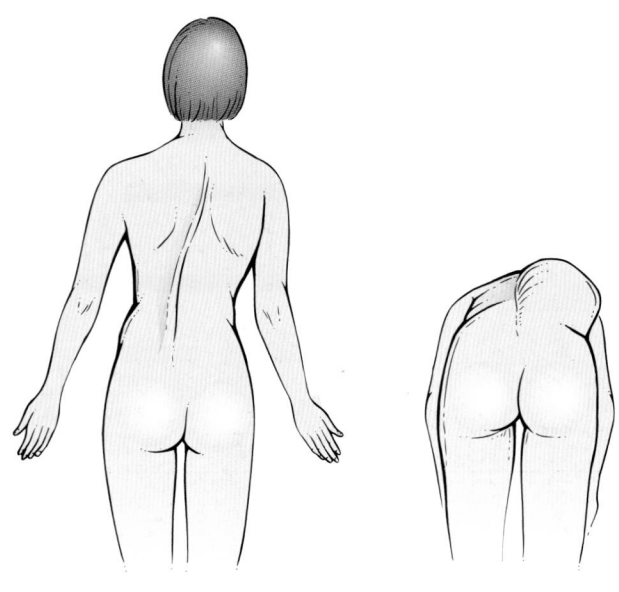

图 21-46　脊柱侧凸表现

　　在青春期，个体开始越来越在意他们的体形。他们逐渐出现性、性别、种族以及人种的认同。他们探索自己的价值观、道德观及信仰。在他们学习怎么让自己变得独特的同时，与人相处的需求也在增加。由于感到与其他人在文化、种族、性别及性特征的不同，认同的形成可能格外具有挑战性。同伴关系就显得非常重要。校园教育具有重要责任。许多青少年都会体验吸毒和酗酒。青春期还有其特有的压力。父母、监护人以及其他照顾其的成人在为孩子们提供支持与帮助，使他们在成长的过程中取得最佳目标中扮演着重要的角色。美国儿童及青少年精神病学会将青春期根据生理、认知和社会情感发育分为三个亚期（表 21-3）。

　　青少年**系统回顾**同成人几乎一样。注意，以下问题对于青春期患者非常重要：关于月经的问题，如痛经或者经前症状；关于性功能及性传播疾病相关症状；关于妊娠的可能性；关于运动受伤、情感障碍以及思维障碍。

　　青春期少年查体也几乎与成人一样。检查者最好在检查时让孩子的父母离开，但也有青少年会更愿意让其父母在检查时陪伴，因此需征求他们自己的意愿。确保问诊的保密性能够建立起坦诚和信任的环境。但是，需要告知青少年如果有伤害自己或者他人的想法，需通知其父母或监护人。

　　由于青少年查体与成人非常相似，这里只讨论不同处。

二维码 21-39　青春期少年和其父母的问诊

（一）一般情况

　　青少年平均**心率**为 60~100 次/分。16 岁孩子呼吸频率为 12~18 次/分。
　　血压测量需要应用第十一章"心脏"中所述的方法。

（二）皮肤

　　青春期少年的皮肤检查通常能显示青春期改变迹象，包括痤疮、乳晕色素沉着、顶泌汗腺分泌功能开始出现、外生殖器色素沉着以及腋毛和阴毛发育。

表 21-3 青春期分期

青春期分期	生理发育	认知发育	社会-感情发育
青春期早期： 11~13 岁	青春发动期：体毛生长、出汗增多，毛发和皮肤油脂分泌增加 女孩：乳房和臀部发育，月经初潮 男孩：睾丸和阴茎发育，遗精，声音变低沉 体格生长高峰：身高和体重增加	抽象思维能力发育 大部分的兴趣集中在现在，对未来的思考有限，知识兴趣增长并且变得更重要，道德思维加深	与本体感斗争 对自我和自体感到尴尬，担心是否正常 意识到父母并不完美；与父母冲突增加 同伴的影响力增加 渴望独立 有回到"幼稚"的行为倾向，尤其面临压力时 情绪化 挑战或测试规则与限制 对隐私的兴趣增加 对性的兴趣增加
青春期中期： 14~18 岁	青春发动期结束。女孩体格生长减慢，男孩仍继续保持生长	抽象思维继续发育 设定目标的能力更强 对道德推理充满兴趣 思考人生意义	自我卷入增强，在高期望和低自我观念之间变化 持续调整以适应身体变化，担心是否正常 与父母保持距离，继续追求独立 希望交朋友和对朋友依赖性增加，是否受欢迎成为重要的问题 感受爱情和激情 性兴趣增加
青春期晚期： 19~24 岁	典型的年轻女性：生理基本发育成熟 年轻男性：身高、体重、肌肉容量及体毛持续生长	从头至尾完整思考的能力 延迟享受的能力 审视内心体验 对未来的关注增多 对道德推理保持兴趣	本体感更牢固，包括性认同 情感稳定性增加 增加关心他人 独立和自力更生能力增强 同伴关系仍然重要 建立更复杂的关系 社会和文化传统恢复部分重要地位

（三）乳房

根据 Tanner 性成熟度分级对女孩乳房发育进行评判。

男、女孩乳房均会发育。男孩出现 Tanner 3~4 期的单侧的男子女性型乳房时并不需要担心，这种变化属于正常青春期发育的一部分，为一过性的。

女孩乳房发育不对称很常见，可以安慰其父母不必担心，属于正常的青春期发育。

（四）腹部

腹部查体同成人。16 岁青少年的肝界范围为 6~7cm。

（五）生殖器

评估男孩阴毛及外生殖器的**性成熟度分级**。女孩只需要评估阴毛的性成熟度分级。

检查者需对患者进行检查并尽量与解释身体的变化与正常青春期发育有关。

青春期女性需要进行盆腔检查，操作一定保证特别轻柔。使用 Pedersen 窥具可使减少检查带来的不适。如果检查者是男性，需要一名女性护士同时出现；如果检查者是女性，最好也有一名女性护士陪在一旁。

（六）肌肉骨骼系统查体

青少年膝部疼痛通常由外伤引起。胫骨结节不完全撕裂伴该部位疼痛性肿胀被称为胫骨粗隆软骨病（Osgood-Schlatter 病）。这一常见状况更多见于青春期男孩，通常为自限的。膝痛也可能与髋部病变有关，可能因股骨头骨骺滑脱（SCFE）引起。腿屈髋屈膝时若髋关节呈外旋位转动则高度提示 SCFE 可能。SCFE 常见于青春期发育高峰期，尤其多见肥胖青少年。

脊柱侧凸在青春期发育高峰期进展迅速。

如果青春期少年因竞技体育需体检合格证明，除了常规检查以外，此时有必要进行全面的肌肉骨骼系统筛查是否有未完全恢复的运动损伤。

八、临床意义

病毒性疹病在儿童时期非常常见，已有很多疫苗。目前在 20 世纪早期，儿科医师经常将很多儿童时期常见的疾病按照数字排列（实际为出疹天数，1 代表发热第一天出疹，2 代表发热第二天出疹……—译者注）。猩红热和麻疹分别为 1 和 2，风疹为 3；4 可能为猩红热和风疹的组合以及并不具有一种疾病明显特征；为**传染性红斑**；6 为**玫瑰疹**。

风疹也称**德国麻疹**，是一种常见的由囊膜病毒引起的传播性疾病，典型表现包括轻度全身症状、皮疹、头颈部多发淋巴结肿大伴触痛。该病通过呼吸道飞沫传播。淋巴结肿大先于皮疹出现，皮疹表现为红色或粉色的斑疹或者丘疹，最早出现于面部，然后发展至四肢。口内病变——Forschheimer 斑通常在皮疹前出现。图 21-40 显示了一例风疹患儿腭部的 Forschheimer 斑。目前由于风疹疫苗的广泛使用，风疹已经非常少见，但是如果对风疹不具备免疫力的孕妇在怀孕期间接触风疹病毒后，胎儿仍存在患此病的风险，故识别该病的能力仍然非常重要。

第 5 病与 1983 年发现的细小病毒 B19 有关。传染性红斑是一种中度传染性疾病，主要影响学龄期儿童。该病可于面部出现无症状的"似被拍打过"的红斑以及在躯干和四肢出现红色斑丘疹，呈花边样、匐行的、泛白色。皮疹持续 2~40 天，平均病程为 11 天，有时伴瘙痒。发病无性别差异，无发热或伴低热。图 21-47 显示第 5 病患儿的经典"拍打样面颊"皮疹。

水痘是由疱疹病毒科的水痘-带状疱疹 DNA 病毒引起。该病是在皮疹出现前几天具有高度传染性。在 1995 年疫苗应用以前，每年 3~4 百万人发病。从躯干开始出疹，水疱病灶常被描述为"玫瑰上的露珠"，继而进展到小脓疱，在 3~5 天后结痂。在旧的病灶结痂的同时新的病灶不断出现。皮疹伴有低热、疲乏、瘙痒、食欲减退以及

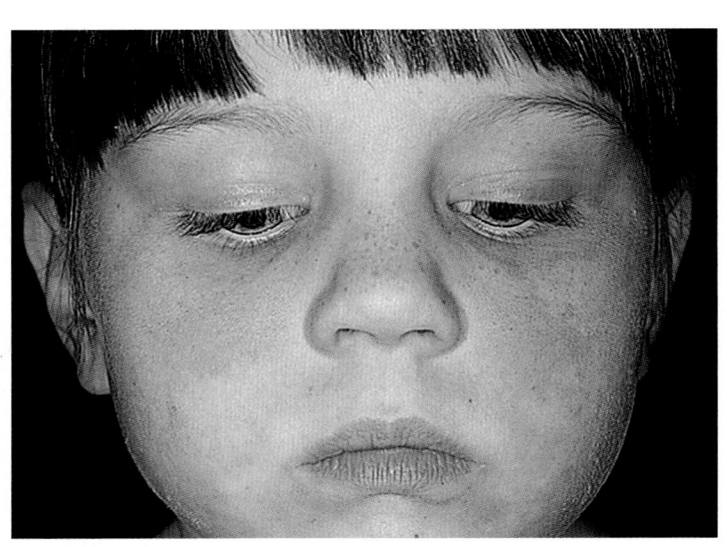

图 21-47　第 5 病的"拍打样面颊"皮疹

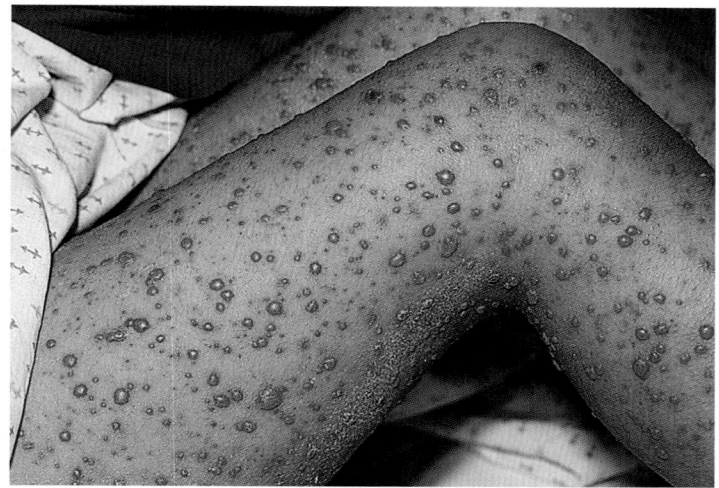

图 21-48　水痘

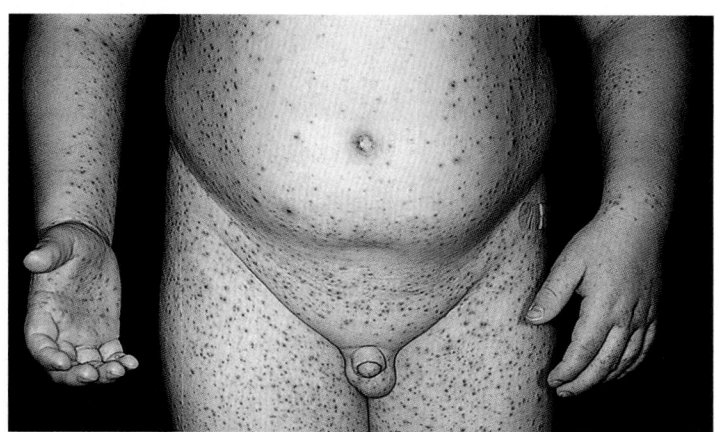

图 21-49　水痘

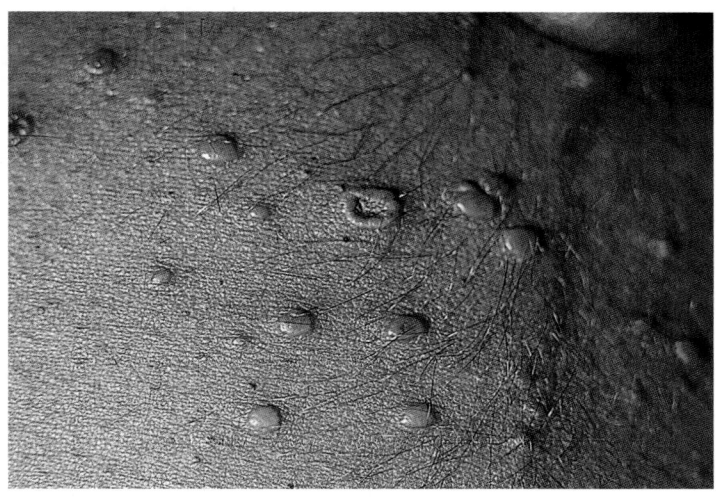

图 21-50　水痘囊泡的特写

精神萎靡。图 21-48 显示了水痘的水疱样皮疹。图 21-49 显示了另一例水痘患儿的皮疹分布。图 21-50 为水疱病变的特写。尽管该病通常在健康的儿童中症状较轻且为自限性，但在某些免疫功能不全的患儿中也可能是致死性的。与风疹一样，水痘具有致畸的作用，在妊娠第 5~14 周暴露于该病毒的胎儿中会引起约 10% 先天畸形的可能性。

单纯疱疹病毒是儿童时期引起痛性口腔病变常见的原因，尤其在学步期和学龄期儿童。图 21-51 为一例患有疱疹性龈口炎的 6 岁男孩。广泛的口周囊泡、脓疱以及糜烂很常见。牙龈明显红肿并且易出血。发热、烦躁以及颈部和下颌下淋巴结肿大也是常见的临床表现。急性期持续 4~9 天，尽管患儿在急性期经因口进食时疼痛明显而存在严重脱水的风险，但该病多为自限性。囊泡破裂后结痂。脱皮和愈合通常在 10~14 天完成。

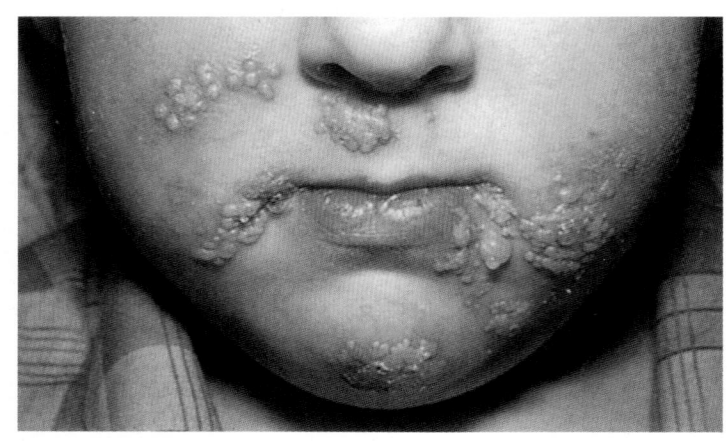

图 21-51　疱疹性龈口炎

川崎病也称皮肤黏膜淋巴结综合征，是一种幼儿急性发热性疾病。几乎所有患儿均 <5 岁，大部分 <3 岁。尽管有人怀疑为病毒或立克次体可能为病因，但目前该病病因仍未明。男女发病比例为 2.5：1，总体发病率以亚洲人最高。川崎病是 1~5 岁儿童中获得性心脏病的最常见的原因。组织病理学特征为血管炎，易发生冠状动脉瘤。未经治疗的川崎病患儿有 25%~30% 的可能性发生冠状动脉血栓性动脉炎。美国儿童每年发病率为 4.5~8.5/100000。该病好发于冬春季。

该病通常以高热起病，约 40 ℃，持续至少 5 天。数天内有大量形态不规则、麻疹样的斑疹出满躯干及下肢。图 21-52 为川崎病患儿的典型皮疹。还可见到多形红斑（图 21-53）。发热出现后 10~18 天手掌、足底和手指发生脱皮，这是该病最典型的临床特征之一。

图 21-54 为川崎病患儿双手脱皮的表现。脱皮通常发生于腹股沟和会阴区，多在四肢病变之前出现。该病会出现结膜充血、上腭点状发红和草莓舌（图 21-55）。75% 的患儿在疾病早期可出现周围性水肿和不对称性颈部淋巴结肿大。多数病例还会出现关节炎。尽管多数儿童能完全恢复，没有后遗症，但是约 2% 患者会因冠状动脉炎而死亡。川崎病的诊断标准如下：

- 发热至少 5 天以上
- 出现四种以下表现：
  - 双侧非化脓性眼结膜充血
  - 口咽部黏膜病变
  - 四肢病变（例如水肿、红斑、脱皮）
  - 皮疹（非水疱样），躯干为主
  - 颈淋巴结肿大

心血管系统受累的早期表现为心动过速，常出现 S3 奔马律。早期使用静脉丙种球蛋白和抗血小板治疗对于减轻冠状动脉病变具有重要意义。

心脏杂音在儿科患者中常见。有的很严重，但是在许多健康的学龄前儿童中也可在胸骨左缘闻及短而柔和的收缩期杂音。表 21-4 总结了常见心脏杂音和相关特点。表 21-5 列举了出牙的序列表。表 21-6 儿童期常见的出疹性疾病。

二维码 21-40　与患儿父母的电话问诊

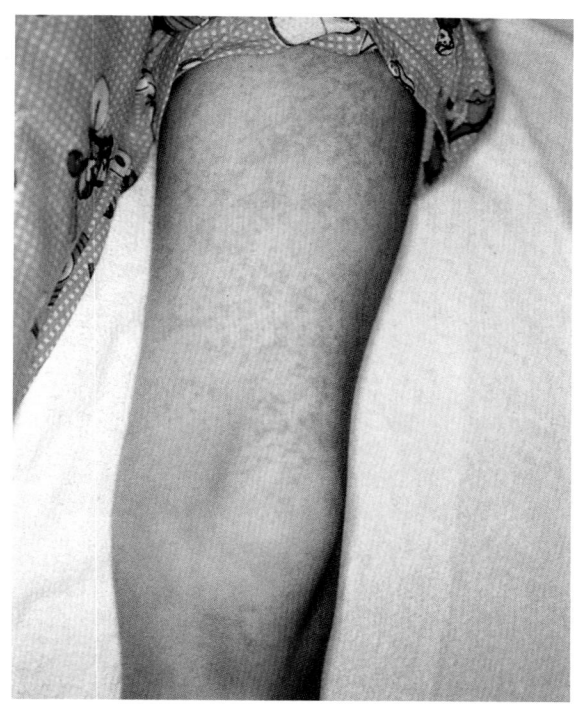

图 21-52　川崎病患者的皮疹表现

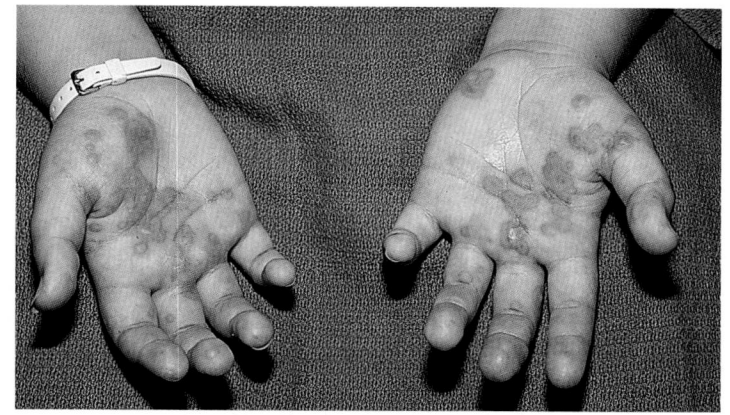

图 21-53　川崎病患者的多形性红斑

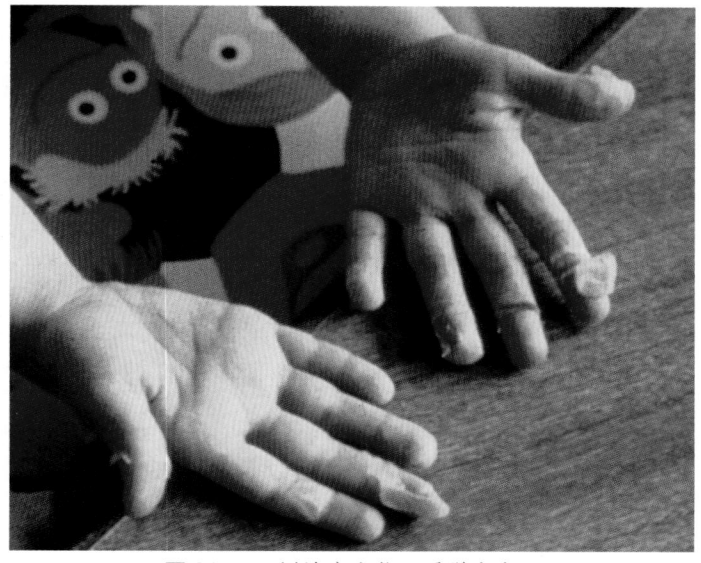

图 21-54　川崎病患儿双手脱皮表现

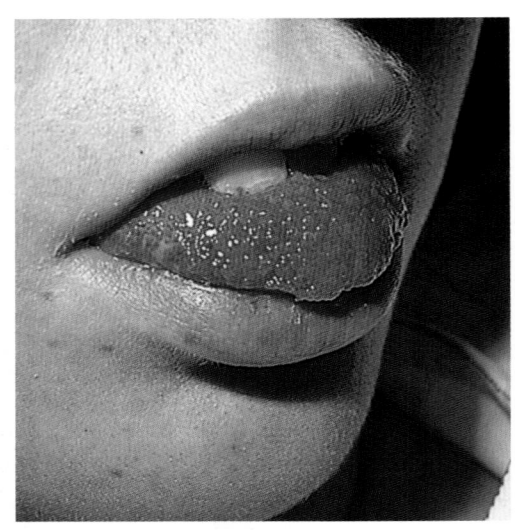

图 21-55 川崎病患儿草莓舌

表 21-4 儿童期心血管杂音

疾病	周期	部位	放射	音调	其他体征
室间隔缺损	全收缩期	胸骨左缘第 4 或第 5 肋间隙	全心前区，极少数传导至腋窝	高	胸骨左下缘震颤
二尖瓣关闭不全	全收缩期	心尖	腋窝	高	S_1 减低 S_3
肺动脉狭窄	收缩期	左侧第 2 或第 3 肋间隙	左肩	中	宽 S_2 分裂 右侧 S_4 喷射喀喇音
动脉导管未闭	持续性	左侧第二肋间隙	左锁骨	中	机械样刺耳音 震颤
静脉营营音	持续性	锁骨内 1/3，右侧常见	第 1 和第 2 肋间隙	低	按压颈内静脉时杂音消失

表 21-5 出牙序列表

牙齿类别	乳牙				恒牙	
	上颌牙萌出（月）	下颌牙萌出（月）	上颌牙脱落（月）	下颌牙脱落（月）	上颌牙（年）	下颌牙（年）
中切牙	6~8	5~7	7~8	6~7	7~8	6~7
侧切牙	8~11	7~10	8~9	7~8	8~9	6~7
犬齿（尖牙）	16~20	16~20	11~12	9~11	11~12	9~11
第一前磨牙（两尖牙）	–	–	–	–	10~11	10~12
第二前磨牙	–	–	–	–	10~12	11~13
第一磨牙	10~16	10~16	10~11	10~12	6~7	6~7
第二磨牙	20~30	20~30	10~12	11~13	12~13	12~13
第三磨牙	–	–	–	–	17~22	17~22

表 21-6 儿童出疹性疾病

疾病	皮肤病变	部位	黏膜是否受累	系统症状
水痘（图 21-49，图 21-50，图 21-51）	斑丘疹，"泪滴样"位于红斑基底上的水疱	躯干、面部和头皮；离心性分布[*]	是	低热；不适；头痛、不适为皮疹的前驱症状，在皮疹前 1 天出现；同时在同一部位可见各期皮疹；瘙痒
麻疹	红斑，斑丘疹，紫红色	头皮、发际、前额、耳后、颈上部；皮疹最初出现于头部，然后迅速进展到上肢，然后到下肢；皮疹通常伴轻度出血；皮疹消退后，出现褐色色素沉着，7~10 天后消失	是[†]	皮疹前 3~4 天为高热的前驱症状，寒战，头痛，不适，咳嗽，畏光，结膜炎，出疹前 2 天可出现科氏斑
风疹（德国风疹）	玫瑰色、小的、不规则斑疹和丘疹，皮疹是该病的首发表现	发际，面部，颈部，躯干，四肢；向心性分布[§]；24 小时迅速遍及全身，消散的顺序与进展相同	是[‡]	如果有发热则为低热；头痛，咽痛，轻度上呼吸道感染；枕下和耳后淋巴结肿大
传染性红斑（第五病，图 21-48）	颧部红斑	面部、上肢、股；无其他症状性而出现皮疹，面部如"被拍打过"；次日上肢出现斑丘疹；起病数天后近端肢体出现花边样皮疹	否	低热，轻度瘙痒
婴儿玫瑰疹（幼儿急疹）	玫瑰红，2~3mm 斑疹；发热末期出现皮疹；只持续 24 小时	躯干	极少	突然起病；高热
猩红热	细小点状，红色皮损、按压后红色消退	面部，沿着皮肤褶皱，臀部，胸骨，肩胛骨之间	是[¶]	因咽部 A 组链球菌感染释放毒素引起[¶]；突然发热；头痛，咽痛，呕吐；起病 12~48 小时后，皮疹消失

注：[*] 从中心向外蔓延；

[†] 科氏斑具有高度诊断性，出现在颊黏膜的第一磨牙对侧；通常为青白色、针尖大小的具有红色基地的丘疹；

[‡] Forschheimer 征包括在发病第一天就出现的软腭瘀斑或红色斑点（图 21-41）；

[§] 外围向中心蔓延；

[¶] 鲜红色病灶，通常位于扁桃体与软腭

偶尔，医护人员需要通过电话给患儿和家属提供医疗帮助。

九、新生儿病历书写

47 岁 G1P0 孕妇，于 2008 年 1 月 16 日 1：35am 孕 38 周 2/7 天，自然经阴娩出（NSVD）2830g 的女婴。该孕妇合并慢性高血压，并因此接受甲基多巴治疗。婴儿母亲为 O 型血型，HBV 表面抗原、梅毒、HIV 和衣原体阴性。孕 14 周时羊水穿刺结果为 47，XX 21 三体核型。得知上述结果，孕妇仍坚持妊娠，该孕妇解释道"我想要知道未来将面临什么"。孕 36 周时阴道分泌物未培养出 B 组链球菌培养。母亲在孕 38+ 周进入产程。因患者出现了恶性高血压，且对硫酸镁无效，故在进入产程后 17 个小时进行了在全麻下的剖宫产术。分娩时胎膜已破裂。新生儿阿普加评分（Apgar）1 分钟，5 分钟分别为 5 分和 8 分，因唐氏综合征和高镁血症被转入 NICU 继续观察。

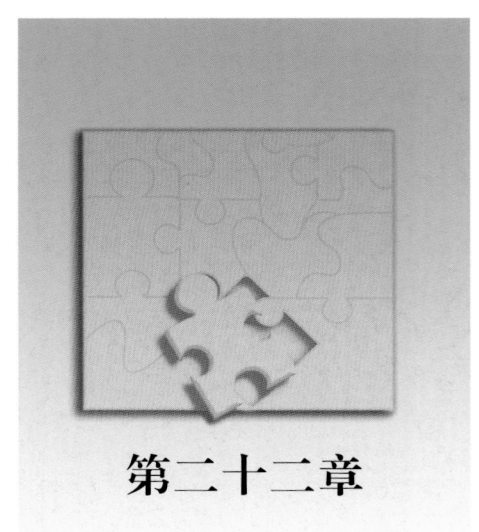

第二十二章

老 年 患 者

当你考虑到其他因素时，年纪变老并没有想象得那么糟糕。

——Maurice Chevalier（1888–1972）

一、概述

　　老年患者的定义是年龄≥65 岁的患者。老年患者在很多方面都有相当大的个体差异，如一般健康状况、心理状态、运动能力、个人和社会资源、婚姻状况、生活安排、创造能力、社会融合能力等。这个群体人数与日激增，年龄跨度超过 40 岁。目前，世界老年人口的年增长率为 2.5%——速度远快于总人口的增长。1900-2000 年，美国 65 岁以上的人口从 300 多万增加到 3500 万。自 1960 年起，老年人口数已经增长了 107%，相比之下，美国的总人口数只增长了 50%。预计 2000-2040 年，美国年龄≥65 岁的人口数将从 3480 万增加至 7720 万。据估计，世界发达国家拥有 14600 万老年人口。这个群体人数将在 2020 年增至 23200 万。

　　老年患者死亡率特别心脏疾病和卒中的死亡率下降，以及危险因素的降低，如吸烟、高血压、高胆固醇血症等是生存率增加的原因。

　　年龄超过 85 岁的人口数代表了美国人口数增长最快的部分，这部分"美国白发一族"预计将继续增长。到 2020 年，1/5 的人口将超过 65 岁。这些数据对于统计该人群的医疗护理费用非常重要。目前，32% 的医疗保健资金用于仅占总人数的 12% 老年人群。

　　还有其他一些重要的统计数据。89% 的老年人是白人。老年女性人数超过老年男性，总的比例为 1.5∶1，年龄≥95 岁的人群中女性男性比例为 3∶1。非裔美国人占美国总人数的 12%，但在老年人口数中所占比例仅为 8%。1986 年，大多数老年男性（77%）有配偶，而大多数老年女性（52%）无配偶。15% 的老年男性是独居，对比而言，独居老年女性占 40%。5% 的 65 岁以上老人长住于养老院。大约 12% 的 65 岁以上老人继续工作；其中 25% 进行自主经营，而总人群中这个比例仅为 10%。5% 的老年人——近一百万人是虐待或者忽视的受害者。美国人口普查局估计，至 2050 年将有一百万美国人年龄≥100 岁，到 2080 年这个人数将增至近两百万。

　　跌倒造成的损伤是年龄超过 65 岁的老人最主要的死亡原因。在年龄超过 85 岁的老人里，报告的损伤相关死亡的 2/3 是由跌倒引起。跌倒是引起创伤性大脑损害的主要原因之一。老年人中 3%～5% 的跌倒会引起骨折，根据 2000 年的人口普查资料，这个数据说明每年跌倒相关的骨折人数为 36 万～48 万。在所有跌倒相关的骨折中，髋关节骨折引起死亡人数最多、造成的健康问题和生活质量下降最严重。1991 年，髋关节骨折的医疗花费估计达 29 亿。跌倒的恐惧感也很常见，50%～60% 的 65 岁及以上的老年患者有这样的恐惧感。

二、结构与生理

本节囊括了由于衰老导致的解剖和生理的变化，以及由此产生的查体结果。

（一）皮肤

表皮、毛囊和汗腺萎缩，导致皮肤变薄。皮肤变得脆弱和脱色。皱纹和干燥造成皮肤紧张感减弱。另外，指甲变得薄而易碎，表面有明显的脊凸。真皮层的血管供应减少延长了伤口愈合时间。色素改变很常见，比如出现老年斑或"黄褐斑"。这些褐色的斑点常出现在手背、前臂和面部。这是由于局限性轻度表皮增生引起，与黑色素细胞数量增多和黑色素产生增多相关。图 22-1 显示了一例 87 岁老年女性手部的老人斑。

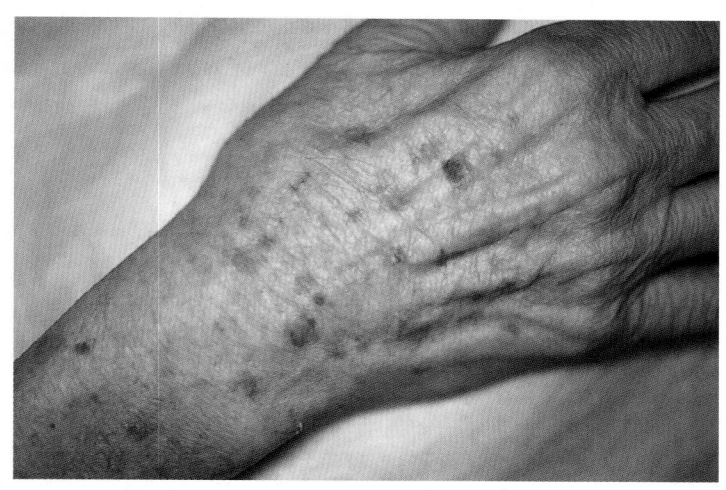

图 22-1　87 岁女性的老年斑，注意界限清楚、黑褐色的斑点

另一常见的皮肤改变是老年性（日光性）角化病，这是一种界限清楚的、表皮过度角化的隆起性丘疹或斑块。表面鳞屑的颜色从黄色到棕色不等。病变通常是在面部、颈部、躯干和手部。图 22-2 显示了一例 82 岁男性的若干老年角化病变。

皮肤弹性纤维和胶原退化变性很常见，导致了弹性的缺失和老年性紫癜的出现。这些瘀点通常出现在手背或前臂，是由于毛细血管壁失去弹性纤维的支撑导致血液外渗。图 22-3 显示了一例 90 岁的老年女性前臂的老年性紫癜。

皮脂腺增生很常见，尤其是前额和鼻子。这些浅黄色的腺体大小为 1~3mm 不等，以一个毛孔为中心。鉴别这种良性病变与基底细胞癌非常重要。

毛发色素丢失是造成常见的"灰白"头发的原因。随着毛囊数量的减少，全身的毛发量也将减少，如头皮、腋窝、耻骨区和四肢。随着雌激素减少，许多老年女性的毛发可能会增多，特别在颏部和上唇。图 22-4 示一例 79 岁女性颏部的毛发。

由于皮下组织的减少，导致骨性表面的保温和缓冲物质减少，造成年老者易患低体温，以及出现压疮或压

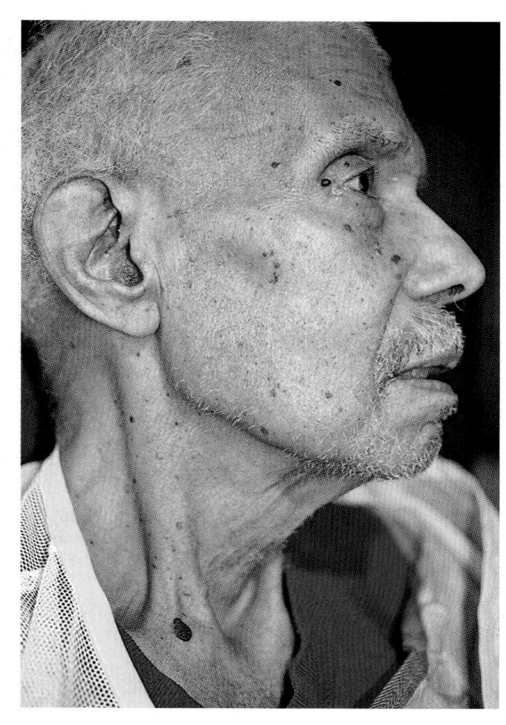

图 22-2　82 岁男性面部和颈部隆起的老年性角化病

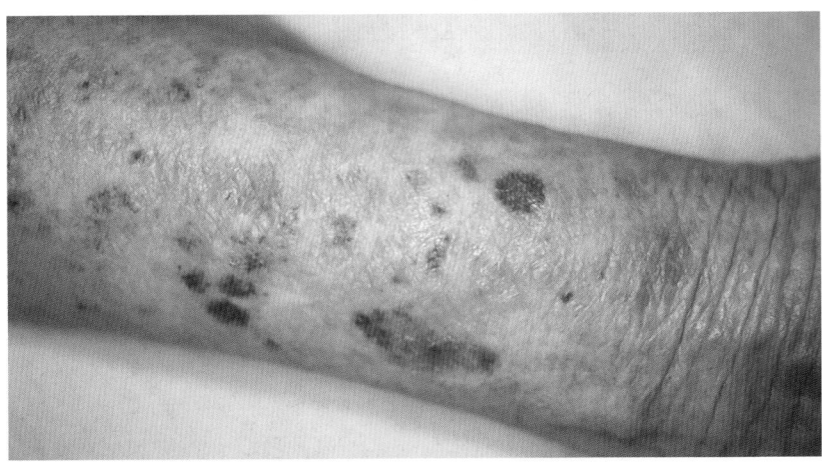

图22-3 90 岁女性前臂的老年性紫癜，注意红色斑点和皮肤紧张度消失

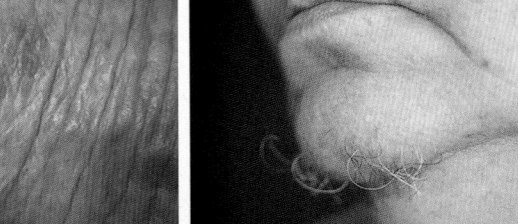

图22-4 79 岁女性颏部毛发

疮性溃疡。图 22-5 显示一例 85 岁男性 1 周内出现的压疮。1 周前这位老人的骶骨区出现一块小而完整无缺的红斑。7 天之后被带到急诊时，压疮性溃疡如图 22-5 所示。溃疡侵蚀皮肤和肌肉、直到骶骨、深入肠道，形成直肠瘘管。

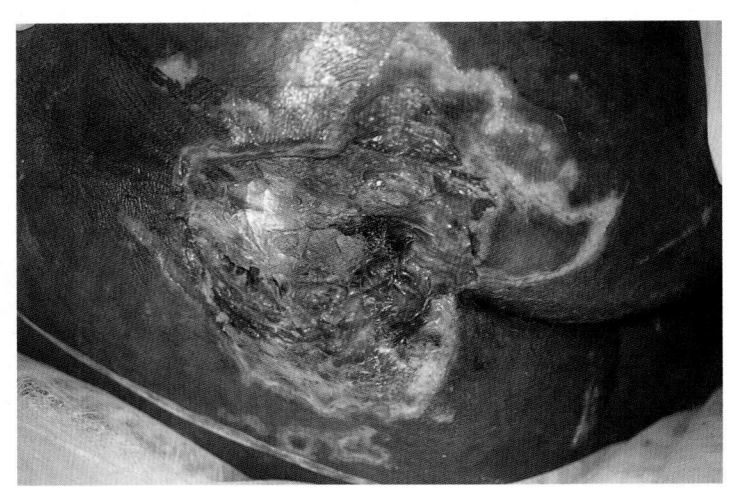

图22-5 85 岁男性骶骨区的 IV 期压疮
注意骶骨（白色区域）和周围坏死的肌肉

（二）眼

眶部脂肪减少造成眼球下陷。眼睑松弛或老年性上睑下垂很常见。可能会出现眼睑内翻（图 7-19）或睑外翻（图 7-20），分别由下睑向内或向外翻导致。泪管可能会被堵塞，造成溢泪或流泪。角膜的脂肪沉积形成（角膜）老年环（图 7-57、图 7-58）。结膜产生的黏液性泪液不足可能易致角膜溃疡、暴露性角膜炎或干眼综合征（第七章"眼部"）。

黄色色素在晶状体的堆积会改变色觉。晶状体的弹性减弱导致老花眼。晶状体核硬化形成白内障。患者视力下降，常抱怨对室内光、阳光或地面反射光的敏感。

虹膜、玻璃体液、视网膜的退行性改变可能会损伤视力、减小视野、导致悬浮物的产生（飞蚊症）。老年性黄斑变性（图 7-125~图 7-127）和视网膜出血是导致视力减退的其他重要医学原因。

（三）耳

Corti 器的退变可能导致老年性耳聋，即对高频音的灵敏度受损。患者表现为缓慢进行性的听力丧失，为固定性纯音丧失。耳硬化症可能造成传导性耳聋，老年人常常堆积过量耵聍也会引起。半规管的毛细胞退化可能产生眩晕症状。

（四）鼻和咽

鼻咽部黏膜发生萎缩性改变。味觉、特别是嗅觉会发生改变，尤其是医疗收容机构中的老人。黏液分泌的减少使老年人易患上呼吸道感染。喉部肌肉弹性的丢失可能会使发音变得颤抖和高调。

（五）口

由于龋齿或牙周病导致的牙齿脱落很常见。牙龈萎缩可能会引起义齿和咬合排列错乱的问题。涎腺萎缩性改变导致口干，称为口干燥症，也是老年人常有的抱怨。

（六）肺部

肺泡间隔的弹性丧失和肺泡萎缩引起肺泡的融合，导致肺活量和氧气弥散功能下降。用力肺活量和呼气流率将下降。支气管上皮和黏液腺的退化会增加感染的风险。骨骼的改变也是降低肺活量的原因之一。

（七）心血管系统

主动脉失去弹性可能会导致主动脉扩张。主动脉瓣和二尖瓣可能会发生退变并且产生反流。此外，这些瓣膜也可能变得僵化，造成瓣膜的狭窄。传导系统的退行性变或钙化可能会导致心脏传导阻滞或心律失常。

外周动脉的顺应性丧失将会引起血压升高和脉压增大。收缩压随着年龄逐渐升高，同时到 60 岁后舒张压水平会下降；这将造成单纯收缩期高血压的患病率增高。冠状动脉粥样硬化可能引起心绞痛、心肌梗死，或是意识改变、疲劳等非特异的症状。还会出现血容量减少、心室充盈时间缩短和压力感受反射器敏感度降低。

（八）乳房

腺体组织数量减少，被脂肪沉积所取代。由于弹性组织的减少，乳房变得下垂，导管可能更易被触及。
肝脏对性激素代谢发生改变，可能造成男性乳房发育（图 13-21）。

（九）胃肠道系统

随着胃和小肠腺体数量的减少，胃肠道黏膜发生萎缩，造成分泌、动力和吸收功能的改变。弹性组织和结肠压力的改变可能引起憩室病，甚至进一步导致憩室炎。常见的改变还包括胰腺腺泡细胞萎缩，以及肝脏缩小、肝血流量和肝微粒体酶活性下降，这些改变将导致脂溶性药物的半衰期延长。

（十）泌尿生殖系统

肾小球数量减少和肾小球囊（Bowman 囊）基膜增厚造成肾功能下降。肾小管数量减少，并发生退行性改变。到 75 岁时肾血流量将降至一半。血管的改变可能也是肾小球滤过率下降的原因之一。

老年男性可发生前列腺萎缩或前列腺肥大。80 岁以上的老年男性发生良性前列腺肥大的患病率达 80%。阴茎变小，睾丸在阴囊里的位置变得更低。

　　绝经后女性的雌激素水平下降与骨质疏松患病率增加相关。阴唇和阴蒂变小，阴道黏膜变得薄而干燥。子宫和卵巢也会缩小。

　　如前所述，阴毛数量将减少，并且变成灰白色。

（十一）内分泌系统

　　甲状腺素代谢降低，而且甲状腺素（T_4）转化为三碘甲腺原氨酸（T_3）的能力降低。胰岛 B 细胞分泌减少，可能导致高血糖症。下丘脑和垂体分泌的激素总量降低。抗利尿激素和心房利钠激素分泌将增加，可能会影响液体平衡。去甲肾上腺素的水平也将升高。

（十二）肌肉骨骼系统

　　肌肉普遍萎缩引起肌肉力量减弱。远端肢体的肌肉消耗最为常见，特别是背侧骨间肌。

　　破骨反应比成骨反应活跃。网状骨腔的扩大和骨小梁的变细导致骨质疏松。脊柱后凸和身材变矮很普遍（图 10-6）。关节、韧带和肌腱的弹性组织发生退变和丢失。这经常引起关节强直。骨质的退行性改变可能导致骨囊肿和骨质侵蚀，使骨折更易发生。骨关节炎很常见。软骨变薄和滑膜增厚引起关节强直和疼痛。因为疼痛，关节运动幅度也会变小。图 17-58 显示一例 86 岁的骨关节炎女患者的赫伯登（Heberden）结节和布夏尔（Bouchard）结节。

（十三）神经系统

　　尽管如语言和持久注意力等技能也许能保留，但大脑功能的改变可能对记忆力和智力产生不利的影响。这个影响个体间的差异很大，许多老年人可以跟年轻人保持同一水平、甚至更好。

　　由于特定区域的萎缩，大脑重量通常减轻 5%~7%。大脑的血流供应将减少 10%~15%。动脉粥样硬化会导致脑梗死或短暂性缺血发作。

　　反射常常会减弱，咽反射通常会消失。跟腱反射常会对称性减弱或消失。正常的老年人可能会出现原始反射，如下颌反射或掌颏反射。

（十四）造血系统

　　骨髓中脂肪组织将增多，而活跃的骨髓组织将减少。

（十五）免疫系统

　　新产生的 T 淋巴细胞数量减少，T 淋巴细胞对有丝分裂原或抗原反应性增殖的能力减弱。体液免疫功能下降，抑制性 T 淋巴细胞数量减少。

三、老年医学的基本原则

　　对于较年轻的群体，医学的目标是治愈；然而对于老年群体来说，最终的目标是维持患者的生活质量。专业的医务工作者必须竭尽全力维持其功能，并缓解可以缓解的症状，包括将单纯的医患关系扩展至医生-家庭的关系或医生-照料者的关系。倘若到了疾病终末期，应该确保将（患者的）精神和躯体苦痛降至最低，并且为患者及其家人提供恰当的情感支持。本节我们将讲解一些老年医学的基本原则。

　　首先，疾病的表现将发生变化。实际症状也许并不是疾病相关的器官系统的症状。例如，50 多岁的人心脏病发作，除非是糖尿病患者，这个人通常会感到胸痛。然而老年群体不同。据报道，70%的70岁以上的心肌梗死患者没有胸痛症状。这些患者可能表现为气促、跌倒、糊涂或心悸。

症状变化的另一个例子是老年糖尿病患者。通常，由于胰岛素缺乏，年轻患者产生酸中毒和酮症，呼气出现酮味，他们也可能表现为浅快的呼吸。糖尿病未得到控制的老年患者可能不会产生酮症和酸中毒，取而代之的是高渗综合征和非酮症昏迷的发生。这样的患者呼吸没有酮味，也没有酸中毒，机体处于高渗状态，血糖浓度可能高达33.6~39.2mmol/L（600~700mg/dl），表现为昏迷。

第三个例子是甲状腺功能亢进的患者。老年甲亢患者可能不似年轻的甲亢患者表现为心动过速、大汗或者焦虑状态。相反，老年患者可能表现为抑郁和淡漠。

对于老年人来说，患急性阑尾炎可能没有腹痛；肺炎可能不会气短；神志改变也许是唯一的症状。

老年医学的第二个原则是疾病有非特异表现。当一位老人生病时，家人通常会说患者"只是不愿意下床"。患者可能会赖在床上，不愿意吃饭，只有一些非特异的主诉。

第三个原则是疾病报告不全。当医护人员询问老年患者的各种症状时，患者可能不会报告白内障引起的失明、耳硬化引起的失聪、夜间左腿疼痛、尿失禁、便秘、神志改变等。老年患者可能认为一个75或80岁的人出现这些症状是正常的。老年患者错误地将腹痛和其他的胃肠道症状，如排气增多，当成衰老的正常表现。患者有时候可能会说："（对于这些症状）没什么可做的，所以我不想说出来麻烦别人。"

第四个原则是识别老年患者可能同时存在多种病理情况。这样的患者可能被给了多种药物或治疗。如果一例患者存在其他的情况，使用某种药物可能产生有害影响。当然，这可以发生于任何患者，但是更容易发生于老年患者，因为他们很可能存在多种病理情况。

二维码 22-1 复方用药示范

第五个原则复方用药，其定义是给三种及以上的药物。医生看到并了解患者所有用药非常重要。指导患者或家人带上所有的药物（包括处方和非处方的），并且询问患者服用方法。患者实际用药剂量和处方之间通常存在很大的差异。

65岁以上的美国老人使用的处方药占全美国药品消费的25%，平均每例老年患者同时使用4、5种处方药物。居住于养老院的老人消耗的药物最多，平均每人同时使用8种药物。老年群体中，情绪调节药物的使用非常普遍。7%的养老院患者使用3种及以上精神药物。

最后，患者的主诉是什么？有时候老年人的主诉被称为"主诉之谜"。很多老年患者不是单一的主诉，他们存在很多疾病情况相关的问题。事实上，如果（患者）提供了一个主诉，它可能并非提示相关器官系统的问题。涉及老年患者时，需要谨慎评估其主诉。

"生前预嘱"对于所有患者来说都重要，特别是老年人群。在美国，预嘱有两种形式：生存意愿和健康代理权。生存意愿是一份治疗指示，上面列出当患者不能够做决定时，希望进行或不进行哪些干预。健康代理权，也称持久的健康委托书，患者指定一个信任的人为决策代理人，当患者无法做决定时，代理人将替他（她）做医疗决定。根据法律规定，这个代理人不能是患者的医生。在患者临终时，这些重要的文件为医生提供了一条与患者沟通交流的渠道。如果没有这些文件，我们通常无法明晰患者的意愿，家人和医生陷入迷茫之中。

二维码 22-2 深入讨论进一步处置

四、老年患者的病史

老年患者病史的主要组成部分与年轻患者的基本相同，除了主诉和家族史。除阿尔茨海默病的家族史外，老年患者的家族史没有年轻患者的重要。比如，对于一位年逾八旬的老人来说，家庭成员在60多岁时因心肌梗死去世的家族史相对不太重要。而且老年患者回忆亲人何时、什么原因去世比较困难。

在采集病史之前，确定患者是否存在听力、视力和认知功能的损害。快速检查这三个功能是必要的。询问患者是否使用辅助装置（如助听器、眼镜、手杖、助步器、轮椅）。若使用，评估装置的使用情况。患者是否正确地使用该装置？询问患者如何获得该装置；这些装置常常是朋友或家人送的，或者是逝世的配偶遗留的。

二维码 22-3 老年患者评估

如果患者存在听力受损，应该坐在患者正对面，在其耳的水平上尽可能接近患者。如果需要，保证患者使用助听器或其他辅助装置。尽量减少听觉和视觉的干扰。说话时，将语速放缓、音调降低、音量适当增大；并让患者能够观察你的嘴唇。最后，通过重复患者所述的部分病史，确认我们真正理解了患者的叙述。

因为很多老年患者有记忆受损或痴呆，我们往往需要从家人或者照料者那里获得确切的病史。

所有支持系统必须进行评估，包括家庭、朋友和专业服务。

很多老年人饮食不平衡，因此我们需要弄清楚他们的饮食。

一个"综合的老年评估（CGA）"是病史不可缺少的部分。它确保了患者复杂的医疗需求得到了评估和满足。老年患者的病史必须包括活动能力的综合评估。患者基本活动能力，称为日常活动，必须进行测定和采集。这些活动包括洗澡、穿衣、如厕、二便控制、进食，以及躺下和起身或坐下和起身。完成更复杂的任务的能力，称为日常操作性能力，也需要进行评估。这些任务包括准备食物、购物、做家务、洗衣、财政管理、药物管理、使用交通工具和使用电话。

二维码 22-4 讨论日
常活动 I

二维码 22-5 讨论日
常活动 II

老年患者必须评估的其他方面：
- 虐待和忽视
- 情感障碍
- 照料者压力
- 认知损害
- 压疮
- 牙齿缺损
- 讨论生前预嘱
- 跌倒
- 进食障碍
- 步态异常
- 健康维护
- 听力损害
- 失禁（粪便和尿）
- 感染（反复）
- 营养评估
- 骨质疏松
- 足部疾病
- 多种药物
- 术前评估，如果恰当
- 康复需求
- 睡眠障碍
- 视力损害

已在老年人群中验证的特定问卷和量表，可以用来筛查患者有无抑郁或痴呆等情感障碍。以 Yesavage 老年人抑郁量表为例，它由 30 个条目组成（表 22-1）。患者每个符合计分表的答案记 1 分。总分 0~9 分表示没有抑郁；总分 10~19 分，轻度抑郁；总分 20~30 分，重度抑郁。

二维码 22-6

老年患者抑郁筛查

二维码 22-7

精神状况评估 I

二维码 22-8

精神状况评估 II

　　抑郁的表现并不总是典型的，尤其是老年人，提示精神运动迟滞的症状，如倦怠、食欲下降、认知受损和精力减退，可能是重要的线索。

　　最后，需要评估老年患者的精神状态。记忆受损和智能减退会影响病史的可靠性，因此，优先评估精神状态。要察觉认知受损，随意交谈并不足够。所有老年患者都应该使用经过验证的工具筛查，比如简单精神状态检查（Folstein Mini-Mental State Examination，MMSE）。

　　这个测试评估精神状态的五个方面：定向力、即刻回忆、注意力和计算力、延迟回忆、语言功能。患者回答正确一道题记 1 分。定向力方面，知道日期、昼夜、月份、年份和季节得 5 分。完成测试的最高得分为 30 分。得分超过 24 分表示没有认知功能受损；得分在 20~24 分的患者需要进一步检查；得分少于 20 分表示认知功能受损。

表 22-1　Yesavage 老年人抑郁量表

你对你的生活基本满意吗？	是/否
你是否放弃了很多活动和兴趣？	是/否
你感到生活空虚吗？	是/否
你经常觉得无聊吗？	是/否
你对未来感到有希望吗？	是/否
你为无法从脑海里赶走的想法感到烦恼吗？	是/否
你在大多数时间都有精神吗？	是/否
你担心有不好的事情将发生在你身上吗？	是/否
你在大多数时间都感到开心吗？	是/否
你经常感到无助吗？	是/否
你经常感到不安和烦躁吗？	是/否
你宁愿待在家里，而不愿出门做一些新鲜的事情吗？	是/否
你时常为未来担忧吗？	是/否
你感到记忆出现了严重问题？	是/否
你认为现在活着非常棒吗？	是/否
你经常感到情绪低落和忧伤吗？	是/否
你感到你目前非常无用吗？	是/否
你对过去有很多担忧吗？	是/否
你发现生活变得令人兴奋吗？	是/否
开展新项目对你来说很难吗？	是/否
你感到精力充沛吗？	是/否
你对你的处境感到绝望吗？	是/否
你认为大多数人都比你的情况好吗？	是/否
你时常因为小事感到沮丧吗？	是/否

续 表

你时常想哭泣吗？		是/否
你很难集中注意力吗？		是/否
你每天期待起床吗？		是/否
你避免参加社交聚会吗？		是/否
你做决定容易吗？		是/否
你的脑子像过去一样清楚吗？		是/否

计分表*

1. 否	2. 是	3. 是	4. 是	5. 否
6. 是	7. 否	8. 是	9. 否	10. 是
11. 是	12. 是	13. 是	14. 是	15. 否
16. 是	17. 是	18. 是	19. 否	20. 是
21. 否	22. 是	23. 是	24. 是	25. 否
26. 是	27. 否	28. 是	29. 否	30. 否

注：* 见文章中说明。Yesavage JA, et al. Development and validation of a geriatric depression rating scale: a preliminary report. 1983, J Psychiatr Res 17: 37. Copyright 1983, with permission from Pergamon Press Ltd. Headington Hill Hall, Oxford 0X30BW, UK.

五、变老对老年患者的影响

变老能够带来巨大的喜悦和满足；有自由的时间来发展新的兴趣或者新的事业；有时间去旅行；有时间见朋友；有时间记录毕生的经历；有时间变得有创造力；有时间将智慧传授给年轻一代；有时间享受祖父母的乐趣、曾祖父母的子孙福，甚至是曾曾祖父母的天伦之乐。年龄超过 65 岁的老人，94% 成为祖父母，46% 是曾祖父母。成为祖父母赋予了老人新的权利，让他或她可以唤起年轻时的记忆。年老时，毕生获得的知识可以帮助人们去追求年轻时由于时间或资金的限制而无法达成的目标。只要患者的健康状况允许，这一切都能够实现。不过，一个人生理和心理的健康程度可能限制了变老的乐趣。

衰老伴随着许多生理改变的发生。特殊的残疾，如行动不便，可能特别妨碍认知功能正常的老人。失明或失聪可导致社会性孤独。这些生理改变将对一个人的情绪健康产生深远的影响。朋友和亲人离世也可能同样对患者产生巨大打击。3500 万年逾 65 岁的美国老人中，据估计 12%~15% 患有功能性精神障碍，从焦虑症、抑郁症到严重谵妄和其他精神疾病。抑郁症的诱因可能是老年人常见的失去，如失去健康、朋友、配偶和亲人，失去社会地位或融入感。这些失去和其他问题会对老年患者产生毁灭性的影响。

患者可能觉得自己被禁锢在一具衰老的躯体里而滋生出悲伤、绝望感或空虚感，也许还会产生负罪感："为什么我还活着……?"老年人就如同小孩子一样，被留下独处时，内心会产生恐惧和愤怒，这是因为情感变得脆弱。抑郁症和丧失自尊可能导致自杀行为，据统计八旬白人老年男性自杀的比例最高。

最后，他们对自己死亡的担忧和恐惧非常重要。值得一提的有趣现象是，大多数老年人对死亡没有年轻人那么恐惧。老人害怕的不是他们何时死亡，而是如何死亡。死亡痛苦吗？他们会孤单地死去吗？医疗工作者必须直接说明这些问题，这样能使与这些问题相关的焦虑和抑郁症状得到缓解。

六、体格检查

老年患者的体格检查与本书前文已述无异。然而，对于以下方面需要特别关注。

脱掉衣服时老年患者可能会感到尴尬，尤其当检查者比患者年轻很多时。必须尊重患者的羞怯感。确保只暴露了需要检查的区域。老年人变得容易感到寒冷，要尽量保证房间暖和。最后请记住，穿上检查服对于年轻患者来说不存在任何困难，但是对于老年患者可能就是一个实实在在的问题，因为他们可能有行动困难或者患有关节炎。

（一）评估生命体征

完成常规的评估，包括卧立位的脉率和血压。注意患者有无抱怨头晕或胸部不适，如果发生，立即让患者平躺。测量体温。如果患者代谢水平降低，比如甲状腺功能低下或暴露于低温环境，体温可能小于 36℃。老年群体中，严重感染的患者经常是正常体温。准确记录体重，并监测其变化。

（二）皮肤

观察皮肤有无恶性改变、压疮、瘙痒的痕迹、跌倒或虐待造成的血肿。

（三）头、眼、耳、鼻、喉和颈部

评估患者有无颅骨损伤。触诊耳屏前上方的颞浅动脉。若患者主诉视力症状、头痛或者多肌肉疼痛，应该考虑风湿性多肌痛或颞（巨细胞）动脉炎。

是否有睑内翻（图 7-19）或睑外翻（图 7-20）？如果没有检测视力，应明确视力情况。检查眼球运动明确有无凝视麻痹。向上凝视功能随着年龄增长而减弱。是否有白内障（图 7-72、图 7-73）？如果没有白内障，检查视网膜（图 7-125、图 7-127）。

外耳道是否有耵聍堵塞？若之前没有检查听力，应进行听力评估。

若有义齿，让患者摘掉义齿。检查口腔是否干燥、有无病变（图 9-16、图 9-17 和图 9-20）、牙齿的情况、有无口腔溃疡（图 9-45）以及恶变（图 9-50、图 9-52~图 9-54）。不合适的义齿可能引起进食和咀嚼困难，从而导致体重下降。检查舌头有无恶性病变（图 9-52）。

听诊颈部。有无颈动脉杂音？触诊甲状腺。有无结节？甲状腺是否肿大？

（四）乳房

检查乳房有无凹陷、溢液和肿块。乳腺癌的发生率随着年龄增长而增加。年龄≥85 岁的女性患病率最高（图 13-6）。

（五）胸部

视诊胸廓形状。有无脊柱后侧凸？听诊胸部。有无附加音？

（六）心血管系统

定位心尖搏动最强的点。是否向左侧移位？分别于四个主要心脏听诊区听诊。有无杂音、摩擦音和奔马律？55% 的老年人可闻及收缩期杂音。

是否可触及外周动脉搏动？无法触及外周动脉搏动比较常见，特别是如果患者没有间歇性跛行的症状，也许没有临床意义。是否有外周血管病的表现？

（七）腹部

常规触诊和叩诊腹部。膀胱是否增大？有无触及腹部肿块？触诊腹股沟和股疝。在内衣上有无尿漏迹象？行直肠指诊。检查粪便是否带血。对于男性，前列腺是否肿大？

（八）肌肉骨骼检查

检查关节。让患者从坐位起身站立，观察是否有困难。患者能够抬手越过头顶梳头吗？

应该检查四肢，有无关节炎、活动度受限和畸形。应该检查足部的指甲护理情况，有无茧、畸形和溃疡（图5-126、图17-66）。评估外周动脉搏动情况。

（九）神经系统检查

评估精神状态。检查振动觉。振动觉缺乏是相对健康的老年人最常见的缺陷。检查反射，若不对称提示卒中、脊髓病或者神经根受压。评估有无肌肉强直。齿轮样肌强直提示帕金森病。行 Romberg 试验。评估步态。

表现出功能改变的患者必须评估有无痴呆、抑郁症和帕金森病。

评估肌肉力量、张力和快速轮替实验。

七、临床意义

老年人的许多器官系统会出现问题。本节包括了一些并未在本书的其他章节进行讨论过的老年人常见的疾病和功能状态。

约 10% 的老年人会发生老年性黄斑变性，女性患者多于男性。在美国，这是最常见的致盲原因，表现为无痛性的和缓慢进展的中心视力缺失。患者经常抱怨阅读困难。因为仅有黄斑受累，外周视力不受影响，因此不会导致全盲（图 7-125~图 7-127）。

颞动脉炎和风湿性多肌痛为老年人群所特有的疾病，可能是同一个病理状态——巨细胞动脉炎（GCA）的表现。GCA 是一种血管炎（血管的炎性疾病）最常累及头部的大、中动脉，主要是颈外动脉的分支。巨细胞动脉炎的命名反映了活检病理所见的相关炎性细胞的类型。女性比男性常见，患病率比例为 2:1，北欧后裔和高纬度居民更为常见。发病的平均年龄超过 55 岁，年龄 55 岁以下的患者很罕见。

颞动脉炎的症状包括头痛，经常伴有头皮触痛，颞动脉也可能有触痛。还会出现一些全身症状，如发热、体重下降、厌食和乏力。视觉障碍（第七章"眼部"）包括失明（图 7-129）、视物模糊、复视、一过性黑蒙。有时患者可能抱怨进食时咀嚼痛。诊断依靠颞动脉活检病理，其敏感性为 90%、特异性为 100%。

据统计，颞动脉炎患者中有 40%~50% 会发生风湿性多肌痛。风湿性多肌痛同样多见于女性。许多风湿性多肌痛患者抱怨对称性疼痛，早晨为著，以及颈、肩、下腰部和骨盆的僵硬。他们经常发现无法梳头。上肢近端和骨盆肌肉群常常受累。

压疮，也称压疮性溃疡，是一种严重的疾病，将引起疼痛、延长住院时间和延迟康复。压疮是由于无法缓解的压力导致的深部组织损伤。每年有 300 万人受其影响。每年用于此病变的医疗费用超过 50 亿。据估计治愈一个压疮的费用为 5000~50000 美元。在长期医疗机构里，压疮的患病率为 15%~25%，然而，社区的患病率为 5%~15%。每年有大量因发生压疮及发生相关的疾病和死亡而提起的法律诉讼案件。菌血症和深部组织损伤是常见的并发症，无法愈合的压疮患者的骨髓炎发生率超过 25%。最近，加拿大的一项研究显示 2009 年压疮和医院获得性压疮的总患病率有所下降。这与尽早地、更加积极地治疗相关。该研究指出压疮常见于足跟（41%）、骶骨（19%）或臀部（13%）。

压疮性溃疡是由于骨性隆起上长时间的压力造成（图 22-5）。压疮开始表现为皮肤变红，之后逐渐恶化，形成水疱，然后是开放的疮口，最后成为一个坑。压疮最常见的发生部位是骨性隆起处（与骨头很接近的皮肤），比如肘、足跟、髋部、踝部、肩部、后背、骶部和头后部。压力会引起该区域灌注减少，造成有毒产物的积聚，随后皮肤、肌肉、皮下组织和骨发生坏死。由于尿便失禁或出汗造成的潮湿，也是其中的原因，因为潮湿会引起表皮的浸渍，继而发生组织的坏死。剪切力也是其中一个因素。当床头抬高时，引起躯干下滑，将压力传给骶部，从而产生剪切力。营养状态差和伤口延迟愈合是其他普遍的致病因素。

根据观察到损伤程度，被分为四期。压疮性溃疡的临床分期如下：

Ⅰ期：完整皮肤上非烫伤性红斑；皮肤溃疡形成的前兆。

Ⅱ期：部分皮肤的表皮或真皮丢失；溃疡延伸至皮下脂肪。

Ⅲ期：全部皮肤丢失，皮下组织损伤或坏死，肌肉或骨头没有受累。

Ⅳ期：全部皮肤丢失伴有更深的破坏，组织坏死，深部肌肉、骨头或支持结构的损伤。

溃疡表面被坏死物覆盖必须经过清创才能分期。图 22-5 显示了一例患者的Ⅰ期压疮，1 周之后，当拍摄这张照片时，压疮迅速进展为Ⅳ期。照片拍摄 4 天后，这例患者死于脓毒血症。

照料长期卧床或使用轮椅的患者，预防压疮尤为关键。至少每 2 小时翻身或变动体位，保持干燥，基本皮肤护理和提高营养状态很重要。皮肤变脏时应及时清洁，并且定期清洁皮肤。注意减少对皮肤的压力和摩擦。

尿失禁是老年人群的重要问题。年龄为 65 岁及以上的社区居民的发生率为 15%～30%。医疗机构的患者，发生率为 40%～60%。美国大约有 1200 万人患有尿失禁。50 岁以上的女性最常见。2000 年用于尿失禁的医疗花费超过 150 亿美元。

尿失禁有很多病因，包括膀胱容量下降、残余尿量增加、药物副作用、糖尿病和骨盆结构松弛。对女性来说，阴道或尿道的皮肤变得薄而干燥可能引起尿失禁；对于男性，前列腺肥大或前列腺手术可以引起尿失禁。一过性尿失禁的主要原因可以被记为 "DIAPPERS"：

D：Delirium or dementia 谵妄或痴呆

I：Infections（urinary）泌尿系感染

A：Atrophic vaginitis or urethritis；atonic bladder 萎缩性阴道炎或尿道炎；无张力性膀胱

P：Psychologic causes such as depression；prostatitis 精神心理因素，如抑郁症；前列腺炎

P：Pharmacologic agents 药物因素，如抗胆碱能药物、精神药物、酒精、利尿剂、阿片类药物和 α 肾上腺素激动剂

E：Endocrine abnormalities 内分泌异常，如糖尿病和高钙血症

R：Restricted mobility 活动受限

S：Stool impaction 粪便嵌塞

尿失禁有四种类型：压力性、急迫性、溢出性和功能性。压力性尿失禁是指下腹部肌肉突然的压力增高导致尿液漏出，比如在咳嗽、大笑或搬重物时，这在女性很常见。急迫性尿失禁指排尿来得太迅速，患者没有来得及上厕所。急迫性尿失禁最常见于老年人，可能是肾脏或膀胱感染的一个征象。溢出性尿失禁指的是由于膀胱充盈而持续漏尿。这个类型的尿失禁通常发生于男性，可由前列腺肥大或肿瘤引起。糖尿病或特定的药物可能也会引起这个问题。功能性尿失禁的患者可以控制排尿，但是由于关节炎或其他引起行动困难的问题，无法及时如厕。

根据美国精神病协会的精神障碍诊断和统计手册第四版（DSM-Ⅳ）中的分类，痴呆的特点是获得性的持续的短期和长期记忆力受损，以及其他障碍，比如语言能力（如阅读、书写、流畅性、命名、重复）、注意力、视空间功能（如画图、抄写）、情感和人格的障碍，尽管意识状态清晰。痴呆的诊断需要证明较以前功能水平下降和多个认知领域受损至少 6 个月。据估计，65 岁人群的痴呆患病率为 5%～10%，每增加 5 岁发生率将翻倍。在长期医疗机构里，所有住院患者的患病率超过 50%。尽管其患病率如此高，痴呆早期往往没有被识别。

痴呆不是一个单独的疾病，而是有许多病因的非特异性综合征。痴呆最常见的原因是卒中和阿尔茨海默病。症状的发生和演变过程通常可以提供痴呆病因的线索。突然的起病几乎总是和脑血管事件相关。一个亚急性、隐匿的病程可能与肿瘤、克雅病或阿尔茨海默病相关。痴呆合并肌强直和运动迟缓强烈提示帕金森病。痴呆合并尿失禁和痉挛性、磁性步态见于脑积水。跌倒后发生的痴呆应该排除硬膜下血肿。

以下方面存在困难的症状也可能提示痴呆：

- 学习和保留新知识
- 处理复杂任务
- 推理能力
- 空间能力和方向感
- 语言
- 行为

跌倒是老年人群的常见问题。65 岁及以上的老人每年跌倒的发生率为 30%。在这些跌倒的人中，2/3 会在 6 个月内再次发生跌倒。跌倒是 65 岁及以上的老人受伤死亡的最主要原因，以及非致死性损伤和因创伤住院的最常见原因。最新的统计资料显示，2004 年大约 15000 老年人死于跌倒，大约 190 万因跌倒损伤送入急诊室治疗。因跌倒死亡病例中，老年人占 75%。超过一半的致死性跌倒病例是 75 岁或以上的老人，而这一年龄段的老年人仅占总人口数的 4%。65～69 岁的老人，每 200 次跌倒中有 1 次可导致髋关节骨折，对于 85 岁及以上的老人，10 次跌倒就有 1 次导致髋关节骨折。1/4 髋关节骨折患者将在受伤后 6 个月内死亡。

跌倒最深远的影响是丧失独立能力。髋关节骨折的患者中，25%需要终生的护理，大约 50%的经历跌倒相关

损伤的老人会进入疗养院，而不是回家。

2001年，超过160万的老年人因跌倒相关损伤送往急诊室治疗，近388 000人住院，11 600名65岁及以上老人死于跌到相关损伤。跌倒是由于视力、平衡、感觉、肌力、协调性的减退所致，经常是由于药物摄入导致。大多数跌倒是服用长效镇静催眠药、抗抑郁药或强镇静类制剂的患者。在任何可能的时候，应该尽量减少患者所服用的药物。

可改善的与跌倒相关的危险因素包括下肢无力、行走和平衡的问题，以及服用4种及以上药物或精神活性药物。医护人员应该鼓励老年患者通过定期的体力锻炼来提高下肢力量和平衡能力。太极是一个很有效的锻炼项目。一项研究显示，太极可减少47%的跌倒人数。所有的医护人员必须也仔细审查患者的用药，减少药物副作用和相互作用。每年至少检查一次视力。

1/2~2/3的跌倒发生在家里或家的附近。因此减少房屋里危险是有意义的。为了使居住的环境更安全，老年人应该：①移除易绊倒的危险物如地毯；②在浴盆里使用防滑垫；③在厕所和浴室里安装把手；④在楼梯两侧安装扶手；⑤提高屋内照明。

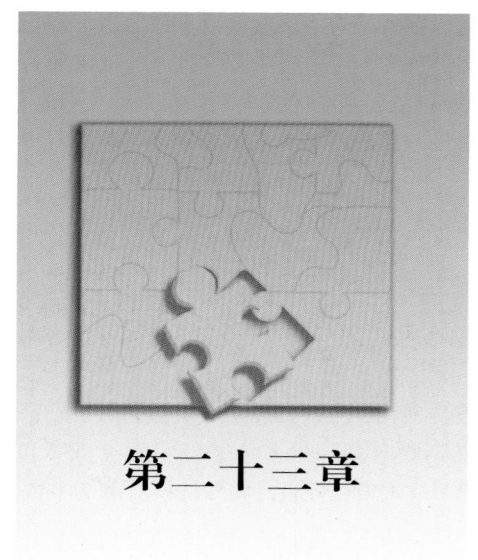

第二十三章

急性病或创伤患者

没有什么比时间更重要。

——Saint Bernard（1090-1153）

本章的目的是提供一个针对急性病或创伤患者的实用检查方法。重点在于优化评估和诊断，而不是治疗。本章不仅适用于传统医疗环境中（如门诊、医生办公室和医院）行医的医疗工作者，也适用于在传统医疗环境之外的医护人员。

在评估急性病或创伤患者时，时间是一个关键因素。建立一个有序的、结构化的流程来快速评估危重伤员很重要，它可以帮助医疗工作者开始正确的抢救措施及明确治疗该患者所需的合适资源和环境。

不同于对病情稳定的患者的评估，急症患者的评估包括在最终诊断尚不明确的情况下，快速而系统地识别需要紧急干预的病理生理异常。很多急症的病因可能被症状和体征掩盖，需要进一步分析来发现最根本的原因，但是同时又必须马上开始治疗以避免患者病情进一步的恶化或死亡。

在急症患者的评估中需要反复自问，"什么是对生命最严重的威胁，我需要马上尽量稳定它吗？"，"什么是最可能的病因，目前我排除了哪些诊断？"

一、个人安全

在救治急症伤患的讨论中，首先需要强调医疗工作者注意他们自己的个人安全和健康。

救治急症伤患时，暴露于体液的风险很高。时时刻刻都应该采取标准的预防措施，减少污染和暴露的可能性。应该评估潜在风险，确定恰当的预防级别。保护性手套是最低要求，随着污染升级的潜在风险，应该考虑使用眼罩、面罩、保护衣等。

救治环境的安全是永远应该首要考虑的问题，需要有足够的警力或安保人员。尽管在入院前急救时的环境安全很重要，即使在医院中也必须考虑到这点。

当你接近一位患者时，不要忘记对周围环境做出简单评估，来确定你处在一个安全的环境中；如果情况不允许，保护你自己和患者，避免受到潜在危险的伤害。评估环境的危害；谵妄患者有潜在的激惹情绪，因此可能出现攻击行为；其他人为的危险，如家属和旁观者。

救援者也可能出现受伤或死亡的情况，尽管这种情况少见，救援者应该等到环境安全后再采取行动。例如，在发生于繁忙车道的车祸现场，一位伤员卡在一辆车里，应该等到放置了警示信号或三角牌后，再进行急救，避免二次事故。其他危害同样需要仔细评估，如断裂的电线。

当在现场提供医疗救治时，为了更好地帮助患者，还需要进一步评估救治所需要的其他资源。现场明确患者的伤情对明确受伤机制及后继的诊治亦有帮助。

在急救现场处理意识不清患者时的首要任务是确定有无心脏呼吸骤停。如明确存在呼吸心脏骤停，需立即寻求帮助同时立即进行心肺复苏（CPR）。如果患者不需要 CPR，应该尽快明确患者意识丧失的原因，可以通过"二步法"对其进行快速评估，包括一个初步评估和再次评估。这样可以保证威胁生命的重大创伤得到优先诊断。如情况紧急且不明确，应将患者的病情视为不稳定的；直到经过一系列诊断步骤确认患者足够稳定后，再进行更为严格和完整的体格检查和记录完整的病史。

二、最新心肺复苏指南

对于被确定心脏骤停的无意识的患者，根据美国心脏协会（AHA）制订的指南，医护人员应该立即开始心肺复苏。

40 多年以来，急救团队一直都是按照 A-B-C（气道、呼吸、胸外按压）的顺序进行复苏。经过多年的研究，2010 年 10 月 AHA 建议重新调整了 CPR 的三步骤。2010 年 AHA 提出的最新指南中，改变了成年和儿科（儿童和婴儿，不包括新生儿）患者的基础生命支持（BLS）步骤的顺序，从 A-B-C（气道、呼吸、胸外按压）改为 C-A-B（胸外按压、气道、呼吸）。图 23-1 显示了新的建议。

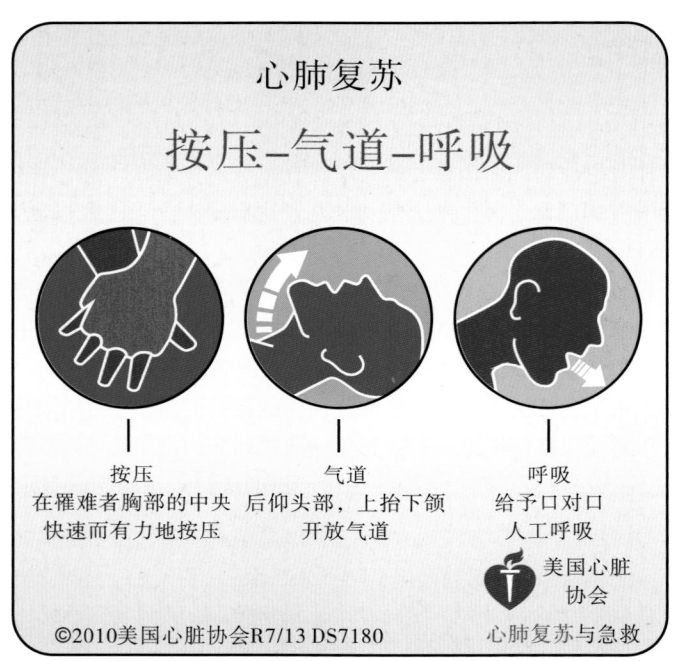

图 23-1 心肺复苏评估法（美国心脏学会推荐）

胸外按压可以在心脏骤停时为心脏和大脑提供血流，而且研究显示延迟按压或按压中断会降低生存率。通气没有那么关键，因为在心脏骤停最初的几分钟内，患者肺内及血液内还有一些剩余的氧气。胸外按压作为 CPR 的第一步，能够有效地使血流快速循环到患者的大脑和心脏，达到维持大脑的有氧血液循环这个主要目标。

按照最初的 A-B-C 顺序，急救者打开气道，进行口对口的呼吸，或者寻找保护装置，或者其他通气设备，使得胸外按压经常延迟。通过将顺序改变为 C-A-B，能够更快地开始胸外按压，通气被推迟到胸外按压的第一个循环结束后，耽误的时间并不长（约 18 秒内应该完成 30 次按压）。

三、C-A-B

C 按压：在患者胸部的中心，用力、快速按压。

A 气道：将患者头部向后仰，抬起下颌打开气道。

B 呼吸：口对口或急救呼吸器通气。

四、心肺复苏步骤

我们不应该假设，任何与周围环境没有明显互动的患者只是简单地睡着了。因此，我们应该首先假设患者是处于心脏呼吸骤停的状态，除非证明不是。你需要接近患者，近距离观察患者，检查是否有自主呼吸或活动。如果没有发现，通过大声呼唤、轻柔摇动来刺激患者，同时问："你还好吗?"

如果没有反应或没有自主呼吸的证据，在不离开患者的前提下尽可能寻求帮助；仅仅靠一个人完成整个复苏过程是不太可能的。

通过感受颈动脉搏动 10 秒，或者对于婴儿可通过触摸手臂上的肱动脉搏动，来确定有无自主循环。如果没有搏动，开始胸外按压，至少每分钟 100 次。

打开失去意识的患者的气道时应将其头部后仰，并抬高其下颌；一只手放在患者前额部，另一只手放在患者的枕骨部，将患者的头部向后背倾斜。这个手法可以使舌头离开咽喉背部，让空气绕过舌头进入气管。患者有可疑的颈部损伤时要格外小心，尝试仅抬高下颌而不将头部后仰来开放气道，可以抓住下颌牙把下颌骨往前推。如果必要的话，轻轻地将患者的头后仰。如果患者戴着义齿，只有当义齿阻塞气道时再将其取出。

五、成人、儿童和婴儿的 CPR 指南总结

（一）检查

- **如果没有反应：**没有呼吸或者没有正常呼吸（只有喘息）
- 尽量使患者出现反应；如果没有，摇动他或她的背部
- 拨打 911 或者寻求帮助。如果可能的话，取得自动体外除颤器（AED），并回到患者身边
- 如果有第二个救援者，让他帮忙去取得 AED

（二）CPR

- 开始胸外按压。将一只手的根部放在患者胸部的中心。将另一只手放在第一只手上方，手指交叉
- 按压胸部向下至少 2 英寸 5cm，30 次
- 双手重叠按压
- 以一分钟**至少 100 次**的频率按压
- 每次按压保证胸廓充分回弹
- 胸外按压的中断时间不超过 10 秒
- **呼吸**
- 打开患者的气道
- 仰头抬颏：将头后仰，抬高下巴
- 捏住患者的鼻子。吸一口气，将你的嘴封闭地覆盖患者的嘴，给两次持续 1 秒的吹气，同时观察患者胸廓的起伏
- 给两次吹气，每次超过 1 秒
- 每次吹气，患者的胸廓应该升高
- 如果可以的话，使用保护装置

（三）继续 30 次按压和 2 次通气的方案

- 继续按压和通气——30 次按压，2 次通气——直到救援赶到
- 一个人实施 CPR 的比例是 30 次按压比 2 次通气
- 两个人实施 CPR 的比例是 15 次按压比 2 次通气*

注：* 2015 美国心脏协会（AHA）心肺复苏指南建议两个人实施 CPR 的比例是 30 次按压比 2 次通气。

- 两个人实施 CPR 时，每 2 分钟交换位置
- 如果可能的话，尽快取得并使用 AED

图 23-2 显示了成人、儿童和婴儿（新生儿除外）的基础生命支持关键点的总结。

成人、儿童和婴儿的 BLS 关键点的总结

关键点	建议		
	成人	儿童	婴儿
识别	无反应（适用于任何年龄）		
	没有呼吸或没有正常呼吸（如只有喘息）	没有呼吸或只有喘息	
	10 秒内无法触及脉搏（只能由医疗工作者评估）		
CPR 顺序	C-A-B		
按压速度	至少 100 次/分		
按压深度	至少 2 英寸（5cm）	至少 1/3 前后径 大约 2 英寸（5cm）	至少 1/4 前后径 大约 1.5 英寸（4cm）
胸廓回弹	按压之间保证充分回弹 医疗工作者每 2 分钟交换按压		
按压中断	尽量减少按压的中断 尽量使中断时间<10 秒		
气道	仰头抬颏（医疗工作者疑有创伤：双手托颌法）		
按压-通气比例（直到高级气道建立）	30：2 1 或 2 个救援者	30：2 1 个救援者 15：2 2 个医疗工作者	
通气：当救援人员没有经过培训或者非专业人员时	仅按压		
高级气道通气（医务工作者）	每 6~8 秒 1 次通气（8~10 次/分） 与按压不同步 每次通气约 1 秒 可见胸廓起伏		
除颤	尽快取得并使用 AED。在电击前后，尽量减少按压中断；每次电击后立即按压，开始 CPR 循环		

图 23-2 成人、儿童和新生儿基本生命支持要点（摘自美国心脏学会）

以下列出了进行高质量的胸外按压的要点：

- 用力按压
- 快速按压
- 减少间断
- 保证胸廓充分回弹
- 避免过度通气

新指南建议按压深度至少 5cm，而在 2005 年的指南里则建议按压 4~5cm。

新指南的建议里，一个人为成人、儿童和婴儿（新生儿除外）实施 CPR 的按压/通气比例为 30：2 没有改变。2010 年 AHA 的 CPR 指南里，继续建议急救时通气时间大约 1 秒。一旦建立气道，可以继续胸外按压（至少 100 次/分），不需要按压-通气循环。这时急救通气可以每 6~8 秒给 1 次（呼吸 8~10 次/分）。应该避免过度通气。

六、危重或创伤患者的评估

　　急症患者的评估包括一系列的步骤，可以分为两组：初步评估和再次评估。初步评估是检测患者是否马上有生命危险。最初评估应该不超过 10 ~ 15 秒。初步评估分为心肺复苏（CPR）检测和基础生命功能评估。再次评估是检查有无威胁患者生命的问题存在。

　　初步评估和再次评估可以用于成人和儿童患者，同时也可以用于疾病或损伤相关的问题。这个治疗过程融入诊断过程中。例如，如果患者没有呼吸，在开始诊断步骤之前，立即开始通气。

二维码 23-1　基本生命支持的核心内容

　　当患者出现急症时，首要任务是识别。不正常的表现或行为可能只是唯一的征象。包括呼吸困难，紧紧抓住胸口或喉咙，吐词模糊，意识障碍，呼吸的异常气味，没有明显原因的出汗，或者反常的皮肤颜色（如苍白、发红或发蓝）。

　　记住急症患者是紧张且害怕的；冷静和有安全感的音调可以很好地安慰患者。照料一个放松的患者远比照料一个紧张的患者容易。

（一）初步评估

1. 重要生命功能评估

　　图 23-3 阐明了重要生命功能评估的流程。一旦确定患者不需要 CPR 或者患者自行恢复了心肺功能，明确关键的生命维持功能是否足够和稳定，或者是否需要增加其他的支持措施。

　　美国外科医师协会（ACS）为"高级创伤生命支持指南"提出的初步评估，可以有效地开始对严重创伤患者有序而快速地评估，确定及开始治疗。这同样可以应用于急症患者。

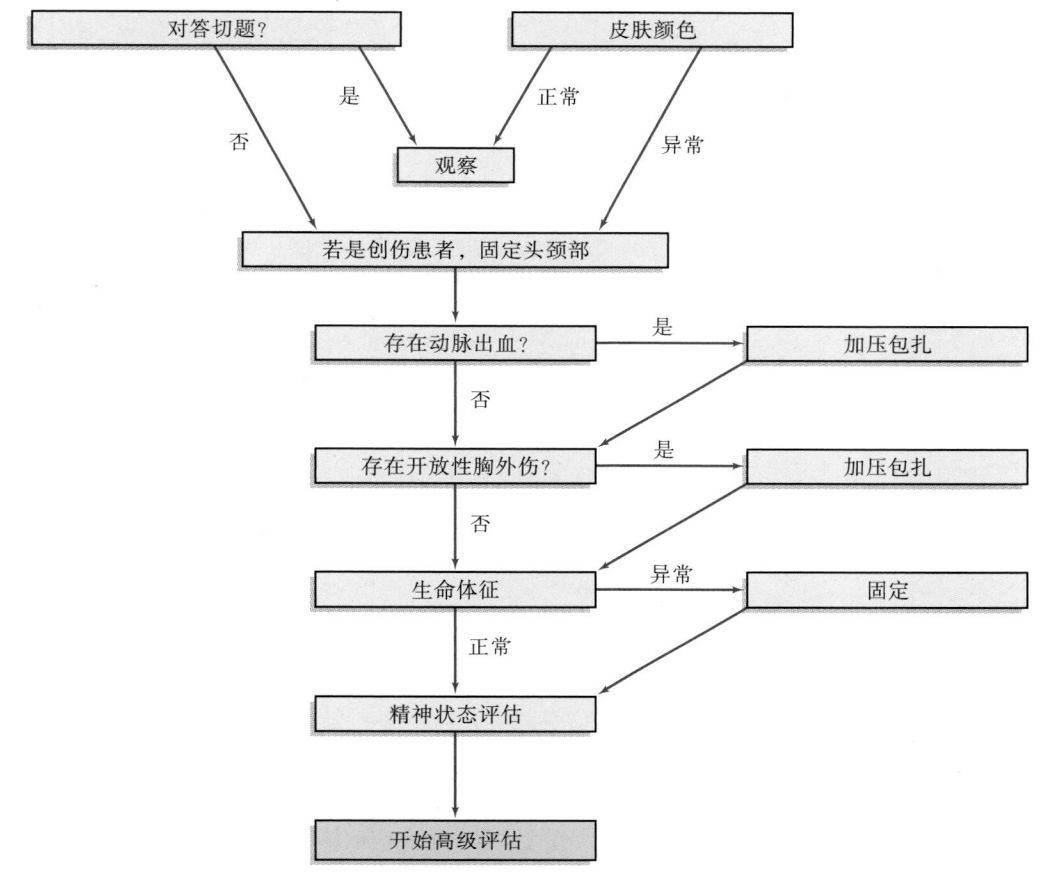

图 23-3　重要生命功能评估的流程

初步评估可以使用 ABCDE 评估流程。在评估的同时，重要的是要记住如果发现了一个重大的问题，在继续评估之前应该尽可能立即开始治疗。

（1）A——气道

在评估的开始应该评估患者的气道是否通畅。观察患者是否有明显的气道梗阻。通常可以通过询问患者的姓名来完成。如果患者可以说话，气道是打开的。评估气道时，应该观察梗阻物、潜在的梗阻物和相关的症状和体征。永远记住最常见的造成无意识患者气道梗阻的是他们自己的舌头。如果患者没有可疑的颈部受累，将患者头部后仰来帮助患者的舌头离开咽后部，可以缓解气道梗阻。

继续关注气道的阻塞。在创伤患者中，阻塞物可能包括呕吐物、牙齿或者异物，这些东西应该尽可能立即移除。

对于创伤患者，在进行初步评估的任何时候，尽可能保持颈椎的竖直很重要，因此不能使用头后仰的方法。对于这样的患者，应用双手托颌法（jaw-thrust）移开舌头。使用板子、带子、大量敷料或者毛巾来固定患者头部和颈部，或者安排一人保持头部的固定。一旦患者被制动，移开这些固定物需要谨慎地判断。

如果气道的通畅性仍然是一个问题，需要根据临床环境，由有资质的医师进行气管插管或放置呼吸管道通气。

（2）B——呼吸

评估呼吸是否足够是初步评估的第二步。在这一步，评估呼吸窘迫的症状和征象，明确是否存在危及生命的创伤相关的肺部损伤。

确保胸廓正常起伏，观察大概的呼吸频率，明确患者是否呼吸过快、过慢或大致正常。观察呼吸窘迫的症状和体征，是否使用胸壁辅助呼吸肌，和（或）使用颈部辅助呼吸肌。呼吸窘迫患者通常会出现呼吸频率增快，颈部和胸壁肌肉参与呼吸的程度将大大增加。简单肺部听诊可以明确空气是否进入双肺。

对于创伤患者，张力性气胸是必须考虑的诊断，同时应该检查胸壁和肋骨架的完整性。观察有无连枷胸，即多条肋骨骨折造成部分胸壁游离，引起呼吸时胸壁的矛盾运动。

开放性胸部伤口，或者称为吸气性胸部伤口，使得空气进入胸膜腔，造成肺部塌陷（气胸）。随着患者呼吸出现吸吮的声音，或者在胸壁伤口出现气泡声音，可以明确吸气性伤口。如果明确，应该用敷料封堵。

气胸是脏层、壁层胸膜出现空气引起肺部塌陷。气胸可以分为开放性，比如吸气性胸壁伤口；或者闭合性，可能由于肋骨骨折造成的肺部撕裂。单侧肺部听诊呼吸音减弱或消失可以明确该侧气胸。有意识的患者发生气胸可能会抱怨与呼吸相关的锐痛。

当空气进入胸腔引起肺部塌陷和引起患侧胸腔压力增高时，会发生张力性气胸。张力性气胸会出现患侧呼吸音消失、颈静脉扩张，以及之后气管移向健侧胸腔。如果一位重症患者怀疑张力性气胸，应该立即针头穿刺胸壁减压。如果不治疗，张力性气胸将迅速引起严重休克，甚至死亡。

（3）C——循环

在初步评估这一步，医护人员通过循环和血压尽可能对心肺功能有一个粗略的评估。稳定终末器官的灌注，如大脑、心脏和肺，对重症患者的存活非常重要。

尝试触摸桡动脉是完成这个步骤的关键的体格检查部分。在评估重症患者时，桡动脉搏动的检查可以提供大量信息。注意搏动频率（如过快、过慢或大致正常）和搏动强弱可以提供重要的信息。一个快速、微弱的脉搏可以提示休克。桡动脉搏动可以触及，可以估计收缩压至少 80mmHg。如果桡动脉搏动无法触及，立即评估股动脉搏动，若存在，收缩压大约 70mmHg。当评估脉搏时，同时关注皮肤颜色和湿度。苍白、多汗和冰冷的皮肤是休克和低灌注的征象，是由于交感神经兴奋引起。

如果患者的皮肤温暖、干燥、颜色正常，很可能说明外周血液的氧合和血流丰富。休克时，外周血流出现中心型分流。因此，皮肤改变是低血容量或者心源性休克（低心排出量）的早期指标。重大的急性心肺功能紊乱的关键诊断性的皮肤表现是灰白、花斑或者青紫，以及皮肤湿冷。最后一个症状——出汗，是由于内环境稳定受到重大威胁引起交感神经兴奋。

对于创伤的患者，评估患者是否有致命的出血非常重要，如果确定了出血部位，无论动静脉，都应该立即控制住。直接按压是止血的第一步。如果受伤的肢体持续性大量出血，应该使用止血带控制出血。

（4）D——伤残

总的精神状态是大脑灌注的关键指标，也可以作为基线指标，评估创伤患者继发于脑损伤的精神症状演变。

在这个阶段，可以使用简化的精神状态评估程序关注中枢神经系统功能，简称为 AVPU。具体为：

A：患者意识灵敏

V：患者对声音刺激有反应

P：患者对疼痛刺激有反应

U：患者没反应

（5）E——暴露

对于创伤患者来说特殊的一点是，根据当时的医疗环境，尽可能暴露患者体表以进一步确定有无致命的损伤。衣物和其他的碎片会掩盖重大的出血；打开胸壁伤口；大面积挫伤的体征可能提示重大的内脏损伤。经过这些评估之后，注意患者的保温很重要。

2. 生命体征

生命体征的评估和再评估

一旦上述的初步评估步骤完成后，应该正式记录生命体征。这包括仔细测量患者的心率、呼吸、血压和精神状态。根据医疗环境，生命体征也应该包括体温和脉搏血氧数值。

如果生命体征的一个数值异常，开始治疗将异常纠正至正常。例如，如果患者自主呼吸频率每分钟只有 5 次，帮助其增加呼吸的深度和频率，使得呼吸正常。如果有保护装置的话，可以通过间断地口对口通气来辅助通气。使用活瓣带面罩装置，或者进行气管插管、呼吸机通气也是可以的。最佳的治疗方案随着医疗环境的不同而有巨大差异。

同样的道理，可以通过简单地抬高下肢来升高血压，下肢静脉储存的血回流到中心循环系统。如果可能的话，根据环境尽快建立静脉通路。

对于创伤患者，应该特别关注出血的控制，反复评估张力性气胸的可能性，以及考虑到是否需要立即输血。

只要你确信患者不会再有紧急的生命威胁或者进一步的不稳定，应该进入再次评估。

（二）再次评估

1. 病史

急症或创伤患者的病史记录与标准的病史记录相似，但是它更简练、更注重快速的诊断和处理。

在再次评估中，获得病史可以通过患者本人、患者家属、急诊室工作人员或者旁观者。再次评估是一个系统的方法，确定是否存在其他情况或者损伤需要处理。这个评估包括快速问诊、检查生命体征、扼要的体格检查。可以简单地记为"SAMPLE"来搜集患者信息：

S：疾病相关的症状和体征

A：过敏史

M：目前服用的药物

P：既往史

L：上一次进食情况

E：疾病发生前的情况

利用"SAMPLE"评估对于清楚了解患者急症或创伤的细节非常重要，这些细节可以揭示潜在的病因，并进一步指导之后检查或者初始治疗。例如，患者在发病几天前有发热、咳嗽、食欲下降的病史，可能提示肺炎是潜在的病因。

在处理创伤患者时，尽可能明确损伤机制很有用。患者承受的是否是钝伤，比如车祸，或者是武器造成贯穿伤？车祸时，查明患者是否被抛出车外、安全带的使用、是否曾经出现意识丧失，因为这可能提示头部损伤如脑震荡。

对于意识清醒的创伤患者，询问疼痛的区域，帮助指导深入的体格检查。总的来说，患者的再次评估包括三个主要的区域：头颈部、躯干和四肢。

2. 再次评估的体格检查

（1）头颈部

观察受害者的面部。在发生急症时，患者眼窝下陷、显著的黏膜干燥伴随嘴唇裂缝可以提示严重脱水。黏膜苍白吗？这可以帮助明确严重贫血。评估皮肤颜色和温度。

对于创伤患者，有浣熊眼（颅底骨折时球结膜及耳后有瘀斑）吗？图 7-32 显示了患者的浣熊眼。眶周淤斑，或浣熊眼，可见于颅底骨折 6~12 小时后。耳后瘀血征是指耳后淤斑，是由于颅底或颞骨骨折造成。这个体征可能需要 24~36 小时才会出现。瞳孔大小和对光反应的眼部检查实际上是神经检查的一部分，这些通常在面部检查时进行。双侧瞳孔等大吗？是否有一侧瞳孔放大？瞳孔固定吗？表 23-1 列出了昏迷患者的眼部体征。

有无耳、鼻或口的出血？

触诊头部。注意有无捻发音、出血或头皮血肿。

检查颈部后方：脊柱正中线有无压痛或颈椎后方的棘突有无移位。检查颈部前方：注意气管是否偏斜，以及颈静脉充盈的程度。如果都有阳性发现，检查胸部损伤，如张力性气胸。触诊颈部有无捻发音，提示了肺部破裂后空气进入皮下组织。

如果颈部没有压痛，患者没有其他疼痛的地方，他或她没有中毒或醉酒，让他或她缓慢地最大限度地活动颈部。如果患者出现疼痛，停止其活动。

表 23-1　昏迷患者眼部体征

眼部体征	可能原因
瞳孔有反应、眼球朝前、OCR[†] 正常	中毒或代谢原因
针尖样瞳孔	麻醉中毒（OCR 正常）
	脑桥或小脑出血（OCR 消失）
	丘脑出血
	应用缩瞳的滴眼液
双眼非共轭凝视	脑干结构损伤
双眼共轭凝视	同侧脑桥梗死
	对侧额叶半球梗死
单侧散大、固定的瞳孔，间接反射消失	幕上组织损害
	即将发生脑疝
	后交通动脉瘤
双侧中间位置的、固定的瞳孔	中脑损伤
	即将发生脑疝
浣熊眼（眶周淤斑）或耳后瘀血征	颅底骨折

注：OCR：头眼反射；

　*如果患者有人工晶体、义眼、角膜接触镜，或白内障或白内障术后，很难评估眼部体征；

　[†]头眼反射也称为"娃娃眼"：快速而轻柔左右或上下转动头部，脑干受损无意识的患者，双眼将一同转向相反方向

（2）胸部

对于急重症患者，进行细致地胸部检查很重要。呼吸音听诊的发现可能提供重要线索。湿啰音、干啰音和哮鸣音可以提示肺或心脏问题导致患者疾病。心音听诊也很重要，注意是否有杂音、摩擦音或者奔马律等明显异常。

对于创伤患者，呼吸音是否存在应该经常评估，而且应该观察双侧胸部对称的起伏。随着呼吸的矛盾或异常的胸廓运动可能是连枷胸的征象，此时应该稳定胸廓。心音遥远，特别是合并颈静脉扩张时，可能提示心脏压塞，是在创伤时另外一个快速致命的情况。

（3）腹部

检查腹部。是否存在腹部膨隆？肠鸣音是否存在？轻柔触诊腹部，逐个区域观察是否存在压痛。如果是一个育龄期女性，总是要考虑到她妊娠的可能性。

对于创伤患者，警惕腹部钝伤，如局限区域的压痛、淤斑、表面磨损、挫伤或开放的腹部伤口。卡伦征指脐周出现浅蓝色，提示腹内的出血或创伤。格雷·特纳（Grey Turner）征是指侧腹出现淤斑，提示腹膜后出血。水肿或淤斑通常较晚出现。因此，它们的出现尤其重要。右上腹疼痛可能提示肝脏损伤，这是成人钝伤后最常见的腹部受损器官，而左上腹疼痛应该怀疑脾脏受损。

检查肛门和会阴。进行直肠指诊，评估肛门括约肌紧张度，来确定是否存出血、确认前列腺是否处在正常位置。

（4）骨盆

用手掌跟部向下轻压髂前上棘和耻骨联合。是否存在压痛？是否有异常活动？如果有，可能骨盆环存在骨折。检查尿道口是否有出血。如果有，需进一步检查是否存在骨盆或膀胱损伤。

（5）四肢

对于急症患者，检查远端肢体应该包括评价循环状态的指标。评估温度、颜色、湿度和毛细血管再充盈时间。毛细血管再充盈是灌注的评估指标，指按压患者甲床后，皮肤颜色回到正常需要的时间。正常的再充盈时间少于 2 秒。毛细血管再充盈时间延长提示灌注异常。

对于特定的感染性疾病，检查甲床是否存在甲下线性出血；如果有阳性发现，可能提示心内膜炎。

对于有严重创伤的患者，应该检查所有的骨骼和关节——评估结构的稳定性和骨折。关注明显畸形的长骨和关节很重要。用夹板固定变形的长骨可以帮助控制骨折引起的出血。

应逐个完成肢体的神经系统检查，包括运动、感觉和血管功能，尤其需要注意创伤部位远端的肢体。

（6）背部

检查背部，寻找受伤的迹象。此时需要多人合作将患者滚动；一个人在头侧，保持颈椎的竖直。完成这个动作，需要至少 4 人：一个人控制头颈部，两人负责向一侧滚动患者，最后一人仔细检查背部。图 23-4 显示了"滚动"过程。注意是否存在受伤的表现，如出血、挫伤、表面磨损或局部疼痛。最后，触诊整个脊柱的正中线，评估有无压痛点或者脊柱移位，这可能提示严重的脊柱骨骼的损伤。

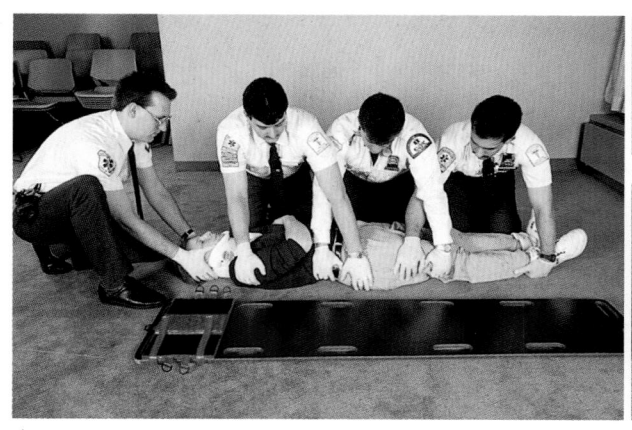
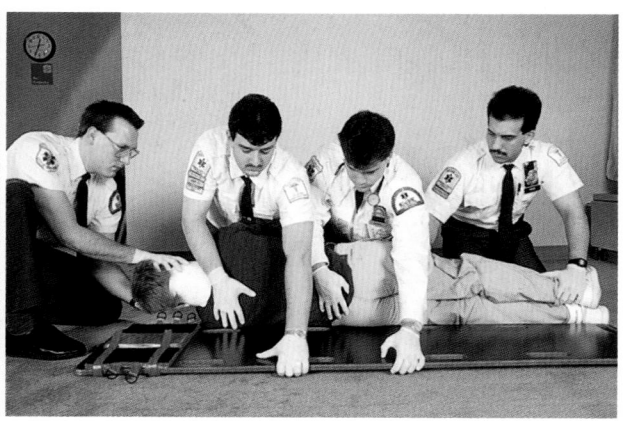

A　　　　　　　　　　　　　　　　　　　　　B

图 23-4　定轴翻滚法

A. 定轴翻滚前姿势（1）使用颈椎固定器，注意：一名急救员在整个翻身过程中需持续保持颈部的固定。手臂置于翻滚方向一侧。（2）三名急救员位于患者翻滚方向一侧，分别在胸、臂、下肢处。将脊柱板置于另一侧。（3）检查急救员一侧手臂伤势，将腿摆好，注意：下肢处急救员扶住小腿和大腿。臀部处急救员扶住腿下部和臂。负责胸部的扶住胳膊和臂下部

B. 定轴翻滚。（4）在位于头部的急救员发令时，所有急救员将患者翻向自己，使患者身体保证一条直线。（5）急救员们用一只手将脊椎板拉致患者胳膊下。（6）在位于头部急救员再次发令时将患者翻滚到板上，将板翻滚到地面上。（7）将患者躯体及四肢捆绑在板上，固定头部

七、儿科急诊

当评估急诊患儿时，就如同成人急诊时的处理一样，但是要意识到患者的身材更小，以及对急症和损伤有不

同的生理反应。尤其是，儿童患者代偿心肺系统功能异常的储备能力更差。对于急症或受伤患者的初步评估同成人一样。

最常见的危险而致命的儿科急症是呼吸窘迫。由于这个原因，建议给所有急症患儿都辅助供氧。

患儿的呼吸窘迫可能由各种上或下呼吸道疾病引起。常见的儿科由上呼吸道引起的呼吸问题包括喉气管支气管炎、会厌炎、异物和细菌性气管炎。下呼吸道梗阻可能由哮喘、肺炎、细支气管炎和异物。

呼吸窘迫的标志有呼吸急促、鼻翼扇动、三凹征、发绀、点头征、呼吸时间延长和呼噜声。上呼吸道疾病的患儿经常表现为喘鸣，吸气时可以听到的声音，与部分气道梗阻有关。严重窘迫的孩子可能处于"三脚架"体位（双手掌支撑在膝盖上），为了改善呼吸通过延长的手臂向前倾斜。如果观察到这个姿势以及伴随流涎，是与会厌炎相关的表现，将快速进展至呼吸衰竭。假如怀疑会厌炎，关键是尽量保持患者镇定，同时开始治疗，避免会厌进一步水肿。

幸运的是，可能是由于 B 型流感嗜血杆菌（HIB）疫苗的应用，会厌炎的发病率有所下降。如果怀疑会厌炎，在没有准备好稳定气道的措施时，不要进行气管检查。儿童的气管操作可以导致气管完全梗阻。表 23-2 列举了会厌炎和喉气管支气管炎的一些重要差别。

异物吸入常见于 1~2 岁的婴幼儿。对于儿童，以下情况时考虑异物吸入：

- 存在呛咳
- 玩耍一个物体后咳嗽
- 突发的喘鸣样呼吸
- 不对称的呼吸音
- 皮肤黏膜发绀

表 23-2　会厌炎和喉气管支气管炎的鉴别

特征	会厌炎	喉气管支气管炎
原因	B 型流感嗜血杆菌	病毒，常见为副流感病毒
年龄	任何年龄（峰值为 3~7 岁）	3 个月~3 岁
临床表现	非常严重（"中毒"）	并非十分严重
季节	没有季节性	秋冬季
起病	急骤	隐匿
上呼吸道感染	少见	常见
发热	>40℃	<39.5℃
咽喉痛	严重	程度不一
咳嗽	非"犬吠样"；全天	"犬吠样"；夜间
流涎	显著	无
喘鸣	吸气时	吸气和呼气时
体位	前倾坐位，伸长颈部、张口	表现不一
会厌	鲜红色	正常

如果患者失去呼吸能力，表现为咳嗽消失、不能说话或者失去意识，应该急诊清理气道。立即将患儿放在股上，脸部朝下，使头部低于躯干。握住他或她的下颌支撑患儿的头部，用另一只手的掌根部用力在患儿的肩胛骨之间击打 5 次，握住患儿的头部将其翻转躺下，用两个指尖按压胸骨中部、乳头下一指宽的部位，向下按压 1 英寸（2.5cm）。重复这个程序 5 次。尝试移除咽部可见的物体。重复击打背部和按压胸部直到取出物体。

如果儿童失去意识，检查口腔里是否有异物，然后进行口对口呼吸。轻轻地后仰患儿头部，同时将其他手指放置在下颌部，将下颌上抬。用你的嘴封住患儿的口鼻。提供两次通气，观察胸廓起伏。如果通气没有进入胸腔，重复击打背部和按压胸部。寻求帮助。

脱水是另外一个重要而常见的儿科急症。最常见的原因是呕吐和腹泻。轻度脱水（<5%）的患儿，可能只有

轻度黏膜干燥。重度脱水（15%）的患儿，通常存在如下表现：

- 黏膜干裂；没有眼泪
- 皮肤紧张度显著下降
- 囟门凹陷
- 眼窝凹陷
- 呼吸急促
- 毛细血管再充盈时间长于 2 秒
- 皮肤湿冷
- 体位性（直立性）低血压：收缩压小于 80mmHg
- 心动过速：心率快于 130 次/分
- 由于尿量减少导致尿布干燥

对于严重脱水的儿童应该立即静脉输注等张溶液，初始剂量为 20 ml/kg，随后需要不断的再评估。

前文提出的再次评估和 AVPU 精神状态检查对于儿童同样重要，对于重症患儿应该不断反复评估。

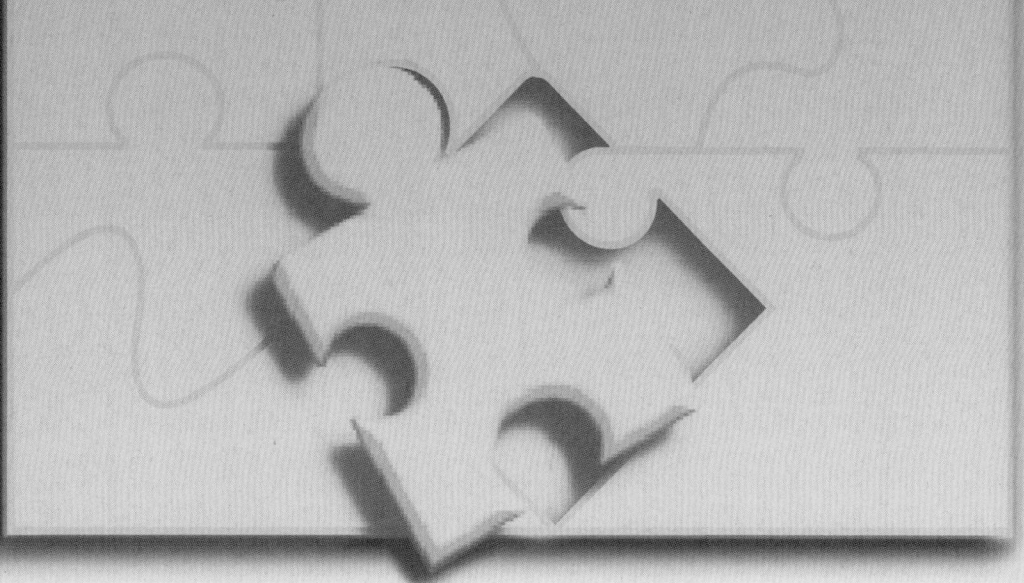

第四篇
整合资料

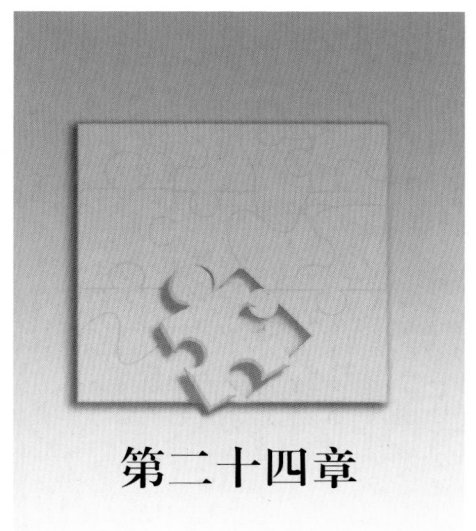

第二十四章

诊断中的诊断推理

医学是一门充满不确定的科学和可能性的艺术。不确定的主要原因之一是任何一种疾病的表现都有着日益增加的多样性。

——Sir William Osler（1849-1919）

一、艺术、科学和观察

本章是全书最重要的章节之一，因为内容包含了在诊断推理过程中，用于评估症状和体征的方法及概念。先前的章节通过解释问诊和体格检查的技巧，探讨了医学的"科学性"。而面对种种不确定性做出"最好"的决策的能力则是医学的"艺术性"。但这种艺术的实践过程中存在着规则和标准，这就是本章即将重点讨论的内容。

该过程包含以下主要步骤：

- 数据收集
- 数据处理
- 建立问题列表

数据收集是病史和查体汇总的产物。其他诸如血生化、全血细胞分析、细菌培养、心电图和胸片等实验室和其他检查结果可以进一步扩充数据。病史是数据库中最核心的部分，占问题列表的 70% 左右，体格检查占另外的 20%~25%，实验室及其他检查结果占数据库的不到 10%。

数据处理是指对病史、体格检查和实验室及影像学检查中获得的数据进行分类整合。患者很少有某种疾病孤立的症状或体征，其主诉常常包含多个症状，而检查者亦能够在体格检查中发现数个相关体征。一个敏锐的观察者应在繁多的线索之间建立有意义的病理生理联系——这就是数据处理。

举例：假设医师获得的病史包括呼吸困难、咳嗽、耳痛和咯血。其中呼吸困难、咳嗽和咯血应归为一组症状，提示心肺疾病。耳痛和这三个症状不相关，可能提示其他问题。对另一个主诉上腹部烧灼感、进食后缓解且粪便带血的患者，应当一起考虑这些症状和体征。这些数据提示该患者存在消化道异常，有可能是十二指肠溃疡。虽然患者常由于一种病理状况而有多个症状或体征，但患者往往并不表现出该病的所有症状和体征。比如，对于一个有糖尿病家族史并出现多尿和烦渴症状的患者，即使其先前并未诊断糖尿病，也是有理由怀疑其眼外直肌麻痹是和糖尿病有关系的。另一个患者体重下降 30 磅（13.6kg）、厌食、黄疸和左锁骨上淋巴结肿大提示为胃癌合并肝门部转移。以上阐释了将多个症状整合为一个诊断的数据处理概念。这个过程和奥卡姆剃刀原理相似：优先采用最简单的理论——应用于此即为"一个诊断可以解释所有的症状"。虽然这个原则我们应牢记在心，但它也并不总是处处适用的。

建立问题列表是对患者生理、心理、社会健康以及影响其健康的个人状况进行总结。问题列表可能包括实际的诊断或只是一些无法与其他资料一同归类的症状或体征。每一个问题的发生日期均需要记录。这个列表应该根据重要程度依次列出问题，从而反映医师对患者问题的理解。表 24-1 是一个问题列表举例。

表 24-1 问题列表举例

问题	日期	缓解
1. 胸痛	2012 年 6 月 28 日	
2. 急性下壁心肌梗死	2010 年 1 月 30 日	2010 年 2 月 15 日
3. 结肠癌	2008 年 4 月 30 日	2008 年 6 月 3 日
4. 糖尿病	2003 年	
5. 高血压	1997 年	
6. "尿色变红"	2009 年 6 月 10 日	2009 年 7 月 1 日
7. 因为儿子的药物滥用而痛苦	2012 年 1 月	

与某一特定问题相关的症状和体征的出现叫作**相关阳性发现**。比如，对于一个有剧烈的、放射至睾丸的剧烈疼痛的男性患者，痛风病史和尿酸水平升高就是相关阳性发现。患者可能出现了尿酸结石继发的肾绞痛。如果因为没有出现某些症状或体征而提示某一诊断，那么这些症状或体征就称为**相关阴性发现**。相关阴性发现的重要性可以等同于相关阳性发现。如果一个关键发现不存在，则可以帮助除外某个特定诊断。比如，一个体重减轻、震颤的女性如无心动过速的表现，则诊断甲亢的可能性变小；反之则会增加诊断甲亢的可能性。

无论对于哪一个数据库，患者的人口学信息都很重要：包括**性别**、**年龄**、**种族和居住地**。一个幼年起病、患出血性疾病的**男性**很可能患血友病。一个劳力性胸痛的 **65 岁**患者从统计学来说，患冠心病的可能性比较大。一个多次剧烈骨痛发作的 **26 岁非裔美国人**很有可能患了镰状细胞贫血。一个居住在圣华金河谷地区、有肺部症状的人很有可能得了球孢子菌病。该信息常常提示一个统一的诊断，但未出现"常见"症状并不能完全除外诊断。

人们常说"常见病是常见的"，这句话看似简单，实则蕴含着很多智慧。它强调在某种临床情况可以准确地被常见疾病解释时，观察者就不应该首先假定其为另一种罕见病（相反，如果常见诊断不能解释所有症状，观察者就应当寻找其他较少见的诊断）。同样一个事实是："常见病的少见表现较少见病的常见表现更为常见"。

最后，"罕见病对于患该病的人来说并不罕见"。如果患者的症状和体征均提示某种少见病，那么该患者有可能就是10 000个人中得病的那一个。然而，当涉及为患者制订个体化的临床决策时，基于人口的统计学为我们提供了有益的指导。

二、依据症状和体征进行诊断推理

不幸的是，医学决策几乎不可能 100% 准确，只能通过可能性大小为决策加权。只有一系列症状、体征和检查结果都很明确一致时，临床医师才可能确定某一诊断，但现实往往不是这样的。那么医师怎样才能在现有的知识和研究背景下做出最佳决策呢？

我们往往立即想到实验室检查，但从患者病史和体格检查中获取的症状和体征信息可发挥同样作用。我们遵照相同的规则和标准，根据症状、体征信息和检查的结果做出诊断推理。并且，在建立问题列表的过程中，症状和体征实际占据更重要的位置（≥90%），实验室检查则较少（<10%）。

（一）敏感性和特异性

本教材是根据体征和症状的**工作特性**——敏感性和特异性，来进行描述的。这种工作特性同样适用于实验室检查，它可以反映症状、体征和检查在医师的决策中的作用。**敏感性**即真阳性率（true-positive，TP），为患病人群中检查结果阳性的人所占的比例。因此敏感性仅基于患病人群。**特异性**即真阴性率（true-negative，TN），为在非患病人群中检查结果阴性人所占的比例。因而特异性仅基于非患病人群。假阳性（false-positive，FP）结果指非患病者检查结果为阳性。一个具有 90% 特异性的体征、症状或检查结果可以在 100 个正常人中判定出 90 个正常者，另外 10 人则为假阳性，即假阳性率为 10%。如果某个患者检查或观察结果为阴性，则这个结果为假阴性（false negative，FN）。四格表可用于表示一项检验结果、症状或体征与疾病关系。D+代表患有该病，D−代表未患该病。T+代表检验结果阳性，或存在某症状或体征，T−反之。每一个表格内代表一部分患者。四格表如下：

	患病D+	未患病D−
检验阳性 T+	真阳性 （TP）	假阳性 （FP）
检验阴性 T−	假阴性 （FN）	真阴性 （TN）

敏感性的定义是真阳性（TP）数除以患病人数（TP 和 FN 总人数）

敏感性＝TP/患病人数＝TP/（TP+FN）

特异性的定义是真阴性（TN）数除以未患病人数（FP 和 TN 总人数）

特异性＝TN/未患病人数＝TN/（FP+TN）

代入数据：

	D+	D−
T+	65 （65%） （TP）	100 （10%） （FP）
T−	35 （35%） （FN）	900 （90%） （TN）
	100	1000

　　上述四格表左上象限代表 100 例某病患者中有 65 例（65%）某种检验结果或症状或体征阳性，因而该检验（或症状、体征）的真阳性率为 0.65，或敏感性为 65%。

　　右下象限代表真阴性率为 0.90，意即 1000 例未患病人群中有 900 例的该检验结果或症状、体征为阴性，因而特异性为 90%。

　　假阳性率（右上象限）为 0.10，即 1000 个正常人群中有 100 个人（10%）没有患病，却由于某种原因，该结果阳性。

　　最后，假阴性率（左下象限）为 0.35，即 100 个患病人群中 35 个检查结果、症状或体征为阴性。

（二）似然比

由于敏感性和特异性用来评判不同的特性，所以一个症状、体征或检查同时具有敏感性和特异性的数值，可出现以下情况：高敏感性和高特异性、低敏感性和低特异性、高敏感性和低特异性、低敏感性和高特异性。敏感性和特异性结合起来可以计算似然比（likelihood ratio，LR），后者提供了一个可以统一评价某症状、体征或检查工作特性的方法。LR 定义为 TP 率与 FP 率的比值。

LR ＝敏感性/（1－特异性）＝ TP 率/FP 率

因此 LR 是准确的阳性结果与不准确阳性结果的比值。在前述的晕厥和主动脉狭窄的例子中，敏感性＝TP 率＝0.65，1－特异性＝FP 率＝0.10，LR＝0.65/0.10，即 6.5。换言之，在患病人群中，某个症状、体征或结果阳性的可能性是非患病人群的 6.5 倍。套用到上述的例子中，主动脉狭窄患者晕厥发生的可能性是非主动脉狭窄患者的 6.5 倍。LR 大于 10 的检查或体征往往比较有价值，因为它们为诊断推理提供了相当的可信度。

（三）诊断或排除疾病

即使某种疾病或情况的患病率在特定人群中可能有所不同，敏感性和特异性（以及 LR）仍指的是某个症状、体征或检查在不同人群中保持不变的特性。原因：虽然患病率是基于患病和非患病人数计算所得，但敏感性仅仅基于患病的人群，特异性仅仅基于非患病的人群，因此这两组人群在目标人群中的相对数量多少对计算敏感性和特异性并无影响。敏感性和特异性仅仅是某个检查的工作特性，为应用某个检查在**任何人群**中进行诊断推理提供一般性的信息。然而在真实的临床实践场景中，医师关注的是患者个体以及该患者的检查结果能否预测疾病的存在。在某个检查结果阳性、症状或体征存在的时候，临床医师有多大把握确定患者患该病呢？反之，当结果阴性的时候，临床医师又有多大把握确定患者未患该病呢？一般来说，通过计算阳性和阴性预测值可以得到答案，它们基于特异性和敏感性计算，同时也将患者所在人群中的患病率纳入了计算过程。

首先，试想两个特殊的诊断推理的场景，其中临床决策可仅仅基于敏感性和特异性得出。如果某个特定症状、体征或检查的敏感性特别高（≥90%），而患者得到了阴性结果，那么由于仅极少（<10%）的真正患病者会得到阴性结果，医师可以较为确定地排除该病。Sackett（1992）为这个特殊场景设计了如下首字母缩写：敏感（Sensitive）结果出现阴性（Negative）则可以除外（out）该病（SnNout）。即对于某个具有高敏感性的结果，如果患者的检查是阴性的，则他很有可能未患该病。第二个场景是，如果某个结果的特异性特别高（≥90%），而患者得到了阳性结果，那么由于仅较少（<10%）的正常人会得到阳性结果，医师可以较为确诊断该病。Sackett 针对这个场景的首字母缩写为：特异的（Specific）结果出现阳性（Positive）可以帮助诊断（in）该病（SpPin）。即一个人出现某高特异性表现，则他很有可能患有该病。

（四）阳性和阴性预测值

SnNout 和 SpPin 在上述两种特殊场景中非常有用，但当某个患者检查结果阳性，临床医师往往想要预测患病的实际可能性，或当检查结果阴性时，则希望预测不患病的可能性。前者可通过阳性预测值（positive predictive value，PV＋）来评估，等于 TP 数量除以该患者所处人群中检查结果阳性者的总数量（TP＋FP）：

PV＋ ＝ TP/所有阳性结果 ＝ TP/（TP ＋ FP）

阳性预测值指某结果阳性的患者总人数中**某疾病的发生率**。即得到阳性结果的患者真正患病的可能性。阴性预测值（negative predictive value，PV－）等于 TN 的数目除以患者所在人群中检查结果阴性的总数量（TN＋FN）：

PV－ ＝ TN/所有阴性结果 ＝ TN/（TN ＋ FN）

阴性预测值是指某结果阴性的正常人中**未患该疾病的频率**。即当检查结果或症状或体征为阴性时患者真正未患病的可能性。

举例说明，假定之前讨论的四格表代表了临床医师所关注的总人群。PV＋的计算方法：

PV＋ ＝ 65/（65 ＋ 100）＝ 0.39

PV－的计算方法：

PV－ ＝ 900/（35 ＋ 900）＝ 0.96

因而一个检查结果阳性者实际患病的预测可能性为39%，检查结果阴性者实际不患病的可能性为96%。在假设的举例中，一晕厥患者实际存在主动脉狭窄的可能性仅为39%，而一无晕厥的患者实际不存在主动脉狭窄的可能性为96%。高PV-（96%）和高检测特异性（90%）是一致的。

（五）患病率

显然，某体征、症状或检查结果的敏感性和特异性对于预测疾病的可能性是非常重要的，而该患者所处人群中的疾病患病率也同样重要。疾病**患病率**指特定人群中患某病者所占的比例。在代表所有人群（或代表样本）的4格表中，患病率等于患病人群（TP+FN）除以总人群（TP+FP+FN+TN）。再次假设此前的四格表代表了整个关注人群，患病率的计算方法如下：

患病率＝（65＋35）／（65＋100＋35＋900）＝100/1100＝0.09

在这个人群中，9%患有该病。

下面讲述两个直观的例子来说明患病率在预测疾病可能性中的作用。考虑胸痛症状在预测冠心病中的价值。第一个患者是一例65岁胸痛男性。冠心病在65岁男性中的患病率高。因而胸痛的出现对该患者有较高的阳性预测价值，该患者可能有冠心病。但是，无胸痛症状阴性预测值低，但由于冠心病的患病率很高，提示即使没有症状，患者仍可能患有冠心病。

相反，患者换成是一例20岁胸痛女性。在该年龄组的女性中，冠心病的患病率低，所以该患者的胸痛症状提示其患有冠心病的可能性小，即20岁女性的胸痛症状具有较低的阳性预测值。然而，无胸痛症状具有较高的阴性预测值，如无，则基本可排除冠心病。

图24-1显示疾病患病率的变化如何影响预测值大小。当某疾病较少见时，某体征、症状或检查的阳性预测值会大大升高。在曲线的末端，患病率细小的变化可以显著影响阳性预测值。相反，当某病的患病率很高时，其变化可显著影响阴性预测值。常见病的患病率轻微的降低可以显著升高阴性预测值。患病率越高，阳性预测值越高，阴性预测值越低。

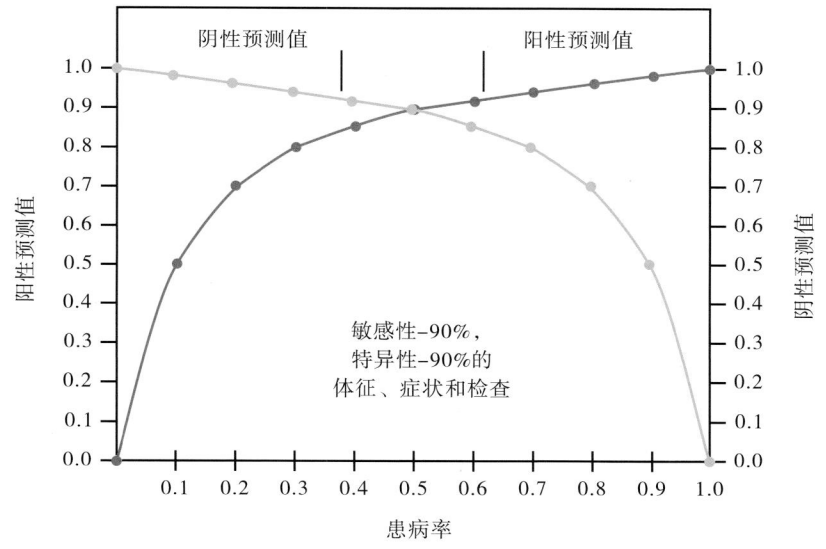

图 24-1　预测值随着疾病患病率的变化

患病率的差异既可能与患者就诊的临床场景相关，也可能与患者特定的人口学特征相关。例如，一个在门诊常规体检的医师与仅在某疾病专科治疗住院患者的医师相比，会发现某病的患病率不同。患者的**人口统计学特征**指其年龄、性别和种族，这些特点对很多疾病的患病率影响很大。由于临床场景和患者的特点均可影响结果的阳性和阴性预测值，它们一同决定了某特征、症状和检查结果的价值。

（六）贝叶斯定理

只有四格表中的数据可以代表整个人群或人群中的代表样本时，PV+和PV-公式才是合理的，因为此时表格才可以准确反映疾病的。一般来说，某体征、症状或检查的敏感性和特异性与患病率无关，而临床医师需要确定特定患者所在人群的患病率（如根据患者的性别、年龄、种族，或住院/门诊来划分的患病率）。阳性和阴性预测值是根据贝叶斯定理计算的，其将PV+和PV-表达为敏感性、特异性和患病率的函数。图24-2中的树状图可帮助我们理解贝叶斯定理。

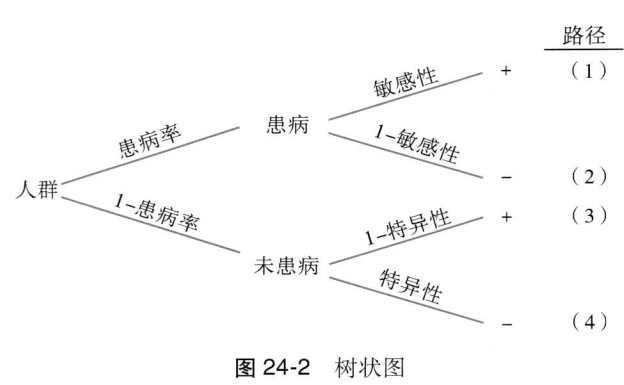

图 24-2 树状图

- 从左边开始，该图显示人群包括了患病人群和未患病人群。prev 是患病的比例；1-prev 是未患病的比例。
- 图的右边显示患病和未患病人群均可以有阳性或阴性结果。sens 是患病人群出现阳性结果的比例；1-sens 是患病人群出现阴性结果的比例；spec 是未患病人群出现阴性结果的比例；1-spec 是未患病人群出现阳性结果的比例。
- 当 PV+一般指检查结果阳性的人群，在图中显示为路径（1）和（3）。当 PV+特指检查结果阳性的患病人群时，在图中则显示为路径（1）。PV+专指结果阳性且患病的人群占结果阳性的总人数的比例时，可根据路径（1）除以路径（1）和路径（3）的总和进行计算：

$$PV+ = (1) / (1) + (3) = prev × sens/ (prev × sens) + (1 -prev) (1 - spec)$$

- PV-可以通过路径（4）代表人群除以路径（2）和路径（4）代表人群的总和进行计算：

$$PV- = (4) / (2) + (4) = (1 -prev) (spec) / (prev) (1 -sens) + (1 -prev) (spec)$$

应用四格表中的数据，再来考虑主动脉狭窄患者晕厥的例子。这次**不能**假定数据代表整个人群，而假定患病人群和非患病人群的数据是分别获得的，即从表中并不能计算出患病率，仅能得到敏感性和特异性。假定在特定的人群中主动脉狭窄的患病率是80%。如表所示，晕厥对主动脉狭窄的敏感性是65%，特异性是90%。使用计算PV+和PV-，如下所示：

$$PV+ = (0.80) (0.65) / (0.80) (0.65) + (1-0.80) (1-0.90) = 96\%$$
$$PV- = (1-0.80) (0.90) / (0.80) (1-0.65) + (1-0.80) (0.90) = 39\%$$

因而患者出现晕厥会将其患主动脉狭窄的可能性从80%（在总人群中的主动脉狭窄的患病率或非条件性概率）升高至96%（有晕厥时患有主动脉狭窄的条件性概率）。无晕厥出现会将未患主动脉狭窄的可能性从20%（1-总人群中的患病率）升高至39%（无晕厥的患有主动脉狭窄的条件性概率）。无晕厥出现将主动脉狭窄的可能性从80%降至61%（100% - 39%）。

继续应用该例，现在假设在另一个人群中，主动脉狭窄的患病率仅为20%，敏感性和特异性仍分别为65%和90%。根据贝叶斯定理计算PV+和PV-如下：

$$PV+ = (0.20) (0.65) / (0.20) (0.65) + (1-0.20) (1-0.90) = 62\%$$
$$PV- = (1-0.20) (0.90) / (0.20) (1-0.65) + (1-0.20) (0.90) = 91\%$$

　　注意 PV+ 从 96%（当患病率为 80%）降至 62%（当患病率降至 20%）。当某病的患病率非常低时，即使敏感性和特异性很高，某体征、症状或检查的阳性预测值仍会很低。同样，注意 PV- 从 39%（当患病率为 80%）升高到 91%（患病率降至 20%）。某病的低患病率提示阴性预测值较高。总的来说，总人群中患病者越多（Prev↑），则得到阳性结果的人患病的比例越高（PV+↑），得到阴性结果的人患病的比例也越高（即更少的人不患病［PV-↓］）。简单来说，随着 Prev↑，PV+↑，但 PV-↓。

1. 列线图

　　为了简化问题，图 24-3 展示了一个可以在医院或办公室中复制及使用的贝叶斯列线图。利用该图可在不应用贝叶斯定理计算的情况下同样获得预测值。使用该图时，首先要在相应的轴上找到相应的位点：患者所在人群的患病率和体征、症状或检查的似然比。回忆下，似然比的定义是 TP 率（敏感性）与 FP 率（1-特异性）的比值。然后在列线图上将各点连成一条线。PV+ 即直线与预测值轴上的交点。比如，如果患病率 = 0.80，LR = 0.65/0.10 = 6.50，则 PV+ = 0.96，与之前根据贝叶斯定理计算所得相同。计算 PV- 则使用 1-患病率和 TN 率除以 FN 率，来分别替代患病率和似然比。

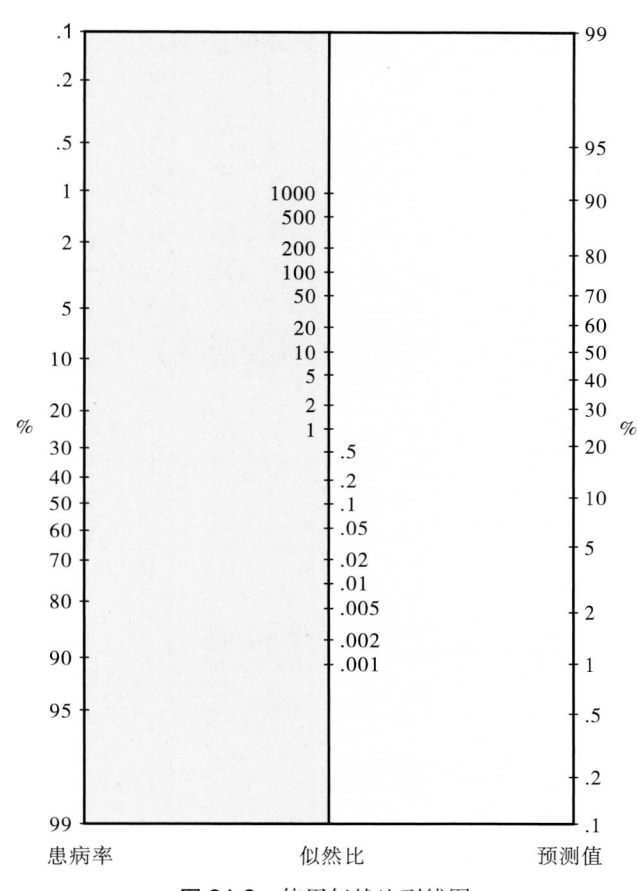

图 24-3　使用似然比列线图

（七）多个体征和症状

　　一般来说，诊断推理是基于多个体征和症状或实验室检查结果的。我们必须结合多个结果来评估诊断概率。例如在下述临床场景中：一个 21 岁的无症状女性自检发现甲状腺结节，被转诊至一名内分泌专科医师进行评估。医师描述该结节触诊质硬，与周围组织相互粘连。在该医师的临床实践过程中，甲状腺癌的患病率为 3%。该结节是恶性的可能性有多大？

　　一开始，你可以将所有结果分开单独考虑。首先，评估出现可触及的质硬结节的预测值。敏感性和特异性分别为 42% 和 89%。恶性疾病的患病率为 3%，贝叶斯定理（或列线图）显示 PV+ = 11%，PV- = 98%。对于第二项发现，与周围组织粘连结节的敏感性和特异性分别为31%和94%。再次，根据患病率为3%，贝叶斯定理（或列线图）显示 PV+=14%，PV-=98%。

但如果两个结果同时出现：一个与周围组织粘连的质硬结节，情况如何呢？当出现一个质硬或固定的结节时呢？或两者均不出现呢？合并发现的预测值如何呢？假设多个体征、症状和结果是相互独立的（即这些结果互不相关），关于这些发现的组合的预测值可以通过增加第二个发现及扩展贝叶斯树状图来计算（图24-4）。

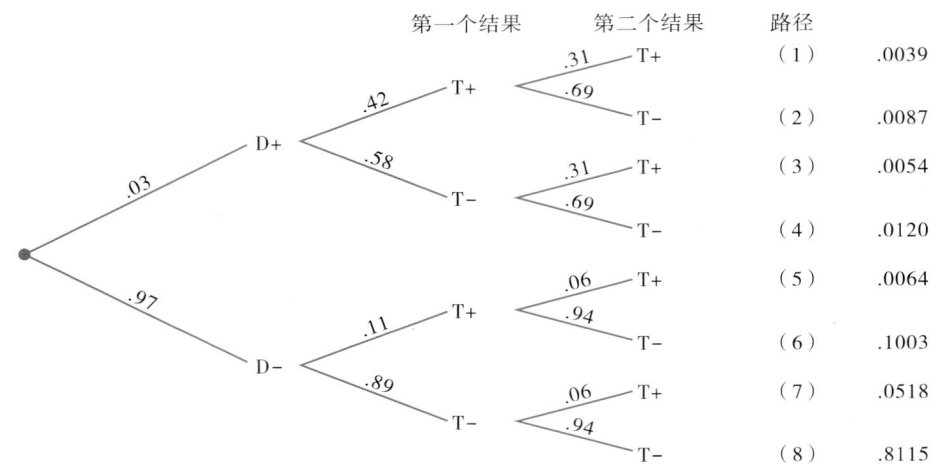

图24-4 扩展树状图

D+，患病；D-，未患病；T+，阳性结果；T-，阴性结果

因此，贝叶斯定理可以通过计算每个通路（见树状图的右侧的括号）的结果可能性来计算合并结果的阳性预测值，结果总结如下：

PV+

$$p（患病，两个结果均阳性）=\frac{(1)}{(1)+(5)}=\frac{.0039}{.0039+.0064}=.38$$

$$p（患病，任一个结果阳性）=\frac{(2)+(3)}{(2)+(3)+(6)+(7)}$$

$$=\frac{.0087+.0054}{.0087+.0054+.1003+.0518}=.08$$

$$p（患病，两个结果均阴性）=\frac{(4)}{(4)+(8)}=\frac{.0120}{.0120+.8115}=.01$$

PV-

$$p（未患病，两个结果均阴性）=\frac{(8)}{(4)+(8)}=\frac{.8115}{.0120+.8115}=.99$$

注意，当两个结果均阳性时对疾病的阳性预测值（38%）是仅有质硬结节（11%）或固定结节（14%）的2~3倍多。

在临床实践中，多个体征、症状和检查结果往往并不互相独立，因为某一个结果的出现往往增加另一个结果阳性的可能性。当然，反之也有可能，当第一个结果阳性的时候，第二个结果阳性的可能性可能会减小。任何一种情况都会违反独立性的假定，此时依据复合贝叶斯树状图（如在第一个路径中的0.42×0.31）计算的敏感性就会得不到准确的预测值。然而，我们需要的恰恰是实际复合结果，比如同时出现质硬和固定结节的敏感性和特异性。截至目前，关于这方面的临床研究文献信息还有限，但关于复合结果和它们的特异性及敏感性的研究不断增多。我们希望这些信息能够尽快用于临床实践。

（八）决策分析

诊断推理只是临床决策中的第一步。在确定诊断后，临床医师必须为患者制订治疗和处理计划。这些决策需要根据患者的人群特点（性别、年龄、种族、住院或门诊等），充分考虑每一个治疗和处理计划可能结局相应的概率和效用（价格或价值）。同样的，临床医师可能需要决定是否要开具实验室检查来确认一个仅由体征和症状得出的诊断。开具检查的决策必须基于检查（可能是有创的、昂贵的）可能得到结果的概率和效用，此时必须再次考虑患者所处的人群。本章节将关于临床决策的讨论延伸至开具检查、治疗和处理的决策制订。

一般来说，决策树被用来代表不同的选择，每一个选择具有不同的概率，相应的结果具有不用的效用。Sackett 和他的同事（1991）提出了一个关于临床决策的极好的、详尽的讨论。而接下来的讨论主要基于他们提出一个关于开具检查、制订决策的例子。

一个 35 岁男性"烧心"数年，无冠心病危险因素，有 6 周非劳力性、下胸骨和上腹部深部的压榨性疼痛，常直接放射至后背部，多于饱餐后平躺时出现。查体无特殊。

该例中的临床医师认为最可能的诊断是食管痉挛，严重的冠状动脉冠脉狭窄可能性很低，在该患者所处人群中最多不超过 5%。为了除外冠脉狭窄（虽然不大可能，但后果严重），也是为了安全起见，该医师决定开具运动平板心电图（E-ECG）。对于>70%的冠脉狭窄，E-ECG 的敏感性和特异性分别为 60%和 91%。根据该信息和贝叶斯定理（或列线图），PV+=0.26，PV-=0.98。

1. 建立决策树

为了决定是否进行 E-ECG，该医师进行了一项决策分析，首先建立如图 24-5 的决策树来描述决策场景。图中左边的小盒子形状的"决策"结的分支代表的是该医师是否开具 E-ECG 的决定。如果决定开具该检查，结果可能是阳性或阴性的，如图中圆形"机会"结的下一级分支所示。接下来的两个"机会"结分支表示无论结果阳性还是阴性，患者都会诊断或除外冠心病。如果医师决定不进行 E-ECG 检查，那么该患者是否具有冠心病就是未知的，如右下"机会"结分支所示。

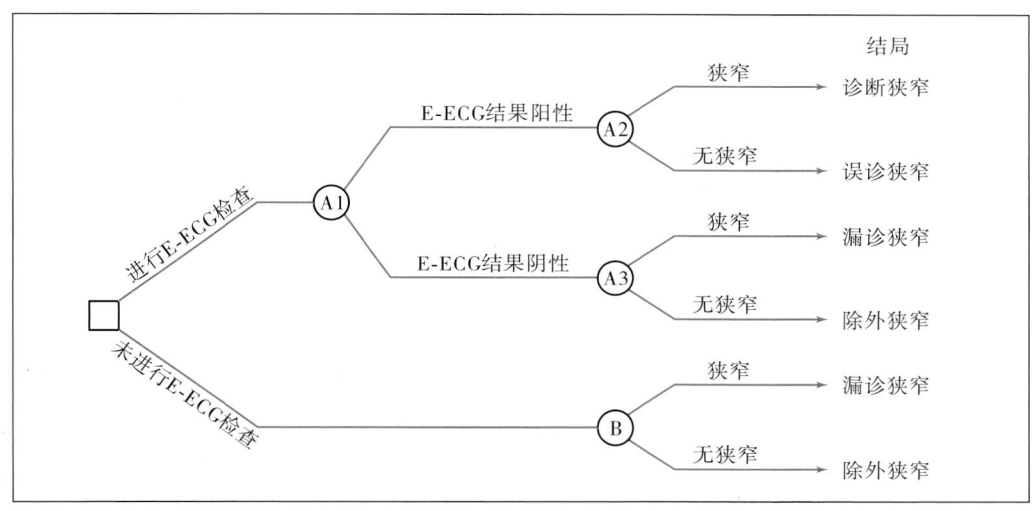

图 24-5 运动平板心电图（E-ECG）决策树

2. 分配概率

接下来要为决策树中每一个分支分配概率（图 24-6）。理想情况下，概率需要基于可靠的临床研究。E-ECG 结果阳性和阴性的患者比例分别为 12%和 88%。在这些阳性结果中，26%的患者有狭窄，74%没有。注意，第一个概率是阳性预测值（PV+），即结果为阳性的患者中实际有狭窄的患者比例；第二个概率是 1-PV+。在结果检测为阴性的人群中，有狭窄和没有的患者的概率分别为 2%和 98%——后者是阴性预测值（PV-），前者是 1-PV-。在不进行 E-ECG 的一般人群中，5%存在狭窄，95%没有狭窄。

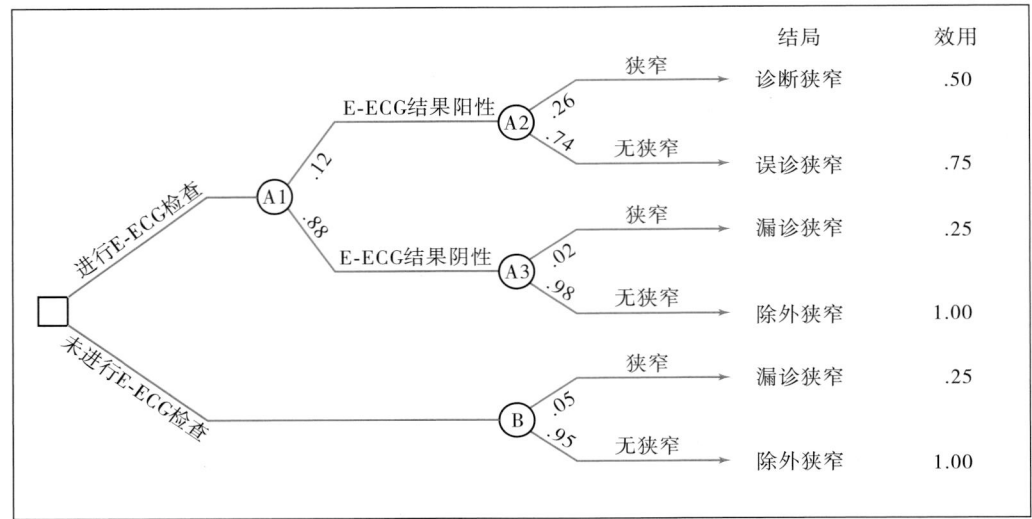

图 24-6 附加了概率和效用值的运动平板心电图（E-ECG）决策树

3. 分配效用

树状图中每一个路径代表一个可能的结局，接下来为每一个可能的结局分配效用。效用指的是结局的价格或价值。效用可能是客观的，可以使用货币单位或预期寿命来表示；也可能是主观的，使用对于患者或社会期望值的相对价值来表示。在这个例子中，共有六个结局（树图中的路径），路径右侧对每一个结局进行标示或描述。E-ECG 结果阳性的患者存在冠脉狭窄即标示为"诊断冠脉狭窄"。这些标示右边为 Sackett 和他的同事（1991）分配的效用值。这些效用值是主观的，但它们清晰表示了每一个结局的相对价值：除外狭窄（1，最有价值），误诊狭窄（0.75），诊断狭窄（0.50），漏诊（0.25，最无价值）。每一个主观赋予的具体效用值是指定的，但根据效用进行的结局排序却并非如此。即，当效用分别定为 4、3、2、1 时，决策也会按同样顺序进行。当然，如果一个结局较第二个的价值明显升高，而第二个和第三、第四个的价值相差不大（如 1，0.50，0.45，0.40），则第一个结局和第二个结局的效用差会比第二个和第三、第四个结局之间的效用差大很多。对于效用的分配可以影响最终得到的决策。

4. 计算期望值

树图中每一个路径的期望值等于该结局的概率和效用的乘积。对于第一个路径，期望值为 0.12×0.26×0.50 = 0.0156。以此类推，六个路径的期望值分别为 0.0156，0.0666，0.0044，0.8622，0.0125，和 0.9500。每一个决定结的期望值等于该结产生所有结局的期望值的总和。对于开具 E-ECG 的决策，期望值是前四个结局的期望值总和：0.0156+0.0666+0.0044+0.8624 = 0.9490。对于不开具 E-ECG 的决策，期望值是后两个结局的期望值总和：0.0125 + 0.9500 = 0.9625。

5. 做出决策

不进行 E-ECG 的期望值（0.9625）要高于进行 E-ECG（0.9490）。决策分析显示对于该患者来说，"最佳"的决策是不进行 E-ECG 检查。当效用数值分配改为 4，3，2，1，而不是先前的 1，0.75，0.50，0.25 时，不进行 E-ECG 和进行 E-ECG 期望值分别成为了 3.796 和 3.850，此时决策结果仍不变。当效用数值为 1，0.50，0.45 和 0.40 时，期望值则分别成为 0.928 和 0.970。

显然，效用值，尤其是主观效用值，是决策分析中的致命弱点，当然客观效用值也多少有些任意性。决策的期望值受到分析过程中所赋予效用值的影响，不同的效用值会带来不同的决策。同时，对决策树中不同分支所分配的概率也会影响决策分析的结局，但概率毕竟是基于诸如敏感性、特异性、阳性和阴性预测值这些从临床研究文献中所获取的实际值，所以概率没有效用值那么主观。由于效用和概率的变化可以影响决策分析的结果，因而需要决策者将效用和概率在合理的范围内进行系统的变化，从而可以检测该决策的脆弱性。这就叫作**敏感性分析**（应该叫**脆弱性分析**更好，以避免和传统的检查敏感性的概念相混淆）。如果在不同的效用和概率变化范围内，做检查或不做检查的决策仍保持一致，那么医师可以更有信心地做出这项决策。否则这个决策就和抛硬币做决定无异了。

在 Sackett 和同事们的例子中，是否进行检查的决策之间的期望值差别很小（0.949 和 0.962），但他们包含了很多信息，至少很直观，部分是因为其结果居然支持不进行 E-ECG 检查。至少这个决策分析显示对于这个患者，进行检查并不优于不进行检查。但如果结果是相反的呢，即检查和不检查的期望值分别为 0.962 和 0.949，或手术和不手术的期望值分别是 0.962 和 0.949 呢？在决策分析中如此接近的数值并不少见，也提示我们需要想清楚根据附加了效用值结局特性来定义的效用标尺的主观意义。例如，以一个 4 点标尺为例，4 代表除外狭窄，3 代表误诊狭窄等，检查和不进行检查的期望值分别为 3.796 和 3.850，即除外狭窄（4）和误诊狭窄（3）之间的距离单位仅为 0.054。这两种决策的数值非常接近。然而在没有其他信息的情况下，最"佳"决策是不进行检查，这意味最终对于像这样难分胜负的决策，做出和决策分析结果相一致的决定可能仅有轻微的获益。

（九）理性临床检查

1992 年，美国医学会杂志（JAMA）发表了一系列关于理性临床检查的文章。这些系列文章强调了本章节的观点：体征和症状在诊断推理中提供了至关重要的信息，在推理过程中必须考虑它们的工作特性（敏感性和特异性），以及疾病的患病率。换句话来讲，当临床检查基于诊断推理中的诸如症状和体征的预测价值这样的经验性证据而进行时，这个过程就将会并且应该变得更加理性。

理性临床检查是另一场更大规模的改革——**循证医学**中的一部分，后者"强调决策需要由临床研究证据来支持，认为直觉、不系统的临床经验和病理生理推断并不能成为临床决策过程中的充分依据"。这种基于证据来实践临床医学的方法，起源于相对新兴的"临床流行病学"中的临床研究。过去，流行病学关注病因，致力于建立暴露于特定的危险因素与发生某些疾病之间的关系。因而经典的流行病学的特点是研究疾病随着时间、地点和人群分布。现在临床流行病学已将这个重心扩展到整个临床实践过程的研究，包括诊断、治疗、预后、预防、评估医疗服务和风险-获益分析。随着临床决策的"艺术"越来越像一门科学，这些领域中的临床研究获得的证据也许可以为理性临床实践（包括诊断推理）提供一个经验基础。

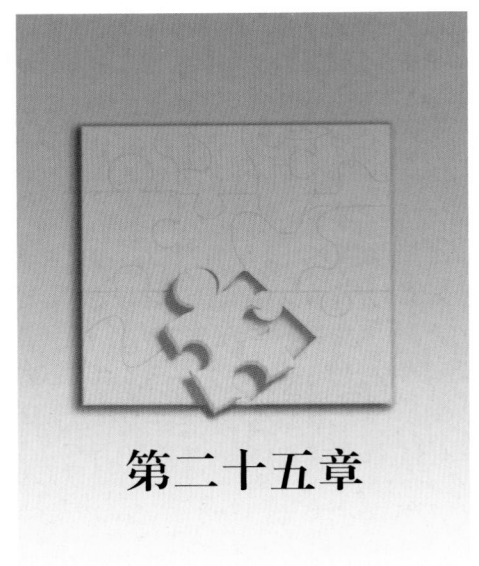

第二十五章

病 历 记 录

愿吾视病人如受难之同胞。毋视病人为疾病之载体。

——Oath of Maimonides（1135-1204）

一、整合病史和体格检查

至此，本书已分别讨论了病史问询和体格检查。第一~三章深入分析了问诊技巧，第四~十八章讨论了体格检查的多种要素，第十八章给出了全面体格检查的方法以及记录形式的建议，第二十一~二十三章覆盖了不同特定患者的评估方法，而第二十四章探讨了数据收集与分析。本章节将介绍如何将问诊和查体整合为一个简明的对患者的介绍。

在病史记录和查体的过程中，检查者要遵循以下原则：

- 记录所有相关数据
- 避免无关数据
- 使用常用术语
- 避免非标准缩写
- 客观
- 按需使用图表

患者病历是具有法律效力的文件。除非从医学或科学角度来讲记录患者的行为和态度等主观评论非常重要，否则不应记录。描述自己所完成的所有的体格检查，并指出未进行的部分。记录："眼底正常"比"眼部检查正常"更准确，因为后者并不能体现检查者是否主动查看了眼底。不管什么原因造成某些体格检查未进行，都要记录为该部分"暂缺"。最后，如果某部分是正常的，则没有必要列出所有可能的异常。比如，记录为"咽部正常"较"咽无充血，未发现分泌物、糜烂、肿物或其他病变"更合适，因为前者已经清楚表明医师检查了咽部并认为其正常。

现在再来看【第三章：整合病史】中记录的患者约翰·多伊。接下来将描述该患者完整的病史和查体。

患者：约翰·多伊

日期：2013 年 7 月 19 日

病史：

提供者：本人，可靠

主诉：胸痛 6 个月。

现病史：该患者为 42 岁的律师，因冠状动脉粥样硬化性心脏病首次收入圣凯瑟琳医院。4 年前开始出现胸痛，为胸骨后区域的"钝痛"，放射至左臂，运动和情绪激动后加重。2012 年 7 月 15 日，患者打网球时首次心脏病发作，在纽约市国王医院住院治疗 3 周，过程顺利。患者出院后于家中休息 3 周后继续工作。6 个月后，患者打网球时心脏病再次发作（2013 年 1 月 9 日）。再次收入国王医院，期间他曾被告知"心律不齐"。但患者否认心悸，此后亦未被发现心律不齐。

患者近 6 个月胸痛的发作频率增加，目前每日发作 4~5 次，舌下含服 1~2 片硝酸甘油后 5 分钟内缓解，运动、情绪激动和性生活均会引起疼痛发作。6 个月以前，患者自述可连续行走 2 或 3 个街区，现在行走 1 个街区后即出现呼吸困难。

虽然患者极力否认他的疾病状态，但他表现出了焦虑和抑郁。

现为行择期心脏导管术收入院。

既往史：

一般情况：良好。

既往史：患高血压病数年，未治疗（血压不详）；无麻疹、水痘、流行性腮腺炎、白喉或百日咳病史。

外伤史：无。

住院史：15 岁于纽约州罗彻斯特布斯纪念医院行阑尾切除术（外科医师：迈耶医生）

手术史：见住院史。

过敏史：无。

疫苗史：儿童时注射脊髓灰质炎、破伤风灭活疫苗；否认不良反应。

物质滥用：吸烟 20 年，每天 2 包；首次心脏病发作后戒烟；偶尔吸食大麻；"应酬"时饮酒，但越来越感到对酒精的需求增加（CAGE 评分：1 分）；否认使用其他街头毒品。

饮食：红肉为主，少量鱼类；每天饮 3 杯咖啡；近期食欲下降，过去 3 个月内体重下降 10 磅。

睡眠状态：近期入睡正常，但凌晨 3 时左右醒来，难以再次入睡。

目前使用药物：阿替洛尔，50mg qd（每日 1 次）；硝酸异山梨酯，10mg qid（每日 4 次）；胸痛发作时使用硝酸甘油，0.6mg；感冒时使用氯苯那敏；头痛时使用阿司匹林；每日口服多种维生素及铁剂。

家族史（图 25-1）：

父亲 75 岁，患糖尿病、髋关节破坏；母亲 64 岁因胃癌去世；哥哥 45 岁，40 岁时曾有心脏病发作；妹妹 37 岁，健在；儿子 15 岁，健在；妻子 41 岁，健在。

无家族性遗传病史。无其他糖尿病或心脏病史。无肾脏、肝脏或神经系统病史。无心理疾病病史。

社会心理病史

A 型人格；生长于纽约州米德尔顿市；13 岁时搬家至纽约州罗彻斯特市；高中毕业后移居至纽约市，于该地法学院就读。在一家法律事务所工作 17 年，目前是其高级合伙人。13 年前与艾米丽结婚。在第二次心脏病发作前常常打网球。6 月前一直爱好听歌剧和读书。

性生活、生育和妇科病史

患者为男性，异性恋，妻子是其唯一性伴侣。1 儿，15 岁。近期由于心绞痛发作停止性生活。自觉过去 2 年间勃起"较前疲软"。

系统回顾：

一般情况：由于患病，过去 6 个月情绪低落。

皮肤：无皮疹或其他变化。

头：无头外伤史。

眼：阅读时需佩戴眼镜；近期无视力变化；1 年前曾于眼科常规体检。无眼痛、流泪、分泌物或看到光晕的

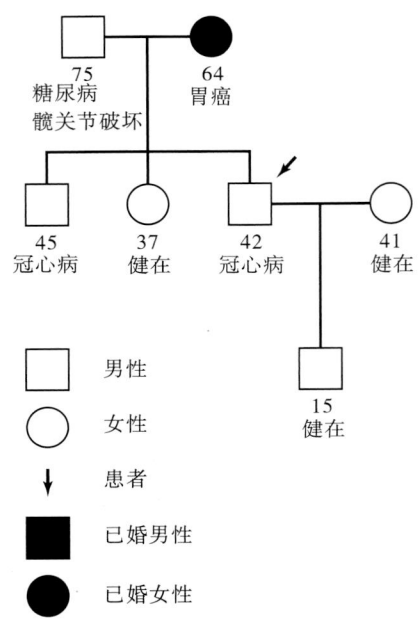

75
糖尿病
髋关节破坏

64
胃癌

45
冠心病

37
健在

42
冠心病

41
健在

15
健在

男性

女性

患者

已婚男性

已婚女性

图 25-1 患者约翰·多伊的家系图

病史。

耳：否认听力异常；无头晕、分泌物或耳痛。

鼻：偶有上呼吸道感染，每年 2~3 次，持续 3~5 天；无花粉症（枯草热）或鼻窦症状。

口腔和咽喉：偶有感冒相关的咽痛和口腔溃疡；咀嚼和进食无困难；每天刷牙并使用牙线两次；一年看两次牙医；无牙龈出血。

颈部：无肿块或触痛。

胸部：吸烟期间晨起偶有咳嗽、血丝痰，近期无；最近一次胸片摄于 1 年前，被告知正常；行走 1 个街区后出现呼吸困难（见现病史）；无哮喘、支气管炎或结核病史。

乳房：无肿块或乳头溢液。

心脏：见现病史。

血管：无脑血管意外或间歇性跛行病史。

胃肠道：近期食欲下降，数月内体重下降 10 磅（4.5kg）；不使用泻药；无腹泻、便秘、恶心或呕吐病史；无出血史。

泌尿生殖系统：一天排尿 4~5 次；尿液颜色浅黄，无颜色变红；夜尿 1 次；尿流无变化；无泌尿系感染病史；由于心绞痛，过去 6 个月内无性生活；无性病病史。

肌肉骨骼系统：无关节或骨症状；无肌无力；无背部不适或痛风病史。

神经系统：无癫痫史；无行走、平衡困难病史；无运动系统或神经系统症状。

内分泌系统：未发现甲状腺结节；无异常畏寒、怕热；无毛发改变；无烦渴、多尿病史。

精神疾病：由于疾病而情绪低落、非常焦虑；对于即将进行的心脏导管造影结果也感到焦虑；患者问道："在我身上将会发生什么？"

体格检查

一般情况：患者 42 岁，白人男性，轻度肥胖，卧床。略比实际年龄显老。无急性面容，但神情紧张。患者衣冠整齐，查体合作，神志清醒。

生命体征：右臂（仰卧）：血压 175/95/80mmHg；左臂（仰卧）：血压 175/90/85 mmHg；左臂（坐位）：血压 170/90/80 mmHg；右下肢（俯卧）：血压 185/95/85 mmHg。心律齐，100 次/分；呼吸，14 次/分。

皮肤：红润；无发绀；背部 5~7 个痣（每个直径 0.5~1.5cm），多数覆毛发；正常男性阴毛。

头颅：外形正常，未见外伤；

眼：佩戴眼镜，近距视力表检测矫正视力正常：右眼（OD）20/40，左眼（OS）20/30；双侧视野粗测正常；眼外运动（EOMs）正常；双侧瞳孔等大等圆，对光反射灵敏（PERRL）；眉毛正常；结膜红润；视盘界清；双侧可见动静脉压迹；双侧可见铜丝样改变；右眼 1 点方向（鼻上）及左眼 5 点方向（颞下）各可及一棉絮斑；未见出血。

耳：位置正常；无触痛；外耳道正常；林纳（Rinne）试验：双侧气导（AC）>骨导（BC）；韦伯（Weber）试验：居中；双侧鼓膜外观正常，标志清。

鼻：鼻梁直，无肿块；双侧鼻腔通畅；黏膜红润，无分泌物；下鼻甲正常；

鼻窦：额窦或上颌窦无压痛。

口腔和咽喉：唇红润；颊黏膜红润；牙齿正常，无明显龋齿；牙龈正常，无出血；伸舌居中，无肿块；悬雍垂居中；咽反射正常；咽后壁正常。

颈部：颈软，运动范围正常；气管居中，可推动；无淋巴结肿大；甲状腺未触及；45°斜躺体位可见明显颈静脉"a"波；坐位颈静脉无充盈。

胸部：胸廓前后径正常；双侧胸廓扩张度对称；双侧触觉语颤正常，双侧语音共振正常；叩诊呈清音呼吸音正常。

乳房：正常男性外观，无肿块、乳房发育或分泌物。

心脏：心尖最强搏动点位于锁骨中线内第五肋间；S_1 和 S_2 正常；可闻及生理性心音分裂；心尖部可闻及响亮 S_4；未闻及心脏杂音或心包摩擦音（图 25-2）。

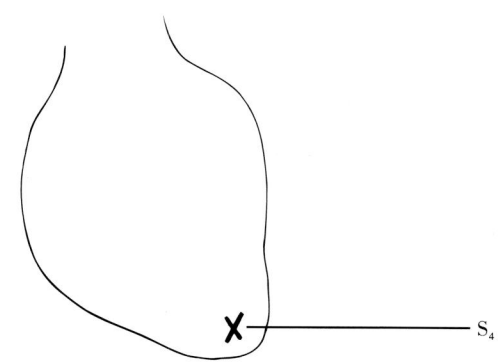

图 25-2　患者约翰·多伊异常心脏查体发现位置示意

血管：双侧动脉搏动从上至足背动脉均对称存在；颈动脉或股动脉无血管杂音；腹部无血管杂音；无水肿。

腹部：右下腹部阑尾切除术瘢痕愈合良好；腹稍肥胖；未及肿块；无触痛、肌卫、肌紧张和反跳痛。

直肠：肛门括约肌正常；未见痔疮；前列腺轻度增大，质软；未触及前列腺肿块；直肠壶腹无粪便。

生殖器：正常生殖器外观，包皮切除术后；阴茎正常，无硬结；睾丸，右侧 4cm×3cm×2cm，左侧 3cm×6cm×4cm，质地正常。

淋巴结：未触及淋巴结肿大。

肌肉骨骼：患者双手伸指肌腱可见数枚骨性硬度、色微黄、无触痛肿块；颈、脊柱、上肢与下肢大关节活动范围正常。

神经系统：人物、地点和时间定向力正常；第 Ⅱ～Ⅻ 对脑神经正常（Ⅰ未查）；感觉和运动系统功能正常；小脑功能正常；跖反射正常；步态正常；深腱反射见表 25-1。

病情摘要：

多伊先生是一个 42 岁的"A 型性格"男性，既往患有冠心病（2012 年 7 月和 2013 年 1 月分别发生两次心肌梗死），现为行择期心脏导管术收入院。他的冠心病危险因素包括：未治疗的高血压以及长期吸烟史。患者哥哥在 40 岁时曾发生心肌梗死。

表 25-1 患者约翰·多伊深腱反射

侧面	肱二头肌反射	肱三头肌反射	膝腱反射	跟腱反射
右侧	2+	2+	2+	1+
左侧	2+	2+	1+	1+

注：反射评分：2+，正常；1+，减低

体格检查示轻度肥胖，存在高血压及相关的早-中期眼底变化。心脏查体可闻及响亮的第四心音，提示心室顺应性下降（室壁僵硬）。这可能是缺血性心脏病的表现，亦可能是继发于高血压的心室肥大改变。虽然该患者血脂水平不详，但其手部可见数个腱黄瘤，强烈提示高胆固醇血症，此为早发冠心病的另外一个危险因素。

问题列表包含多伊先生所有的健康问题，并标注了发病和缓解时间（表 25-2）。每次查看患者的时候都需要使用该列表。对于每一个问题，临床医师都应该制订最终的解决策略。每一个问题都应该包含以下 4 部分：

- 主观数据
- 客观数据
- 评估
- 计划

表 25-2 患者约翰·多伊的问题列表

问题	日期	缓解时间
1. 胸痛	2008	
2. 心肌梗死	2012 年 7 月 15 日	3 周后
3. 心肌梗死	2013 年 1 月 9 日	6 周后
4. 高血压	数年	
5. 吸烟	1992 年	2012 年 7 月 15 日
6. 腱黄瘤	?	
7. S$_4$ 奔马律		
8. 劳力性呼吸困难	6 个月前	
9. 抑郁	3 个月前	
10. 体重下降	3 个月前	
11. 睡眠异常	3 个月前	
12. 饮食调整	3 个月前	
13. 阑尾切除术	1986 年	

这就是 SOAP 格式，它包含主观和客观数据的更新，对问题的评估和解决的计划。病程的标题需要包括日期、时间、书写记录者的姓名以及患者目前的诊治方案。应在病程起始列出抗生素和其他药物的种类、剂量以及使用的天数。如果患者接受了手术治疗，需要在标题中记录术后的时间（如术后 3 日）。

主观数据是患者告诉你的。他们感觉怎么样？他们的症状是什么？他们饮食结构如何？如果患者禁食，也要进行记录。他们的睡眠如何？他们的活动、尿便等如何？

如果患者告诉你他"感觉不舒服"，则不应该将此记录在病程中，因为这会被曲解为你的评估结果。应当描述患者"不舒服"的原因。

客观数据是你从体格检查、实验室和影像学检查中获取的。如果患者是禁食状态或在使用利尿剂，注意记录生命体征以及总的液体出入量。如果每日监测患者体重，也应该记录到病历中。体格检查中需要详细描述相关的阳性和阴性体征以及它们的任何变化。

评估是你对患者的问题以及改善程度的观点，是对患者目前情况以及较前一天情况如何变化的总结。

计划是你打算针对每一个问题的处理措施。包括维持、启用或停用某种药物，计划进行的实验室检查，获得的结果，提请的会诊和对患者个人及家属的宣教。

SOAP 病历并不像入院记录那么完整。并不需要全部使用全称，缩写是非常普遍的。但需要记住的是不同专科之间缩写可能代表不同的含义。在大多数科室，PND 代表夜间阵发性呼吸困难（paroxysmal nocturnal dyspnea），而在耳鼻喉科，PND 则是鼻后滴漏综合征（postnasal drip）的缩写。MS 通常代表多发性硬化（multiple sclerosis），但对于心脏科医师，MS 则代表二尖瓣狭窄（mitral stenosis）；对于药剂师和麻醉医师，MS 代表硫酸吗啡（morphine sulfate）；对于整形外科医师或风湿科医师，MS 代表肌肉骨骼系统（musculoskeletal）。

不同专科的病历长短也不尽相同，内科病历往往较长，外科相反。你应该从住院医师小组中学习如何写本专科的病历。一般而言，医学生的病历会比住院医师的病历更为详细。

永远记住病历是具有法律效力的文件。在口头报告病历的时候，你应该保持自信，但在病历记录中则应该保守，将事实清楚地展现出来。不要评判其他医师的诊疗意见。**让病历中的事实自己来说话**。

二、人文关怀

医学的实践过程极具专业性。第一次问诊和查体时的兴奋通常会印象深刻。即使在最艰苦的时刻，医师也应该牢牢记住你们被赋予着关爱患者的巨大责任。对患者基本的礼貌、善意、尊重和关注对建立所谓的床旁礼仪大有帮助，但近几十年这些已经被弱化。我们要时刻设身处地站在患者的角度着想。你想如何被治疗？每一个医学院学生都有发展成为具有献身精神并富于同情心的医师的潜力。

永远追求精确。在问诊和查体过程中严格要求自己。永远遵循相同的基本常规，而不要试图走捷径。提高视诊、触诊、叩诊、听诊技巧需要时间，只有经验能够帮助你掌握物理诊断。

一名医师终其一生，都在学习理解患者及其问题和疾病，而这本教科书只是一个入门介绍。作为一名医学生，你会从你的患者身上学到很多。即使经验丰富的诊断专家每天也会从他们的患者身上学到很多。就像没有两个人会拥有一模一样的面容和身体，同样没有两个患有同样疾病的人会有一模一样的表现。这就是医学最令人兴奋的之处，每天都有不同的患者、有趣的问题和崭新的解决方案。

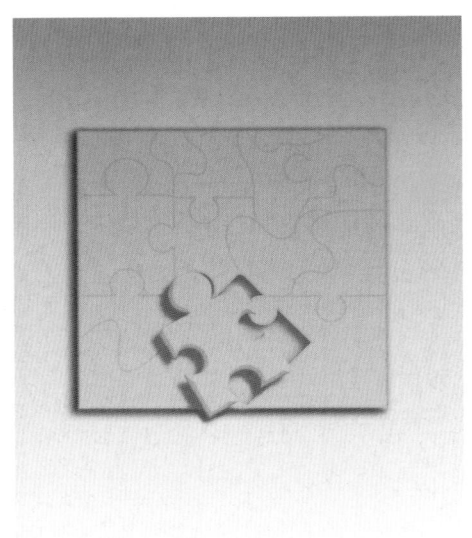

索　引

K

R

S

W